《呼吸与各系统疾病相关急危重症诊治通要》编委会

主　　审　　陈进春

名誉主编　　陈荣昌　钟南山

主　　编　　黄志俭　陈轶强

副 主 编　　蓝志杰　孙斐予　张琼英

编　　者　　陈进春　蓝志杰　孙斐予　黄志俭

　　　　　　陈轶强　盛晓琛　陈德萩　张　荣

　　　　　　许正锦　罗　琴　张琼英

呼吸与各系统疾病
相关急危重症诊治通要

主 编　黄志俭　陈轶强

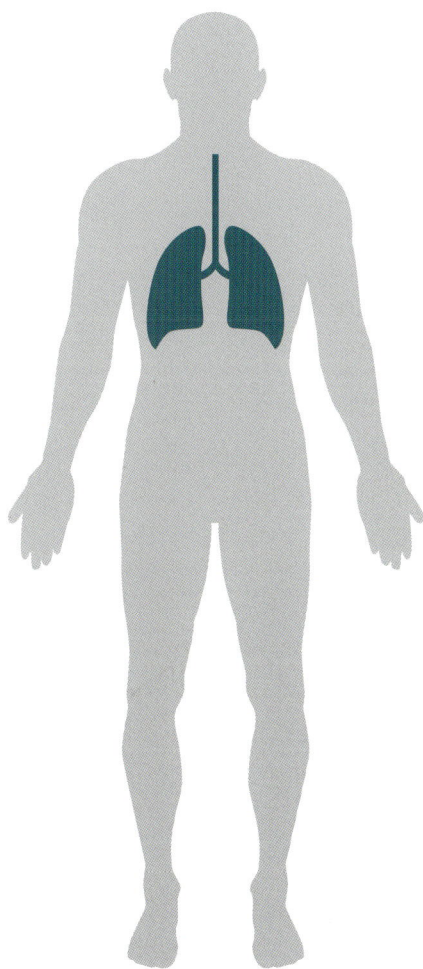

厦门大学出版社
XIAMEN UNIVERSITY PRESS
国家一级出版社
全国百佳图书出版单位

序

现代医学发展日新月异,新型医学领域、学科如雨后春笋,层出不穷,学科之间相互交叉、融合的程度日益广泛,关系密不可分。近年来,呼吸系统领域备受广大医务工作者和各界的关注,发展迅猛,不仅仅局限于慢性支气管炎、支气管哮喘、COPD、肺癌等呼吸系统本身的疾病,逐渐渗透到各个学科和领域,比如在世界发达国家及中国北京、上海等发达城市已经把"呼吸科"更名为"呼吸与重症监护科",可见其在医学界举足轻重的作用。

黄志俭博士从事呼吸与危重症临床和研究工作十余年,结合自己的临床工作亲身体会、研究成果,参阅了大量文献和书籍,撰写了本书。本书内容丰富,简明扼要,新颖实用。该书涉及领域和学科广泛,除呼吸系统急危重症外还涵盖了循环系统、消化系统、血液系统、内分泌系统、风湿免疫科、妇产科、外科、肾病科、皮肤科、麻醉科等多学科,把呼吸与各系统学科之间的相关疾病做了较为详尽、全面的阐述和总结,重点突出,理论联系实际,实用性很强。在临床工作中当我们遇到涉及其他领域和其他学科的问题时,往往会手足无措或模棱两可,而这本书在一定程度上解决了我们在临床工作中遇到的大多急危重症的问题,希望它能成为各学科医务工作者的得力助手、良师益友。

积土成山,积水成渊。编撰该书过程中,耗费了编写者们大量的精力、时间,汇聚了大家的智慧和心血,希望它的问世能为大家排忧解难、开阔眼界。同时,向辛勤工作的编者们致以衷心的感谢和敬意。

陈进春

2014 年 8 月

前 言

随着现代临床医学领域技术的飞速发展、模式的转换及观念的更新,呼吸系统的疾病不再局限于慢性支气管炎、支气管哮喘、肺炎、肺癌等常见病,而是涉及全身各个系统,病种繁多,病症复杂。一些发达国家及国内一些发达城市已经将呼吸内科拓展为"呼吸与危重症科",这也充分说明了现代医学的发展趋势,以及呼吸在重症医学中的重要性。

本书主要突出临床的实用性,以呼吸为轴心,把心血管、消化、血液、内分泌、泌尿、神经各系统以及外科、麻醉、妇产科、风湿免疫各学科串联起来,对各系统、学科与呼吸相关的疾病、急危重症的诊治以及热点、难点、前沿技术作简明扼要的阐述。如在第一篇中,未再对慢阻肺、支气管哮喘、肺炎等疾病作描述,而是直接对慢阻肺急性加重、危重症哮喘、重症社区获得性肺炎、无反应性肺炎、难治性肺炎等一些较新领域作简洁的叙述。第二篇贯穿各个系统,涉及面较为广泛,内容丰富。第三部分除了简洁讲解常用的通气模式、常见疾病的通气策略外,对神经中枢调节辅助通气、气道压力释放通气、容积支持通气、闭合环通气等新型通气模式以及分侧肺通气、液体通气等前沿通气策略作了较为详尽的描述。此外,还增添了呼吸力学曲线在机械通气中的应用相关内容,便于更加直观深入了解和掌握机械通气的原理,及时发现、处理机械通气过程中遇到的一些问题。后三部分分别对体外膜肺氧合、肺脏病的介入治疗等前沿、热点问题做了相关叙述。书中的一些病症,本人也未曾见过,只是为了知识结构的完整性而展示给大家,并无卖弄炫耀之意。

因本人的水平有限,书中涉及内容广泛,非本人之所能及,错误和不足之处望大家多多批评指教。对给予我帮助、支持、指导的专家、教授、同仁和有识之士表示衷心的感谢。

黄志俭

2014 年 8 月

目 录

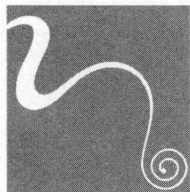

第一篇
呼吸系统急危重病各论

第一章　急性呼吸衰竭

急性呼吸衰竭(acute respiratory failure)是指患者由于某种原因在短时间内呼吸功能迅速失代偿而导致的呼吸衰竭。其原因多为溺水、电击、创伤、药物中毒等,起病急骤,病情发展迅速,须及时抢救才能挽救患者生命。

【急性呼吸衰竭的定义和诊断标准】

1. 急性呼吸衰竭是指呼吸系统的功能异常,导致急性二氧化碳潴留或输送到组织的氧缺乏。虽然呼吸衰竭常由肺胸疾病引起,但其他器官系统也可涉及呼吸系统,因此其他系统或器官,如骨骼肌、循环系统或中枢系统严重受损,也可导致急性呼吸衰竭。

2. 急性呼吸衰竭的诊断标准:

(1)急性呼吸困难的存在。

(2)呼吸室内空气时动脉血氧分压(PaO_2)<60 mmHg。

(3)或伴二氧化碳分压($PaCO_2$)>50 mmHg。

【急性呼吸衰竭的类型和常见原因】

急性呼吸衰竭可分为低氧性呼吸衰竭和高碳酸性呼吸衰竭。急性低氧性呼吸衰竭,即Ⅰ型呼吸衰竭,主要是氧合障碍;而急性高碳酸性呼吸衰竭,即Ⅱ型呼吸衰竭,主要是通气障碍。

表 1-1-1　低氧性呼吸衰竭的原因

弥漫性肺实质损害

　　心源性肺水肿：充血性心力衰竭、二尖瓣狭窄、液体负荷过度

　　非心源性肺水肿：急性呼吸窘迫综合征（ARDS）、脂肪栓塞综合征、

　　　　　　　　　　淹溺、神经源性肺水肿、双侧肺炎

　　双侧肺炎：细菌性，如金黄色葡萄球菌、铜绿假单胞杆菌、流感嗜血杆菌、肺炎克雷伯杆菌、军

　　　　　　　团菌、支原体

　　　　　　　病毒性，流感病毒、巨细胞病毒、腺病毒、呼吸道合胞病毒、副流感病毒、水痘病毒

　　　　　　　寄生虫，卡氏肺孢子虫

　　肺渗出性病变：肺纤维化、肿瘤浸润、细胞毒性药物反应

　　其　　他：移植反应、胃内容物吸入、有毒气体吸入

局灶性肺实质损害：肺不张、胸腔积液、肺炎、肺挫伤

无肺实质损害性病变：气胸、肺栓塞、心内分流

阻塞性肺疾病：哮喘、慢性阻塞性肺病（COPD）

增加代谢需要：脓毒症（sepsis）、休克、喂食过多

【急性呼吸衰竭的临床评估】

1. 对急性呼吸衰竭进行临床评估的最重要目的是判断患者是否需要马上进行气管插管和正压通气。如果患者的意识状态严重受抑制或昏迷，严重呼吸窘迫，非常慢而不规则的濒死性呼吸频率，明显的呼吸肌疲劳，周围性发绀或面临发生呼吸心跳骤停的高度危险，通常需要马上进行气管插管和机械通气。

2. 呼吸窘迫是指清醒的极度呼吸困难，患者处于焦虑或烦躁不安状态。除了表现呼吸费力之外，患者常主诉有呼吸困难，查体可见大汗、心动过速、讲话时断时续不成句。呼吸窘迫是非常有用的体征，因为它常提示呼吸中枢的功能是正常的，是接受了因血气异常刺激化学感受器的反馈作用引起的。呼吸窘迫的存在倾向于排除中枢神经系统的结构性病变，如脑干梗死、中枢神经系统抑制过度等，作为呼吸衰竭原因的可能。

3. 皮肤、口唇或甲床的周围性发绀意味着显著的低氧血症（通常 $PaO_2 < 50$ mmHg）的存在。然而，没有发绀并不能排除严重急性低氧性呼吸衰竭，尤其是对于严重贫血和黑人患者。

4. 中枢呼吸驱动水平以下的损害常表现为浅快呼吸和呼吸窘迫。肺活量（VC）< 100 mL 或 10 mL/kg，或最大吸气负压（MIP）< −20～−30 cmH_2O，提示呼吸衰竭，可能需要正压通气。

与之相反，急性低氧性呼吸衰竭常表现为快而深的呼吸用力和呼吸窘迫。血气分析常表现为 PaO_2 降低和 $P_{(A-a)}O_2$ 增加。

【急性呼吸衰竭的并发症】

1. **呼吸系统**

主要包括肺栓塞、肺部气压伤、肺纤维化和机械通气后产生的直接并发症。

2. **心血管系统**

包括高血压、心排出量下降、心律失常、心包炎和急性心梗等。这些并发症常与患者的基础疾病、机械通气和应用肺动脉漂浮导管有关。

3. **胃肠道**

这方面的并发症有胃肠道出血、腹胀、肠梗阻、腹泻和气腹等。应激性溃疡较常见，相关因素有创伤、各种原因的休克、脓毒症、肾衰等。

4. **感染**

医院内感染是一个常见并发症。其中脓毒血症、肺炎、尿路感染最常见。这些感染常与气管切开、应用中心静脉导管和尿管等医疗操作有关。

5. **肾脏**

约 $10\% \sim 20\%$ 的患者可能发生急性肾功能衰竭。

6. **营养**

包括营养不良及应用经肠或肠外营养的各种并发症。经肠营养的并发症有鼻窦炎和吸入性肺炎、腹胀和腹泻等。肠外营养的并发症为导管相关性感染、代谢异常等。

【急性呼吸衰竭的治疗】

1. **支持性治疗**

(1)合理氧疗，改善通气

急性低氧性呼吸衰竭伴呼吸窘迫的紧急治疗是氧疗，迅速增加吸氧浓度（FiO_2），用脉氧计连续监测，并维持血氧饱和度（SaO_2）$\geqslant 90\%$，$PaO_2 > 60$ mmHg（1 mmHg＝0.133 kPa）。一旦纠正了低氧血症，还有时间来评估氧疗对 CO_2 潴留的影响，将 FiO_2 调整为纠正低氧血症达目标值（$SaO_2 > 90\%$）所必需的最低值。

改善通气的方法主要是保持气道的通畅，鼓励患者咳嗽排痰，解除气道的痉挛。

(2)呼吸兴奋剂的应用

①尼可刹米（nikethamidum）。在气道通畅，控制气道痉挛后试用尼可刹米 $1.875 \sim 3.75$ g（$5 \sim 10$ 支），加入到 500 mL 5%葡萄糖液中持续静滴，然后密切观察患者神志、呼吸情况并监测动脉血气。若 $PaCO_2$ 下降，患者呼吸改善说明有效，可继续用药；若经过 $4 \sim 12$ 小时未见效，出现呼吸肌疲劳征象，$PaCO_2$ 升高或出现肌肉抽搐等严重副作用时应该停药。

②阿米替林（almitrinum）。阿米替林是一种新型呼吸兴奋剂，可使肺换气功能得到改善。阿米替林 $50 \sim 100$ mg 口服。本药不仅对呼吸中枢兴奋性降低的中枢性呼吸衰竭

有效,而且对伴有高碳酸血症的 COPD 患者也有疗效,可以长期内服。本药有升高血压等心血管效应。

COPD 伴呼吸衰竭患者,无明显的气道阻塞时,应用中枢性呼吸兴奋剂,对纠正低氧和高碳酸血症有一定的疗效。气道阻塞明显或使用呼吸兴奋剂效果不理想者,可试用呼吸肌兴奋剂,或考虑用呼吸机辅助通气。

③纳洛酮。首剂 0.8 mg 静脉滴注,15~30 min 后反复静脉注射,维持量为 0.01 mg/min,最大剂量 24 mg;纳洛酮作为 β-内啡肽拮抗剂可阻断阿片受体对呼吸中枢的抑制作用,兴奋呼吸中枢,提高氧分压,降低 $PaCO_2$,纠正低氧血症,逆转通气抑制,减少肺内分流、间质水分的积聚和呼吸生理无效腔,减轻肺水肿,促进自主呼吸的恢复。

下列情况下一般不用中枢性呼吸兴奋剂:①已应用机械通气的患者;②由气道阻塞、胸廓畸形、呼吸肌无力、气胸等引起的呼吸衰竭;③哮喘、肺栓塞、神经肌肉功能障碍所致的呼吸衰竭;④肺尘埃沉着病(尘肺)或肺纤维化;⑤严重心脏病、心律失常、心力衰竭;⑥脑外伤、脑水肿、癫痫或其他诱因的惊厥发作。

(3)呼吸支持技术

根据是否建立人工气道,通常将正压通气分为无创正压通气(经面罩或鼻罩进行通气)或有创正压通气(经气管插管或气管切开进行通气)及体外膜肺氧合技术(ECMO)。

(4)营养支持

平均中等身材成人的基础能量(静息状态)是:

体重(kg)	50	55	60	65	70	80
kcal/d	1316	1411	1509	1602	1694	1872

(1 kcal=4.184 kJ)

每天能量需要=基础能量×应激系数(1.25)。

2. 基础疾病的治疗

(1)针对呼吸衰竭病因的治疗

只有去除呼吸衰竭的病因,才能使呼吸衰竭得到有效纠正。

(2)抗感染治疗

呼吸系统感染是呼吸衰竭的重要原因,即使原发病不是感染的患者,在发生呼吸衰竭以后也常继发肺感染。针对各种不同程度感染和可能的致病菌,开始时经验性选药,抗生素的选用应遵循"联合、足量、交替"原则,在有了培养结果以后,根据细菌培养和药敏试验结果及初始的临床治疗效果调整抗菌药物。

(3)解除支气管痉挛,促进排痰

常用药物有 β₂ 受体激动剂(舒喘宁、间羟叔丁喘宁等)、茶碱类药(氨茶碱、喘定等),必要时可应用肾上腺皮质激素(琥珀酸氢化可的松、地塞米松、泼尼松龙等)。近年强调雾化吸入给药,尤其是 β₂ 受体激动剂雾化吸入,起效快,作用强,可减轻全身副作用。

痰液黏稠不易咳出者可应用祛痰药物,如必嗽平 8~16 mg,每日 3~4 次;或盐酸氨溴索(商品名沐舒坦)30 mg/次,每日 3 次。气管插管或气管切开者,可往气管内滴入生理盐水或 2% 碳酸氢钠,每次 2~3 mL。

3. 并发症的治疗

(1)纠正酸碱失衡和电解质紊乱

①呼吸性酸中毒：治疗的方法是改善通气及其基础疾病的治疗。②呼吸性碱中毒：该治疗主要是针对病因进行。③代谢性酸碱失衡：单纯代谢性酸中毒时首选碳酸氢钠，但合并呼吸性酸中毒时宜选用三羟基甲烷(THAM)；代谢性碱中毒主要由低钾低氯所致，可补充氯化钾、谷氨酸钾、精氨酸、氯化铵等。④电解质紊乱：呼吸衰竭者常出现的电解质紊乱有低钠血症、高钾血症、低氯血症、低镁血症，应及时予以纠正。

(2)心力衰竭的治疗

呼吸衰竭常合并心力衰竭，治疗应以利尿、扩血管药物为主，强心剂为辅。利尿剂的使用也以缓慢利尿为宜，以避免电解质紊乱和痰液黏稠，不易咳出。需使用强心剂时，宜用较小剂量(为常规剂量的 50%～60%)和短效制剂(如西地兰、地高辛等)。

(3)上消化道出血的治疗

可应用奥美拉唑(Losec)40 mg，1～2 次/日，或 H_2 受体阻滞剂，如雷尼替丁、法莫替丁或西咪替丁等。

(4)多脏器衰竭的防治

呼吸衰竭治疗过程中，一定要注意保护心、肝、肾、脑等重要脏器的功能，这是降低呼吸衰竭死亡率的重要环节。

（黄志俭）

第二章 慢性呼吸衰竭

慢性呼吸衰竭(chronic respiratory failure)是一种严重危害人类健康的常见病,是在原有肺部疾病(常见于慢性阻塞性肺疾病)基础上呼吸功能障碍逐步加重致使气体交换不能正常进行,出现低氧血症和(或)二氧化碳潴留。由于慢性呼吸衰竭缓慢发生,持续时间较长,患者虽能保持一定的工作和生活自理能力,但反复发作,使其生活质量受到严重损害。

【病因】

多由支气管—肺疾病引起,如COPD、严重肺结核、肺间质纤维化等,及胸廓和神经肌肉病变导致,如胸部手术、外伤、广泛胸膜增厚、胸廓畸形、脊髓侧索硬化症等。

【临床表现】

1. 呼吸困难

若并发CO_2潴留,$PaCO_2$升高过快或显著升高以致CO_2麻醉时,患者可由呼吸过速转为浅慢呼吸或潮式呼吸。

2. 神经症状

慢性呼吸衰竭伴CO_2潴留时,随着$PaCO_2$升高可表现为先兴奋后抑制。

3. 循环系统表现

CO_2潴留使外周体表静脉充盈、皮肤充血、温暖多汗、血压升高、心排出量增多致脉搏洪大。大多患者心率增快,因脑血管扩张产生搏动性头痛。

4. 消化系统和肾脏功能的改变

缺氧可使肝细胞坏死,导致转氨酶增高;严重缺氧和二氧化碳潴留可导致胃肠道充血水肿或应激性溃疡,临床表现为便血、呕血。肾功能损害出现少尿、无尿甚至肾功能衰竭。

【诊断】

慢性呼吸衰竭的血气分析诊断标准参见急性呼吸衰竭。

【治疗】

1. 保持呼吸道通畅

对于 COPD 特别是气道高反应的患者,使用支气管扩张剂解痉治疗非常重要,常用的有氨茶碱和 β_2 受体激动剂。

2. 氧疗

应持续低氧浓度吸氧,流量为 $1\sim3$ L/min,PaO_2 升至 $50\sim60$ mmHg,血氧饱和度大于 $85\%\sim90\%$。COPD 缓解期患者可长期家庭氧疗,降低肺动脉压,改善生活质量。

3. 应用呼吸兴奋剂

虽可改善肺泡通气量,但同时患者耗氧量增加,若气道阻塞,肺顺应性降低时,反而增加呼吸功,加重呼吸困难,应严格掌握适应症。可口服阿米三嗪 $50\sim100$ mg,2 次/日。

4. 抗感染治疗

病原体的确定是治疗的关键,呼吸道分泌物的采集应严格按照操作常规进行,必要时经纤维支气管镜和肺泡灌洗提取下呼吸道分泌物检测病原体。在病原体尚未确定前,可根据基础疾病选用合适的抗生素。

5. 纠正酸碱失衡

在纠正呼吸性酸中毒的同时,应注意纠正潜在的代谢性碱中毒,通常给予患者精氨酸及补充氯化钾。

只要尿量大于 30 mL/h,即可补钾,氯化钾 $3\sim4.5$ g,原则为"见尿补钾,多尿多补,少尿少补"。当 pH$<$7.2 时,为减少酸血症对机体的损害,可使用 5% 的碳酸氢钠 $80\sim100$ mL,根据血气调至 pH$>$7.2 即可。

6. 机械通气

根据病情选用无创机械通气或有创通气。在 COPD 急性加重早期可予无创通气,可防止呼吸功能不全加重,缓解呼吸肌疲劳,减少气管插管率,改善预后。

7. 控制心力衰竭

COPD 心功能不全经氧疗、控制感染等治疗后可得到控制,通常不需使用利尿剂和强心剂。但对于重症患者可选用小剂量双氢克尿噻和安体舒通,或小剂量的洋地黄类药物,并及时纠正电解质紊乱。

8. 营养支持

治疗时应给予高蛋白、高脂肪和低碳水化合物,注意补充电解质,及时补充维生素和微量元素,必要时给予脂肪乳和复方氨基酸。

（黄志俭）

第三章　慢性阻塞性肺疾病急性加重

慢性阻塞性肺疾病急性加重(AECOPD)是指慢性阻塞性肺疾病出现超越日常状况的持续恶化,并需要改变基础 COPD 的常规用药者,通常在发病的过程中,患者短期内咳嗽、咳痰,气短和(或)喘息加重,痰量增多,呈脓性或黏液脓性,可伴发热等炎症明显加重的表现。

【AECOPD 的诊断及严重性评估】

1. AECOPD 的诊断

主要表现是气急,同时伴有喘鸣和胸部紧迫感,咳嗽、咳痰增多,痰转为脓性或黄绿色,黏稠,不易咳出。同时还伴有许多非特异性的表现:发热、全身不适、疲劳、失眠、嗜睡、运动耐力下降和(或)胸部 X 线出现新的异常。痰量增多和咳脓性痰说明有细菌感染。

2. AECOPD 的严重程度的评估

主要根据患者恶化前的病史、症状、体征、肺功能检查、动脉血气分析和其他实验室检查来确定。

(1)肺功能检查

$FEV_1 < 1.0$ L,表示有严重恶化。

(2)动脉血气分析

动脉血气分析是评估 AECOPD 严重程度最基本的检查。在呼吸室内空气的情况下,$PaO_2 < 60$ mmHg 和(或)$SaO_2 < 90\%$ 表示呼吸衰竭。此外,当 $PaO_2 < 50$ mmHg,$PaCO_2 > 70$ mmHg 和 pH<7.3 时,表示有生命危险,需要入 ICU 治疗。

(3)胸部 X 线影像及心电图检查

胸片有助于排除胸部肿瘤、气胸、支气管扩张等胸部疾病。心电图可明确右心室肥厚、心律失常及心肌缺血发作。

(4)其他实验室检查

血常规检查可以确定红细胞增多症(红细胞比积$>55\%$)或有无出血;白细胞计数增加,特别是中性粒细胞增加则提示有细菌感染,脓性痰是开始经验性抗生素治疗的指征,同时应进行痰培养及细菌药物敏感试验,确定致病菌。生化检查有助于确定 COPD 加重的其他原因,如电解质紊乱(低血钠、低血钾等)、糖尿病危象、低蛋白血症及代谢性酸碱失衡。

3. 分级

将 AECOPD 的严重程度分为 3 级:Ⅰ级,在家治疗;Ⅱ级,需要住院治疗;Ⅲ级,导致呼吸衰竭需入住 ICU。

4. AECOPD 的院外治疗

AECOPD 的院外治疗包括适当增加以往所用支气管舒张剂的剂量及频度。若未曾使用抗胆碱药物,可以用异丙托溴胺或噻托溴胺吸入治疗,直至病情缓解。对更严重的病例,可给予数天较大剂量的雾化治疗,如沙丁胺醇 2500 μg、异丙托溴胺 500 μg 或沙丁胺醇 1000 μg 加异丙托溴铵 250~500 μg 雾化吸入,每日 2~4 次。

全身使用糖皮质激素对加重期的治疗有益,可促进病情缓解和肺功能的恢复。如患者的基础 FEV_1<50% 预计值,除支气管舒张剂外可考虑口服糖皮质激素,泼尼松龙每日 30~40 mg,连用 7~10 d。也可糖皮质激素联合长效 β_2 受体激动剂雾化吸入治疗。选择敏感抗生素。

【AECOPD 的住院治疗】

1. 评估病情严重程度

根据症状、血气、胸片等评估病情的严重程度。

2. 控制性氧疗

用鼻塞或鼻导管给氧(氧流量要准确),氧流量由 1~2 L/min 开始,30 分钟后根据动脉血气结果逐步调整给氧浓度,为达到更准确地控制给氧浓度,还可用 Venturi 面罩给氧(供氧浓度范围 24%~35%)。合理的氧疗目标是 PaO_2 达到 60 mmHg,SaO_2 达到 90%。

3. 支气管舒张剂的应用

(1)β_2 受体激动剂的应用　COPD 急性加重时先用短效 β_2 受体激动剂,且药物剂量要加大。常用的药物有沙丁胺醇,每次 4 喷(0.4 mg),每 30~60 分钟 1 次,直到症状改善或者患者不能耐受。

如果患者病情严重,不能使用 MDI,则可应用雾化吸入。沙丁胺醇 1 mL(5 mg)或酚丙喘宁 1 mL(5 mg)加入生理盐水 4 mL,雾化吸入。

如果雾化吸入由氧气驱动,需注意避免 FiO_2 过高。如果治疗效果不佳,则加用抗胆碱能药物。溴化异丙托品(爱全乐)6~8 喷(0.12~0.16 mg)或者 1~2 mL 雾化吸入,每 3~4 小时一次,二者合并应用可提高疗效。

(2)茶碱类药物　开始首选 β_2 受体激动剂和抗胆碱能药物吸入治疗。如果经 12~24 小时后病情无改善则加用茶碱类药物。负荷剂量为 2.5~5 mg/kg,静脉滴注 30 分钟以上。如果需要,以后以 0.5 mg/(kg·h)的给药速度持续静脉滴注。24 小时总量不超过 1 g。

(3)糖皮质激素的应用　目前推荐口服甲基泼尼松龙(prednisolone)30~40 mg/天,顿服,连服 7~10 天后逐渐减量停药;或甲基泼尼松龙 40 mg,静脉滴注,每天 1 次,3~5 天后改为口服。AECOPD 患者入院时即可开始使用。

(4)抗胆碱药　若未曾使用抗胆碱药物,可以用异丙托溴胺或噻托溴胺吸入治疗,直至病情缓解。

4. 控制呼吸道感染

表 1-3-1　慢性阻塞性肺疾病(COPD)住院患者应用抗生素的参考

组别	病原微生物	抗生素
Ⅰ级及Ⅱ级 COPD 急性加重	流感嗜血杆菌、肺炎链球菌、卡他莫拉菌等	青霉素、β内酰胺类/酶抑制剂(阿莫西林/克拉维酸)、大环内酯类(阿奇霉素、克拉霉素、罗红霉素等)、第1代或第2代头孢菌素(头孢呋辛、头孢克洛)、多西环素、左氧氟沙星等,一般可口服
Ⅲ级及Ⅳ级 COPD 急性加重,无铜绿假单胞菌感染危险因素	流感嗜血杆菌、肺炎链球菌、卡他莫拉菌、肺炎克雷伯菌、大肠杆菌、肠杆菌属等	β内酰胺类/酶抑制剂、第2代头孢菌素(头孢呋辛)、氟喹诺酮类(左氧氟沙星、莫西沙星、加替沙星)、第3代头孢菌素(头孢曲松、头孢噻肟)等
Ⅲ级及Ⅳ级 COPD 急性加重,有铜绿假单胞菌感染危险因素	以上细菌及铜绿假单胞菌	第3代头孢菌素(头孢他啶、头孢哌酮/舒巴坦)、哌拉西林/他唑巴坦、亚胺培南、美罗培南等,也可联合用氨基糖苷类、氟喹诺酮类(环丙沙星等)

5. 纠正呼吸性酸中毒

当发生严重的呼吸性酸中毒(pH<7.20)时,则可静脉输注 4%～5% 碳酸氢钠 125～250 mL,使 pH 升至 7.25～7.30。但如果患者出现意识障碍,如反应迟钝或昏迷,即便没有动脉血气分析结果,也应立即进行气管插管和机械通气治疗。

6. 呼吸兴奋剂

一般用尼可刹米 0.75 g,静脉注射,1～2 h 一次,或 0.75%～1% 溶液静脉滴注。试用 12～24 h 无效,则应停用,改用机械通气治疗。应用呼吸兴奋剂时应注意解痉排痰,保持呼吸道通畅,以便取得较好的效果。

7. 抗氧化剂

有研究显示,N-乙酰半胱氨酸(NAC)可降低疾病反复加重的频率。

8. 一氧化氮

吸入一定浓度的一氧化氮后,能减轻炎症反应强度,抑制炎性细胞因子的表达,同时可降低肺动脉压力,改善呼吸与循环。

9. 机械通气支持治疗

见机械通气篇。

10. 其他治疗措施

(1)纠正水电解质酸碱失衡:维持液体平衡按"量出为入"的处理原则,每日入量应等于前一日的尿量加 500 mL。

(2)营养支持治疗:营养补充的途径首选经胃肠道营养,特殊情况可选择胃肠外营养。

AECOPD 患者每天蛋白质的需要量是 $1\sim1.5$ g/kg,热量是 $35\sim45$ kcal/kg,碳水化合物与脂肪之比为 $50:50$。

(3)抗凝治疗:低分子肝素疗效优于普通肝素,目前常用的有达肝素钠(法安明)和低分子肝素(速碧林),可皮下注射达肝素钠 5000 IU 或低分子肝素 4100 IU,每日一次或两次。

(4)排出呼吸道分泌物:可给予 3% 含铵棕色合剂 10 mL,3 次/日,或盐酸氨溴索(mucosolvan)30~60 mg,口服,3 次/日,或 30 mg 静脉滴注或雾化吸入,2~3 次/日,效果较好。

(黄志俭)

第四章　危重型哮喘

危重型哮喘(severe asthma)患者往往是年轻人,在其他方面是健康的,病情会发展到十分严重的程度,危及患者的生命。如何挽救这些患者的生命,是医生的一种挑战。恰当的治疗常可取得满意的效果,而治疗不当则可使病情复杂化,甚至导致患者死亡。

【危重型哮喘的分型和临床特征】

1. 缓发持续型(致死性哮喘Ⅰ型)

此型最常见(约占致死性哮喘的 70%),多见于女性,病情进展比较缓慢,常经数日或数周才进展至危重状态,气道内有大量黏液样分泌物,对支气管扩张剂反应较差。常有控制很差的哮喘病史,对常规平喘治疗效果不佳,长时间处于哮喘持续状态不能缓解,或症状始终控制不理想,反复发作。

这些患者对 β_2 受体激动剂治疗的反应有限,需要静脉注射大剂量的皮质激素。对治疗的反应也往往比较缓慢,需要机械通气数天或更长时间,分泌物增多可能是哮喘改善的预兆。

2. 突发急进型(致死性哮喘Ⅱ型)

主要发生在青年人,尤其是男性患者中。特点为发病突然,在症状开始后 3 小时内,有的甚至在数分钟内病情迅速进展至危重状态,甚至呼吸停止或几乎停止,没有大量的气道分泌物。有人也将此型哮喘称为"急性窒息哮喘"或"哮喘猝死"。

这类患者的发作突出的是支气管痉挛,气道内几乎不存在慢性炎症改变,患者在发生这种表现以前几乎没有应用或不恰当应用 β_2 受体激动剂治疗。在急性严重发作时,迅速应用支气管舒张剂也许可以避免机械通气。当需要机械通气时,通气时间也比缓发持续型组显著缩短,并通常没有痰。临床表现也许是濒死状态,但常迅速地缓解,通常在 12 小时内恢复正常并可以拔管。

如"静胸"(silent chest)型哮喘,实际上是一种病情极重的哮喘,患者疲惫不堪,小气道被黏液严重栓塞。体检不仅听不到喘鸣音,而且呼吸音也很低。

【危重型哮喘的临床表现】

1. 临床表现

表 1-4-1　危重型哮喘的临床表现

端坐呼吸	辅助呼吸肌运动或胸腹矛盾运动
讲话时常有停顿或以单音节方式讲话或因呼吸困难不能讲话	小儿出现三凹征或成人见肋间肌回缩
呼吸急促,频率>40 次/分	大汗淋漓
呼吸节律异常	发绀
心动过速,心率>120 次/分	疲劳、衰竭,伴"静胸",脱水
或伴严重心律失常	皮下气肿、纵隔气肿或气胸
奇脉,吸气与呼气时血压差>25 mmHg	焦虑
低血压	精神错乱
	嗜睡、意识模糊或昏迷

2. 气道阻塞的肺功能测定及动脉血气分析

表 1-4-2　危重型哮喘的肺功能及动脉血气变化

呼气流速峰值(PEF)<100 L/分	PaO_2<60 mmHg(8.0 kPa)
PEFR<50％预计值或患者最佳值	PaO_2<45 mmHg(6.0 kPa)
FEV_1<25％预计值	pH<7.30
VC<1 L	

3. 危重型哮喘其他的辅助检查改变

血常规检查可出现白细胞增加。可出现低血钾,低血钾可增加支气管扩张治疗后发生心律失常的风险。由于呼吸肌剧烈活动,肌酸磷酸激酶(非 MB 部分)可以增高。严重哮喘可引起右心劳损。

【危重型哮喘的诊断】

1. 危重型哮喘的诊断标准

危重型哮喘的诊断依据如下:①通常是持续性哮喘,病情迅速加重;但也有少数患者的表现是突然发作的严重气道阻塞并呈急进性进展;②对 β_2 肾上腺素能受体激动剂的疗效很差或降低;③可诱发高碳酸血症性呼吸衰竭;④呼吸肌(主要是吸气肌)疲劳的证据。

2. 哮喘病情的判断

表 1-4-3 哮喘急性发作期分度的诊断标准

临床特点	轻度	中度	重度	危重
气短	步行、上楼时	稍事活动	休息时	
体位	可平卧	喜坐位	端坐呼吸	
讲话方式	连续成句	常有中断	单字	不能讲话
精神状态	可有焦虑/尚安静	时有焦虑或烦躁	常有焦虑、烦躁	嗜睡或意识模糊
出汗	无	有	大汗淋漓	
呼吸频率	轻度增加	增加	常>30 次/分	
辅助呼吸肌活动及三凹征	常无	可有	常有	胸腹矛盾运动
哮鸣音	散在,呼吸末期	响亮、弥漫	响亮、弥漫	减弱乃至无
脉率	<100 次/分	100~120 次/分	>120 次/分	>120 次/分或脉率慢或不规则
奇脉(深吸气时收缩压下降,mmHg)	无,<10 mmHg	有,10~25 mmHg	常有,>25 mmHg	
使用 β_2 激动剂后 PEFR 占正常预计值或本人平素最高值%	>80%	60%~80%	<60%或<100 L/min 或作用时间<2 小时	
PaO_2(吸空气)	正常	60~80 mmHg	<60 mmHg	<60 mmHg
$PaCO_2$	<40 mmHg	≤45 mmHg	>45 mmHg	>45 mmHg
SaO_2(吸空气)	>90%	91%~95%	≤90%	≤90%
pH	正常	正常	降低	降低

【危重型哮喘的治疗】

应首选吸入途径给药。吸入高选择性 β_2 受体激动剂(如沙丁胺醇)是治疗急性哮喘加重的基础。

1. 常规治疗

(1)美国卫生研究院(NIH)专家小组推荐,在重症哮喘的初始治疗时,可给予雾化吸入沙丁胺醇 2.5~5.0 mg(0.5%的沙丁胺醇溶液 0.5~1 mL 加入到 5 mL 的生理盐水中),每 20 分钟一次,共用 3 个剂量,然后再每 1~4 小时雾化吸入 0.25~1.0 mg,根据症状酌情调整。

(2)对常规治疗效果不佳时应用肾上腺素可能取得较好结果。无心血管疾病的成年患者可皮下注射肾上腺素 1:1000 溶液 0.3~0.5 mL,具体剂量取决于患者的年龄和体重,在开始治疗时,每隔 15 分钟可重复注射,共用 3 次。也可用特布他林 0.25 mg,皮下注射。皮下注射特布他林与皮下注射肾上腺素具有相同的心脏副作用。

(3)危重型哮喘患者也可用定量吸入器(MDI)加贮雾器来进行 β_2 激动剂的吸入治疗,但需要掌握正确的应用方法,并增加剂量。对严重哮喘患者,给予吸入 4 喷沙丁胺醇

(0.4 mg)并加用贮雾器可达到相当于雾化器吸入 2.5 mg 的沙丁胺醇的疗效。

但对年轻危重哮喘患者,一旦发生呼吸骤停,在紧急气管插管以后可考虑经气管注入肾上腺素。

(4)美国 NIH 专家组推荐甲基泼尼松龙的剂量是 120～180 mg/d,分 3～4 次静脉注射,应用 48 小时,随症状的改善逐渐减量。

临床症状控制后继续应用 1 周左右。连续用药 2 周以上者,停药前宜逐渐减量,若骤然停药,可能引起哮喘复发。雾化吸入布地奈德 1 mg,每 12 小时一次,可作为减少注射激素剂量的辅助和补充治疗。近年来对于大剂量静脉注射激素,尤其是与非去极性肌肉松弛剂联用后可能发生急性激素性肌病的认识已逐渐提高。应每天测定血清肌酸激酶(CK)以协助监测激素性肌病。

(5)吸入抗胆碱能类药物。美国 NIH 专家组推荐异丙托品 0.5 mg 加入小容量雾化器中吸入,隔 30 分钟重复,共 3 次。然后根据需要每 2～4 小时雾化吸入一次。在雾化吸入沙丁胺醇使支气管舒张后,再吸入异丙托品,可增加异丙托品在气道内的沉降率。

(6)应用茶碱类。氨茶碱加葡萄糖液稀释后缓慢静脉注射或静脉滴注,首剂 4～6 mg/kg,继而以每小时 0.6～0.8 mg/kg 的速度作静脉滴注以维持持续的平喘作用。应注意药液浓度不能过高,注射速度不能过快(静脉注射时间不得少于 10 分钟),以免引起严重毒性反应,如心律失常、血压下降,甚至突然死亡。

最好能在用药前及用药过程中监测血浆茶碱浓度,有效而安全的血药浓度为 6～15 $\mu g/mL$,若＞20 $\mu g/mL$,毒性反应即明显增加。

(7)应用硫酸镁。目前多主张在其他平喘药物治疗后尚不能缓解哮喘的情况下,给予硫酸镁 2 g 缓慢静脉注射或静脉滴注,时间大于 20 分钟。肾功能不全的患者应避免应用。

(8)其他抗炎药物和抗组胺药物的应用。色甘酸钠是一种非皮质激素抗炎制剂,采用干粉型或 MDI 方式吸入用于预防哮喘发作,包括预防由于运动、吸入冷空气、CO_2 引起的急性气道收缩,尤其适用于季节性哮喘发作的预防。亦可先吸入 β_2 激动剂,然后吸入本药,用法为每天 3～4 次,每次 1～2 揿(3.5～7.0 mg/揿)。

(9)应用抗生素。在哮喘的急性发作期应用抗生素并非必要,但患者如有发热、脓痰,提示有呼吸道细菌继发感染时需应用抗生素。

(10)酸碱失衡的纠正。若呼吸性酸中毒时 pH＜7.20,或出现代谢性酸中毒(BE＜－3 mmol/L,HCO_3^-＜21 mmol/L)即为补碱指征,可用 5％碳酸氢钠 2～4 mL/kg 静脉滴注,之后复查血气再酌情给药。

(11)祛痰剂的应用。急性发作时,痰色白如泡沫不宜用祛痰剂,补液本身可减少痰栓形成,平喘药物有利于痰的引流和咳出。但若为黄脓痰,不易咳出,提示已发生细菌继发感染,则需应用祛痰药物。

(12)其他治疗。应予以补液,首先鼓励口服摄入,不足的摄入量可静脉输注,每天液体入量应达 2500～3000 mL。如临床上无明显脱水,则要避免补液过量,防止水负荷过大和肺水肿的发生。

表 1-4-4　危重型哮喘的救治

1. 确定诊断　排除其他原因，如急性左心衰竭、气道异物等

2. 严重性评估　①听诊呼吸音；②奇脉，>15 mmHg，表明严重；③心电图检查排除冠状动脉痉挛；④动脉血气；⑤胸部 X 线检查

3. 尽快开始治疗

①氧疗，维持 PaO_2>60 mmHg，SaO_2>90%

②雾化吸入 $β_2$ 受体激动剂：沙丁胺醇 2.5 mg（0.5% 溶液 0.5 mL 加入生理盐水中）雾化吸入，20 分钟一次，共 3 次；或沙丁胺醇定量吸入器，每次 4 喷（共 400 μg），每 10 分钟一次，共 3 次

③1：1000 肾上腺素溶液 0.3 mL 皮下注射，每 20 分钟一次，共 3 次

④肾上腺皮质激素：甲基泼尼松龙 40～120 mg（常用 60 mg），每 6 小时静脉注射一次；或泼尼松 30～60 mg/d，分次口服。注意激素副作用，酌情对症处理，症状缓解后及时减量

⑤异丙托品 0.5 mg 稀释后雾化吸入，每 30 分钟一次，共 3 次

⑥茶碱用药

4. 有指征者　给予气管插管、机械通气

（13）危重型哮喘的机械通气。见机械通气篇。

2. 危重型哮喘的非常规治疗

（1）支气管肺泡灌洗（BAL）

支气管冲洗液采用 0.9% 生理盐水加地塞米松和 $β_2$ 受体激动剂，如沙丁胺醇（舒喘灵），认为可起到稀释痰液、消除痰栓、抗炎和扩张支气管的作用。

在条件具备的医院，如果严格选择有适应症的患者来进行 BAL，并在操作过程中严密监护，有可能达到较好的治疗效果。

（2）吸入氦氧混合气

严重气道阻塞的哮喘患者吸入氦氧混合气，气道内产生更多的层流，可减少气道阻力，降低呼吸功、氧耗和二氧化碳产量。

【并发症的治疗】

1. 低血压

低血压的治疗在开始时就应该以呼吸暂停试验来排除动态过度充气。在呼吸暂停试验时，血压改善，中心静脉压降低，则强烈提示动态过度充气是低血压的原因，应该减慢机械通气的频率，当然补液也是需要的。

2. 气胸

气胸最常见的原因是机械通气引起的过高动态和中心静脉导管插入时意外的穿破。如果存在轻度的低血压，应减慢呼吸频率，在插入肋间导管之前应作紧急胸部 X 线摄片。但如果发生严重低血压的紧急情况，必须马上减少呼吸频率，向可疑患侧肋间紧急插入导管。

3. **胃肠道出血**

胃肠道出血可能与下列因素有关:应激性反应、大剂量糖皮质激素的应用、外周静脉血液回流受阻导致胃肠瘀血、胃管的机械性损伤。治疗可应用 H_2 受体阻断剂、制酸剂、冰盐水加去甲肾上腺素注入胃内或注射巴曲酶(立止血)等。

4. **其他**

乳酸酸中毒仅发生于大剂量静脉应用 β_2 受体激动剂之后,与低血压和缺氧无关。

所有接受静脉注射激素的严重哮喘患者应每天测定 CK 水平,虽然 CK 水平＜1000 IU/L 也可能发生激素性肌病,但 CK＞1000 IU/L 时发生激素性肌病的危险大大增加,此时必须停用肌肉松弛剂,并在控制哮喘的同时尽可能减少注射用激素剂量。

(黄志俭　盛晓琛)

第五章 难治性哮喘

通过推广支气管哮喘的规范化诊治,我国哮喘的总体控制水平得到了一定程度的提高。但有少数患者即使使用了高剂量的控制性药物,包括联合治疗,哮喘仍达不到良好控制状态,目前将此称为难治性哮喘(refractory asthma,RA)。

【临床特征】

1. 主要特征

(1)持续性或近于持续(每年半数以上时间)口服肾上腺糖皮质激素治疗;

(2)需要高剂量吸入激素治疗。

2. 次要特征

(1)每日除吸入激素作为控制性药物外,需加用长效肾上腺素 β_2 受体激动剂或茶碱、白三烯调节剂;

(2)需要每日或近于每日使用短效 β_2 受体激动剂缓解症状;

(3)持续性气流受限[第 1 秒用力呼气量(FEV1)<80％预计值,最大呼气峰流速(PEF)日变异率>20％];

(4)每年 1 次或以上急诊就医;

(5)每年 3 个或以上疗程口服激素治疗;

(6)口服或吸入激素剂量减少 25％即出现加重;

(7)既往有致死性哮喘事件。

符合 1 项或 2 项主要特征和 2 项次要特征即可诊断。但同时强调首先应除外诱发加重的因素和保证患者对治疗的依从性。

【诊断要点】

1. 除了符合上述临床特征外,导致和诱发加重的因素是多方面的,临床医生应帮助患者查找原因并仔细甄别。

2. 临床医生除处方药物外,应学会通过详细地询问病史包括职业史、生活环境、用药和生活习惯等,如室内、室外环境(变应原或刺激物),及药物、吸烟、病毒感染、职业暴露等。

3. 相关性疾病或合并病,如过敏性鼻炎、鼻窦炎、胃食管反流、肥胖、阻塞性睡眠呼吸暂停低通气综合征(OSAHS)、心理因素、复发性呼吸道感染均可使哮喘控制不良,只有对以上病症采取充分治疗才能有效控制哮喘,因此应进行充分的检查以帮助鉴别。

【鉴别要点】

另外一些疾病如过敏性支气管肺曲菌病(ABPA)、变应性血管炎性肉芽肿病(CSS),哮喘仅是系统性疾病的一个部分,吸入激素难以奏效,需要全身口服激素治疗。

1. 心源性哮喘

当怀疑这种不典型心源性哮喘时,除应及时通过 ECG、动态心电图、二维超声心动图等辅助检查进一步明确诊断外,还可酌情给予小剂量洋地黄或快作用利尿剂试验治疗。对老年患者中的 RA 应首先排除心源性哮喘。

2. 慢性阻塞性肺疾病(COPD)合并张力性气胸

尽管给予各种平喘药物(包括大剂量糖皮质激素和 β_2 受体激动剂),这类患者的气喘症状也难以缓解。提高对本病的警惕,做认真、细致的体检,及时拍摄胸部 X 线片可明确诊断。患侧胸膜腔插管、作闭式引流可迅速缓解其临床症状。如一味增加平喘药的种类和剂量往往贻误病情。

3. 气道或纵隔肿瘤与支气管哮喘的鉴别要点

(1)患者既往多无反复发作性喘息史,气喘症状逐渐加重,无明显缓解期;

(2)中老年患者多见,多呈吸气性呼吸困难,三凹征明显,哮鸣音多为局限性;

(3)常伴有刺激性咳嗽、消瘦、胸痛、持续痰中带血等症状;

(4)平喘药物治疗常无效。

如出现下列情况应考虑气管内肿瘤的可能:

①无明显诱因出现喘憋;

②喘憋症状与体位有关;

③有时伴有吞咽不适感;

④颈部有风箱样呼吸音;

⑤解痉药无明显疗效。

及时拍摄胸部 X 线片可明确诊断。

4. 变态反应性支气管肺曲霉病(ABPA)

该病系由熏烟色曲霉菌在特应性机体中引起的一种呼吸道变态反应性疾病。哮喘症状是 ABPA 患者的常见临床症状,支气管哮喘症状的患者中有 1％～2％为 ABPA 患者,大多数具有长期哮喘病史。

ABPA 与支气管哮喘的鉴别要点:

(1)血中曲霉抗原的 IgG 沉淀抗体阳性;

(2)肺部出现短暂性、游走性浸润影;

(3)近心端支气管扩张;

(4)咯棕色痰栓病史;

(5)多次痰培养或镜检发现熏烟色曲霉;

(6)曲霉抗原作皮肤试验呈迟发型变态反应。

更具体内容见第一篇第六章。

5. Churg-Strauss 综合征

又称为变应性肉芽肿，是一种较为少见的系统性血管炎，简称为 CSS。主要侵犯小动脉和小静脉，常侵犯细小动脉，可累及多种器官，以肺部浸润和周围性血管嗜酸粒细胞显著增多为特征，约 98%～100%患者可出现哮喘症状。

6. 复发性多软骨炎

本病因气管支架软化及气管后壁异常增宽，气道不能维持原来的正常形态，患者在呼气和咳嗽时胸腔内压升高，引起气道狭窄或闭塞，临床上表现为呼气性喘鸣。有时会被误诊为支气管哮喘，通过高分辨 CT 可鉴别。

7. 情感性喉喘息

情感性喉喘息(emotional laryngeal wheezing)，患者临床喘息症状的发作均与精神因素有关，而不具有支气管哮喘的病理生理特点：如肺泡气—动脉血氧分压差($A-aDO_2$)的增大，胸部 X 线呈过度充气征，小气道功能异常，气道反应性增高等。这些患者均以颈部的喘鸣音最响亮。

8. 声带功能紊乱(Vocal cord function disorder，VCD)

VCD 是由于声带上 2/3 内收缩造成喉部气道阻塞所致声带闭合不全(尤其在吸气时)，常被误诊为支气管哮喘。流速容量环中吸气支平坦是本病的特征，纤维喉镜也有助于本病的诊断。

【治疗】

临床医师在处理所谓"RA"时，应首先明确该患者是否是支气管哮喘，而不应一味在增加平喘药的种类和剂量等方面下工夫。难治性哮喘的治疗目前仍然是难题，临床处理分急性发作时的紧急措施和缓解期治疗。急性发作时的紧急措施首先仍要按重症哮喘急性发作常规处理(详见有关专题)。

1. β_2 受体激动剂

是控制哮喘发作的首选药物。β_2 受体激动剂分为短效(作用维持 4～6 h)和长效(作用维持 12 h)两种，临床上常用的短效制剂包括沙丁胺醇、特布他林等。沙丁胺醇气雾剂吸入，成人每次吸入 0.2 mg，必要时每日 3 次。

长效制剂包括福莫特罗、沙美特罗等。福莫特罗片，成人口服 40 μg，每天 2 次。短效 β_2 受体激动剂用于缓解哮喘症状，但长期过度使用可能会引起其疗效的部分丢失，即产生所谓的耐药性。因此，应避免长期单独及过量使用 β_2 受体激动剂。

2. 激素治疗糖皮质激素

吸入性糖皮质激素(Inhaled Corticosteroids，ICS)是目前最有效的控制哮喘的药物，当吸入推荐最大剂量，治疗效果欠佳时，可以增加吸入糖皮质激素用量。如气雾剂或干粉吸入糖皮质激素效果不佳,可换用气泵雾化吸入。

必要时可以短期口服糖皮质激素或静脉用药,但要注意长期大剂量吸入或口服糖皮质激素有一定副作用。

3. 白三烯拮抗剂

主要用于难治性哮喘、过敏性鼻炎哮喘、阿司匹林哮喘。孟鲁司特口服 10 mg,每晚一次,特别是对已有激素治疗的阿司匹林哮喘能很好地改善肺功能和生活质量。

4. 茶碱

难治性哮喘中,中心粒细胞常常增多,故茶碱是很好的选择之一。氨茶碱一般剂量为每天 6～10 mg/kg,负荷剂量为 4～6 mg·kg^{-1}·h^{-1},维持剂量为 0.6～0.8 mg·kg^{-1}·h^{-1}。由于茶碱的"治疗窗"窄,及茶碱代谢存在较大的个体差异,过量可引起心律失常、血压下降甚至死亡,在有条件的情况下应监测其血药浓度。

5. 胆碱能受体阻断剂

舒张支气管的作用比 β_2 受体激动剂弱,起效也较慢,但长期应用不易产生耐药。抗胆碱药物适用于年龄偏大或病史较长者,合并有心血管系统疾病者,及合并有慢性阻塞性肺病(COPD)或长期吸烟者等。

吸入溴化异丙托品气雾剂,常用剂量为每次 40～80 μg,每天 3～4 次;经雾化泵吸入溴化异丙托品溶液的常用剂量为 50～125 μg,每天 3～4 次。

6. 难治性哮喘治疗的新方法

(1)抗 IgE 单克隆抗体　对于经过联合应用大剂量吸入激素和其他各种治疗哮喘药物后,仍未达到哮喘控制的病例主张给予低剂量口服糖皮质激素或给予抗 IgE 治疗。

(2)支气管热成形术(Bronchial Thermoplasty,BT)　支气管热成形术是一种新的通过介入方法高温消融气道平滑肌的技术,它能降低平滑肌的异常收缩力,缓解哮喘发作时平滑肌的痉挛状态从而达到治疗目的。

(3)生物反馈疗法(Biofeedback therapy)　生物反馈疗法又称生物回授疗法,或称植物神经学习法,是在行为疗法的基础上发展起来的一种新型心理治疗技术方法。

(4)免疫调节剂　静脉应用免疫球蛋白,0.5～1.0 g/(kg·次),每月一次,连续 5 个月。这种治疗方法的副作用很小,且病人能很好耐受。

(5)免疫抑制剂的使用　环孢素 A 试验表明它可以提高肺功能,减少加重次数,适度减少激素的使用。甲氨蝶呤 5～25 mg/周,4～6 周,需用 24 周以上,不良反应大,除恶心、呕吐、黏膜溃疡外,肝功能易受损,骨髓易受抑制,且易继发真菌感染。

(6)干细胞移植术　目前多项研究证明,干细胞移植后能生成免疫调节的产物,并能减少大量的炎症反应。

(黄志俭　陈德林)

第六章　变应性支气管肺曲菌病

变应性支气管肺曲菌病(allergic bronchopulmonary aspergillosis,ABPA)是嗜酸性粒细胞肺炎中的一种,常发生于哮喘患者,因对寄生繁殖的曲菌过敏所致。ABPA临床上并非少见。它是一种非感染性、炎症性肺部疾病,以机体对寄生于支气管内的烟曲霉(Af)发生变态反应为主要特点。

【临床特征】

1. 好发于儿童和年轻人,常发生哮喘,一过性肺浸润影,伴痰或血中嗜酸性粒细胞增多。

2. 可有发热、咳嗽,咳棕黄色痰,痰液黏稠,其支气管痉挛对一般扩支气管药物反应较差,而对糖皮质激素反应迅速。

3. 在肺浸润部位可闻及捻发音,在哮喘发作间期,可产生大量黏稠痰。约2/3的患者痰中可见支气管管型。

查体大部分患者可闻及哮鸣音,在肺部浸润的部位可听到捻发音、支气管呼吸音,黏液嵌塞引起肺不张时可有呼吸音减低。部分患者有杵状指。

4. 胸部影像学表现

(1)非特异性改变　表现为肺浸润和肺不张。浸润呈均质斑片状,密度从磨玻璃到实变,是最常见和最早出现的表现,具有暂时性、反复性和游走性的特点。肺不张为痰栓引起。

(2)特异性改变为中心性支气管扩张。

5. 实验室检查

(1)痰检查　痰栓镜检可发现菌丝,还常见到是嗜酸性粒细胞,有时可见夏科—雷等结晶(Charcot-Leyden),痰曲菌培养的阳性率为50%。

(2)常规实验室检查　外周血嗜酸性粒细胞增多,$\geqslant 8\%$,绝对值$\geqslant 0.6 \times 10^9$。急性期白细胞总数和血沉可轻度增高,C反应蛋白通常正常。

(3)血清学检查　血清IgE增高>1000ng/mL为诊断ABPA的必要条件之一。

(4)皮肤实验　用混合真菌、混合曲菌和烟曲菌提取液进行皮试,于$15\sim 20$ min出现阳性风团。

(5)肺功能　急性发作期部分患者存在可逆的阻塞性通气功能障碍,晚期纤维化时表现为限制性通气功能障碍。

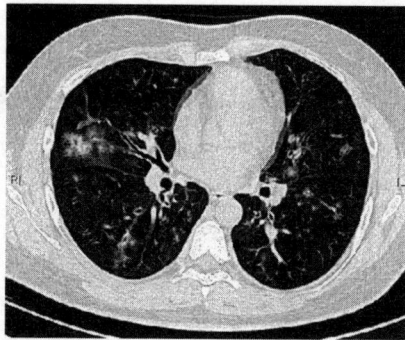

CT 扫描可见两肺有斑片状渗出影及结节影,中央型支气管扩张

图 1-6-1　变应性支气管肺曲菌病

【诊断要点】

1. 支气管哮喘发作。

2. 痰和血嗜酸性粒细胞升高($\geq 8\%$,绝对值$\geq 0.6 \times 10^9$)。

3. 曲菌抗原皮试呈即刻阳性反应。

4. 血清中有曲菌沉淀抗体 IgE(> 1000ng/mL)。

5. 血清 IgE 增高。

6. 反复肺部浸润影。

7. 中心性支气管扩张。

8. 次要诊断标准:(1)痰直接涂片或培养有曲菌生长;(2)痰中有棕色栓子;(3)曲菌迟发反应阳性。

【治疗】

1. ABPA 急性期治疗

泼尼松 0.5 mg/(kg·d)开始,并动态监测肺部阴影、IgE、嗜酸性粒细胞,当肺部阴影消失时开始减量,疗程为 $2 \sim 3$ 个月。

2. 抗真菌治疗

如吸入伊曲康唑;使用支气管舒张剂、祛痰剂、抗变态反应药物。

3. 慢性期治疗

使用类固醇激素最小维持量,2 年内每月复查 IgE、血嗜酸性粒细胞,以后每 2 月复查 1 次;胸片每 4 月复查 1 次。

（黄志俭）

第七章　弥漫性泛细支气管炎

弥漫性泛细支气管炎(diffuse panbronchiolitis,DPB)是一种特发性炎性疾病,该病主要累及呼吸性细支气管,造成气道反复感染和严重阻塞性呼吸功能障碍,如果不及时治疗可发展为支气管扩张、呼吸衰竭,严重者可致死。

【临床特征】

1. DPB起病隐袭,病情进展缓慢。主要表现为咳嗽、咳痰和活动时气短三大症状,少部分患者几乎无自觉症状。

2. 首发症状常为咳嗽,咳少量白色黏液痰,常因反复呼吸道感染出现黄痰。病情进行性加重,逐渐出现劳动时呼吸困难,并发呼吸衰竭、肺动脉高压及慢性肺源性心脏病。

3. 部分患者有鼻窦炎的症状或合并鼻息肉。两肺下部可闻及捻发音和(或)湿啰音,重症患者出现发绀及杵状指。

4. 影像学表现

(1)DPB患者胸部X线片表现为两肺弥漫性、边缘不清的颗粒状结节影,以两肺下野为著,常伴有肺过度膨胀,典型病例可出现支气管扩张呈双轨征和囊样改变。

(2)高分辨率CT(HRCT)联合组织病理学检查能很好鉴别DPB与其他小气道疾病。胸部HRCT表现为小叶中心分布的颗粒状结节影,该结节影衰减并线状延伸分布于小的分支气道(树芽征)。结节一般直径2~5 mm,无融合趋势,且不与胸膜相连。

(3)HRCT影像学特点有助于对DPB严重程度进行评估和分级。

第一阶段　支气管血管分支结构末端可见直径<5 mm的小结节;

第二阶段　小叶中心结节以Y字形连接于支气管血管分支结构末端并形成树芽征,出现小结节的细支气管内充满分泌物;

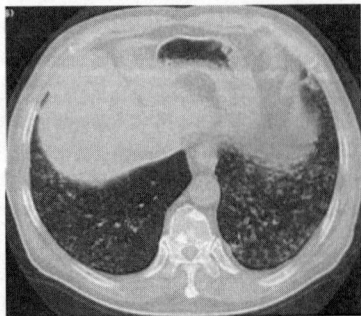

CT扫描可见双肺多发小结节影,树芽征

图1-7-1　弥漫性泛细支气管炎

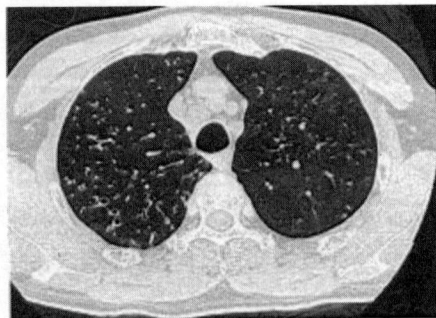

CT扫描可见双肺散在小结节影,树芽征,支气管扩张

图1-7-2　弥漫性泛细支气管炎

第三阶段　出现以早期支气管扩张为表现的小结节囊样扩张；

第四阶段　以连接于膨胀近端支气管大的囊样扩张为特点。

【诊断要点】

诊断包括必需项目及参考项目如下。

必需项目包括：

1. 持续性咳嗽、咳痰及劳累性呼吸困难。

2. 合并慢性副鼻窦炎或有既往史。

3. 胸部 X 线表现为两肺弥漫或散在分布的颗粒样或小结节状阴影；胸部 CT 表现为两肺弥漫性小叶中心型颗粒样结节状阴影。

参考项目包括：

1. 胸部断续性啰音。

2. 第 1 秒用力呼气容积占预计值百分比（$FEV_1\%$）＜70％，动脉血氧分压（PaO_2）＜80 mmHg（1 mmHg＝0.133 kPa）。

3. 血清冷凝集实验效价升高（＞1∶64）。

确诊：符合必需项目 1、2、3，加上参考项目中的两项以上；一般诊断：符合必需项目 1、2、3；可以诊断：符合必需项目 1、2。

【治疗】

1. 由于在疾病早期有较好的临床疗效，因此应在 DPB 诊断明确后尽快启用大环内酯类药物治疗。首选红霉素口服，400～600 mg/d，直至其无效或因不良反应及药物相互作用而停药。

2. 其次选用克拉霉素 200～400 mg/d，口服；或罗红霉素 150～300 mg/d，口服。

3. 疗效及疗程评估：对 DPB 初期患者经 6 个月治疗恢复正常者予以停药；对 DPB 进展期患者经两年治疗病情稳定后即可停药，停药后复发者再用药仍然有效；对于伴有严重呼吸功能障碍的患者应该长期给药。

（黄志俭）

第八章　急性呼吸窘迫综合征

急性肺损伤和急性呼吸窘迫综合征(acute respiratory distress syndrome,ARDS)是在严重感染、休克、创伤及烧伤等非心源性疾病过程中,肺毛细血管内皮细胞和肺泡上皮损伤造成弥漫性肺间质及肺泡水肿,导致的急性低氧性呼吸功能不全或衰竭。临床上以呼吸频数增快、呼吸窘迫、顽固性低氧血症和非心源性肺水肿为特征,具有很高的发病率和病死率,在欧美病死率为 40%～50%,国内为 70%。

【ARDS 的病因】

表 1-8-1　ARDS 的病因

直接原因
胃内容物吸入
肺感染(细菌、病毒、卡氏肺囊虫)
严重胸部创伤
淹溺
有毒物质吸入
肺栓塞
间接原因
休克
脓毒症
多次大量输血
严重非胸部创伤(烧伤、多发骨折、神经系统损伤)
药物中毒
肺再灌注损伤
急性胰腺炎
弥散性血管内凝血(DIC)

【临床特点】

1. 发病迅速

ARDS 发病多迅速,常在受到发病因素作用后 12～48 小时发病,偶可长达 5 天。此期间的症状、体征多为原发病的表现,不一定提示 ARDS,特别是基础病为呼吸系统疾病时,如肺炎或有毒气体吸入。

2. 呼吸窘迫

呼吸窘迫是 ARDS 的最常见的症状,主要表现为气急和呼吸次数增快,多在 $25\sim50$ 次/分,呼吸频率和肺损伤程度相关。严重者表现为鼻翼扇动,三凹征;早期自主呼吸能力强时,表现为深快呼吸,但是出现呼吸肌疲劳后,则表现为浅快呼吸。

3. 难以纠正的低氧血症

特征性的改变为严重氧合功能障碍,表现为动脉血氧分压降低。

4. 无效腔/潮气量比值增加

肺死腔/潮气量(V_D/V_T)比值增加是 ARDS 早期的一种特征。当这一比值大于或等于 0.6 时可能与更严重的肺损伤相关。

5. 重力依赖性影像学改变

HRCT 具有很高的灵敏性,在渗出局限于肺间质时即可发现,随着病情的进展,可发现肺部斑片状影音主要位于下垂肺区。但无肺毛细血管损伤时,两肺斑片状阴影均匀分布。

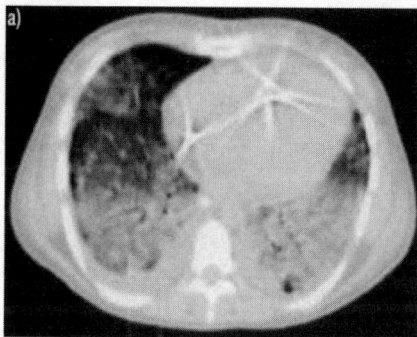

胸部 CT 示双肺膜玻璃影以下垂肺区明显

图 1-8-1　急性呼吸窘迫综合征

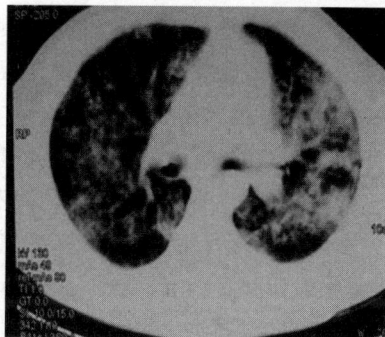

胸部 CT 示两肺斑片状渗出影,较均匀分布

图 1-8-2　急性呼吸窘迫综合征

【诊断标准】

表 1-8-2　急性呼吸窘迫综合征(ARDS)柏林标准

发病时间	1 周以内起病,或新发,或恶化的呼吸症状
胸部影像学	双肺模糊影——不能完全由渗出、肺塌陷或结节来解释
肺水肿起因	不能完全由心力衰竭或容量过负荷解释的呼吸衰竭 没有发现危险因素时可行超声心动图等检查排除血流源性肺水肿
氧合指数	
轻度	200 mmHg$<$PaO$_2$/FiO$_2$$\leqslant$300 mmHg 且 PPEP/CPAP$\geqslant$5 cmH$_2$O
中度	100 mmHg$<$PaO$_2$/FiO$_2$$\leqslant$200 mmHg 且 PPEP/CPAP$\geqslant$5 cmH$_2$O
重度	PaO$_2$/FiO$_2$$\leqslant$100 mmHg 且 PEEP/CPAP$\geqslant$5 cmH$_2$O

胸部影像学包括 X 线片和 CT。如海拔高于 1000 m,氧合指数需校正,即校正氧合指数=氧合指数$\times$(760/大气压)。CPAP 是指在使用无创通气时的持续气道正压。

【ARDS 的常规治疗】

1. 正确治疗基础疾病

预防 ARDS,如脓毒症、细菌性肺炎及时应用有效抗生素;创伤、骨折等应及时处理;休克应迅速纠正。

2. 适当补液,防治肺水肿

通常情况下,ARDS 患者每日入量应限制在 2000 mL 以内,允许适当的液体负平衡。胶体液的补充一般仅限于血浆低蛋白血症患者,在补充胶体液后半小时至 1 小时,应使用利尿剂以促使液体排出。

如在恢复血管内容量后不能保持系统灌注,如脓毒性休克时可考虑使用多巴酚丁胺,可增加肺泡液体的清除率,房颤时应慎用,此时洋地黄可能是更好的选择。

3. 肾上腺皮质激素

早期的 3 项多中心 RCT 研究观察了大剂量糖皮质激素对 ARDS 的预防和早期治疗作用,结果糖皮质激素既不能预防 ARDS 的发生,对早期 ARDS 也没有治疗作用。但对于过敏原因导致的 ARDS 患者,早期应用糖皮质激素经验性治疗可能有效。此外感染性休克并发 ARDS 的患者,如合并肾上腺皮质功能不全,可考虑应用替代剂量的糖皮质激素。不推荐常规应用糖皮质激素预防和治疗 ARDS(推荐级别 B 级)。

皮质激素的推荐用法是:甲基泼尼松龙,每日 1～2 mg/kg,分次静脉滴注。如果氧合改善,胸片示肺浸润影减轻或消失,则说明治疗有效,通常在用药 3～5 日后明显。在临床出现明显疗效后,皮质激素可逐渐减量,在 1～2 周内逐渐减至每日 0.5～1 mg/kg,如有必要,可维持到拔管。如果初始对激素治疗无效,即可停用。

4. 抗感染

抗感染治疗宜尽早开始,选用广谱有效抗生素,并给予足够的剂量和疗程。大多选用第 3 代青霉素,第 2、3 代头孢菌素及氟喹诺酮类,必要时可联合用药,或加氨基糖苷类抗生素。革兰氏阳性菌感染可用苯唑西林或氯唑西林、奥格门汀,耐甲氧西林金葡萄(MR-SA)感染可用万古霉素、替考拉宁或利奈唑胺,真菌感染可口服或静脉点滴氟康唑(大扶康),严重真菌感染可用两性霉素 B、伏立康唑、米卡芬净和 5-氟胞嘧啶等。

5. 加强营养

ARDS 宜尽早加强营养。可采用鼻饲和静脉补充营养的方法,成人一般每天需要量 20～30 kcal/kg,蛋白 1.5～3 g/kg,脂肪占总热量的 20%～30%。

6. 抗炎药物或炎性反应调节剂的应用

非激素类抗炎药,如布洛芬、吲哚美辛,临床疗效并不满意。抗氧化剂,如氧自由基清除剂 N-乙酰半胱氨酸,目前仅停留在动物试验阶段。

7. 合并症的治疗

对严重继发感染、休克、心律失常、DIC、胃肠道出血、肝肾功能损害、气胸等应积极预防,及时发现并给予相应的治疗。

应尽可能采用无创通气,肺部理疗,防治呼吸机相关性肺炎;防治气压伤;防治应激性溃疡。

8. 特殊治疗

(1)高容量血液滤过　可通过吸附机制清除炎症细胞因子。此外,还可以通过超滤作用清除体内多余的液体进而减少血管外肺水,连续血液滤过治疗时的低体温可减少二氧化碳产生。

(2)体外膜肺氧合(ECMO)(具体见第四篇)。

(3)降低肺动脉高压　吸入一氧化氮(NO)可能有效,常用于难治性低氧血症的抢救性治疗;前列腺素等在降低肺动脉压的同时,不影响气体交换,尚缺乏大规模临床验证。

(4)俯卧位通气(具体见第三篇第一章第六节)。

(5)鱼油　鱼油富含 ω-3 脂肪酸,如二十二碳六烯酸(DHA)、二十碳五烯酸(EPA)等,也具有免疫调节作用,特别是严重感染导致的 ARDS 患者可补充 EPA 和 γ-亚油酸,以改善氧合,缩短机械通气时间。

(6)肺泡表面活性物质(PS)　PS 能降低肺泡表面张力,减轻肺部炎症反应,阻止氧自由基对细胞膜的氧化损伤。尽管早期补充肺泡表面活性物质有助于改善氧合,但不能将其作为 ARDS 的常规治疗手段,有必要进一步研究。

(7)重组人活化蛋白 C(rhAPC 或称 Drotrecogin alfa)　rhAPC 具有抗血栓、抗炎和纤溶特性,已被试用于治疗严重感染。尚无证据表明 rhAPC 可用于 ARDS 治疗。当然,对严重感染导致的重度 ARDS 患者,如果没有禁忌证,可考虑应用 rhAPC。rhAPC 高昂的治疗费用也限制了它的临床应用。

(8)肺复张　一般认为,肺外源性的 ARDS 对肺复张手法的反应优于肺内源性的 ARDS;ARDS 病程也影响肺复张手法的效应,早期 ARDS 肺复张效果较好。

(9)神经肌肉阻滞剂　最新国外研究表明早期严重 ARDS 患者,用药方案为快速静脉注射顺式苯磺酸阿曲库铵 15 mg,随后以 37.5 mg/h 的速度连续静脉泵入,持续 48 h。该方案可降低患者病死率,无机械通气日增加,28 d 无器官功能衰竭日增加,气胸发生率降低。

【ARDS 的机械通气治疗】

见机械通气篇。

(黄志俭)

第九章 重症社区获得性肺炎

目前,随着社会人口老龄化的加剧,免疫功能受损现象的增加及抗菌药物耐药率的上升,社区获得性肺炎(CAP),尤其是重症社区获得性肺炎(severe community-acquired pneumonia,SCAP)的诊断和治疗面临许多新的问题。

【重症社区获得性肺炎的定义及诊断标准】

重症社区获得性肺炎(SCAP)是指患者有严重的呼吸窘迫症状,需要吸入高浓度的氧,严重者需要机械通气支持;血流动力学不稳定,需要补充液体及血流动力学支持,有时需要应用血管活性药物并应入住重症监护病房进行监护与治疗。

表 1-9-1　SCAP 的诊断标准

呼吸频率>30 分/次

低氧血症:PaO_2/FiO_2<250 mmHg

需要机械通气支持

胸部 X 线显示多个肺叶的浸润影

休克:收缩压<90 mmHg,舒张压<60 mmHg

需要血管加压药物支持>4 小时

少尿

【SCAP 危险因素的临床评估】

1. 年龄>65 岁。

2. 存在基础疾病或相关因素:①慢性阻塞性肺疾病;②糖尿病;③慢性心、肾功能不全;④吸入或易致吸入因素;⑤近 1 年内因社区获得性肺炎住院治疗;⑥精神状态改变;⑦脾切除术后状态;⑧慢性酗酒或营养不良。

3. 体征异常:①呼吸频率>30 次/min;②脉搏≥120 次/min;③血压<90/60 mmHg(1 mmHg=0.133 kPa);④体温≥40℃或<35℃;⑤意识障碍;⑥存在肺外感染病灶如败血症、脑膜炎。

4. 实验室和影像学异常:①WBC>$20×10^9$/L,或<$4×10^9$/L,或中性粒细胞计数<$1×10^9$/L;②呼吸空气时 PaO_2<60 mmHg,PaO_2/FiO_2<300 mmHg,或 PaO_2>50 mmHg;③血肌酐(Scr)>106 μmol/L 或血尿素氮(BUN)>7.1 mmol/L;④Hb<90 g/L 或血细胞比容(HCT)<30%;⑤血浆白蛋白<2.5 g/L;⑥败血症或弥散性血管内凝血

（DIC）的证据，如血培养阳性、代谢性酸中毒、凝血酶原时间（PT）延长、血小板减少；⑦X线胸片示病变累及一个肺叶以上，出现空洞，病灶迅速扩散或出现胸腔积液。

5. 下列临床表现多为重症肺炎的表现，需密切观察，积极救治。

①意识障碍；②呼吸频率＞30 次/min；③PaO_2＜60 mmHg，PaO_2/FiO_2＜300 mmHg，需行机械通气治疗；④血压＜90/60 mmHg；⑤胸片显示双侧或多肺叶受累，或入院 48 h 内病变扩大≥50％；⑥少尿：尿量＜20 mL/h，或＜80 mL/4 h，或急性肾功能衰竭需要透析治疗。

【CAP 临床分组】

1. 分组

第Ⅰ组　无心肺基础疾病和疾病危险因素的门诊患者。

第Ⅱ组　伴有心肺基础疾病（充血性心衰、COPD）和/或其他危险因素［耐药肺炎球菌感染（PRSP）或革兰氏阴性菌易感因素］的门诊患者。

第Ⅲ组　具有以下因素，但未入住 ICU 的住院患者：

a 伴有心肺疾病和/或其他危险因素（包括来自于看护院）。

b 无心肺疾病并且不伴有其他危险因素。

第Ⅳ组　具有以下因素的 ICU 患者：

a 无铜绿假单胞菌感染的危险因素。

b 伴有铜绿假单胞菌感染的危险因素。

2. 各组患者的病原体特征

第Ⅰ组：门诊患者，无心肺疾病，无危险因素，最常见的病原菌为肺炎链球菌、肺炎支原体、肺炎衣原体和呼吸道病毒，混合感染包括军团菌（重症患者常见）、结核分枝杆菌和致病性真菌感染（少见）。

第Ⅱ组：门诊患者，伴心肺疾病，有/无危险因素。本组中最常见的病原菌与第一组不同，肺炎球菌仍为最常见病原菌，但常对青霉素或其他药物耐药（如大环内酯类和复方新诺明）。此外，如患者来自看护院，则有感染需氧革兰氏阴性菌，如大肠埃希菌、肺炎克雷伯杆菌甚至铜绿假单胞菌的可能性。

第Ⅲ组

（1）Ⅲa组　住院患者伴有心肺疾病，和/或其他危险因素，但未入住 ICU。本组患者易感染革兰氏阴性杆菌，其次还有结核分枝杆菌和致病性真菌。

（2）Ⅲb组　住院患者无心肺疾病，无危险因素。易感病原菌为肺炎球菌、流感嗜血杆菌、支原体、衣原体、病毒和嗜肺军团菌。一般为多种病原菌混合感染，混合感染常包括一种细菌和一种非典型病原菌感染。

第Ⅳ组

（1）Ⅳa组　入住 ICU 的患者，无铜绿假单胞菌感染的危险因素。病原菌为肺炎球菌、嗜肺军团菌、流感嗜血杆菌、革兰氏阴性肠杆菌、金黄色葡萄球菌、肺炎支原体、呼吸道病毒和一组混合菌感染（肺炎衣原体、结核分枝杆菌和致病性真菌）。

（2）Ⅳb组　入住 ICU 患者，有铜绿假单胞菌感染的危险因素。常见的病原体为所有上述Ⅳa组的病原体加上铜绿假单胞菌。

【SCAP 病原体构成及分组】

1. 大量研究表明 SCAP 的病原体中最常见的是肺炎链球菌、金黄色葡萄球菌、嗜肺军团菌、革兰阴性杆菌、流感嗜血杆菌。近年来，金黄色葡萄球菌、军团菌、革兰阴性杆菌等感染概率显著增加。

2. 根据有无铜绿假单胞感染危险因素将 SCAP 患者分为两组：

A组：无铜绿假单胞感染危险因素，常见的病原体有肺炎链球菌、需氧革兰阴性杆菌、嗜肺军团杆菌、肺炎支原体、流感嗜血杆菌、金黄色葡萄球菌等。

B组：有铜绿假单胞感染危险因素，常见的病原体有 A 组常见病原体＋铜绿假单胞菌。国内外均有资料表明混合感染如病毒感染合并肺炎链球菌感染，肺炎支原体合并细菌感染在成人社区获得性肺炎中的作用日益重要。

【SCAP 抗生素治疗的原则】

1. 第一个原则是迅速给予抗生素，一般在住院 2 h 内，住 ICU 1 h 内就要开始抗生素治疗。

2. 第二个原则是要根据 CAP 的严重程度分层选择抗生素。住院 CAP 患者肺炎链球菌是最主要的致病菌，其次是流感嗜血杆菌、肺炎支原体和肺炎衣原体；需要住 ICU 的 SCAP 患者最重要的致病菌是军团菌、革兰氏阴性杆菌、铜绿假单胞菌等。

3. 第三个原则是要了解当地常见细菌的耐药情况。最后抗生素要给予足够的剂量，同时又不产生毒副反应。

【美国胸科协会推荐的抗生素经验治疗方案】

第一组（Ⅰ组）：新一代大环内酯类抗生素，如阿奇霉素或克拉霉素或强力霉素。

第二组（Ⅱ组）临床上可选用以下抗生素：

1. β 内酰胺类抗生素（口服），如 Cefpodoxime、阿莫西林、阿莫西林/克拉维酸，静脉滴注头孢三嗪。

2. 加用：大环内酯类抗生素或强力霉素或抗肺炎链球菌的氟喹诺酮。

第三组—A（Ⅲa组）：临床上可选用以下抗生素：静脉注 β 内酰胺类抗生素（如头孢三嗪、阿莫西林/舒巴坦）＋静脉应用大环内酯类抗生素或强力霉素、氟喹诺酮类。

第三组—B（Ⅲb组）：临床上可选用以下抗生素：

1. 单独应用阿奇霉素静脉注射，如大环内酯类抗生素过敏或耐药，可应用强力霉素和一种 β 内酰胺类抗生素。

2. 或者应用一种抗肺炎链球菌的氟喹诺酮作单一治疗。

第四组—A(Ⅳa组):临床上可选用以下抗生素:静脉注射 β 内酰胺类抗生素(头孢噻肟、头孢三嗪)加上静脉注射大环内酯类抗生素(阿奇霉素),或静脉注射氟喹诺酮。

第四组—B(Ⅳb组)

1. 此时治疗应选择静脉注射抗铜绿假单胞菌的 β 内酰胺类抗生素(cefepime、泰能、美罗培南、特治星)加上静脉注射抗铜绿假单胞菌的氟喹诺酮类(ciprofloxacin)。

2. 或者选择静脉注射抗铜绿假单胞菌的 β 内酰胺类抗生素(cefepime、泰能、美罗培南、特治星)加上静脉注射氨基糖苷类抗生素,或加上静脉注射大环内酯类抗生素(阿奇霉素)或者抗铜绿假单胞菌的氟喹诺酮类。

【SCAP 的治疗】

1. 抗感染治疗,选择合适的治疗方案

做到"到位而不越位"。一旦用正确的标准诊断了 SCAP,应当在 1 h 内选择广谱而强有力的抗菌药物方案,同时根据 PK/PD 原理正确使用药物(包括足够的剂量,给药次数,点滴持续时间等)。

治疗方案的核心是必须能够有效覆盖所有可能的致病菌。联合用药治疗能降低病死率,对于 SCAP,如果没有假单胞菌感染危险,则可联合使用一种 β-内酰胺类抗菌药物(头孢噻肟、头孢曲松、氨苄西林/舒巴坦)加一种氟喹诺酮类抗菌药物或一种大环内酯类抗菌药物(如阿奇霉素)。

有假单胞菌感染危险,则治疗必须包括两种抗假单胞菌的药物,并且要覆盖肺炎球菌和军团菌。联合使用一种抗假单胞菌的 β-内酰胺类抗菌药物(哌拉西林/他唑巴坦、亚胺培南、美洛培南)和氟喹诺酮类抗菌药物。

另一种方法是具有抗假单胞菌作用的氨基糖苷类抗菌药物(阿米卡星在肺中渗透性很好)加一种大环内酯类抗菌药物或一种喹诺酮类抗菌药物。在有可能为 CA-MRSA(社区获得性耐甲氧西林金葡菌)的医院,必须考虑加用利奈唑胺、万古霉素、替考拉宁。

2. 采取降阶梯(de-escalation therapy)治疗策略

抗菌药物降阶梯治疗是近几年重要的治疗学进展之一,该策略已得到国际会议认可。

故对于 SCAP 需要"从一开始就做出正确的选择",即强调在诊断后尽早接受能够覆盖可能致病菌(包括耐药菌)的最广谱抗菌药物治疗,以有效地治疗患者,降低病死率,又应该在后续治疗中有针对性地"降级"换用较窄谱的抗菌药物,以减少耐药性的发生,并优化成本效益比。

通常抗菌药物的经验性治疗一般疗程为 1 周,进一步抗感染应根据病菌培养结果采用针对性治疗。过长时间的广谱抗菌会促使真菌感染。

3. 注意营养支持治疗,提高免疫力,纠正电解质紊乱

加强全身支持治疗,尽可能采用经口摄食,鼻饲饮食,只有完全无法进食的患者,才考虑全胃肠道外营养,并尽可能缩短全胃肠道外营养时间。

SCAP 患者的血红蛋白＜70 g/L 或血小板＜50×10^9/L,需要输入浓缩红细胞和血小板。对于慢性病和长期卧床患者,给予胸腺肽治疗可能有较好的治疗效果。已有研究表明重症肺炎应用抗菌药物的同时应增强患者本身免疫能力,大剂量静脉注射丙种球蛋白后能迅速提高患者抗感染效果。

对合并感染性休克的 SCAP 患者,可考虑在入院 24 h 内给予重组活化蛋白 C。因其具有较好的抗感染、抗内毒素作用,国外已用于临床。SCAP 常合并低钠血症、低钾血症、肝肾功能不全,常常导致全身炎症反应综合征(SIRS),处理不及时可发展为 MODS。电解质紊乱及肝、肾功能的状况容易被临床医生忽视,在治疗时应引起重视。

4. 维持全身多个器官的功能,防止多器官功能衰竭

低氧血症或呼吸困难患者,可试用无创通气,即使是痰液较多的患者,也可以间断使用无创通气。在无创通气治疗 12 h 后应评价其疗效。如果出现严重的低氧血症(氧和指数 PaO_2/FiO_2＜150 mmHg)或双侧肺泡浸润,则需要紧急气管插管。双侧弥漫性肺炎或急性呼吸窘迫综合征患者辅助通气时,需要低潮气量通气。

SCAP 易致多脏器功能衰竭,对于合并肾脏功能衰竭的重症肺炎患者,连续性肾脏替代治疗(CRRT)效果肯定,CRRT 具有清除内毒素、细胞因子和炎症递质的作用;具有调节水、电解质和酸碱平衡的作用;具有重建机体免疫系统内稳状态的作用;具有改善呼吸功能的作用。

5. 糖皮质激素的应用

对液体复苏后仍呈低血压的 SCAP 患者应注意筛查有无隐性肾上腺皮质功能不全,此时可考虑予以氢化可的松治疗,在此期间应注意严格控制血糖。注意消化道出血以及真菌感染等并发症。

感染性休克患者每天氢化可的松不超过 300 mg,分 3～4 次或持续静脉给药,疗程 5～7 d。

6. 积极处理并发症和 SCAP 的危险因素

SCAP 比较常见的并发症是脓胸,患者一旦出现胸腔积液,应立即行胸腔穿刺,明确是漏出液还是脓胸,脓胸宜尽早引流,否则会影响治疗效果。

【对治疗无反应的患者】

如果在最初的经验治疗后,SCAP 的临床情况无好转或恶化,应考虑以下可能性:

1. 诊断错误

患者可能是具有肺炎样临床表现和胸部 X 线表现的非感染性肺部疾病。

2. 诊断正确

应考虑患者、药物、致病菌三者中任何一个因素。

(1)与患者相关的问题:常见原因是抗菌治疗开始得太晚或某些先前存在的情况使得对治疗不能做出充分的反应。

（2）与药物相关的问题：需要确认所用的抗菌药物和剂量是否合适，应排除是否存在隔离感染灶，以确认药物是否到达感染部位。

（3）与致病菌相关的问题：应考虑耐药菌引起感染的可能性，还要考虑病原菌变化，增加非常见致病菌的可能性。

【临床病情稳定的标准】

1. 体温≤38.0℃。

2. 心率≤100 次/min。

3. 收缩压≥90 mmHg。

4. 呼吸频率≤24 次/min。

5. PaO_2≥60 mmHg 或动脉血氧饱和度≥90％，能够持续口服摄入，神志正常。

【SCAP 患者的呼吸支持】

见机械通气章。

（黄志俭）

第十章　无反应性肺炎

CAP严重威胁人类的健康,其总体病死率在4%~14%之间,占到疾病总死因的第5位。住院患者中10%~25%在预期时间内无好转,10%的患者进展为重症CAP,10%~20%的患者未能治愈。部分患者经初始经验性治疗72 h后,病情未改善或持续恶化,这类患者统称为无反应性肺炎(nonresponding pneumonia)。

【定义】

无反应性肺炎定义为经初始治疗72 h后,发热、咳嗽、咳痰、胸闷、胸痛等症状和心率、呼吸、氧饱和度、肺部啰音均未稳定,病情仍未缓解甚至加重,出现脓毒症、感染性休克。

【病因分析】

1. 无反应性肺炎病因中感染因素约占40%,致病病原体主要包括耐药菌(如MR-SA、铜绿假单胞)、军团菌,及少见病原体,如结核分枝杆菌、真菌、奴卡菌、肺孢子菌、病毒;

2. 非感染因素占15%,主要原因有新生物、肺水肿、闭塞性细支气管炎伴机化性肺炎(BOOP)、嗜酸性肺炎、药物诱发浸润、结缔组织病、肺血管炎;

3. 原因不明者约占45%;

4. 独立相关危险因素的因子有营养状况、吸烟、酗酒、低蛋白血症、贫血、肝肾功能不良、粒细胞减少、多叶渗出、胸腔积液、慢性阻塞性肺部疾病(COPD)等。

【无反应性肺炎的处理】

1. 临床评估

(1)重新考虑CAP的诊断是否正确,是否存在以肺炎为表现的其他疾病,如肺血管炎、BOOP、过敏性肺炎等。

(2)目前针对治疗的病原是否为致病菌,是否有少见病原体如分枝杆菌、真菌感染的可能性。

(3)针对的病原体是否耐药,判断用药是否进行抗感染的升级治疗。

(4)是否有机械因素如气道阻塞造成的抗感染不利情况。

(5)是否忽视了应该引流的播散感染灶,如肝脓肿、肾脓肿、心内膜炎等。

（6）是否有药物热可能性。

2. 实验室检查

（1）病原学检查　无反应性肺炎中军团菌及革兰氏阴性杆菌为常见病原体；另外，应重视非典型菌及病毒性肺炎。加强病原学有创（经支气管镜保护性肺毛刷、肺泡灌洗、活检）和无创（痰培养、血培养、血清抗原、尿抗原等）的病原学检查。重视无反应性肺炎的危险因素。

（2）胸部 CT　除了可提示肺栓塞、非感染性疾病外，还可揭示其他抗感染失败的原因，如胸腔积液、肺脓肿等。

（3）胸腔引流　气胸和肺炎旁积液也是造成无反应性肺炎的常见原因，积极进行胸腔引流，并进行病原学检查。

（4）支气管镜检查　可提供更多的临床资料，并可进行微生物学培养；经支气管肺泡灌洗能够发现非感染性疾病，如肺泡出血或过敏性、嗜酸性粒细胞肺炎。

3. 治疗

（1）病原学培养均需花费一定的时间，临床高度怀疑时应升级治疗，扩大抗感染治疗的抗菌谱，增加抗菌力度，还需通过临床特征分析可能的病原体。

（2）如果患者的家庭成员或同事出现病毒感染的征象（可疑接触史），而患者自己又有典型上呼吸道感染的症状和体征（鼻塞、流涕、喷嚏、咽干痛），则治疗时必须覆盖病毒感染，可在抗菌治疗的同时加用中成药等抗病毒制剂。

（3）对于有多种基础疾病、免疫力低下，考虑到其可能有耐药菌感染或混合感染的情况下，无论其 CURB-65 评分高低，初始治疗选择广谱抗生素，兼顾 G^+ 菌、G^- 菌和非典型病原体，可减少初始治疗无反应的发生率。考虑开始抗真菌治疗及针对少数病原体的治疗（如奴卡菌、肺孢子菌等）。

（4）部分"肺炎"对治疗无反应的原因是误诊，需强调肺炎与肺结核、风湿性疾病、机化性肺炎等疾病的鉴别。

其中结缔组织病可有肾、皮肤黏膜、眼、关节等多系统损害，血中特异性自身抗体（ENA、ANCA）阳性；机化性肺炎经抗生素、抗痨和抗真菌治疗无效，经皮肺穿、经纤支镜活检可获得病理学确诊依据。

（5）患者的基础免疫状况是抗生素治疗无反应的重要因素。纠正低蛋白血症，改善肝肾功能状况，控制血糖等，并可加用胸腺肽、丙种球蛋白等增强细胞和体液免疫功能，增加患者免疫细胞对病原的杀灭和清除。

而伴有假性球麻痹或昏迷的患者咳痰困难，且可能会发生反复误吸，对此类患者需及早行气管插管以促进痰液引流，同时需考虑留置胃管。

（黄志俭）

第十一章　医院获得性肺炎

医院获得性肺炎(hospital acquired pneumonia,HAP)亦称医院内肺炎(nosocomial pneumonia,NP),是指患者入院时不存在,也不处于感染潜伏期,而于入院 48 h 后在医院内发生的肺炎。目前把医疗护理相关性肺炎(healthcare associated pneumonia,HCAP)归为 HAP 的范畴。患者特点包括:本次感染前 90 天内因为急性疾病而住院治疗,并且住院时间超过 2 天;住在养老院和康复机构中;本次感染前 30 天内接受过静脉抗菌药物、化疗或伤口护理;在医院或透析门诊定期接受血液透析。现有资料大多来自对呼吸机相关性肺炎的研究,VAP 的诊断和治疗原则同样适用于 HAP 和 HCAP。

【HAP 的危险因素】

1. 患者自身因素　如年龄>60 岁,基础疾病,意识障碍。
2. 医疗因素　如腹部、胸部手术,抗生素和免疫抑制剂的使用,入住 ICU,误吸,反复气管插管、气管切开,抗酸剂的使用等。
3. 呼吸治疗器械的使用　插管后呼吸机的使用是一个重要的危险因素,支气管镜等设备的应用也是一个危险因素。
4. 输血　可造成"输血相关性免疫抑制",增加 HAP 感染的可能性。
5. 死亡危险因素　如基础疾病的严重程度、年迈、恶性肿瘤、长期住院、机械通气等。

【HAP 常见病原体及分类】

1. 常见病原体

(1)多数 HAP 由细菌感染引起,混合感染亦较常见。常见的致病菌为铜绿假单胞菌、肺炎克雷伯菌、不动杆菌属等革兰阴性杆菌,以及金葡菌等革兰阳性球菌,其中多为 MRSA;厌氧菌较为少见;金黄色葡萄球菌感染常发生于糖尿病、头部创伤、肾功能不全和入住 ICU 的患者。

(2)免疫功能正常者由真菌或病毒引起的 HAP 和 VAP 少见。通常,非人工通气 HAP 的病原菌与 VAP 的病原菌相似,亦包括 MRSA、铜绿假单胞菌、不动杆菌属及肺炎克雷伯菌等 MDR 菌。

2. HAP 根据临床表现、基础疾病和住院时间(早期入院时间<5 天,晚期≥5 天)可分为三组:

(1)患者无特异危险因素,轻至中度 HAP,发病不论早晚,或早期发病的中度 HAP。这组核心病原菌为肠杆菌科(非假单胞类),如大肠杆菌、克雷伯杆菌、变形杆菌、流感杆菌和 MRSA。

（2）有特异危险因素,轻至中度 HAP,肺炎发生不论早晚。

有危险因素存在,除核心病原菌外还有厌氧菌存在的可能。MRSA 和耐药的杆菌比例升高。

（3）严重 HAP 伴危险因素;或无危险因素,晚期发病。

早发无危险因素多为核心病原菌;有危险因素和晚发的主要是耐药的绿脓杆菌、不动杆菌及 MRSA。

【HAP 病情程度分类】

1. 轻至中度 HAP

在此类中,危险因素的存在是影响病原体的重要因素。当有危险因素存在时,金葡菌、具有耐药性的铜绿假单胞菌、不动杆菌属的比例会增高。

此外,入院后的发病时间也会影响病原体的种类。入院 5 天内,其病原学多为流感嗜血杆菌、肺炎链球菌和 MRSA;5 天后,革兰氏阴性杆菌的比例增高。

糖皮质激素、肿瘤、肾功能衰竭和白细胞减少等因素会造成军团菌感染。

2. 重度 HAP

当重度 HAP 发生于早期且无危险因素时,核心致病菌为流感嗜血杆菌和 MRSA。

对于入院时间≥5 天的,病原体多为核心致病菌＋高度耐药的革兰阴性杆菌（铜绿假单胞菌和不动杆菌）、MRSA。

表 1-11-1　重度 HAP 指标

入住 ICU
呼吸功能衰竭——需机械通气或需 FiO_2 以维持血氧饱和度＞95％
影像学进展迅速,多叶肺炎或肺浸润性空洞
严重的低血压性脓毒血症和/或晚期脏器功能衰竭
休克
需要升压药 4 h
尿量 20 mL/h 或 4 h 内尿量 80 mL
需要血液透析的急性肾功能衰竭

【诊断原则】

1. 有无感染的高危因素,如高龄、合并基础疾病、营养不良、意识障碍、胸腹部手术后等。

2. 有无感染机会,如长期住 ICU、长期鼻饲、气管插管及机械通气等。

3. 临床表现与胸部 X 线影像等辅助检查的关系,如胸片阴影与心衰、肺不张或肺栓塞有关还是与感染有关,白细胞是否增高等。

4. 要特别强调病原学诊断的重要性以提高医院内肺炎的防治水平。

【临床诊断依据】

1. 新近出现的咳嗽、咳痰,或原有呼吸道疾病症状加重,并出现脓性痰,伴或不伴胸痛。

2. 发热。

3. 肺实变体征或湿性啰音。

4. WBC$>10\times10^9$/L 或$<4\times10^9$/L,伴或不伴核左移。

5. 胸部 X 线检查显示片状、斑片状浸润性阴影或间质性改变,伴或不伴胸腔积液。

以上 1～4 项中任何一项加第 5 项,并除外肺结核、肺部肿瘤、非感染性肺间质疾病、肺水肿、肺不张、肺栓塞、肺嗜酸性粒细胞浸润症、肺血管炎等,可建立临床诊断。

【经验性治疗】

1. 对没有危险因素的轻中症医院内肺炎(住院早期或晚期)或重症医院内肺炎初期,指南建议治疗可直接针对非假单胞菌属的肠道革兰氏阴性杆菌、肺炎链球菌、流感嗜血杆菌或甲氧西林敏感的金黄色葡萄球菌。对这些患者适宜的经验抗生素包括三代头孢菌素(头孢噻肟、头孢曲松)或四代头孢菌素(头孢吡肟)、β 内酰胺类抗生素/β 内酰胺酶抑制剂或氟喹诺酮类。

2. 有多种危险因素的患者,如机械通气、合并潜在的基础疾病、意识障碍等,患中重度医院内肺炎时,经验性抗微生物治疗应选择针对铜绿假单胞菌、不动杆菌属、肠杆菌属、肺炎克雷伯杆菌以及金黄色葡萄球菌(甲氧西林耐药),这些细菌容易发生多重耐药,因此在初始经验性抗微生物治疗时,需要应用广谱抗生素。这类患者的经验性抗微生物治疗应包括抗铜绿假单胞菌的头孢菌素,如头孢他啶或头孢吡肟,或超广谱的 β 内酰胺类抗生素/β 内酰胺酶抑制剂,如哌拉西林/他唑巴坦或替卡西林/克拉维酸,或碳青霉烯类,如亚胺培南或美罗培南。

3. 对于重度医院内肺炎,特别是当怀疑或证实有铜绿假单胞菌感染时,β 内酰胺类抗生素应与氨基糖苷类或环丙沙星合用,怀疑对甲氧西林耐药的金黄色葡萄球菌感染时,需加用万古霉素或替考拉宁等,对怀疑或证实的吸入性肺炎应给予针对厌氧菌的治疗,如应用克林霉素、甲硝唑、β 内酰胺类抗生素/β 内酰胺酶抑制剂或碳青霉烯类。

对于轻中度医院内肺炎,7～10 天的抗生素疗程可能已经足够,而对于重症医院内肺炎患者或由铜绿假单胞菌或其他耐药革兰氏阴性杆菌引起的,抗生素疗程需要延长。

表 1-11-2　医院内肺炎经验性抗微生物治疗

首选

　　1. 无危险因素的轻中度医院内肺炎：头孢噻肟 1 g，iv，q8h 或头孢曲松 1 g，iv qd，或其他三代或四代头孢菌素，或环丙沙星 500 mg 口服 q12h 或其他具有抗铜绿假单胞菌活性的氟喹诺酮类，如左旋氧氟沙星

　　2. 重度医院内肺炎或有危险因素的患者：头孢吡肟 2 g，iv，q12h，或头孢他啶 2 g，iv，q8h 并加用庆大霉素 3～6 mg/(kg·d)iv 分三次 q8h，或一日剂量 4～9 mg/(kg·d)iv q24h，或加用环丙沙星 500 mg 口服 q12h，或其他具有抗铜绿假单胞菌活性的氟喹诺酮类，如左旋氧氟沙星

次选

　　哌拉西林/他唑巴坦 4.5 g iv q4h，或亚胺培南 500 mg iv q6h，或美罗培南，并加用庆大霉素 3～6 mg/(kg·d)iv 分三次 q8h，或一日剂量 4～9 mg/(kg·d)iv q24h，或加用环丙沙星 500 mg 口服或 iv q12h，或其他具有抗铜绿假单胞菌活性的氟喹诺酮类，如左旋氧氟沙星，或加用阿奇霉素 500 mg iv qd，或克拉霉素 500 mg 口服 q12h(当怀疑医院内嗜肺军团菌感染时)

青霉素过敏者

　　氨曲南 1～2 g iv q8h，加用克林霉素 900 mg iv q8h，或加用环丙沙星 500 mg 口服或其他具有抗铜绿假单胞菌活性的氟喹诺酮类，如左旋氧氟沙星

【多重耐药菌的治疗对策】

　　1. 多重耐药的革兰阳性球菌的治疗

　　耐甲氧西林金黄色葡萄球菌(MRSA)、耐甲氧西林凝固酶阴性葡萄球菌(MRCNS)及耐万古霉素肠球菌(VRE)：

　　(1)万古霉素　万古霉素目前仍是 MRSA、肠球菌所致重症感染的首选药物，尤其是全身性感染的首选药物。1 g 静脉滴注，每 12 小时 1 次。

　　(2)替考拉宁　毒副作用明显低于万古霉素，较少引起肾功能损害(可与氨基糖苷类抗生素合用)和过敏反应(红人综合征)，对 MRSA 的作用与万古霉素大致相同，首剂 400 mg，q12h，然后 200～600 mg，一日一次。

　　(3)恶唑烷酮类　利奈唑胺的抗菌作用与万古霉素大致相仿，但对 VRE，肠球菌的作用明显优于万古霉素。600 mg 静脉滴注或口服，每 12 小时 1 次。对 MRCNS 的作用不如万古霉素。

　　(4)血流感染首选万古霉素(15～22.5 mg/kg 静脉滴注，每 12 小时 1 次)或达托霉素(6 mg/kg 静脉滴注，每日 1 次，重症病例可用至 8～12 mg/kg)。替换药物为利奈唑胺、替加环素，100 mg 负荷量，继之 50 mg 静脉滴注，每 12 小时 1 次，疗程为 4～6 周。

　　2. 多重耐药的革兰阴性杆菌的抗感染治疗

　　(1)产超广谱 β 内酰胺酶(ESBLs)的革兰氏阴性菌的治疗　经验用药首选碳青霉烯类，如亚胺培南、美罗培南，第四代头孢菌素(头孢吡肟、头孢匹罗)和第三代头孢菌素中的头孢他啶对部分 ESBLs 细菌可能有效。

　　(2)产染色体介导Ⅰ型 β 内酰胺酶(AmpC 酶)的革兰氏阴性菌的治疗　经验用药首

选碳青霉烯类(亚胺培南、美罗培南)，或四代头孢菌素(头孢吡肟、头孢匹罗)。

(3)多重耐药的非发酵菌的治疗

①多重耐药的铜绿假单胞菌的治疗　可选择下列抗生素：哌拉西林/他唑巴坦、头孢他啶、亚胺培南、美罗培南、环丙沙星、阿米卡星、头孢哌酮/舒巴坦、头孢吡肟(第四代头孢菌素)。

针对铜绿假单胞菌耐药的增加，可采取如下对策：根据不同类别的抗生素之间交叉耐药率低的特点，尽可能选择不同类别的药物进行联合用药，增加药敏的覆盖率，如亚胺培南联合阿米卡星、亚胺培南联合环丙沙星、头孢他啶联合阿米卡星等，以增加治疗的成功率。

②多重耐药的不动杆菌属的治疗　对不动杆菌属抗菌活性最好的药物主要为亚胺培南或美罗培南，头孢哌酮/舒巴坦对不动杆菌属亦有较好的抗菌活性。

③多重耐药的嗜麦芽窄食单胞菌的治疗　对嗜麦芽窄食单胞菌来说，目前可选的抗生素有磺胺类(SMZ/TMP)、头孢哌酮/舒巴坦、替卡西林/克拉维酸和多西环素，左氧氟沙星及环丙沙星的敏感率亦可达70%，可考虑选用。临床治疗上采用SMZ/TMP联合头孢哌酮/舒巴坦、替卡西林/克拉维酸、多西环素、米诺环素或氟喹诺酮类等的联合用药方案，并用最大的可接受剂量，否则易致治疗失败。

(4)泛耐药鲍曼不动杆菌(XDR-AB)、泛耐药铜绿假单胞菌(XDR-PA)(是指对全部测试的抗菌药除多黏菌素和黏菌素外均耐药的泛耐药菌株)的治疗

①多黏菌素B和多黏菌素E　适用于临床应用，最常见不良反应是肾毒性和神经毒性。多黏菌素通过肾脏排泄，半衰期为1.5~8 h，肾功能正常者常用剂量为2.5 mg/kg，每12 h 1次；肌酐清除率低于75 mL/min时需要调整剂量及用药间隔，血液透析不能很好地清除多黏菌素。

②替加环素　是半合成的甘氨酰环素，是米诺环素的衍生物，推荐剂量：100 mg为负荷剂量，随后50 mg静脉注射，12 h一次；替加环素与碳青霉烯类、左氧沙星、阿米卡星和利福平体外联合应用，均可增强活性和协同作用。

③舒巴坦　是β-内酰胺酶抑制剂，在耐碳青霉烯类鲍氏不动杆菌感染，舒巴坦治疗甚至比多黏菌素更为有效。应用于肾功能正常患者，舒巴坦应该给予>8 g/d，分次给药。

④利福平　体外研究和试验模型表明，在多耐药鲍氏不动杆菌引发的菌血症中，利福平是唯一能够根除多耐药鲍氏不动杆菌的抗菌药物。利福平与其他药物如碳青霉烯类、替加环素或舒巴坦联合具有协同作用。最佳组合为利福平与多黏菌素联合应用的治疗方案。

⑤米诺环素　是四环素衍生出来抗菌药物。由于米诺环素获得了理想的血、组织浓度，并且能够穿透血脑屏障，因此可以治疗多药耐药鲍氏不动杆菌感染。

(5)静脉抗菌药物持续泵入

通过改变治疗方式达到有效抗菌药物效应，常用方式为延长或持续静脉给予抗菌药物输注方式。持续输注抗菌药物更有利于杀灭耐药微生物，并且确实可以降低抗菌药物耐药的发生率。

(6)联合应用可采用如下治疗方案：

①舒普深＋美满霉素;②亚胺培南或美罗培南/他唑巴坦＋氨基糖苷类;③氟喹诺酮类＋氨基糖苷类;④第 3 代头孢菌素＋氨基糖苷类;⑤多黏菌素 E;⑥美罗培南＋舒巴坦;⑦亚胺培南＋多黏菌素＋利福平;⑧多黏菌素 B＋亚胺培南＋利福平,三者协同杀菌。

【抗感染治疗以外的治疗措施】

1. 慢性阻塞性肺疾病(COPD)、支气管扩张等结构性肺病合并医院内肺炎时,应加强这类患者的物理排痰方法,如拍背、应用祛痰药物及雾化治疗等,强化下呼吸道的引流,可起到事半功倍的效果。

2. 神经系统疾病并发医院内肺炎时,最重要的是应加强口腔护理,保持口腔一定的洁净度。其次这类患者宜经常变换体位,并做深呼吸及咳嗽锻炼,扩张长期复张不良的肺泡,防止坠积性肺炎的发生。

3. 通气机相关肺炎(VAP)单纯依靠抗生素是很难治愈的,根治 VAP 的最主要方法是尽早撤机,拔除气管插管。

4. 对免疫抑制宿主并发医院内肺炎应强调病理学的诊断(可采取有创方法获取病原)。

【医院获得性肺炎的预防】

1. 除非有禁忌症,为预防吸入性肺炎,推荐将病床床头抬高 30～45 度。

2. 重视医护人员在医院内感染的传播中所起的负面作用,强调医护人员洗手对减少和防止交叉感染是最简便和有效的措施。

3. 器械,特别是呼吸治疗器械严格消毒、灭菌,切实执行无菌操作制度。

4. 对于手术后患者应加强肺部的清洁措施,如增加呼吸道吸引频率,鼓励患者咳嗽及深呼吸,给予必要的镇静剂以防患者因术后疼痛不肯咳嗽或深呼吸。

5. 对机械通气患者应尽可能缩短人工气道留置和机械通气时间。

6. 正确放置胃肠内导管、以适当容量及速率口服或肠外营养可明显降低胃内容物的吸入,避免使用 H_2 受体阻断剂和制酸剂,或以硫糖铝取代之,以防止致病微生物在胃内定植。选择性消化道脱污染的方法没有被证实能减少医院内肺炎的病死率,因此不推荐使用。

7. 控制血源性感染,注意静脉导管的管理,防止输血和静脉输液的并发症。

8. 环境的清洁(包括患者区域、实验室区域、手术室以及食物、饮水等)。

9. 传染性疾病的隔离。

10. 医院内感染问题的记录和管理,包括抗生素耐药的问题及对策、流行病学监测以及控制医院内感染的可行方法等。

(黄志俭)

第十二章　呼吸机相关性肺炎

呼吸机相关肺炎（ventilator-associated pneumonia，VAP）是呼吸衰竭患者在接受机械通气至少 48 小时以后发生的肺炎，主要是细菌性肺炎。VAP 是机械通气过程中常见而又严重的并发症之一，患者一旦发生 VAP，则易造成脱机困难，从而延长住院时间，增加住院费用，严重时甚至威胁患者生命，导致患者死亡。

【VAP 的病原学】

1. 致病菌：VAP 致病菌多为革兰氏阴性菌，而病毒和厌氧菌少见。

2. 区分早发和晚发 VAP，主要是为了评估病原学和预后，早发 VAP 是机械通气的前 4 天内发生的 VAP，晚发 VAP 是 ≥5 天。

3. 早发性 VAP 常由社区获得性致病菌，如肺炎链球菌和嗜血菌属等引起，而晚发性 VAP 常由革兰氏阴性杆菌引起。

4. MDR 主要包括：铜绿假单胞菌、产 ESBLs 的肺炎克雷伯杆菌、肠杆菌和沙雷菌属、不动杆菌属、嗜麦芽窄食单胞菌和 Burkholderia cepacia、MRSA、耐青霉素的肺炎链球菌和军团菌。

【VAP 的诊断】

1993 年美国有关机械通气专题研讨会建议，诊断 VAP，X 线胸片上必须要有新的浸润影，并至少具备下列表现之一：

1. 肺炎的组织学证据，血或胸腔积液培养阳性并与气管内吸引物发现的病原菌一致，出现新的发热和白细胞增高及脓性气管内吸引物。

2. 为了证明肺炎与应用通气机相关，新的浸润影必须在建立机械通气至少 48 小时后发生。

3. 此外，危重患者出现新的肺浸润影也可由许多其他非感染性原因引起，如肺不张、胃内容物误吸、肺栓塞、肺出血、ARDS、不典型肺水肿、胸腔积液和闭塞性细支气管炎。

推荐应用 CPIS 评分（表 1-12-1）和 Singh 提出的诊断 VAP 流程图（图 1-12-1）。CPIS 评分根据临床 7 项指标计分，如果总分大于 6 分则诊断为 VAP，应用抗生素 10～21 天，如果连续 3 天 CPIS 评分都少于 6 分，可停止抗生素治疗。

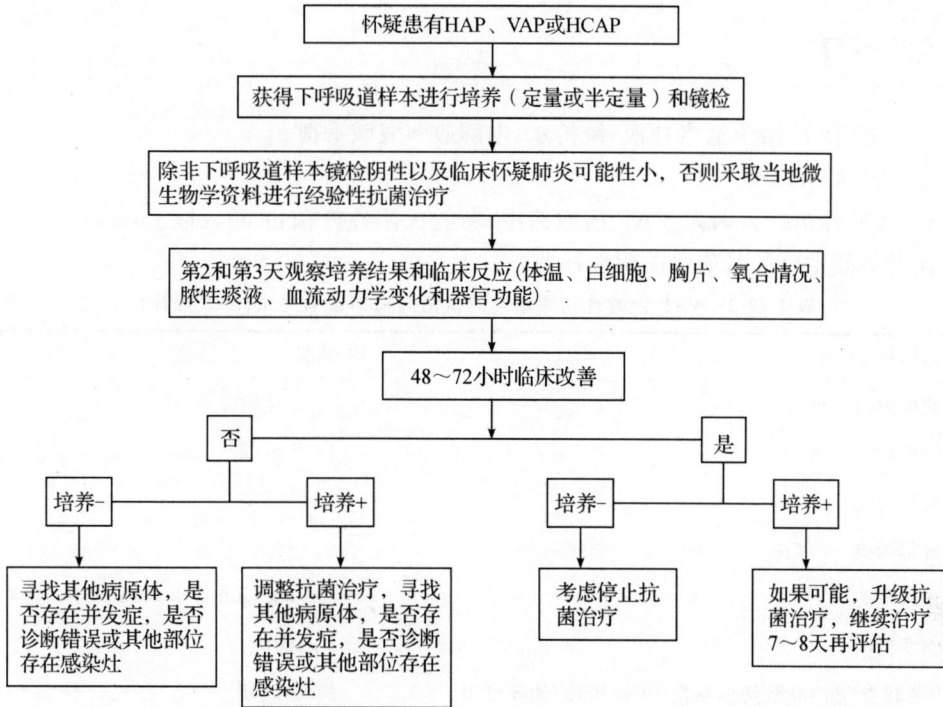

图 1-12-1　2005 年美国胸科学会(ATS)公布的可疑 HAP 和 VAP 的诊断策略

表 1-12-1　临床肺部感染评分计算

---

1. 体温(℃)
   ≥36.5 和≤38.4＝0 分
   ≥38.5 和≤38.9＝1 分
   ≥39.0 和≤36.0＝2 分
2. 血白细胞数(mm³)
   ≥4000 或≤11000＝0 分
   ＜4000 或＞11000＝1 分，＋杆状核细胞≥50％＋1 分
3. 气管分泌物
   无气管分泌物＝0 分
   非脓性气管分泌物存在＝1 分
   脓性气管分泌物存在＝2 分
4. 氧合:PaO₂/FiO₂(mmHg)
   ＞240 或 ARDS(ARDS 的诊断根据:PaO₂/FiO₂≤200 mmHg,肺动脉楔压≤18 mmHg 和急性双
   肺浸润影)＝0 分
   ≤240 分和无 ARDS＝1 分
5. 肺部影像学
   没有浸润影＝0
   弥漫(或斑片)浸润影＝1
   局限性浸润影＝2 分
6. 肺浸润影的进展
   没有肺浸润的进展＝0 分
   肺浸润影进展(在排除 CHF 和 ARDS 后)＝1 分
7. 气管吸引物培养
   致病菌≠培养:罕见或少量或没有生长＝0 分
   致病菌＝培养:中等或大量生长＝1 分　培养与涂片革兰染色所见为相同病菌,加 1 分

【VAP 的治疗】

1. 一般治疗:给予适当补液,维持水、电解质和酸碱平衡。

2. 抗生素的选用

(1)经验性治疗。因为 VAP 病原菌中,革兰氏阴性杆菌占 60% 以上,故所选抗生素的抗菌谱必须主要针对革兰氏阴性杆菌。

表 1-12-2　VAP 经验性初始治疗的抗菌药物剂量和用法(ATS 推荐)

抗菌药物	剂量
抗假单胞菌头孢菌素	
头孢吡肟	1～2 g,q8～12h
头孢他啶	2 g,q8h
碳青霉烯类	
依米配能	500 mg,q6h 或 1 g,q8h
美罗培南	1 g,q8h
β 内酰胺类/β 内酰胺酶抑制剂(哌拉西林/他唑巴坦)	4.5 g,q6h
氨基糖苷类	
庆大霉素	7 mg/(kg·d)
妥布霉素	7 mg/(kg·d)
阿米卡星	20 mg/(kg·d)
抗假单胞菌喹诺酮类	
左氧氟沙星	750 mg/d
环丙沙星	400 mg,q8h
万古霉素	15 mg/kg,q12h
利奈唑胺	600 mg,q12h

此推荐剂量是基于正常的肾功和肝功,这些药物的推荐剂量是否适合我国人群,尚有待研究。

(2)病原学明确以后的治疗。经过各种病原学检查,明确 VAP 的致病微生物后,即可针对致病原调整和选用更有效的抗菌药物。

3. 综合治疗和免疫生物治疗。

【关于 VAP 治疗失败的问题】

常见治疗失败的原因有:(1)诊断错误,如肺不张、肺栓塞、ARDS、肺出血、基础疾病、肺肿瘤等误诊为 VAP;病原学诊断错误,如治疗过程中发生继发感染或二重感染,如脓胸、肺脓肿、难辨梭状芽孢杆菌结肠炎、隐匿性感染等;发生药物毒性反应和过敏反应(如药物热)。(2)患者的合并症和并发症没有得到恰当治疗,如没有采取措施治疗患者的心力衰竭、糖尿病及水、电解质失衡和酸碱平衡紊乱等。

【治疗失败的对策】

1. 全面检查分析,重新作诊断。应重新分析所有临床资料,包括重新全面体检,摄 X 线胸片,分析气管吸引物的培养结果和药敏试验报告。

2. 抗生素的调整。经过全面的检查,确定 VAP 诊断,明确致病菌以后,根据致病原调整和选用更有效的抗菌药物。

3. 如果 VAP 患者在治疗 48～72 小时后迅速恶化,尤其是在初始治疗并无病原学依据的情况下,抗生素的调整或增加应主要根据原来抗生素抗菌谱的不足,予以弥补或加强;若患者初始病情改善而后来又恶化,那么要考虑肺内或肺外的继发感染,以及解剖因素或非感染性疾病,找出恶化的原因后再考虑更换。

(黄志俭　盛晓琛)

第十三章　非典型菌肺炎

第一节　支原体肺炎

肺炎支原体(mycoplasma pneumoniae，MP)是一种介于细菌与病毒之间的微小非活性生长的微生物，是目前支气管炎、肺炎的重要病原之一，并且可导致血液、神经、消化、泌尿、循环等多系统及皮肤的病变。肺炎支原体肺炎(mycoplasma pneumoniae pneumonia，MPP)是由 MP 引起的间质性肺炎，多有发热头痛、咽痛及剧烈咳嗽(常为干性呛咳)等症状，同时还常伴有广泛多器官、多系统的肺外并发症，并且和支气管哮喘的发作关系密切。

【临床特征】

1. 大多数感染者仅累及上呼吸道，经过 2～3 周，病情加重，出现发热、全身不适、头痛、咳嗽。咳嗽是肺炎支原体感染的特点，咳嗽的严重程度会逐渐增加。

2. 当发展成支气管炎或肺炎时，咳嗽更加严重，咳少量白痰，偶尔痰中带血。发热常在 37.8～38.5℃，伴畏寒，与流感不同的是胃肠道症状很少见。

3. 体格检查一般情况尚可，主要表现为眼部充血、水肿。有些患者可出现肺外的并发症，如皮疹、心包炎、溶血性贫血、关节炎、脑膜炎和外周神经病。

4. 胸部 X 线显示肺门区的结节状、斑片状浸润影。

5. 实验室检查

(1)血常规中白细胞总数和分类可能不高，但血沉和 CRP 可能升高；

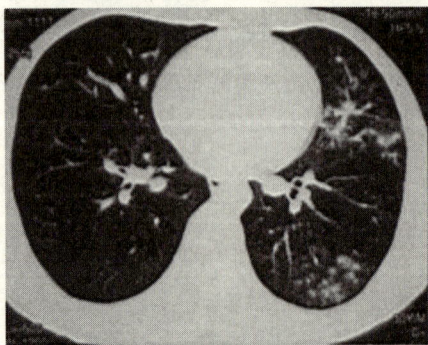

左肺下叶及舌叶小斑片状、小结节影，边缘模糊

图 1-13-1　支原体肺炎

（2）Mp-IgM 检测　住院当日采集 2 mL 空腹静脉血,采用明胶颗粒凝集法(PA)检测 Mp-IgM。按试剂盒说明操作,1∶160 凝集判为阳性。

（3）sVCAM-1 和 IL-6 检测　血清 sVCAM-1、IL-6 检测采用双抗体夹心 ELISA。

（4）Mp-DNA 检测　采用 FQ-PCR 方法。

【诊断要点】

根据典型的临床表现,结合胸部 X 线检查,可作出初步诊断。肺炎支原体培养或血清学是确诊本病的依据。

【治疗】

1. 大环内酯类是目前治疗 MP 感染的首选药物。传统的大环内酯类抗生素为红霉素,其疗效肯定,缺点是严重的胃肠道反应和静脉滴注时发生的局部疼痛及疗程偏长。

阿奇霉素是一种半合成的氮杂 15 元大环内酯类抗生素,其具有独特的药代动力学特征,有良好的组织渗透性,组织浓度高。

2. 喹诺酮类药物是新一代具有特殊作用的抗菌药物,如莫西沙星或左氧氟沙星等具有较好的疗效。

3. 在难治性 MPP 治疗中,疗效差者可联合应用利福平治疗,可取得较好的效果,同时对混合感染者可加用头孢类抗生素。

（罗　琴）

第二节　军团菌肺炎

军团菌病(legionaire's disease)是由革兰染色阴性的嗜肺军团杆菌(legionella pneumophila)引起的一种以肺炎为主的全身性疾病。军团菌目前被认为是社区获得性肺炎的第三大致病菌,重症肺炎的第二大致病菌,军团菌感染的几率在明显增加。多散在发病或小流行,亦可暴发流行。由空调、供水系统、雾化吸入污染的水源引起感染。本病特征为肺炎伴全身性毒血症症状,严重者出现周围回圈衰竭、呼吸衰竭。

【临床特征】

1. 潜伏期为 2～10 天,多以发热、周身不适、乏力、头痛起病,1～2 天后体温可骤升至 39℃以上,伴畏寒、寒战,继而出现干咳、胸痛、气短,少量血丝痰,严重病症可在短期内发展成 ARDS。

2. 查体患者呈急性病容,发绀,肺部可有湿性啰音或实变征。

3. 常合并肺外多系统受累的表现,如 60% 以上的患者可出现水样腹泻,近一半的患者伴有神经系统的症状,最常见的是意识障碍、幻觉等,也可伴有脑炎、脑脓肿。

4. 其他还包括肌酶升高,低钠血症,急性肾功能不全,感染性休克等。

5. 实验室检查　多提示外周白细胞轻度增高,血沉增快,部分患者有蛋白尿及镜下血尿;此外还有低钠血症、低磷、低钙,肌酶升高,肾功能异常。

6. 胸片表现没有特异性,可表现为斑片渗出、实变、空洞、脓胸等。肺部阴影多变的情况下合并胸腔积液应高度怀疑军团菌。

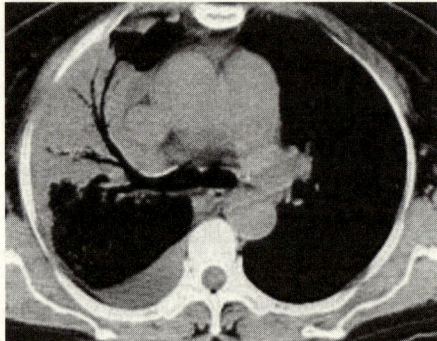

右肺上叶大片实变影,内有支气管充气征,右胸腔见积液

图 1-13-2　军团菌肺炎

【诊断要点】

临床症状结合下述检测方法可作出诊断:

1. 分离和培养

是军团菌感染的金标准,但耗时过长,培养技术要求高限制了此法的临床应用。

2. 血清学方法

是目前常用的方法。间接免疫荧光法(IFA)是血清学的标准方法,恢复期效价的 4 倍升高,或恢复期新出现的抗体效价≥1：128 被认为是军团菌感染的标准,敏感性在 78%～91%之间。

3. 尿抗原法

其检测的是军团菌细胞壁脂多糖的成分,最早可在出现症状的 1 天内检测到,可持续至治疗后的数天至数周。40%～53%的轻症患者可检测到尿抗原,88%～100%的重症患者可检测到尿抗原。

4. 核酸检测

PCR 可以快速、特异性地扩增标本中极少量的核酸,是新型的检测军团菌的方法,多种临床标本可用于 PCR 检测,如痰、BALF、咽拭子、血清及尿标本等。

近年来,即时定量即 real-time PCR 也可用于军团菌的检测。

【治疗】

1. LP 的治疗首选红霉素,重症联用利福平,不能耐受红霉素者,可考虑罗红霉素加阿奇霉素或阿奇霉素替代。

2. 研究表明新型的大环内酯类和多种喹诺酮类有很好的抗菌作用,相对红霉素,副作用少。应当个体化的制定抗生素疗程,大多患者为 7～14 天,但当有肺脓肿、感染性心内膜炎或肺外感染的情况时,应延长治疗时间至 3 周以上。

3. 对于 CAP 患者,经验性抗生素治疗应覆盖肺炎链球菌,对于重症者,不除外军团菌感染者,治疗应覆盖军团菌。

（罗　琴）

第三节　衣原体肺炎

肺炎衣原体(chlamydia pneumoniae,Cpn)是引起社区获得性肺炎、支气管炎、咽炎、鼻窦炎以及慢性支气管炎急性发作的一个常见病原体。重症 Cpn 肺炎表现为大量胸腔积液、急性呼吸窘迫综合征(ARDS)、肺纤维化、阻塞性细支气管炎等,甚至危及生命;除引起呼吸道疾病外,Cpn 感染尚可造成其他系统严重的并发症,如脑炎、心肌炎、肝炎、肾炎等。

【临床特点】

1. 呼吸道感染的临床表现不典型,通常以发热、全身不适、咽痛和声音嘶哑,起病数日至一周后出现咳嗽。也可引起支气管炎和哮喘,原哮喘感染者感染后可加重病情。

2. 血常规　白细胞多正常,重症者可升高。

3. X 线胸片　常显示单侧节段性肺炎,严重者可波及双肺,病变广泛,可伴有胸腔积液。

4. 病原学检查

(1)分离培养　技术较复杂,操作繁琐,耗费时间长,且培养的灵敏度相对较低,不适于作为临床快速诊断方法。

(2)ELISA　用于急性诊断。感染的标准通常包括:配对血清中其中一个血清的滴度至少上升 4 倍,单一的血清样本中 IgM 的浓度大于或等于 1∶16 或者 IgG 的浓度大于或等于 1∶512。IgM 抗体大约在疾病开始后的 2 至 3 周出现,血清肺炎衣原体 IgM 的抗体阴性并不能除外肺炎衣原体感染的可能。

(3)分子生物学诊断　目前分子诊断技术中聚合酶链反应(PCR)最常用,具有快速、简便、灵敏的特点。

(4)直接涂片　痰液或咽拭子涂片后用 Giemsa 染色,检查衣原体或包涵体,方法简便但阳性率低。

（5）其他常用的血清学检测方法包括补体结合试验（CF）、微量免疫荧光法（MIF）等。

【诊断要点】

由于 Cpn 感染没有特征性的症状表现可供临床诊断，所以胸部影像学结合实验室诊断就显得相当重要。

【治疗】

Cpn 是社区获得性肺炎的常见致病菌，各国在社区获得性肺炎的治疗指南中均强调应该覆盖可能出现的非典型病原体感染，在经验性抗生素治疗的选择上推荐大环内酯类、四环素类、呼吸喹诺酮类等。

1. 经典治疗　方法是：四环素 500 mg q6h，疗程为 14 天；多西环素（土霉素）100 mg，bid，疗程 14 天；或者红霉素 500 mg q6h，疗程 14 天，如果患者不能耐受红霉素 500 mg 的剂量，则改为 250 mg q6h，疗程 21 天。

2. 阿奇霉素和克拉霉素对胃肠道副作用更小，因此在某些情况下更适合用于 Cpn 感染的治疗。成人呼吸道感染的推荐剂量是：阿奇霉素，第 1 天用 500 mg，然后第 2～5 天每天 250 mg。克拉霉素，500 mg 每天 2 次，治疗 10～14 天。

3. 新一代的喹诺酮类药物如左氧氟沙星、加替沙星、莫西沙星，表现出了很好的体外抗菌活性。如左氧氟沙星 750 mg，5 天的治疗方案优于传统的治疗方案（500 mg，10 天），同时，可将耐药性风险降至最低水平。

（罗　琴）

第十四章 吸入性肺炎

吸入性肺炎(aspiration pneumonia,AP)系吸入酸性物质,如食物、胃内容物、口腔分泌物以及其他刺激性液体和挥发性的碳氢化合物后,引起的化学性肺炎,严重者可发生呼吸衰竭或呼吸窘迫综合征。通常分为3类,一类为吸入物直接损伤肺组织引起的化学性炎症;另一类为吸入阻塞性物质引起的肺不张和炎症;第三类为吸入含有定植菌的口腔分泌物引起的细菌性肺炎,此类型临床最常见。

【病原学】

不同来源的患者致病菌不同,长期住院患者或者护理机构的患者口咽部革兰阴性杆菌和金黄色葡萄球菌寄植增加,常见的致病革兰阴性杆菌包括流感嗜血杆菌、铜绿假单胞菌、肺炎克雷伯菌、嗜麦芽窄食单胞菌和大肠杆菌等,CAP患者痰液还可分离到肺炎链球菌。

【危险因素】

有研究表明老年脑血管病患者吞咽反射、咳嗽反射、喉头功能障碍、呼吸道纤毛运输能力较差、营养不良、高血压病、冠心病、糖尿病等基础疾病,及气管切开、留置鼻胃管都是吸入性肺炎的危险因素。

【诊断要点】

肺炎反复发作,有明确的误吸史,结合临床症状体征及辅助检查,吸入性肺炎的诊断并不困难,但老年吸入性肺炎患者临床表现不典型。

胸部X线于吸入后1~2小时即能见到两肺散在不规则片状边缘模糊阴影,肺内病变分布与吸收时体位有关,常见于中下肺野,右肺为多见。发生肺水肿,则两肺出现的片状、云絮状阴影,融合成大片状,从两肺门向外扩散,以两肺中内带明显;与心源性急性肺水肿的X线表现相似,但心脏大小和外形正常,无肺静脉高压征象。

诊断吸入性肺炎应当注意那些容易发生胃酸吸入的病人,当他们突然发生呼吸困难,有或无刺激性咳嗽而出现呼吸衰竭,应首先高度怀疑本病。

【治疗】

对于有明显吸入的患者,早期使用气管镜吸引,通畅呼吸道是抢救成功的关键。但对于有多种并发症的高龄患者,气管镜使用受到病情限制。

1. 对于化学性吸入,如为胃酸类,不主张行支气管肺泡灌洗,因为实验发现酸吸入后几分钟内,即可在肺内扩散进入全身。糖皮质激素的应用可促进肺部化学性炎症的吸收。

2. 细菌性吸入性肺炎　主张联合使用大剂量广谱抗生素经验性治疗,厌氧菌是口咽部优势定植菌群,一旦有口咽分泌物吸入,就应考虑厌氧菌感染的可能,故在抗菌药物选择时,仍应选用覆盖厌氧菌的抗菌药物为宜。

3. 严重细菌感染　一旦发现难以纠正的缺氧,应早期气管插管机械通气。同时加强痰液引流,应用促排痰药物。加强营养支持,保证出入量及酸碱平衡。调节免疫力及其他对症治疗。

4. 积极治疗基础疾病　脑卒中合并吞咽障碍患者可早期接受系统化的康复训练,不仅能够使患者的心理状态及吞咽机能得到最大程度的恢复,还能够有效地减少吸入性肺炎的发生率。

【预防】

1. 保持呼吸道通畅,加强口腔护理,鼻饲前要将呼吸道痰液分泌物等吸净。在鼻饲中及鼻饲后 30 min 内尽量不吸痰以避免吸痰的刺激引起呕吐。

2. 鼻饲后半卧位。鼻饲后保持半卧位 30~60 mim 再复位,以利食物消化,防止因体位过低食物逆流发生误吸。

3. 掌握鼻饲食物量、速度、温度。鼻饲食物的量每餐不宜过多,一般<200 mL,间隔时间>2 h 为宜,速度不宜过快,以>15 mim 喂完此量为宜,温度在 40℃左右较合适,以免冷热刺激而胃痉挛造成呕吐。

4. 主动与被动活动　对长期卧床的老年鼻饲病人要鼓励或协助做一些主动或被动活动,以促进病人的胃肠蠕动,促进食物的消化与吸收。

5. 鼻饲管的护理　每次更换鼻饲管时,用止血钳夹住其尾端向外拨出,以免管残留液体流入气道内引起误吸。鼻饲管需固定好,防止外脱。每次鼻饲前观察胃管刻度及回抽胃液。确定鼻饲管在胃内,以防误灌。

6. 近年国外对口腔护理十分重视,其内容已不再是狭义的口腔清洁,而是广义的有口腔科医生参与的口腔整体治疗护理及康复

7. 建立人工气道的患者,定期消毒呼吸机、雾化和湿化装置、气管插管等,及时清除套管内分泌物,降低其吸入性肺炎的发病率。老年患者属于免疫力低下人群,可预防性接种肺炎球菌疫苗和流感疫苗。

（黄志俭）

第十五章　老年性肺炎

目前不论是发达国家还是发展中国家,肺炎均是老年人重要的致死原因之一。老年人肺炎与青壮年肺炎有很大的不同。青壮年肺炎绝大多数有发热、咳嗽、胸痛、白细胞增高的症状。而老年性肺炎往往没有上述这些典型的肺炎症状,其主要特点是起病隐匿,症状不明显或不典型,因此容易误诊和漏诊而延误治疗。

【临床特点】

1. 老年性肺炎起病常隐袭,多缺乏特异的症状和体征。一些患者以食欲不振、无力等症状起病,常易忽略。在症状中以咳嗽、咯痰和发热最多见,发热多呈微热,发生寒战者少见。值得注意的是相当一部分患者,其体温在 36.9℃ 以下。肺部体征主要表现为干湿啰音及呼吸音减低,典型肺实变少见。

2. 老年性肺炎并发症较多,最常见并发呼吸衰竭和心力衰竭,尤其已经有缺血性或高血压性心脏病的患者,心律失常较常见。约 1/3 老年肺炎患者易于并发急性意识障碍和精神障碍,如谵妄等。其他如酸碱失衡、水电解质紊乱、消化道大出血、急性心梗及多器官功能衰竭常见。

3 老年人留取标本困难,即使获取标本,也可能被定植菌污染,难以明确病原菌。病原体表现为多样化,以细菌感染为主,混合感染可占到 30%,这是老年肺炎的一大特点。

4. 实验室检查　老年肺炎外周血常规多不升高,白细胞升高仅占半数或更低,90% 有核左移,50% 有贫血。一半患者表现中性粒细胞升高(>80%),与症状体征不成正比。

X 线胸片表现相对不明显,以小片状、斑点状改变为常见。老年吸入性肺炎好发于右肺下叶,多为支气管肺炎、间质性肺炎和肺部实变表现,并有肺不张、肺脓疡、肺气肿及肺纤维化等并发症。

【病原学特征】

1. 其中最重要的是肺炎链球菌和流感嗜血杆菌,且多数研究显示肺炎链球菌是最常见的病原体。

2. 老年患者由于基础疾病多、免疫力低下易致反复感染,其革兰阴性杆菌感染的概率明显增加,与非老年患者相比主要为铜绿假单胞菌、肺炎克雷伯杆菌、阴沟肠杆菌、不动杆菌属、真菌。

【诊断】

根据病史、临床表现,结合 X 线胸片或胸部 CT,排除肺部其他非感染性疾病可诊断为老年性肺炎。

【治疗】

关键是尽早明确病情,科学实施治疗。重视基础疾病及并发症的治疗,有效改善症状,是防止病情进一步发展恶化,降低死亡率的重要措施。

1. 老年肺炎以混合感染多见,常有耐药菌,治疗必须及时。

多重耐药的铜绿假单胞菌、产 ESBLs 的肺炎克雷伯杆菌和不动杆菌感染,采用抗铜绿假单胞菌头孢菌素(CEF、CTD)或抗铜绿假单胞菌碳青霉烯类或 β-内酰胺类加酶抑制剂(P/T)＋抗铜绿假单胞菌氟喹诺酮类(环丙沙星、左氧氟沙星)或氨基糖苷类(阿米卡星、庆大霉素或妥布霉素)。

MRSA 所致重症肺炎采用利奈唑烷或万古霉素;军团菌所致重症肺炎采用大环内酯类或氟喹诺酮类。

如果分离到产 ESBLs 肠杆菌科细菌,则应避免使用第 3 代头孢菌素,最有效的药物是碳青霉烯类;铜绿假单胞菌感染推荐联合用药,单药治疗易发生耐药;对不动杆菌最具抗菌活性的是碳青霉烯类、舒巴坦、多黏菌素;厌氧菌感染在老年肺部感染中常见和具有独特性,对有隐性吸入者,应考虑覆盖这类细菌。

2. 由于老年人免疫功能减退和经常使用广谱高效抗生素,或存在长期接受糖皮质激素治疗的慢性阻塞性肺病,很容易出现菌群失调,而继发二重感染,肺部真菌感染亦较常见。可考虑联合使用氟康唑、伊曲康唑或米卡芬净预防二重感染;如痰培养发现肺部真菌感染,应立即给予抗真菌治疗。

3. 保持患者呼吸道通畅,高度重视基础疾病及并发症的对症治疗,注意药物的不良反应。

可行雾化吸入法止咳祛痰,扩张支气管等。针对伴发的基础疾病如糖尿病、心力衰竭、冠心病、心绞痛和心律失常等应积极治疗。

4. 慎用镇咳药,同时加强营养护理,维持水、电解质和酸碱平衡。长期卧床患者注意防止下肢静脉血栓形成或肺栓塞发生。

5. 老年性肺炎往往合并并发症,如呼吸衰竭、胸腔积液、心力衰竭、电解质紊乱、休克、消化道出血、多脏器功能衰竭等。在老年性肺炎的治疗过程中,应给予全身支持疗法,包括充足的营养、水电解质的平衡及免疫调节剂的应用。

(黄志俭)

第十六章　难治性肺炎和常见致病菌耐药现状及防治对策

所谓"难治性肺炎"是指临床上针对感染虽然采取全面的通常有效的措施(包括应用了较好的抗菌药物),但仍不能取得显著疗效和理想结果的肺炎。主要有三方面的原因:患者方面、致病菌方面和治疗措施方面。

【难治性肺炎的原因】

表 1-16-1　难治性肺炎的原因

1. 患者方面的原因
   (1)严重的基础疾病
   　　慢性阻塞性肺疾病(COPD)、支气管扩张症、哮喘、肺间质纤维化、囊性肺纤维化、急性呼吸窘迫综合征(ARDS)、弥漫性泛细支气管炎、尘肺、慢性纤维空洞型肺结核、肺癌或肺转移癌、吸入性肺炎(胃食管反流和反复误吸)、药物性肺病、并发肺脓肿、脓胸或脓气胸、充血性心衰(两肺瘀血)、高龄老年、糖尿病、肝病、肾功能障碍或衰竭、脑血管疾病、神经肌肉疾病、器官移植后
   (2)严重的免疫抑制状态
   　　皮质激素、免疫抑制剂、放射治疗、抗肿瘤化疗、先天性或后天获得性免疫缺陷病、严重的白细胞减少症、白血病、再生障碍性贫血、淋巴瘤
   (3)接受有创性治疗或不恰当的呼吸治疗
   　　气管插管、气管切开、机械通气、雾化吸入(雾化液或雾化器受污染)
2. 致病菌方面的原因
   (1)细菌对抗生素耐药性增加
   　　治疗过程中细菌产生抗药性、对多种抗菌药物耐药
   (2)肺炎致病原的多元性和复杂性
   　　难治菌感染(如铜绿假单胞菌、流感嗜血杆菌、耐甲氧西林的金黄色葡萄球菌、不动杆菌等)、混合感染(2 种或 2 种以上致病菌感染、需氧菌和厌氧菌、细菌和病毒、常见致病菌和结核杆菌、细菌和支原体、衣原体或卡氏肺孢子虫混合感染)、二重感染(长期大量应用抗生素基础上发生)
3. 治疗措施方面的原因
   　　抗菌药物选择不当,抗菌谱覆盖面不足,未证实何种病原菌(如结核杆菌、真菌)而错用抗生素,药物剂量或疗程不足,进入感染灶剂量不足(如在呼吸道分泌物中浓度过低),不重视辅助治疗,治疗过程中过多细胞因子释放,抗菌药物引起发热

【难治性肺炎的治疗】

1. 明确肺炎的诊断。

2. 当拟诊肺炎初始治疗不佳时,应首先怀疑初始诊断的准确性,并采取相应的特殊检查以进一步确定或排除诊断。

3. 明确肺炎的病原体。尽可能采用各种病原学诊断技术,包括不同类型的细菌培养和药敏、血清学、免疫学检查及对明确病原体、指导用药有重要价值的诊断技术,如经气管吸引、经支气管镜防污染毛刷采样、支气管肺泡灌洗,甚至肺活检技术。

4. 合理选用抗菌药物。难治性肺炎的抗生素选择应遵循联合、高效、广谱、针对性强、疗程恰当的原则。

表 1-16-2　常见耐药菌所致感染的抗生素选择

耐药致病菌	首选	可替代的治疗
革兰氏阳性球菌		
耐青霉素的肺炎链球菌(PRSP)	二、三代头孢菌素	四代头孢菌素,碳青霉烯类
凝固酶阴性葡萄球菌(MRCNS)	万古霉素	去甲万古霉素,linezolid,奎奴普丁/达福普汀,daptomycin
耐甲氧西林金葡萄球菌(MRSA)	万古霉素	去甲万古霉素,linezolid,奎奴普丁/达福普汀,daptomycin
耐万古霉素肠球菌(VRE)	linezolid	daptomycin,氯霉素,多西环素,奎奴普丁/达福普汀
革兰氏阴性杆菌		
产 ESBL 的肠杆菌科细菌	亚胺培南或美罗培南	哌拉西林/他唑巴坦,头霉素类,氧头孢烯类
产 AmpC 酶的革兰氏阴性菌	亚胺培南或美罗培南	第四代头孢菌素,碳青霉烯类
产 IRT 的革兰氏阴性菌	哌拉西林/他唑巴坦	
嗜麦芽窄食单胞菌	多西环素、复方新诺明	左氧氟沙星,环丙沙星
不动杆菌	亚胺培南	氟喹诺酮类
铜绿假单胞菌	广谱 β 内酰胺类(亚胺培南头孢他啶)加氨基糖苷类	氟喹诺酮类(如左氧氟沙星)
真菌		
念珠菌属		
对咪唑类耐药	两性霉素 B	5-氟胞嘧啶作辅药
对咪唑类敏感	氟康唑	两性霉素 B

5. 联合用药问题

联合用药方案中,β 内酰胺类加氨基糖苷类,或一种抗生素加复方新诺明的方案已得到众多专家的推荐,证明其有协同杀菌作用。临床上常用的联合用药方案如下:

（1）一种主要针对革兰氏阴性菌的抗生素加上一种主要针对革兰氏阳性菌的抗生素（如三代头孢菌素加苯唑西林或奥格门汀）。

（2）对病情危重、进展迅速的肺部感染，为迅速控制感染的蔓延偶尔短期使用三代头孢菌素加环丙沙星，但联合应用的时间一般不宜超过 7 天，以免继发真菌感染或二重感染。

（3）为避免肠道菌群失调，可同时加服丽珠肠乐、整肠生等调节胃肠菌群的药物。

（4）近年来有些专家对革兰氏阴性杆菌所致的严重肺感染，建议如下：

局部应用抗生素。①经纤维支气管镜吸痰，吸出分泌物或脓液，用含抗生素的生理盐水进行支气管肺泡灌洗，用以治疗局限性支气管肺感染、伴大量脓痰的支气管扩张或肺脓肿痰液阻塞。②抗生素雾化吸入：以羧苄西林 1 g、庆大霉素 80 mg，2 次/日，雾化吸入，可显著减少肺囊性纤维化伴铜绿假单胞菌感染的住院频率并显著改善其肺功能。③支气管内给药：适用于气管切开和气管插管患者，以庆大霉素 8 万 U 加生理盐水 10 mL，每次吸痰后滴入 2～3 mL，对气道的铜绿假单胞菌带菌或感染有良好疗效。

6. 辅助治疗

应用免疫球蛋白注射剂（IGIV）、细胞生长因子，包括粒细胞生成刺激因子（G-CSF）和粒—单细胞生成刺激因子（GM-CSF）。可采用皮下注射或静脉注射两种方法，每日常用量为 50～300 μg，适用于白细胞减少或粒细胞缺乏的继发肺部感染患者，持续用至白细胞升至 $5.0×10^9$/L 后再逐渐减量或停用。

7. 综合治疗

患者常合并存在营养不良、免疫功能障碍、酸碱平衡失调、电解质紊乱及多脏器衰竭等情况，因此需针对上述情况采取综合治疗。

（黄志俭）

第十七章　侵袭性真菌感染

侵袭性真菌感染(invasive fungal infection,IFI)是指侵袭性深部组织和内部以及全身的真菌感染,包括深部组织感染和真菌血症。近年来,由于大剂量广谱抗生素、抗肿瘤药物的长期应用,各种导管在体内的介入以及恶性肿瘤、艾滋病等免疫功能低下患者的不断增加,侵袭性真菌感染的发病率明显上升,在医院感染中占有重要地位。

【IFI病原体分类】

IFI可分为两大类:真性致病菌,包括组织胞浆菌和球孢子菌,可侵入正常组织,也常在免疫功能低下患者中引起疾病;条件致病菌,主要包括念珠菌和曲菌。卡氏肺囊虫(卡氏肺孢子虫)主要存在于呼吸道内,过去认为属于原虫,但现在发现其DNA与真菌同源,属真菌类。

【侵袭性真菌感染特点】

1. 部位:真菌血流感染、真菌血行播散,呼吸系统、中枢神经系统、骨骼、关节、消化系统、泌殖系统、皮肤、心血管系统等。

2. 特点

(1)症状缺乏特异性,感染症状易被原疾病掩盖,多数感染与其他细菌感染难区别,容易误诊,诊断困难。

(2)侵袭性真菌感染病死率高。

(3)治疗药物多数副作用较大。

(4)近20年全球深部真菌感染呈持续增多趋势。

(5)真菌感染中,曲霉菌感染病死率位居第一,超过白色念珠菌。目前,白色念珠菌发病仍占第一位,曲霉菌第二位,非白色念珠菌比例亦增加。

【侵袭性真菌感染诊断标准】

侵袭性真菌肺部感染应符合一项宿主因素,肺部感染的一项主要或两项次要临床特征和下列一项微生物学或组织病理学依据。

1. 宿主因素

(1)外周血中性粒细胞减少,计数$<0.5\times10^9/L$的天数在10天以上。

（2）体温＞38℃或＜36℃，并伴有以下情况之一：

①之前60天内出现过持续性的中性粒细胞减少（10天以上）；

②之前30天内曾接受或正在接受免疫抑制剂治疗；

③有侵袭性真菌感染病史；

④患有艾滋病；

⑤存在移植物抗宿主病的症状和体征；

⑥持续应用糖皮质激素3周以上；

⑦有慢性基础疾病或外伤、手术后长期住ICU，长期使用机械通气、体内留置导管，全胃肠外营养和长期使用广谱抗生素治疗等。

2. 临床特征

（1）主要特征

胸部X线和胸部CT影像学特征为早期出现胸膜下密度增高的结节实变影，数天后病灶周围可出现"日晕征（halo sign）"，约在10～15天后肺实变区液化、坏死，出现空腔阴影或新月征。

肺孢子菌病的CT影像学特征为两肺出现磨玻璃样肺间质病变征象，伴有低氧血症。

（2）次要特征

①有咳嗽、胸痛、咯血和呼吸困难等肺部感染的症状；

②胸膜摩擦音；

③不在上述主要临床特征之内的任何新出现的肺部浸润影；

④持续发热96 h，经积极的治疗无效。

（3）微生物学或病理组织学依据

①霉菌。肺组织标本用组织化学或细胞化学方法检出菌丝或球形体，并伴有相应的肺组织损害。肺组织标本、胸液或血液霉菌培养阳性。

②肺孢子菌。肺组织标本染色发现包囊或囊内小体，痰液或支气管肺泡灌洗液中发现肺孢子菌包囊、滋养体或囊内小体。

3. 实验室早期诊断方法

（1）血清半乳甘露聚糖（GM）检测：GM是真菌细胞壁上的一种多聚抗原，在曲霉侵犯早期就可释放入血，这种抗原血症可持续1～8周。

（2）血清（1,3）β-D 葡聚糖测定：为真菌细胞壁的一种主要成分（包括念珠菌和曲霉菌），用于早期诊断深部真菌感染。还可监测其在血浆中含量的变化，提示对抗真菌药的治疗反应。

【关于IFI的预防】

1. 一般预防

高危患者，特别是造血干细胞移植患者防止曲菌孢子经呼吸道吸入是预防IFI的重要环节。无发病时应注意保护环境，一旦有IFI发病应加强监测，评价和改进保护性环境，消毒污染物，包括病房墙壁，清除感染源。除非出现大宗医院感染暴发流行性病例，不主张真菌药物预防。

(1)预防 IFI 感染首先需要进行原发病治疗,尽可能保护并早期恢复解剖生理屏障;

(2)需要加强对 ICU 环境的监控;

(3)对免疫功能抑制的患者应该进行抗真菌药物的预防治疗;

(4)对于 ICU 无免疫抑制的患者一般不进行抗真菌药物的预防治疗。

2. 靶向预防

AIDS 患者 $CD_4^+ < 200/\mu L$ 或出现口咽部念珠菌时,应用 SMZ-TMP 预防孢子菌肺炎。口服 1～2 片,1 次/d,疗程持续至 $CD_4^+ > 200/\mu L$ 后 3 个月;当 $CD_4^+ < 50/\mu L$ 时可应用氟康唑或伊曲康唑口服预防隐球菌病。

在异体或自体造血肝细胞移植受者推荐口服 SMZ-TMP 12 片,1 次/d,于移植前 2～3 周开始服药,至移植后 6 个月;若持续接受免疫抑制剂或慢性移植物抗宿主病患者预防用药应继续;在实体器官移植受者术后可用氟康唑 100 mg/d,或伊曲康唑 200 mg/d,疗程视病程而定。

3. 关于预防性抗真菌药物种类的问题

(1)氟康唑对于预防大部分非光滑、非克柔的念珠菌感染能起到有效的作用。用法为口服 400 mg/d,静脉使用剂量成人为 200～400 mg/d;当肌酐清除率低于 25 mL/min,剂量降至 200 mg/d。

(2)伊曲康唑 预防可扩展到曲菌和非白念珠菌。通常使用 400 mg/d,或静脉注射 200 mg/d。为减少口服液的胃肠道的不良,可使用胶囊或口服液联合的方法,或短期应用静脉注射后改换为口服制剂。

(3)预防性应用伏立康唑可减少肺移植患者和异基因骨髓干细胞移植等患者曲菌感染的发生,一级和二级的预防的研究还在进行中。

(4)棘白素类 用于 IFI 的预防是安全有效的,通常卡泊芬净和米卡芬净剂量为 50 mg/d。

(5)两性霉素 B 因其相关反应和肾毒性,故一般不适用于预防治疗。目前常用两性霉素 B 脂质体作为替代治疗。

【治疗】

关于 IFI 的治疗,指南提出分层治疗的概念:预防性治疗、经验性治疗、抢先治疗及目标性治疗。

1. 经验性治疗

在未获取病原学结果之前,可考虑进行经验性治疗。目前临床上推荐对于拟诊为 IFI 的重症患者,应进行经验性抗真菌治疗。

2. 先发治疗

针对的是临床诊断的 IFI 患者。对有高危因素的患者开展连续监测,包括每周两次胸部拍片、CT 扫描、真菌培养及真菌抗原检测。如发现阳性结果，立即开始抗真菌治疗，即先发治疗。

先发治疗有赖于临床医师的警觉性及实验室诊断技术的进步。治疗应足量、足疗程，以免复发。

3. 目标治疗

针对 IFI 确诊的患者。药物选择要参考药物抗菌谱、药理学特性、真菌种类、临床病情和患者耐受性等因素后决定。

白色念珠菌、热带念珠菌、近平滑念珠菌对氟康唑敏感，同时也可选择唑类、棘白素类等药物；光滑念珠菌和克柔念珠菌对氟康唑有不同程度耐药，治疗时不应选择氟康唑，而应选择伊曲康唑、伏立康唑、卡泊芬净和米卡芬净、两性霉素 B 及两性霉素 B 脂质体。

（罗　琴）

第十八章　侵袭性肺曲菌病

　　不同类型的侵袭性肺曲菌病有不同的临床和病理特征,急性侵袭性肺曲菌病侵入肺组织中、小肺动脉,可导致肺梗死,病情严重,常有播散,进展迅速。慢性坏死性肺曲菌病以肺组织中形成坏死性肉芽肿为特征,无血管侵袭,不播散到远处脏器,因此也称为不完全侵袭性肺曲菌病,通常进展缓慢,预后相对较好。

【临床特点】

　　1. 侵袭性肺曲菌病的症状、体征常无特征性,1/3 的患者可无症状。早期症状可有咳嗽、发热、胸痛和咯血等,并可出现全身不适、体重减轻等。

　　2. 急性侵袭性肺曲菌病常有气促和低氧血症,病情严重。

　　3. 侵袭性肺曲菌病的胸部影像学表现多种多样,部分患者可出现相对特征性表现。

　　(1)疾病早期(约 1 周内)晕轮征:在 CT 图像上表现为肿块周边密度略低于肿块密度,而又明显高于肺实质密度。其病理基础是肺曲菌破坏肺部小血管,导致肺实质出血性梗死,早期病灶中心坏死结节被出血区围绕,后者在 CT 图像上表现为"晕轮征";

　　(2)稍后(一周左右)可出现底边邻近胸膜、尖端朝向肺门的楔形阴影,与肺血栓栓塞症导致的肺梗死类似;

　　(3)新月征出现较晚(2~3 周左右),晚期周围坏死组织溶解并被白细胞溶解吸收,进而中心坏死组织及含气空腔形成"新月征";

　　(4)多发结节影。

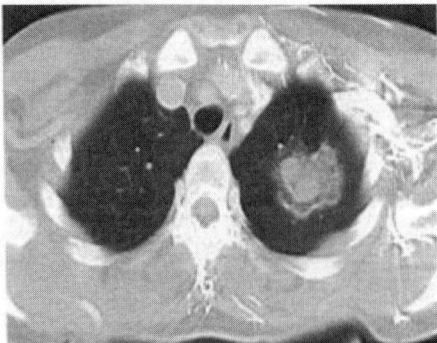

左肺上叶一包块影,周边有密度较低的带状影,即为"晕轮"征

图 1-18-1　侵袭性肺曲菌病

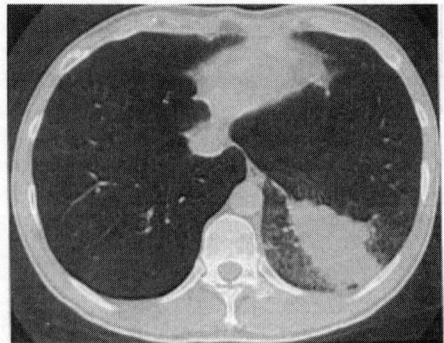

左肺下叶一楔形实变影,周边模糊,密度不均

图 1-18-2　侵袭性肺曲菌病

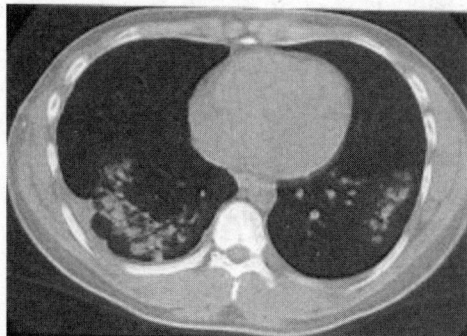

两肺下叶散在的斑片、结节影,边缘模糊,密度不均

图 1-18-3　侵袭性肺曲菌病

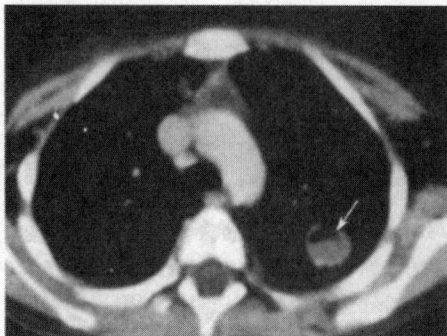

左上肺团块样病灶液化坏死,内可见气液平

图 1-18-4　侵袭性真菌感染"新月征"

【临床分型】

1. **慢性坏死性肺曲菌病**

常见于中、老年人,主要症状有咳嗽、咳痰、咯血和体重减轻,常在数月内缓慢进展。患者的基础免疫状况也相对好于急性侵袭性肺曲菌病患者。

危险因素包括慢性肺部疾病:如 COPD、支气管哮喘、囊性肺纤维化、肺结核、结节病、尘肺等;全身性疾病:如糖尿病、类风湿关节炎、营养不良等疾病以及长期小剂量糖皮质激素治疗的患者。

胸部影像学检查可见单侧或双侧肺浸润性病变或结节影,边界常不规则,多发于上叶和下叶背段,伴或不伴有空洞。

2. **气道侵袭性肺曲菌病**

主要见于中性粒细胞减少症和 AIDS 的患者。影像学可表现为:

(1)急性气管—支气管炎:X 线多数正常,偶有肺纹理增多;

(2)细支气管炎:HRCT 表现为小叶中心性结节和"树芽"征;

(3)支气管肺炎:肺外周细支气管分布区小片实变影;

(4)阻塞性支气管肺曲菌病:曲菌在管腔内呈团状生长,CT 表现类似 ABPA,好发于下叶,可有两侧支气管扩张、大量黏液嵌塞,支气管阻塞后可致肺不张。

3. **ABPA**

是由曲菌引起的一种过敏性疾病,可经历 3 个临床阶段:早期激素敏感性哮喘、中期激素依赖性哮喘,晚期肺纤维化期、蜂窝肺(具体内容可参见第一篇第六章节)。

4. **寄生性肺曲菌病(曲菌球)**

曲菌球常称为真菌球,绝大多数发生于原有的肺空洞内,偶也可见于慢性阻塞性鼻窦内,发生于肺空洞者称为肺曲菌球,主要由烟曲菌所致。

肺曲菌患者一般无症状,常因其他肺部疾病或体检 X 线胸片检查发现。主要症状是咯血,少数患者可发生危及生命的大咯血。有时可伴有发热、咳嗽等症状。胸部 X 线表现为肺部原有空洞内形成球状的固体团块,水样密度,可移动;团块与空洞壁之间有气腔分隔。可有抗曲菌抗原的抗体效价升高。

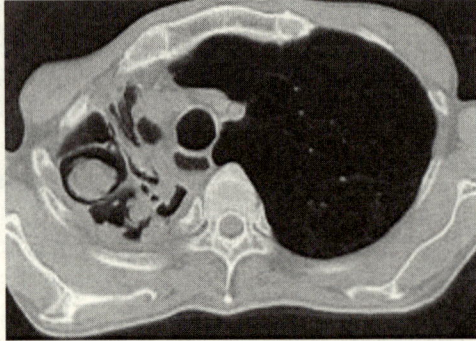

图 1-18-5　右肺上叶空洞内一结节影,空洞内壁光滑

【诊断要点】

1. ABPA(具体见第一篇第七章)。

2. 肺曲菌球　诊断主要依靠胸部的影像学检查,确诊需要有曲菌血清沉淀素阳性。

3. 侵袭性肺曲菌病　诊断标准主要包括宿主因素、临床标准、微生物标准及组织病理学。诊断分为确诊、临床诊断和拟诊。

【治疗】

经验性抗真菌治疗推荐选择两性霉素 B 及其脂质体、伊曲康唑、伏立康唑或卡泊芬净。

IPA 患者初始治疗推荐静脉或口服伏立康唑,病情严重者推荐使用静脉制剂($6 \text{ mg} \cdot \text{kg}^{-1}$,q12h,第 1 天,之后 $4 \text{ mg} \cdot \text{kg}^{-1}$,q12h,至好转后口服伏立康唑 200 mg,q12h 或伊曲康唑 $400 \sim 600 \text{ mg} \cdot \text{d}^{-1}$)。

部分患者可将两性霉素 B 脂质体作为初始治疗的替代(两性霉素 B 脂质体 $3 \sim 5$ $\text{mg} \cdot \text{kg}^{-1} \cdot \text{d}^{-1}$,好转后口服伏立康唑 200 mg,q12h 或伊曲康唑 $400 \sim 600 \text{ mg} \cdot \text{d}^{-1}$)。

如初始治疗无效,需在明确诊断的情况下进行补救治疗,可选择卡泊芬净(70 mg 第一天,之后 $50 \text{ mg} \cdot \text{d}^{-1}$)或米卡芬净($100 \sim 150 \text{ mg} \cdot \text{d}^{-1}$)、两性霉素 B 脂质体、泊沙康唑、伊曲康唑。然而,在伏立康唑初始治疗失败的 IPA 患者中不推荐使用伊曲康唑作为补救治疗。初始治疗中不推荐常规采用联合治疗,而在标准治疗不能耐受、多耐药菌感染或广泛感染时可考虑联合治疗。

1. 支气管—肺念珠菌病

白色念珠菌感染应用氟康唑,参考病情严重程度确定剂量。初始治疗可根据病情严重度、并发症和合并感染的部位、病原体及其药敏情况、药物毒副反应、患者脏器功能等情况选择氟康唑、两性霉素 B 制剂、棘白菌素类(卡泊芬净、米卡芬净或阿尼芬净)、伏立康唑,或氟康唑联合两性霉素 B。

除了克柔、光滑念珠菌外,氟康唑对念珠菌仍高度敏感,而且有口服吸收好、安全、组织穿透力强等优点。

2. **侵袭性肺曲菌病**

目前常选用伊曲康唑治疗,亦可选择伏立康唑、卡泊芬净和米卡芬净,必要时可联合两种不同类型的抗真菌药物治疗。

肺曲菌球:对于没有症状的寄生性肺曲菌病(肺曲菌球),如果病灶稳定,可以不治疗,定期随访。必须治疗时,关键是防止危及生命的大咯血。

(1)手术治疗 适应症:有频繁或大量咯血、明显的全身症状,胸片显示曲菌球增大或数量增多,曲菌特异性 IgG 抗体效价升高,或病变不能排除恶性可能,或基础病需要手术治疗,且肺功能能耐受手术者。

(2)支气管动脉栓塞术 仅仅作为抢救危及生命的大咯血的临时措施,或应用于合并有基础疾病或肺功能损害不能耐受手术者。

(3)全身激素治疗 存在过敏反应的依据(如嗜酸性粒细胞增多,血清总 IgG 升高,曲菌划痕试验阳性等),并排除侵袭性肺曲菌病的危险或(和)潜在的合并感染恶化的危险。

(4)抗真菌药物治疗 静脉使用两性霉素 B 无效,空洞或支气管内注入两性霉素 B 可能有益。口服伊曲康唑对散发患者可能有效。曲菌球转化为侵袭性肺曲菌或与侵袭性肺曲菌病不易区分时建议抗真菌治疗,药物及用法同侵袭性肺曲菌病的治疗。

3. **肺隐球菌病**

(1)免疫健全患者

A 无症状:无需治疗,密切观察,或氟康唑治疗,3～6 个月(AⅢ)。

B 症状轻至中度:氟康唑 200～400 mg/d,治疗 6～12 个月(AⅢ),或伊曲康唑 200～400 mg/d,治疗 6～12 个月(BⅢ)。

C. 重症或合并中枢感染者:两性霉素 B $0.7\sim1$ mg·kg^{-1}·d^{-1} 加 5-氟胞嘧啶(5-FC)100 mg·kg^{-1}·d^{-1} 治疗 2 周,随后氟康唑 400 mg/d 治疗小于 10 周,再 200 mg/d 治疗 6～12 个月(AⅠ)。

(2)免疫缺陷患者

A 无症状或轻症:氟康唑 200～400 mg/d,治疗 6～12 个月。

B. 重症或合并中枢感染:

①氟康唑 200～400 mg/d,终生治疗(AⅢ)。

②伊曲康唑 400 mg/d,终生治疗(CⅡ)。

③氟康唑 400 mg/d 加 5-FC150 mg·kg^{-1}·d^{-1},治疗 10 周(CⅡ)。

④两性霉素 B $0.7\sim1$ mg·kg^{-1}·d^{-1}(两性霉素 B 脂质体 3 mg·kg^{-1}·d^{-1})加 5-FC 100 mg·kg^{-1}·d^{-1} 治疗 2 周,随后氟康唑 400 mg/d 治疗小于 10 周,此后根据症状减量至 200 mg/d,治疗 6～12 个月(BⅢ)。

其中 HIV 阳性者,用药至 CD_4 计数>200 个/μL 之后 6 个月。HIV 阴性者,如存在免疫缺陷或症状持续时氟康唑治疗应持续＞6个月。

4. 肺毛霉病

目前唯一有效的是两性霉素 B 联合 5-氟胞嘧啶；局限性病变能胜任手术者可外科手术治疗。

5. 肺孢子菌肺炎

(1)急性重症患者。

(2)肺急性轻中症患者(呼吸空气时 PaO_2＜70 mmHg)SMZ-TMP 2 片，每 8 h 口服一次，连用 21 天；或氨苯砜 100 mg，每天一次顿服＋TMP15 mg/kg，分 3 次口服，连用 21 天。另选方案为：克林霉素 300～450 mg，每 6 h 口服一次＋伯氨喹(含基质)30 mg/kg，连用 21 天(注意伯氨喹有溶血不良反应)。

（黄志俭　陈德粦）

第十九章　肺脓肿

肺脓肿(lung abscess)是指微生物引起的肺实质坏死性病变,形成包含坏死物或液化坏死物的脓腔,常表现有气液平面。病情常较急,易与恶性肿瘤、肺梗死、尘肺等相混淆。肺脓肿是由多种病原菌引起的肺部化脓性病变。疾病的早期为化脓性炎症,继而组织坏死、液化,形成脓肿。本病多发生于壮年男性患者及体弱有基础疾病的老年人。临床主要表现为高热、咳嗽、咳大量脓臭痰。

【分类】

肺脓肿根据持续的时间及相应的病原学特征进行分类:

1. 急性肺脓肿是指发病时间小于 6 周,慢性肺脓肿则持续的时间较长。

2. 原发性肺脓肿是指健康人因吸入或肺炎引起的原发性感染;继发性肺脓肿指在某些疾病的基础上继发感染所致,如肿瘤或异物阻塞支气管、支气管扩张等。

3. 根据不同的病原可进一步分类:如葡萄球菌肺脓肿、厌氧菌肺脓肿或曲菌肺脓肿。

【临床特征】

临床表现早期症状常为肺炎症状,即发热、咳嗽、厌食、乏力、出汗等。痰为脓性,并可伴血丝。腐败气味(离患者一般距离便能闻到一种强烈的恶臭)是厌氧菌感染具诊断价值的特点。

1. 单纯厌氧菌性肺脓肿患者多有吸入史,表现为乏力、低热、盗汗、纳差、咳嗽等。随后会出现明显咳嗽,咳大量痰,带恶臭味。

2. 非厌氧菌感染者常发生于住院或免疫抑制的患者。发病常急骤,高热伴畏寒,有时有寒战,咳嗽、咳脓性痰(可达几百毫升)、胸痛、气促等。

3. 真菌、奴卡菌和分枝杆菌引起的肺脓肿常无胸痛,病情进展缓慢。

4. 继发性肺脓肿发病前多伴有原发病的临床表现,起病多较缓,咳脓臭痰较少;血源性肺脓肿常有肺外表现症状如畏寒、高热,1～2 周后出现呼吸道症状。

5. 慢性肺脓肿多由急性肺脓肿治疗不及时所致,表现为反复不规则发热、咳脓性痰、咯血、消瘦、贫血等全身中毒症状。

6. 早期体格检查可无明显阳性体征或伴随有肺实变体征(如管状呼吸音、叩诊呈浊音);可有胸腔积液的体征;慢性病可有杵状指;

7. 实验室检查

(1)血常规　白细胞增多,中性粒细胞核左移。

（2）胸部影像学　右肺多于左肺，右上叶后段及下叶背段为肺脓肿好发部位。大多数肺脓肿具有典型的影像学表现，早期受累之肺段呈片状密度增高影，其边缘呈弧形外突，当脓腔形成后，于病变区出现密度减低区，逐渐形成明显的空洞影像，早期其内壁可不规则，其中可见液平面；慢性常表现有范围较广的炎性浸润和不同程度的纤维化，少数肺脓肿在 X 线上表现为致密肿块影，看不到脓腔或液平面。

CT 检查　CT 上也可见液—气平面或液—液平面。增强扫描：脓肿内低密度影，环壁轻度强化；多发性空洞且同侧肺门或纵隔内有淋巴结肿大。

（3）病原学　痰标本应进行革兰染色、培养和药物敏感试验，如怀疑结核应行抗酸杆菌染色和分枝杆菌培养，如怀疑寄生虫，应行痰找虫卵及寄生虫。

胸腔积液和血液培养可获得肺脓肿的病原学诊断，也可经支气管镜保护性毛刷、肺泡灌洗获得标本进行病原的定量培养。

8. 支气管镜检查　目前多于经正规治疗病情无改善或高度怀疑支气管内膜癌或异物时应用。

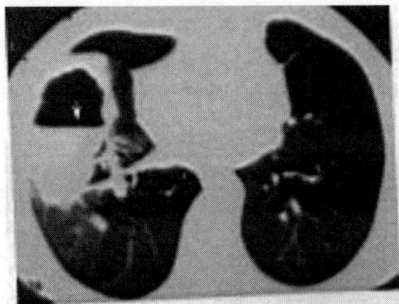

右肺下叶脓腔形成，可见气液平

图 1-19-1　右肺脓肿

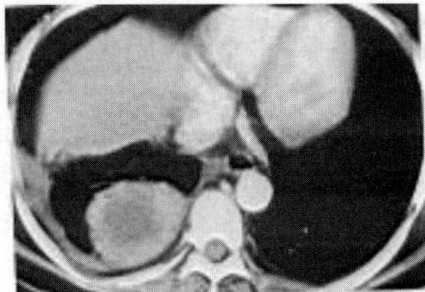

右下叶球形块影中可见低密度灶，
为液化坏死，有少量胸腔积液

图 1-19-2　右肺下叶后基底段肺脓肿

【诊断要点】

1. 依据发病急，高热伴畏寒，咳大量脓臭痰，结合胸部影像学发现空洞里有液气平面，基本可诊断肺脓肿；

2. 对有些早期肺脓肿患者可无症状，X 线胸片对诊断很有帮助；

3. 所有肺脓肿应尽量得到病原学的诊断。

【治疗】

1. 如无条件做细菌培养、药敏试验或试验结果出来之前，可根据患者病情特点（如痰液的颜色、气味等）经验性选用抗生素，待结果出来后再做相应调整。因为肺脓肿常是多种细菌的混合感染，一般应选择两种或两种以上抗生素联合应用。吸入肺脓肿多合并厌氧菌感染，应联合应用抗厌氧菌药物。

2. 有条件的应根据痰或血液细菌培养和药物敏感试验结果选用抗生素。如致病菌为绿脓杆菌时应选用氨基糖苷类、喹诺酮类、头孢他啶或头孢哌酮等；致病菌为金黄色葡萄球菌时应选用第一代头孢菌素类；耐甲氧西林菌株应首选万古霉素及利奈唑胺、喹诺酮类等；厌氧菌感染应选用甲硝唑或替硝唑等。

3. 加强营养支持治疗。

4. 使用祛痰药，尤其是黏痰溶解剂及超声雾化吸入、蒸气吸入等气道湿化疗法可使痰液易于咳出。患者一般情况较好时可采用体位引流排脓，使脓肿部位处于高位，轻拍患部，每日 2～3 次，每次 10～15 min；有明显痰液阻塞征象时，应尽早做纤维支气管镜吸引、冲洗，并反复进行。

5. 还可经纤维支气管镜吸引脓液和局部滴药。邻近胸膜的较大肺脓肿可在准确定位后经胸壁穿刺抽脓及注入抗菌药物。

（黄志俭）

第二十章　肺血栓栓塞症

肺栓塞(pulmonary embolism,PE)是静脉系统或右心腔内的栓子脱落,流入肺循环,堵塞肺动脉或其分支引起的肺循环障碍的临床和病理生理综合征。它是一种最严重的呼吸系统疾病,其临床表现多样,形式多样,症状轻重不一,常规检查没有特异性,是病死率、误诊率较高的疾病之一。

【临床表现】

1. 肺梗死症候群

(1)此种患者常有剧烈胸膜炎性胸痛、呼吸困难、咳嗽或咯血。

(2)典型体征为肺内可闻及湿性啰音。

(3)X线胸片常出现肺部浸润性病变,并可伴有胸腔积液。

(4)心电图检查多无特异性改变,$PaCO_2$由于过度通气可轻度下降,PaO_2正常或接近正常。

2. 急性肺心病症状

(1)临床上可出现类似心绞痛的剧烈胸痛,肺动脉压持续增高多伴有右心衰竭。

(2)患者多出现烦躁不安、恶心呕吐、心慌、发绀、大汗淋漓、血压下降、晕厥以及外周循环障碍甚至休克等症状和体征。

(3)心电图可显示为典型的$S_I Q_{III} T_{III}$,即Ⅰ导联S波变深,Ⅲ导联出现Q波和T波倒置,完全性或不完全性右束支传导阻滞,ST段及T波变化。

(4)胸部X线检查可表现为健侧肺动脉扩张,患侧肺纹理减少,透亮度增加及右心扩大。

3. 不明原因的呼吸困难及气促

(1)主要表现为呼吸频率加快,同时可伴有心率增快,呼吸频率常≥25次/分。

(2)伴有发热、呼吸困难、咯血或胸痛等症状者占94%,但以上3种"肺梗死三联症"同时出现者仅占22%。临床表现为胸痛及咯血,并伴有胸膜摩擦音体征,X线胸片呈楔形阴影者多提示有肺梗死存在。

4. 实验室检查

(1)血气分析(ABG):多数肺栓塞者均存在不同程度的低氧血症,目前认为如果患者伴有异常ABG,包括低氧血症、低碳酸血症及$P_{(A-a)}O_2$增大,既往无心肺疾病,而X线胸片正常者,应高度怀疑急性肺栓塞的可能。

(2)血浆D-二聚体定量测定在90%肺栓塞患者中是增高的(>500 ng/mL)。

(3)血常规:表现为白细胞总数增高,多在$(10\sim15)\times10^9/L$,中性粒细胞比例增高,血沉可增快。

5. 心电图检查

多数非大面积肺栓塞患者心电图呈非特异性变化,仅表现为单纯窦性心动过速或非特异性 ST-T 改变,栓塞面积较大时可出现右心室受累的表现,如电轴右偏、顺钟向转位、右束支传导阻滞、胸前导联右室高电压及肺性 P 波等,肺栓塞比较有意义的心电图改变为 I 导联 S 波变深,ST 段下降,Ⅲ 导联 Q 波明显和 T 波倒置,形成所谓 $S_IQ_{III}T_{III}$ 综合征。

6. 胸部 X 线检查

(1)肺栓塞的直接征象在临床上比较少见,主要表现为健侧肺门血管影扩大或患侧肺透光度增加,即 Westermark 征。

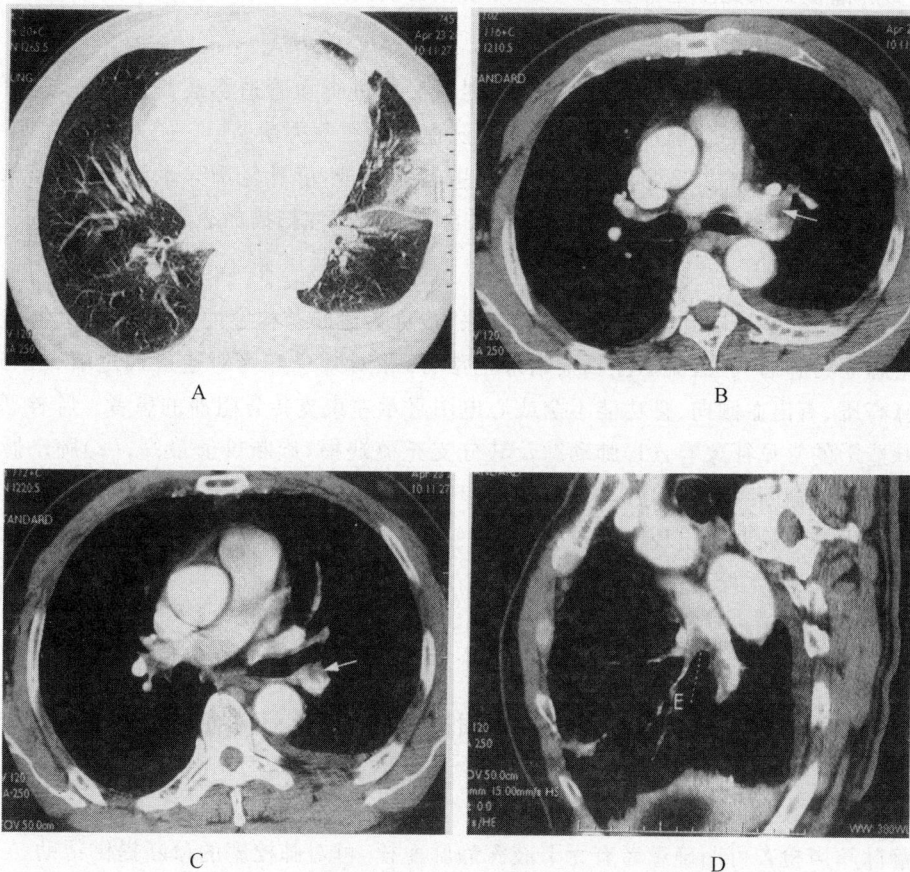

A. 左肺舌叶有片状密度增高影,紧贴后胸壁有带状水样密度影;

B. 与 C. 肺动脉 CT 血管造影横断面图像示左肺动脉与左下肺动脉有

　　充盈缺损(箭头所指);

D. MPR 重建图像清晰显示肺动脉内的血栓

图 1-20-1　肺栓塞及肺梗死

(2)Hampton 驼峰征表现为边缘清晰,底部位于胸膜、尖端指向肺门的楔形致密影,是肺梗死的 X 线征象。

(3)肺栓塞的间接征象主要表现为由于肺容积缩小或肺栓塞引起的患侧膈肌抬高,膈肌活动度降低,盘状不张和胸腔积液,这些征象多发生于肺栓塞面积较大的患者。

7. 通气灌注扫描

肺栓塞患者肺通气/血流灌注扫描的特征性表现是病灶局部血流灌注缺损,而通气正常或大致正常,肺灌注扫描和肺通气扫描相结合可对肺栓塞做出较为正确的诊断。

(1)如肺通气和灌注扫描均正常,可排除肺栓塞,不必再做肺动脉造影。

(2)如肺通气扫描正常而灌注扫描呈典型改变,可诊断为肺栓塞。

(3)如肺通气和灌注扫描均异常,此时既不能诊断也不能排除肺栓塞,必要时需作肺动脉造影。

(4)肺灌注扫描完全正常者,可不必再做肺通气扫描。

8. 深静脉造影

(1)如果深静脉造影证实深静脉血栓,则不必再进行血管造影或其他检查,即可予以治疗,静脉造影是唯一能确定有无下肢深静脉血栓的可靠方法。

(2)放射性核素静脉造影:该方法安全,患者无痛苦,静脉轮廓显示清晰,与静脉造影的符合率约90%,适用于对造影剂过敏或联合进行肺灌注扫描的患者。

9. 肺动脉造影

肺动脉造影是诊断肺栓塞最可靠的方法,被称为诊断肺栓塞的金标准,肺动脉造影的绝对禁忌症为肺通气/血流灌注扫描结果正常者,相对禁忌症为对造影剂过敏、右心室或肺动脉高压、有出血倾向、肾功能不全或心电图显示左束支传导阻滞的患者。肺栓塞患者肺动脉造影的常见征象有:(1)肺动脉及其分支充盈缺损,诊断价值最高;(2)肺动脉阻塞造成的肺动脉截断现象;(3)肺动脉阻塞引起的肺野无血流灌注,不对称的肺纹理减少,肺透亮度增强;(4)栓塞区出现"剪枝征",如同一棵大树被剪掉其树枝一样;(5)肺动脉分支充盈和排空延迟,系栓子不完全堵塞的结果。

10. 多普勒超声检查

(1)超声心动图

对于既往无慢性心肺疾病而超声心动图提示右室后负荷增加者,应高度警惕肺栓塞的可能。

(2)静脉超声检查

静脉超声检查可明确患者有无下肢深静脉血栓,可对肺栓塞的诊断提供帮助。

11. CT 扫描

采用 CT 肺动脉造影(CTPA),能够发现段以上的血栓,是常用的诊断手段之一。

(1)直接征象:肺动脉内的充盈缺损,部分或完全包围在不透光的血流之间(轨道征),或者呈完全充盈缺损,远端血管不显影。

(2)间接征象:肺野楔形密度增高影,条带状高密度区或盘状肺不张,中心肺动脉扩张及远端血管分支减少或消失。

12. 磁共振

磁共振也是近年来迅速发展的无创技术,可清楚显示肺动脉内血液凝块而不需要使用造影剂。MRI 肺动脉造影(MRPA)对段以上肺动脉内血栓诊断的敏感性和特异性较高。

【肺栓塞的诊断依据和程序】

1. 诊断依据

(1)选择性肺动脉造影有肺动脉阻塞或肺动脉内充盈缺损。

(2)肺通气/血流灌注扫描显示病灶部位血流灌注缺损,而通气扫描正常或接近正常。

(3)超声心动图发现肺动脉血栓及右心扩大、肺动脉高压。

(4)手术证实肺动脉腔内或伴右心房、右心室内大量血栓形成。

(5)对既往无慢性心肺疾病而超声心动图提示右室后负荷增加,应高度警惕肺栓塞的可能,对伴有低氧血症与过度通气者更有意义。

2. 诊断程序

(1)以病史、体征、X 线胸片、心电图、动脉血气作为诊断依据,如表现典型,可按肺栓塞治疗。

(2)不能确定诊断或有放射性核素扫描检查条件的应行肺通气/血流灌注扫描。

(3)如仍不能确定诊断,则需行下肢深静脉或肺动脉造影,以进一步明确诊断。

【治疗】

1. 基础疾病的治疗

原发疾病是肺栓塞的发病基础,如心血管疾病、恶性肿瘤、血栓性静脉炎等,应积极治疗并注意肺栓塞的危险因素。

2. 一般治疗

(1)卧床休息

高度疑似和确诊的急性 PTE 患者应绝对卧床,避免过度屈曲下肢;保持大便通畅,防止便秘。

(2)对症治疗

胸痛时酌情使用镇痛药物,但已有循环障碍者应慎用吗啡等具有血管扩张作用的鸦片类药物;对有恐惧和焦虑症状者应给予心理安慰,也可适当使用镇静药物;咳嗽明显者酌情使用镇咳药。为预防感染也可适当使用抗菌药。

(3)呼吸循环支持

急性 PTE 患者常有低氧血症和低碳酸血症,因此应给予氧疗。低氧血症严重患者可使用无创机械通气,但最好使用小潮气量、压力限制型通气模式。

3. 抗凝治疗

(1)临床疑诊 PTE 时,如无抗凝治疗的禁忌症均应立刻开始抗凝治疗,其后进一步明确诊断,若确诊为急性 PTE 或 DVT,又有溶栓治疗适应症者可停用抗凝治疗,改用溶栓治疗,但治疗后仍需以抗凝治疗进行续贯治疗。

（2）禁忌症

主要为活动性出血、凝血功能障碍、严重的未控制的高血压、严重肝肾功能不全、近期手术史、妊娠头3个月、产前6周、亚急性细菌性心内膜炎、心包积液、动脉瘤等。

（3）肝素疗法

①普通肝素,予3000～5000 IU或按80 IU静脉注射,继之以18 IU/(kg·h)持续滴注,在开始治疗的24小时内,每4～6 h监测一次活化部分凝血酶时间（active partial thromboplastin time,APTT）,根据其值调整剂量,尽快使APTT达到并维持于正常值的1.5～2.5倍,达到稳定治疗水平后,改为每天测定APTT一次。

②低分子肝素的用法:根据体重给药,不需要检测APTT和调整剂量。肝素和低分子肝素至少应用5天,直到临床情况稳定。对于大面积PTE或髂股静脉血栓,肝素或低分子需用至10天或更长。

（4）口服抗凝疗法

在肝素应用的第1～3天开始使用口服抗凝剂华法林,初始剂量为3.0～5.0 mg,与肝素重叠4～5天,当连续两天测定的国际标准化比率（INR）达到2.0～3.0,或PT延长至正常值的1.5～2.5倍时,方可停用肝素,单独口服华法林。疗程至少3～6个月。

4. 溶栓治疗

（1）适应症

①急性大面积PTE；

②肺栓塞伴休克；

③原有心肺疾病的次大面积PTE引起循环衰竭；

④在慢性肺栓塞的基础上再次发生急性肺栓塞；

⑤PTE发生在14天内。

（2）禁忌症

①绝对禁忌症

a. 活动性内出血；

b. 近期自发性颅内出血。

②相对禁忌症

a. 近14天内大手术、分娩、脏器活检或不能压迫部位血管穿刺、严重创伤；

b. 2个月内的缺血性脑卒中；

c. 10天内的胃肠道出血；

d. 1个月内神经外科或眼科手术；

e. 房颤、细菌性心内膜炎；

f. 难以控制的高血压；

g. 近期曾行心肺复苏；

h. 糖尿病性出血性视网膜病变；

i. 血小板计数小于$100×10^9$/L；

j. 严重肝肾功能不全。

（3）溶栓治疗方法

①尿激酶溶栓：负荷量 4400 IU/kg，静脉注射 10 分钟以上，继以 2200 IU/(kg·h)持续点滴 12 h。也可给予 20000 IU/kg 溶于 0.9％氯化钠溶液 100 mL 中，持续静脉滴注 2 h。

②链激酶(SK)溶栓：负荷量 250000 IU，静脉注射 30 分钟，继以 100000 IU/h 持续静脉滴注 24 h。用药前需肌肉注射苯海拉明或地塞米松以防过敏反应。

③重组组织型纤溶酶原激活剂(rt-PA)溶栓：50 mg 持续静脉滴注 2 h。

（4）溶栓治疗后的续贯治疗

同抗凝治疗。

5. 特殊情况下的溶栓治疗

（1）PTE 并发右心血栓

右心血栓按其形态可以分为 A、B 两型。A 型多见于右心房，细长，随心脏收缩而运动，常延伸入右心室。B 型发生于右心室，较小，呈圆形或椭圆形，其形成与右心室易形成血栓有关，如充血性心力衰竭、起搏器电极、心室内异物等。A 型右心血栓必须积极治疗，溶栓效果好，可使其存活率明显提高，疗效与外科手术疗法接近。B 型右心血栓的抗凝治疗、溶栓治疗和手术治疗的存活率相近，但因绝大多数右心血栓患者常同时伴有肺栓塞，因此仍以溶栓治疗为佳。

（2）PTE 并发咯血

PTE 并发咯血或溶栓抗凝后 PTE 复发并发生咯血患者，若有下列情况可溶栓治疗：①血流动力学不稳定；②原有心肺疾病患者发生次大面积 PTE 伴循环衰竭；③无出血性疾病和溶栓禁忌症。但溶栓时应注意常规配血，准备新鲜冷冻血浆、冷沉淀物、抗纤溶药物。

（3）PTE 患者心肺复苏

因担心溶栓引起心脏和肺出血，因此，通常作为溶栓治疗的相对禁忌症。有报道 PTE 并发心脏骤停患者溶栓治疗可使心肺复苏的成功率明显增加。

（4）孕妇并发 PTE

孕妇并发 PTE 是否溶栓治疗取决于其血流动力学状态，若血流动力学不稳定即可进行溶栓治疗，但分娩时一般不宜使用溶栓药物，会影响母婴安全。SK、rt-PA、低分子肝素不通过胎盘，可以使用，但尿激酶可以通过胎盘，应慎用。

（5）二次溶栓

一般认为在下列情况下可考虑二次溶栓：①一次溶栓后又出现大面积肺栓塞；②急性 PTE 发病时间短，溶栓效果不满意；③不具备介入治疗条件或不适合介入治疗。

如果由于再次发生 PTE，二次溶栓的药物可与首次溶栓药物相同，而如果能证明首次溶栓效果欠佳，则二次溶栓时应选用新的溶栓药物。二次溶栓药物的剂量也是值得考虑的因素，一般原则是剂量应小于首次用量。二次溶栓的时间窗通常认为在第一次溶栓后 24 h 进行。

6. 大块肺栓塞经血管血块取出术或粉碎术

溶栓和抗凝治疗禁忌的急性大面积肺栓塞患者可在局麻下经颈静脉或股静脉导管的

碎解和吸引清除肺动脉内的巨大血栓。

7. 植入静脉滤器

目前不推荐在普通静脉血栓栓塞症(VTE)患者中使用静脉滤器,但有抗凝治疗禁忌或 VTE 复发率极高时可使用,妊娠妇女在分娩前几周时如有大面积肺栓塞史者亦可使用。

(黄志俭)

第二十一章 深静脉血栓形成的诊治

深静脉血栓形成(deep venous thrombosis,DVT)是一种多发病,是血液在深静脉腔内的异常凝结,导致血管管腔阻塞,静脉血回流障碍,从而产生一系列临床症状的血管疾病。临床上以下肢深静脉血栓形成(LDVT)最为多见,多由手术、外伤、分娩、晚期肿瘤或长期卧床等引起。

【临床特点】

1. LDVT 临床上早期主要表现为患肢的肿胀、疼痛,活动后加重,晚期因血栓吸收机化导致深静脉回流障碍侧支代偿出现下肢浅静脉曲张、肿胀、皮肤色素沉着、溃疡等。

2. 如果血管腔内血栓脱落时发生肺栓塞,可出现胸闷、气促、呼吸困难、胸痛、晕厥等,但这些临床表现均缺乏特异性。

3. 体征主要包括患肢水肿,静脉扩张,皮肤硬结,色素沉着,潮红和小腿挤压痛。

4. 辅助检查方法

(1)超声诊断(US)　US 为无创检查,彩色多普勒超声已成为各地医院诊断 LDVT 和肺栓塞的首选方法。

(2)血管造影(DSA)　静脉造影和肺动脉造影一直都是诊断 LDVT 和肺栓塞的"金标准",可准确判断有无血栓,血栓的位置、范围、形态和侧支循环。但该检查属有创性检查,费用较高,且有发生造影剂过敏及栓塞的危险,影响了其临床使用。

(3)CT 血管造影(CTA)　CTA 是通过从人体肘前静脉用高压注射器注入碘对比剂,快速扫描并作多方位、多角度的图像重建方法,可形成类似血管造影的图像,对于诊断和鉴别 DVT 有确诊意义。

(4)核磁血管造影(MRA)　MRA 为无创性检查,适用于盆腔及下腔静脉血栓和PTE 的诊断。

(5)阻抗容积描记　通过记录由于组织水肿或静脉瘀血而导致的肢体体积的变化,从而间接推测有无血栓形成,主要用于无症状 DVT 的排除诊断。

(6)放射性核素检查　^{125}I 标记的纤维蛋白原可渗入血栓,比同等量的血液含量高,形成放射现象,可以在下肢固定位置扫描,观察放射量有无骤增,判断有无血栓形成及血栓的演变过程,可用于检测发展中的血栓,临床使用价值不大。

(7)D-二聚体测定　D-二聚体在急性深静脉血栓患者中明显升高。但因 D-二聚体的敏感性高,在各应激状态下均可升高,如出血、大手术后、妊娠等均明显升高,风湿类疾病尤为明显,对 DVT 的诊断缺乏特异性。

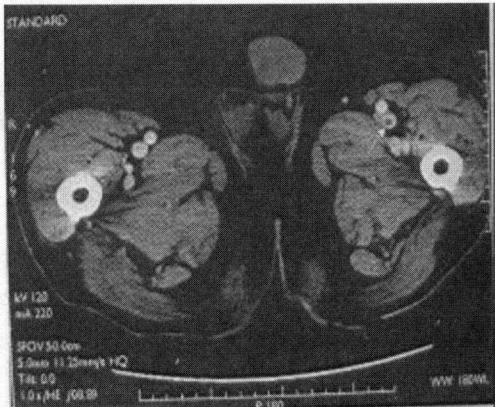

CTA 显示左股静脉内有充盈缺损(箭头所指),为深静脉血栓

图 1-21-1　左股静脉内有血栓

【诊断要点】

主要通过患者的临床表现和相关的辅助检查方法进行诊断。

目前被大多数学者们所接受的是 Villalta 临床评分诊断法。评估指标包括 5 项临床症状(疼痛、痉挛、沉重、瘙痒和感觉异常)和 6 项临床体征(水肿、静脉扩张、皮肤硬结、色素沉着、潮红和小腿挤压痛),每项指标按照从无到严重评为 0～4 分。总分若 0～4 分无 PTS,5～9 分为轻度 PTS,10～14 分为中度 PTS,>14 分或溃疡形成则为重度 PTS。

【治疗】

1.LDVT 的一般治疗

LDVT 的一般治疗包括卧床休息、抬高患肢,以促使血栓紧紧黏附于静脉内膜,减轻局部疼痛。避免用力排便以防血栓脱落发生 PTE。使用下肢加压弹力袜减少 PTS 的发生。

2.抗凝治疗

抗凝治疗既可阻止血栓的继续蔓延和复发,又可减少 PTE 的发生率及死亡率,是目前 LDVT 最常用的治疗方法。适用于血栓形成的各个时期尤其对溶栓和手术有顾忌者,以及作为溶栓或取栓的辅助疗法。

(1)常用的有普通肝素(UFH)和低分子肝素(LMWHs),LMWHs 较 UFH 在血中半衰期明显延长,生物利用度提高,有良好的量效预测等优点,在临床使用时无需监测凝血指标,且低分子肝素不能通过胎盘屏障,孕妇使用也较安全,现已成为 LDVT 早期抗凝的首选药物。

(2)华法林　华法林为后期抗凝治疗的常用药物,一般多先于肝素重叠使用 2～3 d,后单独使用至少 3 个月(多 3～6 个月,根据具体情况延长或缩短),有 PTE 者持续 9～12

个月。

华法林初始剂量多为每天 5 mg,维持剂量以满足延长凝血酶原时间 1~1.5 倍或国际标准化比值(INR)2~3 倍为宜。使用华法林最常见的并发症是出血,严重出血者应立即停用。对长期使用华法林的病人应定期进行凝血时间的检测。

(3)抗血小板治疗　抗血小板治疗现已作为 DVT 抗凝、溶栓、取栓治疗之外的最常用治疗方法。与抗凝、溶栓治疗相比,抗血小板治疗不增加出血的危险。临床上最常用的药物为阿司匹林肠溶片(0.1 g,每天口服一次),其他的药物如氯吡格雷、潘生丁等。

3. 溶栓治疗

药物溶栓治疗为 DVT 的常用治疗方法。

(1)溶栓的时间愈早愈好,3 d 内的新鲜血栓及非闭塞性血栓是溶栓的最好适应症。但对于近期有手术史(小于 1 个月)、严重外伤、出血性疾病、脑血管疾病、妊娠及出血素质的病人禁用。

(2)常用的溶栓药物有尿激酶(UK)、链激酶、巴曲酶、纤维蛋白溶解酶等。但 UK 费用低,临床使用较多,成功的关键是早期用药,发病 3 天内用药疗效好,6~7 天,血栓机化,溶栓效果差。外周静脉给药,25 万 U/d,14 天,总量 350 万 U 是安全有效的剂量。溶栓的给药途径主要有全身给药及局部给药。

(3)全身给药即传统途径,是通过外周末梢静脉来输注,操作简单,溶栓效果好,在溶栓治疗期间需检测凝血功能。其最危险的并发症是颅内出血,发生率为 1%~2%。

(4)局部给药有深静脉注射给药或导管持续给药,颅内出血较全身给药明显减少,溶栓期间患者应卧床,避免按摩挤压下肢,防止 PTE 的发生,亦可在溶栓前放置下腔静脉滤器,防止 PTE。

导致溶栓失败的原因可能有长段或广泛的血栓造成药物不能与血栓良好接触,陈旧机化的血栓及过早停用溶栓药物等。

4. 外科治疗

(1)近年来,随着血管外科介入材料和技术的蓬勃发展,经皮导管溶栓术(catheter-directed thrombolysis,CDT)开始试用于临床。其优点是能将高浓度的溶栓药物经微创导管直接灌注入血栓中,达到最佳溶栓效果,显著降低出血等并发症。

(2)辅助机械祛栓术(percutaneous mechanical thrombectomy,PMT)可进一步提高血栓溶解率。

(罗　琴)

第二十二章　肺高血压

　　我国 2007 年由中华医学会专家组制定"中国肺动脉高压诊断与治疗专家共识",按照病因、病理生理、治疗方法及预后特点完善了肺动脉高压专业术语及分类方法,将肺动脉高压专业术语规范为肺高血压(pulmonary hypertension,PH)、肺动脉高压(pulmonary arterial hypertension,PAH)和特发性肺动脉高压(idiopathic pulmonary arterial hypertension,IPAH)。肺高血压是指肺内循环系统发生高血压,包括 PAH、肺静脉高压和混合性肺高血压。它往往引起右心功能衰竭甚至死亡,已成为一类严重威胁人类身心健康的常见疾病。

【肺动脉高压的临床分类】

表 1-22-1　肺动脉高压的临床分类(Dana Point,2008)

1　PAH

1.1　IPAH

1.2　遗传性 PAH

　1.2.1　骨形成蛋白受体Ⅱ基因(BMPR2)突变

　1.2.2　活化素受体样激酶Ⅰ(ALK-1),转化生长因子-β 受体Ⅲ(endoglin)(伴或不伴遗传性出血性毛细血管增多症)基因突变

　1.2.3　未知基因突变

1.3　药物和毒物诱导

1.4　相关因素所致

　1.4.1　结缔组织病

　1.4.2　HIV 感染

　1.4.3　门脉高压

　1.4.4　先天性心脏病

　1.4.5　血吸虫病

　1.4.6　慢性溶血性贫血

1.5　新生儿持续性 PH

肺静脉闭塞病(PVOD)和(或)肺毛细血管瘤样增生症(PCH)

2　左心疾病相关性 PH

2.1　收缩功能障碍

2.2　舒张功能障碍

2.3　心脏瓣膜疾病

3　与呼吸系统疾病或缺氧相关的 PH

3.1　慢性阻塞性肺疾病

3.2　间质性肺疾病

续表

3.3	其他同时存在限制性和阻塞性通气功能障碍的肺疾病
3.4	睡眠呼吸障碍
3.5	肺泡低通气综合征
3.6	慢性高原病
3.7	肺泡—毛细血管发育不良
4	**慢性血栓栓塞性肺高压**(CTEPH)
5	**机制不明或多种因素所致 PH**
5.1	血液系统疾病:骨髓增生性疾病,脾切除
5.2	全身性疾病:结节病,肺朗格汉斯组织细胞增多症,淋巴管肌瘤病,多发性神经纤维瘤,血管炎
5.3	代谢性疾病:糖原累积病,代谢病,甲状腺疾病
5.4	其他:肿瘤性阻塞,纤维性纵隔炎,长期透析的慢性肾衰竭

【病情评估】

评估一般从肺动脉压力、靶器官损害、功能分级、运动耐量四个方面评估。

肺动脉压力分三级,轻度:26～35 mmHg,中度:36～45 mmHg,重度:>45 mmHg。靶器官损害主要指右心结构和功能的改变。功能分级参照纽约心脏学会心功能分级标准。

表 1-22-2　PHT 功能分级

1级	无症状,日常活动不受限
2级	静息时无症状,日常活动轻微受限
3级	静息时有症状,日常活动明显受限
4级	静息时有明显症状,不能进行日常活动

【临床表现】

1. 肺动脉高压患者的症状是非特异的,呼吸困难是最常见症状。临床上无基础心肺疾病的人出现呼吸困难,或出现不能单纯用心肺疾病来解释的呼吸困难,应考虑 PH 的可能。

体征:右心扩大可导致心前区隆起,肺动脉压力升高可出现 P_2 亢进;肺动脉瓣开放突然受阻出现收缩早期喷射性喀喇音;三尖瓣关闭不全引起三尖瓣区的收缩期反流杂音;晚期右心功能不全时出现颈静脉充盈或怒张、下肢水肿、发绀;右室充盈压升高可出现颈静脉巨大"a"波;右室肥厚可导致剑突下出现抬举性搏动;出现 S_3 表示右心室舒张充盈压增高及右心功能不全,约 38% 的患者可闻及右室 S_4 奔马律。

2. 疲劳、晕厥、胸痛和心悸等症状也常常出现。一般活动,甚至轻微活动后即可出现近乎晕厥和晕厥严重的症状,这样的患者的肺功能损害通常已达Ⅲ级或Ⅳ级,往往标志患者 CO 已经明显下降。

3. 咯血和声音嘶哑不常见。

4. 实验室检查

(1)心电图　心电图有提示 PAH 的诊断价值。约 87% 患者心电图可提示右室肥厚,79% 患者出现电轴右偏。Ⅰ导联 S 波振幅 >0.21 mV 诊断 PAH 的敏感性和特异性分别为 89% 和 81%。PAH 很少出现室性心律失常,晚期可出现房扑、房颤等房性心律失常。

(2)胸部 X 线片检查　常见征象有:肺动脉段凸出及右下肺动脉扩张,伴外周肺血管稀疏——"截断现象";右心房和右心室扩大。胸部 X 线检查对于中、重度的 PAH 患者有更高的诊断价值,胸部 X 线正常并不能排除 PAH。

(3)肺功能和动脉血气分析　肺功能和动脉血气分析有助于发现潜在的肺实质或气道疾病。PAH 患者肺功能往往表现出呼吸中期流速下降(MEF_{50} 可下降至 50%～61% 预计值),弥散功能轻、中度下降(一般为 40%～80% 预计值),而肺总量和残气量往往正常。结缔组织病相关 PAH 和 PVOD/PCH 的弥散功能下降尤为明显。动脉血气分析提示氧分压一般正常或仅轻度下降,$PaCO_2$ 往往下降,与肺泡过度通气有关。

(4)超声心动图　超声心动图提示 PAH 的征象有:三尖瓣反流速度增加,肺动脉瓣反流速度增加,右室射血到肺动脉加速时间缩短,右房室扩大,室间隔形状及功能异常,右室壁增厚及主肺动脉扩张等。

(5)肺通气灌注扫描　肺通气灌注扫描是 PAH 诊断流程中的重要检查项目之一,PAH 时肺灌注可以完全正常,或表现为外周非节段分布的灌注缺损。

(6)胸部 CT、高分辨率 CT(HRCT)及 CT 肺动脉造影(CTPA)　HRCT 有助于发现间质性肺疾病和肺气肿的细微病变。HRCT 是诊断肺静脉闭塞病的重要手段,特征性征象有间质性肺水肿、肺实质弥漫性毛玻璃样改变、小叶间隔增厚、纵隔淋巴结肿大等。CTPA 可使大多数 CTEPH 确诊,还可以筛查出有肺动脉内膜剥脱术适应症的患者。

(7)睡眠监测　约有 15% 阻塞性睡眠呼吸障碍的患者合并 PH,故对于有可疑阻塞性睡眠障碍的疑诊 PH 患者应进行睡眠监测。

(8)心脏 MRI　可以直接评价右室大小、形状和功能等,还可以测量每搏量、CO、肺动脉扩张能力及右室厚度等参数。心脏 MRI 是随访期间评价血流动力学参数的重要无创手段,如与基线比较每搏量下降,右室舒张末期容积增加,左室舒张末期容积减少提示患者预后较差。

(9)血液学检查及自身免疫抗体检测　对所有疑诊 PH 的患者均应常规进行血常规、血生化、甲状腺功能、自身免疫抗体检测、HIV 抗体及肝炎相关检查等,以便进行准确的诊断分类。注意:小部分 IPAH 患者抗核抗体阳性,但通常滴度 $<1:80$。

(10)腹部超声　有助于发现合并肝硬化和门脉高压患者。

(11)心导管检查　包括左心及右心导管检查。右心导管检查是确诊 PAH 的金标准。对怀疑有左心疾病或部分先天性心脏病的患者,必要时可行左心导管检查明确诊断。

(12)急性肺血管扩张试验　部分 PAH,尤其是 IPAH 发病机制可能与肺血管痉挛有关,肺血管扩张试验是筛选这些患者的有效手段。研究证实采用钙通道阻滞剂(CCBs)治疗可显著改善试验结果阳性患者的预后。另外,首次急性肺血管扩张试验总肺阻力指数下降>50%的患者预后优于<50%的患者。患者首次右心导管检查时应同时进行急性肺血管扩张试验检查。

急性肺血管扩张试验阳性标准:mPAP 下降幅度超过 10 mm Hg 且绝对值≤40 mmHg,同时 CO 增加或不变。必须同时满足此三项标准,才可将患者诊断为试验结果阳性。

(13)生化标记物　目前明确血清尿酸水平、B 型利钠肽(BNP)、N 末端 B 型利钠肽原(NT-proBNP)、肌钙蛋白 T 和 I 均是 PAH 病情严重程度和预后预测的重要生化标记物。保持较低的血浆水平或明显下降提示 PAH 病情稳定或好转。

【诊断要点】

对疑诊 PH 患者应首先考虑常见疾病如第二大类的左心疾病和第三大类的肺部疾病,然后考虑第四大类的 CTEPH,最后再考虑第一大类的 PAH 和第五大类中的少见疾病。

对疑诊 PAH 的患者应考虑到由相关疾病和(或)危险因素导致的可能,仔细查找有无家族史、先天性心脏病、结缔组织病、HIV 感染、门脉高压、溶血性贫血、与 PAH 有关的药物服用史和毒物接触史等。

1. 胸部 X 线主要改变是肺动脉干及其主干增宽,肺动脉段突起。

2. 心电图可见心电轴右偏,肺型 P 波及右心室肥厚的改变。

3. 超声心动图可见右心室扩大及室间隔肥厚。

4. 右心导管血流动力学测定显示平均肺动脉压力上升到 25 mmHg 以上。

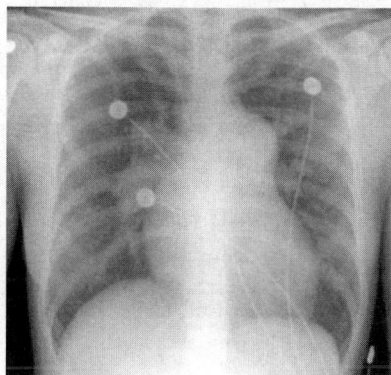

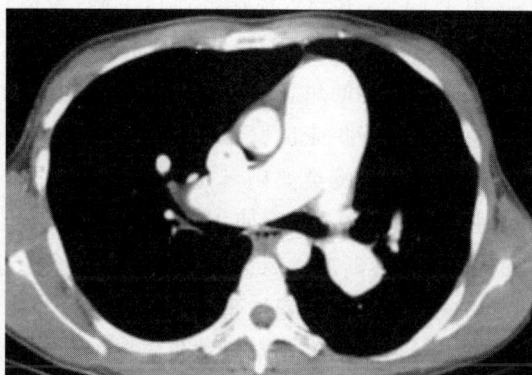

X 线胸片可见肺动脉段突出,CT 肺动脉明显增宽

图 1-22-1　肺动脉高压

【治疗】

1. 一般治疗

(1)氧气疗法。尽管吸氧并不能改善艾森曼格综合征患者的病程,仍建议对 PaO₂ 低

于 60 mmHg 的患者给予吸氧治疗,且每日＞15 小时。对其他类型 PAH,如动脉血氧饱和度低于 90% 则建议进行常规氧疗。

(2)活动节制。运动应以不引起明显的气短、眩晕、胸痛为宜,康复训练应在专业人员的指导下进行。适度的运动和康复训练有助于提高患者的运动耐量。

(3)利尿和强心治疗。右心功能不全可导致体液潴留,出现颈静脉充盈、肝及胃肠道瘀血、胸腹水和下肢水肿,建议对存在明显容量超负荷的 PAH 患者给予利尿剂。

当 CO 低于 4 L/min 或心指数低于 2.5 L/(min·m²)是应用地高辛的首选指征;另外,右心室扩张,基础心率大于 100 次/分,心室率偏快的心房颤动等也均是应用地高辛的指征。

多巴胺和多巴酚丁胺是治疗重度右心功能衰竭(血流动力学不稳定的 WHO 心功能 Ⅲ级或心功能Ⅳ级患者)首选的正性肌力药物,患者血压偏低首选多巴胺,血压较高首选多巴酚丁胺。两种药物的推荐起始剂量为 2μg/(kg·min),可逐渐加量至 8 μg/(kg·min),根据患者具体情况酌情用量。

2. 抗凝疗法

慢性肺栓塞的患者必须终身进行抗凝治疗。通常肺动脉高压合并咯血或其他有出血倾向的患者应避免使用抗凝剂。除原发性肺动脉高压(PPH)外,其他原因引起的肺动脉高压的患者使用抗凝剂的远期效果尚无结论,但通常建议终身抗凝治疗,给予华法林抗凝治疗以达到 2～3 的国际标准化比值。

3. 肺血管扩张疗法

(1)钙通道阻滞剂　只有急性肺血管扩张试验结果阳性的患者才能从 CCBs 治疗中获益。由于 CCBs 有导致体循环血压下降、矛盾性肺动脉压力升高、心功能衰竭加重,诱发肺水肿等危险,故对尚未进行急性肺血管扩张试验的患者不能盲目应用 CCBs。对正在服用且疗效不佳的患者应逐渐减量至停用。

对急性肺血管扩张试验结果阳性的患者应根据心率情况选择 CCBs,基础心率较慢的患者选择二氢吡啶类如硝苯地平或氨氯地平;基础心率较快的患者则选择地尔硫䓬。为避免并发症的发生,推荐使用短效药物,并从小剂量开始应用,在体循环血压没有明显变化的情况下,逐渐递增剂量,争取数周内增加到最大耐受剂量,然后维持应用。应用 1 年还应再次行急性肺血管扩张试验重新评价患者是否持续敏感,只有心功能稳定在Ⅰ～Ⅱ级且肺动脉压力降至正常或接近正常的长期敏感者才能继续应用

(2)前列腺素类　前列腺素是很强的肺血管舒张剂和血小板凝聚抑制剂,还具有细胞保护和抗增殖的特性。在国内,雾化吸入和(或)静脉泵入伊洛前列素是肺动脉高压导致右心衰竭患者的首选抢救药物,也是 WHO 心功能Ⅲ～Ⅳ级患者的一线用药。建议伊洛前列素每次吸入剂量为 10～20 μg,每日 6～9 次。静脉应用伊洛前列素需从中心静脉泵入,起始剂量 0.5 ng/(kg·min),可逐渐加量至 4ng/(kg·min)。

贝前列素钠是目前唯一的口服前列环素类药物,理化性质稳定。

(3)内皮素受体拮抗剂　波生坦是一种非选择性的 ET-A 和 ET-B 受体拮抗剂,能改善 WHO 分类为 Ⅲ 和 Ⅳ 级的 PPH 或硬皮病患者的运动能力和血流动力学指标。波生

坦用量需根据体重来调整,目前对 40 kg 以上患者推荐用法是初始剂量 62.5 mg,2 次/日,连用 4 周后加量至 125 mg,2 次/日维持治疗。建议治疗期间至少每月监测 1 次肝功能。

选择性内皮素受体-A 拮抗剂西他生坦(sitaxsentan)和安立生坦(ambrisentan)临床试验也具有较好的疗效。

(4)NO 吸入 NO 已用于诊断性的急性肺血管扩张试验,也已用于治疗其他肺动脉高压,包括急性呼吸窘迫综合征。精氨酸是合成 NO 的底物,补充 L-精氨酸能增加 NO 的合成,降低肺动脉压,是一种辅助性治疗。国外研究提示他汀类药物可能改善小肺动脉重构,对肝功能无明显损害的患者可以考虑使用。

(5)磷酸二酯酶抑制剂 西地那非系一种口服 PDE-5,6 抑制剂,也能使 NO 和雾化吸入的依洛前列素的作用延长。西地那非的用法建议按照国外推荐的剂量,即 20 mg,3 次/日。

另一种 5 型磷酸二酯酶抑制剂伐地那非(商品名:艾力达)可有效改善 PAH 患者的运动耐量、心功能分级以及血流动力学指标,并且耐受性良好。推荐伐地那非治疗剂量为 5 mg,1 次/日持续 2~4 周后加量为 5 mg,2 次/日。

(6)Rho 激酶抑制剂 目前已有小样本临床研究发现静脉注射法舒地尔(fasudil,商品名川威)可降低 PAH 患者的肺血管阻力,增加 CO,并且安全性好。

(7)联合药物治疗 联合药物治疗是指同时使用超过一种肺血管扩张剂如内皮素受体拮抗剂、磷酸二酯酶抑制剂、前列环素类似物及其他药物等。

4.免疫抑制治疗

一些继发于结缔组织病的肺动脉高压患者对免疫抑制剂治疗有很强的反应。

5.外科治疗

除药物治疗外,球囊心房房间隔造口术、肺动脉血栓动脉内膜切除术、肺移植也用以治疗某些肺动脉高压的患者。

6.联合治疗及展望

多种机制参与引起肺动脉高压,因此采取一种以上不同的治疗方法可能增强疗效。

(黄志俭)

第二十三章 弥漫性肺泡出血综合征

弥漫性肺泡出血综合征(diffuse alveolar hemorrhage syndrome,DAHS)大多来势凶险,危及生命,症状复杂,基础病往往被忽视。不典型的多系统受累,易误诊,目前对死亡率尚无确切统计,但预后十分凶险。

【DAHS 的分类】

1. 肺小血管炎 较多见于 Wegene 肉芽肿、显微镜下多血管炎、Churg-Strauss 综合征、孤立性肺血管炎、原发性冷球蛋白血症、Behcet 氏综合征、Pauci-肾小球肾炎(寡免疫肾小球肾炎)等。这组疾病经常并发 DAHS,且有咯血及贫血。

2. 免疫性疾病 如 Goodpasture 综合征、结缔组织病(尤多见于系统性红斑狼疮)、免疫复合物相关性肾小球肾炎、急性移植物排异(如干细胞移植等)、爆发性抗磷脂综合征。

3. 凝血障碍 如血栓性及原发性血小板减少性紫癜,抗凝、抗血小板、溶血药物不当使用等。

4. 原发性肺含铁血黄素沉着症。

5. 其他 如药物(毒素)中毒(如细胞毒及免疫抑制药环磷酰胺、博莱霉素、丝裂霉素、吉西他滨及西罗莫司,抗感染药物硝基呋喃妥因、两性霉素 B,抗风湿药 D-青霉胺,抗甲状腺药物丙基硫氧嘧啶,抗心律失常药物胺碘酮,以及抗血小板药、抗凝药、溶栓药、血液化疗药、抗精神病药物、降压药)。还有放射反应、二尖瓣狭窄、肺静脉阻塞性疾病、肺毛细血管瘤状增生等。

【临床特点】

1. DAHS 主要表现为咯血,咯血量从极少量(不少患者根本无咯血)到致命性大咯血。DAHS 并大咯血毕竟少数,多数咯血量甚少或根本无咯血。但此时有一个显著的特点是与咯血量极不对称的缺铁性、失血性贫血或短期内贫血加重,24 h 血红蛋白降低 2 g/dL 以上。

2. 第二个主要症状是呼吸困难,严重气憋,有时伴干咳。此症状可发生在原有基础病的基础上突然加重,亦可为首发症状,病人烦躁、紫绀、缺氧,严重者呼吸窘迫、张口呼吸,"濒死"感觉。此时血氧分压明显下降,或伴呼吸性碱中毒,以至呼吸衰竭。重者往往需要人工通气,辅助呼吸。

3. 贫血者合并弥散功能下降,少数反复发生 DAHS,病情较缓和,可以发展为肺纤维化。

4. 胸部 X 线及 HRCT 是诊断的必要条件,即肺浸润阴影,有时很类似肺水肿的表现。双肺弥漫,亦可见局限浸润,可见支气管空气症。一般 2～3 d 内吸收呈网状,1～2 周内可望吸收。很少有胸腔液渗出及肺不张,是 X 线特点之一。

5. 有些病例需支气管肺泡灌洗(BAL)检查,其目的是确定肺泡出血及出血范围,并尽可能排除局灶性引起肺支气管出血的病变,如感染、新生物、结核等。

亚急性病例出血 24 h 后,BAL 可见吞噬含铁血黄素的肺泡巨噬细胞达 20％以上,并可见红细胞、中性粒细胞,此现象对 DAHS 诊断敏感性好。

6. DAHS 基础病的临床症状及实验室所见,例如发热、肾疾病、关节肌肉疼痛、皮疹、末梢神经炎、肝功不良,以及继发感染症状,特殊用药史,及骨髓移植史等。

有关实验室检查除前述血常规为贫血,白细胞升高外,其他如出凝血功能、尿常规、冷球蛋白、肝肾功能、补体、自身抗体(如抗核抗体系列)、抗肾小球基底膜抗体(GBMA)、抗中性粒细胞浆有关抗体(AN-CA)、抗心磷脂抗体等需作进一步的检查。

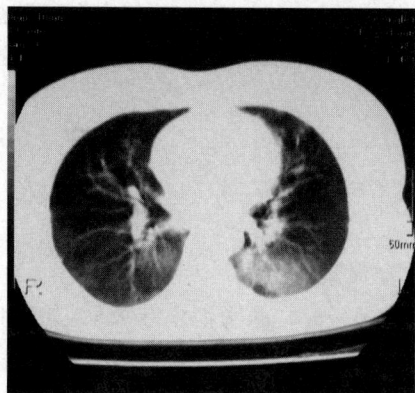

两肺下叶可见毛玻璃样渗出影

图 1-23-1　弥漫性肺泡出血综合征

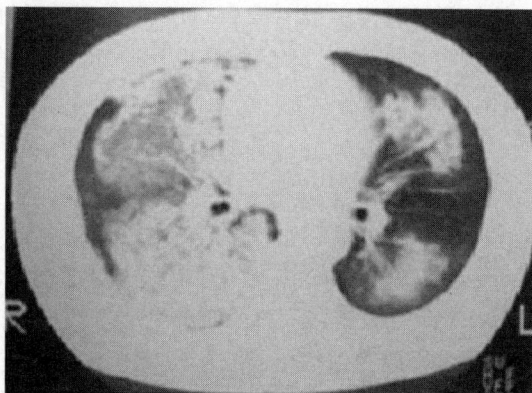

两肺可见弥漫性腺泡样实变影,以右肺明显

图 1-23-2　弥漫性肺泡出血综合征

【诊断和鉴别诊断】

1. 诊断标准

(1)咯血　从极少到大咯血,需要严格除外已知病因之咯血,如感染、结核、新生物、支扩等。

(2)贫血　与咯血量不平行之贫血,或血色素 24 h 内下降 2 g/dL。

(3)胸部 CT 示间质性病变或广泛肺泡弥漫浸润影,亦可有不对称局限浸润。一般无胸水和肺不张。

(4)无明显原因憋气、呼吸困难、血氧分压下降、肺弥散功能增高、阻塞性通气障碍,甚至呼吸衰竭。

(5)BAL 检查可见多段(至少三个不同支气管亚段)为血性回收液。出血 48 h 以上,

20％以上 BAL 的细胞为吞噬含铁血黄素的肺巨噬细胞。

（6）DAHS 为继发于其他基础病（尤多见于肺血管炎、结缔组织病）或有药物、毒物、放射接触史等，因此有关基础病应仔细分析。

2. 鉴别诊断

DAHS 为综合征，一定要排除其他咯血、贫血、气短、肺部阴影疾病，尤其是下例病种：

（1）应除外常见的咯血病因，如结核、肺炎、支扩、肿瘤等。多有明确肺内病灶，有较特异的病史及体征，而没有肺内弥漫阴影。

（2）对少见的大面积肺炎　大叶肺炎有明显感染证据，无明显快速进展之贫血，及气短症状（如果不合并心衰，一般不十分严重），而且无 DAHS 发病的基础疾患。

（3）肺水肿　肺部阴影酷似 DAHS。但无心源性或非心源性肺水肿均有明确病因及相应体征，而无迅速贫血及 DAHS 基础病。

（4）肺栓塞　可有气短、少许咯血、肺部阴影，但肺部阴影并不是重要表现，且非弥漫性，气短严重程度一般不像 DAHS 严重，无进行性贫血，无 DAHS 基础病，却多有下肢静脉血栓，或长期卧床、术后等病史。通气/灌注扫描、增强螺旋 HRCT、磁共振、肺动脉造影大多可确诊。

【治疗】

病因与免疫相关，因此治疗以免疫抑制剂及糖皮质激素为主。

1. 对严重病例，多应行"冲击治疗"，如甲强龙 1 g/d×3 d，静滴治疗结束后，如病情有所缓解，可改为强的松或波尼松 60～120 mg/d，短期口服。随病情好转，逐步减为 1～2 mg・kg^{-1}・d^{-1}。单用糖皮质激素冲击治疗效果不佳者，可并用环磷酰胺冲击治疗，750～1000 mg/m^2，静点，3～4 周一次，病情有所缓解始可改为维持量 1～2 mg・kg^{-1}・d^{-1}，可与强的松维持量合用。

2. 维持治疗时间主要依 DAHS 缓解情况及基础病情的情况而定，一般 2 个月左右。其他免疫抑制剂，如硫唑嘌呤、环孢素 A、吗替麦考酚酯、氨甲蝶呤等亦有应用。

3. 血浆置换是抗循环抗肾小球基底膜抗体（GBMA）疾病治疗的重要方法，有利于清除血浆抗体，保护肾功能，减轻 DAHS。免疫吸附疗法亦有应用。

4. 静注免疫球蛋白或丙球。对肺血管炎治疗，人类淋巴细胞单克隆抗体治疗肉芽种类疾病均有作用，有应用活性因子Ⅶ（activated factor Ⅶ）成功治疗 DAHS 的个案报告。

5. DAHS 多数发病急重，迅速进入呼吸衰竭，应充分供氧，及早应用无创人工通气，必要时应用气管插管或气管切开机械通气，并加用呼气末正压通气模式（PEEP），保证通气、换气功能，纠正缺氧。

6. 伴有肾功衰竭者，必要时行透析治疗。

7. 预防治疗继发感染，保证静脉营养，维持水电解质平衡都是十分重要的。

（黄志俭）

第二十四章 ICU 常见的弥漫性肺疾病分析鉴别

一、感染性疾病

(一)肺结核

近 20 年来肺结核的临床表现和胸部 X 线表现越来越不典型。传统观念认为肺结核均为隐匿起病,进展缓慢,胸部 X 线表现为斑片状、斑点或结节状密度增高影。但一些结核起病急,病情进展快,双肺呈弥漫性磨玻璃样阴影,与 IIP 有非常相似之处。

特点 (1)年龄相对较小,平均年龄 38 岁;(2)均有不同程度的发热;(3)实验室检查 ESR、CRP 等显著增高;(4)胸部影像学虽然全肺均有改变,但双上肺病变相对较多,形态上虽然可以表现为双肺弥漫性均匀的磨玻璃样阴影,但在双肺局部可以找到一些小结节影和相对融合的斑片或团块状密度增高影;(5)需要有创检查来确诊,如经皮肺穿刺或开胸肺活检,经支气管肺活检也可明确病因;(6)使用糖皮质激素可以使磨玻璃样阴影有所吸收、好转但不能完全吸收。

(二)病毒感染

众所周知,病毒可以引起双肺弥漫间质性改变。临床上以流感病毒、腺病毒、巨细胞病毒、EB 病毒和 SARS 病毒为多。这类病发生在病毒流行的季节,年老体弱或者免疫功能低下者多见。发病初期患者常有咽干、咽痛、鼻塞、流涕、头和全身酸痛等上呼吸道感染症状,发热和咳嗽为其主要临床症状,严重者可出现呼吸困难、发绀和急性呼吸窘迫综合征等,起病急。胸部影像学弥漫性间质性的磨玻璃样改变最为常见,确诊需要依靠病原学证据。对临床不能排除病毒感染的患者,可以给予抗病毒和丙种球蛋白治疗。

(三)肺孢子菌肺炎

本病主要发生于免疫功能低下者,如严重营养不良、恶性肿瘤、器官移植和临床上应用糖皮质激素或免疫抑制剂治疗的患者。当宿主免疫力下降时,病原体大量繁殖可导致肺炎,出现进行性加重的咳嗽、气短、呼吸困难和发绀。早期影像学表现为肺门周围有粟粒状或网状间质阴影,病情加重时可出现由肺门向外扩展的弥漫性间质浸润影,并迅速形成蝶状实变阴影。胸部 CT 表现为双肺弥漫性磨玻璃样渗出、小结节和小囊泡状影。

特点:存在免疫功能低下的情况;以咳嗽、气短、呼吸困难为突出症状,有时与 X 线胸片不匹配;肺部体征很少;影像学表现为弥漫性磨玻璃样渗出、小结节和小囊泡状影。需要病原学检查确诊。

(四)非典型病原菌

支原体和衣原体均可引起双肺磨玻璃样斑片状阴影,以中、下肺野明显,有时呈网状、云雾状、粟粒状或间质浸润,少数病例可有胸腔积液。主要依靠血清抗体检测来诊断。

(五)播散性侵袭性肺曲菌感染

患者可表现为低热、咳嗽甚至支气管哮喘,如大量使用糖皮质激素,很容易导致双肺播散性侵袭性真菌感染,表现为快速进展的双肺弥漫性斑点状、小结节和磨玻璃样病变,因为痰中的阳性率很低,经皮肺穿刺或 G 实验可以作为诊断的手段。

二、结缔组织病

易合并 ILD 的 CTD 为肌炎/皮肌炎、干燥综合征、类风湿关节炎和硬皮病,其病理类型可分为 UIP、NSIP、LIP 和 COP,影像学可以表现为网格状、磨玻璃样、弥漫性小结节状。特点为:常有其他器官受累的表现,如发热、关节肿痛、雷诺症状、口干、眼干、肌无力和皮疹等;血清学相关抗体可为阳性;血管炎也属于 CTD,若有肺泡出血时,可表现为弥漫性磨玻璃样改变。患者常有发热、外周血白细胞增高等表现,很容易误诊为肺炎。特点为有系统性损害,如尿中有红细胞;血清抗中性粒细胞浆抗体常为阳性。

三、弥漫性肺泡出血综合征

临床上引起弥漫性肺泡出血的原因很多,包括肺血管炎、CTD、各种原因引起的弥漫性肺泡出血,如病毒感染,抗原抗体介导的免疫损伤以及肺出血—肾炎综合征。

特点是:起病呈急性或亚急性改变;呼吸困难,低氧血症明显;可有咯血或无咯血;胸部 HRCT 呈腺泡结节性密度增高影;大量肺泡出血,常伴贫血;支气管肺泡灌洗可以明确诊断。

四、药物性 ILD

药物导致的肺损伤机制甚为复杂,可表现为肺水肿、肺出血、肺栓塞、肺间质纤维化、气管痉挛和胸腔积液。能引起 ILD 的药物很多,除人们熟悉的细胞毒性药物博来霉素、环磷酰胺外,还有抗菌药物呋喃妥因、青霉素等,抗风湿药物青霉胺、金制剂等,抗心律失常药胺碘酮等。

发病可分为急性型和慢性型。慢性型病势进展缓慢,急性发病者多有发热、咳嗽、呼吸困难,病情进展较快。亦可见皮疹、口腔溃疡、头痛、乏力或有蛋白尿等肺外症状。

查体两肺底可闻及 Velcro 啰音,末梢血白细胞数增多,亦可见嗜酸性粒细胞增加。胸部 X 线像两肺呈弥漫性微细微粒状影(即磨玻璃样影)或呈现网织结节影乃至小片状影。肺纤维化继续进展可出现多发的蜂窝样环状像(即蜂窝肺),膈肌上举,肺野缩小。

肺功能检查　如形成弥漫性肺间质纤维化,常见限制性通气障碍以及弥散功能低下。

　　弥散功能检查　往往在通气功能未见异常的情况下即可见弥散功能障碍,多为Ⅰ型呼吸衰竭,出现低氧血症。

　　急性或亚急性的损害常表现为咳嗽、呼吸困难和低氧血症,X线胸片主要表现为弥漫性浸润或磨玻璃样影,有时很难与NSIP、AIP等相鉴别。

　　应提高对本病的认识,详细询问患者的用药情况,特别是使用多种药物的情况。要注意分析患者用药与临床症状之间的关系,必要时可停药观察或进行有创检查。

五、肺泡蛋白质沉着症

　　特点是肺泡内有类似于肺泡表面活性物质的脂蛋白大量沉积,临床上表现为咳嗽、进行性呼吸困难,X线胸片或胸部CT表现为弥漫性双肺斑片状及磨玻璃样改变,很容易误诊为肺间质纤维化。临床症状与胸部X线不匹配,临床症状相对较轻;HRCT可见"地图样"和"铺路石"样改变,而在普通胸部CT表现为磨玻璃样改变,容易误诊或漏诊;患者易合并条件致病菌感染;经纤维支气管镜支气管肺泡灌洗可以明确诊断。

六、肺泡癌或癌性淋巴管炎

　　肺泡癌或癌性淋巴管炎可表现为多发性腺泡结节样阴影或淡片阴影,病变范围扩大时可融合成片状,类似肺实变,可见到支气管充气征。癌性淋巴管炎可以表现为双肺多发沿支气管血管分布的小叶间隔样改变、磨玻璃样改变、网状结节影。此类患者有呼吸困难,有时可合并胸腔积液和肺门纵隔淋巴结肿大,患者的总体状况相对较差。对疑似患者可进行痰液脱落细胞和血肿瘤标志物检查,可进行纤维支气管镜或经皮肺穿刺活检证实。

七、左心功能不全

　　左心功能不全患者可出现咳嗽、呼吸困难和低氧血症,胸部X线或胸部CT表现为双肺弥漫性磨玻璃样改变。

　　患者有以下特点:多为老年人,特别是既往有高血压、冠心病或糖尿病者;胸部X胸片或胸部CT示心影增大;双肺磨玻璃样的分布多以肺门为中心;合并有胸腔积液;超声心动检查提示心功能不全;经强心利尿或经正压通气后,胸部影像学可有显著改变。

八、嗜酸性粒细胞性肺炎

　　嗜酸性粒细胞性肺炎(eosinophilic pneumonia,EP)又称嗜酸性粒细胞增多综合征(eosinophilic syndromes)或嗜酸性粒细胞性肺浸润,是一组病因尚不明确、发病机制与变态反应有关的疾病。

　　　　　　　　　　　　　　　　　　　　　　　　　　　　　(黄志俭)

第二十五章　间质性肺疾病

第一节　间质性肺疾病(ILD)的共同特点

临床症状、胸部影像学、肺功能和肺部病理生理改变非常类似：

1. 运动性、进行性呼吸困难。

2. 胸片双侧弥漫性间质性浸润。

3. 限制性通气功能障碍和弥散功能下降，休息或运动时 PaO_2 异常。

4. 组织病理特征为肺间质的炎性和纤维化改变及肉芽肿性改变。

表 1-12-1　间质性肺疾病的分类

与系统性疾病相关的 ILD
包括风湿病、血管炎和血管性疾病(抗心磷脂抗体综合征、凝血病等)
环境因素和药物因素所致 ILD
如有机、无机粉尘以及药物(包括放射线、氧气)等所致
肉芽肿疾病
如结节病、外源性过敏性肺泡炎、韦格纳肉芽肿等
特发性间质性肺炎
特发性肺间质纤维化(IPF)/寻常型间质性肺炎(UIP)
包括急性间质性肺炎(AIP)
脱屑型间质性肺炎(DIP)
呼吸性细支气管炎伴间质性肺病(RBILD)
非特异性间质性肺炎(NSIP)
淋巴细胞性间质性肺炎(LIP)
隐源性机化性肺炎(COP)
其他弥漫性肺病
如肺泡微结石症、肺泡蛋白沉积症、肺淋巴管平滑肌瘤病

【ILD 主要症状】

1. 进行性呼吸困难。特征性症状，最初只发生于运动时，进行性发展到静息时也出现，呼吸浅快，紫绀，无端坐呼吸。

2. 干咳、咯血。早期不严重，晚期有刺激性干咳，劳动或用力呼吸而诱发。继发感染时有脓痰，少数有血痰。

3. 胸痛。不常见，但类风湿性关节炎、SLE、混合结缔组织病和药物诱发的疾病，可有胸膜性胸痛。

4. 肺外表现。骨骼肌疼痛、衰弱、疲乏、发热、关节疼痛或肿胀、光过敏现象、雷诺氏现象、胸膜炎、眼干、口干等。

偶尔结缔组织疾病的肺部表现可以先于系统症状出现之前数月或数年,尤其是类风湿性关节炎、SLE 和多发性肌炎—皮肌炎(PM-DM)。

【体格检查】

1. 肺部听诊:表浅、细小、高调的啰音,称为爆裂音(Crackle)或 Velcro 音(似尼龙带拉开音)。与慢性气管炎或支气管扩张等粗湿性啰音完全不一样,爆裂音来自末梢气道,分布广泛,以中下肺和双肺底居多。

ILD 偶有喘鸣音,可出现在癌性淋巴管炎、慢性嗜酸粒细胞性肺炎、Churg-Strauss 综合征等。

2. 杵状指:在 IPF 时发生率尤为频见,40%～80% 有杵状指,出现早,程度重。

3. 紫绀:23%～53% ILD 病人有紫绀,表明疾病已进入晚期。

4. 肺动脉高压征象:晚期有明显的肺动脉高压,肺动脉听诊区第二心音亢进。

5. 全身症状:消瘦、乏力、食欲不振、关节疼痛,继发感染时可有发热。

【ILD 的合并症】

1. 心血管系统并发症

慢性缺氧、进行性肺动脉高压合并右心室肥厚和肺心病;左心室衰竭常见,与缺血性心脏病有关。

2. 肺部感染

ILD 患者的肺部感染发生率增加。肺部感染与皮质激素或细胞毒药物应用相关。

3. 肺栓塞

ILD 临床表现的恶化有时与肺栓塞有关。突发呼吸困难加重、不能解释的血气恶化,如不是肺部感染,应考虑肺栓塞,必要时作肺 V/Q 扫描或肺动脉造影。

4. 恶性疾病

IPF 和硬皮病患者患恶性疾病的可能性增加(尤其患肺腺癌)。

5. 气胸。

6. 治疗的合并症

(1)皮质激素治疗:肌病、消化性溃疡、电解质异常、白内障、骨质疏松和易感染;

(2)细胞毒药物:感染的易感性、骨髓抑制、肝炎和出血性膀胱炎。

【实验室检查】

1. 嗜酸性粒细胞增多症:见于嗜酸性粒细胞性肺炎。

2. 血管紧张素转化酶增高:结节病。

3. 特发性肺纤维化可出现免疫系统检查异常。

(1)血沉增快:80%～94%,＞60 mm/h 占 36%。

(2)γ 球蛋白水平升高见于 17%～44% 的患者,升高的 γ 球蛋白可为 IgA、IgM、IgG 或一种以上。

(3)特异性自身抗体:类风湿因子阳性;抗核抗体阳性;LE 细胞阳性;冷免疫球蛋白阳性;抗 Jo-1 阳性等。

【肺功能检查】

1.ILD 肺功能特征:限制型通气功能障碍、通气血流比例失调、气体交换(弥散)功能障碍。

2.肺功能正常或阻塞性通气功能障碍不能作为排除间质性肺疾病的依据,如结节病、朗罕细胞性组织细胞增多症及淋巴管肌瘤病可出现阻塞性气流受限。

3.疾病早期,肺功能可无异常。

4.吸烟者,肺容积可保持正常,这是由于同时合并肺气肿所致,HRCT 可发现肺气肿病变。

5.弥散功能(DLco)降低。一氧化碳(CO)弥散量可降至正常值的 1/2～1/5,气体交换障碍是由于肺泡毛细血管的破坏导致气体交换面积减少,肺内 V/Q 比例失调,肺泡—毛细血管膜和肺泡间隔增厚使弥散距离增加及毛细血管床减少所致。

【支气管-肺泡灌洗液检查(BALF)】

细胞性成分:即肺泡中的炎性和效应细胞的类型和数目。各种间质性肺纤维化中,支气管肺泡灌洗液细胞的计数有如下改变:

1.IPF 和胶原—血管性疾病伴肺间质纤维化中性粒细胞增多。

2.过敏性肺炎、结节病时,淋巴细胞增多。

3.嗜酸粒细胞性肺炎嗜酸粒细胞增加。

【肺组织活检】

1.可分为经支气管肺活检(TBLB)、外科开胸肺活检(OLB)两大类。

2.经胸腔镜肺活检尤其是电视引导下的胸腔镜肺活检(VATS 肺活检)的开展,使外科肺活检更便于进行。

3.小开胸肺活检。与开胸肺活检相比,VATS 肺活检窥视范围广,损伤小,病人易于接受。

【间质性肺疾病的影像学检查】

1.胸部 X 线平片

X 线平片是 ILD 的第一线索,甚至在无病状时,X 线可出现 ILD 表现。ILD 异常 X

线表现有：

(1)"磨玻璃"样改变；

(2)网状改变；

(3)结节；

(4)蜂窝肺。

2.ILD 的 HRCT 常见表现

(1)胸膜下弧线状影

胸膜下 0.5 cm 以内的与胸壁内面弧度一致的曲线形影,长 5～10 cm,边缘较清楚。病理基础为支气管周围纤维性改变及周围肺泡萎缩。

(2)线状影

与胸膜面垂直的细线形影,长 1～2 cm,宽 1 mm,两下叶多见。为胸膜下的小叶间隔增厚所致。双肺中内带的分支状线形阴影病理基础为肺内小叶间隔增厚所致。

(3)实变影

病变早期有小叶状影,边缘不规则,中间可见含气支气管影。病理基础为支气管周围肺泡萎缩及纤维增生。多见于双下肺外后基底段。

(4)小结节影

在蜂窝、网、线索影的基础上可见小结节影,边缘较清楚。

病理基础为条索状纤维病变的轴位像。

(5)蜂窝状影

两肺下叶膈面和背面多见,系边缘清楚的空腔。

病理基础为较小的空腔为肺泡管及呼吸性细支气管的扩张,有的为肺泡性气肿所致。

(6)肺气肿

①小叶中心性肺气肿:为肺内散在圆形无明确边缘的低密度区。

②全小叶肺气肿:为局部大叶或更大范围内含气量的增加。

③支气管扩张:多数为柱状支气管扩张,可与支气管扭曲并存。

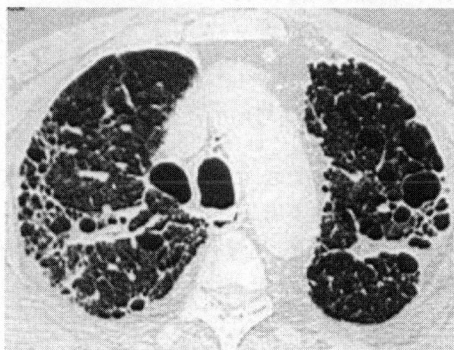

两肺可见弥漫大小不等的囊状气腔

图 1-25-1　蜂窝肺改变

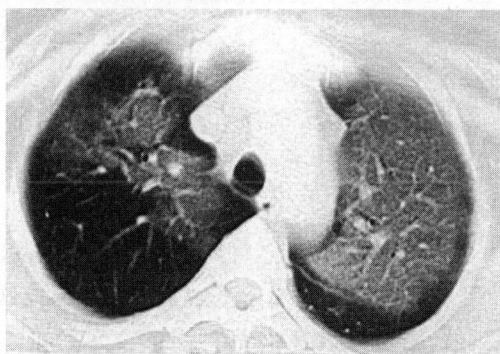

图 1-25-2　磨玻璃样改变

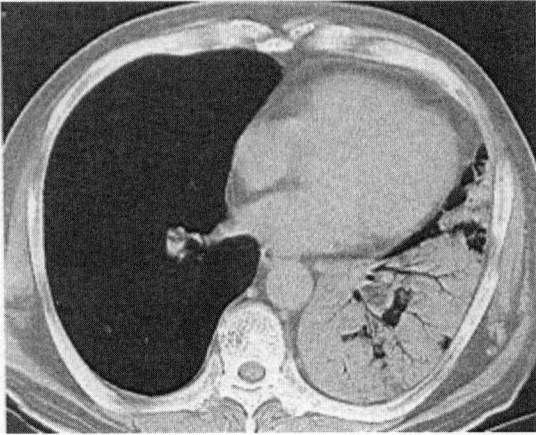

左下肺实变,有支气管充气征

图 1-25-3 实变影

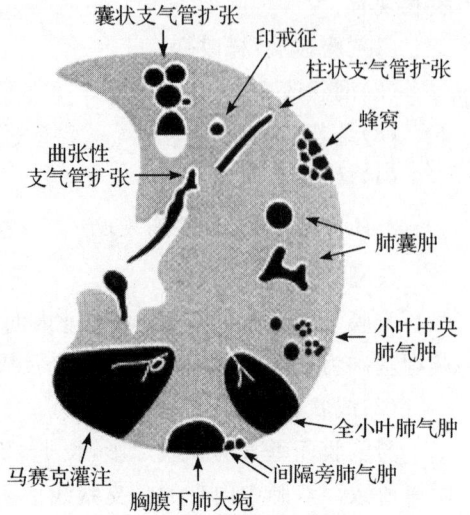

图 1-25-4 肺间质改变 CT 示意图

（黄志俭 盛晓琛）

第二节 特发性肺间质纤维化

特发性肺间质纤维化(idiopathic pulmonary fibrosis,IPF)是间质性肺疾病最常见的一种特殊类型,是一种原因不明,以弥漫性肺纤维化、肺功能损害和呼吸困难为特点的临床综合征。

【临床特点】

1. 起病隐匿,主要表现为干咳、进行性呼吸困难,活动后明显。

2. 本病少有肺外器官受累,但可出现全身症状,如疲倦、关节痛及体重下降等,发热少见。

3. 20%～50%左右的患者出现杵状指(趾),多数患者双肺下部可闻及 Velcro 音。

4. 晚期出现发绀,偶可发生肺动脉高压、肺心病和右心功能不全等。

5. X 线胸片

(1)常表现为网状或网状结节影伴肺容积减小。多为双侧弥漫性,相对对称,单侧分布少见。病变多分布于基底部、周边部或胸膜下区。可见次小叶细微结构改变,如线状、网状、磨玻璃状阴影。

(2)病变多见于中下肺野周边部,常表现为网状和蜂窝肺,亦可见新月形影、胸膜下线状影和极少量磨玻璃影。

(3)多数患者上述影像混合存在。在纤维化严重区域常有牵引性支气管和细支气管扩张和/或胸膜下蜂窝肺样改变。

【诊断要点】

1. 有外科肺活检资料诊断标准

(1)组织病理学表现为 UIP 特点。

(2)肺功能异常,表现为限制性通气功能障碍和/或气体交换障碍。

(3)胸部 X 线表现为典型的异常影像。

(4)除外其他已知病因所致的间质性肺病,如胶原血管病、环境因素、药物性肺病等。

2. 无外科肺活检资料诊断标准

缺乏肺活检资料原则上不能确诊 IPF,但如患者免疫功能正常,且符合以下所有的主要诊断标准和至少 3 个的次要诊断标准,可以临床诊断 IPF。

(1)主要诊断标准

①除外其他已知病因所致的间质性肺病,如胶原血管病、环境因素、药物性肺病等。

②肺功能异常,表现为限制性通气功能障碍和/或气体交换障碍。

③胸部 HRCT 表现为双肺网状改变,晚期出现蜂窝肺,可伴有极少量磨玻璃影。

④经支气管镜肺活检(TBLB)或 BALF 检查不支持其他疾病的诊断。

(2)次要标准

①年龄>50 岁。

②隐匿起病或无明确原因进行性呼吸困难。

③病程≥3 个月。

④双肺听到吸气性 Velcro 啰音。

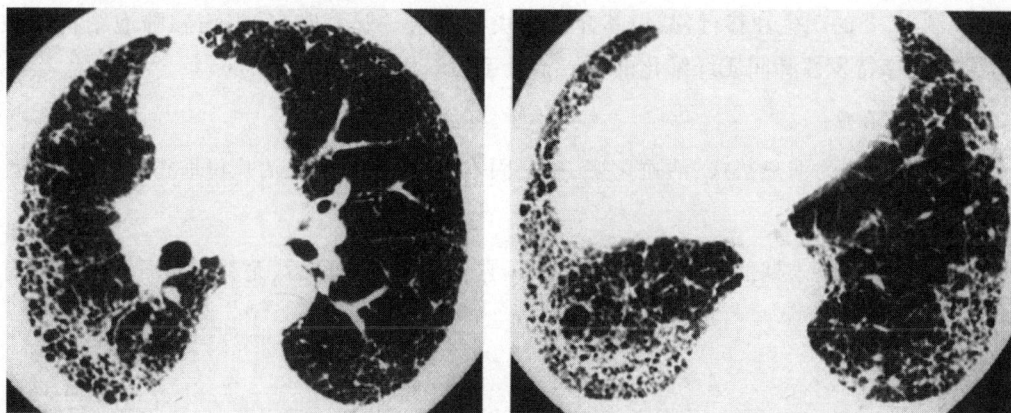

A. HRCT 通过右中间段支气管中部层面肺窗像显示两肺胸膜下广泛蜂窝状影,右下叶背段可见一支气管气度扩张;B. HRCT,通过两下肺野层面示两肺下野广泛分布的细蜂窝状影

图 1-25-5 特发性肺间质纤维化

【治疗】

1. 糖皮质激素

泼尼松每日 0.5 mg/kg，口服 4 周；然后每日 0.25 mg/kg，口服 8 周，继之减量至 0.125 mg/kg，至少维持 1 年，如减量过程中病情反复，宜再次加大剂量以控制病情，若仍有效可维持治疗两年，部分患者可能需终身治疗。

2. 硫唑嘌呤

按每日 2～3 mg/kg 给药。开始剂量为 25～50 mg/d 口服，之后每 7～14 天增加 25 mg，直至最大剂量 150 mg/d。

3. 环磷酰胺

按每日 2 mg/kg 给药。开始剂量为 25～50 mg/d 口服，之后每周增加 25 mg，直至最大剂量 150 mg/d。

4. 大环类酯类药物

具有抗炎、免疫调节等作用，在抑制肺间质纤维化方面有一定疗效。

5. 抗氧化剂

谷胱甘肽(Glutathione，GSH)是一种氧自由基的有效清除剂。而 N-乙酰半胱氨酸(N-acetylcysteine，NAC)作为谷胱甘肽的前体，可以减轻肺上皮细胞的损伤，但目前此类药物的有效性、不良反应尚无大样本的临床试验验证，还需进行长期的观察。

6. 细胞因子治疗

抑制 IL-8 的产生和移行，减轻其介导的炎症反应，减轻肺实质损伤和肺泡结构的破坏，成为治疗特发性肺间质纤维化的又一治疗手段。

7. 中医治疗

其方法可分为清热豁痰、活血化瘀、扶正固本，研究表明中医治疗可取得较好的疗效。

8. 肺移植

是肺部疾病终末期的重要治疗手段之一，它对于患者的预后，尤其是间质性肺疾病有一定的改善

（盛晓琛）

第三节 特发性肺间质纤维化急性加重

一些 IPF 患者在疾病过程中突然出现病情加重，出现难以预测的、爆发性的呼吸困难、低氧血症、呼吸衰竭而导致死亡，现在临床上称之为特发性肺间质纤维化急性加重（AEIPF）。

AEIPF 临床表现特殊,病死率高,值得引起临床医生的足够重视。

【临床特点】

1. 在 IPF 的慢性过程中,迅速出现进行性的、严重的呼吸困难、低氧血症,常伴发热、咳嗽。临床上和 ARDS 表现相似,不能被感染和心衰解释。

2. 体格检查常有 IPF 的体征,如听诊可闻及 Velcro 啰音,及杵状指等。

3. 胸部影像学的特点是在 IPF 原基础上叠加广泛的磨玻璃样阴影。

4. 病理改变为普通性间质性肺炎(UIP)和弥漫性肺泡损伤(DAD)并存的表现。

5. 肺泡灌洗显示中性粒细胞增高。

【诊断要点】

1. 以前已诊断或新诊断 IPF。

2. 没有可以确认原因的呼吸困难在 30 天内发生或加重。

3. HRCT 见双肺新出现的磨玻璃影或在 UIP 的网状、蜂窝状的影像改变基础上重叠实变阴影。

4. 气管内吸取物或肺泡灌洗液的一系列检查(包括细菌、机会性致病病原体和常见的病毒)没有发现肺部感染的证据。

5. 排除其他原因:(1)左心衰;(2)肺栓塞;(3)已知的可以导致急性肺损伤的病原,如败血症、误吸、外伤、再灌注性肺水肿、脂肪栓塞、肺挫伤、吸入性肺损伤、药物毒性、急性胰腺炎、成分输血和干细胞移植等。

如果 IPF 患者出现不明原因的症状急剧恶化,但不满足以上 5 条诊断标准,应考虑"可疑 IPF 急性加重"的诊断,主要包括以下情况:症状加重超过 30 天,单侧肺磨玻璃样改变,没有经过气管内吸取物或肺泡灌洗液病原学的评价。

【治疗和预防】

1. 应用糖皮质激素和免疫抑制剂。在 IPF 急性加重期,采用糖皮质激素冲击及续贯治疗(甲基泼尼松龙 1000 mg/d,3 天,随后口服强的松 $40 \sim 60$ mg/d),联合使用免疫抑制剂(环磷酰胺,每 3 周 500 mg),激素减量的同时加用环孢素,剂量为 $1 \sim 2$ mg/(kg·d)。

2. 应用抗纤维化药物。(1)吡非尼酮:是一种新型抗纤维化药物,$200 \sim 600$ mg,每日 3 次。(2)细胞因子治疗:如 α-干扰素 1b 对轻中度肺功能损害者为佳。TNF-α、IL-10 等细胞因子处于研究阶段。

3. 抗凝治疗:使用口服激素的基础上,给予低分子肝素抗凝治疗 $1 \sim 2$ 周,可降低 IPF 急性加重期的病死率。

4. 质子泵抑制剂:接受长期抑酸治疗($2 \sim 6$ 年),肺功能可以长期稳定甚至可得到改善,并且未发生 IPF 急性加重。

5. 多黏菌素-B-聚苯己烯纤维柱血液净化。

6. 其他：呼吸衰竭的患者可使用机械通气。另外，大剂量的静脉丙种球蛋白治疗可取得一定的疗效。

（陈德林）

第四节　急性间质性肺炎

急性间质性肺炎（acute interstitial pneumonia，AIP）是一种爆发性重症呼吸系统疾病。其对应的病理组织类型依次为普通型间质性肺炎、非特异性间质性肺炎、机化性肺炎、弥漫性肺泡损伤、呼吸性细支气管炎、脱屑性间质性肺炎，淋巴细胞性间质性 AIP 作为其中一类疾病，以其起病快、进展迅速、病死率高为特点，值得临床重视。

【临床特点】

1. 绝大多数患者在发病前有上呼吸道感染的症状，半数以上可持续 1 到数周。患者突然发热、干咳，胸部紧迫感和束带感，有胸闷、乏力、进行性加重的呼吸困难。

2. 双肺底可闻及散在爆裂音，很快出现杵状指，口唇紫绀，抗生素治疗无效。

3. 实验室检查不具有特异性，外周血白细胞可增高，少数嗜酸性粒细胞增多，血沉多增快，可达 60 mm/h，血清蛋白电泳示 α_2 或 γ 球蛋白增高，血气分析为 I 型呼吸衰竭。

4. 影像学表现为出现弥漫性网状、条索状及斑点状浸润性阴影，并逐渐扩散至中上肺野，尤以外带明显，或有双侧边缘的磨玻璃样改变，偶见细小蜂窝样改变。

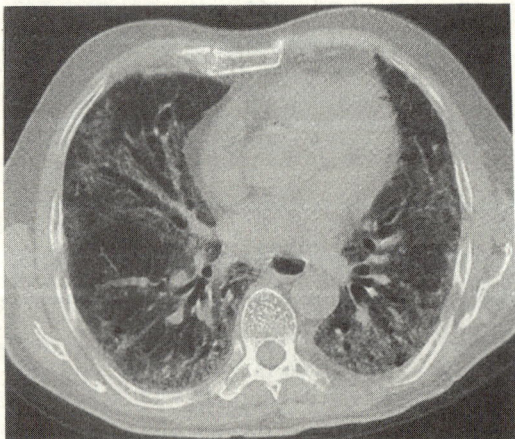

CT 示纤维索条影，小斑状实变影，密度不均，边缘模糊。内有支气管双轨征，支气管扩张

图 1-25-6　急性间质性肺炎

【诊断要点】

目前国际上尚无统一的 AIP 诊断标准,以下几点有助于 AIP 的临床诊断:

1. 正常人(无肺部疾病史)发生急进性间质性肺炎;

2. 迅速陷入呼吸衰竭;

3. 原因不明,也无明显的诱因;

4. 对糖皮质激素治疗反应不佳,预后极为不良;

5. 肺组织(开胸肺活检或经支气管肺活检)具备弥漫性肺泡损伤的病理特点。

如无肺组织活检的病理证实,具备上述前四点,结合实验室检查,临床可以考虑 AIP 的诊断。

【治疗】

1. 抗炎治疗　通常主要以糖皮质激素治疗为主,但仅有少数人对其有效,大部分人不能控制疾病进展。

大剂量甲基强的松龙的冲击治疗,通常起始剂量为 $2\sim3$ mg/(kg·d),分 $2\sim4$ 次静脉给药,使用 $3\sim7$ d,重症患者可予 $1000\sim2000$ mg/d 给药。获得疗效后每 3 d 减少 40 mg/d,减至 $40\sim80$ mg/d 后改为口服,$3\sim4$ 周后逐步减量。要求糖皮质激素疗效长,减量要慢,低剂量至少维持 1 年以上。

2. 机械通气　当 AIP 患者出现呼吸频率增快,PaO_2 低于 60 mmHg,氧疗不能改善时,应尽早采用人工机械通气治疗。

3. 细胞毒素和免疫抑制剂　硫唑嘌呤和环磷酰胺是常用的二线药物,常和糖皮质激素联合使用,如甲基强的松龙 250 mg＋环磷酰胺 1500 mg/d。

4. 抗纤维化治疗　秋水仙碱、吡非尼酮、青霉胺、血管紧张素转换酶抑制剂和他汀类药物。

5. 抗氧化剂　研究表明在泼尼松加硫唑嘌呤加大剂量乙酰半胱氨酸 600 mg,每天 3 次,能保存肺纤维化患者的肺活量和弥散量。

6. 外科可考虑肺移植治疗。

（黄志俭）

第五节　肺泡蛋白质沉积症

肺泡蛋白质沉积症(pulmonary alveolar proteinosis,PAP)是指肺泡和远端细支气管腔内充满不可溶性富磷脂蛋白质物质的疾病。以肺泡和细支气管腔内充满 PAS 染色阳性,及来自肺的富磷脂蛋白质物质为其特征。病因可能与免疫功能障碍(如胸腺萎缩、免疫缺损、淋巴细胞减少等)有关。

【分类】

目前根据 PAP 的发病机制及临床特征分为 3 类:先天性、特发性及继发性。

1. 先天性 PAP

主要表现为新生儿严重的低氧血症,是一种常染色体隐性遗传性疾病,多由编码表面活性物质蛋白 B 或 GM-CSF 受体 β 链基因突变所致。

2. 继发性 PAP

继发于其他系统疾病或与吸入某些物质有关,主要与肺泡巨噬细胞的数量减少和(或)功能损害有关。多与免疫缺陷和某些恶性肿瘤(尤其是血液系统)相关,部分患者有化学物质和粉尘接触史,如铝尘、药物及硅尘吸入等。

3. 特发性 PAP

为一种自身免疫性疾病。由于出现 GM-CSF 自身中和性抗体,与 GM-CSF 特异性结合,阻断了 GM-CSF 功能的发挥,导致肺泡巨噬细胞功能改变,使肺泡表面活性物质清除下降所致。

【临床特点】

1. 发病多隐匿,典型症状为活动后气促,咳白色或黄色痰。早期轻症病例可无症状,仅有 X 线的异常表现。

2. 继发感染时,有发热、脓性痰。呼吸功能障碍随着病情发展而加重,呼吸困难伴紫绀亦趋严重。

3. 体征常不明显,肺底可闻及少量的捻发音。

4. 胸部 X 线表现为:最常见的是磨玻璃样密度影,也可呈实变影。与正常组织分开,呈"地图样改变";HRCT 可显示小叶间隔呈光滑样增厚,呈"铺路石样改变"。

5. 肺功能:PAP 患者的肺功能可正常。典型的肺功能为限制性通气功能障碍和弥散障碍。

6. 实验室检查:低氧血症是有症状 PAP 患者普遍的现象之一。PAP 患者一般常规检查及生化指标无异常,某些特殊生化指标明显异常。

(1)在特发性 PAP 患者中,血清 GM-CSF 自身抗体明显升高,且对特发性 PAP 诊断的敏感性和特异性分别达到 10% 和 89%。

(2)乳酸脱氢酶(DLH)在 PAP 患者中也有所升高,被认为是一种非特异性的血清学指标。LDH 与 PAP 患者的疾病严重程度密切相关。

(3)CEA 在 PAP 患者血清中也有所增高,并与疾病的严重程度相关。

(4)另外,PAP 患者其他一些指标如细胞角蛋白 91 片段、糖蛋白 KL-6、表面活性物质(A、B、D)及肺泡灌洗液中单核细胞黏附蛋白 1 等的临床意义有待进一步探讨。

【诊断要点】

诊断主要依据临床症状、影像学和支气管肺泡灌洗物特点(牛奶状,放置后沉淀,PAS染色阳性)。

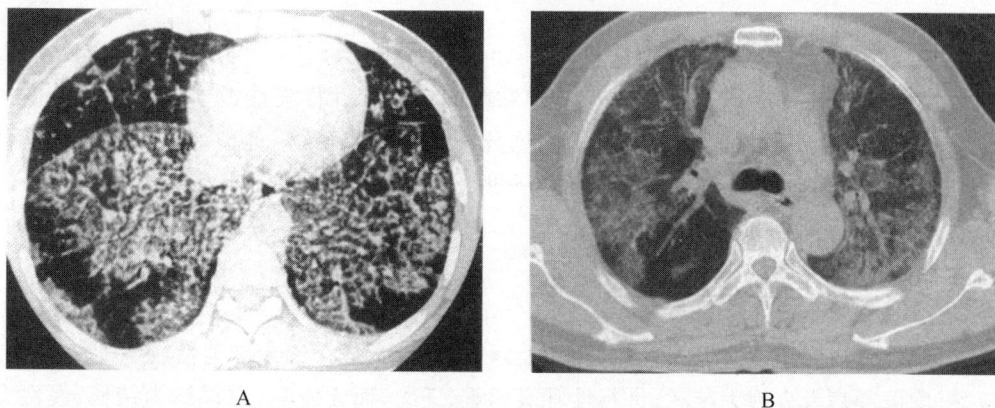

A. 胸部 HRCT 下部肺野层面示两肺广泛分布的大片状磨玻璃样密度影,边界清楚,内有支气管充气征,病变中有增粗紊乱的肺纹理,交织成网状,并可见增厚的小叶间隔线,呈铺路石样(Crazy-paving)改变,斜裂增厚;B. 双肺弥漫性斑片状磨玻璃样影呈地图样分布

图 1-25-7　肺泡蛋白质沉积症

【治疗】

PAP 的治疗是基于其病因而进行的。

1. 目前对于先天性 PAP 患者仅以支持治疗为主,但有肺移植治疗成功的报道。

2. 继发性 PAP 的治疗包括原发病情的有效控制及治疗,如继发于血液系统恶性肿瘤的患者,有效的化疗或骨髓移植可改善患者肺部情况。

3. 特发性 PAP 最有效的治疗方法是全肺灌洗,以去除肺泡脂蛋白样物质。该方法并非从根本上进行治疗,仍有少数 PAP 患者病情呈进行性发展,最终死于呼吸衰竭。

主要采取肺灌洗治疗,首选在全麻下经双腔气管导管实行一侧肺通气,一侧肺灌洗的方法。灌洗液用 37℃的生理盐水,首次注入液体量应相当于肺的功能残气量,以后每次灌洗 500~1000 mL,并保持出入量平衡,直至回收液清亮,通常需要的灌洗总量为 10~40 L(具体参见第六篇第四章)。

4. 随着对 PAP 发病机制研究的不断深入,对 PAP 的治疗又出现了一些新的方法。

(1)GM-CSF 是肺表面活性物质的重要调节因子。有研究报道皮下或吸入 GM-CSF 具有一定疗效。

(2)血浆置换:血浆置换常用于免疫失调疾病的治疗。

(3)基因治疗:基因治疗主要应用于特定基因缺陷的患者。

(4)应用骨髓移植可逆转肺部的病理改变,而应用同种异体造血干细胞移植治疗某些继发性 PAP 也有成功病例的报道,但上述方法的疗效还有待进一步的评价和探索。

（黄志俭）

第六节　外源性过敏性肺泡炎

外源性过敏性肺泡炎(extrinsic allergic alveolitis,EAA)是一种以易感个体反复吸入各种有机粉尘所引起的以远端支气管、肺泡和肺间质肉芽肿样炎症改变为特征的免疫性肺部疾病,致病物质可以是微生物、动植物低分子化合物或药物,鸟型结核分枝杆菌复合物也可致病。随着种植、养殖、化工等行业的发展,发病率有可能逐渐上升。

【临床特点】

1. 急性发病者短期内出现发热、咳嗽及呼吸困难,常被误诊为细菌性或病毒性肺炎。

2. 隐匿起病者表现为咳嗽、进行性呼吸困难、乏力,而无发热,常误诊为结核、慢性支气管炎;体检发现肺部细小爆裂音;症状发生在暴露后 8 h 内。

3. 病情较轻者因自行恢复而未得到及时诊断,导致疾病反复。可分别称作农民肺、蔗尘肺、蘑菇工人肺、饲鸽者肺等。近年来,一些与家庭环境有关的 EAA 也陆续出现,如湿化器肺、空调肺和夏季型肺。

4. EAA 分急性、亚急性、慢性 3 种类型。

(1)短期暴露于高浓度变应原后通常产生急性病变,4～8 h 内出现发热、咳嗽、呼吸困难等症状,两肺爆裂音,偶闻哮鸣音。

(2)亚急性发病较为隐匿,病程较长(数周至数月),有逐渐加重的咳嗽和呼吸困难及发热。

(3)持续的变应原暴露通常导致慢性病理类型;肺损害极少呈可逆性,终末期可出现呼吸衰竭。

5. 急性期高分辨率 CT 典型的变化是弥漫性边界模糊的小叶中心性结节影或磨玻璃样密度增高影;亚急性期病灶边界逐渐清晰,可见局限性小叶间隔增厚、线条状浸润影及马赛克征或气道陷闭塞征;慢性期以弥漫性间质纤维化为主;晚期发展为"蜂窝肺"。

6. 肺功能呈限制性通气功能障碍和弥散能力下降,运动后明显。

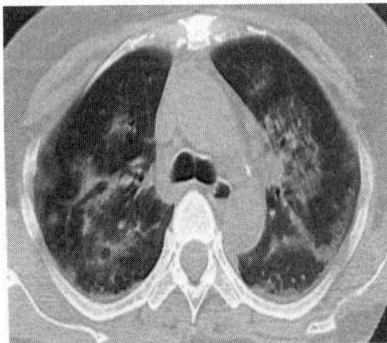

双肺多发斑片状磨玻璃样影

图 1-25-8　外源性过敏性肺泡炎急性期

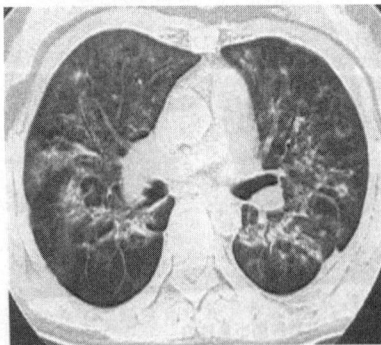

双肺多发斑片状、线条状影

图 1-25-9　外源性过敏性肺泡炎亚急性期

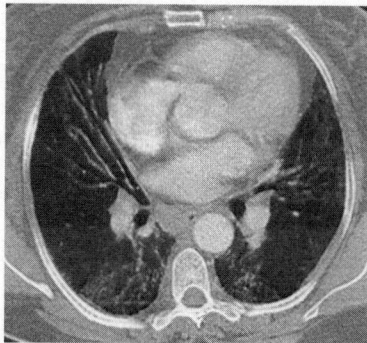

双肺下叶网格状、索条状影

图 1-25-10　外源性过敏性肺泡炎慢性期

7. 血气分析显示氧分压下降,伴或不伴轻度的二氧化碳分压下降;肺泡—动脉氧分压差增加。

8. 支气管肺泡灌洗液中淋巴细胞增多,可占细胞总数的 $60\%\sim80\%$,且主要是 CD_8^+ 细胞, $CD_4^+/CD_8^+<1.0$;免疫荧光法定量测定血清 IgG 抗体滴度升高,且不受总 IgG、自身抗体、食物蛋白抗体的影响。

【诊断要点】

1. 诊断步骤

(1)确定变应原暴露史。

(2)证明变应原特异性免疫反应的存在。

(3)建立症状和变应原暴露的相关性。

(4)评估肺功能损害的程度。

(5)考虑肺活检或肺泡灌洗液检查的必要性。

(6)考虑自然或实验室过敏原激发实验。

(7)排除其他诊断。

2. Lacasse 等提出 6 个有诊断意义的预测因子

(1)明确的变应原暴露史。

(2)特异性抗体阳性。

(3)反复发作的症状。

(4)体检发现肺部细小爆裂音。

(5)症状发生在暴露后 8 h 内。

(6)体质下降。

3. 没有发病环境者,确诊必须包括:特异性抗体阳性或抗体致幼稚淋巴细胞反应阳性,病理学发现肉芽肿形成、肺泡炎或 Masson 小体。(3 项中有 2 项即可)

CD_8^+ 淋巴细胞的数量增加与急性期症状及组织学观察的结果有较好的相关性,可用来判断炎症的严重程度,有人称之为"液性肺活检",显著的淋巴细胞增多也可作为参考依据。

【治疗】

1. 主要是脱离工作环境和过敏原,同时给予糖皮质激素(泼尼松 30～60 mg/d,1～2周)。

2. 吸入激素有可能减少副作用,但静息状态下即有呼吸困难或病变范围较大者,可用甲基强的松龙静脉注射。

3. 环磷酰胺、硫唑嘌呤、环孢霉素联合糖皮质激素有效地治疗激素抵抗型 EAA。

4. 实验表明,红霉素、己酮可可碱、尼古丁、N-乙酰半胱氨酸可以减轻免疫反应,抑制细胞因子的产生,对氧自由基导致的肺上皮细胞损伤有保护作用。

5. 急性期患者预后良好,大部分亚急性期患者肺功能能够得到某种程度的改善。慢性患者通过试用强的松也可能获得最大程度的逆转,6 个月后根据临床、影像学和肺功能变化来评价治疗反应,特别是一氧化碳弥散量的改善可作为皮质激素停药的主要参考指标。

(黄志俭)

第七节　特发性肺含铁血黄素沉着症

特发性肺含铁血黄素沉着症(idiopathic pulmonary hemosiderosis,IPH)是一组肺泡毛细血管出血性疾病,以大量含铁血黄素积累于肺内为特征,多见于儿童,病因尚未完全明了。

【临床特点】

典型的临床表现为贫血、咯血和肺浸润的三联征,但在儿童常以不能解释的缺铁性贫血为最早的临床表现,多缺乏呼吸道症状。临床上可分为三期:急性出血期、慢性反复发作期、静止期或后遗症期。

1. 临床分期

(1)急性出血期　可有面色苍白、咯血、气促、咳嗽、疲乏等表现,合并感染时有发热。小儿不会咳痰,常无咯血,但可见呕血、黑便或轻度黄疸,久之出现食欲不振,生长发育落后。严重病例可呈大咯血表现。体征可有呼吸音增粗、湿啰音或哮鸣音。心尖部可闻及收缩期杂音。

(2)慢性反复发作期　常有慢性咳嗽、气促、低热及贫血所致的心悸、乏力,部分患者有肝脾肿大、杵状指(趾)。

(3)静止期或后遗症期　稍有咳嗽、气促,常无咯血或贫血。病程后期可并发肺动脉高压、肺心病和呼吸衰竭;后期常伴杵状指或肺心病,大咯血是致死的常见原因。

2. 实验室检查

(1)血液学检查　多数可见小细胞低色素性贫血,网织红细胞比例上升。血清铁、铁饱和度和血清铁蛋白浓度降低,骨髓涂片可有铁储备不足。血清胆红素增高,红细胞沉降率增快,血清 IgA 增高。直接 Coomb 试验、冷凝集试验、嗜异凝集试验可呈阳性。

(2)肺功能　早期肺功能正常,随着病情进展可以有限制性通气功能障碍和弥散功能障碍。急性出血时可合并一氧化碳弥散量(DLco)增高,慢性阶段 DLco 减低或正常,部分患者的肺功能异常可在肺出血吸收后恢复正常。

(3)肺含铁血黄素细胞　痰液、胃液、支气管肺泡灌洗液(BALF)可见含铁血黄素细胞。对于可疑病例,应反复多次检查以提高阳性率,而且痰液、胃液找含铁血黄素细胞阴性者,可做支气管肺泡灌洗,BALF 检测含铁血黄素细胞的阳性率高。

3. IPH 的胸部影像学检查

IPH 早期胸部 X 线检查常无异常改变。随病情进展,各期呈现不同表现。

(1)急性肺出血期:胸部 X 线影像可呈多样性,常为边缘不清、浓淡不一的云絮状影,多涉及双侧,右侧多见,以肺门区及两中下肺野居多,而肺尖部较少;亦可见两肺广泛磨玻璃样改变。肺部病变多在 1～2 周内明显吸收,有时可延续数月或反复出现。

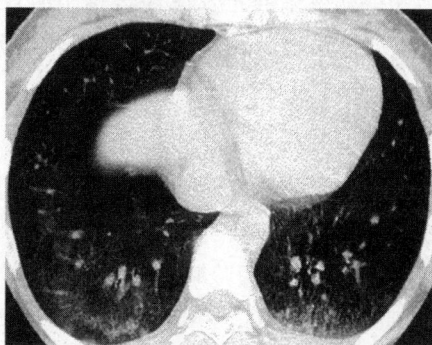

两肺下野层面两肺弥漫性磨玻璃影伴弥漫微小结节影与细线状密度增高影

图 1-25-11　特发性肺含铁血黄素沉着症

(2)慢性反复发作期:两肺广泛分布小结节影及细小的网状影,随着病变进展网状影渐渐增多变粗。若有新鲜出血,则在细网状影的基础上,同时有磨玻璃影出现。

(3)静止期或后遗症期:肺纹理增多而粗糙,可有小囊样透亮区或纤维化改变,并可出现肺动脉高压和肺心病的 X 线征象。胸部 CT 尤其是高分辨率 CT 可更早发现中下肺野弥漫性小结节状阴影,对本病早期诊断有重要意义。

【诊断要点】

1. 反复咳嗽、气促,伴或不伴咯血;

2. 原因不明的小细胞低色素性贫血;

3. 胸片或 CT 可见急慢性肺浸润;

4. BALF、痰或胃液检查可见含铁血黄素细胞；

5. 肺组织活检可见含铁血黄素沉积及不同程度的纤维化；

6. 排除其他原因的肺出血。

本病主要是排除性诊断，故需和可引起弥漫性肺泡出血的其他疾病鉴别，如系统性红斑狼疮、Goodpasture 综合征、粟粒性肺结核、韦氏肉芽肿、结节性周围性动脉炎、支气管扩张等。

【治疗】

1. 肾上腺皮质激素

目前仍是 IPH 治疗的首选药物，但其剂量和疗程，尤其是疗程仍缺乏循证医学的证据。认为在本病急性期采用肾上腺皮质激素治疗可迅速止血，改善症状，减少复发，保护肺功能。

急性期可用较大剂量以控制病情；急性期过后可口服泼尼松 $1\sim2$ mg/(kg·d)，症状完全缓解后 $2\sim3$ 周上述剂量逐渐减量，至最低维持量以能控制症状为标准，维持时间至少 $3\sim6$ 个月。症状较重者，X 线病变未静止及减药过程中有反复的患者，疗程应延长至 $1\sim2$ 年。激素减量要慢，停药过早易出现复发，复发时应调整激素用量。应强调激素治疗的个体化。

2. 免疫抑制剂

对肾上腺皮质激素效果不佳或激素剂量依赖、肺功能持续下降患者可考虑选用免疫抑制剂治疗。常用药物有硫唑嘌呤、6-巯嘌呤、环磷酰胺等。

硫唑嘌呤为首选药物，小剂量的硫唑嘌呤联用肾上腺皮质激素可能有较好的效果，剂量从 $1\sim2$ mg/(kg·d)增加到 $3\sim5$ mg/(kg·d)，病情控制后适量维持约 1 年。

此外，还可选择 6-巯嘌呤，常与泼尼松联用，用药过程中应注意监测白细胞。环磷酰胺可用于较难控制的反复肺出血患者，剂量 $1\sim2$ mg/(kg·d)维持数月或酌减；环孢素 A 一般在晚期肺纤维化时采用，用量为 5 mg/(kg·d)。

3. 祛铁药物

有研究认为铁螯合剂能与铁离子结合成可溶性结合物，防止过多的铁损伤肺组织，阻止肺纤维化的发展，可予除铁灵 30 mg/(kg·d)。因 IPH 患儿血液多呈缺铁状态，且铁螯合剂有一定毒性作用，故临床应用仍在观察中。

4. 中医中药

除急性发作期外，可试用活血化瘀及提高免疫功能的中药，如丹参、当归等。雷公藤多甙可辅助治疗肺纤维化，间断或长期应用均可。

5. 其他治疗

急性发作应卧床休息，吸氧或正压通气。停服牛乳和乳制品，伴有麸麦过敏者予无谷胶饮食。镇咳、止血，合并感染时选用抗生素，必要时输血、血浆置换；严重病例需机械通气。

在保守治疗无效的晚期病例,已有报道进行肺移植治疗。

（罗　琴）

第八节　结节病

结节病(Sarcoidosis)是一种原因未明的多系统非干酪坏死性肉芽肿性疾病,最常累及的器官是肺、双侧肺门淋巴结,其次是皮肤和眼,浅表淋巴结、肝、脾、肾、骨髓、神经系统、心脏等全身各脏器均可受累。多数结节病病人以呼吸系统症状为主,但部分病人以肺外表现为首发或主要症状。

【临床特点】

1. 临床症状

(1)结节病的临床特点是症状较轻而胸部 X 线有异常改变,后期主要是肺纤维化导致的呼吸困难。

(2)早期症状有咳嗽、无痰或少痰,可有低热、盗汗、乏力、体重减轻等,病变广泛时可有胸闷、气急,肺部体征不明显。

(3)皮肤的表现为结节性红斑、冻疮样狼疮、斑丘疹。眼部受累常表现为虹膜睫状体炎、角膜—结膜炎,也可累及外周淋巴结、肝脏、脾脏、关节、神经中枢系统而出现相应的症状体征。

2. X 线检查

典型的改变是双侧对称性的肺门淋巴结肿大,呈土豆状,边界清楚,密度均匀。肺部病变多为双侧弥漫性网状、网结节状、小结节状或片状阴影。后期可发展为肺间质纤维化或蜂窝肺。其CT征象有以下几点:

(1)肺内小结节　大部分边缘不规则,以上中肺野及肺后部较多,早期结节位于肺周围,加重时,两侧弥漫分布。

(2)融合块影　肉芽肿结节可融合成边缘不规则的块状致密影,有时可见空洞和支气管充气征。

(3)磨玻璃样影　多呈斑片状,可重叠于间质结节和纤维化的背景上。

(4)纤维化　早期是小叶间隔增厚,严重可见蜂窝肺。

3. 实验室检查

(1)结核菌素实验　由于全身免疫水平降低,结节病的皮肤迟发型变态反应受抑制,对结核菌素实验无或低反应性。

(2)血浆血管紧张素转换酶(SACE)由肉芽肿上皮细胞产生,反映结节病的全部肉芽肿负荷。最初设想用于诊断结节病,但发现其既不特异,也不敏感,结核、感染、肿瘤、甲状

111

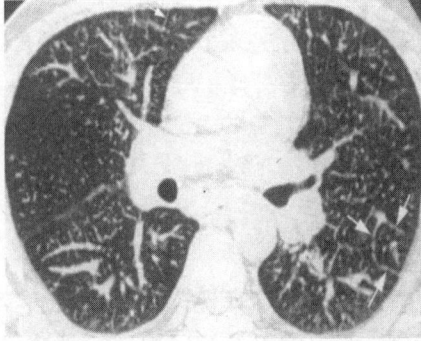

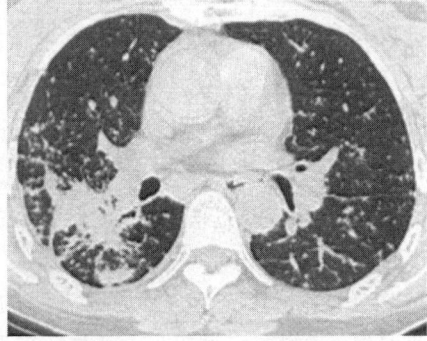

两肺弥漫分布的小结节小叶间隔增厚,两肺门增大

图1-25-12　结节病肺内小结节

右下叶基底段一斑块状软组织影,边缘不规则

图1-25-13　结节病融合块影

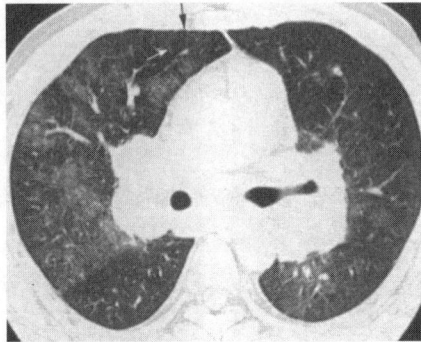

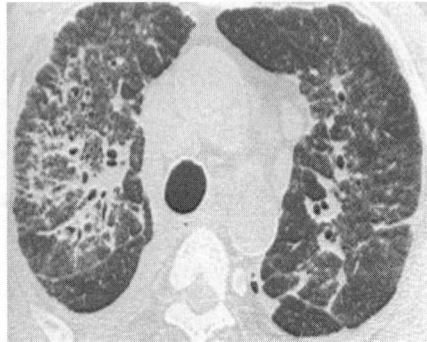

两肺门堆成性增大,周围有毛玻璃样影

图1-25-14　肺结节病毛玻璃样影

两肺线网状影,可见扩张的支气管

图1-25-15　结节病纤维化影

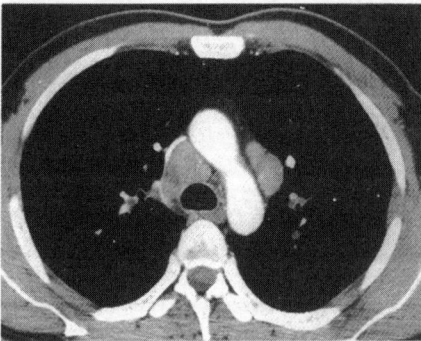

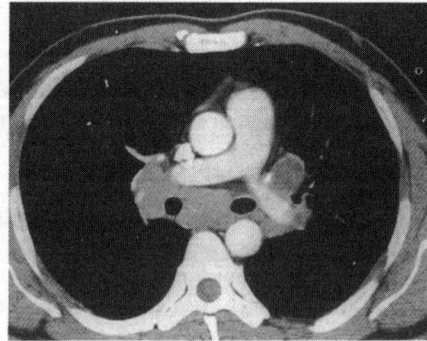

A与B通过主动脉弓与支气管隆突下层面增强显示两肺门与纵隔淋巴结增大,呈均匀一致强化,上腔静脉受压变窄

图1-25-16　肺结节病

腺功能亢进等均可升高。

(3)免疫学指标　结节病BAL(肺泡灌洗液)内淋巴细胞增多,CD_4/CD_8升高,有半数患者BAL内$CD_4/CD_8>3.5$,可用来充实诊断。

(4)生化检查　高钙血症的发生,而高尿钙症可达到36%,临床上有诊断提示意义。

此外,约半数患者血浆蛋白电泳有多克隆 γ 球蛋白及 sIL-2R 水平的升高。

(5)结节病的诊断必须有病理上的非干酪样肉芽肿来辅证,不可或缺。非干酪样肉芽肿不是结节病所特有的,病理上属于非特异性炎症反应,多种疾病均可有此表现。

肺及肺门、纵隔淋巴结活检阳性率最高,为理想的活检部位。即使胸部影像正常,经支气管镜肺活检(TBLB)也可获得阳性结果。

【临床分期】

根据胸部 X 线影像结节病可分为 5 期:

1.0 期　胸部 X 线检查阴性,肺部清晰。

2.Ⅰ期　两侧肺门和(或)纵隔淋巴结肿大,常伴右主支气管旁淋巴结肿大,肺内无异常。

3.Ⅱ期　肺内淋巴结肿大,伴肺部浸润。

4.Ⅲ期　仅见肺部浸润,无肺门淋巴结肿大。

5.Ⅳ期　肺纤维化,肺大疱和肺囊性改变。

【诊断要点】

1. 临床表现和 X 线表现与结节病相符合。

2. 活检证实有非干酪样坏死性类上皮结节。

3. 除外其他原因引起的肉芽肿性疾病。

4. 血液生化指标异常,sACE 活性增高,高血钙、高尿钙等。

【治疗】

常用泼尼松 30～40 mg/d,2～4 周减量至 20 mg/d 时,缓慢减量,总疗程为一年以上。

对肾上腺皮质激素效果不佳或激素剂量依赖、肺功能持续下降患者可考虑选用免疫抑制剂治疗。常用药物有硫唑嘌呤、环磷酰胺等。

(张琼英)

第九节　肺组织细胞增生症 X

肺组织细胞增生症 X(pulmonary histiocytosis X)包括勒雪病、韩-雪-柯病及嗜酸性肉芽肿,是一组原因不明的少见病。可累及各年龄段人群,婴幼儿及儿童多常见,病变累及肝脏、脾、淋巴结和骨骼,临床表现凶险,呈爆发性致命过程。

【临床特点】

1. 临床症状

（1）早期可无症状，随后出现非特异性的全身不适，如乏力、发热、消瘦和呼吸系统症状，如干咳和呼吸困难，偶有胸痛、咯血。其中 25% 的患者出现反复的气胸。

（2）肺部体征偶尔可闻及肺部细湿啰音，少见爆裂音和杵状指。

（3）晚期患者可出现继发的肺动脉高压和肺源性心脏病的表现。

（4）部分患者还可因骨病变出现骨痛、牙齿脱落、面部肿胀和出牙障碍、脊髓受压；中枢神经系统受累出现垂体性尿崩症、脑神经功能障碍、生长迟滞。

肝脏增大伴有肝功能异常，硬化性胆管炎及肝硬化；脾脏淋巴结肿大；骨髓受累导致贫血、粒细胞减少和血小板减少。

2. 实验室检查

外周血细胞及其分类计数通常正常，血沉呈中等程度增快。

3. 肺功能检查

最常见的肺功能异常为弥散功能障碍，晚期可出现阻塞性、限制性和混合型通气功能障碍。

4. 胸部影像学表现

胸部 X 线及 HRCT 表现为两肺弥漫性而以中、上叶为主的小结节、斑片状、囊状病灶，后期为网状结节、蜂窝肺。

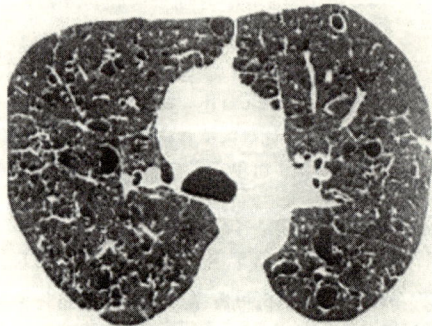

两肺呈网状结构，弥漫分布的囊腔大小不等，壁菲薄

图 1-25-17　肺组织细胞增生症 X

【诊断要点】

1. 对长期咳嗽、呼吸困难、胸痛或反复发生的自发性气胸者，尤其是长期伴有原因不明的全身酸痛、发热、体重减轻、皮疹、肝脾及淋巴结肿大等者，应考虑本病。

2. 胸片呈弥漫性间质性浸润，尤其是合并有骨的囊状病变和尿崩症者，应高度怀疑本病。

3. 当肺内病变以结节或网结改变为主时,为确诊可行开胸肺活检。发现病变部位的朗格汉斯细胞浸润及细胞内 Birbeck 颗粒和细胞表面的 CD_{1a} 抗原阳性是确诊的依据。

4. 支气管肺泡灌洗液 Langerhan 细胞超过 5%,则高度提示 PHX 的诊断。

本病临床上要与肺淋巴管肌瘤病、肺结核、弥漫性转移性肺癌、过敏性肺泡炎、结节病、肺间质纤维化等疾病相鉴别。

总之,PHX 为一罕见疾病,临床上如遇到可疑病例应尽早行胸腔镜肺活检。

【治疗】

目前认为使用糖皮质激素、细胞毒药物对于 PHX 无明显的治疗作用。吸烟可加速病情的发展,而戒烟可使病情发展减慢,有助于改善预后。

近年有报道已成功完成 PHX 的肺移植术。另外,基因、单克隆抗体、细胞因子等现代方法在 PHX 治疗中具有潜在价值。

（黄志俭）

第十节　闭塞性细支气管炎伴机化性肺炎

闭塞性细支气管炎伴机化性肺炎(bronchiolitis obliterans with organizing pneumonia,BOOP)是 Epler 等于 1985 年首先提出的慢性间质性肺疾病的新病种。发病机制尚不清楚,临床上诊断 BOOP 要结合临床表现和病理诊断来确定。

【临床特点】

1. 临床症状

(1)BOOP 的发病年龄可见于 20～80 岁,平均 55～60 岁。

(2)一般亚急性或缓慢发病,主要呼吸道症状以干咳为主,活动后气急、呼吸困难,或有全身症状,如中度发热、体重减轻、周身不适、盗汗、咯血、胸痛等。

一小部分 BOOP 患者可急性发作,临床上与急性间质性肺炎很难区别,患者可在症状出现数天或数周内死亡。

(3)可闻及爆裂音,多出现在两侧肺中、下部。

2. 实验室检查

有血白细胞升高、嗜酸性粒细胞轻度增高、血沉增快、C-反应蛋白阳性,部分患者 ANA、RF 阳性。

3. 肺功能示限制性通气能障碍,弥散功能明显减低。

4. 胸部 CT 和胸片 X 线胸片分为:

(1)多发性斑片状肺炎型:此型为 BOOP 典型的 X 线表现,常呈游走性。

（2）孤立性肺炎型：局灶肺泡浸润影常位于上肺，边缘清楚，常呈叶段分布，偶有腔洞，因疑诊肺癌而手术切除。

（3）弥漫性间质性肺炎型：弥漫性网状或细小结节状间质性病变影，此型表现与 IPF 类似。

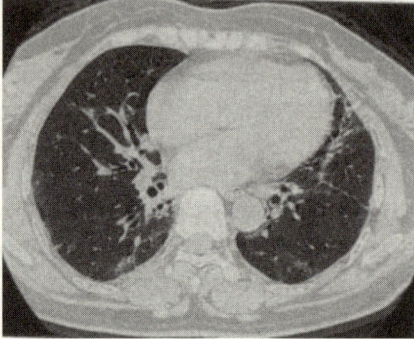

双肺散在索条影和斑片状影，分布不规则

图 1-25-18　闭塞性细支气管炎伴机化性肺炎

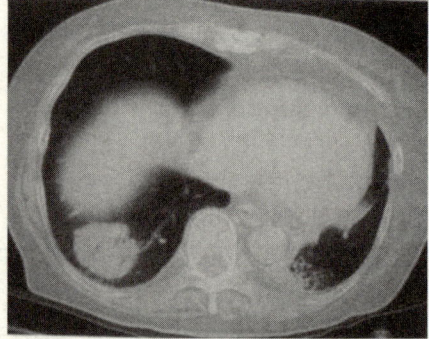

右肺下叶斑片状实变影，形态不规则内有支气管充气征

图 1-25-19　闭塞性细支气管炎伴机化性肺炎

【诊断要点】

1. 临床诊断：根据患者症状、体征、实验室检查、支气管肺泡灌洗液和影像学检查作出初步诊断。

2. 支气管肺泡灌洗液（BALF）可显示淋巴细胞、嗜酸性粒细胞、中性粒细胞均增加；临床上不支持肺结核、支原体和真菌等肺部感染，抗生素治疗无效；肾上腺糖皮质激素治疗效果明显。

3. 病理诊断：临床上诊断 BOOP 需经病理组织学。

【治疗】

原则是早期、足量、长期维持。通过抑制炎症和免疫过程，减少渗出，抑制炎性细胞浸润和细胞因子释放，达到减轻肉芽肿和纤维化的过程。

常用的治疗方案分三个阶段：

1. 激素冲击期：开始使用糖皮质激素治疗，一般选用泼尼松 $1.0\sim1.5$ mg/(kg·d)，时间约 $1\sim3$ 个月。大多数病例在用药后 $7\sim10$ d 内症状及影像学即可出现改善。

2. 激素减量期：临床症状缓解后，逐渐将泼尼松减量至 $0.5\sim1.0$ mg/(kg·d)，时间为 3 个月。

3. 激素维持期：维持量为泼尼松 $5\sim10$ mg/d，后期改为 5 mg 隔天 1 次，激素全疗程为期 1 年。

（黄志俭）

第十一节　嗜酸性粒细胞性肺炎

嗜酸性粒细胞性肺炎(eosinophilic pneumonia,EP)又称嗜酸细胞增多综合征(eosin-ophilic syndromes)或嗜酸粒细胞性肺浸润,是一组病因尚不明确、发病机制与变态反应有关的疾病。

【临床分型】

1. 单纯型嗜酸性粒细胞肺浸润或 Loffler 综合征;
2. 慢性嗜酸性肺炎或迁延型嗜酸性粒细胞肺浸润症;
3. 热带型肺嗜酸性粒细胞浸润症;
4. 哮喘型嗜酸性粒细胞肺浸润症或过敏性支气管曲菌病;

各型常交叉重叠,临床上不易截然划分。本病四个类型有着共同的呼吸道症状,包括咳嗽、气短、胸闷和哮喘等。

一、单纯型肺嗜酸性粒细胞浸润症

【临床特点】

1. 单纯型全身症状轻微,X 线检查呈一过性肺部阴影,外周血嗜酸性粒细胞计数增多,病程 2~4 周。患者往往有个人或家族过敏史。
2. 病因主要为寄生虫感染和药物引起的变态反应。病理改变为肺部暂时的变态反应性炎症。炎症部位的肺泡内可充满渗出液和大量嗜酸性粒细胞及巨噬细胞,很少累及血管,在血管周围有白细胞聚集。

【诊断要点】

1. 多数患者仅仅表现为咳嗽,可有无力、盗汗和头痛等全身症状,但有的患者可没有任何症状;多无明显体征,少数患者可有少许干湿音。
2. 胸片呈一侧或两侧短暂的游走性片状阴影,一处片状阴影消失的同时可在他处又出现新的片状阴影。
3. 痰液检查有较多的嗜酸性粒细胞,支气管肺泡灌洗液中嗜酸性粒细胞增多。
4. 外周血嗜酸性粒细胞比例可高达 10%~70%,血清 IgE 和 IgM 水平增高。

【治疗】

大多数患者可不治自愈或经过对症治疗后缓解。对伴有寄生虫感染者应给予驱虫药物治疗。对于症状显著的患者或病情反复发作时可短期应用糖皮质激素治疗,通常可很快控制症状。大多数单纯型病例可以自愈,一般预后良好。

二、慢性嗜酸性粒细胞性肺炎(chronic eosinophilic pneumonia)

【临床特点】

1. 由于本型较单纯型嗜酸性粒细胞增多症病程要长,故亦称为慢性或迁延型肺嗜酸性粒细胞增多症。病程通常为2～6周,严重者甚至超过1年。症状通常较单纯型严重。女性多于男性,以中青年发病率较高,往往有家族或个人过敏史。

2. 病因尚不清楚,可能与单纯型嗜酸性粒细胞增多症相似,亦可能与自身免疫有关。

3. 病理改变为肺组织中嗜酸性粒细胞、单核细胞及浆细胞浸润,肺间质肿胀,在细支气管末端或肺泡周围的肺组织中有嗜酸性粒细胞聚集成堆,并可形成嗜酸性粒细胞性脓肿,中间可出现坏死,周围呈肉芽肿性反应。

【诊断要点】

1. 症状较重,特别是咳嗽明显,除有咳嗽、气短和胸闷等呼吸道症状外,还可有高热和身体不适等全身症状,偶见咯血、喘鸣。

2. 肺部听诊可出现哮鸣音或湿音。

3. 血嗜酸性粒细胞可高达20％～70％。

4. 胸片呈非肺段性实变性阴影,以肺外周多见,可反复出现。

5. 血清中IgE升高,痰中嗜酸性粒细胞数目增加。

6. 肺功能检查显示限制性肺功能障碍,肺弥散功能障碍,血气分析示PaO_2降低。

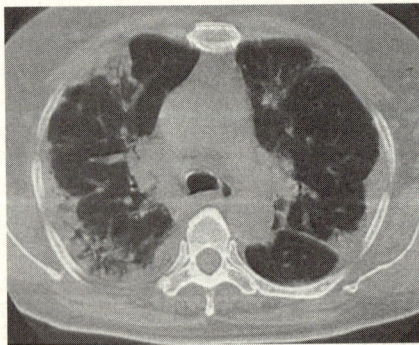

两肺靠胸膜可见致密样实变影,形态不规则

图 1-25-20 慢性嗜酸性粒细胞性肺炎

【治疗】

常用糖皮质激素治疗。可口服强的松 30～40 mg/d,在症状逐步缓解或肺部病灶吸收后应逐渐减量,整个疗程可持续 4～6 个月。

预后大多数患者预后良好,部分患者可累及其他脏器如心肌、肝脏。该病的死亡率极低。

三、热带型肺嗜酸性粒细胞增多症

本型主要见于热带国家,如印度、缅甸、斯里兰卡、印度尼西亚以及南美洲、非洲等地区,我国南京等地区也有报道。

【临床特点】

1. 为阵发性咳嗽、喘息和外周血白细胞总数增多,X 线见肺内弥漫性斑点状阴影。

2. 病理学改变为肺泡和间质内有以嗜酸性粒细胞为主的炎性细胞浸润,有嗜酸性坏死物质,并可找到微丝蚴的残骸,有时可有肺泡坏死和嗜酸性粒细胞性脓肿,在某些慢性的晚期病例中可形成肺间质纤维化。

3. 海群生和砷剂治疗有特效,该型的病因与丝虫感染引起变态反应相关。

【诊断要点】

1. 多为青壮年,男性明显多于女性,发病缓慢。多数患者以咳嗽为主,表现为剧烈咳嗽或刺激性干咳,夜间尤甚,痰呈玻璃透明样,不易咳出。

2. 可闻及哮鸣音,肝、脾、淋巴结肿大。

3. 可有全身症状,如发热、无力和食欲不振等。

4. 血白细胞总数明显增高,其中嗜酸性粒细胞增加比例最高可达 90%,血清微丝蚴补体结合试验呈阳性,血清总 IgE 水平增高,血清丝虫呈特异性 IgE 和 IgG 阳性。

5. 胸片可见异常,典型病例呈粟粒样弥漫性小结节阴影,边界多不清可融合成片,从而形成网状模糊或斑点模糊样阴影,多在双肺中下部。抗丝虫治疗后阴影可迅速消失,少数患者可伴有胸腔积液或空洞。

【治疗】

1. 首选治疗是抗丝虫治疗。目前国外常用强效杀丝虫药物——枸橼酸乙胺嗪治疗。国内常用的杀丝虫药物为海群生,每日剂量 6～8 mg/kg,分 3 次口服,连服 10～14 天,症状通常在数日后缓解,外周血嗜酸性粒细胞计数在 1～3 天恢复正常。

2. 也可用砷剂如卡巴肿治疗,每日 0.4～0.6 g,分 2～3 次给药,10 天为 1 疗程。必要时停用 10 天后再给第 2 疗程。

虽然部分患者可暂时自行缓解,但多数则呈进行性加重。如果及时诊断而给予正确的治疗,患者多可治愈,预后良好。若已发展成肺纤维化者,进一步可发展成肺动脉高压、肺心病和呼吸衰竭,预后较差。

四、哮喘型嗜酸性粒细胞肺浸润症

由于病理学发现该型患者的肺泡和间质内的渗出液中含有大量嗜酸性粒细胞,同时有哮喘发作,双肺可听到干湿音,胸片双侧肺上部出现圆形或类圆形游走性浸润灶,故称为哮喘型嗜酸性粒细胞性肺浸润症。

患者对曲菌和真菌孢子过敏以及反复哮喘发作,故临床亦称其为变应性支气管肺曲菌病。由于近年来对该病已有较多研究,故单独予以介绍,可详见本专题中的变应性支气管肺曲菌病。

(黄志俭)

第十二节　放射性肺炎

放射性肺炎(radiation pneumonitis)是核辐射事故、骨髓移植预处理及胸部肿瘤放疗后常见的并发症,临床一般表现为早期的放射性肺炎和后期的放射性肺纤维化两个阶段。

【临床特点】

1. 临床症状

(1)典型的放射性肺炎多发生于放疗开始后 1～3 个月,急性放射性肺炎的症状和体征与一般肺炎的症状和体征无特殊区别。

(2)急性放射性肺病持续时间相对较短,急性期过后临床症状减轻,但组织学改变将继续发展,逐渐进入纤维化期。放射性肺纤维化于放疗后 2 个月开始形成,以 6 个月时最显著。

后期放射性肺纤维化一般由急性放射性肺病发展而来,一小部分患者也可无急性放射性肺病的症状,由隐性肺损伤发展为放射性肺纤维化。

(3)体征　检查肺部多数无阳性体征。当出现广泛肺纤维化时,肺泡呼吸音普遍减弱,可闻及捻发音(Velcro 啰音)。如继发细菌感染,可闻及干、湿性啰音。

2. 实验室检查

轻者可无明显异常,重者见 WBC 升高或降低。血浆和或肺组织中肿瘤坏死因子-α(TNF-α)、白介素-1β(IL-1β)、细胞内黏附分子-1(ICAM-1)及 P、E 选择素(selection)可增加。

血气分析示氧分压（PaO_2）下降，二氧化碳分压（$PaCO_2$）升高。

3. 肺功能检查

肺放射性肺炎和纤维化都可引起限制性通气功能障碍，肺顺应性减低，伴通气/血流比例降低和弥散功能减低，导致缺氧。有时胸片尚未发现异常，而肺功能检查已显示变化。

4. CT表现

早期表现为照射野内散在的小片状磨玻璃样影，密度淡薄，边缘模糊、"袖套征"。

中期表现为不按肺叶、肺段分布的肺实变，其内可见有支气管充气征，肺泡囊、小叶间隔增厚，部分边缘整齐，部分边缘呈星状，可超出放疗照射野。

晚期表现为照射野内长条状、大片状密度增高影，边缘锐利呈"刀切状"，同侧胸膜增厚，支气管、肺门、纵隔、横隔牵拉移位等肺容积缩小改变。

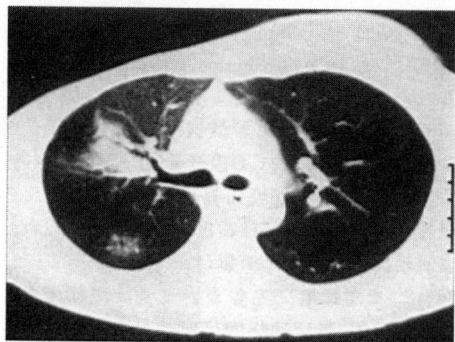

右上肺斑片状影，边缘模糊，可见支
气管充气征

乳腺癌放疗后 2 个月

图 1-25-21　放射性肺炎

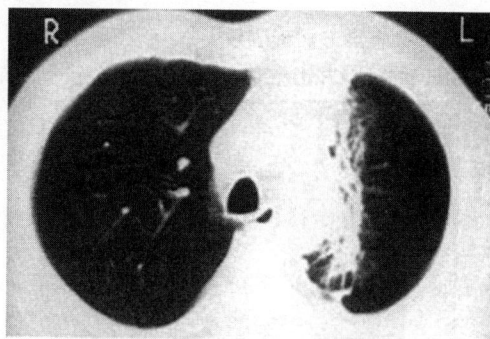

纵隔旁条索状致密影，左胸腔容积
变小，纵隔左移

肺癌放疗后 1 年

图 1-25-22　放射性肺炎

5. 支气管肺泡灌洗

放射性肺炎患者肺泡灌洗液中细胞数明显增多，主要是由于淋巴细胞的增多引起，且主要是活化的淋巴细胞。此外，纤维支气管镜或剖胸活检可明确诊断。

【诊断要点】

有胸部接受放射治疗的病史，胸片或 CT 检查在照射野内出现肺组织炎性改变的影像学征象者，即可诊断为放射性肺炎。

【治疗】

1. 肾上腺皮质激素

可给予单日累计 20～40 mg 甲基强的松龙相当剂量（以 4 mg 甲基强的松龙相当于

0.75 mg 地塞米松或 20 mg 氢化考的松或 5 mg 强的松）的短程激素治疗，为一种合理、高效的激素用药方案，且副作用较多，不宜作预防用药及长期使用。

2. 细胞毒性药物

如环磷酰胺、氨甲蝶呤、6-巯基嘌呤等。环磷酰胺（CTX）100～150 mg/d 口服，或 400 mg 静脉注射，一周 1 次，或 200 mg 静脉注射，一周 2 次。

3. 大环内酯内抗生素

十四元环的大环内酯类抗生素具有与糖皮质激素相似的非特异性抗炎和抗免疫作用。

4. 氟伐他汀

可抑制 TGF-β 的表达，进而抑制肺成纤维细胞的增生和过量基质产生。

5. 还原型谷胱甘肽（GSH）

一方面能够与体内自由基结合，加速自由基排泄，另一方面可以中和氧自由基，避免产生过氧化脂质，防止细胞损伤，并促进正常细胞蛋白质的合成，起到保护正常细胞的作用。

6. 中医药治疗

具体疗法主要有养阴清肺法、活血化瘀法、清肺化痰法、解毒散结润肺法等。

（黄志俭）

第十三节　细支气管肺泡癌

细支气管肺泡癌（bronchioloalveolar carcinoma，BAC）是腺癌的一种亚型，其发病率较低，占原发性肺癌的 2%～5%，诊断困难，误诊率高。

【临床特点】

1. 临床症状

（1）肺泡癌常见的症状与一般肺癌相似，主要有咳嗽、痰中带血、呼吸困难、胸痛、发热等。早期无症状或症状轻微，此型多在健康检查中发现。

（2）大片浸润型，尤其是粟粒型累及双肺，呼吸困难显著，甚至发绀。值得注意的是孤立结节型肺泡癌，病程可以很长。肺泡癌除经淋巴、血行转移外还可经支气管播散，此点与一般肺癌不同。

（3）如果转移到肝、脑、骨、锁骨下淋巴结、胸膜等，亦会出现相应的症状和体征。

2. 胸部 X 线表现

（1）结节型：结节可单发或多发，前者为孤立的圆形或类圆形病灶，边界清楚，大小不等，直径一般在 2～3 cm。

（2）粟粒型：此型多数为双肺弥散的粟粒样病灶，少数仅见于一侧肺。病灶以中下野为多，直径约 1～3 mm 不等，浓度较高，边界较清楚，部分病灶可以融合。

（3）肺炎型：为大片状炎性浸润影，可累及多个肺叶或一个肺段，边界模糊，酷似大叶性肺炎或支气管肺炎。部分病例阴影中可见到一含气的支气管。

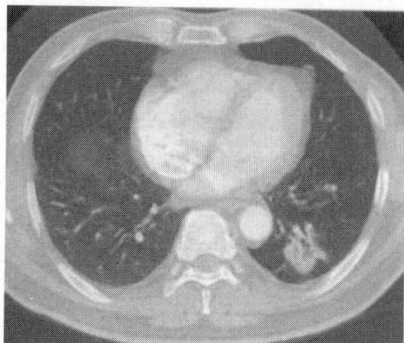

右下叶孤立性块状影，内有空泡征，可见胸膜凹陷征

图 1-25-23　肺泡癌单发结节

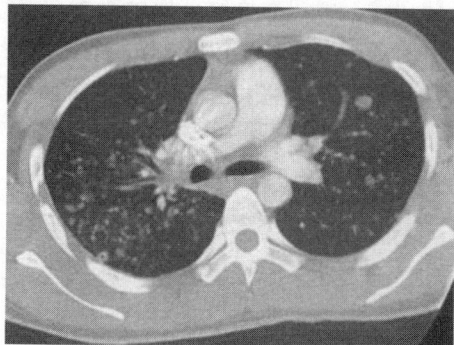

双肺多发结节影，大小不等

图 1-25-24　肺泡癌多发结节

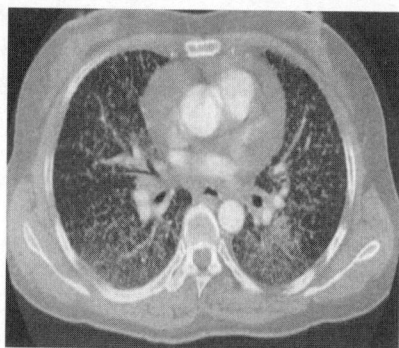

双肺弥漫性粟粒状影，分布均匀，密度不同

图 1-25-25　肺泡癌粟粒状影

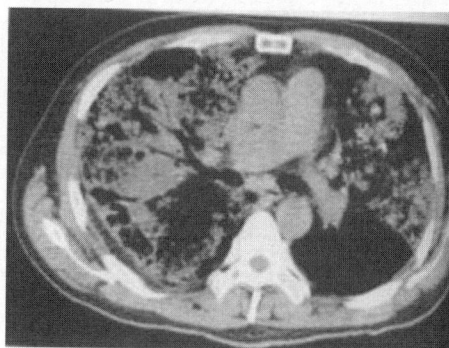

两肺斑片状影，支气管管壁僵硬不规则，可见中断呈枯枝样改变

图 1-25-26　肺泡癌炎症型

3. 细胞学检查

痰的脱落细胞检查一般阳性率不超过 40%，一般认为肺泡癌不累及支气管，所以纤维支气管镜检查见不到肿瘤，但可以通过纤维支气管镜进行肺活检，或行支气管冲洗查找癌细胞。血或胸水癌胚抗原（CEA）增高。

【诊断要点】

目前，临床上多选择经纤支镜肺活检（TBLB）、经皮肺穿刺活检（TTNB）和开胸病理活检确诊。CT 引导下 TTNB 是一项非常好的诊断方法，其正确率可达 74%～99%。

【治疗】

　　肺泡癌的治疗与一般肺癌的治疗原则相同,除粟粒型外,其他类型只要病灶局限,应争取行肺切除。肺切除后较一般肺癌预后好。

　　放射治疗是一种局部治疗方法,适用于侵及纵隔淋巴结而病变范围不适于手术的肺癌,或由于其他系统性病变而不能手术的患者。

（黄志俭）

第二十六章 上气道阻塞

上气道梗阻(upper airway obstruction,UAO)是一种由多种原因所致的上气道气流严重受阻的临床急症,其临床表现不具特异性,易与支气管哮喘及阻塞性肺病等疾病相混淆。临床上,该症以儿童多见,在成人较为少见。引起上气道阻塞的原因较多,其中以外源性异物所致者最为常见,其余较常见者有喉运动障碍、感染、肿瘤、创伤以及医源性等。对上气道梗阻及时认识和治疗具有极为重要的临床意义。

【临床特点】

1. 在意识丧失的患者,气道阻塞的最初体征是不能用人工呼吸袋—活瓣面罩通气,或推颌动作不能打开气道。

2. 在神志清楚者,呼吸困难、喘鸣、声音改变、打鼾、吞咽困难、吞咽痛和颈或面部肿胀都是提示有不完全气道阻塞或即将发生完全性气道阻塞的体征,发绀是晚期体征。

3. 严重气道阻塞患者,在发生心血管萎陷之前通常有不能呼吸、说话和咳嗽严重气流受阻的表现。

4. 急性食物窒息患者常非常痛苦,用手紧抓自己喉部,烦躁不安,惊恐,强烈的呼吸用力,发绀,意识丧失时呼吸减弱。

5. 不完全气道阻塞的症状和体征取决于阻塞的性质和程度,部分气道阻塞的体征如憋气、堵塞、流涎、咳嗽,吸气性喘鸣伴胸壁和肋间肌的强力收缩。

6. 呼吸困难可分为吸气性、呼气性和混合性呼吸困难,吸气性呼吸困难表现为吸气时间延长,吸气费力和三凹征(幼儿明显),常提示为上气道阻塞。

由于胸外型 UAO 表现为吸气性呼吸困难,临床上出现三凹征,喉头部可闻哮喘音,临床上较易发现及处理,但胸内型 UAO 临床上不易诊断,易被误诊断慢阻肺或支气管哮喘等疾病而延误治疗,应引起临床重视。

支气管痉挛或气管旁压迫则多呈呼气性呼吸困难,气管内异物或肿瘤随异物或肿瘤的部位以及在气管内形成活瓣的方向,可引起吸气、呼气或双相呼吸困难。喘鸣音被认为是上气道阻塞的特异性体征。

【诊断及特殊检查】

1. 流量计检查 不同病变部位和类型可出现其相应的流速—容积曲线(F-V)环,对诊断气道阻塞有较重要的意义。

依位于胸廓入口以内或胸外的上气道梗阻部分可分为胸内型或胸外型,依梗阻时受吸气或呼气流速的影响与否可分为固定型或可变型。

当发生可变胸内型 UAO 时,由于吸气时胸内压下降,胸内压低于气道内压,肺因扩张而向外牵拉致气道扩张。吸气相气流受限可能不甚明显,但呼气时胸内压增加高于气道内压,使气管趋于闭陷,气道阻力增加因而阻塞加重,表现为呼气流速受限。

可变胸外型 UAO 则相反,由于梗阻发生于胸廓入口以外,吸气时气道内压下降低于大气压,使气管壁趋于闭陷,吸气阻力增加致吸气流速受限明显,但呼气时因气道内压高于大气压而使气道趋于扩张,故气流受限可不明显。

2. X 线平片 胸部正侧位 X 线平片可作为筛选性检查,可观察有无气管移位、受压、异物或血管异常。

3. 上气道体层摄影和 CT 检查。

4. 上气道磁共振检查 可清楚显示先天性喘鸣、声门下喉炎和气管狭窄的特异形态病理改变。

5. 内镜检查 喉镜、支气管镜检查可直接观察咽、喉、气管和支气管的病变部位、性质,及气道狭窄是否系腔内堵塞或外压所致,并可对病变行钳取活检或刷片做细胞学检查。

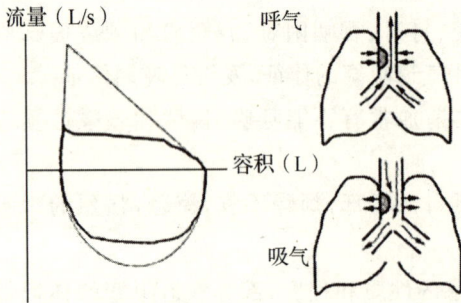

呼气峰流速较吸气峰流速下降显著

图 1-26-1 典型胸内型气道阻塞 F-V 环

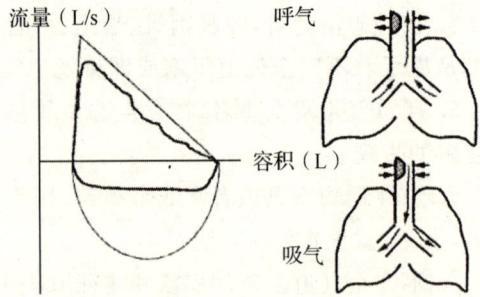

吸气峰流速较呼气峰流速下降显著

图 1-26-2 典型胸外型气道阻塞环

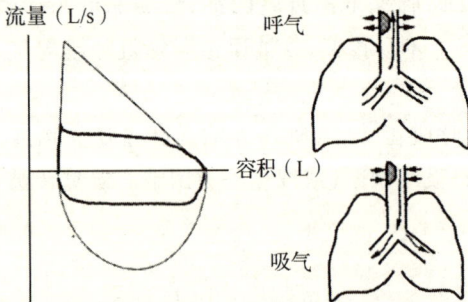

吸气和呼气峰流速均显著下降

图 1-26-3 固定性气道阻塞 F-V 环

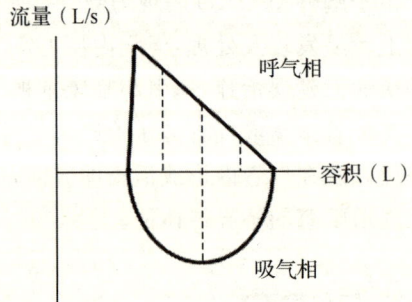

图 1-26-4 正常的 F-V 环

【治疗】

治疗总原则为建立通畅的气道,纠正缺氧,改善通气,解除气道阻塞,并治疗各种并发症。

1. 保证气道通畅

意识障碍或无力咳嗽者应加强气道吸引,及时清除上气道的痰、黏液或食物、胃反流物,刺激或鼓励其咳嗽。

昏迷、舌后坠、喉上气道阻塞者可插入口咽通气导管,如病情恶化,呼吸困难加重,可在局麻或全麻下行气管插管或气管切开,紧急状况可作环甲膜穿刺或切开或经气管喷射高频通气。

2. 严密监护提供恰当氧疗

给予心电示波和氧饱和度连续监测。严重低氧血症,不伴有高碳酸血症者给予60%~80%的高浓度氧,提高PaO_2达8.0 kPa(60 mmHg)以上;慢性低氧血症伴高碳酸血症者给予持续低流量控制性氧疗,提高PaO_2达6.67 kPa(50 mmHg)以上。

3. 药物治疗

(1)肾上腺素

因过敏反应导致的喉水肿可首选肾上腺素0.5~1 mg,皮下或静脉注射。儿童剂量0.01~0.02 mg/kg,皮下注射。

(2)激素

可给予氢化可的松3~4 mg/kg,静滴;也可雾化吸入激素。

(3)吸入氦—氧混合气体

用于治疗上气道阻塞,包括儿童患者气管插管拔管后的喘鸣、气管狭窄、气管受压、哮喘持续状态和血管性水肿。

(4)原发病的治疗

如细菌感染则应用抗生素,过敏反应所致则应用抗过敏药物,气道痉挛可应用舒张气道和平喘药物。对于气道的占位性病变,经气管镜或喉镜行激光、光敏、冷冻、透热(高频电刀)疗法。气道受压可放置内支架。

(5)气管切开术

是一种急诊手术,用于抢救各种原因引起的急性喉及喉以上梗阻,是抢救病人时畅通气道的有效措施之一,特别是在烧伤急救中,对伴有吸入性损伤的患者。

(黄志俭)

第二十七章　气　胸

　　胸膜腔由胸膜壁层和脏层构成,是不含空气的密闭的潜在性腔隙。任何原因使胸膜破损,空气进入胸膜腔,称为气胸(pneumothorax)。此时胸膜腔内压力升高,甚至负压变成正压,使肺脏压缩,静脉回心血流受阻,产生不同程度的肺、心功能障碍。用人工方法将滤过的空气注入胸膜腔,以便在 X 线下识别胸内疾病,称为人工气胸。由胸外伤、针刺治疗等所引起的气胸,称为外伤性气胸。最常见的气胸是因肺部疾病使肺组织和脏层胸膜破裂,或者靠近肺表面的肺大疱、细小气肿泡自行破裂,肺和支气管内空气逸入胸膜腔,称为自发性气胸。

第一节　气胸的诊治

【病因】

　　1. 外伤性气胸:常见各种胸部外伤,包括锐器刺伤及枪弹穿透伤肋骨骨折端错位刺伤肺,以及诊断治疗性医疗操作过程中的肺损伤,如针灸刺破肺活检,人工气胸等。

　　2. 继发性气胸:为支气管肺疾患破入胸腔形成气胸。如慢性支气管炎、尘肺支气管哮喘等引起的阻塞性肺性疾患,肺间质纤维化,蜂窝肺和支气管肺癌部分闭塞气道产生的泡性肺气肿和肺大疱,以及靠近胸膜的化脓性肺炎,肺脓肿结核性空洞,肺真菌病,先天性肺囊肿等。

　　3. 特发性气胸:指平时无呼吸道疾病病史,但胸膜下可有肺大疱,一旦破裂形成气胸,称为特发性气胸,多见于瘦长体型的男性青壮年。

　　4. 慢性气胸:指气胸经 2 个月尚无全复张者。其原因为:吸收困难的包裹性液气胸,不易愈合的支气管胸膜瘘、肺大疱,或先天性支气管囊肿形成的气胸,以及与气胸相通的气道梗阻或萎缩肺覆以较厚的机理化包膜阻碍肺复张。

　　(5)创伤性气胸:创伤性气胸的发生率在钝性伤中约占 15%～50%,在穿透性伤中约占 30%～87.6%。

　　在绝大多数病例中,气胸中的空气来源于肺被肋骨骨折断端刺破(表浅者称肺破裂,深达细支气管者称肺裂伤),亦可由于暴力作用引起支气管或肺组织挫裂伤,或因气道内压力急剧升高而引起支气管或肺破裂。锐器伤或火器伤穿通胸壁,伤及肺、支气管和气管或食管,亦可引起气胸,且多为血气胸或脓气胸。偶尔在闭合性或穿透性膈肌破裂时伴有胃破裂而引起脓气胸。

【分类】

1. 单纯（闭合）性气胸：胸膜裂口较小且已自行闭合，胸膜腔内压接近大气压，压力为负压或低度正压。

2. 开放（交通）性气胸：胸膜裂口较大，胸腔与外界大气相通，胸膜腔内压在"0"上下波动，抽气后可呈负压，但很快恢复抽气前水平。

3. 张力（高压）性气胸：气体只能进入不能排出，胸膜腔内压急剧升高。

【临床表现】

1. 胸痛和呼吸困难是与发生气胸相关的最重要症状。

2. 少量气胸（<25％）缺乏体征，不易被发现，或仅有呼吸音减低，尤其是肺气肿患者。

3. 大量气胸可出现心动过速和呼吸急促，患侧胸廓饱满，肋间隙增宽，呼吸动度减弱，过度充气，叩诊呈鼓音，语颤，呼吸音减低或消失。

4. 大量气胸时，气管和心尖搏动可移向对侧，右侧气胸时肝脏下移，肝浊音区下移或消失，左侧气胸时心浊音界缩小或消失，合并血胸时上部叩诊呈鼓音，下部为浊音或实音。

5. 在胸片上可见脏层和壁层胸膜分离，其间无肺纹理，萎陷的肺与胸腔内气体的交界面可勾出一条白色的线，称为"气胸线"。此外尚可见膈肌下降，气管和心脏向健侧移位。

计算气胸量的大小有多种方法：根据后前位胸片，分别测定肺尖、上半胸和下半胸中点壁层和脏层胸膜的距离，然后取 3 个距离的平均距离，根据平均距离的数值从计算尺上查得气胸量。

气胸大小的分类标准是：<20％为少量气胸，20％~40％为中量气胸，>40％为大量气胸。

a=肺尖胸膜间最大距离

b=上半部肺中线胸膜间距离

c=下半部肺中线胸膜间距离

$$平均胸膜间距离=\frac{a+b+c}{3}$$

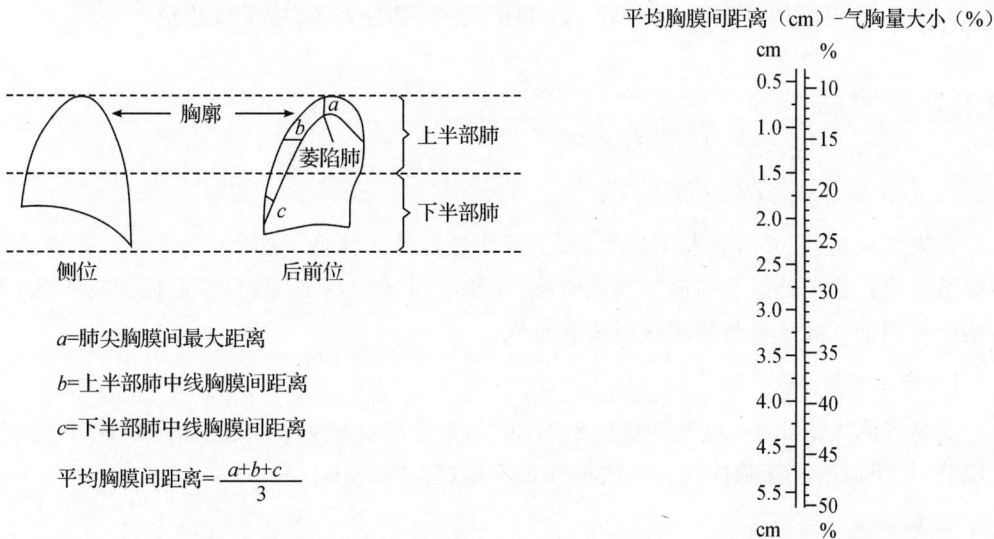

图 1-27-1　显示气胸时如何计算脏层和壁层胸膜间的平均距离

图 1-27-2　根据胸片测定的胸膜间平均距离，可从计算图中查出气胸量

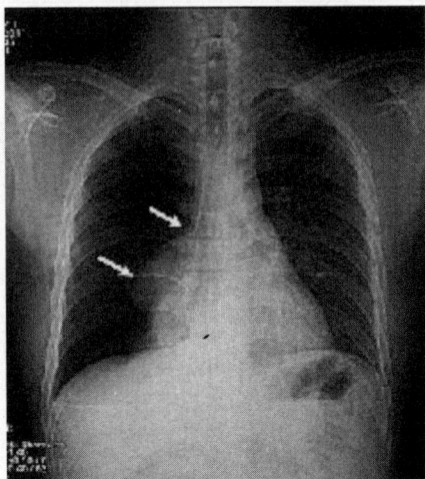

右肺透亮度增加,无肺纹理,左侧肺
纹理清晰,箭头所指为气胸线

图 1-27-3 右侧大量气胸

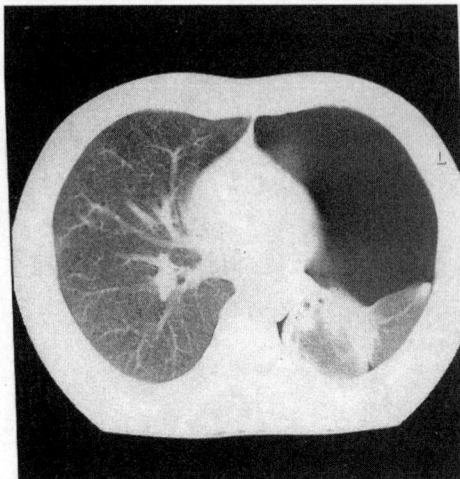

CT 扫描见左肺脏层与壁层胸膜分
离,其间无肺纹理,纵隔向右侧移位

图 1-27-4 气胸

【诊断要点】

1. 突发一侧胸痛,伴有呼吸困难并有气胸体征,即可作出初步诊断。X 线显示气胸征是确诊依据。

2. 在无条件或病情危重不允许做 X 线检查时,可在患侧胸腔积气体征最明确处试穿,抽气测压,若为正压且抽出气体,说明有气胸存在,即应抽出气体以缓解症状,并观察抽气后胸腔内压力的变化以判断气胸类型。

3. 气胸有时酷似其他心、肺疾患,如哮喘、心梗、肺栓塞等,应予以鉴别。

【治疗】

1. 卧床休息和观察

如果气胸量<20%,患者无症状,那么可让患者卧床休息,注意止痛、镇咳,并密切观察病情变化。给予补氧可加速气胸的吸收,应给予吸入较高浓度的氧,迟迟没有吸收,即需胸腔穿刺抽气或放置胸腔闭式引流管排气。

2. 胸腔穿刺抽气

如果气胸大于 20%,或气胸量虽不到 20%,但患者症状明显,或经休息和观察气胸延迟吸收,均予以胸腔穿刺抽气。一次抽气量不超过 1000 mL。

3. 胸腔闭式引流

适用于不稳定型气胸及交通性或张力性气胸。对于长期不能复张的难治性气胸,或支气管胸膜瘘的持续存在,可考虑行胸腔镜治疗或开胸手术。

4. 电视胸腔镜的治疗

可在创伤小的前提下,完成肺大疱切除和胸膜固定术两项任务。如用钛夹夹闭破裂的肺大疱、肺大疱的结扎等。

5. 剖胸手术治疗

目的是修补漏气口,处理肺病变,消灭胸膜腔,预防气胸的发生。

6. 基础疾病的治疗

如肺结核和肺癌原发病的积极治疗等。

（黄志俭）

第二节　张力性气胸的诊治

张力性气胸又称高压性气胸,属气胸的一种特殊类型。与闭合性气胸和开放性气胸相比,病情严重,进展迅速,诊断和治疗上有其特殊性。及时确诊是关键,延误诊治将导致不可挽回的后果。

【临床特点】

1. 有明确的病史。患侧胸部有锐器伤,或既往有严重的肺病如 COPD,各种原因引起肺大疱破裂后可形成活瓣。

2. 病情严重,患者有窒息感,心慌气促,挣扎坐起,大汗淋漓,表情紧张,重度呼吸困难,紫绀,脉率加快,烦躁不安甚至窒息,和一般气胸有明显区别。

严重胸部损伤如张力性气胸征象出现迅猛,需疑有支气管断裂,应迅速抢救,乃至剖胸探查。

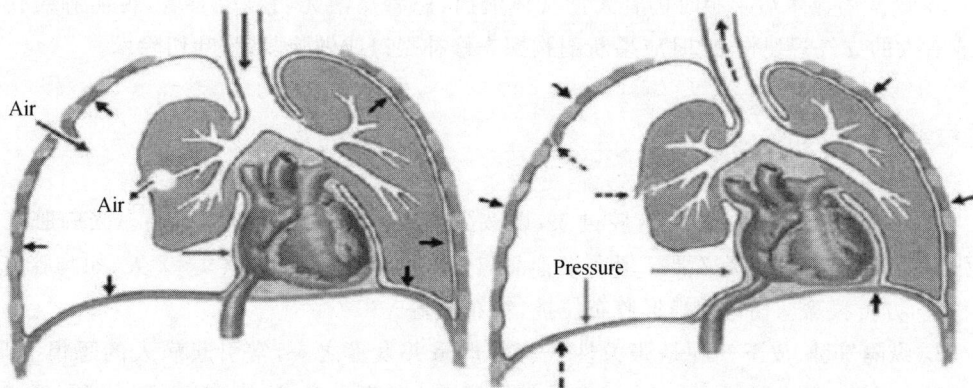

胸膜破口形成活瓣性阻塞,吸气时开启,空气漏入胸膜腔;呼气时关闭,胸膜腔内气体不能再经破口返回呼吸道而排出体外。其结果是胸膜腔内气体愈积愈多,形成高压,使肺脏受压,呼吸困难,纵隔推向健侧,循环也受到障碍,需要紧急排气以缓解症状

图 1-27-5　张力性气胸

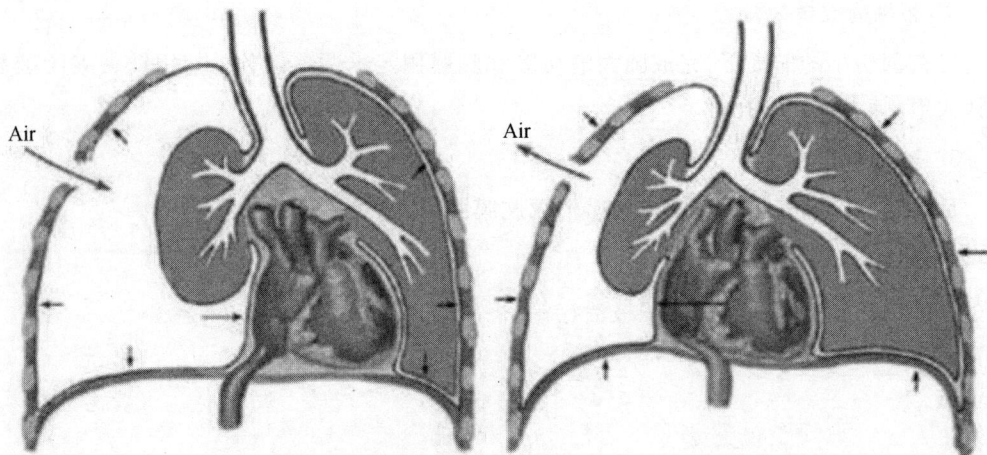

吸气和呼气时,空气自由进出胸膜腔。患侧胸膜腔内压力为0上下,抽气后观察数分钟,压力并不降低

图1-27-6 交通性气胸

3. 体格检查可见患侧胸部饱满,肋间隙增宽,呼吸运动消失,气管与心脏向健侧移位,叩诊呈鼓音或高清音。常伴有明显的皮下气肿,可波及胸部、颈部及面部。

4. 诊断性胸腔穿刺可有高压气流冲出。

5. 胸透可见患侧肺萎缩,胸腔内大量积气,气管和心影向健侧移位。

【治疗】

1. 张力性气胸的抢救必须争取时间,对危重病人应就地处理,待病情缓解后行闭式引流术。

2. 急救可选用大号针头穿刺胸腔排气减张。对于胸壁有穿透伤者可撑开伤口以充分减张,切勿像处理开放性气胸那样缝闭伤口,否则将加速病情恶化。

3. 闭式引流术后半小时仍有大量气体流出,患者病情无明显改善者,说明肺裂伤较重或有大的支气管裂伤,此时应果断剖胸探查修补裂口或做肺段、肺叶切除术。

【注意事项】

1. 拔管:引流管不宜留置胸腔过久,以减少病人痛苦和继发感染机会。当肺脏全部复张后,水封瓶引流便无必要。但在拔管前应先将引流管夹住,观察1~2天,如胸腔内不再积气,方可拔除。伤口用蝶形胶布拉拢,纱布覆盖。

2. 纵隔气肿、皮下气肿是张力性气胸的严重并发症之一,常引起病人的恐惧心理。由于肺泡破裂,胸膜腔压力过大,空气沿支气管的血管鞘上升,通过肺门到达纵隔,形成纵隔气肿。当纵隔胸膜破裂后,若气肿出现于胸骨上窝和锁骨上窝的皮下,是因纵隔内筋膜与颈部筋膜相沟通,空气由纵隔先窜入颈部。

皮下气肿先发生于穿刺针或导管口附近,其情况较前者为轻。但对广泛的皮下气肿则利用多处皮下穿刺抽气,加双手推挤皮下气体移向针头处,均能缓解症状,收效较满意。如切开皮肤排气则徒劳无益,因切开皮肤易形成血痂,不利排气,多处切开会增加痛苦又易引起感染。

3. 气胸再发:气胸经插管处理后虽然肺已复张,而气胸再发的病理基础依然存在,残余肺大疱仍然易破。加之某些诱因促发,在气胸的治疗过程中,若又出现突然呼吸困难等表现时,经常规处理无效者,应先考虑张力性气胸的再发,必须紧急处理或再加插管加强排气,以预防呼吸衰竭的发生。

4. 继发感染:气胸胸腔感染与此类病人免疫功能的降低,张力性气胸插管时间长,次数多,抗生素应用不及时有关。为此,在处理张力性气胸的同时应重视防止和控制呼吸道及胸腔内的感染。

(黄志俭)

第二十八章　艾滋病肺部的表现

第一节　卡氏肺孢子菌肺炎

卡氏肺孢子菌肺炎（pneumocystis pneumonia，PCP）为艾滋病患者最常见和最严重的机会性感染，甚至可能作为艾滋病的首要表现而就诊，因此当既往身体健康的患者出现 PCP 时，应同时检查血 HIV 抗体。

【临床表现】

1. 全身症状可有发热、食欲不振、嗜睡。呼吸道症状常成为主诉症状，早期出现非刺激性干咳，继之出现发热、活动性呼吸困难、呼吸急促及发绀，但胸痛不常见，最后发展为低氧血症甚至呼吸衰竭。

2. PCP 主要发生于不知道自己感染 HIV 的患者、未接受 HAART 治疗的患者或免疫功能极度低下的患者（CD_4^+ T 淋巴细胞＜100 个$/\mu$L 的患者）。当 CD_4^+＜200 个$/\mu$L 或淋巴细胞＜15%～20%时，易并发卡氏肺孢子虫肺炎。

3. PCP 的 X 线及 CT 表现均为双肺弥漫性渗出性病变，呈斑点状、片状或网结节状，特点是病变主要分布在肺门周围，边缘肺野及肺尖较清晰。

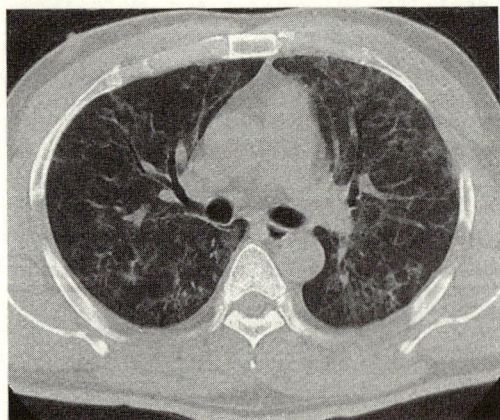

两肺弥漫性小斑状影、网格状影及磨玻璃影，密度不均，分布不均，轮廓模糊

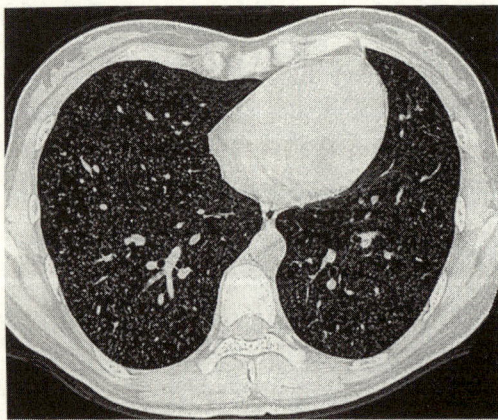

双肺弥漫性粟粒状影，大小均匀，分布均匀，密度均匀

图 1-28-1　卡氏肺囊虫肺炎

【诊断要点】

根据 PCP 的临床表现,抗炎治疗无效且病变继续发展,即应考虑 PCP 的诊断。

1. 若患者 HIV 抗体呈阳性,则艾滋病合并 PCP 的诊断基本确立。对既往身体健康的中青年患者如突然发生肺炎和呼吸衰竭,也需警惕艾滋病合并 PCP 的发生。

2. 95% 的 PCP 患者的血清乳酸脱氢酶(LDH)水平增高,也可作为 PCP 的筛选检查。

3. PCP 确诊的金指标是检出病原体,主要检出病原体的方法为涂片检查,咳出痰液的检出率很低,雾化引导痰液可提高检出率,达 50%～90%;支气管—肺泡灌洗液(BALF)可把阳性率提高到 90% 以上;抗肺孢子虫的单克隆抗体介导的免疫荧光染色敏感性可进一步提高到 92%。

4. 而采用漱口液 TD-PCR 检测 PCP 的方法,敏感性可达 90%,特异性 100%,具有快捷、灵敏度和特异性高的特点,可作为 PCP 诊断的重要手段,尤其对不能承受创伤性操作的患者很有帮助。它不仅可用于临床,而且可以做流行病学研究。

【治疗】

常用的治疗方案有磺胺增效剂(TMP)—磺胺甲噁唑(sulfamethoxazole,SMZ)和喷他脒(pentamidine)。治疗原则为早期应用。

1. 磺胺类药物治疗,治疗性剂量为:磺胺增效剂甲氧苄啶(trimethoprim,TMP)20 mg/(kg·d),加磺胺甲噁唑(SMZ)100 mg/(kg·d),口服或静脉;预防剂量:TMP 160 mg/d,SMZ 800 mg/d。

2. 也可用克林霉素联合治疗,克林霉素静滴 0.6 g,1 次/8 h,疗程 3 周。近年来卡泊芬净、米卡芬净单药治疗 PCP 有效,若患者对磺胺类药物过敏可试用。

3. 应用喷他脒治疗,剂量为 4 mg/(kg·d),静脉。

4. 辅助治疗需要糖皮质激素,如泼尼松(prednisone)40 mg/(kg·d)口服,连续 5 天,继之以 20 mg/(kg·d)口服 11 天。

5. 此外,给予的一般治疗措施包括:加强支持治疗,卧床休息,吸氧,改善通气功能及注意水和电解质平衡;如病人进行性呼吸困难明显,可人工辅助呼吸;对合并其他病原体感染者应给予相应治疗。

(盛晓琛)

第二节　分枝杆菌感染

目前随着 HIV/AIDS 的流行,结核杆菌感染率明显上升,被认为是发展中国家 HIV 感染患者的最常见的机会性感染性疾病。

非结核分枝杆菌病是指由非结核分枝杆菌(non-tuberculousmycobecteria,NTM)所引起的疾病。近20年来,随着获得性免疫缺陷综合征的流行,播散性NTM感染日趋增多,已成为AIDS患者全身细菌感染常见的原因。

【肺结核的临床表现】

机体处于中重度免疫抑制状态,艾滋病患者并发的肺结核有下列特点:

1. 易肺内和全身播散:病程早期就可进展成血行播散型,粟粒型肺结核者常伴纵隔、肺门淋巴结肿大或结核全身播散。肺外核者多见(60%~70%),以淋巴结核、胸膜炎、肾炎、膀胱感染多见。

2. X胸片缺乏典型结核样特征。X线胸片表现不典型,肺部病变以播散型、肺下叶及肺间质性浸润和肺门纵隔淋巴结肿大多见。

3. 具特征性的表现是出现低密度的肺门和纵隔淋巴结肿大。

4. 预后差。耐多药结核病发生率高,病情重,病程长,疗效差,传染性强,病死率高。

5. 常规有关结核的辅助检查阳性率低。

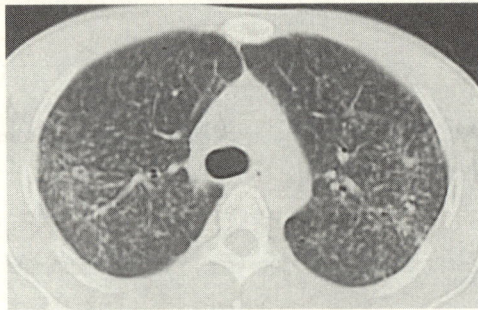

HRCT扫面见两肺密度均一、大小一致、均匀分布的粟粒样结节影

图 1-28-2　粟粒性肺结核

【非结核性分枝杆菌(NTM)临床表现】

1. 局限型MAC感染少见,而血型扩散较为多见。

2. 患者可表现为发热、夜间盗汗、食欲减退、体重减轻、肝脾淋巴结肿大及腹泻,常引起播散性骨病、肝病、心内膜炎、心包炎和脑膜炎等。

3. 患者常有严重贫血,血白细胞数减少,血碱性磷酸酶升高。

4. 胸部X线多数无异常,可有间质浸润,CT可见不透明样位于小叶中心的结节,可有磨玻璃样改变及支气管壁增厚,淋巴结肿大。

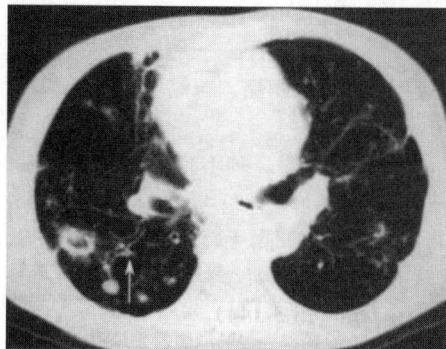

非结核分枝杆菌病

双肺散在小结节,结节内可见小空
洞,伴支扩

非结核分枝杆菌病

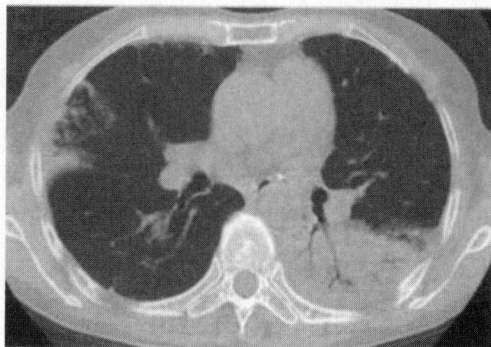

左肺下叶大片实变影,内可见支气
管充气征,右肺散在小斑片状影

图 1-28-3　非结核分枝杆菌病

【诊断要点】

1. PPD 皮试阳性率仅为 1%,对诊断无帮助。

2. 早期痰找抗酸杆菌阳性率较高,可达 50%,但到晚期,免疫功能低下,检出率明显降低。

3. 对于 AIDS 患者,当肺内出现病变时应想到肺结核的可能,当出现肺内实变阴影、粟粒结节、胸内外淋巴结肿大时应将结核置于首位。对无痰者,可行纤维支气管镜取痰,而淋巴结肿大者需活检确诊。

4. MAC 感染的诊断可依据呼吸道或消化道分泌物中分离出 MAC 或血培养出 MAC 或骨髓、淋巴结和肝活检显示有肉芽肿或抗酸杆菌。

【肺结核的治疗】

用药原则为:早期、联合、适量、规律、全程进行,并根据个体差异制定不同的用药时间,用药不可间断,一旦间断,必须重新开始用药,同时注意监测患者的肝肾功能、听力及骨髓象,出现异常应进行相应处理,这样能较好地控制病情,减轻部分患者的病痛,延缓患者的生命。

1. 抗结核治疗采用联合正规化疗方案,异烟肼(H)、利福平(R)、吡嗪酰胺(Z)、乙胺丁醇(E)、链霉素(S)为主要药物。

强化期 HRZS 方案或 HRZE 方案,用药 6 个月,巩固期可延长 2～3 个月。依据痰结核菌检查结果及药敏结果调整用药种类及时间。注意各种药物的副作用选择用药,一般 SM 以不超过 3 个月为宜,定期复查肝功能、肾功能及视力、听力等。

2. AIDS 的治疗以抗病毒和免疫调节剂治疗为主:齐多夫定(AZT)、拉米夫定

（3TC）、奈韦拉平（NVP）、司他夫定（D4T）。选用 AZT＋3TC＋NVP 或 D4T＋3TC＋NVP 两种方案，加用对症支持治疗。

【非结核性分枝杆菌的治疗】

1. 治疗原则

（1）根据患者既往用药史和药敏试验结果，选用敏感药物组合成有效的化疗方案。

（2）选择至少 2 种敏感或未曾使用过的抗 NTM 药物。

（3）强化期以敏感药物 2 或 3 种＋其他药物 3 或 4 种共治疗 6～12 个月，巩固期至少有 4 种药物共治疗 12～18 个月，或在抗酸杆菌阴转后继续治疗 18～24 个月，至少 12 个月。

（4）Ⅰ组 NTM 病因其对大多抗分枝杆菌药物敏感，总疗程可缩短至 9～12 个月。

（5）原则上实施每天给药和采用 DOTS 治疗，以便于督导、观察和处理药物毒副作用。

（6）治疗中避免单一用药，注意药物之间的相互作用。

2. 治疗药物

（1）利福霉素类及其衍生物　继 RFP 之后世界各国先后开发研制了诸多新的利福霉素类药物，包括利福布丁（rifabutin，RBU）、利福喷丁（rifapetine，RPE）和苯并恶嗪利福霉素-1648（KRM-1648）等。

（2）新型氟喹诺酮类药物　新型氟喹诺酮类药物中有不少具有较强的抗分枝杆菌活性。

（3）氨基糖苷类药物　主要有阿米卡星（amikacin，AMK）、巴龙霉素（paromomycin）和妥布霉素（tobramycin）。

（4）新型大环内酯类药物　对结核分枝杆菌的抗菌活性较弱，但对 NTM 尤其是 MAC 和Ⅳ组如偶然、龟、脓肿分枝杆菌等具有较强的抗菌作用。

（5）吩嗪类药物　近年研究发现，氯法齐明（riminophenazine，clofazimine，β-663）具有较强的抗分枝杆菌作用。

（6）乙胺丁醇（EMB）　可抑制分枝杆菌 RNA 的合成，破坏分枝杆菌的细胞壁，从而对结核分枝杆菌和部分 NTM 具有抑菌作用。

（7）多西环素（doxycycline，DCC）和米诺环素（minocycline，MOC）为新型四环素类药物，多西环素和米诺环素对偶然、龟、脓肿、海分枝杆菌均有一定的抗菌作用。

（8）磺胺甲唑（sulfamethoxazole，SMZ）和复方磺胺甲唑（SMZCO）　它们对偶然、龟、脓肿、海分枝杆菌有一定的抑菌作用。

（9）头孢西丁（cefoxitin，CXT）　为头孢菌素类抗生素，对偶然、脓肿等分枝杆菌具有较强的抗菌作用。

（10）亚胺培南（imipenem，IPM）/西司他丁钠（泰能，tinam）　为碳青霉烯类抗生素，其抗菌谱超广，对偶然、龟、脓肿等分枝杆菌具有较强的抗菌活性。

（黄志俭）

第三节 巨细胞病毒性肺炎

人类巨细胞病毒(CMV)在人群中的感染广泛存在。在免疫力正常的个体,初次感染常无临床表现或症状轻微,易呈现为潜伏性感染。但在免疫受损的患者,可引起活动性感染,可累及多器官,导致多脏器衰竭和呼吸衰竭,病情危重,致死率高。

【临床表现】

1. 起病隐匿,首发症状常为发热、不适、食欲减退、心率和呼吸加快以及关节或肌肉疼痛,逐渐出现干咳、呼吸困难、进行性气促及不同程度低氧血症,严重者可迅速发展为呼吸衰竭。

2. 胸部听诊只有轻微改变,没有实变证据。

3. X线胸部平片显示以弥漫性腺泡和间质结节病灶为特点,急性期 2~3 mm 粟粒样结节,慢性期表现为弥漫性肺泡和间质浸润。

4. 实验室检查:白细胞、血小板少,贫血,肝功能可出现异常。

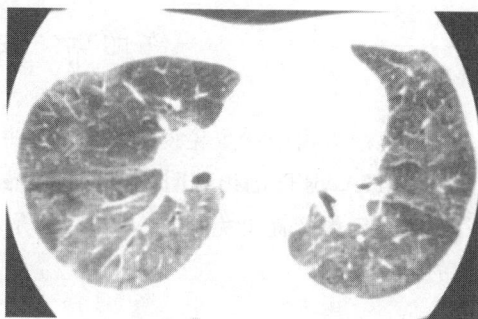

CT 扫描见两肺斑片状淡薄阴影

图 1-28-4 巨细胞病毒性肺炎

【诊断要点】

1. CMV 肺炎诊断的关键在诱导痰、支气管肺泡灌洗液或肺活检(开胸或经纤维支气管镜活检)标本内,如发现胞质内含包涵体的巨细胞可明确诊断。

2. 利用 CMV 特异性 DNA 探针和单克隆抗体可提高阳性检出率。

3. CMV 肺炎的临床表现呈间质性肺炎综合征。与其他弥漫性肺病不易区别,且常伴有其他病原体感染,尤其是卡氏肺囊虫。因此在临床表现疑似 CMV 肺炎时,特别是对免疫功能受损者应进一步进行组织学和病原学检查以确立诊断,早期治疗。

4. 近年来一种新的实时 PCR(Real-time PCR)技术在国外得到广泛的应用,包括 Light Cycler PCR 和 TaqMan PCR,这种 PCR 技术可以实时快速检测积聚的扩增产物,并在更广的动态量程中提供准确的定量分析。由于其高敏感性、高效价比以及简单快速的特点,用来早期检测 CMV 并用于监测 CMV 疾病的治疗。

【治疗】

常用抗病毒药,目前推荐使用更昔洛韦 7.5～15 mg/(kg·d),连用 10～15 天,或膦甲酸钠,也可用阿糖腺苷进行治疗及预防复发。

国际卫生组织推荐在 CD_4^+ 细胞计数 $<50/\mu L$ 时,如果血清学 CMV 阳性,应给予更昔洛韦 1 g,每日 3 次口服,预防 CMV 感染,至 CD_4^+ 细胞计数 $>100～150/\mu L$,并持续 3～6 个月以上。

(陈德茱)

第四节　肺真菌感染

艾滋病患者由于严重免疫缺陷而易于并发各种机会感染和肿瘤。高效抗反转录病毒联合治疗(HAART)的出现明显改善了艾滋病患者的预后。尽管我国从 2003 年开始就为广大艾滋病患者提供免费 HAART,但是侵袭性真菌感染仍是我国艾滋病患者就诊和死亡的常见原因。

【临床特点】

1. 念珠菌肺病

念珠菌感染是 AIDS 患者的常见感染,但近年来随着新一代抗真菌药的临床应用,白念珠菌和热带念珠菌感染减少,而对氟康唑敏感性差的光滑念珠菌、近平滑念珠菌和克柔念珠菌感染的病例增多。

肺念珠菌病可表现为支气管炎型或肺炎型,前者症状较轻,主要表现有剧咳,为少量白色黏液痰或脓痰;肺炎型多见于免疫抑制或全身情况极度衰弱的患者,临床表现与急性肺炎、肺结核相似,可有发热、畏寒、咳嗽咳痰、气喘、气短,或带酵母臭味。

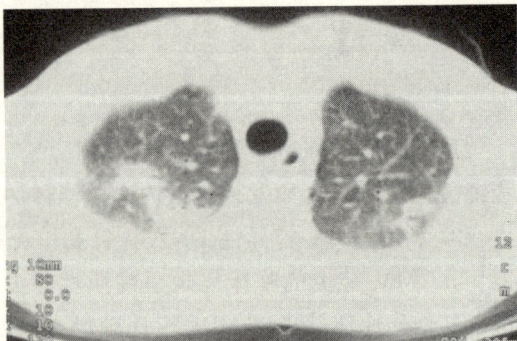

两肺可见斑片状渗出影,边缘模糊
图 1-28-5　念珠菌肺病

X 线胸片呈融合的片状浸润影,可形成空洞,双肺或多肺叶病变,病灶可有变化,偶可发生渗出性胸膜炎。

2. 隐球菌感染

为艾滋病者常见的深部真菌感染,常与隐球菌脑膜炎同时存在,患者可有咳嗽(最常见）、体重下降、发热、呼吸困难、胸痛、头痛、咯血及低氧血症，伴脑膜炎者80%患者有颈项强直、神志淡漠、畏光和局部神经病变。血清隐球菌多糖抗原检测阳性率达98%，脑脊液检查隐球菌抗原可呈阳性，脑脊液墨汁染色镜检可观察到新型隐球菌细胞及其周围的荚膜。BAL直接涂片或培养可见隐球菌。

影像学特征性的征象为胸膜下结节，也可表现为肺炎、多发结节、空洞、肿块样损害。

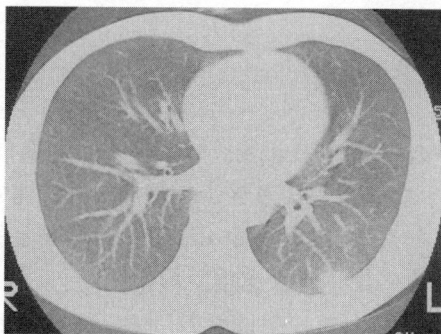

CT示左下肺后基底段肿块状实变影，位于胸膜下

图1-28-6 肺隐球菌感染

3. 组织胞浆菌病

是流行区内艾滋病者最常见的机会性感染之一。（1）原发性组织胞浆菌病：临床表现类似上呼吸道感染，多数在二周后消失，胸部X线表现可为局限肺炎型、慢性空洞型（常位于肺上叶）和弥漫性小结节型。（2）播散性组织胞质菌病：最常表现为发热、寒战、出汗、咳嗽、咯血、呼吸困难及不适和体重下降，少数患者可侵犯消化道、中枢神经系统，肝脾、淋巴结肿大。

4. 球孢子菌病

大多数有发热、寒战、咳嗽、体重下降和盗汗等症状，最常见的还是肺部表现，可为弥漫型或者局限型。脑膜炎比较常见，约占发病者的1/3。血行播散还可引起皮肤侵犯，引起丘疹、结节等损害，也可有肺外淋巴结，及肝、肾等器官的损害。痰、支气管肺泡灌洗液直接涂片或培养可确定球孢子菌。血清学检查有一定的价值。

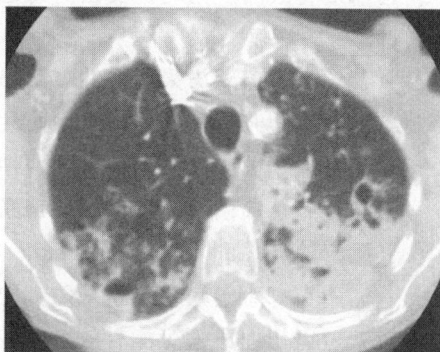

CT示两肺上叶结节、斑片渗出影

图1-28-7 球孢子菌病

5. 曲菌病

常常表现为急性坏死性肺炎，主要症状为咳嗽、咳痰和咯血。急性重症者可有弛张性发热、消瘦和恶病质。反复的痰培养和组织学检查，多次痰真菌培养阳性有助于诊断，痰液中找到菌丝是很重要的诊断依据，曲菌抗原皮肤试验、血清沉淀试验有一定的诊断意义。

侵袭性肺曲霉病，胸部X线胸片为以胸膜为基地的多发性的楔形阴影或空洞，早期有"晕轮征"和"新月征"；曲菌球X线胸片

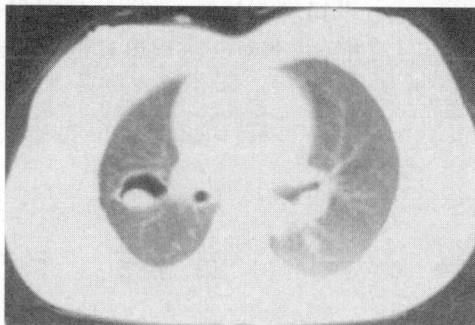

CT示病变呈结节状，边缘光滑，前外侧缘处见新月状透亮影

图1-28-8 曲菌球

为在原有的空洞内有一团球影,随体位改变而在空腔内移动;变应性支气管肺曲菌病的典型 X 线胸片为上叶短暂性实变或不张,中央型支气管扩张。

【诊断要点】

1. 诊断的提出主要依靠病史及病变的发展过程,确诊要依赖真菌感染培养和组织学检查,痰液组织病理学诊断常常提供快速的初步诊断。

2. 实时 PCR(real-time PCR)等技术的出现,分子生物学技术在侵袭性真菌感染分子诊断中将发挥越来越重要的作用。

3. 真菌血清学试验。

【治疗】

1. 对于合并侵袭性真菌感染的艾滋病患者而言,在早期积极抗真菌治疗的情况下,适时给予抗病毒治疗对于提高抗真菌疗效,改善患者预后,减少真菌感染复发是必不可少的,目前最有效的广谱的抗真菌药物是两性毒素 B。

2. 药物治疗

(1)抗隐球菌感染采用两性霉素 B、氟康唑或伊曲康唑。

(2)组织胞浆菌在急性期可用两性霉素 B,或用伊曲康唑,预防复发可用伊曲康唑。

(3)球孢子菌病在急性期可用两性霉素 B,然后长期服用伊曲康唑以防复发。

(4)侵袭性曲菌治疗首选两性霉素 B、两性霉素 B 脂质体,其肾毒性较小,还可选用伏立康唑、卡泊芬净和米卡芬净。

(5)曲霉球菌治疗主要是预防威胁生命的大咯血,应争取手术治疗,支气管内注入抗真菌药,口服伊曲康唑可能有效。

3. 对于那些免疫功能极低的患者(如 CD_4^+ T 淋巴细胞计数再次降低到 $100/\mu L$ 以下),可考虑给予预防性抗真菌治疗,但预防性使用抗真菌药物有增加真菌耐药性产生的风险,临床上应根据患者免疫状态、药物相互作用、真菌耐药性等来决定是否给予预防性用药。

对于 CD_4^+ T 淋巴细胞计数 $<200/\mu L$ 的患者,通常主张使用复方磺胺甲噁唑预防 PCP 发生。目前并不主张对艾滋病患者进行常规预防性用药以预防念珠菌病或隐球菌脑膜炎的发生。

(黄志俭)

第五节 卡波氏肉瘤

艾滋病是人类免疫缺陷病毒引起的一种获得性免疫缺陷综合征。HIV 病毒进入人体后,侵入体内各种细胞,最主要的靶细胞是 T_4 淋巴细胞,当 T_4 淋巴细胞减少,人体免疫系统被严重破坏,产生免疫缺陷,容易遭受某种机遇性感染和引起一些不常见肿瘤,如卡波氏肉瘤(Kaposis sarcoma,KS)及 B 细胞淋巴瘤。

【临床表现】

1. 肺 KS 多发生在皮肤黏膜损害或支气管黏膜炎症后,亦可是首发表现,最常见的症状为咳嗽与呼吸困难,可出现发热与夜间盗汗(常提示伴发有感染),胸痛、咯血较常见。

2. 胸 X 线可有多种表现,平片示两侧肺门阴影增大,沿肺血管和气道向周围肺实质放散,支气管血管影增粗,网状结节浸润。50%的患者会出现胸膜浸润征。

3. 胸部 CT 常可显示结节阴影,肺门及纵隔淋巴结增大,支气管血管壁增厚和胸腔积液。

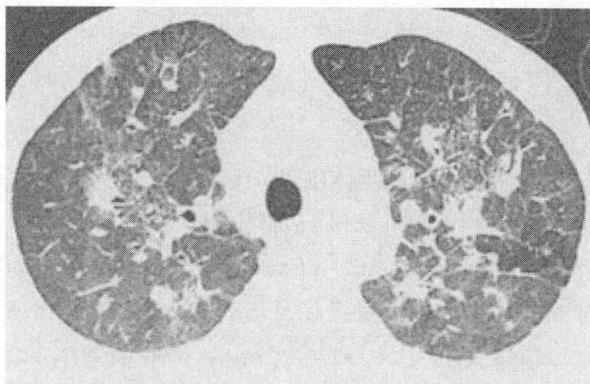

CT 显示两肺结节状阴影,大小不等,边缘模糊

图 1-28-9 卡波氏肉瘤

【诊断要点】

1. 确诊有赖于纤维支气管镜检查,常可在支气管分叉或分嵴处见红色或紫色不规则的 KS 病变。

2. 组织病理学在血管腔内可见有特征性纺锤形细胞。

【治疗】

1. 高效抗病毒药治疗是 AIDS 相关性 KS 治疗中常规的方法。

2. 综合治疗包括化疗、放疗和免疫治疗。

3. 在细胞毒性药物中,脂质体蒽环毒素对 KS 具有较高的效应。

4. 人类促绒(毛)膜促性腺激素对 KS 细胞也有很强的抑制作用。

(黄志俭)

第二十九章 脓毒症与多器官功能不全综合征

第一节 脓毒症

脓毒症(sepsis)是危重患者最主要的死因之一,是感染所致的全身炎症反应综合征,虽然近年来对于脓毒症及其并发症的认识和治疗研究有了很大进展,但严重的脓毒症、脓毒性休克的死亡率仍高达 30％～50％。

【基本概念】

1. 菌血症:是指循环血液中存在活体细菌,其诊断依据为阳性血培养。同样也适用于病毒血症(viremia)、真菌血症(fungemia)和寄生虫血症(parasitemia)等。

2. 全身炎症反应综合征(systematic inflammatory response syndrome,SIRS):是指任何致病因素作用于机体所引起的全身炎症反应,患者有 2 项或 2 项以上的下述临床表现:(1)体温>38℃ 或<36℃;(2)心率>90 次/min;(3)呼吸频率>20 次/min 或 $PaCO_2$<32 mmHg;(4)白细胞计数>$12×10^9$/L 或<$4×10^9$/L 或幼稚粒细胞>10％。

3. 脓毒症(sepsis):是指由感染引起的 SIRS,证实有细菌存在或有高度可疑感染灶。

4. 严重脓毒症(severe sepsis):是指脓毒症伴有器官功能不全、组织灌注不良或低血压。

5. 脓毒性休克(septic shock):是指对严重脓毒症患者给予足量的液体复苏仍无法纠正的持续性低血压,常伴有低灌注状态或器官功能障碍。低灌注表现为(但不限于)乳酸中毒、少尿或意识障碍。低血压是指无其他导致低血压的原因而收缩压<90 mmHg 或较基础血压下降>40 mmHg,至少持续 1 小时,需要使用液体复苏及血管活性药物。

【脓毒症诊断标准】

1. 一般指标

(1)发热(中心体温>38.3 ℃)。

(2)低温(中心体温<36.0 ℃)。

(3)心率>90 次/min 或大于不同年龄段正常心率范围 2 个标准差。

(4)气促,呼吸频率>30 次/min。

(5)意识改变。

(6)明显水肿或液体正平衡(>20 mL/kg 超过 24 h)。

(7)高糖血症(血糖>7.7 mmol/L)而无糖尿病病史。

2. 炎症反应参数

(1)白细胞增多症(白细胞计数>12×10^9/L)。

(2)白细胞减少症(白细胞计数<4×10^9/L)。

(3)白细胞计数正常,但幼稚粒细胞>10%。

(4)血浆 C 反应蛋白>正常值 2 个标准差。

(5)前降钙素>正常值 2 个标准差。

3. 血流动力学参数

(1)低血压(收缩压<90 mmHg,平均动脉压<70 mmHg,或成人收缩压下降>40 mmHg,或按年龄下降>2 个标准差)。

(2)混合静脉血氧饱和度<0.70。

(3)心排血指数<3.5 min·m^2。

4. 器官功能障碍指标

(1)低氧血症:氧合指数(PaO_2/FiO_2)<300 mmHg。

(2)急性少尿(尿量<0.5 mL·kg^{-1}·h^{-1}或渗透浓度在 45 mmol/L 至少 2 h)。

(3)肌酐增加≥44 μmol/L。

(4)凝血异常(国际标准化比值>1.5 或活化部分凝血活酶时间>60 s)。

(5)腹胀(肠鸣音消失)。

(6)血小板减少症(血小板计数<100×10^9/L)。

(7)高胆红素血症(总胆红素>70 mmol/L)。

5. 组织灌流参数

(1)高乳酸血症(>3 mmol/L)。

(2)毛细血管再充盈时间延长或皮肤出现花斑。

【脓毒症的治疗】

1. 纠正休克

(1)早期液体复苏

关键是保证能够迅速补充足够的液体。第一个 6 h 内复苏目标为中心静脉压(CVP)达到 8~12 cmH_2O,平均动脉血压(MAP)>65 mmHg,尿量≥0.5 mL·kg^{-1}·h^{-1},中心静脉血氧饱和度($ScvO_2$)≥70%或混合静脉血氧饱和度(SvO_2)≥65%。如果第一个 6 h 复苏后 CVP 达到 8~12 cmH_2O,$ScvO_2$ 低于 70% 或 SvO_2 低于 65%,应予输注浓缩红细胞直至红细胞压积(HCT)≥30%,或应用血管收缩药物。

(2)液体管理

不管补充何种液体,关键是保证能够迅速补充足够的液体入量,使血容量和血管容量之间保持平衡。早期有研究提示,应用晶体液和胶体液的脓毒症休克患者在死亡率、ICU治疗时间以及肺水肿的发生率之间并无显著性差异。早期复苏完成后通常还需要进一步的液体治疗(主要是 24 h 内),同时应进行补液试验,应在 30 min 内至少给予 1000 mL 晶体或 300~500 mL 胶体液。对于脓毒性休克患者,可能需要更快的补液速度及更大的补液量。当患者心脏充盈压(CVP 或肺动脉楔压)增高而血流动力学无改善时,应该减慢补液速度。

(3)血管收缩药物的应用

经过充分的液体复苏,如果不能恢复动脉血压和组织灌注,需要应用血管收缩药物。

①去甲肾上腺素是目前治疗脓毒性休克的一线用药。通过收缩血管来提高血压,增加心排血量;对储藏内脏血流量作用优于多巴胺;与多巴胺相比并不增加心率和每搏排出量。在逆转顽固性低血压方面,比多巴胺更有效。去甲肾上腺素治疗脓毒性休克病死率较多巴胺和肾上腺素低,常用剂量为 $0.2\sim1.3\ \mu g/(kg \cdot min)$。

②多巴酚丁胺是 β_1 和 β_2 受体激动剂,使用剂量为 $2\sim28\ \mu g/(kg \cdot min)$,可增强心脏收缩力,增加心排出量,增加心率并降低肺毛细血管楔压。

③多巴胺是去甲肾上腺素和肾上腺素的前体物质,具有剂量依赖的药理作用,常用剂量 $10\sim20\ \mu g/(kg \cdot min)$,小剂量多巴胺可以增加内脏血流,但对肾功能没有明显的保护作用,已不推荐小剂量多巴胺用于严重脓毒症患者。

2. 抗生素的应用原则及选择

控制感染源基本原则:(1)脓液引流;(2)清除感染或坏死的固体组织,取出感染的异物或装置;(3)纠正引起微生物污染的不正常解剖结构,恢复正常功能。控制要点:快速处理;选择控制措施时应权衡利弊,尽量采取对患者损伤小,治疗效果彻底,并发症少的方法。

严重脓毒症和脓毒性休克最常见的感染部位是肺部、血液、腹部、尿道和皮肤、软组织。对严重脓毒症患者最初的经验性抗感染治疗应该选用一到两种覆盖 G^+ 菌和 G^- 菌的药物。

(1)抗 G^+ 菌抗生素的经验用药:无论是社区感染还是院内感染,可选用糖肽类抗生素(万古霉素、替考拉宁)、噁唑烷酮类(利奈唑胺,Linezolid)等。

(2)抗 G^- 菌抗生素的经验用药:可选用四代头孢类(头孢吡肟)、β 内酰胺类(亚胺培南— 西拉司丁钠、美罗培南等)。

(3)呼吸道氟喹诺酮类(如左旋氧氟沙星、加替沙星、莫西沙星或吉米沙星)对 G^+ 菌具有抗菌活性,单用对社区获得性肺炎具有很高的疗效。如用于严重的社区获得性或院内感染,且病原体可能是假单胞菌时,可用环丙沙星或呼吸道氟喹诺酮类药与抗假单胞菌抗生素(如碳青霉烯类、三代或四代头孢类或广谱青霉素)联用。

(4)抗真菌药的经验性使用:经验性的抗真菌治疗不作为严重脓毒症和脓毒性休克的常规治疗,但对侵袭性念珠菌病的高危患者可使用。两性霉素 B 是广谱真菌杀菌药,多年来一直是治疗侵袭性真菌病的首选经验用药,但其肾毒性以及发热、寒战等副作用使其使用受限。氟康唑和卡泊芬净治疗念珠菌血症的疗效与两性霉素 B 相当,并且毒性更小,耐受性更好。

（5）经验治疗 48～72 h 后应根据细菌学检查结果（主要为痰培养、引流液培养、血培养等）和临床资料进行重新评估，尽量改用窄谱抗生素以减少耐药菌的产生，减少药物毒性，降低费用。根据临床反应，治疗持续 7～10 d。如果临床征象明确显示不存在感染，即应停用抗生素以免病菌产生耐药性或患者发生多重感染。

3. 机械通气策略

接近 50% 的严重脓毒症患者会发生急性肺损伤（ALI）和急性呼吸窘迫综合征（ARDS），几乎 90% 的严重脓毒症患者需要应用机械通气进行生命支持，采用目前公认的肺保护性通气策略。

4. 镇静剂、止痛剂和神经肌肉阻断剂的使用

镇静剂（如咪达唑仑、异丙酚等）、止痛剂（芬太尼等）用于消除疼痛、激惹等引起的应激反应（如心肌耗氧量增加、高凝状态、免疫抑制，与呼吸机不同步以及自行拔管等）。

对机械通气的患者一般选择起效快、镇静时间短的药物，对于外伤或术后的患者应在充分止痛的基础上应用镇静剂。尚无证据表明神经肌肉阻断剂能降低死亡率。

尚无证据表明神经肌肉阻断剂能降低死亡率或发病率，不作为脓毒症的常规用药，仅在使用镇静剂和止痛剂效果不佳时（如保证患者制动、呼吸与呼吸机同步，改善胸壁顺应性，降低气道峰压，减少耗氧量等）可间断使用（如维库溴铵、泮库溴铵等）。

5. 控制血糖

无论患者是否有糖尿病病史，强化胰岛素治疗可减少多器官衰竭所致的死亡。在重患者中，即使无糖尿病史，与胰岛素抵抗有关的高血糖症也很普遍。开始使用胰岛素时每 30～60 min 测血糖一次，血糖稳定后每 2～4 h 测一次血糖，避免低血糖。应用较大量的皮质激素时，需酌情增加胰岛素用量。

6. 肾上腺皮质激素的应用

单纯脓毒症未出现休克表现时不主张使用糖皮质激素，在血压不能维持正常或脉压差缩小 50%，尿量明显减少（<1 mL·kg^{-1}·h^{-1}）持续 2 h，脑脊髓膜炎、严重的伤寒热、晚期呼吸窘迫综合征和肾上腺皮质功能不全时，可应用小剂量肾上腺皮质激素，不主张大剂量使用。

目前对于激素替代疗法合理的建议是：将给予小剂量氢化可的松后血流动力学指标的迅速改善作为投药指征，具体方法为：氢化可的松 100 mg 快速静脉注射，每 8 h 1 次，共 5 d；然后 50 mg 静脉注射，每 8 h 1 次，共 3 d。若在 24～48 h 内有休克逆转的表现或其他临床症状的改善，完成 8 天疗程，如无效即停药。对于严重感染不伴有休克的患者，也可以应用激素替代疗法。

7. 预防应激性溃疡

所有脓毒症患者均应给予保护措施预防应激性溃疡，H$_2$ 受体拮抗剂在减少出血方面比硫糖铝有效，质子泵抑制剂也可选用，同时应尽早鼻饲。常选用质子泵抑制剂（泮托拉唑、奥美拉唑等），对于有应激性溃疡的患者，质子泵抑制剂剂量加倍。

8. 重组人活化蛋白 C 的应用

人类重组活化蛋白 C（rhAPC）目前用于治疗有生命危险的患者。DIC 存在与否不影响 rhAPC 的使用。rhAPC 的主要副作用是出血,在使用 rhAPC 期间应停用肝素。目前重组人活化蛋白 C 在临床治疗上尚未普及。

9. 能量供应与营养支持

(1)首选肠内营养(临床常用安素、佳维体、能全力等),鼻饲泵持续给入 20～40 mL/h。

(2)早期给予维持细胞代谢和维护器官功能所需的能量与营养物质,减轻分解代谢与负氮平衡,糖仍以葡萄糖为主(需加入中和量胰岛素),脂肪可选中长链脂肪乳(MCT/LCT),中链脂肪酸氧化供能迅速、完全,长链脂肪酸含多不饱和脂肪酸及 ω_3 脂肪酸,有利于抗炎及增强免疫功能。选平衡型标准氨基酸,临床常用凡命、乐凡命。支链氨基酸能减轻肌肉蛋白质的分解,促进蛋白质合成,改善氮平衡。

(3)谷氨酰胺(Gln)的应用:阻止骨骼肌分解,增加蛋白质合成;修复肠黏膜损伤,维持肠屏障功能;增强免疫能力。

(4)补充白蛋白:当白蛋白严重降低时予以补充,10～20 g/d。

(5)红细胞输入:当血红蛋白浓度<70 g/L 时,可予输注红细胞,使血红蛋白浓度升至 70～90 g/L,以提高氧输送能力,改善缺血状况。

(6)新鲜冰冻血浆:临床上没有出血现象,也没有创伤性操作时,不推荐常规使用新鲜冰冻血浆纠正异常的实验室凝血指标,仅于因凝血因子缺乏(凝血酶原时间、国际正常比率或部分凝血活酶时间延长)伴活动性出血以及手术或侵袭性操作前使用。

(7)血小板:严重脓毒症患者血小板计数<5×10^9/L 时,无论是否有活动性出血,必须输入血小板悬液;血小板计数在($5\sim30$)×10^9/L 时,具有高度出血风险,可以考虑输入血小板;如果患者需要进行外科手术或侵袭性操作,血小板计数应≥50×10^9/L。

(8)连续肾脏替代疗法(CRRT)

严重脓毒症患者大量分泌的各种细胞因子是造成机体损伤的主要原因之一,CRRT 的清除作用可使循环炎症因子的峰值降低,减弱甚至避免了过量的炎症因子对免疫细胞的刺激,遏止了后续的炎症级联反应。

建议尽可能早期应用 CRRT 治疗,滤器在使用 12 h 后吸附能力趋向饱和,因此每 12 h 更换滤器以更好地清除炎症介质,改善病情。研究表明 HVHF 模式能更加明显地改善血流动力学状态,减少正性肌力药物的用量,调节免疫平衡,改善脏器功能,降低 MODS 的发生率和病死率。

(9)多黏菌素 B 纤维柱血液灌流治疗重症脓毒血症能显著降低患者外周血浆中的炎症介质和因子,提高氧合指数,循环指标也得到显著改善,同时,可提高 MODS 患者的生存率,是治疗重症感染的有效方法。

(黄志俭)

第二节　多器官功能不全综合征

多器官功能不全综合征(multiple organ dysfunction syndrome,MODS)系指在严重感染、脓毒症、休克、严重创伤、大手术、大面积烧伤、长时间心肺复苏术及病理产科等疾病发病 24 小时后出现的 2 个或 2 个以上系统、器官衰竭的综合征。MODS 患者的预后和衰竭器官的数量相关，有文献报道 2 个器官衰竭的死亡率约为 50%～60%，3 个器官衰竭者为 85%，4 个或 4 个以上器官衰竭几乎达 100%。所以 MODS 是一个预后很差的综合征。

【临床特点】

取决于器官受累的范围，损伤是一次打击还是多次打击。按病程发展分为四个阶段：(1)全身炎症反应综合征(SIRS)；(2)代偿性抗炎反应综合征(CARS)；(3)多器官功能障碍综合征(MODS)；(4)多系统器官衰竭(MSOF)。

1. 全身炎症反应综合征(SIRS)

由于感染或非感染病因作用于机体，刺激宿主免疫系统，使其释放体液和细胞介质，从而引起的一种全身性炎症反应临床综合征(脓毒血症)。临床基本诊断指标参考：在原发病的治疗过程中，具有下列四项诊断标准中的两项即可诊断为 SIRS。(1)体温>38 ℃ 或<36 ℃；(2)心率>90 次/min；(3)呼吸>20 次/min 或二氧化碳分压<32 mmHg；(4)白细胞计数>$12.0×10^9$/L 或<$4.0×10^9$/L，或幼稚粒细胞>10%。

2. 代偿性抗炎反应综合征(CARS)

代偿性抗炎反应综合征(CARS)主要表现为：(1)凝血功能轻度异常；(2)C 反应蛋白升高；(3)前降钙素升高；(4)内环境代谢紊乱，如高血糖、肝功能异常、肾功能异常、轻度代谢性酸中毒；(5)组织灌注障碍，如中度低氧血症、休克；(6)轻度意识障碍。

CARS 的发生机制：抗炎性介质合成 PG-E2、IL-4、IL-10、IL-11、可溶性 TNF-α 受体、转化生长因子等，抗炎性内分泌激素释放糖皮质激素、内源性儿茶酚胺物质，使炎症细胞凋亡，粒细胞凋亡加速。

CARS 的意义：限制炎症，保护宿主免受炎症损害。SIRS 超过 CARS 时，可导致自身性破坏。CARS 过强，可导致免疫功能低下。混合性拮抗反应综合征(MARS)：CARS 与 SIRS 并存。

3. 多器官功能障碍综合征(MODS)

患者一般情况差；休克，心排出量下降，水肿；急性呼吸窘迫综合征，严重低氧血症；氮质血症，有血液透析指征；肠梗阻，应激性溃疡；黄疸、代谢性酸中毒、高血糖、昏迷、凝血功能异常。

4. 多系统器官衰竭(MSOF)

患者有濒死感；血管活性药物维持血压，水肿，混合静脉血氧饱和度下降或明显升高；高碳酸血症，气压伤；少尿，血透时循环不稳定；腹泻，缺血性肠炎；转氨酶升高，严重黄疸；骨骼肌萎缩，乳酸酸中毒；昏迷；不能纠正的凝血障碍。

【MODS 的初步诊断思路】

熟悉 MODS 的发病基础，警惕存在 MODS 的高危因素，及时做更详细的检查。危重病人应进行生命体征的动态监测。当某一器官出现功能障碍时,要注意观察其他器官的变化。

【诊断标准】

1. 心血管衰竭

(1)周围循环灌注不良,收缩压低于 80 mmHg,持续 1 小时以上;需要输液扩容或多巴胺用量在每分钟 10 μg/kg 以下,才能维持收缩压在 100 mmHg 以上。

(2)发生充血性心力衰竭,心脏指数(CI)在每分钟 2.2 L/m^2 以下;需要多巴胺每分钟 ≥10 μg/kg,或多巴酚丁胺≥每分钟 5 μg/kg,或硝酸甘油≥每分钟 20 μg;或发生急性心肌梗死。

2. 呼吸衰竭

(1)呼吸频率每分钟>30 次,或潮气量(V_T)<3.5 mL/kg;呼吸空气时,动脉血氧分压(PaO_2)<55 mmHg;或伴 $PaCO_2$>50 mmHg。

(2)胸片显示非心源性肺水肿,PaO_2/FiO_2<200,$P_{(A-a)}O_2$>350,Q_S/Q_T>30%;肺动脉压增高而肺小动脉嵌压正常;需应用机械通气和加用呼气末正压(PEEP)。

3. 肾功能衰竭

(1)血肌酐在 176 μmoL/L 以上,而连续 6 小时尿量<20 mL/h(急性少尿型肾衰);或血肌酐在 176 μmol/L 以上,而尿量始终>75 mL/h;或者尿钠在 20 mmol/L 以上。

(2)需行血液净化治疗(血透、腹透、血液过滤等)。

4. 肝功能衰竭

(1)血胆红素超过 340 μmol/L 5 天以上者;血清谷丙转氨酶 2 倍于正常值;凝血酶原时间超过 20 秒,而维生素 K 试验阳性(静脉滴入维生素 K_1 每天 20~50 mg,3 天以上,凝血酶原时间不能恢复至正常范围者)。

(2)肝性昏迷。

5. 胃肠道功能衰竭

(1)不耐受饮料和食物,胃肠蠕动消失;或者应激性溃疡;或者无结石性胆囊炎。

(2)应激性溃疡 24 小时出血超过 800 mL 或穿孔;或者坏死性肠炎、急性胰腺炎、自发性胆囊炎穿孔等。

6. 血液系统功能衰竭

(1)血小板低于 50×10^9/L(50000/μL),白细胞低于 3×10^9/L(3000/μL)。

(2)弥散性血管内凝血(DIC)。

7. 代谢作为一个系统发生功能衰竭

(1)不能为机体提供所需能最,糖耐量降低,需加用胰岛素。

(2)骨骼肌(包括呼吸肌在内)早现肌无力症。

8. 免疫系统功能衰竭

机体出乎意料地发生感染,感染难以控制。

9. 中枢神经系统功能衰竭

(1)格拉斯哥评分(Glasgow Coma Scale)低于 12 分。

(2)格拉斯哥评分 3 分(脑死亡)。

表 1-29-1　MODS 的分期

	Ⅰ期	Ⅱ期	Ⅲ期	Ⅳ期
全身状态	无明显体征	相对稳定	不稳定	临终状态
心血管功能	回心血量增加	心肌收缩力增加	休克、CO↓水肿	心脏负荷增加,心力衰竭
呼吸功能	轻度呼吸性碱中毒	呼吸急促、呼吸性碱中毒、低氧血症	严重低氧血症	呼吸性酸中毒
肾功能	正常或轻度异常	尿量减少、轻度氮质血症	氮质血症	少尿、无尿
代谢	胰岛素用量↑	代谢性酸中毒	代谢性酸中毒、血糖增高	严重酸中毒,耗氧量增加
肝功能	正常或轻度异常	亚急性隐性黄疸	显性黄疸	肝性脑病
血液学	正常或轻度异常	血小板计数减少,白细胞减少或增加	高凝状态	幼稚白细胞增加DIC 纤溶阶段
中枢神经	精神恍惚	易激惹	反应迟钝	昏迷

【MODS 的防治原则】

1. 控制原发病

是预防阻断 SIRS 和 MODS 发生的关键,如积极的抗感染和对感染灶的引流、清创、抗休克以及对肠功能的治疗。

2. 综合监护

(1)生命体征的监测:呼吸、脉搏、血压、神志、体温、血气、肺功能、影像学及有创性的动力学检查等;(2)内环境监测:各项生化指标;(3)血液系统监测;(4)神经系统监测;(5)胃肠道营养监测;(6)病源微生物学监测。

3. 支持治疗

综合支持治疗为基本原则。(1)纠正组织缺氧:改善肺部通气功能,加强组织的氧利用。(2)维持正常血液循环:早期液体复苏,纠正缺血再灌注损伤。(3)纠正显性失代偿性休克:"需要多少补多少"→"缺什么补什么";警惕隐性代偿性休克;低容量性休克不应常规使用血管活性药。(4)抗氧化剂和氧自由基清除剂的应用。(5)免疫和内分泌调节治疗(糖皮质激素、免疫球蛋白、活化蛋白 C)。

4. 控制感染

(1)尽量减少侵入性诊疗操作。(2)加强病房管理。(3)改善病人的免疫功能:加强营养,代谢支持,制止滥用激素和免疫抑制剂。(4)选择性消化道去污染术(SDD):口服或灌服不经肠道吸收、可抑制需氧菌尤其是 G¯杆菌和真菌的抗生素(多粘菌素 E、妥布霉素、两性霉素 B),不包括抗厌氧菌制剂。(5)外科处理。(6)合理应用抗生素。

5. 循环支持

(1)维持有效血容量。(2)支持心脏有效的泵功能:左心衰时,纠正缺氧。(3)加强心肌收缩力。(4)降低心脏前后负荷(扩血管、利尿剂)。(5)辅助循环:主动脉内球囊反搏(IABP)。(6)心室转流:左心室辅助装置(LVAI)、右心室辅助装置(RVAI)、心脏起搏器。

6. 呼吸支持

(1)保持气道通畅:祛痰剂的应用,超声雾化,气管插管、气管造口,加强气道湿化和肺泡灌洗。(2)氧气治疗:高流量供氧、低流量供氧,需注意氧中毒。(3)机械通气:呼吸机辅助呼吸,尽早使用 PEEP。(4)其他:纠正酸碱失衡,补充血容量,加强营养,使用一氧化氮(NO),液体通气(liquid ventilation),膜肺(ECMO)和血管内气体交换(IVOX)等。

7. 肾功能支持

少尿期:严格限制入水量,防止高血钾,控制高氮质血症和酸中毒。

多尿期:加强营养,补液量为尿量的 2/3,注意补钾。

恢复期:加强营养。血液透析和持续静静脉超滤(CVVHF)及血浆置换。

8. 肝功能支持

补充足够的热量和辅以能量合剂,维持正常血容量,纠正低蛋白血症。控制全身感染,抗生素选择避免肝毒性。

肝脏支持系统:人工肝透析。

生物人工肝(bioartificial liver,BAL)。

9. 代谢支持

增加能量供给,为普通病人的 1.5 倍。

氮与非氮能量的摄入比 1:150～1:200,蛋白:脂肪:糖＝3:3:4。

尽可能通过胃肠道摄入营养,最佳途径是经口进食,减少肠道菌群移位。

强化血糖控制。

10. 防治应激性溃疡

控制脓毒血症,矫正酸碱平衡,补充营养,胃肠减压,保持肠道通畅,恢复肠道屏障功能。不一定需要抗酸治疗。胃肠道出血可用生长抑素、善得定、施他宁治疗。

11. DIC 的治疗

DIC 患者可给予新鲜血浆、凝血酶原复合物和纤维蛋白原等补充凝血因子,血小板显著减少者可输注血小板,可酌情给予小剂量低分子肝素或普通肝素,对有纤溶亢进证据者可应用氨甲环酸或止血芳酸等抗纤溶药物。

12. 脑功能障碍的支持治疗

主要包括纠正低血压、低氧血症、高血糖,脱水降颅压,亚低温治疗,营养神经,脑保护剂的应用等。

13. 中医药支持

大承气汤、生大黄粉可降低肠道毛细血管通透性,减少炎症渗出;保护肠黏膜屏障,阻止肠道细菌及毒素移位;促进肠道运动,加速肠道细菌及毒素排出体外;改善肠道血运,增加肠血流量,改善低灌注状态;有明显抗大肠杆菌等革兰阴性杆菌作用;促进胆汁分泌和胆囊收缩,松弛奥狄氏括约肌;中和内毒素,消除自由基。中医药的干预作用还需要大量的实验及临床观察证实,但复方中药重视全身调整,在 MODS 的治疗中是可取的。

【MODS 的护理重点及措施】

了解 MODS 发生的病因。了解各系统脏器衰竭的典型表现和非典型变化。加强病情观察:体温、脉搏、呼吸、血压、意识、心电监测、尿、皮肤、药物反应。保证营养与热量摄入。防治感染。

保持呼吸道通畅。开放静脉通路,注意出入量平衡,水、电解质、酸碱平衡观察。注意对意识、体温、脉搏、呼吸、血压的观察。注意对主要脏器功能的观察。加强肺部及预防褥疮的护理。预见性观察,严格无菌操作,防止医源性感染。监测治疗药物不良反应。

（黄志俭）

第三十章 大咯血的诊治

大咯血属于急症,如果不及时处理会造成窒息或休克,危及病人生命。大咯血最常见的表现为喉痒、咳嗽、胸闷,咳出鲜红色血或者混有痰液及泡沫的血痰(呈碱性),伴或不伴呼吸困难。

【定义】

喉及喉部以下的呼吸道和肺出血,经口咳出者称为咯血。近年来有人主张 24 小时咯血 200 mL 以上即应视为大咯血,但较多为大家接受的标准是:24 小时咯血量 600 mL 以上或一次咯血 100 mL 以上方称为大咯血。

【原因】

表 1-30-1 大咯血原因

支气管肺疾病:支气管炎、支气管扩张、肺栓塞、囊性纤维化、泡性肺气肿、尘肺、支气管肺囊肿、吸入性肺炎、外源性类脂性肺炎、肺结节病

感染:肺结核、支气管内膜结核、肺脓肿、分枝菌病(mycetoma)、肺炎(葡萄球菌、肺炎球菌、克雷伯杆菌、军团菌等)、寄生虫[肺吸虫病、阿米巴病、蛔虫病、华支睾吸虫病、肺包虫(棘球蚴)病、钩虫病、血吸虫病、类圆线虫病、旋毛虫病]、真菌(曲菌属、球孢子菌属、毛霉菌属、马杜拉分枝菌属、组织胞质菌、芽生菌属)、病毒(流感、水痘、流行性出血热)、肺出血型钩端螺旋体病、疱疹性气管支气管炎

肿瘤:肺癌(鳞癌、小细胞癌等)、支气管腺瘤、肺转移癌、错构瘤、甲状腺癌

创伤:主动动脉瘤、胸部钝伤或穿透伤、支气管破裂、脂肪栓塞、气管支气管动脉瘘、气管食管瘘

心脏疾病:二尖瓣狭窄、三尖瓣心内膜炎、左—右分流先天性心脏病、左心衰竭(肺水肿)、心肌梗死后综合征

血液病:凝血疾病、血小板减少症、血小板功能异常、弥散性血管内凝血(DIC)、再生障碍性贫血、白血病

系统性疾病:肺出血—肾炎综合征(Goodpasture 综合征)、隐源性肺含铁血黄素沉着症、系统性红斑狼疮(SLE)、血管炎(Wegener's 肉芽肿、Henoch-Schonlein 紫癜、Churg-Strauss 综合征)、结节性多动脉炎、硬皮病、ICA 肾病

血管疾病:肺动脉高压、动静脉畸形、主动脉瘤、血管假体、支气管毛细血管扩张、支气管动脉破裂、肺静脉曲张、上腔静脉综合征

药物或毒素:阿司匹林、抗凝药、青霉胺、4-羧基邻苯二甲酐

医源性:支气管镜检查、肺活检、Swan-Ganz 导管检查、经气管吸引、淋巴血管造影

假性咯血:黏质沙雷菌肺炎

其他:淀粉样变、支气管微结石、支气管胸膜瘘、子宫内膜异位、气道异物、尿毒症、隐源性咯血、淋巴管肌瘤病、结节病、结节性硬化

【诊断要点】

1. 咯血患者的正确治疗,取决于正确的诊断,为达到正确诊断首先要排除各种假性咯血。

2. 真正的咯血,血为鲜红色,常混有泡沫痰,pH 呈碱性,镜检可发现充满含铁血黄素的巨噬细胞。

3. 呕血多为暗红色或棕红色,多混有食物或胃内容物,或为血块,pH 呈酸性,除非出血迅速大量,胃酸被中和。呕血多伴有黑便,病史和体检有助于两者的鉴别,如有溃疡病、肝硬化、食管静脉曲张病史者,多为消化道出血,而有明显呼吸道症状,结核病、支气管扩张病史者多为咯血。诊断需详询病史,结合必要的实验室检查和一些特殊检查,全面体检。

【一些特殊疾病的诊断方法和治疗原则】

表 1-30-2　一些特殊疾病的诊断方法和治疗原则

病名	诊断检查方法	治疗原则
二尖瓣狭窄	超声心动图	瓣膜切开,瓣膜置换术
二尖瓣的心内膜炎	超声心动图	抗生素,外科手术
肺栓塞	通气灌注扫描,肺动脉造影	溶栓,抗凝,腔静脉滤筛
肺动脉撕裂	肺动脉造影	外科修补或肺动脉结扎
肺动脉高压	超声心动图,右心导管检查,通气/灌注扫描	氧疗,血管扩张剂,肺动内膜切除术,肺移植
出血素质	血小板计数,血小板功能检查凝血功能检查,出血时间	血小板、新鲜冷库血浆或冷球蛋白输注
主动脉瘤	主动脉造影,胸部 CT	外科修复
癌性病变	痰或支气管肺泡灌洗液细胞学检查,活检(支气管镜或经胸)	外科手术切除,化疗,放疗
脂肪栓塞	物理检查,尿液分析,支气管肺泡灌洗	支持治疗

【大咯血的治疗】

大咯血治疗的首要目标是保持气道的通畅和迅速控制出血,第二位目标才是治疗原发病。

1. 保持气道通畅,预防窒息

让患者绝对卧床休息,尽可能减少搬动及长途转送,以免途中颠簸加重咯血。一般取头高、侧卧位,患侧向下,以避免血液误吸或堵塞健侧气道。出血部位不明时,一般取半卧位,鼓励患者将气道内积血轻轻咳出吐尽。

2. 止血药物的应用

(1)一般止血药

常用药物有止血芳酸(对羧基苄胺):0.1～0.2 g 加入 10％葡萄糖液 20～40 mL 中缓慢静注,每日 2～3 次,最大剂量为 2 g/d。6-氨基己酸:4～6 g 加入 10％葡萄糖液 250 mL 中静滴,15～30 分钟内滴完,每日 2～3 次。酚磺乙胺(止血敏)0.5～1 g,加葡萄糖液 250 mL 稀释后静滴,每日 2～3 次。卡巴克洛(安络血)10～20 mg 肌注,每日 2～3 次。

(2)垂体后叶素

大咯血时可用 5～10 U 溶于 20～40 mL 生理盐水或葡萄糖液后缓慢静脉注射,而后 10～20 U 加 5％葡萄糖 500 mL 静脉滴注维持治疗,必要时 6～8 小时重复一次,或 2～6 小时后重复静脉注射,对冠心病、高血压、动脉硬化、肺心病、妊娠患者要慎用或不用。

(3)普鲁卡因

常用 300～500 mg 加 5％葡萄糖 500 mL 静脉滴注,每日 2 次,见效后减量,或 50 mg 加 25％葡萄糖液 20～40 mL 静脉缓慢注射,4～6 小时 1 次。

(4)血管扩张药

常用药物有酚妥拉明,系 α 受体阻断剂,用量 10～20 mg 加 5％葡萄糖 200～500 mL,缓慢静脉滴注,连用 5～7 天,滴注过程中需要监测血压。阿托品、654-2、硝苯地平、异山梨醇酯(消心痛)、少量氯丙嗪等也有文献报道对咯血有效。

(5)鱼精蛋白注射液

尤适于应用肝素抗凝治疗,肝素过量而咯血者,剂量每次 50～100 mg 加 5％葡萄糖 40 mL 缓慢静脉注射,每日 1～2 次,连续使用不得超过 72 小时。

(6)肾上腺皮质激素

一般可口服泼尼松,每日 30 mg,见效后逐渐减量,疗程不超过 2 周;也可用地塞米松,每 4 小时一次,用 3～4 天;或用氢化可的松,每日 100～300 mg,用 3～5 天。用前要注意患者有无皮质激素使用的禁忌症。

(7)巴曲酶(立止血,retilase)

用法:成人 1～2 U,儿童 0.3～1.0 U,静脉或肌肉注射,每日 1～2 次,静脉注射 5～10 分钟就可产生作用,作用持续 24 小时。

(8)缩宫素(催产素)

用法:缩宫素 5～10 U 加入 10％葡萄糖液 20 mL 内缓慢静注,然后 10～15 U 加入 500 mL 液体内静滴,每日总量 40～50 U。

3. 支气管镜治疗

(1)冷盐水支气管灌洗

4 ℃冷生理盐水分次少量注入出血肺段支气管,停留 0.5～1 分钟后吸引,反复多次灌洗,直至出血停止。

(2)局部用药

局部应用肾上腺素(1∶20000)对于经支气管镜活检后的咯血有良好的治疗作用。

（3）气管支气管内激光治疗

常用 Nd-YAG 激光经支气管镜来治疗肿瘤表面坏死引起的大咯血。

（4）气管支气管内冷冻治疗

经气管镜冷冻治疗主要应用于支气管腔内生长的肿瘤。

4. 支气管内堵塞法

使用双腔球囊导管止血。

5. 支气管动脉造影和栓塞治疗

动脉栓塞对咯血是一种有效的姑息性治疗，但不能去除病因。欲彻底治愈咯血，还需采取内科或外科手术方法根治原发病。

6. 外科手术

应用外科治疗有两种情况：①大咯血经各种内科治疗未能控制，需紧急手术；②咯血患者经内科治疗后出血已停止，一般情况稳定，为根治咯血的原发病而手术。

7. 咯血并发症的治疗

（1）肺不张

肺不张的处理原则：通畅气道，加强吸引或引流排痰，停用强镇咳镇静药物，鼓励患者咳嗽。气道分泌物黏稠，不易咳出者，可酌情应用雾化吸入来湿化气道。酌情应用抗生素、祛痰药物，必要时可插入纤支镜吸出血块，或用支气管灌洗方法清除气道内积血和分泌物。

（2）吸入性肺炎

抗菌谱应包括革兰阴性杆菌、厌氧菌，如哌拉西林，第二、第三代头孢菌素，并加用甲硝唑。

（3）失血性休克

确诊失血性休克后应立即给予输液（先输入生理盐水 500 mL 或中分子右旋糖酐 500 mL），输全血或血浆，直到补足血容量。若补充血容量后血压仍偏低，可酌情应用血管活性药物，如 10％ 葡萄糖液或生理盐水 500 mL 中加多巴胺 40～100 mg 或（和）间羟胺 20～40 mg，液体滴速和药物浓度可根据血压水平调整，维持动脉收缩压不低于 10.7～12 kPa（80～90 mmHg）。

（4）窒息

应立即采取抢救措施：取头低脚高位，或抱起患者使其头朝下，助手托起下颌，将口撬开，取下义齿，清理口腔和咽喉积血，然后经口插入粗导管，接吸引器强力吸引。

（黄志俭）

第三十一章 睡眠呼吸暂停综合征及重叠综合征

第一节 睡眠呼吸暂停综合征

睡眠呼吸暂停综合征(sleep apnea syndrome)是指各种原因导致睡眠状态下反复出现呼吸暂停和低通气现象,引起低氧血症和高碳酸血症,从而使机体发生一系列病理生理改变的临床综合征。病情逐渐发展可出现肺动脉高压、肺心病、呼吸衰竭、高血压、心律失常等严重并发症。

【相关定义和分类】

1. 定义

(1)呼吸暂停(apnea):指呼吸气流至少停止 10 秒钟以上。

(2)低通气(hypopnea):气流降低 50% 或 50% 以上,伴随氧饱和度降低 4% 或伴有脑电图出现清醒波形。

(3)呼吸紊乱指数(respiratory disturbance index,RDI):每小时睡眠中出现的呼吸暂停次数加上低通气次数,称为呼吸暂停/低通气指数(AHI)。AHI=[(睡眠呼吸暂停+低通气)/睡眠时间]×60。通常 RDI 增加越多,患者的临床症状越严重。

(4)睡眠呼吸暂停综合征:指每晚 7 小时睡眠中,呼吸暂停和低通气反复发作 30 次以上,或平均每小时睡眠呼吸暂停+低通气次数超过 5 次。

(5)阻塞性睡眠呼吸暂停综合征:在口鼻气流停止过程中,胸腹式呼吸仍存在,RDI 大于 5 次/小时且患者有白天和夜间的症状。

(6)肥胖—低通气综合征:患有该综合征的患者,通常有显著的肥胖(常为病态的肥胖)、慢性低通气及白天存在有高碳酸血症($PaCO_2 > 45$ mmHg)。

(7)中枢性睡眠呼吸暂停综合征:指鼻和口腔气流与胸膜式呼吸同时暂停。

(8)混合性睡眠呼吸暂停综合征:指一次呼吸暂停过程中,开始时出现中枢性呼吸暂停,继之同时出现阻塞性呼吸暂停。

(9)上气道阻力综合征(UARS):该综合征的特征是由于上气道阻力的增加而出现反复唤醒或逐渐增强的打鼾,在 UARS 中,患者并不出现血氧饱和度的明显降低。

2. 分类

根据睡眠过程中呼吸暂停时胸腹运动的情况,分为中枢型、阻塞型、混合型,其中以阻塞型最常见。

(1)中枢型指呼吸暂停时胸腹式呼吸运动同时消失。

(2)阻塞型指呼吸暂停时胸腹式呼吸运动仍然存在。

(3)混合型指一次呼吸暂停过程中前半部分为中枢性特点,后半部分为阻塞性特点。

【阻塞性睡眠呼吸暂停综合征的临床表现】

1. 白天临床表现

(1)嗜睡。是 OSAS 最常见的症状,轻者表现为工作时间或上下午困倦、睡意,或开会时打瞌睡,严重时吃饭、与人谈话时即可入睡,甚至发生严重的后果,如驾车时打瞌睡导致交通事故。

(2)头晕乏力。夜间反复呼吸暂停、低氧血症,使睡眠连续性中断,醒觉次数增多,睡眠质量下降,常有轻重不同的头晕、疲倦、乏力。

(3)神经行为异常。注意力不集中,精细操作能力下降,记忆力和判断力下降,症状严重时甚至不能胜任工作而失业,老年人可表现为痴呆症。夜间低氧血症对大脑的损害以及睡眠结构的改变,尤其深睡眠减少是主要的原因。

(4)晨起头痛。常有清晨头痛,隐痛多见,不剧烈,可持续 1～2 小时,有时需服止痛药才能缓解。与血压升高、颅内压及脑血流的变化有关。

(5)个性变化。烦躁、易激动、焦虑等,家庭和社会生活均受一定影响,由于与家庭成员和朋友情感逐渐疏远,可以出现抑郁症。

(6)性机能减退。约有 30% 的患者可出现性功能障碍,甚至阳痿。

2. 夜间临床表现

(1)打鼾。是 OSAS 主要症状,鼾声不规则,高低不等,往往是鼾声—气流停止—喘气—鼾声交替出现,一般气流中断停止的时间为 20～30 秒,个别长达 2 分钟以上,可观察到患者有明显的紫绀。

(2)呼吸暂停。75% 的同室或同床睡眠者发现患者有呼吸暂停,常常担心呼吸不能恢复而推醒患者。OSAS 者有明显的胸腹矛盾运动,呼吸暂停多随着喘气、憋醒或响亮的鼾声而终止。

(3)憋醒。呼吸暂停后突然憋醒,常伴有翻身,四肢不自主运动,甚至抽搐,或突然坐起,感觉心慌、胸闷或心前区不适。

(4)多动不安。因低氧血症,患者夜间翻身,转动较频繁。

(5)多汗。出汗较多,以颈部、上胸部明显,与气道阻塞后呼吸用力增加及呼吸暂停后高碳酸血症有关。

(6)遗尿。部分患者出现遗尿,随 SAS 治疗后症状的改善而消失。

(7)睡眠行为异常。表现为恐惧、惊叫、呓语、夜游、幻听等。

3. 全身器官损害的表现

部分患者以全身系统器官损害为首要临床表现。

（1）高血压病内科治疗效果不好。

（2）冠心病各种类型的心律失常。

（3）肺心病和呼吸衰竭。

（4）缺血性或出血性脑血管病。

（5）精神异常，如躁狂性精神病或抑郁症。

（6）糖尿病。

4．体征

表 1-31-1　OSAS 患者的可能体征

肥胖（BMI＞28 kg/m²）	下颌短小、后缩
颈围＞40 cm	悬雍垂肥大
鼻甲肥大	扁桃腺和增殖体肥大
鼻中隔弯曲	舌体肥大

BMI，body mass index，为体重（kg）/身高²（m²）。

5．实验室和其他检查

（1）血液检查

病情时间长，低氧血症严重者，血红细胞计数和血红蛋白可有不同程度的增加。

（2）动脉血气分析

病情严重或已合并肺心病，呼吸衰竭者，可有低氧血症、高碳酸血症和呼吸性酸中毒。

（3）胸部 X 线检查

合并肺动脉高压、高血压、冠心病时，可有心影增大，肺动脉段突出等相应表现。

（4）内镜和影像学检查

用内镜、CT、MRI 可了解咽腔的口鼻、咽喉和气管的形态组织结构。

（5）肺功能检查

病情严重有肺心病、呼吸衰竭时，有不同程度的通气功能障碍。

（6）心电图

有高血压、冠心病时，出现心室肥厚、心肌缺血或心律失常等变化。

【诊断】

根据典型临床症状和体征，诊断 SAS 并不困难，确诊并了解病情严重程度和类型，则需进行相应的检查。

1．多导睡眠图检查

记录夜间 6～8 个小时睡眠期间的脑电图、眼动图、肌电图，鼻和口腔气流、鼾声，胸、腹呼吸运动，心电图、外周血氧饱和度及肢体活动、体位等参数，然后通过计算机进行数据处理作出诊断和严重程度分类。

表 1-31-2　SAS 病情程度分级

病情分度	AHI(次/小时)	夜间最低 SaO₂%
轻度	5～15	85～89
中度	16～30	80～84
重度	>30	<80

2. 多次小睡潜伏时间试验(multiple sleep latency test,MSLT)

方法是白天 10、12、14、16、18 时,每间隔 2 小时行一次睡眠测试(要求测试环境无声音和光线等刺激影响),每次小睡持续 30 分钟,计算患者的平均睡眠潜伏期,可以评估患者嗜睡的程度,对 SAS 诊断有一定意义。平均睡眠潜伏期<5 分钟者为嗜睡,5～10 分钟者为可疑嗜睡,>10 分钟者为正常。

【治疗】

1. 中枢性睡眠呼吸暂停综合征

(1)吸氧治疗。低流量氧吸入是治疗中枢性睡眠呼吸暂停的有效方法。

(2)膈肌起搏。

(3)药物治疗。主要应用呼吸兴奋剂,如咖啡因、尼可刹米、山梗菜碱(洛贝林)。

(4)辅助通气治疗。对严重患者,应用机械通气可增强自主呼吸,可选用有创机械通气或无创正压机械通气。

2. 阻塞型睡眠呼吸暂停综合征的治疗

(1)一般治疗

①减肥:包括饮食控制、药物或手术。

②体位改变:侧位睡眠,抬高床头。

③戒烟酒,避免服用镇静剂。

(2)药物治疗

曾用乙酰唑胺、安宫黄体酮、普罗替林、茶碱等治疗,疗效不肯定,如有过敏性鼻炎、鼻阻塞等可用缩血管药或非特异性抗炎药喷鼻,能减轻临床症状。

(3)器械治疗

①机械通气治疗。见机械通气篇。

②口腔矫治器(oral appliance,OA)治疗。

根据作用方式和部位不同分两类。

a. 舌治疗装置:睡眠期间戴用该装置时,在其前端的囊腔内产生负压吸附舌体向前。因耐受性差,已很少应用。

b. 下颌前移器:是目前临床应用较多的一种,通过前移下颌位置,使舌根部及舌骨前移,使上气道扩大。优点是简单、温和、费用低。适应症:原发性鼾症,轻、中度 OSAS 患者及不能耐受其他治疗方法者。有颞颌关节炎或功能障碍者不宜采用。

（4）手术治疗

①气管切开术或气管造口术

是最早期治疗严重 OSAS 患者的方法，随着 CPAP 和悬雍垂软腭咽成形术的应用，已很少采用。

②鼻手术

对鼻中隔偏曲、鼻甲肥大、鼻息肉等，根据不同原因可采用鼻中隔矫正术、鼻息肉摘除术、鼻甲切除术等。

③悬雍垂软腭咽成形术（uvulopalatopharyngoplasty，UPPP）

是目前最常用的手术方法。适用于口咽部狭窄的患者，如软腭过低、松弛，悬雍垂粗长及扁桃体肥大者。

④激光辅助咽成形术

利用激光进行咽部成形术，局部麻醉，可以门诊进行，降低了手术风险。疗效和适应症同 UPPP。

⑤等离子低温射频消融术

是一种射频软组织微创手术，利用射频能量使目标组织容积缩小和顺应性降低。手术简单，创伤小。适应症：a. 原发性鼾症或轻中度 OSAS 患者；b. AHI＜30 次/h。由于临床应用时间短，目前很难评价其疗效尤其是远期疗效，需临床进一步观察。

⑥正颌手术

包括下颌前徒术、颏前徒术、颏前徒和舌骨肌肉切断悬吊术、双颌前徒术等。适用于各种原因的下颌后缩、小畸形、腭盖低平与下颌弓狭窄等患者。

（蓝志杰）

第二节　重叠综合征

睡眠呼吸暂停综合征是具有潜在危险的常见病、多发病，而慢性阻塞性肺疾病也是一种常见的慢性进展性呼吸系统疾病，鉴于各自的多发性，两者同时发生于同一患者的机会较大，且病情可因相互影响而更为严重。将 SAS 合并 COPD 或其他呼吸系统疾病（如肺囊性纤维化、肺间质纤维化等）者称为"重叠综合征（overlap syndrome）"，并且认为此类患者较单纯 SAS 或 COPD 有更严重的与睡眠有关的低氧血症，更容易引起肺动脉高压以及发展成慢性肺源性心脏病。

【临床特点】

重叠综合征多发生于肥胖者，除了具有 COPD 的临床特点外，还有打鼾、晨间头痛、白天嗜睡、困倦乏力、记忆力下降等临床特点。

【OS 诊断要点】

可通过分别确立 COPD 和 SAS 的诊断来诊断重叠综合征。根据患者的慢性支气管炎病史结合肺功能、X 线胸片、血气分析等辅助检查,按照 2006 年我国慢性阻塞性肺疾病诊治规范(草案)中的标准来确立 COPD 的诊断。

一般情况下,没有必要对所有 COPD 患者进行多导睡眠图(polysomnography,PSG)监测,可仅进行 SaO_2 监测,但对于怀疑合并有 SAS 的 COPD 患者进行 PSG 监测是非常必要的。进行 PSG 检查的指征:

1. 有睡眠呼吸障碍的临床特点,如肥胖、睡眠时打鼾、白天嗜睡等。

2. 清醒状态下,$PaO_2 > 60$ mmHg(1 mmHg $= 0.133$ kPa)而出现肺动脉高压者。

3. 清醒状态下,$PaO_2 > 60$ mmHg 而出现红细胞增多症者。

4. 虽经夜间鼻导管给氧晨间仍诉头痛者。

【治疗】

1. 加强 COPD 的常规治疗,如给予抗感染、支气管扩张剂、糖皮质激素等,阻止疾病的恶化和反复发作,改善肺功能。

2. 加强 OSAS 的常规内科治疗,如减轻体重,避免仰卧位睡眠,避免使用乙醇、镇静剂及催眠剂等。

3. 氧疗:重叠综合征患者如果存在严重而持续的低氧血症(白天 $PaO_2 < 55 \sim 60$ mmHg),必须进行长期的氧疗。每日持续氧疗至少 15 h,氧流量为 $1.5 \sim 3.0$ L/min,以维持血氧饱和度(SaO_2)在 90% 以上。要纠正重叠综合征患者严重而持续的低氧血症,最好的措施是在长期氧疗的基础上联合应用无创正压通气等保持气道通畅。

4. 机械通气治疗:经鼻或面罩正压通气已成为重叠综合征的首选治疗措施,包括持续气道正压和双水平气道正压通气。

CPAP 呼吸机可保持上气道扩张,较好地预防睡眠时呼吸暂停,治疗后呼吸暂停次数可明显减少或消失,睡眠结构改善,患者症状明显减轻,但 CPAP 呼吸机由于呼气正压与吸气正压相等,易造成二氧化碳排出困难。

BiPAP 呼吸机使上、下气道开放,改善通气,纠正缺氧,降低血二氧化碳含量。此外,BiPAP 呼吸机对肺通气功能的改善及增加膈肌储备能力也有一定益处,能有效治疗各种类型的呼吸衰竭,可作为治疗重叠综合征的首选。

(张琼英)

第三十二章　严重急性呼吸综合征

传染性非典型肺炎为一种传染性强的呼吸系统疾病,世界卫生组织(WHO)认为是由冠状病毒亚型变种引起,并将传染性非典型肺炎称为严重急性呼吸综合征(severe acute respiratory syndrome,SARS)。

【临床诊断标准】

1. 流行病学

1.1　与发病者有密切接触史,或属受传染的群体发病者之一,或有明确传染他人的证据。

1.2　发病前2周内曾到过或居住于报告有传染性非典型肺炎病人并出现继发感染疫情的区域。

2. 症状与体征

(1)起病急,以发热为首发症状,体温一般>38 ℃,偶有畏寒;可伴有头痛、关节酸痛、肌肉酸痛、乏力、腹泻。

(2)常无上呼吸道卡他症状;可有咳嗽,多为干咳,少痰,偶有血丝痰;可有胸闷,严重者出现气促,或明显呼吸窘迫。

(3)肺部体征不明显,部分病人可闻少许湿啰音,或有肺实变体征。

注意:有少数病人不以发热为首发症状,尤其是有近期手术史或有基础疾病的病人。

3. 实验室检查

外周血白细胞计数一般不升高,或降低。常有淋巴细胞计数减少。

4. 胸部 X 线检查

肺部有不同程度的片状、斑片状浸润性阴影或呈网状改变,部分病人进展迅速,呈大片状阴影,常为多叶或双侧改变,阴影吸收消散较慢。肺部阴影与症状体征可不一致。若检查结果呈阴性,2天后应予复查。

HRCT 可呈磨玻璃样、肺实变,或二者兼有,病变以胸膜下为重,呈周围性,心后脊椎旁区为易感区。

5. 抗菌药物治疗无明显效果。

疑似诊断标准:符合上述 1.1+2+3 条或 1.2+2+4 条或 2+3+4 条。

临床诊断标准:符合上述 1.1+2+4 条及以上,或 1.2+2+4+5 条或 1.2+2+3+4 条。

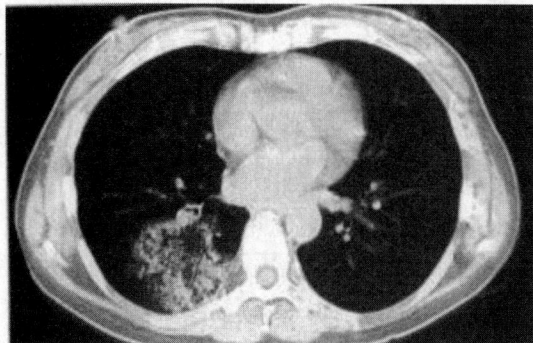

右肺下叶大片实变影,密度不均

图 1-32-1 SARS 肺部病变

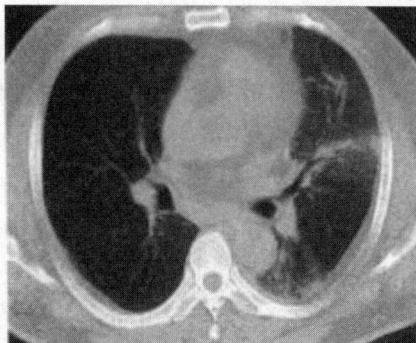

左肺大量磨玻璃影,密度不均,边缘不清

图 1-32-2 SARS 进展期

【重症非典型肺炎诊断标准】

符合下列标准中的一条即可诊断为重症"非典型肺炎"。

1. 呼吸困难,呼吸频率＞30 次/分。

2. 低氧血疗,在吸 3～5 升/分条件下,动脉血氧分压(PaO_2)＜70 mmHg,或脉搏容积血氧饱和度(SaO_2)＜93％;或已可诊为急性肺损伤(ALI)或急呼吸窘迫综合征(ARDS)。

3. 多叶病变日病变范围超过 1/3 或 X 线胸片显示 48 时内病灶进展 50％。

4. 休克或多器官功能障碍综合征(MODS)。

5. 具有严重基础性疾病或合并其他感染或年龄＞50 岁。

【治疗】

1. 监测病情变化。多数病人在发病后 14 天内都可能属于进展期,必须密切观察病情变化,监测症状、体温、呼吸频率、SaO_2 或动脉血气、血象,摄胸片(早期复查间隔时间不超过 2～3 天),监测心、肝、肾功能等。

2. 一般性和对症治疗

(1)卧床休息,避免劳累、用力。

(2)避免剧烈咳嗽,咳嗽剧烈者给予镇咳,咳痰者给予祛痰药。

(3)发热超过 38.5℃者,可使用解热镇痛药,高热者给予物理降温。儿童忌用阿司匹林,因该药有可能引起 Reye 综合征。

(4)有心、肝、肾等器官功能损害,应该作相应的处理。

(5)加强营养支持,注意水电解质平衡。

3. 出现气促或 PaO_2＜70 mmHg 或 SaO_2＜93％时给予持续鼻导管或面罩吸氧。

4. 糖皮质激素的应用指征为:①有严重中毒症状,高热 3 日不退。②48 小时内肺部阴影进展超过 50％。③有急性肺损伤或出现 ARDS。首选甲基泼尼松龙,剂量为 20～80

mg/d,对危重者可用 500 mg/d,共 2～3 d,随后可转为口服糖皮质激素并逐渐减量。在使用激素期间应该注意院内感染的预防。

5. 预防和治疗继发细菌感染。根据临床情况,可选用喹诺酮类等适用抗生素。

6. 早期可试用抗病毒药物

(1)抗病毒常用利巴韦林。用法为首剂给予负荷量 2 g 静脉注射,然后 1 周 6 h 一次,连续 4 d,再 0.5 g/8 h 一次,连续 6 d。根据患者情况亦可采用口服治疗。

(2)神经氨酸酶抑制剂(奥司他韦,商品名达菲)对预防可能有一定作用,医务人员每天服用 75 mg 可减少发病或使发病后症状减轻(在治疗中的作用尚不明确)。

7. 重症可试用增强免疫功能的药物,可使用胸腺肽、胸腺素和谷胺酰双肽。

8. 可选用中药辅助治疗。

9. 抗纤维化治疗　据临床观察,多数患者在疾病康复期出现肺纤维化。目前尚无确切的抗纤维增殖药物,初步显示抗纤维化功能的药物有 N-乙酰半胱氨酸,干扰素-γ、β1a,以及中药如川芎、当归、银杏等。

10. 重症病例的处理

(1)加强对患者的动态监护。

(2)使用无创正压机械通气(NIPPV)。

模式通常使用持续气道正压通气(CPAP),压力水平一般为 4～10 cmH_2O;吸入氧流量一般为 5～8 升/分,维持血氧饱和度 93%,或压力支持通气＋呼气末正压(PSV＋PEEP)。

PEEP 水平一般为 4～10 cmH_2O,吸气压力水平一般为 10～20 $cm\ H_2O$。NPPV 应持续应用(包括睡眠时间),暂停时间不宜超过 30 分钟,直到病情缓解。

(3)若病人不耐受 NPPV 或氧饱和度改善不满意,应及时进行有创正压机械通气治疗。

(4)出现休克或 MODS,予相应支持治疗。

(5)重度低氧血症,经呼吸机治疗效果不佳的患者,可选用体外膜肺氧合治疗。

(黄志俭)

第三十三章　禽　流　感

禽流感是由 A 型流感病毒引起人和多种动物感染的一种急性、热性、败血性、高度接触性传染病,可呈世界性流行。最近高致病性禽流感(H5N1)病毒从禽类和野生水禽向人类传播的机会已呈地域性增加。尽管人禽流感仍少见和呈散发状态,但其具有高致死性,预后较差,引起人们广泛关注。世界卫生组织(WHO)认为该病是对人类存在潜在威胁最大的疾病之一。

【临床特点】

1. 潜伏期　禽流感的潜伏期可能比普通流感要长,H5N1 型禽流感的潜伏期为 2~8 d,也可能长达 17 d。然而,有多次接触病毒的可能性,故难以精确地判断潜伏期。WHO 目前建议采用 7 d 的潜伏期进行现场调查及监督患者的接触。

2. 症状与体征　主要表现为发热,体温大多持续在 39℃ 以上,热程 1~7 d,可伴有流涕、鼻塞、咳嗽、咽喉痛、头痛、肌肉酸痛和全身不适。部分患者可有恶心、呕吐、腹痛、稀水样便等消化道症状。有些患者早期可出现牙龈和鼻出血。重症患者常常起病急骤,早期表现类似普通型流感,随之高热不退,临床症状迅速恶化。

3. 几乎所有患者都有临床表现明显的肺炎。一般可在出现第一次症状之后的 5 d 内出现呼吸困难、声音嘶哑、吸气时喉喘鸣、急性肺损伤、ARDS、肺出血、胸腔积液、全血细胞减少、多脏器功能衰竭、休克及瑞氏(Reye)综合征等多种并发症。可继发细菌感染,发生败血症。

4. 实验室检查

(1)外周血象　白细胞总数一般不高或降低,重症患者可有全血细胞降低。

(2)病毒分离　从患者呼吸道标本(如鼻咽分泌物、口腔含漱液、气管吸出物或呼吸道上皮细胞)中分离禽流感病毒。

(3)病毒抗原及基因检测　常用的有 DNA 扩增、PCR 方法,对禽流感病毒基因进行检测。

(4)血清学检查　发病初期和恢复期双份血清禽流感病毒亚型毒株抗体滴度 4 倍或以上升高,有助于回顾性诊断,但对急性期的诊断意义不大。

(6)其他实验室检查　根据有无并发症和伴随症状,可出现相应的异常指标,如转氨酶升高、血气分析异常和 DIC 指标异常等。

(7)胸部影像学检查　H5N1 亚型病毒感染患者都有下呼吸道疾病的影像学证据。胸部 X 线表现为典型的实变,常常是双侧的和多叶性的。一般在发病后 7d(3~17 d)左右可见小叶和间质浸润。重症患者肺内病变进展迅速,呈大片状磨玻璃样影及肺实变影像,病变后期为双肺弥漫性实变影,可合并胸腔积液。

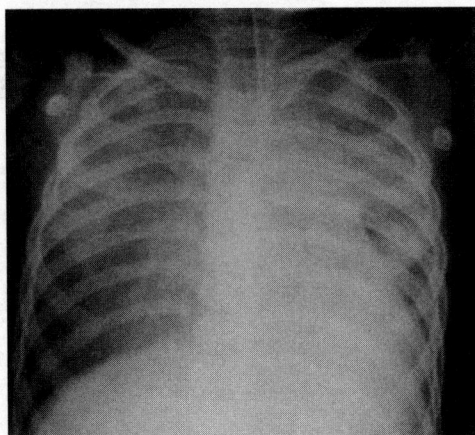

胸部平片可见两肺斑片状渗出影

图 1-33-1 禽流感

【诊断要点】

根据流行病学史、临床表现及实验室检查结果,可作出诊断。

1. 流行病学史

(1)发病前一周内曾到过疫区。

(2)有病死禽接触史。

(3)与被感染的禽类或其分泌物、排泄物等有密切接触史。

(4)与禽流感患者有密切接触史。

(5)实验室从事有关禽流感病毒研究。

2. 诊断标准

(1)疑似病例

患急性呼吸疾病,有发热(≥38 ℃)和咳嗽、咽痛和下列之一:

①在流行期与确诊的禽流感(H5N1)患者有接触史。

②近期(<1 周内)访问过有高致病性禽流感病毒爆发区域的家禽场。

③在处理患禽流感的人或动物样本的实验室工作。

(2)临床诊断

可疑病例,加有限的实验室依据(如 IFA+H5 单抗检测),或无明确其他疾病证据。

(3)确诊病例

H5N1 病毒培养阳性,或流感病毒(H5)PCR 阳性,或 H5 特异抗体滴度呈 4 倍升高。

【人感染禽流感的并发症】

1. 原发性病毒性肺炎

多见于原有心肺疾病的患者,肺部病变以浆液性出血性支气管炎为主,临床表现为高热不退、气急、紫绀、咳嗽、咯血。X线发现双肺有散在絮状阴影,白细胞计数降低和中性粒细胞减少。痰与血培养均无致病菌生长。患者常常因心力衰竭或周围循环衰竭而死亡。

2. 继发性细菌性肺炎

最常见的病原菌是肺炎链球菌、金黄色葡萄球菌、流感嗜血杆菌。病人病情逐渐加重,或病情在暂时的改善后临床症状进一步加重,咳嗽,咯脓痰,并且出现肺部实变体征,X线发现肺部有片状和斑片状阴影,白细胞总数和中性粒细胞计数增高。

3. Reye 综合征

Reye 综合征是流感病毒感染时的一种严重并发症,常见于 2～16 岁的少年儿童。患病开始时患者出现恶心、呕吐,继而出现中枢神经系统症状,如嗜睡、昏迷或谵妄,并出现肝脏肿大,但无黄疸。丙氨酸氨基转移酶(ALT)、门冬氨酸氨基转移酶(AST)、乳酸脱氢酶(LDH)和血氨均增高。

4. 心肌炎及肌炎

流感病毒性肺炎可以并发心肌炎、肌炎,并发肌炎的患者表现为受累的肌肉明显触痛,肌肉肿胀无弹性,以下肢肌肉受累多见。实验室检查可以见到血清肌酸磷酸激酶(CK)和羟丁酸脱氢酶(HBD)水平增高。严重者可以发生横纹肌溶解,出现肌红蛋白尿,导致肾功能衰竭。

【治疗】

1. 对症治疗:休息,补液,儿童忌用阿司匹林及其他水杨酸制剂的药物。
2. 抗病毒治疗:奥司他韦(达菲),75 mg,2 次/d,共 5 天。金刚烷胺,100 mg,3 次/d,共 5 天。儿童 5 mg/(kg·d),分两次,总量不超过 150 mg。
3. 胸片有肺炎改变者使用合适的抗生素,如 β 内酰胺类、大环内酯类。
4. 积极预防及治疗并发症。
5. 中医治疗:清热、化湿,扶正祛邪。
6. 加强支持治疗和预防并发症

注意休息,多饮水,增加营养,给易于消化的饮食。密切观察,监测并预防并发症。抗菌药物应在明确继发细菌感染时或有充分证据提示继发细菌感染时使用。对伴有免疫功能低下的重症患者,可考虑适当使用免疫调节剂,以改善其免疫功能。

7. 重症患者的治疗

对于低氧血症的患者应积极进行氧疗,保证患者血氧分压＞60 mmHg。如经常规氧疗患者低氧血症不能纠正，应及时进行机械通气治疗，治疗应按照 ARDS 的治疗原则，可采取低潮气量(6 mL/kg)并加用适当呼气末正压(PEEP)的保护性肺通气策略。同时加强呼吸道管理，防止机械通气的相关合并症。出现多脏器功能衰竭时，应当采取相应的治疗措施。

（盛晓琛）

第三十四章 甲型 H1N1 流感

甲型 H1N1 流感是主要由甲型 H1N1 流感病毒引起的呼吸道性传染病,2009 年 6 月 11 日世界卫生组织将流感流行的级别升至 6 级,已进入全球大流行阶段。甲型 H1N1 流感临床表现无特异性,极易造成误诊。

【临床表现】

1. 潜伏期一般为 1～7 d,多为 1～4 d。临床表现为流感样症状,包括发热(腋温≥ 37.5 ℃)、流涕、鼻塞、咽痛、咳嗽、头痛、肌痛、乏力、呕吐和(或)腹泻。可发生肺炎等并发症。

2. 少数病例病情进展迅速,出现呼吸衰竭,多脏器功能不全或衰竭。患者原有的基础疾病亦可加重。

3. 实验室检查

(1)外周血象

白细胞总数一般不高或降低。

(2)病原学检查

①病毒核酸检测:以 RT-PCR(最好采用 real-time,RT-PCR)法检测呼吸道标本(咽拭子、口腔含漱液、鼻咽或气管抽取物、痰)中的甲型 H1N1 流感病毒核酸,结果可呈阳性。

②病毒分离:呼吸道标本中可分离出甲型 H1N1 流感病毒。合并病毒性肺炎时肺组织中亦可分离出该病毒。

(3)血清学检查

动态检测血清甲型 H1N1 流感病毒特异性中和抗体水平呈 4 倍或 4 倍以上升高。

(4)其他辅助检查

可根据病情行胸部影像学等检查。合并肺炎时肺内可见斑片状炎性浸润影。

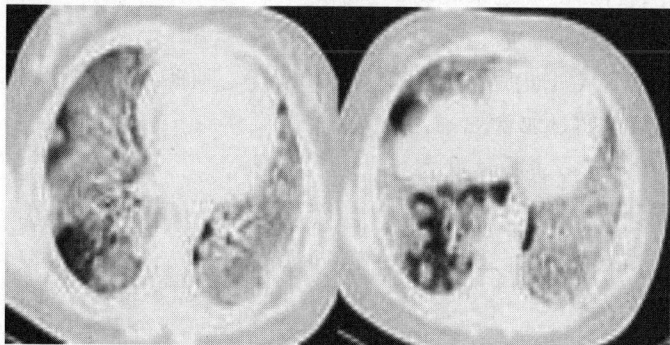

CT 扫描示两肺磨玻璃样病变

图 1-34-1 甲型 H1N1 流感

【诊断要点】

本病的诊断主要结合流行病学史、临床表现和病原学检查,早发现、早诊断是防控与治疗的关键。

1. 疑似病例

符合下列情况之一即可诊断为疑似病例:

①发病前 7 d 内与甲型 H1N1 流感疑似或确诊病例有密切接触(在无有效防护的条件下照顾患者,与患者共同居住、暴露于同一环境,或直接接触患者的气道分泌物或体液),出现流感样临床表现。

②发病前 7 d 内曾到过甲型 H1N1 流感流行(出现病毒的持续人间传播和基于社区水平的流行和暴发)的国家或地区,出现流感样临床表现。

③出现流感样临床表现,甲型流感病毒检测阳性,但进一步检测排除既往已存在的亚型。

2. 确诊病例

出现流感样临床表现,同时有以下一种或几种实验室检测结果:

①甲型 H1N1 流感病毒核酸检测阳性(可采用 real-time,RT-PCR)。

②分离到甲型 H1N1 流感病毒。

③血清甲型 H1N1 流感病毒的特异性中和抗体水平呈 4 倍或 4 倍以上升高。

【重症与危重病例诊断】

1. 出现以下情况之一者为重症病例:

(1)持续高热>3 d;

(2)剧烈咳嗽,咯脓痰、血痰,或胸痛;

(3)呼吸频率快,呼吸困难,口唇紫绀;

(4)神志改变,反应迟钝,嗜睡、躁动、惊厥等;

(5)严重呕吐、腹泻,出现脱水表现;

(6)影像学检查有肺炎征象;

(7)肌酸激酶(CK)、肌酸激酶同工酶(CK-MB)等心肌酶水平迅速增高;

(8)原有基础疾病明显加重。

2. 出现以下情况之一者为危重病例:

(1)呼吸衰竭;

(2)感染中毒性休克;

(3)多脏器功能不全;

(4)出现其他需进行监护治疗的严重临床情况。

【治疗】

1. 一般治疗

休息,多饮水,密切观察病情变化。对高热病例可给予退热治疗。

2. 抗病毒治疗

应及早应用抗病毒药物。初步药敏试验提示此甲型 H1N1 流感病毒对达菲和扎那米韦敏感,对金刚烷胺和金刚乙胺耐药。达菲应尽可能在发热 48 h 内使用(36 h 内最佳),疗程为 5 d,成人用量为 75 mg,2 次/d。

1 岁及以上年龄的儿童患者应根据体质量给药:体重不足 15 kg 者予 30 mg,2 次/天;体重 15~23 kg 者予 45 mg,2 次/天;体重 23~40 kg 者予 60 mg,2 次/天;体重＞40 kg 者予 75 mg,2 次/天。对于吞咽胶囊有困难的儿童,可选用达菲混悬液。

3. 其他治疗

①如出现低氧血症或呼吸衰竭的情况,应及时给予相应的治疗措施,包括吸氧、无创机械通气或有创机械通气等。若机械通气疗效不佳,国内外报道可使用体外膜肺氧合治疗。②出现其他脏器功能损害时,给予相应支持治疗。③对病情严重者(如出现感染中毒性休克合并急性呼吸窘迫综合征),可考虑给予小剂量糖皮质激素治疗,不推荐使用大剂量糖皮质激素。④合并细菌感染时,给予相应抗菌药物治疗。

【出院标准】

根据我国卫生部甲型 H1N1 流感诊疗方案,达到以下标准可以出院:

1. 体温正常 3 d,其他流感样症状基本消失,临床情况稳定,可以出院。

2. 因基础疾病或合并症较重,需较长时间住院治疗的甲型 H1N1 流感病例,在咽拭子甲型 H1N1 流感病毒核酸检测转为阴性后,可从隔离病房转至相应病房做进一步治疗。

(盛晓琛)

第三十五章 流 感

流感(influenza)是由流行性感冒病毒引起的急性呼吸道传染病,是人类面临的主要公共健康问题之一。根据核蛋白和基质蛋白分为甲、乙、丙三型。常突然暴发,迅速扩散,从而造成不同程度的流行。具有一定的季节性,北方地区流行高峰一般发生在冬春季,而南方地区全年流行,高峰多发生在夏季和冬季,一般流行 3～4 周后会自然停止,发病率高但病死率低。

【临床特点】

1. 临床表现

潜伏期一般为 1～7 天,多数为 2～4 天。

(1)流感症状及体征

①单纯型流感。最常见。突然起病,高热,体温可达 39～40℃,可有畏寒、寒战,多伴头痛、全身肌肉关节酸痛、极度乏力、食欲减退等全身症状,常有咽喉痛、干咳,可有鼻塞、流涕、胸骨后不适等。颜面潮红,眼结膜外眦轻度充血。

如无并发症呈自限性过程,多于发病 3～4 天后体温逐渐消退,全身症状好转,但咳嗽、体力恢复常需 1～2 周。轻症者如普通感冒,症状轻,2～3 天可恢复。

②中毒型流感 极少见,表现为高热、休克及弥散性血管内凝血(DIC)等严重症状,病死率高。

③胃肠型流感 除发热外,以呕吐、腹泻为显著特点,儿童多于成人。2～3 天即可恢复。

(2)特殊人群的临床表现

①儿童

在流感流行季节,有超过 40% 的学龄前儿童及 30% 的学龄儿童罹患流感。一般健康儿童感染流感病毒可能表现为轻型流感,主要症状为发热、咳嗽、流涕、鼻塞及咽痛、头痛,少部分出现肌痛、呕吐、腹泻。婴幼儿流感的临床症状往往不典型,可出现高热惊厥。新生儿流感少见,但易合并肺炎,常有败血症表现,如嗜睡、拒奶、呼吸暂停等。在小儿,流感病毒引起的喉炎、气管炎、支气管炎、毛细支气管炎、肺炎及胃肠道症状较成人常见。

②老年人

65 岁以上流感患者为老年流感。因老年人常常存有呼吸系统、心血管系统等原发病,因此老年人感染流感病毒后病情多较重,病情进展快,发生肺炎率高于青壮年人,其他系统损伤主要包括流感病毒性心肌炎导致的心电图异常、心功能衰竭、急性心肌梗死,也可并发脑炎以及血糖控制不佳等。

③妊娠妇女

中晚期妊娠妇女感染流感病毒后除发热、咳嗽等表现外,易发生肺炎,迅速出现呼吸困难、低氧血症甚至急性呼吸窘迫综合征(ARDS),可导致流产、早产、胎儿窘迫及胎死宫内。可诱发原有基础疾病的加重,病情严重者可以导致死亡。发病 2 天内未行抗病毒治疗者病死率明显增加。

④免疫缺陷人群

免疫缺陷人群如器官移植人群、艾滋病患者、长期使用免疫抑制剂者,感染流感病毒后发生重症流感的危险性明显增加,由于易出现流感病毒性肺炎,发病后可迅速出现发热、咳嗽、呼吸困难及发绀,病死率高。

(3)重症病例的临床表现

①流感病毒性肺炎

季节性甲型流感(H1N1、H2N2 和 H3N2 等)所致的病毒性肺炎主要发生于婴幼儿、老年人、慢性心肺疾病及免疫功能低下者,甲型 H1N1 流感还可在青壮年、肥胖人群、有慢性基础疾病者和妊娠妇女等人群中引起严重的病毒性肺炎,部分发生难治性低氧血症。人禽流感引起的肺炎常可发展成 ARDS,病死率高。

②肺外表现

a. 心脏损害　心脏损伤不常见,主要有心肌炎、心包炎。可见肌酸激酶(CK)升高,心电图异常,而肌钙蛋白异常少见,多可恢复。重症病例可出现心力衰竭。

b. 神经系统损伤　包括脑脊髓炎、横断性脊髓炎、无菌性脑膜炎、局灶性神经功能紊乱、急性感染性脱髓鞘性多发性神经根神经病(格林巴利综合征,Guillain-Barre syndrome)。

c. 肌炎和横纹肌溶解综合征　在流感中罕见。主要症状有肌无力、肾功能衰竭,CK升高。危重症患者可发展为多器官功能衰竭(MODF)和弥散性血管内凝血(DIC)等,甚至死亡。

(4)并发症

①继发细菌性肺炎

发生率为 5%～15%。流感起病后 2～4 天病情进一步加重,或在流感恢复期后病情反而加重,出现高热、剧烈咳嗽、脓性痰、呼吸困难,肺部湿性啰音及肺实变体征。外周血白细胞总数和中性粒细胞显著增多,以肺炎链球菌、金黄色葡萄球菌,尤其是耐甲氧西林金黄色葡萄球菌(methicillin-resistant staphylococcus aureus,MRSA)、肺炎链球菌或流感嗜血杆菌等为主。

②其他病原菌感染所致肺炎

包括衣原体、支原体、嗜肺军团菌、真菌(曲霉菌)等,对流感患者的肺炎经常规抗感染治疗无效时,应考虑到真菌感染的可能。

③其他病毒性肺炎

常见的有鼻病毒、冠状病毒、呼吸道合胞病毒、副流感病毒等,在 COPD 患者中发生率高,并可使病情加重,临床上难以和流感病毒引起的肺炎相区别,相关病原学和血清学检测有助于鉴别诊断。

④Reye 综合征

偶见于 14 岁以下的儿童,尤其是使用阿司匹林等水杨酸类解热镇痛药物者。

2. 影像学表现

多数患者无肺内受累。发生肺炎者影像学检查可见肺内斑片状、多叶段渗出性病灶;进展迅速者,可发展为双肺弥漫的渗出性病变或实变,个别病例可见胸腔积液。

3. 实验室检查

(1)一般实验室检查

①外周血常规:白细胞总数一般不高或降低。

②血生化:部分病例出现低钾血症,少数病例肌酸激酶、天门冬氨酸氨基转移酶、丙氨酸氨基转移酶、乳酸脱氢酶、肌酐等升高。

(2)病原学相关检查

主要包括病毒分离、病毒抗原、核酸和抗体检测。病毒分离为实验室检测的"金标准";病毒的抗原和核酸检测可以用于早期诊断;抗体检测可以用于回顾性调查,但对病例的早期诊断意义不大。

【诊断要点】

1. 需要考虑流感的临床情况

在流感流行时期,出现下列情况之一,需要考虑是否为流感:

(1)发热伴咳嗽和/或咽痛等急性呼吸道症状。

(2)发热伴原有慢性肺部疾病急性加重。

(3)婴幼儿和儿童发热,未伴其他症状和体征。

(4)老年人(年龄≥65 岁)新发生呼吸道症状,或出现原有呼吸道症状加重,伴或未伴发热。

(5)重病患者出现发热或低体温。

在任何时期,出现发热伴咳嗽和/或咽痛等急性呼吸道症状,并且可以追踪到与流感相关的流行病学史,如患者发病前 7 天内曾到有流感暴发的单位或社区;与流感可疑病例共同生活或有密切接触;从有流感流行的国家或地区旅行归来等。

2. 需要安排病原学检查的病例

若有条件,对出现以上情况的病例,可安排病原学检查以求明确诊断。

具有临床表现,以下 1 种或 1 种以上的病原学检测结果呈阳性者,可以确诊为流感:

(1)流感病毒核酸检测阳性(可采用 real-time RT-PCR 和 RT-PCR 方法)。

(2)流感病毒快速抗原检测阳性(可采用免疫荧光法胶体金法),需结合流行病学史作综合判断。

(3)流感病毒分离培养阳性。

(4)急性期和恢复期双份血清的流感病毒特异性 IgG 抗体水平呈 4 倍或 4 倍以上升高。

3. 重症流感诊断标准

流感病例出现下列 1 项或 1 项以上情况者为重症流感病例。

(1)神志改变:反应迟钝、嗜睡、躁动、惊厥等。

(2)呼吸困难和/或呼吸频率加快:成人及 5 岁以上儿童＞30 次/min；1 岁～5 岁＞40 次/min；2 月龄～12 月龄＞50 次/min；新生儿～2 月龄＞60 次/min。

(3)严重呕吐、腹泻,出现脱水表现。

(4)少尿:成人尿量＜400 mL/24 h；小儿尿量＜0.8 mL/(kg·h),或每日尿量婴幼儿＜200 mL/24 h,学龄前儿＜300 mL/24 h,学龄儿＜400 mL/25 h,4 岁以上儿童＜17 mL/h；或出现急性肾功能衰竭。

(5)动脉血压＜90/60 mmHg。

(6)动脉血氧分压(PaO_2)＜60 mmHg(1 mmHg＝0.133kPa)或氧合指数(PaO_2/FiO_2)＜300 mmHg。

(7)胸片显示双侧或多肺叶浸润影,或入院 48 小时内肺部浸润影扩大≥50%。

(8)肌酸激酶(CK)、肌酸激酶同工酶(CK-MB)等酶水平迅速增高。

(9)原有基础疾病明显加重,出现脏器功能不全或衰竭。

【治疗】

1. 在发病 36 小时或 48 小时内尽早开始抗流感病毒药物治疗。

神经氨酸酶抑制剂:奥司他韦(Oseltamivir)和扎那米韦(Zanamivir),最近在日本等部分国家被批准静脉使用的帕拉米韦(Peramivir)和那尼纳米韦(Laninamivir)目前在我国还没有上市。

M_2 离子通道阻滞剂:阻断流感病毒 M_2 蛋白的离子通道,从而抑制病毒复制,但仅对甲型流感病毒有抑制作用,包括金刚烷胺(Amantadine)和金刚乙胺(Rimantadine)两个品种。

儿童用药剂量与成人不同,疗程相同。在紧急情况下,对于大于 3 个月婴儿可以使用奥司他韦。即使时间超过 48 小时,也应进行抗病毒治疗。

2. 避免盲目或不恰当使用抗菌药物。仅在流感继发细菌性肺炎、中耳炎和鼻窦炎等时才有使用抗生素的指征。流感继发细菌性肺炎最常见病原菌为肺炎链球菌、金黄色葡萄球菌、流感嗜血杆菌等,类似社区获得性肺炎。

3. 合理使用对症治疗药物。大多不再需要对症治疗,如果使用,应提高针对性,不一定都用复方制剂。儿童忌用阿司匹林或含阿司匹林药物以及其他水杨酸制剂,因为此类药物与流感的肝脏和神经系统并发症即 Reye 综合征相关,偶可致死。

4. 关于耐药、临床用药选择和用法。抗流感病毒药物治疗是流感治疗最基本和最重要的环节。但流感病毒很容易产生耐药毒株,备受关注。

耐药对临床疗效的影响缺少评估,因此在耐药数据不清楚的情况下,甲型流感病毒可选用扎那米韦、奥司他韦、金刚乙胺和金刚烷胺,乙型流感病毒可选用奥司他韦或扎那米韦。

5. 重症病例的治疗

治疗原则:积极治疗原发病,防治并发症,并进行有效的器官功能支持。

(1)呼吸支持。重症肺炎是流行性感冒最常见严重并发症,可以导致死亡。大约有30%的死亡病例中可见继发性细菌性感染。常见的死亡原因有呼吸衰竭、难治性休克和多器官功能衰竭。

(2)循环支持。难治性休克属于流感患者最常见的死因之一。流感患者的休克多见于感染性休克,但也可见于心源性休克。

(3)肾脏支持。流感重症患者中,肾脏也是常受累的器官,表现为急性肾功能衰竭,多为肾前性和肾性因素引起。

合并急性肾功能衰竭的 ARDS 患者可采用持续的静脉—静脉血液滤过或间断血液透析治疗。肾脏替代治疗有助于合并急性肾功能不全的 ARDS 患者的液体管理。对血流动力学不稳定患者,持续肾脏替代治疗可能更有利。

(4)糖皮质激素治疗。糖皮质激素治疗重症流感患者,目前尚无循证医学依据。对感染性休克需要血管加压药治疗的患者可以考虑使用小剂量激素。因此,仅在动力学不稳定时使用,一般的剂量为氢化可的松 200~300 mg/d,甲基泼尼松龙 80~20 mg/d。儿童剂量:氢化可的松 5~10 mg/(kg·d)静滴;甲基泼尼松龙 1~2 mg/kg·d 静滴。

(5)其他支持治疗。流感病毒除了累及肺、心和肾,还可能累及全身其他脏器系统,如脑膜和神经肌肉等。此外,炎症反应可导致多器官功能障碍综合征(MODS),也是患者死亡的主要原因。出现其他脏器功能损害时,应给予相应支持治疗。对重症流感病例,要重视营养支持,注意预防和治疗胃肠功能衰竭。纠正内环境紊乱,尤其是电解质的紊乱及代谢性酸中毒。

6. 中医治疗

表 1-35-1 成人抗流感病毒药物治疗、预防用剂量和用法推荐

药物	治疗	预防
神经氨酸酶抑制剂		
奥司他韦	75 mg,每日 2 次	75 mg,每日 1 次
扎那米韦	10 mg(5 mg/粒)吸入,每日 2 次	无推荐剂量
M_2 离子通道阻滞剂		10 mg(5 mg/粒)吸入
金刚乙胺	200 mg/d,1 次或分 2 次	每日 1 次(>5 岁)
金刚烷胺	200 mg/d,1 次或分 2 次	5 mg/(kg·d)[6.6 mg/(kg·d)],1 次不超过 150 mg/d

(陈德林)

第三十六章　耳鼻喉相关的呼吸急危重症

第一节　鼻窦支气管综合征

鼻窦支气管综合征（sinobronchial syndrome，SBS）是上呼吸道的慢性鼻窦炎和下呼吸道的非特异性慢性支气管炎性疾病（慢性支气管炎、弥漫性泛细支气管炎、支气管扩张）合并存在的综合征。

【临床特点】

1. SBS 的主要症状是鼻漏、后鼻漏、鼻塞、嗅觉减退、头重感等慢性鼻窦炎症状和下呼吸道症状的咳嗽、咳痰、气短、气喘等。

2. 多数病例自幼儿时开始即有鼻症状，而下气道症状在青年期后出现。

3. 弥漫性泛细支气管炎是细支气管，特别是以呼吸细支气管领域的炎症为主的慢性阻塞性肺疾病的一种，主要症状是活动后气短，因为有呼吸功能障碍。

4. 支气管扩张的发生率约为 0.1%～0.2%，是一种很常见的疾病，病因不清楚。

5. 但作为支气管扩张特殊类型的卡塔格内综合征和囊性纤维化是先天性或遗传性的。卡塔格内综合征是以慢性鼻窦炎、支气管扩张、内脏转位为三大主症的综合征。

【诊断要点】

1. 必要条件

（1）影像学明确诊断为鼻窦炎。

（2）同时具有反复性支气管炎的临床特征，有反复咳嗽史，每年反复发作在 4 次以上，每次持续 10 天以上。

2. 附加条件

（1）鼻黏膜红肿，可见鼻道分泌物，流涕可有可无。

（2）有家族鼻窦炎史。

（3）深部鼻拭子图片染色镜检以中性粒细胞百分比为主，或细菌培养阳性。

（4）外周血象提示白细胞增加，或分类见中性粒细胞百分比增高。

诊断方法：凡采用 CT 片，只要符合必要条件中的两条即可诊断；凡仅用 X 线片诊断者,除需具备必要条件外,尚需加上附加条件中的任何两条可确证。

【治疗】

1. 主要针对慢性鼻窦炎和慢性下气道炎症疾患及其合并症的治疗。对合并综合征来说,鼻窦炎根治性手术病例的长期观察表明术后下气道病变改善率比较低。

2. 多数患者上下气道同时加重,因此,上下气道同时治疗极为重要。成人 SBS 患者极为难治,与病理改变的不可逆性有关。

3. 长期、小剂量应用大环内酯类药物对治疗慢性鼻窦炎、DPB、SBS 有效,用药时间要长达 3～6 个月。

(蓝志杰　黄志俭)

第二节　变应性鼻炎与支气管哮喘

变应性鼻炎(allergic rhinitis,AR)与哮喘是呼吸道变态反应的高发病和常见病,已成为严重影响人类健康的全球性疾病,其发病率趋向逐年增加。AR 和 BA 是变应性疾病中最常见的一种,且二者关系密切,ARIA 2008 指南指出是"同一气道,同一疾病"的概念,并强调了上、下呼吸道的整体性。

【临床表现】

1. 鼻痒、喷嚏、流清涕和鼻塞是它的四大症状。

2. 鼻腔检查的典型表现为鼻甲肿胀,黏膜常表现苍白或紫色,上覆薄层水样黏液。严重者鼻甲肿胀、肥厚,可完全堵塞鼻通道。

3. 三种类型:①季节性变应性鼻炎:常由花粉和真菌致敏引起。②常年性变应性鼻炎:指每年症状持续 9 个月以上,多由室内变应原,如尘螨、动物皮毛所致。③药物性变应性鼻炎:药物如阿司匹林引起的阿司匹林综合征,常表现为变应性鼻炎、鼻窦炎和鼻息肉并存。

【诊断要点】

1. 除外其他疾病和鼻结构异常,这点非常重要。

2. 根据病史和鼻分泌物的特征鉴别感染和非感染。

3. 根据病史和变应原检查结果区分变应性或非变应性。

4. 非变应性病变进一步分为嗜酸性粒细胞性和非嗜酸性粒细胞性两个亚型。

5. 除了上述病史和鼻咽部检查外,CT 扫描、内镜检查对鼻咽腔的解剖异常、鼻息肉和鼻窦炎的精确诊断很有帮助。

6. 鼻黏膜分泌物细胞学检查目前还没有广泛开展,只有少数专家用于常规诊断。在进行细胞学检查时应注意,如果嗜酸性粒细胞超过 10%,可能是变应性鼻炎。

7. 参照中华医学会耳鼻咽喉科分会变应性鼻炎(AR)诊断标准及中华医学会呼吸病学分会支气管哮喘(BA)防治指南,2 项或 2 项以上鼻变应性症状(包括体征)和血清特异性 IgE 抗体(sIgE)检测 Ⅱ 级或 Ⅱ 级以上,为 AR 确诊标准。

鼻和下呼吸道变应性症状包括:鼻痒、眼痒、喷嚏、流清涕、鼻黏膜苍白、水肿、鼻腔内浆液性分泌物多等;或反复发作喘息、气急、胸闷或咳嗽,发作时肺部可闻及散在或弥漫性哮鸣音等。

【治疗】

1. 脱离与变应原接触是首选治疗方法。

2. 脱敏治疗。

3. 药物治疗。

(1)抗组胺药物:目前多主张用第二代 H_1 抗组胺药,如特非那丁、阿斯咪唑、西替利嗪、氯雷他定及阿化斯丁等。

(2)糖皮质激素:局部用糖皮质激素与受体具有高亲合力,是治疗变应性和非变应性鼻炎最有效的药物。

(3)非激素类抗炎剂:色甘酸钠和尼多克罗米钠是临床上较常用于治疗变态反应性鼻炎的非激素类抗炎药物。

(4)鼻黏膜血管收缩剂:主要是 α-肾上腺素能受体激动剂,目前多用伪麻黄碱。

(5)抗胆碱能药物:可以减少鼻分泌物的产生,但对鼻塞、鼻痒及打喷嚏等症状无效。

(6)抗白三烯药物:目前常用的口服制剂为孟鲁司特。

(蓝志杰　黄志俭)

第三节　阿司匹林性哮喘

多年来,阿司匹林和其他非甾体抗炎药物(NSAID)因解热、镇痛、抗炎、抗凝作用在临床上得到了广泛的应用,但其也有一定的不良反应。少数患者服用以阿司匹林为代表的 NSAID 数分钟至数小时后会出现一些过敏反应,表现为急性血管性水肿、荨麻疹、鼻炎、鼻窦炎和支气管哮喘等,称之为阿司匹林性哮喘(aspirin-induced asthma,AIA)。

【临床特点】

1. 在服用解热镇痛药 5 分钟至 2 小时或稍长时间后,即会引起剧烈的哮喘发作,绝大多数患者的潜伏期为 30 分钟左右。

2. 哮喘发作一般很重,常有发绀、结膜充血、大汗淋漓、端坐呼吸、烦躁不安。某些患者在服药后先出现鼻部卡他症状，如流涕、打喷嚏、鼻痒、鼻塞，继之出现哮喘。

3. 有些患者在哮喘发作的同时可出现严重的荨麻疹或血管性水肿，严重的还可出现意识改变、血压下降等休克症状。

4. 初步诊断为 AIA 时重症患者占 60％左右。糖皮质激素依赖者近 50％。AIA 患者中有近 36％的患者合并有鼻部疾病，包括慢性鼻炎、鼻息肉、鼻窦炎及嗅觉异常。

5. 实验室检查　对所有阿司匹林性哮喘患者都应常规摄鼻窦 X 线像。多数可见窦腔黏膜增厚或息肉状增生，严重病例见上颌窦积液，或全鼻窦炎。鼻窦 CT 检查可更清楚地显示鼻息肉或鼻窦炎。

【诊断要点】

1. 阿司匹林性哮喘是支气管哮喘的一种特殊类型，患者在服用乙酰水杨酸或其他非甾体类固醇抗炎药后数分钟至数小时发生剧烈的哮喘发作，这种现象就称为阿司匹林性哮喘。

2. 其特征是鼻、眼黏膜肿胀和支气管痉挛。

3. 有三种类型：阿司匹林敏感、阿司匹林不耐受和阿司匹林异质性。

4. 阿司匹林吸入激发试验也具有较高的灵敏度、特异性和安全性。采用定量雾化吸入 18％赖氨酸阿司匹林，每隔 30 分钟吸入一次，剂量为 1,2,4,8,16 和 32 mg，吸入后 30 秒和 2 分钟各测 FEV_1，如 FEV_1 下降≥20％，为阳性反应。

【治疗】

1. β受体激动剂：吸入或雾化吸入沙丁胺醇舒张支气管平滑肌。

2. 氨茶碱：可选择口服或静脉注射。

3. 白三烯受体阻滞剂：是治疗阿司匹林性哮喘的一线药物，常用药有顺尔宁，10 mg/d。

4. 糖皮质激素：由于阿司匹林性哮喘病情较重，常需口服和静脉注射。静脉注射用激素多选用起效快的激素，如甲强龙、氢化可的松。

5. 抗胆碱能药物：多为辅助药物，常用药为溴化异丙托品吸入治疗。

6. 脱敏治疗　阿司匹林的脱敏治疗能较好地控制 AIA 患者的哮喘症状和鼻部病变，对于那些需大剂量糖皮质激素来控制哮喘症状，或常规治疗难以改善鼻部炎症和鼻息肉病变，或因其他疾病而需服用阿司匹林的 AIA 患者，脱敏治疗就显得尤为重要。

7. 危重患者的治疗：氧疗和机械通气治疗等。

（黄志俭）

第四节　花　粉　症

花粉症是变态反应疾病中最具代表性的，其发病率逐年升高，尤其是 20 世纪 80 年代以后其发病率迅速升高，已经成为世界性卫生问题。

【临床表现】

花粉症的症状主要表现在鼻、眼和支气管。

1. 鼻：鼻痒，喷嚏，鼻堵和大量清水样鼻涕，严重者终日滴流不止。

2. 眼：流泪，眼痒，眼结膜充血。

3. 支气管：咳嗽，气喘。由于发病有季节性，所以少见肺气肿和肺心病。

4. 少数病人伴有接触性皮炎或荨麻疹。

【诊断要点】

哮喘临床诊断的确立：花粉变应性哮喘的确立首先必须符合哮喘的诊断标准，但有其特殊性，这些特殊性即为上述的花粉变应性哮喘的特征，可概括为以下几点：

1. 周期性、季节性、发作性非常明显，多变应原过敏的患者也具有季节性加重的特点。

2. 花粉过敏以呼吸道症状为主，可同时发作季节性过敏性皮炎或荨麻疹。

3. 常先有上呼吸道和眼过敏性症状，继以哮喘发作。

4. 逾时自愈或缓解。

5. 花粉变应原皮试阳性，鼻黏膜激发试验或血清特异性 IgE 抗体阳性或呈高水平。根据鼻炎哮喘的临床症状和病史，夏秋花粉、蒿属、葎草皮内试验中任一项≥＋＋，sIgE 任一项≥2 级。

【治疗】

1. 发作期治疗

（1）抗组胺药物　是花粉季节中最常用的一类对症药物，能有效地控制花粉症的急性期症状，但不能防止病情的发展。常用药物包括氯雷他定、西替利嗪和依巴斯汀等，剂量均为每日 10 mg。

（2）减充血剂　如羟甲烯龙和塞洛唑啉，可快速有效地疏通鼻堵。还有麻黄碱滴鼻剂。此类药物一般不要连续使用 14 天以上。

（3）局部应用糖皮质激素　糖皮质激素鼻喷剂是目前治疗花粉症的最有效药物。

（4）全身注射长效糖皮质激素　由于副作用较大，仅用于抗组胺药及局部用糖皮质激素仍然不能控制症状的重度花粉症患者，常用康宁克通-A（40 mg）、得葆松（5 mg）、去炎缩松（40 mg）等，在花粉季节来临时提前或发病初期注射一次，可避免发病或终止症状。

（5）合并过敏性哮喘　其处理原则与哮喘相同。

2. 缓解期治疗

（1）特异性免疫治疗（脱敏治疗）。对花粉症的脱敏治疗效果较好，有效率在 85％～95％。一般在发病前 3～5 个月开始治疗，治疗起始浓度根据过敏的程度确定。

（2）中医中药。

（3）免疫调节剂。该类药物作为过敏性疾病的辅助治疗正逐渐受到重视。如卡介苗多糖核酸作为一种非特异性免疫调节剂。

（蓝志杰　黄志俭）

第三十七章 临床常见的一些非心源性肺水肿

第一节 肺水肿的诊断和常规治疗

【临床分期特点】

1. 肺间质水肿期

此期液体由毛细血管外渗于肺间质腔隙中,尚未进入肺泡。肺组织含水量增加,顺应性下降。患者表现为气短,呼吸急促浅快,胸闷,心率增快,动脉血氧分压下降,二氧化碳分压偏低或正常,肺部听诊无啰音。胸部 X 线显示肺间质水肿证据,如肺门边缘模糊不清的 Kerley 线。

2. 肺泡水肿期

此期液体由间质腔隙进入肺泡。临床表现为缺氧加重,紫绀、频咳,血性泡沫样痰,患者被迫端坐呼吸,烦躁不安,两肺底出现干、湿性啰音(转移性)。

胸部 X 线可有三种类型:1. 中央型:即以肺门为中心的蝶形阴影。2. 弥漫型:肺野广泛分布点片状阴影,亦可大片融合。3. 局限型:可呈大叶型分布,当患者侧位卧床时可表现为侧卧位弥漫性阴影,与炎症影不易区别。

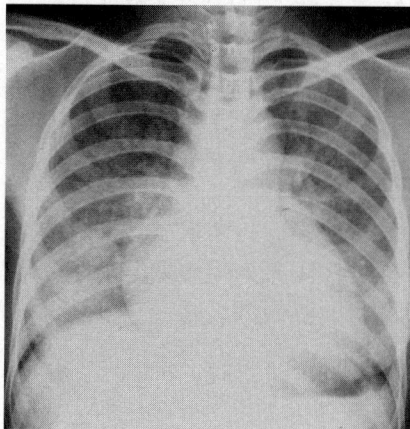

两肺可见弥漫的网状和结节影

图 1-37-1 肺间质水肿期

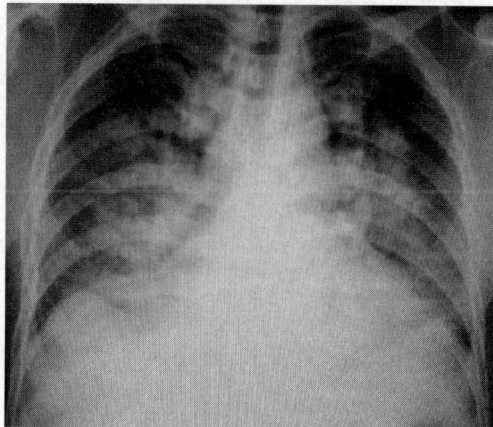

肺门为中心的蝶形实变阴影

图 1-37-2 肺泡水肿期

【治疗】

1. 一般治疗措施

不管肺水肿是什么病因,其治疗原则有显著的相同之处,然而治疗的有效性则与基础病因密切相关。

表 1-37-1　肺水肿的治疗原则

氧疗±机械通气±PEEP CPAP

限制液体/给予利尿剂

心血管支持±血流动力学监测

如存在感染,应选用有效抗生素

病程较长时,应加强营养的补充

迅速确定肺水肿的原因,并针对病因治疗

2. 液体管理

限制液体和利用利尿剂可改善肺水肿患者的预后。

3. 药物治疗

应用强心、利尿、扩血管的药物。此外还可用氨茶碱、支气管扩张剂、45%的酒精或其他消泡剂吸入等方法。

4. 病因治疗

在治疗肺水肿的同时应针对肺水肿的病因进行治疗。如神经源性肺水肿可考虑采取降低颅内压措施;有机磷中毒应及时洗胃,应用阿托品等。

5. 机械通气治疗

应用无创或有创通气治疗改善氧合及气体交换,保持肺泡开放,减少呼吸功。

(黄志俭)

第二节　高原性肺水肿

高原性肺水肿(high altitude pulmonary edema,HAPE)是人们由低海拔快速进入高海拔地区(一般 3000 m 以上)后 2~5 d 内发生的非心源性肺水肿,是一种重型急性高原病,起病急,进展快,危害大,若不及时救治,可能危及生命。

【临床特点】

1. 临床症状

(1)典型的高原性肺水肿常发生于年轻人,迅速上升到 2500~5000 m 以上高原,在适应高原之前由较剧烈的运动所致。

(2)有咳嗽、胸痛、呼吸急促,随后迅速发展为严重呼吸窘迫、休克。

(3)高原性肿水肿通常在到达高原后的前几天内发生,如果伴有高原性脑水肿,即可同时出现头痛、意识模糊、头昏等。

(4)严重者可有皮肤及四肢苍白、冰冷,血压降低,甚至昏迷。听诊可闻及肺部湿啰音,肺动脉第二音亢进,其余心音正常。

2. 辅助检查

(1)心电图检查:电轴右偏,Ⅱ、Ⅲ导联和 V_1 导联 P 波高大。

(2)X 线检查:可见肺部有絮状阴影,右侧多见或较左侧重,心脏不大。

(3)血流动力学检查:肺动脉压升高而肺动脉楔压不高。

(4)血气检查:PaO_2 降低,$P_{(A-a)}O_2$ 加大。

【诊断要点】

1. 进入高原地区前无心、肺及血液系统疾病,进入高原地区后发病。

2. 除有头痛、气喘、胸闷、失眠等一般高原反应外,还具有咳嗽、胸痛、咳泡沫痰等症状,个别严重者出现大量血性泡沫痰。

3 查体见血氧饱和度下降,呼吸、心跳频率加快,面部及唇、甲发绀,双肺湿啰音等。

4. 胸部 X 线检查示双肺野典型点片状絮状阴影。

【治疗措施】

1. 卧床休息,氧疗(在无高压氧的条件下,大流量吸氧并通过酒精湿化可达到治疗目的),若病情恶化,需立即转移到低地。

2. 口服乙酰唑胺,250 mg,每 4 小时 1 次。

3. 静推利尿剂(如呋塞米),重症病例可能需静脉注射肾上腺皮质激素(如地塞米松 8 mg,每 4~6 小时 1 次)。

4. 吗啡:在无休克、昏迷和呼吸功能受抑制的情况下,对 HAPE 患者可尽量使用吗啡,能舒张外周血管,降低阻力,减少回心血量,减轻心脏负荷,并降低肺动脉压,利于消除肺水肿。

5. 纳洛酮:为羟吗啡酮的衍生物,是 β 内啡肽受体拮抗剂,可阻断 β 内啡肽对呼吸中枢的抑制,促进肺气体交换,提高动脉血氧分压和血氧饱和度。

6. 血管扩张剂：硝普钠对 HAPE 有明显辅助治疗作用，可迅速减轻症状，明显缩短病程。

7. 经气管插管应用正压通气，并加用呼气末正压。

8. 预防高原性肺水肿可用乙酰唑胺，每 8 小时口服 250 mg，也可用长效的胶囊。

（罗　琴）

第三节　神经源性肺水肿

一般认为系严重的神经系统病变引起交感神经的兴奋性增高，下丘脑功能紊乱，致使大量儿茶酚胺、神经递质释放，肺血管阻力增加，肺血容量相对增加所致。以进行性呼吸困难、紫绀、粉红色泡沫痰、血氧饱和度下降等为主要临床表现，本病起病急，治疗困难，病死率高，是重型脑损伤患者常见的死因之一。

【临床特点】

1. 起病急快者常表现在中枢神经病变发生后数分钟，慢者数小时或数十小时。

2. 呼吸困难一般为突然发生的进行性呼吸困难，呼吸频率>30 次/分，晚期呼吸减弱而不规则，甚至迅速发生呼吸心跳停止。

3. 口鼻有大量粉红色或深红色泡沫样分泌物，是诊断本病的重要依据。

4. 胸部听诊可闻及局限的或全肺的湿啰音。

5. 胸部 X 线检查　早期可无异常或仅肺纹理增强，晚期可见斑片状或云雾状阴影。

6. 血气分析　病情与缺氧程度成正比，病情愈重，PaO_2 愈低，$PaCO_2$ 可以正常、降低或略增高。

有些病人，由于缺氧严重，乳酸产生增高，可出现代谢性酸中毒，然而大部分患者由于大量利尿剂、激素等的应用及胃内容的吸引，多数发生代谢性碱中毒，严重者发生复合型酸碱平衡失调。

值得注意的是，由于这类病人往往处于昏迷或半昏迷状态，缺乏有关病史和症状的主诉，或肺水肿表现被中枢神经系统损害征象所掩盖，临床上常常将之误诊为吸入性肺炎，心力衰竭，或输液过量。

【诊断要点】

1. 颅脑损伤较重。

2. 从外伤到突然出现 NPE 的间隔时间较短。

3. 均表现为明显的呼吸困难，一般吸氧等处理无效。

4. 气管内有粉红色泡沫样痰，双肺布满湿啰音，血气分析提示低氧血症，$SaO_2 <$ 80%。

5. 伤后无休克表现,无引起心源性肺水肿的诱因。

6. 胸片显示肺水肿表现,既往无明显的肺部疾病史。

【治疗】

神经源性肺水肿的治疗主要是采用支持性的治疗措施,与 ARDS 的支持性治疗并无不同,只是需要特别关注一些可能增加颅内压的治疗措施(如 PEEP 应慎用)。一般说来,预后较好,基础神经病变对预后的影响比肺水肿本身更重要。

1. 病因治疗　迅速降低颅内压,如控制疼痛发作,清除颅内血肿或去颅骨瓣减压,清除破碎液化的脑组织等,以减少对脑干的继发性损害,也常采用 20%甘露醇 250 mL 静脉快速滴入。

2. 保持呼吸道通畅　急性肺水肿时,水肿液在肺内及呼吸道蓄积,引起呼吸道阻塞,进一步加重缺氧与呼吸困难,要及时进行气管切开或气管内插管,并给予高流量吸氧。对缺氧严重的 NEP 患者,应及早使用无创或有创呼气末正压通气或高频正压通气抢救。

3. 激素的应用　常用地塞米松,初量 40 mg,以后 20 mg,每 4～6 小时一次静脉注射,24 小时停药。

4. 选择性应用抑制交感神经过度活动的药物及血管扩张剂,如东莨菪碱、654-2 及氨茶碱等,缓解气道痉挛,降低气道阻力。

5. 防止脑血管痉挛,予尼莫地平治疗。

6. 早期经验性使用抗生素,然后根据痰培养结果应用有效抗生素,并应用神经营养药物。

7. 监测凝血系统变化,防止血栓形成及 DIC 发生。

8. 积极预防和治疗其他并发症,如应激性溃疡等。

9. 常规对症治疗、营养支持治疗。

(黄志俭)

第四节　上气道阻塞后肺水肿

【临床特点】

1. 上气道阻塞后肺水肿以发生于一过性的上气道阻塞后为特征。

2. 可发生一过性上气道阻塞的情况有:窒息、会厌炎、甲状腺肿、上气道肿瘤、肢端肥大症、异物吸入、气管内导管或气管切开套管的插入等。

3. 产生的机制主要为:胸腔内负压增高明显,交感神经张力增加,缺氧性肺血管收缩。

【治疗】

若没有发生其他并发症,此型肺水肿一般对常规支持性治疗措施反应良好,主要包括氧疗、机械通气、限制液体入量和应用利尿剂、心脏血管支持。

(黄志俭)

第五节 再灌注相关性肺水肿

一、复张后肺水肿

患者原有肺不张,经治疗使肺复张后发生肺水肿。如大量胸腔积液压迫引起肺不张,在胸腔穿刺大量抽水后发生肺水肿;又如气胸引起肺不张,经导管负压吸引后发生肺水肿。复张性肺水肿的治疗也采取支持性的治疗措施。

二、肺同种移植后的再植反应

事实上所有患者在肺移植48小时内在移植的肺上均出现新的肺浸润,也就是再植反应。反应的严重程度在手术后第4天达到高峰,此后迅速消退。

三、肺血栓动脉内膜切除术后肺水肿

水肿局限于有新灌注的那部分肺,内皮暴露、高灌注、慢性缺血和重新灌注启动的氧化剂损伤是产生肺水肿的可能机制。

(罗 琴)

第六节 药物性肺水肿

药物所致非心源性肺水肿(non-cardiogenic pulmonary edema,NCPE)是急诊中需与心源性肺水肿鉴别的一个急症,其发病特点、临床表现与心源性肺水肿不全一致。它是药物在肺部的不良反应表现之一,是隐形肺损伤的一种类型,严重者可导致死亡。其产生的原因是药物引起过敏、中毒反应,呼吸中枢抑制,换气功能减弱,肺血管内皮细胞损害,通透性增加从而引起肺水肿。

【临床特点】

1. 患者以年轻人居多,本组平均年龄仅 24.6 岁;

2. 所有患者均有明确的药物过量摄入史;

3. 患者均有明显的神智改变,如嗜睡、精神恍惚、昏迷等;

4. 肺水肿往往缺乏前驱症状,易被原发病所盖,易于忽视对肺水肿的早期诊断;

5. 患者迅速出现严重呼吸困难的喘鸣、三凹征等,最典型的是迅速咳出大量血性或白色泡痰,出现明显低氧血症;

6. 肺部听诊可闻及波及全肺的大小水泡音,其特点是急发、广泛、速变;

7. 对呼吸兴奋剂、纳洛酮、阿托品治疗敏感,症状改善快,病情容易控制。

【诊断要点】

1. 详询用药史或吸毒史,海洛因过量者大多在用药后数小时内发生。

2. 典型表现为:昏迷(小部分可无意识障碍),瞳孔缩小,呼吸严重抑制($<5\sim6$次/min)或呼吸窘迫,发绀,两肺可闻及弥漫水泡音,大量泡沫痰,有时为血性泡沫痰。

3. 胸片为弥漫性肺泡浸润影,但心影大小正常。

4. 排除既往有心脏病史和新发生的心脏病及其他引起肺水肿的因素。

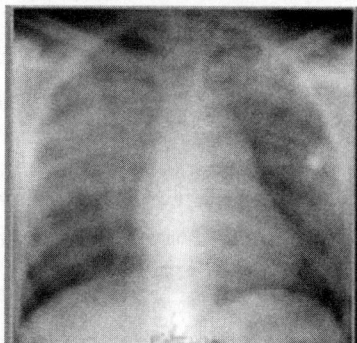

两肺弥漫性斑片状浸润影

图 1-37-3 药物性肺水肿

【治疗原则】

主要原则是纠正缺氧,解除呼吸抑制,应用激素及原发病的治疗。

1. 保持气道通畅,合理氧疗,严重低氧血症者可经面罩给氧。

2. 明显呼吸抑制者应气管插管,机械通气,加用适度的呼吸末正压(PEEP),保证充分的氧合和适当的通气。

3. 静脉给予纳洛酮以拮抗海洛因等的作用,迅速逆转呼吸抑制,恢复神志。

4. 减轻肺毛细血管通透性。

（1）肾上腺皮质激素的应用　使用原则是早期、大量、短程早撤。常用氢化可的松 200～400 mg/d 或地塞米松 20～30 mg/d，甲基强的松龙 20～30 mg/(kg·d)，用药一般不超过 1 周。

（2）输入代血浆或清蛋白以增加血浆胶体渗透压，促使间质肺水肿液重吸收至毛细血管，减轻肺水肿。

5. 病因治疗。凡中毒患者消除体内毒物是治疗的重要环节，口服中毒者必须及时彻底洗胃，尽可能使胃内毒物清除出体外，中毒程度深者可行血液透析或血浆置换。有机磷中毒者应用复能剂等。

6. 对症处理和支持疗法。建立静脉通道，维持水和电解质平衡，纠正呼吸性或代谢性酸中毒，必要时给予利尿剂和抗生素；至于阿霉素、柔红霉素等引起的心源性肺水肿，关键在于预防，应严格掌握应用指征，避免过高剂量。应用过程中发生肺水肿时，给予利尿、扩血管和小剂量的强心药物，及必要的心肌保护剂。

【注意事项】

药物性肺水肿治疗禁用吗啡类药物，以免呼吸抑制加重恶化肺水肿；慎用血管扩张剂如硝普钠、立其丁等，以免引起患者血压下降，加重缺氧，对肺水肿病情发展不利。

（黄志俭）

第七节　尿毒症相关肺水肿

尿毒症性肺水肿是尿毒症常见的严重并发症之一，也是急、慢性肾衰常见的致死病因。其发病机理复杂，除因尿毒症毒素导致肺毛细血管通透性增加引起外，心功能不全、肾脏疾病所致水钠潴留、代谢性酸中毒、严重贫血、低蛋白血症等亦参与了尿毒症性肺水肿的发生、发展。

【临床特点】

1. 尿毒症性肺水肿患者存在严重肾功能衰竭，快速利尿剂的应用无效，因也非心源性肺水肿，对强心剂的反应也差。症状主要表现为咳嗽、咳痰，咯粉红色泡沫痰，呼吸困难，查体肺部闻及湿性啰音，心浊音界向左侧扩大，心尖区闻及杂音。

2. 病人除存在呼吸衰竭、呼吸性酸中毒外，常同时存在代谢性酸中毒。

3. 即使使用常规正压通气，肺水肿的纠正往往起效较慢。

4. 典型的 X 线胸片改变为蝶形或蝙蝠翼状阴影，即模糊的肺门周围的浸润影。有 ker-ley 氏 B 线，肺纹理增粗；心脏扩大，心胸比例＞0.5。

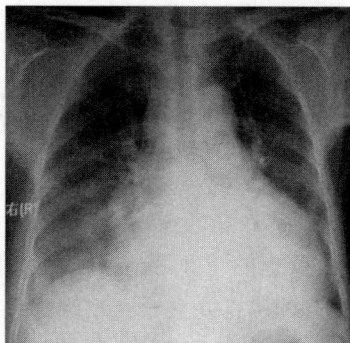

肺门周围可见模糊的浸润影,心脏扩大,心胸比例＞0.5

图 1-37-4 尿毒症相关肺水肿

【诊断要点】

1. 符合尿毒症诊断标准。
2. 呼吸道症状及胸片异常表现,除外其他疾病引起的因素。

【治疗】

1. 内科保守治疗 包括强心、利尿,应用血管扩张药物,纠正酸碱失衡及电解质紊乱,促进蛋白质合成,调整免疫功能,积极控制感染等综合治疗。
2. 有效的透析或血滤治疗,肺水肿可得到及时的纠正,但常可反复发作。

（罗 琴）

第三十八章　药物所致肺部疾病

药源性肺部疾病是药物不良反应的一种,指在正常使用药物进行诊断、治疗、预防疾病时,由所用药物直接或间接引起的肺部疾病。药物性肺损害呈多样性,可导致药物性肺炎、肺纤维化、哮喘、肺水肿、肺栓塞、肺出血、肺癌、肺动脉高压、肺血管炎等疾病。

第一节　间质性肺炎

肺间质疾病是一组不同类型的非特异性的、侵犯肺泡壁及肺泡周围组织的疾病。间质性肺炎发病机制有变态反应和细胞损伤作用两种情况。药物过敏性变态反应有 $I\sim IV$ 型,但导致肺炎者主要是 III 型或 IV 型。即所用药物或其代谢产物与作为载体的蛋白相结合,成为半抗原—载体复合物并获得抗原性,引起致敏作用。在 III 型变态反应时,此种复合物与 B 细胞产生的抗体结合成免疫复合物并在组织中沉着,通过激活补体引起肺组织损害。在 IV 型变态反应时,抗原与致敏淋巴细胞反应,导致淋巴因子释放和效应细胞分化,产生组织损害作用。

甲氨蝶呤对肺组织也有较强的直接毒性作用,其与鬼臼乙叉苷合用时,易发生间质性肺炎。磺胺类、非甾体抗炎药、巴比妥类药等能将甲氨蝶呤从蛋白质结合部位置换出来变成游离型,明显增加其毒性。甲氨蝶呤与氨苯蝶啶、乙胺嘧啶合用也可增加其毒性。抗肿瘤药如博来霉素、丝裂霉素、环磷酰胺、氟达拉宾等也可引起间质性肺炎。

（黄志俭）

第二节　药物性肺纤维化

药物引起的肺间质病变,最后可发展为肺纤维化。肺纤维化是多种原因引起肺部炎症和肺持续性损伤及细胞外基质的反复破坏、修复、重建和过度沉积,从而导致正常的肺组织结构改变和功能丧失的一类疾病。肺纤维化疾病包括特发性肺纤维化、结节病、尘肺、过敏性肺炎、药物和放射线导致的纤维化,以及与胶原血管疾病有关的致纤维化肺泡炎等。肺纤维化缺乏特异有效的治疗方法,预后较差。

药物颗粒及粉尘吸入是致肺泡炎、肺纤维化的一个原因。机制尚不清,血清中 IgE 不升高,而 IgG、IgM 升高,因此认为与 III 型或 IV 型变态反应有关,但许多血中查及抗外源物质特异抗体者却不发病。临床主要的表现有接触抗原 4～6 周后出现过敏性肺炎、咳嗽、发热、气促、乏力等。胸片可见肺内大片浸润灶,肺功能提示肺容量下降,低氧。脱离抗原 24 h 后症状开始好转,但在反复接触抗原后可产生慢性肺纤维化。

　　呋喃妥因导致的肺病发病急剧,大多发生在用药后 2 h 至 2 周,主要症状有发热、畏寒、干咳、胸痛、呼吸困难、周身肌肉酸痛及哮喘等,但在停药 24~48 h 后消失,再用药时又复发,此称"呋喃妥因肺"。

　　醛固酮类药物可以促进肺纤维化。螺内酯对其促肺纤维化过程有一定的保护作用,提示醛固酮可能参与肺纤维化的发病过程。醛固酮可呈时间和浓度依赖的方式促进组织胶原合成,并且肺纤维化的大鼠肺组织对醛固酮的反应性增加。

　　盐酸胺碘酮为 α 和 β 肾上腺素受体的非竞争性阻滞剂,对多种心律失常有效,属于延长动作电位时程类药物。长期应用此药,约 10％ 的患者可发生肺纤维化,甚至可致死。

　　马利兰(白消安)是治疗慢性粒细胞性白血病的重要药物,但使用 2~3 年后,可引起肺纤维化,即所谓"马利兰肺",主要症状有低热、干咳、气短、呼吸困难等,且常因呼吸衰竭或并发肺炎而死亡。苯丁酸氮芥、苯丙氨酸氮芥有类似作用。

　　博来霉素最严重的不良反应表现为非特异性肺炎至肺纤维化,甚至快速死于肺纤维化,死亡率高达 50％,并且与年龄及剂量呈正相关,药物累积剂量不宜>300 mg。博来霉素进入体内后被细胞缓慢摄取,并在正常细胞和恶性细胞中的氨基水解酶作用下而失活。而肺组织与皮肤中的这种水解酶水平低,所以这两个器官对博来霉素毒性最敏感。博来霉素产生肺毒性的机制可能包括:产生活性氧代谢产物,直接损伤肺组织;白细胞大量浸润以及蛋白酶释放量增多;纤维母细胞增生,胶原蛋白合成增加并导致肺纤维化。长春新碱与博来霉素合用,也可增加这种风险。

　　盐酸平阳霉素即博来霉素 A5 与普通博来霉素 A2 及 B2 在末端氨基部分的取代基不同,临床研究表明,优于普通博来霉素。平阳霉素有致肺纤维化的报道。

　　他莫昔芬(三苯氧胺)是治疗早期乳腺癌有效而低毒的药物,现已证实该药物具有激素样和非激素样作用,其非激素样作用之一就是诱导细胞分泌 TGF-β。TGF-β 可抑制上皮细胞生长并引起成纤维细胞的趋化运动,TGF-β 与放射诱导的多种组织纤维化有相关性,故此认为三苯氧胺能增加放疗诱导的肺纤维化,可能系通过增加 TGF-β 的分泌促进放疗诱导的肺纤维化过程。

　　环磷酰胺及异环磷酰胺可能通过产生反应性氧代谢物损伤肺组织。环磷酰胺发生率呈非剂量依赖性,亚急性发作时间在开始用药 3 周~8 年后,甚至在停止治疗 8 年后也可发生。

　　吉西他滨临床呈现亚急性肺毒性,可能是药物损伤肺泡毛细血管壁,引起毛细血管壁渗透性改变,从而引发一系列免疫因子参与的反应。丝裂霉素、甲氨蝶呤、紫杉醇类药物治疗非小细胞肺癌的肺毒性也有报道。

(黄志俭)

第三节　过敏性肺炎

　　过敏性肺炎为免疫复合物性疾病,其发病除与环境中变应原有关外,机体的个体差异也是重要因素。Ⅲ型和Ⅳ型变态反应在发病中起重要作用,过敏性肺炎急性期的改变为肉芽肿性间质肺炎,主要累及细支气管,有时可伴有阻塞性细支气管炎。慢性期表现为弥漫性间质纤维化,可发展到肺气肿和蜂窝肺。

本类疾病的起因多与患者的过敏体质有关。引起过敏性肺炎的相关药物有青霉素类、红霉素、磺胺类、氟嗪酸、呋喃妥因、氯丙嗪、安痛定、对氨基水杨酸钠、干扰素、甲氨蝶呤、三氮唑核苷、5-氟脲嘧啶、吲达帕胺、皮质激素等。此外,甲基苄肼、门冬酰胺酶、紫杉醇等所致的肺损伤也属过敏反应。

(陈德菻)

第四节　药源性红斑狼疮样肺炎

红斑狼疮是一种多系统、多器官受累的自身免疫性疾病。其免疫学病理基础主要为免疫复合物沉积在肺泡壁导致肺实质纤维化,肺间质小血管非特异性炎症及出血,肺透明膜形成及肺毛细血管栓塞性坏死,胸膜渗出等。

临床表现主要有发热、咳嗽、气急、胸痛、胸腔积液、胸膜肥厚和肺间质纤维化,X线检查可见肺实质炎症并伴胸膜损害。青霉素类、磺胺类、头孢菌素类、四环素类药物可引起此类疾病,上述药物有可能是因为参与了免疫反应而引起狼疮性肺炎。链霉素与异烟肼或与其他抗结核药联合应用治疗结核病时,也易导致药源性红斑狼疮样肺炎。灰黄霉素、呋喃妥因、肼苯哒嗪、乙内酰胺、普鲁卡因胺、青霉胺可引发患者体内产生核抗体从而引起此类疾病。

(盛晓琛)

第五节　药物性哮喘

各类药物诱发支气管哮喘的作用机制不尽相同,作用机制可能有变态反应,正常的药理作用,对呼吸道黏膜的局部刺激,β受体阻滞理论,补体系统的活化,缓激肽抑制学说,乙酰化理论,及结构相似学说等。

一、解热镇痛类药

阿司匹林、吲哚美辛等非甾体抗炎药可能因为对花生四烯酸环氧酶通路的抑制,从而导致脂氧酶通路增强,产生大量白三烯引起哮喘。阿司匹林特异性过敏、哮喘、鼻息肉三联征现又称作阿司匹林三联征,或阿司匹林不耐受症。

二、抗菌药、酶类药物及生物制品

抗菌药如青霉素类、头孢菌素类、磺胺类、喹诺酮类、多黏菌素 B、新霉素、四环素、灰黄霉素、林可霉素等;酶类药物如胰蛋白酶、糜蛋白酶;生物制品如疫苗、抗毒素、血清制品等。这三类药物主要通过特异性抗体 IgE 介导的 I 型变态反应导致支气管痉挛,常伴有过敏性荨麻疹或过敏性休克等症状。

三、β 受体阻滞剂

普萘洛尔(心得安)、普拉洛尔(心得宁)等药物可能因阻滞 β 肾上腺素受体从而诱发或加重哮喘。

四、受体阻滞剂

西咪替丁、雷尼替丁可能是因为阻断 T 细胞的 H_2 受体,减少组胺诱导的抑制因子的产生,促进淋巴因子和 B 细胞的增殖,从而导致哮喘。

五、氢化可的松、色甘酸钠等气雾剂

可能因为对咽喉、气管刺激而引起哮喘。胆碱类药物乙酰胆碱、毛果芸香碱等可能因为对呼吸道平滑肌上迷走神经张力有直接影响,引起支气管收缩导致哮喘。

六、麻醉类药物

如氯胺酮、利多卡因、普鲁卡因等能引起支气管痉挛,其机制可能是涉及组胺释放和特殊抗体的形成。

七、其他

有报道可引起哮喘的药物还有降压类药物甲基多巴、利血平、胍乙啶;抗凝药物华法林;三环类抗抑郁药氯丙嗪、阿米替林;驱虫药吡喹酮、乙胺嗪、哌嗪等;抗结核药利福平、对氨基水杨酸、乙硫异烟肼、吡嗪酰胺、乙胺丁醇;抗心律失常药奎尼丁、洋地黄等。

(罗 琴)

第六节 药物性肺水肿

药物进入肺脏在某些情况下还可因细胞毒作用、变态反应、代谢异常等导致肺水肿,一般分心源性和非心源性,但是某些情况下可以相互转化。主要表现为突然气急、咳嗽、出现青紫、低血压、心动过速等症状,肺部透视有云絮状或大片状浸润阴影。导致此类疾病的药物有:

一、镇痛药

海洛因、美沙酮、可待因、喷他佐辛等可能由于对呼吸的抑制,换气减弱导致严重缺氧,加之药物使肺毛细血管通透性增加导致肺水肿。

二、镇静催眠药

氯氮(利眠宁)、右丙氧芬、乙氯维诺、副醛、地西泮及氯丙嗪均可引起肺水肿。副醛可分解成为乙醛,并被氧化成乙酸,若注射可引起肺水肿和肾衰。苯二氮䓬类药物抑制呼吸造成组织缺氧,酸中毒损伤肺毛细血管内壁,导致通透性增高;同时抑制心肌,使左心功能不全而导致肺毛细血管压升高而致肺水肿。

三、降压利尿药

巯甲丙脯酸(卡托普利)可致血中缓激肽、前列腺素继发性聚集,毛细血管通透性增高导致肺水肿。氢氯噻嗪可致严重肺水肿,发病与剂量无关,可能是引发Ⅰ型变态反应。甘露醇也可因过敏反应导致急性肺水肿。肼苯哒嗪、间羟胺、普萘洛尔可致心肌收缩力减弱,周围血管阻力增高而诱发或加重心源性肺水肿。

四、钙通道阻滞剂

硝苯地平、地尔硫䓬、维拉帕米等可引起非心源性肺水肿。机制可能与药物导致肺毛细血管通透性增加有关;也可能是因阻断 Ca^{2+} 内流而抑制心肌导致心衰所致。

五、抗肿瘤药

甲氨蝶呤、阿霉素、丝裂霉素、环磷酰胺等均可导致心肌损害,从而诱发心力衰竭及肺水肿。阿糖胞苷的肺损害表现为肺水肿,与用药频度有关。

(张琼英)

第七节 肺栓塞

恶性肿瘤患者发生肺栓塞与其自身高凝状态有关。恶性肿瘤患者多有凝血机制异常,表现为纤维蛋白降解产物增高,血小板增多,血小板聚集功能亢进,纤维蛋白溶解低下及高纤维蛋白原血症等。

某些化疗药物如环磷酰胺、甲氨蝶呤、丝裂霉素等可使蛋白质中的硫缺乏,抗凝血酶

Ⅲ减少而形成血栓；口服避孕药可致肺血管血流速度减慢、血液凝固性增高而促进血栓形成；肾上腺皮质激素如泼尼松、地塞米松等可通过抑制纤维蛋白溶解，使血小板增多而诱发血栓形成；雌激素拮抗药氯米芬、他莫昔芬以及氯丙嗪、苯妥英、门冬酰胺酶等引起的肺栓塞也有报道。

（张琼英）

第八节　其他并发症

一、肺出血

抗凝血药如肝素、枸橼酸钠及双香豆素等和酶类药物如链激酶、尿激酶等可引起血液系统凝血异常而导致肺出血。奎尼丁可通过变态反应机制引起血小板减少，也可引起血痰。

二、肺癌

经常使用镇静催眠药苯巴比妥、戊巴比妥及司可巴比妥后，肺癌发生率明显升高，这可能与其诱导线粒体酶之一的芳香碳氢化合物羟化酶有关。

三、肺动脉高压

阿米雷司是一种抑制食欲的减肥药。部分人应用该药9个月后可出现进行性肺动脉高压，可能是引起肺细小血管痉挛所致。芬氟拉明、右芬氟拉明等抑制食欲的药物以及苯丙胺类药物也能引起肺动脉高压。引起肺动脉高压的药物还有肼屈嗪、普萘洛尔、美托格尔、环孢素、鱼精蛋白和色氨酸等。口服避孕药以及静脉注射麻醉药品也能诱发肺动脉高压。

四、肺血管炎

许多药物可以引起肺结节性动脉炎，如金盐、碘化物、苯妥英钠、汞制剂、青霉素和磺胺类药物等。在磺胺类药物中，引起肺血管炎以柳氮磺胺吡啶为最常见。

通常认为，这些药物引起结节性动脉炎是由于抗原抗体补体免疫复合物在动脉壁内沉着，发生Ⅱ型变态反应，而造成肺血管广泛损害所致。随之发生一系列酶促反应，以及细胞间的相互作用可导致血管坏死，发生血液外渗，即所谓弥漫性肺泡内出血。引起肺血管炎的药物还有呋喃妥因、丙基硫氧嘧啶、非巴氨酯、氨鲁米特、两性霉素B等。

（黄志俭）

第九节 中药导致的肺部疾病

中药可致多种药源性肺部疾病,其形成机制较为复杂,主要与过敏反应及毒副作用有关。同一种药物在不同的个体可引起不同的肺损害反应,同一临床表现也可由不同药物所致,各类临床表现之间可相互重叠。

呼吸道症状由轻到重主要表现为咳嗽、呼吸困难、呼吸衰竭。可引起呼吸道症状的中药有:青鱼胆、肉桂、两面针等可引起咳嗽;白果、苦杏仁、八角枫、闹羊花、曼陀罗、商陆、五味子、乌头类等可致呼吸困难;六神丸、小活络丸、半夏等中毒表现为声嘶、胸闷,呼吸困难;苍耳子、百部、山豆根、瓜蒂可致呼吸衰竭;马钱子、钩吻、藜芦、曼陀罗中毒时可影响延髓呼吸中枢引起呼吸困难至呼吸衰竭;五味子、罂粟壳、全蝎可引起呼吸抑制等;苦杏仁、桃仁、白果、亚麻子等含有氰苷,水解后释放氢氰酸,可抑制呼吸中枢兴奋产生止咳平喘效果,过量中毒引起呼吸中枢麻痹可致死。

服用乌龙散引起低热、轻咳、少痰、气促,胸片呈现广泛分布的粟粒状及条索状阴影。停药后症状缓解,肺内病灶吸收。乌龙散主要成分为小白花蛇、苦参、丹参、三七、延胡索、壁虎等。发生机制可能是由于小白花蛇、壁虎等异体动物蛋白刺激宿主免疫系统引起的变态反应。

口服万年青可发生过敏性肺炎;柴胡、甘草、麻黄、地龙、五味子、丹参注射液、复方丹参注射液、茵栀黄注射液、蓖麻子和外敷红花油均可致哮喘等疾患。十全大补丸、杞菊地黄丸、桂枝茯苓丸、小柴胡汤也会引起肺部炎症。

(张琼英)

第三十九章　ICU 胸腔积液病因的诊治

第一节　胸腔积液的诊断

胸腔积液不是一种独立的疾病,而是全身性疾病或胸膜疾病的一种病理变化,分为漏出液和渗出液。ICU 中的常见病因有胸膜或临近组织的感染、低蛋白血症、肿瘤、变态反应性疾病、脏器功能不全等,往往会诱发呼吸衰竭、心力衰竭或肺不张等,故此需要引起我们足够的重视。

【ICU 中胸腔积液的病因】

病因	特点
肺炎	肺泡浸润,单侧渗出液
充血性心力衰竭	双侧漏出液,右侧多于左侧
胰腺炎	少量左侧胸腔积液
低蛋白血症	双侧少量,蛋白含量低
肺梗死	少量,病变同侧积液
ARDS	与肺水肿的出现相统一
肝性胸腔积液	右侧胸腔积液多见
肺不张	少量漏出液
肾脏病变	多见于肾病综合征和尿毒症
食管硬化剂治疗后	约一半出现少量胸腔积液
心肌损伤综合征	损伤后 3 周出现左侧血性胸腔积液
冠状动脉旁路移植术后	左侧少量胸腔积液可持续数周
食管穿透	胸液中淀粉酶高,pH 值低
血胸	胸液/血液红细胞比容>0.5
乳糜胸	外科手术和肿瘤为主要因素
腹部手术	常由肺不张引起

【漏出液和渗出液的鉴别】

指标	漏出液	渗出液
外观	清亮	浑浊、呈草黄色、易凝块
比重	$1.016 \sim 1.018$	> 1.018
蛋白质	$< 30/L$	$> 30/L$
蛋白(胸水/血清)	< 0.5	> 0.5
LDH	$< 200 \ U/L$	$> 200 \ U/L$
LDH 胸水/血清	< 0.6	> 0.6
细胞计数	$< 100 \times 10^6$	白细胞$> 500 \times 10^6$

【病因诊断】

1. 漏出液的病因诊断

主要包括慢性心力衰竭、肾病综合征、肝硬化、肾脏病变、低蛋白血症、腹膜透析等。

2. 渗出液的病因诊断

(1)外观

①腐败或恶臭味者主要考虑脓胸(常为厌氧菌感染)。

②外观血性者,如胸液/血液 HCT>0.5,可诊断为血胸,常提示恶性胸腔积液、肺栓塞和创伤。如胸液 HCT 小于 1% 则无临床意义。

③外观浑浊或牛奶状考虑乳糜胸。甘油三酯$>1.24 \ mmol/L$ 为乳糜胸,胆固醇大于 $2.26 \ mmol/L$ 为假性乳糜胸。假性乳糜胸结核多见。

④巧克力色胸水考虑阿米巴肝脓肿破溃入胸腔的可能;黑色胸水可能为曲菌感染。

(2)细胞计数

①中性粒细胞增多时,提示急性炎症;淋巴细胞为主多为肿瘤或结核。

②嗜酸性粒细胞增多常提示寄生虫感染或结缔组织病。

③恶性胸水中 40% 以上可找到恶性肿瘤细胞,需反复多次检查。

④结核胸水中间皮细胞常低于 5%。

(3)生化分析

①腺苷脱氨酶(ADA)$>45U/L$ 对结核性 PE 有重要诊断价值。需注意的是结核性 PE 在合并艾滋病时,PE 中的 ADA 活性可以不升高。结核性 PE 中的 ADA 主要为其同工酶 $2(ADA_2)$,有条件者可检测 ADA_2。

②乳酸脱氢酶(LDH):胸液(P)与血清(S)中的 LDH 比值,P-LDH/S-LDH>1,即考虑癌性胸液,当 P-LDH/S-LDH>3 时,可基本确认为恶性胸液;而<1 则多认为是结核性胸液。

P-LDH＞500U/L，常提示为恶性肿瘤或胸水已经并发细菌感染。

③胸水淀粉酶升高可见于急性胰腺炎、转移性腺癌、食管破裂。

④结缔组织病的胸液中抗核抗体（ANA）滴度一般＞1∶160，胸液/血液 ANA＞1。

⑤pH 值：正常胸腔积液的 pH 值约为 7.64，降低可见于脓胸、恶性肿瘤、狼疮性胸膜炎和风湿性胸膜炎。

⑥葡萄糖：正常胸液中的葡萄糖与血清浓度相近。降低定义为浓度＜60 mg/L，胸液/血清＜0.5。主要见于脓胸、恶性胸腔积液、结核性胸膜炎和狼疮性胸膜炎。

（4）免疫学指标

①CEA＞20μg/L，胸水与血清 CEA 之比＞1 诊断恶性胸腔积液的特异性为 92％。

②细胞角蛋白 19 片段（CYFRA21-1）对非小细胞肺癌，尤其是鳞癌的诊断有重要价值。胸水/血清比值增高反映了恶性肿瘤已侵犯胸膜.

③胸水端粒体酶对恶性胸水的诊断，其敏感性和特异性均＞90％。

（5）微生物检查

①渗出液病因未明时应将胸液涂片行革兰氏染色，细菌培养、分枝杆菌和真菌培养。

②一些分子生物学技术如核酸探针、PCR 可快速用于胸液的病原微生物检查。

（6）胸膜活检

胸膜活检是判断胸腔积液性质的一种经济有效的检查手段，对恶性胸腔积液诊断的敏感性约为 60％。CT 引导针切活检诊断恶性肿瘤敏感性为 87％。

（7）胸腔镜

胸腔镜是有效诊断胸膜疾病引起胸腔积液的方法，可以直视胸膜腔，活检的敏感性非常高，约为 90％。

（8）流式细胞仪

流式细胞计数不作为区分良性和恶性胸腔积液的常规检查。当胸腔积液以淋巴细胞为主，且不能排除淋巴瘤时，其是有用的检查手段。

（黄志俭）

第二节　ICU 胸腔积液的病因分类

一、充血性心力衰竭

充血性心力衰竭是胸腔漏出液中最为常见的原因，也是 ICU 病房中最为常见的胸腔积液的原因之一。

【诊断要点】

1. 患者多为有心脏病史的中老年人。

2. 可有夜间阵发性呼吸困难、端坐呼吸、咳嗽、外周水肿，心脏听诊可闻及奔马律。

3. 胸片显示心脏扩大。

4. 双侧少量至中等量积液。

5. 机械通气患者，肺的顺应性下降。

6. 随着心衰的纠正，胸腔积液迅速吸收。

7. 符合漏出液标准。

【治疗】

主要治疗措施是降低肺静脉压，控制心衰。经内科治疗胸液仍存在，可行胸腔穿刺或置管引流。

二、肝性胸腔积液

病毒性肝炎、肝脓肿、肝移植和肝硬化均可发生胸腔积液，可和腹腔积液同时发生，也可单独存在。

【诊断要点】

1. 胸片显示心脏大小正常。

2. 胸液为漏出液，偶可为血性，多为凝血异常或横隔破裂所致。

3. 胸液中单核细胞为主，pH 值>7.4，葡萄糖与血清中相似，淀粉酶比血清中低，蛋白含量比腹腔积液略高。

4. 同时合并腹腔积液，如诊断还不明，可腹腔注入^{99m}锝胶体后用 γ-照相技术动态观察，$1\sim2$ 小时后胸片发现有放射性物质，说明膈肌小孔的存在，胸腔和腹腔相通。

【治疗】

1. 主要针对基础肝脏疾病和减少腹水的措施，如限制钠盐的摄入，应用利尿剂，补充白蛋白和支链氨基酸。

2. 如有严重呼吸困难，可行胸腔穿刺抽液，缓解症状。

3. 对内科治疗效果不佳的患者最佳的替代方法是放置经颈静脉肝内门脉系统分流（TIPS），及肝移植术。

三、肾性胸腔积液

在 ICU 中肾病综合征、尿毒症、腹膜和血液透析是导致肾性胸腔积液的主要原因。

【诊断要点】

1. 肾病综合征多为双侧漏出液,若为渗出液或血性,应考虑合并有肺栓塞。

2. 尿毒症积液的特征为:(1)多为浅黄色漏出液;(2)尿毒症本身造成的渗出性胸膜炎为浆液性至血性渗出性,白细胞$<1.5\times10^9$,以淋巴细胞为主,肌酐浓度高。

3. 腹膜透析发生胸腔积液的发生率为$2\%\sim10\%$,女性多见,积液可为浆液性或血性,随病情进展可为胶冻状或纤维增厚粘连。

积液的机制可能是膈肌本身存在缺陷,少量透析液通过先天的膈裂孔漏入胸腔。经腹腔注射亚甲蓝,若有腹胸漏则胸液呈蓝色。

4. 血液透析期间发生的胸腔积液是纤维素性胸膜炎导致胸膜完整性被破坏,而不是发生于心衰或低蛋白血症。

【治疗】

1. 肾病综合征引起的积液主要是针对原发病,应用糖皮质激素控制病情,必要时加用环磷酰胺,限制钠盐摄入,加强利尿,补充蛋白质。

2. 尿毒症积液主要是控制原发病,预防感染,补充蛋白;渗出性胸膜炎,通常在出现症状几周内吸收,但可复发。

3. 腹膜透析者,治疗首先应停止腹膜透析,引流腹腔内透析液,改为血液透析,并积极抽取胸腔内积液。

4. 血液透析期间发生的胸腔积液,如为纤维素性胸膜炎引起者,经继续充分血液透析后,胸液可吸收;如有发热、皮疹、肝脾肿大者,为透析膜组织相容性不好所致,可更换相容性好的透析膜充分透析;如不能耐受血透,可改换为腹透或肾移植。

四、肺炎旁胸腔积液

肺炎旁胸腔积液通常是 ICU 患者肺部感染或重症社区获得性肺炎收入 ICU 出现的胸腔积液,在临床上较为常见。

【诊断要点】

1. 通常患者有发热,胸痛白细胞增多,脓痰,胸片有新出现的片状阴影。胸部 X 线有不同程度的同侧胸腔积液,量少时,胸腔 B 超和 CT 检查可明确诊断。

2. 对积液应明确积液的不同阶段。胸液为非脓性,葡萄糖浓度>3.3 mmol/L,LDH <700 IU/L,pH$\geqslant7.3$ 者,只要充分抗感染,加强支持对症治疗,胸腔积液多在 $7\sim14$ 天吸收。

对中等积液仍需抽液加快消除。若胸液 pH 值<7.2,葡萄糖<2.22 mmol/L,LDH

＞1000 IU/L,或胸腔积液涂片见大量细菌,提示脓胸,预后差。

【治疗】

应选用相应的抗生素,脓腔需及时引流处理。若临床表现和放射学在 24 小时内无改善,可能胸腔引流不满意,或抗生素治疗无效,应重复培养结果,检查插管位置。若胸液分隔致引流不畅者,可予胸腔内注射溶栓药物(主用尿激酶);引流不充分者,可考虑应用胸腔镜去除粘连或行胸膜剥离术。

五、肺栓塞致胸腔积液

肺栓塞中有 30％～50％的患者出现胸腔积液,一般为少量单侧胸腔积液,形成机制主要为脏层胸膜毛细血管通透性增加,肺毛细血管静水压增高,炎性反应导致血性胸水。

【诊断要点】

1. 符合肺栓塞诊断标准。
2. 胸液多为渗出液,约 25％为漏出液,多为血性。
3. 胸部 X 线无肺实质浸润时积液量较小,有肺部浸润影时,积液相对较多。

【治疗】

积液少量时,一般不需要治疗,大多在较短时间内吸收,通常不超过 3 天。若量较多,可行胸腔穿刺抽液治疗。血性胸水不是抗凝剂肝素或溶栓药物应用的禁忌症。

六、心脏损伤后综合征

心脏损伤后综合征(postcardiac injure syndrome,PCIS)是指心肌或心包损伤后,发热起病出现以胸膜炎、心包炎和肺实质浸润为特征的综合征。多出现在心肌梗死、心脏手术后、胸部钝器伤、经皮左室穿刺及心脏起搏器安装后,常易被误诊为肺栓塞。

【诊断要点】

1. 胸膜受累是该综合征的特征,主要表现为胸痛(随呼吸和体位改变时加剧)、发热、乏力、胸闷、心悸、呼吸困难,很少出现咯血。
2. 大多患者可出现胸膜炎,可有胸膜摩擦音或胸腔积液体征,多为双侧浆液性或血性浆液性,偶为血性。胸液葡萄糖＞3.3 mmol,pH≥7.3,蛋白高于 45/L,白细胞 $0.5 \times 10^9 \sim 8 \times 10^9$。可合并心包积液。

3. 实验室检查示外周血白细胞增多,血沉增快,嗜酸性粒细胞增多。谷草转氨酶、乳酸脱氢酶等心肌酶不再次升高。

4. 胸部 X 线多见左侧和双侧胸腔积液,75%患者有肺浸润,左下叶多见,可见肺实质内有条索状或小片状浸润影。

5. 心电图可出现心律失常、非特异性 ST-T 改变或低电压。超声心动图可提示有心包积液。

【治疗】

PCIS 通常为自限性疾病,仅需卧床休息、吸氧,口服吲哚美辛、泼尼松治疗,胸腔积液在 1～3 周吸收;必要时心包穿刺抽液减压,迅速改善临床症状;中等以上胸液,应常规穿刺抽液,以改善症状,促进渗液吸收。

七、肺不张

ICU 中患者常因昏迷、卧床、胸腹部手术后咳嗽受抑制引起肺不张,此外黏液栓和异物也是致肺不张的主要原因。机制主要是肺不张后由于胸腔内压力下降,利于液体从部分胸膜表面进入胸腔。肺不张产生的胸腔积液是漏出液,当肺不张恢复后,积液会在几天内消失。

八、自发性食管破裂

自发性食管破裂是指非外伤引起的食管壁全层破裂,也称 boerhave 综合征,是一种严重的胸部疾病,误诊率高,如治疗不及时,可发生急性纵隔炎、食管胸膜瘘,严重的导致死亡。

【诊断要点】

1. 其典型症状为呕吐、胸痛和皮下气肿三联征,对有剧烈呕吐后出现胸痛或伴有上腹痛、胸闷、呼吸困难、液气胸或纵隔气肿者应考虑食管破裂的可能。

2. X 线检查常有液气胸、纵隔气肿、纵隔增宽。

3. 胸腔穿刺液或胸腔引流液含食物残渣,口服对比剂胸透见食管外显影,或口服美蓝胸腔引流液呈蓝色,都是常用而可靠的诊断方法。

【治疗】

完善的术中修补是治疗成功的关键之一。对诊断明确的患者行胸腔闭式引流,积极术前准备,包括补液、止痛,纠正电解质紊乱,应用有效抗生素,下胃管减压,待一般情况好

转后手术治疗

术后高效广谱抗生素应用,保证水电解质平衡,经空肠造瘘行肠内营养,加强支持治疗也是非常重要的。

九、其他原因所致胸腔积液

1. 胰腺炎 胸腔积液是急性胰腺炎尤其是胆源性胰腺炎最常见的并发症,其中 3% ~17% 出现胸腔积液。(具体内容可参见第二篇第五章第六节内容)

2. 结缔组织病及血管炎性疾病 结缔组织病如类风湿关节炎、系统性红斑狼疮、混合型结缔组织病、肌炎皮肌炎、韦格式肉芽肿等均可引起不同程度的胸腔积液。(具体内容可参见第二篇第一章节的内容)

3. 其他还有医源性胸腔积液、ARDS 等也可导致胸腔积液。

(黄志俭)

第三节 脓胸

脓胸(empyema thoracic,ET)是指各种微生物引起的胸膜腔感染性炎症所产生的脓性渗出液积聚在胸膜腔内。主要系胸廓、肺及邻近气管的感染直接向胸膜腔蔓延,如肺内感染、纵隔及膈下脓肿、肝脓肿、食管破裂等;败血症可通过血行播散到胸膜腔;胸部手术或外伤后也可并发脓胸。但临床最多见的原因为肺炎、肺脓肿、肺结核或支气管扩张感染直接蔓延波及胸膜所致。

【主要病原体】

脓胸病原体研究结果显示,最常见的病原体为革兰阴性杆菌(40%),其次为金黄色葡萄球菌(20%)和肺炎链球菌(10%)。革兰阴性杆菌中以铜绿假单胞菌和大肠埃希菌最为常见,其他病原体如肺吸虫、真菌、阿米巴等较为少见。结核杆菌也是引起脓胸的常见病原体。

【临床特点】

1. 急性脓胸多表现为高热、胸痛、胸闷、呼吸急促、咳嗽、咳痰、痰多、厌食、全身乏力等。

2. 体格检查多见肋间隙饱满、呼吸运动减弱及语颤消失等,由于病人耐受情况及病程长短表现各异。

3. 而慢性脓胸由于长期感染,多呈消耗性体质,可有消瘦、贫血和低蛋白血症,可出现杵状指(趾)。体格检查可见患侧胸壁下陷,胸廓呼吸活动受限,少数病人脊柱侧弯。

4. X 线提示胸膜肥厚,肋间隙变窄,纵隔向患侧移位。

5. 根据病程进展脓胸的病理表现为炎性渗出、纤维脓性渗出和纤维机化 3 个过程。根据脓胸的病程进展可分为 3 期:急性渗出期(Ⅰ 期)、亚急性纤维化脓期(Ⅱ 期)和慢性纤维脓肿期(Ⅲ 期),Ⅰ、Ⅱ 期为急性脓胸,Ⅲ 期为慢性脓胸。根据病变累及的范围,分为局限性脓胸和全脓胸。

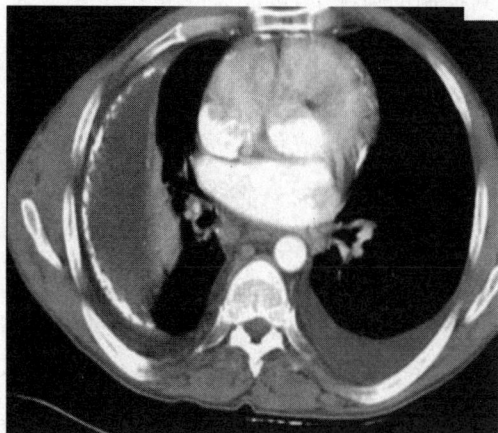

胸部 CT 示右侧胸膜肥厚,包裹性积液,纵隔向右侧移位,左侧胸腔积液

图 1-39-1 脓胸

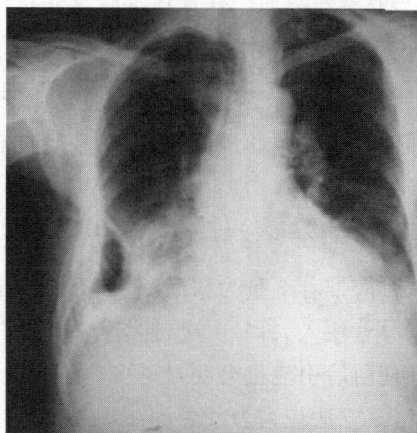

胸部平片示右下肺斑片影,肋膈角消失,见气液平,纵隔右移

图 1-39-2 脓胸

【诊断要点】

1. 有肺炎、胸外伤或胸部手术史,发热、胸痛、咳嗽、气促,血液白细胞及中性粒细胞计数增多。

2. 有胸膜腔积液体征,积脓多者可有纵隔移位。

3. 胸部 X 线检查胸腔内有积液现象,纵隔推向健侧,伴支气管胸膜瘘时见肺萎缩及气液平面。

4. 胸腔穿刺抽出脓液可确诊,细菌培养可为阳性。胸穿后可注入美蓝(亚甲蓝)1 毫升,确定有无支气管胸膜瘘。

【治疗】

脓胸的处理原则为抗感染、引流胸腔积液促使肺膨胀支持治疗,必要时可行外科手术治疗。

1. 抗感染治疗

对于社区获得性感染,可参考社区获得性肺炎诊治指南,选用第二、三代头孢菌素,也可联合 β-内酰胺酶抑制剂和甲硝唑。碳青霉烯类药物有抗厌氧菌活性,可单独使用亚胺培南或美罗培南进行治疗。

院内获得性感染所致脓胸多继发于院内肺炎、手术和创伤之后,宜选用广谱抗生素以覆盖革兰阳性菌、阴性菌和厌氧菌。

对胸部手术和创伤引起的脓胸,选用的抗生素应对葡萄球菌敏感。对抗生素的使用疗程尚无统一意见,感染的病原体者对治疗的反应、胸腔积液引流的有效性等均可影响疗程,一般需要数周。在发热及脓毒症状已得到控制的情况下,可改为口服用药。

2. 胸腔积液引流

脓胸患者应该尽早放置胸腔导管行水封瓶闭式引流,排尽脓液,促使肺早日复张。引流部位应为脓腔的最低处,一般选用腋后线第 8 肋间,如形成包裹,可在 X 线或超声定位下指导引流。

3. 纤维蛋白溶解剂胸膜腔内注射

目前推荐剂量为尿激酶 10 万单位或链激酶 25 万单位,用 100 mL 生理盐水稀释后经胸导管注入,每日 1 次,连续 3～7 d,药后夹管 4 h,后引流积液。一般来说,纤维蛋白溶解剂使用后引流量会明显增多,血并发症少见。对于有明显凝血功能障碍及支气管胸膜瘘者,该方法应列为禁忌。

4. 外科手术治疗

经过上述抗感染、胸腔引流及胸膜腔内注入纤维蛋白溶解剂等处理后,脓液稠厚仍然难以引流者,应及时行外科手术治疗。可采用电视辅助经胸腔镜手术(VATS)、胸膜剥离、开放引流等方式。

5. 全身支持治疗

脓胸作为一种感染性疾病,使机体存在全身性炎症反应,处于高代谢状态,患者常出现体重下降、贫血甚至营养不良等。因此,应该加强全身营养支持治疗,给予高能量、高蛋白、富含维生素的饮食,并注意保持水、电解质和酸碱平衡。

(黄志俭)

第四十章　纵隔疾病急危重症

第一节　急性纵隔炎与纵隔脓肿

急性感染性纵隔炎、纵隔脓肿（Mediastinitis，Mediastina）的病死率在 24.3%～90% 或更高，这与纵隔的解剖生理特点密切相关，纵隔感染一旦形成，炎症很快沿着疏松结缔组织扩散，且影响全部纵隔器官，临床症状极为严重，易致中毒性休克、心肺功能衰竭死亡。

【病因】

贯通性胸部外伤、食管或气管破裂、咽下异物造成食管穿孔、食管手术后吻合口瘘、食管镜检查时、外伤穿孔和食管癌溃疡外穿孔等，还可能为自发性的，常在呕吐时发生，偶因邻近组织如食管后腔、肺、胸膜腔淋巴结、心包膜等的感染灶直接蔓延而引起。

【临床特点】

1. 起病有高热、寒战、烦躁不安等症状，常伴吞咽困难、胸骨后疼痛，并向颈部或耳部放射。

2. 若脓肿形成压迫气管可产生高音调性质的咳嗽、呼吸困难、心动过速和发绀，严重时可出现休克，危及生命。

3. 查体　胸骨有触痛，纵隔浊音界扩大，颈部肿胀，可扪及皮下气肿。

4. 实验室检查　血常规白细胞显著增高，中性粒细胞增多。

5. 影像学检查　胸部 X 线表现为两侧纵隔阴影增宽，边缘轮廓模糊；侧位片胸骨后密度增加，气管、主动脉弓轮廓模糊。

若有脓肿形成，可见于一侧或双侧突出的弧形阴影，气管食管受压移位；亦可出现纵隔气肿、脓肿或液平等胸膜腔积液、液气等征象。CT 可发现纵隔脓肿及其病变范围。食管碘油或有机碘液造影可证实食管穿孔部位、食管支气管瘘或食管胸膜瘘。

【诊断要点】

急性纵隔炎和纵隔脓肿的诊断主要根据病史、临床症状及 X 线检查，X 线下可见纵隔增宽，纵隔内积脓积气影像一般可作出诊断，必要时纵隔穿刺抽出脓液即可确诊。

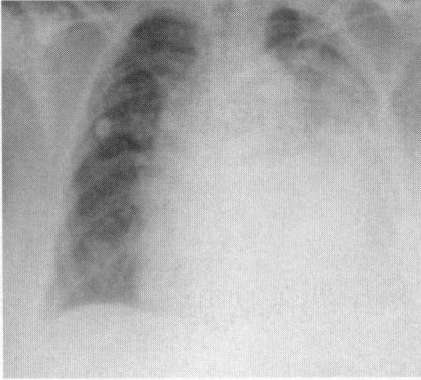

胸部平片示两侧纵隔阴影增宽,边缘轮廓模糊

图 1-40-1　纵隔炎

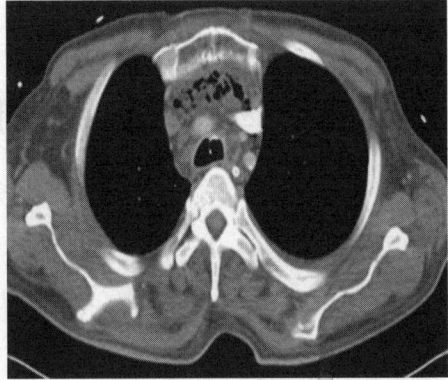

CT 示纵隔密度增高,内可见低密度气体影

图 1-40-2　纵隔炎

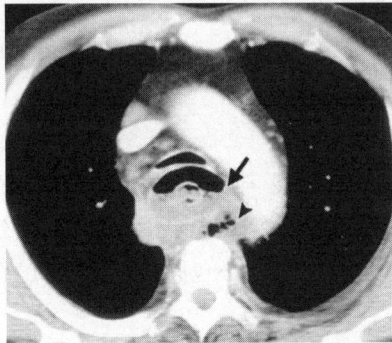

CT 示升主动脉弓旁纵隔密度增高,液化坏死灶,气液征象,主气管受压,呈刀鞘形

图 1-40-3　纵隔脓肿

【治疗】

本病主要针对原发病及病因进行治疗。纵隔外伤气管破裂者,有条件时可行气管修补术。食管破裂或术后吻合口瘘者,有条件时可行食管修补术,禁食补液及胃肠减压。纵隔引流十分必要。脓液培养,选择敏感抗生素有利于治疗。

对腐败坏死性炎症,应尽早行切开引流。化脓性炎症、脓肿形成或肿胀压迫气管引起呼吸困难情况,也应尽快切开排脓。切开引流的目的在于减少组织张力与压迫症状,供给充分氧,抑制厌氧菌生长,引流脓液,排除毒素,防止病变继续恶化与机体中毒。

(黄志俭)

第二节　纵隔气肿

纵隔气肿(mediastinal emphysema)根据病因分为自发性、创伤性、医源性。依据纵隔气肿有无张力又可分为张力性纵隔气肿和非张力性纵隔气肿。多数为非张力性纵隔气肿，症状较轻，容易被临床医生忽视。但严重张力性纵隔气肿可能因为大气道破裂，大量气体进入纵隔内，造成纵隔压力增高，引起呼吸、循环衰竭而造成严重后果。

【病因】

该病是自发性纵隔气肿常见的原因，多为哮喘、剧咳，气道压升高，肺泡破裂，空气从肺间质沿间质间隙向肺门和纵隔渗入；也可因气胸、间质肺气肿致纵隔气肿，还可向皮下扩散发生皮下气肿。颈部创伤，食管、气管刺伤或胸部外伤致气管断裂直接发生纵隔内积气。医疗操作不当如内镜术致食管或气管穿孔，气管切开术气体向皮下和纵隔内扩散致纵隔气肿。

【临床特点】

其临床表现与纵隔气肿的形成速度、纵隔内积气的量、压力有关。其分类依据为是否有纵隔压塞临床表现。

1. 当积气量少时，发生缓慢，可无明显症状。

2. 当积气量多，压力高时，患者常感胸闷，咽部梗阻感，胸骨后疼痛并向两侧肩部及上肢放射。

3. 张力性纵隔气肿常因纵隔受压引起胸骨后疼痛，随呼吸加剧，严重者可出现颈静脉怒张、发绀以及心功能不全、循环障碍，甚至意识障碍、昏迷等危及生命。

4. 查体 严重时可出现紫绀；颈静脉怒张，心尖搏动不能触及，心浊音界缩小或消失，心音遥远；约 50% 以上的患者心前区可闻及与心搏一致的咔嗒音，以左侧卧位时明显；可出现气胸相应体征；出现皮下气肿时，局部肿胀，可触及卧雪感，听诊可闻及皮下捻发音。

5. X线表现 在后前位可见狭长的气体阴影，沿纵隔侧上升至颈部软组织，在下颈部气体表现为斑块阴影，并向外延伸，成为胸外壁的皮下气肿，并可见纵隔胸膜形成的一条细线状致密影。在侧位上如气体充盈较多时，在心脏前与胸骨之间可见明显的透亮带。

CT 表现可显示环绕纵隔内的气体密度线条状影，纵隔胸膜向肺野方向推移。纵隔内空气常向上沿颈筋膜间隙向胸部皮下扩散，产生皮下气体密度影。

【诊断要点】

根据有诱发纵隔气肿的病史，有呼吸困难和胸骨后疼痛等症状应考虑纵隔气肿的可能，行胸部 X 线检查可明确诊断。

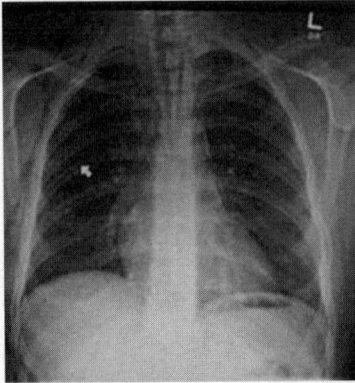

胸部 X 线示上纵隔可见狭长的气体阴影

图 1-40-4　纵隔气肿

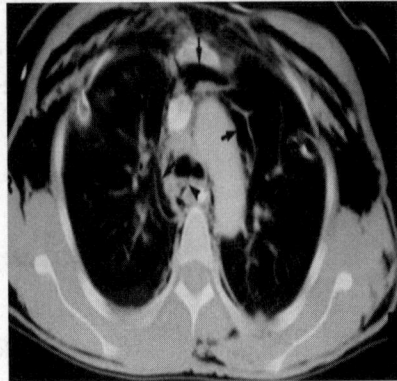

CT 示环绕纵隔内的线条状气体密度影、皮下气体密度影

图 1-40-5　纵隔气肿及皮下气肿

【治疗】

大多数纵隔气肿轻症者,经卧床休息,给予抗生素及止痛、吸氧等一般处理,1 周左右气体吸收痊愈,少数病人禁食,给予肠道外营养。

对纵隔积气较多,有压迫症状,经一般处理仍不好转者,可在局麻下于胸骨上切迹处做切开引流排气减压。有皮下气肿者同样可做上胸部皮肤切开,挤压排气。

因外伤、张力性气胸所致者应早施行闭式引流术,对断裂的气管、漏气的食管等进行修补缝合,给予原发肿瘤的内科治疗。

（黄志俭）

参考文献

1. 陆再英,钟南山. 内科学[M]. 7 版. 北京:人民卫生出版社,2008:141～145.

2. 俞森洋,呼吸危重病学[M]. 1 版. 北京:中国协和医科大学出版社,2009:635～642.

3. Bernard GR, Artigas A, Brigham KL, et al. The American European consensus on acute respiratory distress syndrome:definitions,mechanism,relevant outcomes,and clinical trial coordination[J]. Am J Respir Crit Med,1994(149):818～824.

4. 中华医学会呼吸病学会呼吸生理与重症监护学组. 无创正压通气临床应用专家共识[J]. 中华结核和呼吸杂志,2009,32(2):86～98.

5. 孟庆林. 纳洛酮在危重病中的应用[J]. 中国急救医学,2001,21(2):119～120.

6. 中华医学会呼吸病学分会慢性阻塞性肺疾病学组. 慢性阻塞性肺疾病诊治指南[J]. 中华结核和呼吸杂志,2007,30(1):8.

7. 蔡柏蔷,李云芸. 协和呼吸病学[M]. 北京:中国协和医科大学出版社,2004:165.

8. Albertson TE, Louie S, Chana L. The diagnosis and treatment of elderly patients with acute exacerbation of chronic obstructive pulmonary disease and chronic bronchitis[J]. J Am Geriatr Soc,2010,58

(3):570~579.

9. Rabe KF,Hurd S,Anzueto A,et al. Global strategy for the diagnosis,management,and prevention of chronic obstructive pulmonary disease:GOLD executive summary[J]. Am J Respir Crit Care Med, 2007,176:532~555.

10. 林耀广. 支气管哮喘. 见:蔡柏蔷主编. 21 世纪丛书:呼吸内科分册[M]. 北京:中国协和医科大学出版社,2000:386~434.

11. Hansen EF,Vestbo J,Phanareth K,et al. Peak flow as predictor of overall mortality in asthma and chronic obstructive pulmonary disease[J]. Am J Respir Crit Care Med,2001,163:690~693.

12. Bai TR,Cooper J,Koelmever T,et al. The effect of age and duration of disease on airway structure in fatal asthma[J]. Am J Respir Crit Care Med,2000,162:663~669.

13. O'Donnell WJ,Drazen JM. Life-threatening asthma. In Shoemaker WC. Textbook of Critical Care[M]. Science Press and Harcourt Asia. W. B. Saunders,2000:1451~1459.

14. Colice GL. Categorizing asthma severity and monitoring control of chronic asthma[J]. Curr Opin Pulmo Med,2002,8:4~8.

15. 林江涛. 难治性哮喘诊治新认识[J]. 中国实用内科杂志,2009,29(4):320~321.

16. Anon. Proceedings of the ATS workshop on refractory asthma:current understanding,recommendations,and unanswered questions. American Thoracic Society[J]. Am J Respir Crit Care Med, 2000,162(6):2341~2351.

17. Chung KF,Godard P,Adelroth E,et al. Difficult/therapy resistant asthma:the need for an integrated approach to define clinical phenotypes,evaluate risk factors,understand pathophysiology and find novel therapies[J]. Eur Respir J,1999,13(5):1198~1208.

18. 中华医学会呼吸病学分会哮喘学组. 难治性哮喘诊断与处理专家共识[J]. 中华结核和吸杂志, 2010,33(8):572~577.

19. American Thoracic Society. Proceedings of the ATS workshop on refractory asthma:current understanding,recommendations,and unanswered questions[J]. An J Respir Crit Care Med,2000,162(6): 2341~2351.

20. Robinson DS,Campbell DA,Durham SR,et al. Systematic assessment of difficult-to-treat asthma [J]. Eur Respir J,2003,22(3):478~83.

21. Wenzel SE,Busse WW. Severe asthma:lessons from the Severe Asthma Research Program[J]. J Allergy Clin Immunol 2007,119(1):14~21.

22. Polosa R. Critical appraisal of antileukotriene use in asthma management[J]. Curr Opin Pulm Med 2007,13(1):24~30.

23. Rosenberg M,Patterson R,Mintzer R,et al. Clinical and immunologic criteria for the diagnosis of allergic bronchopulmonary aspergillosis[J]. Ann Intern Med,1977,86:405~412.

24. 张斌,徐凯峰,林耀广. 变态反应性支气管肺曲菌病[J]. 中华结核和呼吸病杂志,1999,22:377~ 378.

25. Hartman TE,Primack SL,Lee KS,et al. CT of bronchial and bronchiolar diseases[J]. Radiographics,1994,14:991~998.

26. Hoehne JH,Reed CE,Dickie HA. Allergic bronchopulmonary aspergillosis is not rare. With a note on preparation of antigen for immunologic tests [J]. Chest,1973,63:177~185.

27. Homma H,Yamanaka A,Tanimoto S,et al. Diffuse panbronchiolitis. A disease of the transitional zone of the lung [J]. Chest,1983,83(1):63~69.

28. Azuma A,Kudoh S. Diffuse panbronchiolitis in East Asia[J]. Respirology,2006,11(3):249～261.

29. 李惠萍,范峰,李霞,等.弥漫性泛细支气管炎 72 例临床分析[J].中国实用内科杂志,2009,29(4):328～332.

30. Adams NP,Congelton J. Diffuse panbronchiolitis [J]. Eur Respir J,2008,32(1):237～238.

31. Poletti V,Casoni G,Chilosi M,et al. Diffuse panbronchiolitis[J]. Eur Respir J,2006,28(4):862～871.

32. Keicho N,Ohashi J,Tamiya G,et al. Fine localization of a major disease-susceptibility locus for diffuse panbronchiolitis[J]. Am J Hum Genet,2000,66(2):501～507.

33. 李惠萍,张苑,周瑛,等.以阿奇霉素为主的综合措施治疗弥漫性泛细支气管炎的疗效(附 51 例报道)[J].上海医学,2009,32(10):854～859.

34. 中华医学会呼吸病学分会.急性肺损伤/急性呼吸窘迫综合征的诊断标准(草案)[J].中华结核和呼吸杂志,2000,23(4):203～205.

35. Brendolan A,D'Intini V,Ricci Z,et al. Pulse high volume hemofiltration[J]. Int J Artif Organs,2004,27(5):398～403.

36. The ARDS Definition Task Force. Acute respiratory distress syndrome the berlin definition[J]. JAMA,2012,Published online May 21.

37. Papazian L,Forel JM,Gacouin A,et al. Neuromuscular blockers in early acute respiratory distress syndrome[J]. N Engl J Med,2010,363:1107～1116.

38. 中华医学会呼吸学分会.社区获得性肺炎诊断和治疗指南[J].中华结核和呼吸杂志,2006,29(10):653～654.

39. 刘又宁,陈民钧,赵铁梅,等.中国城市成人社区获得性肺炎 665 例病原学多中心调查[J].中华结核和呼吸杂志,2006,29,(1):3～8.

40. The committee for the JRS guidelines in management of respiratory infections//Matsushima T,Kohno S,Saito A,et al. The JRS guideline for the management of community-acquired pneumonia in adults(Tokyo). Jpn Respin Soc,2005:501～512.

41. Hess G,Hill JW,Raut MK,et al. Comparative antibiotic failure rates in the treatment of community-acquired pneumonia:Results from a claims analysis[J]. Adv Ther,2010,27(10):743～755.

42. De Roux A,Marcos MA,Garcia E,et al Viral Community-Acquired Pneumonia in Nonimmunocompromised Adults [J]. Chest,2004,125(4):1343～1351.

43. Weiss K,Low DE,Cortes L,et al. Clinical characteristics at initial presentation and impact of dual therapy on the outcome of bacteremic Streptococcus pneumoniae pneumonia in adults [J]. Can Respir J,2004,11(8):589～593.

44. 蔡少华.重症肺炎的抗生素降阶梯治疗策略和国内的临床实践[J].中国药物应用与监测,2007,4(2):1～3.

45. Dellinger RP,Carlet JM,Masur H,et al. Surviving sepsis campaign guidelines for management of severe sepsis and septic shock[J]. Critical Care Med,2004,32(3):858～873.

46. 赵绍宏,蔡祖龙.细支气管肺泡癌 CT 与病理对照研究[J].临床放射学杂志,1999,18(1):22～24.

47. Barsky SH,Grossman DA,Ho J,et al. The multifocality of bronchioloalveolar lung carcinoma:evidence and implications of a muticlonal origin [J]. Mond Pathol,1994,7(6):633～640.

48. Adler B,Muller NL. High-resolution X-ray computed tomography of bronchioloalveolar carcino-

ma[J]. J Radiol,1994,75(2):97~100.

49. Low DE,Mazzulli T,Marrie T. Progressive and nonresolving pneumonia[J]. Curr Opin Pulm Med,2005,11(3):247~252.

50. 中华医学会呼吸病学分会.社区获得性肺炎诊断和治疗指南[J].中华结核和呼吸杂志,2006,29(10):651~655.

51. Genne D,Kaiser L,Kinge TN,et al. Community-acquired pneumonia:causes of treatment failure in patients enrolled in clinical trials[J]. Clin Microbiol Infect,2003,9:949~954.

52. Mandell LA,Wunderink RG,Anzueto A,et al. Infectious Diseases Society of America/American Thoracic Society Con-sensus Guidelines on the Management of Community-Acquired Pneumonia in Adults [J]. Clin Infect Dis,2007,44:S27~S72.

53. Arancibia F,Ewig S,Martinez JA,et al. Antimicrobial treatment failures in patients with community-acquired pneumonia:causes and prognostic implications[J]. Am J Respir Crit Care Med,2000,162:154~160.

54. Roson B,Carratala J,Fernandez-Sabe N,et al. Causes and factors associated with early failure in hospitalized patients with community-acquired pneumonia[J]. Arch Intern Med,2004,164:502~508.

55. American Thoracic Society Documents. Guidelines for the management of adults with hospital-acquired,ventilator-associated,and healthcare-associated pneumonia[J]. Am J Respir Crit Care Med,2005,171:388~416.

56. Fiel S. Guidelines and critical pathways for severe hospital-acquired pneumonia[J]. Chest,2001,119:412S~418S.

57. Michalopoulos A,Falagas ME. Colistin and polymyxin B in critical care[J]. Crit Care Clin,2008,24(2):377~391.

58. Song JY. Kee SY. Hwang IS. et al. In vitro activities of carbapenem/sulbactam combination, Colistin,Colistin/rifampicin,combination and tigecycline against carbapene-resistant,Acinetobacter baumannii[J]. Antimicrob Chemother,2007,60(2):317~322.

59. Bauer TT,Ferrer R,Angrill J,et al. Ventilator-associated pneumonia:incidence,risk factors,and microbiology[J]. Sem in Respir Infect,2000,15:272~279.

60. Morehead RS,Pinto SJ. Ventilator-associated pneumonia[J]. Arch Intern Med,2000,160:1926~1936.

61. 何权瀛.呼吸机相关肺炎的流行病学特点[J].中华结核与呼吸杂志,2001,24:326~328.

62. 杨文杰,陶家驹,蒋萍,等.呼吸机相关肺炎病原学及耐药性分析[J].国外医学.呼吸系统分册,2005,25:73~75.

63. 殷少军,瞿介明.呼吸机相关肺炎抗生素治疗策略[J].中华结核和呼吸杂志,2001,24:329~331.

64. Ricart M,Lorente C,Diaz E,et al. Nursing adherence with Evidence based guidelines for preventing ventilator-associated pneumonia[J]. Crit Care Med,2003,31(11):2693~2696.

65. Waites KB,Talkington DF. Mycoplasma pneumoniae and its role as a human pathogen[J]. Clin Microbiol Rev,2004,17(4):697~728.

66. Kashyap B,Kumar S,Sethi GR,et al. Comparison of PCR,culture & serological tests for the diagnosis of Mycoplasma pneumoniae in community-acquired lower respiratory tract infections in children [J]. Indian J Med Res,2008,128(2):134~139.

67. 孙光茂,徐爱红,董海营.中西药合用治疗难治性肺炎支原体肺炎观察[J].实用中医药杂志,

2004,20:566~571.

68. 刘又宁.新喹诺酮在社区获得性呼吸道感染中的应用价值[J].中华结核和呼吸杂 2002,25 (12):748~752.

69. AmaguchiK,Tateda K,IshiiY,et al. Legionella pneumonia epidemiology,clinical characteristics and developmentofdignosis [J]. Nippon Rinsho,1998,56:2707~2717.

70. 中华结核和呼吸杂志编辑委员会.军团菌肺炎诊断标准(试行)[J].中华结核和呼吸杂志,1992, 5:218~219.

71. Pedersen SW,Kollerup I. Pulmonary Legionella infection with CNS manifestation [J]. Ugeskr Laeger,1998,160:286~287.

72. Edelstein PH. Legionella pneumonia [J]. Clin Infect Dis,1993,16:741~747.

73. Michalopoulos A,Falagas ME. Colistin and polymyxin B in critical care[J].Crit Care Clin,2008, 24(2):377~391.

74. Jonas D,Rosenbaum A,Weyrich S,et al. Enzyme linked immunoassay for detection of PCR-amplified DNA of Legionellae in brochoalveolar fluid [J]. J Clin Microbio,1,1995,33:1247~1252.

75. 王洪冰,李佩珍.老年人吸入性肺炎的诊治难点和对策[J].中华老年医学杂志,2006,25(5):325 ~327.

76. Knight PR,Rutter T,Tait AR,et al. Pathogenesis of gastric particulate lung injury:a comparison and interaction with acidic pneumonitis [J]. Anesth Analg,1993,77:754~760.

77. Davidson BA,Knight PR,Helinski JD,et al. The role of tumor necrosis factor-alpha in the pathogenesis of aspiration pneumonitis in rats CJ3 [J]. Anesthesiology,1999,91(2):486~499.

78. Troche MS,Okun MS,Rosenbek JC,et al. Aspiration and swallowing in Parkinson disease and rehabilitation with EMST:a randomized trial [J]. Neurology,2010,75(21):1912~1919.

79. LederSB,Suiter DM.Effect of nasogastric tubes on incidence of aspiration [J]. Arch Phys Med Rehabi,1, 2008,89(4):648~651.

80. Nind G,Chen W,Protheeoe R,et al. Mechanisms of gastroe-sophageal reflux in critically ill mechanically ventilated patients [J]. Gastroenterology,2005,128(3):600~606.

81. Metheny NA,Clouse RE,Chang YH,et al. Tracheobronchial aspiration of gastric contents in critically ill tube-fed patients:frequency,outcomes,and risk factors [J]. Crit Care Med,2006,34(4):1007~ 1015.

82. El-Solh AA,Pietrantoni C,Bhat A,et al. Microbiology of severe aspiration pneumonia in institutionalized elderly [J]. Am J Respir Crit Care Med,2003,167(12):1650~1654.

83. 熊国平,郑丽琼.老年性肺炎 30 例临床分析[J].临床肺科杂志,2003,8(6):551~552.

84. Higuera F,Hidalgo H,Feris J,et al. Comparison of oral cefuroxime axetil and oral amoxycillin/ clavulnate in the treatment of community-acquired pneumonia[J]. J Antimicrob Chemother,1996,37(3): 555~564.

85. 孙铁英,刘兵,杨敏.社区获得性肺炎老年住院患者的临床分析[J].中华老年医学杂志,2005,24 (2):100~103.

86. Butler JC,Breiman RF,Campbell JF,et al. Pneumococcal polysaccharide vaccine efficacy. An evaluation of current recommendations[J].JAMA,1993,270(15):1826~1831.

87. 何礼贤.呼吸病学[M].北京:协和医科大学出版社,2004:716~721.

88. 胡成平.拓展临床思维,提高难治性肺炎的诊断水平[J].中国感染控制杂志,2007,6(6):365~ 367.

89. 张杏怡,周新,何礼贤,等.经纤维支气管镜采样技术在肺部感染病原学诊断中的应用[J].中国抗感染化疗杂志,2003,3(5):273～276.

90. 中华医学会重症医学分会.重症患者侵袭性真菌感染诊断与治疗指南(2007)[J].中华内科杂志,2007,46(11):960～966.

91. 中华内科杂志编辑委员会.侵袭性肺部真菌感染的诊断标准与治疗原则(草案)[J].中华内科杂志,2006,45(8):697～700.

92. Wong-beringerA,Kriengkauykiat J. Systemic antifungal therapy : new options, new challenges[J]. Pharmacotherapy,2003,23:1441～1462.

93. Walsh TJ,Anaisi EJ,Danning DW,et al. Treatment of aspergillosis:clinical practice guidelines of the Infectious Diseases Society of America[J]. Clin Infect Dis,2008,46(3):327～360.

94. Pappas PG,Kauffman CA,Andes D,et al. Clinical practice guide-lines for the management of candidiasis:2009 update by the Infec-tious Diseases Society of America[J]. Clin Infect Dis,2009,48(5):503～535.

95. De Pauw B,Walsh TJ,Donnelly JP,et al. Revised definitions of invasive fungal disease from the European Organization for Research and Treatment of Cancer/Invasive Fungal Infections Cooperative Group and the National Institute of Allergy and Infectious Diseases Mycoses Study Group(EORTC/MSG)Consensus Group[J]. Clin Infect Dis,2008,46(12):1813～1821.

96. 中华内科杂志编辑委员会.侵袭性肺部真菌感染的诊断标准与治疗原则(草案)[J].中华内科杂志,2006,45(8):697～700.

97. 中华医学会呼吸病学分会,中华结核和呼吸杂志编委会.肺真菌病诊断和治疗专家共识[J].中华结核和呼吸杂志,2007,30(11):821～834.

98. 中华医学会重症医学分会.重症患者侵袭性真菌感染诊断与治疗指南(2007)[J].中华内科杂志,2007,46(11):960～966.

99. 魏为利.肺脓肿41例临床分析[J].同济大学学报(医学版)2004,25(6):523～524.

100. 陈灏珠.实用内科学[M].第11版.北京:人民卫生出版社,2001:1590～1593.

101. 冷静,李曙芳,李海丰,等.经纤维支气管镜灌洗治疗肺脓肿疗效观察[J].临床肺科杂志,2010,15(7):7～8.

102. 程显声,何建国,高明哲,等.急性肺血栓栓塞症溶栓及抗凝治疗多中心临床分析[J].中华内科杂志,2002,41(1):6～10.

103. 宋奕宁,李建国,张万蓉,等.彩色多普勒超声观察人工关节置换术后下肢深静脉血栓的形成[J].中国介入影像与治疗学,2005,2(3):203～206.

104. Friera-Reyes A,Caballero,Ruiz-Gimenez N,et al. Usefulness of fast LEISA determination of D-dimer levels for diagnosing pulmonary embolism in an emergency room [J]. Arch Bronconeumol,2005,41(9):499～504.

105. HawkinsD. Economic considerations in the prevention and treatment of venous thromboembolism [J]. AM Health Syst-Pharm,2004,61:18～21.

106. 邱贵兴.低分子肝素预防髋、膝关节手术后下肢深静脉血栓形成的多中心研究[J].中华骨科杂志,2006,26(12):801～822.

107. Caprini JA,Areelus JI,Reyna JJ,et al. Deep vein thrombosis outcome and the level of oral anti-coagulation therepy[J]. Vasc Surg,1999,30(5):805～811.

108. 殷敏毅,黄新天,蒋米尔.重视下肢髂股静脉血栓形成后综合征的早期治疗[J].中华外科杂志,2010,48(13):972～976.

109. Patterson BO, Hinchliffe R, Loftus IM, et al. Indications for catheter-directed thrombolysis in the management of acute proximal deep venous thrombosis[J]. Arterioscler Thromb Vasc Biol, 2010, 30(4):669~674.

110. 陈以宽,朱仕钦,罗文军,等. 手术与非手术治疗下肢深静脉血栓形成疗效对比分析[J]. 中国实用外科杂志,2008,28(2):139~141.

111. Mclaughlin VV, Archer SL, Badesch DB, et a.l ACCF/AHA 2009 expert consensus document on pulmonary hypertension:a report of the American College of Cardiology Foundation Task Force on ExpertConsensusDocuments and the American Heart Association:developed in collaboration with the American College of Chest Physicians, American Thoracic Society, Inc, and the Pulmonary Hypertension Association[J]. Circulation,2009,119:2250~2294.

112. Simonneau G, Robbins IM, Beghetti M, et al. Updated clinical classification of pulmonary hypertension[J]. J Am Coll Cardiol,2009,54(1 suppl):S43~54.

113. Leatheman JW. Immune alveolar hemorrhage[J]. Chest,1987,91(6):891~897.

114. Travis WD, Colby TV, Lombard C, et al. A clinic opathologic study of 34 cases of diffuse pulmonary hemorrhage with lung biopsy confirmation[J]. Am J Surg Pathol,1990,14(12):1112~1125.

115. Chang MY, Fang JT, Chen YC, et al. Diffuse alveolar hemorrhage in systemic lupus erythematosus:a single center retrospetive study in Taiwan[J]. Ren Fail,2002,24(6):791~802.

116. Betensley AD, Yankaskas JR. Factor viia for alveolar hemorrhage in microscopic polyangiitis [J]. Am J Respir Crit Care Med,2002,166(9):1291~1292.

117. Henke D, Falk RJ, Gabriel DA. Successful treatment of diffuse alveolar hemorrhage with activated factor Ⅶ [J]. Ann Intel Med,2004,140(6):493~494.

118. Collard HR, Schwarz MI. Diffuse alveolar hemorrhage [J]. Clin Chest Med,2004,25(3):583~592.

119. Pastores SM, Papadopoulos E, Voigt L, et al. Diffuse alveolar hemorrhage after allogeneic hematopoietic stem-cell trans-plantation:treatment with recombinant factor Ⅶa[J]. Chest,2003,124(6):2400~2403.

120. 中华医学会呼吸分会. 特发性肺(间质)纤维化诊断和治疗指南(草案)[J]. 中华结核和呼吸杂志,2002,25(7):389~391.

121. Addrizzo-Harris DJ, Harkin TJ, Tchou-Wong KM, et al. Mechanisms of colchicine effect in the treatment of asbestosis and idiopathic pulmonary fibrosis[J]. Lung,2002,180(2):61~72.

122. Mata M, Ruiz A, Cerda M, et al. Oral N-acetylcysteine reduces bleomycin-induced lung damage and mucin Muc5ac expression in rats[J]. European Respiratory Journal,2003,22(6):900~905.

123. Lynch JP, Standford TJ, Rolfe MW, et al. Neutrophilic alveolitis in idiopathic pulmonary fibrosis:the role of interleukin-8 [J]. Am Rev Respir Dis,1992,145:1433~1439.

124. 王海彤,武维屏,崔红生,等.益气养阴化痰通络法治疗慢阻肺合并肺间质纤维化 30 例[J]. 中国中医基础医学杂志,2004,10(10):24~26.

125. Welan Timothy PM. Lung transplantation:a therapy for interstitial lung disease [J]. Current Opinion in Organ Transplantation,2006,11(5):502~507.

126. Kondoh Y, Taniguchi H, Kawabata Y et al. Acute exacerbation in idiopathic pulmonary fibrosis. Analysis of clinical and pathologic finding in three cases[J]. Chest,1933,103:1808~1812.

127. 于娜,刘知陶,姜莉,等. 特发性肺间质纤维化急性加重一例并文献复习[J]. 中华实用内科杂志,2006,26:986~988.

128. A mbrosini V,Cancellieri A,Chilosi M et al. Acute exacerbation of idiopathic pulmonary fibrosis:report of a series[J]. EUR Respir J,2003 Nov.22(5):821～826.

129. 张德平,侯杰.对特发性肺间质纤维化急性加重的新认识[J].中华结核和呼吸杂志,2007,298～300.

130. 陈白仪,侯显明,于润江.特发性肺纤维化病理组织分类与临床表现[J].中华结核和呼吸杂志,2000,23(1):57～79.

131. 雷志明,葛英辉,文泽军,等.急性间质性肺炎的影像诊断[J].实用诊断与治疗杂志,2005,11(19):799～802.

132. 康健,冯学威.急性间质性肺炎的诊断和治疗[J].中国实用内科杂志,2004,24(2):70～71.

133. Mazzone PT,Jane Thomassen M,Kavuru MS. Pulmonary alveolar proteinosis:recent advances[J]. Semin Respir Crit Care Med,2002,23(2):115～126.

134. 向传喜,许念桂,吴晓英,等.肺泡蛋白沉积症病理和病因探讨[J].湖南医科大学学报,1998,23(1):109～110.

135. Koplin-Baucaum S,Hurst S. A Case of Pulmonary Alveolar Proteinosis Treated with Whole Lung Lavage[J]. Dimens Crit Care Nurs,2005,24(3):120～122.

136. Bourke SJ,Dalphin JC,Boyd G,et al. Hypersensitivity pneumonitis:current concepts[J]. Eur Respiratory J,2001,18(Suppl):81～92.

137. MarrasTK,Wallace RJ Jr,Koth LL,et al. Hypersensitivity pneumonitis reaction to Mycobacterium avium in household water[J]. Chest,2005,127(2):664～671.

138. Camarena A,Juarez A,Mejia M,et al. Major histocompatibility complex and tumor necrosis factor alpha polymorphisms in pigeon breeder's disease[J]. Am J Respir Crit Care Med,2001,163(7):1528～1533.

139. Baldwin CI,Todd A,Bourke S,et al. Pigeon fanciers's lung:effects of smoking on serum and salivary antibody responses to pigeon antigens[J]. Clin Exp Immunol,1998,113(2):166～172.

140. Israel-Assayag E,Dakhama A,Lavigne S. Expression of costimulatory molecules on alveolar macrophages in hypersensitivity pneumonitis[J]. Am J Respir Crit Care,1999,159(6):1830～1834.

141. Kabra SK,Bhargava S,Lodha R. Idiopathic pulmonary hemosiderosis:clinical profile and follow-up of 26 children[J]. Indian Pediatr,2007,44(5):333～338.

142. Le Clainche L,Le Bourgeois M,Fauroux B,et al. Long-term outcome of idiopathic pulmonary hemosiderosis in children[J]. Medicine(Baltimore),2000,79:318～326.

143. Ioachimescu OC,Sieber S,Kotch A. Idiopathic pulmonary haemosiderosis revisited[J]. Eur Respir J,2004,24:162～170.

144. 李燕,农光民.特发性肺含铁血黄素沉着症84例临床分析[J].临床儿科杂志,2009,27(4):347～349.

145. 施焕中,林江涛.肺脏免疫学和免疫相关性疾病[M].北京:人民卫生出版社,2006:820～828.

146. 臧晏,石慧文.除铁灵(Desferal)在特发性肺含铁血黄素沉着症的临床观察(附5例报告)[J].中国小儿血液,2000,5:111～112.

147. 中华医学会呼吸病学会结节病组.结节病诊断及治疗方案(第三次修订稿案)[J].中华结核和呼吸杂志,1994,17(1):9～10.

148. Costabel U,Guzman JM. Diagnosis approach to sarcoidosis[J]. Eur Respir Monograph,2005,10(4):259～264.

149. 蔡柏蔷,李龙芸.协和呼吸病学[M].北京:中国协和医科大学出版社,2005:1287～1290.

150. Grutters JC,van den Bosch JM. Corticosteroid treatment in sarcoidosis[J]. Eur Respir J,2006,28(6):627~636.

151. Colby TV,Lombard C. Histioeytosis X in the lung[J]. Hum pathol,1983,14:847~856.

152. Kulwiee EL,Lyneh DA,Aguayo SM,et al:Imaging of pulmonary histioeytosis X [J]. Radiographies,1992,12:515~526.

153. solerp,Taszi A,Hanee AJ. pulmonary Langerhans cell granulomatosis[J]. Curr Opin Pul Med,1995,1:406~416.

154. saoun D,Vaylet F,valeyre D,et al. Bronehogenic carcinoma inpatient with pulmonary histioeytosis[J]. Chest,1992,101:1610~1613.

155. American Thoracic Society. American Thoracic Society. (ATS)/European Respiratory Society (ERS)International Multidisci-plinary Consensus Classification of the Idiopathic Interstitial Pneumonias [J]. Am J Respir Crit Care Med,2002,165:277~304.

156. ArakawaH,Kurihara Y,Niimi H,et al. Bronchiolitis Obliterans with Organizing Pneumonia Versus Chronic Eosinophilic Pneu-monia:High Resolution CT Findings in 161 Patients[J]. Am J Roentgenol,2001,176:1053~1058.

157. Akira M,Yamamoto S,Sakatani M. Bronchiolitis obliterans organizing pneumonia manifesting as multiple large nodules or masses[J]. Am J Roentgenol,1998,170:291~295

158. 张春玲. 嗜酸粒细胞性肺炎[J]. 中国临床医生,2004,32(2):6~7.

159. Katoh S,MatsumotoN,FukushimaK,et al. Elevated chemokine levels in bronchoalveolar lavage fluid of patients with eosinophilicpneumonia[J]. J Allergy Clin Immuno,l,2000,106:730~736.

160. 周新张. 热带性肺嗜酸粒细胞增多症[J]. 中国实用内科杂志,2002,22(6):324~325.

161. 蔡柏蔷,李龙芸. 协和呼吸病学[J]. 北京:中国协和医科大学出版社,2005:882~897.

162. WU KL. Radiation Pneumonitis[J]. Practical cancer magazine,2001,16:110~112.

163. Goethals I,Dierkx R,DE Meerleer G,et al. The role of nuclear medicine in the prediction and detection of radiation-associated normal pulmonary and cardiac damage [J]. J Nucl Med,2003,44(9):1531~1539.

164. Zhao F,Qi HW,Zhao YZ,et al. Rapeutic effect of fluvasetatin in bleomycin-induced pulmonary fibrosis of rats [J]. Disi Junyi Daxue Xuebao,2003,24(18):1707.

165. Li GH,Li ZP,Xu Y,et al. Effect of Tanshinone Ⅱ A on prevention of radiative Idiopathic pulmonary fibrosis [J]. J Chinese Journal of Radiation Oncology,2006,15(1):50~54.

166. 俞森洋,呼吸危重病学[M].1 版.北京:中国协和医科大学出版社,2009:1014~1025.

167. 朱蕾,等. 临床肺功能. 北京:人民卫生出版社,2004:855~82.

168. Chen KY,Jerng JS,Liao WY,et al. Pneumothorax in the ICU:patient outcomes and prognostic factors[J]. Chest,2002,122(2):678~683.

169. 吴在德,吴肇汉. 外科学[M]. 第 6 版. 北京:人民卫生出版社. 2005:337~341.

170. 陈灏珠,主编. 实用内科学[M]. 第 11 版. 北京:人民卫生出版社,2001:1652.

171. 张福杰,赵红心,姚均,等. 艾滋病合并卡氏肺孢子虫肺炎的诊断和治疗[J]. 中国性病艾滋病防治,2001,6(7):333~335.

172. 吴昊,冯鲜妮. 卡氏肺囊虫肺炎[J]. 中国性病艾滋病防治,2002,6(8):374~375.

173. Phair J,Munoz A,Detels R,et al. The risk of Pneumocytis carinii pneumonia among men infected with human immunodeficiency virus typel[J]. N Engl J Med,1990,322(3):161~165.

174. 罗永艾. 结核病合并人类免疫缺陷病毒感染/艾滋病的诊断[J]. 中华结核病呼吸杂志,2000,23

(11):656~658.

175. 金克群.艾滋病合并肺结核 129 例临床分析[J].中国防痨杂志,2005,27(1):51~52.

176. 邱丽华,刘志敏,王学东,等.艾滋病合并结核病的流行及诊治现况[J].中国艾滋病性病杂志,2007,13(2):191~192.

177. Ristola MA,von Reyn C F,Arbeit R D,et al. High rates of disseminated infection due to nontuberculous mycobacteria among AIDS patients in Finland[J]. J Infect,1999,39(1):61~67.

178. Shafran SD,Singer J,Zarowney DP,et al. A comparison of two regimens for the treatment of mycobacterium avium complex bacteremia in AIDS:rifabutin,ethambutol,and clarithromycin versus rifampin,ethambutol,clofazmine,and ciprofloxacin[J]. N Engl J Med,1996,335(2):377~383.

179. 陶梅梅,叶俊杰,匡季秋,等.艾滋病合并巨细胞病毒感染 23 例临床分析[J].中华内科杂志,2008,47(10):802~804.

180. XU XL,YE QF,HE XZ,et al. Significance of CMV-DNA continuous determination by RT-PCR in the renal transplantrecipients[J]. China Journal of Modern Medicine,2005,15(7):1042~1045. Chinese

181. Shen YZ,Qi TK,Ma JX,et al. Invasive fungal infections among inpatients with acquired immune deficiency syn-drome at a Chinese university hospital[J]. Mycoses,2007,50(6):475~480.

182. 沈银忠,卢洪洲.侵袭性真菌感染的分子诊断现状[J].中国真菌学杂志,2009,4(6):373~377.

183. 沈银忠,卢洪洲,张永信.HIV/AIDS 合并深部真菌感染[J].中国艾滋病性病,2006,12(4):379~381.

184. 李若瑜.侵袭性真菌感染实验室诊断的现状及展望[J].中华医学杂志,2005,85(21):1449~1450.

185. 沈银忠,张永信.抗真菌药物的联合应用[J].世界临床药物,2009,30(12):721~725.

186. Amman K,Chang Y. Kaposi s sarcoma[J]. N Eng J Med,2000,342(14):1027~1036.

187. 帕丽达·阿皮孜,张瑾熔,阿依古丽·哈热,等. 24Kaposi s 肉瘤放疗的远期疗效分析[J].中华放射肿瘤学志,2008,17(1):36~38.

188. Shapiro NI,Howell M,Talm or D. A blueprint for a sepsis protocol [J]. Acad Emerg Med,2005,12(4):352~359.

189. Martin C,Vincent JL,Laterre PF,et al. Effect of norepinephrine on the outcome of septic shock [J]. Crit Care Med,2000,28:2785~2795

190. Bernard GR,Vincent JL,Laterre PF,et al. Efficacy and safety of recombinant human activated. Protein c for sever sepsis [J]. N Engl J Med,2001,344(10):699~709.

191. Marshall JC,Maier RV,Jimenez M,et al. Source control in the management of severe sepsis and septic shock:an evidence based review [J]. Crit Care Med,2004,32(11 Supp l):S513~S526.

192. Sevransky JE,Levy MM,Marini JJ. Mechanical ventilation in sepsis induced acute lung injury/acute respiratory distress syndrome:an evidence based review [J]. Crit Care Med,2004,32(11 Supp l):S548~S553.

193. Cole L,Bellomo R,Journois D,et al. High volume hemofiltration in human septic shock [J]. Intensive Care Med,2001,27(6):978~985.

194. Vanden Berghe G,Wouters P,Weekers F,et al. Intensive insulin therapy in the critically ill patients [J]. N Engl J Med,2001,345(19):1359~1367.

195. Vender JS,Szokol JW,Murphy GS,et al. Sedation,analgesia,and neuromuscular blockade in sepsis:an evidence based review [J]. Crit Care Med,2004,32(11 Supp l):S554~S561.

196. Ligtenberg JJ,Zijlstra JG. The relative adrenal insufficiency syndrome revisited:which patients

will benefit from low-dose steroids [J]. Curr Opin Cri Care,2004,10(6):456～460.

197. Fourrier F. Recombinant human activated protein C in the treatment of severe sepsis:an evidence based review [J]. Crit Care Med,2004,32(11 Supp l):S534～S541.

198. 李毅. 多器官功能不全综合征[J]. 中国临床医生,2004,32(10):16～17.

199. 陈海龙,关凤林,吴咸中.多器官功能不全综合征研究的现状和展望[J].中国急救医学,2000,20(7):439～441.

200. Bone RC,Balk RAA,Cerra FB,et al. Definition for the sepsis and organ failure and failure and guidelines for the use of innovative therapies in sepsis. The ACCP/SCCM consensus conference committee,American college of chest physicians/ society of critical care medicine[J]. Crite Care Med,1992,101(6):1644～1645.

201. 居潮强,王剑云,杨明训,等.大咯血与急诊手术治疗[J].中国急救医学,2000,20(12):733～734.

202. 程国玲,韩硝锋,吴敏.垂体后叶素与酚妥拉明治疗咯血的临床对比观察[J].临床肺科杂志,2005,10(6):778.

203. 刘素君,胡成平.2361例不明原因咯血患者支气管镜下特点与临床[J].中国内镜杂志,2008,19(8):354～355.

204. Jean Baptiste E. Clinical assessment and management of massive hemoptysis[J]. Crit Care Med,2000,28:1642～1647.

205. 李建军,瞿仁友,戴定可,等.支气管动脉栓塞术治疗咯血的疗效分析[J].介入放射学杂志,2007,16(1):21～23.

206. 中华医学会呼吸病学分会睡眠呼吸疾病学组.阻塞性睡眠呼吸暂停低通气综合征诊治指南(草案)[J].中华结核和呼吸杂志,2002,25(4):195～198.

207. 韩德民.阻塞性睡眠呼吸暂停低通气综合征研究[J].临床耳鼻咽喉头颈外科杂志,2007,21(14):630～631.

208. 李敏,黄绍光,邓伟吾.经鼻持续气道内正压通气与咽手术治疗阻塞性睡眠呼吸暂停综合征的疗效分析[J].中华结核和呼吸杂志,1998,21(8):494～495.

209. Terris DJ,WangMZ. Laser-assisted uvulopalatoplasty in mild obstructive sleep apnea [J]. Arch Otolaryngol Head Neck Surg,1998,124(6):718～720.

210. Chaouat A,Weizenblum E,Krieger J,et al. Association of chronic obstructive pulmonary disease and sleep apnea syndrome[J]. Am J Respir Crit Car Med,1995,151:82～86.

211. Radwan L,Maszczyk Z,et al. Control of breathing in obstructive sleep apnea and in patients with the overlap syndrome[J]. Eur Respir J,1995,8:542～545.

212. Sampol G,Sagales MT,Roca A,et al. Nasal continuous positive airway pressure in coexistent sleep apnea-hypopnea syndrome and severe chronic obstructive pulmonary disease[J]. Eur Respir J,1996,9:111～116.

213. Booth CM,Matukas LM,Tomlinson GA,et al. Clinical features and outcomes of 144 patients with SARS in the Great Toronto area[J]. JAMA,2003,289(21):2801～2809.

214. So LK Y,Lau ACW,Yam LYC,et al. Development of a standard treatment protocol for severe acute respiratory syndrome[J]. Lancet,2003,361:1615～1617.

215. Simon M. Global advances in poultry disease research[J]. World Poultry,2003(7):57～64.

216. Mungall BA,Xu X,and Klimov A. Assaying susceptibility of avian and other influenza A viruses to zanzmivir:comparison of fluorescent and chemiluminescent neuraminidase assays [J]. Avian Dis,

2003,47:1141~1144.

217. Bennink JR,Palmore TN. The pretreatment of influenza [J]. Trends Mol Med,2004,10(12):571~574.

218. 中华人民共和国卫生部.甲型 H1N1 流感诊疗方案.2009 年试行版第 3 版.2009:1~3.

219. 朱君华,丁刚强.甲型 H1N1 流感疫情综述[J].浙江中医药大学学报,2009,33(3):299.

220. Centers for Disease Control and Prevention(CDC). Update:drug susceptibility of swine-origin influenza A(H1N1)viruses,April 2009[J]. JAMA,2009,301(20):2086~2089.

221. Chew W,Bursed D. The sinobrochial syndrome[J]. ENT J,1979,58:446~450.

222. Sugiyama Y. Sinobrochial syndrome[J]. Nippon Rinsho,1999,57:2119~2122.

223. 张正霞,杨运刚,蔡晓红,等.小儿副鼻窦支气管炎临床诊断探讨[J].中华儿科杂志,2002,40:525~529.

224. 中华耳鼻咽喉头颈外科杂志编辑委员会,中华医学会耳鼻咽喉科学分会.变应性鼻炎的诊治原则和推荐方案(2004 年,兰州)[J].中华耳鼻咽喉头颈外科杂志,2005,40:166~168.

225. 马瑞琴,曲百胜,刘瑞玲,等.变应性鼻炎与气道高反应的关系[J].临床耳鼻咽喉科杂志,2000,14(2):55~56.

226. Bousquet J,KhaLtaev N,Cruz A,et al. Allergic rhinitis and its impact on asthma(ARIA)2008 update(in collaboration with the World Health Organization,GA²LEN and AllerGen)[J]. Allergy,2008,63(SuppL 86):8~12.

227. 顾之燕. 阿司匹林耐受不良[J]. 临床耳鼻喉科杂志,2000,14(8):381~383.

228. Yamamoto H,Nagata M,Kuramitsu K,et al. Inhibition of analgesic-induced asthma by leukotriene receptor antagonist ONO-107[J]. Am J Respir Crit Care Med,1994,150(1):254~257.

229. Orea Solano M,Flores Sandoval G,Machado CF,et al. Aspirin induced asthma urinary leukotriene E4 and zafirlukast[J]. Rev Alerg Mex,2002,49(2):52~56.

230. Sousa AR,Parikh A,Scadding G,et al. Leukotriene-receptor expression on nasal mucosal inflammatory cells in aspirin-sensitive rhinosinusitis[J]. N Engl J Med,2002,347(19):1493~1499.

231. 薛飞,李泽卿,江满杰,等.支气管哮喘合并过敏性鼻炎的流行病学调查及相关性分析[J].山东大学耳鼻喉眼学报,2009,23(1):167~169.

232. 尹佳.2008 年第二届北京协和过敏性疾病国际高峰论坛[J].中华临床免疫和变态反应杂志,2008,11:86.

233. 魏庆宇.花粉症的诊断和治疗[J].中国临床医生,2003,31(9):5~7.

234. 中华医学会第三次全国高原医学学术讨论会.我国高原病命名、分型及诊断标准[J].高原医学杂志,1996,6(1):2~4.

235. 张西洲.部队高原病防治系列讲座(4):急性高原病[J].人民军医,2008,51(10):638~639.

236. 韩业兴,谷建平,陈革新,等.神经源性肺水肿发病机制研究进展[J].中国现代临床医学,2006,5(5):32~35.

237. Baumann A,Audibert G,Mcdonnell J,et al. Neurogenic pulmonary edema [J]. Acta Anaesthesiol Scand,2007,51(4):447~455.

238. 刘俊,崔岗.颅脑损伤并发神经源性肺水肿 32 例[J].中华现代外科学杂志,2004,1(5):459~460.

239. 金伟秋,吴鹏兰,杨春燕.药物致非心源性肺水肿的诊断与急救分析[J].药物不良反应杂志,2000,2(1):23~25.

240. kaye J,Edlin S,Thomson I,et al. Pheochromocytoma presenting as life -threatening pulmonary

edema[J]. Endocrine Journal-UK,2001,15(2):203～204.

241. Preston IR,Klinger JR,Houtchens J,et al. Pulmonary edema caused by inhaled nitric oxide therapy in two patients with pulmonary hypertension associated with the CREST syndrome[J]. Chest,2002,121(2):656～659.

242. Gavelli G,Zompatorii I. Thoracic complications in uremic patients and in patients undergoing dialytic treatment state of the art [J]. Eur Radio,1997,7(5):708～13.

243. 高新庐,黎英,刘慧娟. 26 例尿毒症肺临床分析[J].中国血液净化杂志,2005,4(6):332～333.

244. 周汉良,陈季强主编. 呼吸药理学与治疗学[M]. 北京:人民卫生出版社,2000:900～905.

245. 汪涛. Th1/Th2 型细胞因子反应与肺纤维化[J].临床肺科杂志,2004,9(2):157～158.

246. Barlesi F,Villani P,Doddoli C. Gemcitabine-induced severe pulmonary toxicity[J]. Fundam Clin Pharmacol,2004,18(1):85～92.

247. 李明华,殷凯生,朱栓立主编. 哮喘病学[M]. 北京:人民卫生出版社,1998:483～488.

248. 孙定人,齐平,靳颖华主编. 药物不良反应[M]. 第 3 版.北京:人民卫生出版社,2003:77～82.

249. Brenot F. Primary pulmonary hypertension and fenfluramine use[J]. Br Heart J,1993,70:53～62.

250. 罗词文,李长生,胡浩主编.胸腔积液诊疗学[M].北京:科技出版社,2001.

251. 俞森洋,呼吸危重病学[M].1 版.北京:中国协和医科大学出版社,2009:1062～1080.

252. Mattison IE,Coppage L,Alderman DF,et al. Pleural effusion in the medical ICU:prevalence, cause,and implication[J]. Chest,1997,111:1018～1023.

253. Farthoukh M,Azoulay E,galliot R,et al. Clinically documented pleural effusion in medical ICU patients:How useful is routine thoracentesis[J]. Chest,2002,121:178～184.

254. Miura H,Taiar O,Hiarguri S,et al. Clinical features of medical pneumo -mediastinum[J]. Ann Thorac Cardiovasc Surg,2003,9(3):188～191.

255. Sabiston,Spencer 主编,石应康主译.胸心外科学[M].北京:人民出版社,2001,1:357～367.

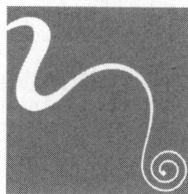

第二篇
其他各系统疾病在呼吸系统的表现

第一章　常见结缔组织病在肺部的表现

第一节　类风湿关节炎的呼吸系统表现

类风湿性关节炎(rheumatoid arthritis,RA)是一种慢性自身免疫性疾病,虽然主要病变在关节,但常累及全身各个系统。因为肺部有丰富的结缔组织和血管,故肺部损伤较常见。现已知的 RA 肺部损害有胸膜炎、弥漫性肺间质纤维化、渐进性坏死性结节、血管炎等。

一、胸膜炎和胸腔积液

这是类风湿关节炎(RA)最常见的胸膜腔内病变。胸腔积液可存在数月或数年而无明显变化,与狼疮性胸膜炎不同,后者往往有明显的胸痛,胸水多为单侧,少数为双侧,少量至大量不等,可短时间内吸收。

【临床特点】

1. 胸腔积液一般为单侧性,少量或中等量,可为一过性和复发性,少数为慢性的大量胸腔积液。由于免疫功能障碍和免疫抑制剂的使用,有些患者可继发化脓性胸膜炎,也可由于胸膜下坏死性结节破裂而出现气胸或支气管胸膜瘘。

2. RA 患者的胸腔积液性质多为渗出性,富含蛋白,白细胞为$(1\sim3)\times10^9$/L,主要为 T 淋巴细胞。胸腔积液的特征是:

(1)胸腔积液(或滑膜液)葡萄糖含量极低,80%以上患者低于 1.96 mmol/L(35 mg/dL),有时低于 1.4 mmol/L(25 mg/dL),静脉输注葡萄糖并不能提高其胸腔积液中葡萄糖含量,这与其他病因引起的胸腔积液不同。

(2)40%患者胸腔积液中总补体降低,CH_{50}和 C_3、C_4补体成分低下。

(3)IgM 类风湿因子常常阳性。

(4)胸腔积液乳酸脱氢酶明显增高。

(5)胆固醇结晶阳性。

(6)部分患者胸液 pH 值降低。

3.RA 胸膜炎与结核性和癌性胸膜炎的鉴别除了免疫学改变以外,胸膜活检无疑是重要的,如发现类风湿结节则有诊断意义,经皮针刺胸膜活检结果均为非特异性炎症。

【诊断要点】

1. 符合 RA 的诊断标准:

(1)晨僵至少 1 h,≥6 周;

(2)2 个或 3 个以上的关节肿,≥6 周;

(3)腕、掌指或近端指间关节肿,≥6 周;

(4)对称性关节肿≥6 周;

(5)类风湿结节;

(6)类风湿因子阳性;

(7)手 X 线变化(至少有骨质疏松或关节间隙狭窄)。

凡具备以上 4 条或 4 条以上者,即可诊断。

2. 影像学发现胸腔积液或胸膜增厚。

3. 排除其他原因引起的胸腔积液。

【治疗】

胸腔积液可用激素治疗,对中等量以上者可行胸腔穿刺引流。

二、弥漫性肺间质纤维化

类风湿关节炎(RA)是一种慢性全身性自身免疫性疾病,血管炎病变累及全身各个器官,多脏器损害为其特征。RA 累及肺部时,以肺间质纤维化为多见。

【临床特点】

1. 临床症状

(1)多数患者肺病变在关节炎发作后出现,少数先于关节炎。呼吸系统症状为确诊为 RA 2～16 年后,出现咳嗽、胸闷、发热、进行性呼吸困难、气短、乏力、发绀等伴胸腔积液,心功能不全。查体发现肺部听诊两肺中下野干性啰音及 Velcro 音,杵状指。

(2)相对于其他原因不明的肺间质纤维化而言,RA 致肺间质纤维化改变不具备显著特征性。特别是抗风湿药如金制剂、青霉胺、甲氨蝶呤等也可引起肺间质病变,两者常难以鉴别。如停用药物后肺内病变逆转,可考虑为药物所致,但若肺内发现类风湿结节则为

RA 所致间纤维化可能性大。

（3）在大多数情况下肺内病变出现时其他部位已肯定有明显的表现,若肺内病变表现先于关节炎症状出现时,常导致诊断困难。

（4）间质性改变主要包括寻常型间质性肺炎、非特异性间质性肺炎、闭塞性细支气管炎和滤泡性细支气管炎、机化性肺炎。

2. 胸部影像学

胸部 X 线及高分辨率 CT 多显示中下肺叶弥漫性结节、线条和网状阴影,可伴有胸腔积液。胸部 X 线表现的形成过程大致可分为早、中、晚期三个阶段:

（1）早期:属于非特异性间质性肺炎,局限于肺,血管纹理模糊、紊乱,类似于支气管炎征象,经治疗后能恢复正常。

（2）中期:除肺血管纹理改变外,尚有网织纹理影,为不典型间质炎症,可伴有斑片状、点状淡薄阴影及小结节灶。此类病灶吸收后出现纤维性病变。

（3）晚期:随着病情的反复和不断加重,双肺可见广泛网织状影,肺组织破坏,出现蜂窝状改变,可并发支气管扩张,胸膜增厚、粘连及中少量胸腔积液,此时肺功能严重受损,形成不可逆变化。

3. 肺功能检查

弥漫性肺间质纤维化的 RA 患者早期肺功能显示弥散功能降低,病变进一步发展则显示限制性通气功能障碍,运动诱发低氧血症。

4. 实验室检查

类风湿因子阳性,血沉增高,C-反应蛋白增高、IgG 和 C3 均增高;痰找抗酸杆菌阴性,痰脱落细胞检查阴性,痰细菌培养阴性。

BALF 细胞分析:细胞总数高于正常值,其中嗜中性粒细胞,淋巴细胞两者均显著高于正常值。

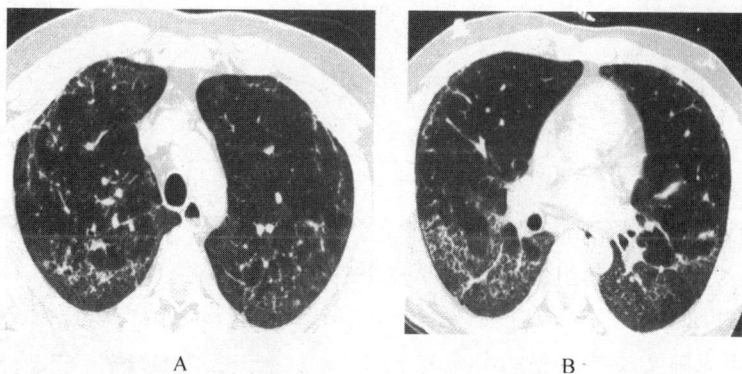

A 与 B 显示两肺野密度略增高,略呈磨玻璃状影,内有少许网状影,前外侧胸膜下可见曲线影

图 2-1-1　类风湿肺

【诊断要点】

1. 符合 RA 的诊断标准。

2. 除了有类风湿关节症状外,合并咳嗽、胸闷、发热、进行性呼吸困难等呼吸系统症状,

符合 2000 年美国胸科协会/欧洲呼吸协会(ATS/ERS)提出的肺间质纤维化(IPF)的诊断标准。

3. 综合临床表现和实验室检查、影像学、支气管肺泡灌洗液(BALF)细胞分析等结果,并排除其他肺部疾病,如药物(金制剂、甲氨蝶呤等)所致肺间质纤维化及各种肺、胸膜感染、肺出血、肺水肿等,行单纯抗感染治疗无效,而糖皮质激素治疗有效最后明确诊断。

【治疗】

1. 皮质类固醇对于普通型间质性肺病患者无效,而对于非特异性间质性肺炎、脱屑性间质性肺炎和机化性肺炎,激素疗效较好。泼尼松一般主张 8~12 周,有明确反应的患者才主张持续 3 个月以上。

如病变急性发展时,糖皮质激素仍然是目前最常用与最有效的治疗药物。可早期应用大剂量激素冲击治疗。

2. 小剂量泼尼松联合环磷酰胺 1~2 mg/(kg·d)亦有较好疗效。

三、渐进性坏死性类风湿结节

类风湿肺的结节可为位于小叶中心和支气管周围的微结节,也可为位于胸膜下、肺野周边的单发或多发结节影,大小不等,最大直径可达 7 cm,边缘光整,可形成空洞。需与恶性肿瘤相鉴别。

【临床特点】

1. 坏死性类风湿肺结节发生于肺实质,多见于中年以上男性患者,其组织学改变与皮下类风湿结节很相似。

2. 胸膜下或肺实质类风湿结节常发生于伴有皮下结节、关节病变比较严重、类风湿因子滴度很高的患者,也可发生于关节炎之前,或不伴有关节炎表现,只是偶尔发现。

3. 胸部 X 线所见的结节多呈圆形,密度均匀,边缘清晰,有时可见壁厚而光滑的洞。

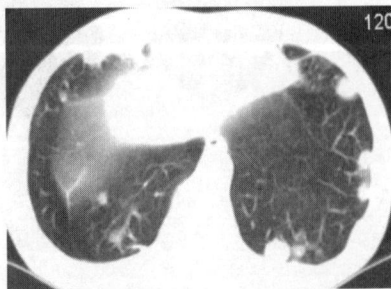

胸部 CT:两肺多发结节多呈圆形,密度均匀

图 2-1-2　类风湿肺结节

结节及其空洞的消长常与类风湿关节炎的活动性和皮下小结的消长相平行。

【诊断要点】

1. 符合 RA 的诊断标准；

2. 胸部影像学有结节样改变,肺活检以获得病理学诊断；

3. 肉芽肿性病变既包括感染性病变,如结核和真菌感染,也包括非感染性肉芽肿性病变,如韦格氏肉芽肿和淋巴瘤样肉芽肿病变。

【治疗】

同前,无特殊。

四、上气道疾病

在临床上,25%～35%的患者可以出现由类风湿关节炎引起的环杓软骨关节炎,这种情况在尸解时更为常见。

【临床特点】

1. 慢性持续的咽喉痛和声音嘶哑。喉水平的固定性阻塞可能使吸气和呼气都感觉困难。

2. 喉镜可见发声器水肿和红斑、声带活动失常、杓状软骨功能障碍。喉部若有类风湿结节,则可引起声音嘶哑、咳嗽、呼吸困难、声带活动受限。

3. 喉结节的存在可以不表现明显症状,但可能造成气管插管困难,这对危重症医师和麻醉师来说极为重要。

【诊断要点】

1. 符合 RA 的诊断标准,或病理检查符合类风湿改变；

2. 出现咽痛、声音嘶哑、呼吸困难等症状应考虑到；

3. 除外 SLE、韦格氏肉芽肿等疾病引起的上气道病变。

【治疗】

症状轻者可药物治疗,严重者可考虑联合手术治疗。

五、支气管扩张

支气管扩张是 RA 的晚期肺合并症。许多病例报道进展性和重症 RA 合并支气管扩张。类风湿性细支气管炎更容易发生支气管扩张,这些患者痰标本细菌培养的阳性率显著增高。费尔蒂综合征(Felty's syndrome)时支气管扩张的发生率大大增高。该综合征的临床表现:慢性类风湿性关节炎,下肢皮肤色素斑,脾大,脾功能亢进,全血细胞减少。

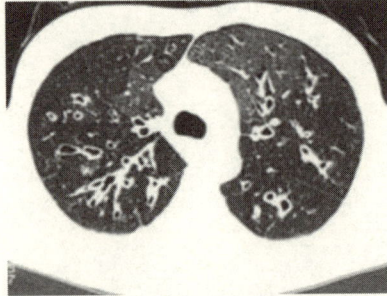

CT:两肺上叶多个囊状低密度影,壁稍厚

图 2-1-3 支气管扩张

六、其他肺合并症

类风湿性关节炎病人的肺动脉炎和肺间质纤维化可导致肺动脉高压,它可为类风湿性关节炎病人的唯一肺部改变,常导致中心肺动脉和右心室扩张。还有报道 RA 合并 Goodpasture 综合征。累及颈椎还将影响气管插管操作。

七、类风湿关节炎合并肺病变的治疗原则

胸膜—肺部的表现是 RA 系统性表现的一部分,因此,治疗原则应与 RA 相同。就治疗药物而言:

1. 第一线药应为非类固醇类抗炎药,如阿司匹林、吲哚美辛、布洛芬、萘普生等。这些药物的应用必须强调个体化。

2. 第二线药为缓解或慢作用药,如金制剂、青霉胺、雷公藤多苷等。

3. 一线、二线药皆无效者才考虑免疫抑制剂,如硫唑嘌呤等。

4. RA 相关的肺部损害的治疗主要是在非甾体类抗炎药及改变病情抗风湿药的基础上,加用糖皮质激素(强的松)治疗,剂量为 $0.5 \sim 1.0 \ mg \cdot kg^{-1} \cdot d^{-1}$,待临床症状、体征、实验室检查、胸部影像表现及肺功能改善后逐渐减量至 10 mg/d 或低于 10 mg/d 维持。

(陈进春 黄志俭)

第二节　系统性红斑狼疮的呼吸系统表现

系统性红斑狼疮(systematic lupus erythematosus,SLE)是免疫介导的多脏器炎症性疾病,经常累及胸膜和肺,约 50%～70% 的患者可见到胸膜或肺的病变,明显高于其他类风湿病学疾病。

一、胸膜炎

胸膜炎是 SLE 胸膜病变最常见的表现,在各种结缔组织病中,以 SLE 损及胸膜的几率最高。胸膜炎可发生在 SLE 的各个阶段,也可以是 SLE 的首发症状,极易误诊为其他疾病。

【临床特点】

1. 胸腔积液通常少量或中等量,大量积液极为少见,外观清亮或呈浆液性,肉眼血性不多见。年轻妇女发生胸膜炎或胸腔积液时应考虑 SLE 的可能。

2. 一般为渗出性,细胞数通常很少,少于 RA 胸腔积液,但白细胞计数也可轻至中度增高,分类不特异,急性期以多核白细胞为主,慢性期以单核细胞为主。

3. 胸液生化检查显示:葡萄糖含量正常,通常＞3.08 mmol/L(55 mg/dL),高于 RA 胸腔积液,蛋白通常＞30 g/L,且与血清 ANA 比值＞1,甚至测不出,这有利于 SLE 的诊断。胸水中 C_3、C_4、C_{q1} 及总补体偏低。

4. 胸水 SM 抗体、ds-DNA 阳性时有助于 SLE 的诊断,有时胸水沉渣可找到狼疮细胞,即可确诊。

【诊断要点】

1. 符合 1982 年美国风湿病学会关于 SLE 的分类标准。

(1)颊部红斑　固定红斑,扁平或高起,在两颧突出部位。

(2)盘状红斑　片状高起于皮肤的红斑,黏附有角质脱屑和毛囊栓,陈旧病变可发生萎缩性瘢痕。

(3)光过敏　对日光有明显的反应,引起皮疹,从病史中得知或医生观察到。

(4)口腔溃疡　经医生观察到的口腔或鼻咽部溃疡,一般为无痛性。

(5)关节炎　非侵蚀性关节炎,累及 2 个或更多的外周关节,有压痛、肿胀或积液。

(6)浆膜炎　胸膜炎或心包炎。

(7)肾脏病变　24 h 尿蛋白＞0.5 g 或＋＋＋,或管型(红细胞、血红蛋白、颗粒或混合管型)。

(8)神经病变　癫痫发作或精神病,除外药物或已知的代谢紊乱。

(9)血液学疾病　溶血性贫血,或白细胞减少,或淋巴细胞减少,或血小板减少。

(10)免疫学异常　抗 ds-DNA 抗体阳性,或抗 Sm 抗体阳性,或抗磷脂抗体阳性(后者包括抗心磷脂抗体,或狼疮抗凝物阳性,或至少持续 6 个月的梅毒血清试验假阳性三者之一)。

(11)抗核抗体　在任何时候和未用药物诱发"药物性狼疮"的情况下,抗核抗体滴度异常。

作为诊断标准 SLE 分类标准的 11 项中,符合 4 项或 4 项以上者,在除外感染、肿瘤和其他结缔组织病后,可诊断 SLE。

2. 影像学发现胸腔积液或胸膜增厚。胸水 SM 抗体、ds-DNA 阳性时有助于 SLE 的诊断,有时胸水沉渣可找到狼疮细胞,即可确诊。

3. 排除其他原因引起的胸腔积液。

【治疗】

1. SLE 引起的胸膜炎轻度时可用阿司匹林等非甾体类药物治疗,如无效可用泼尼松 10～40 mg/d,其对胸膜炎有较好的疗效。

减少激素的不良反应:晨起一次顿服;加服保护胃黏膜药物;使用短效激素,如泼尼松;同时使用钙剂及维生素 D;适度增加运动。

2. 抗疟药羟氯喹可作为辅助治疗药物。

3. 静脉注射免疫球蛋白可用于反复发作的胸膜炎。$0.4 \text{ g} \cdot \text{kg}^{-1} \cdot \text{d}^{-1}$,静脉滴注,连用 3～5 d 为 1 疗程。

4. 难治性病例可应用胸膜粘连术治疗。

二、急性狼疮性肺炎

急性狼疮性肺炎是 SLE 特有的病症,发病率约 5%。其临床表现很像急性感染性肺炎,但体征很少,某些患者可见缺氧或发绀。实验室检查显示白细胞轻中度增高,血沉增快,有时可见少量胸腔积液。狼疮性肺炎的形态学特征包括非特异性的间质性肺炎、肺水肿和动脉血栓,血管炎并不常见。

【临床特点】

1. 临床症状

(1)起病时伴 SLE 固有症状的加重。

(2)有严重的呼吸困难、发热、咳嗽、痰少等呼吸系统症状,几乎所有的患者体检时可以听到双肺底湿啰音。

(3)抗生素治疗无效,但皮质激素治疗后肺浸润很快消失。

2. 实验室检查

(1)痰和血细胞培养阴性,血清抗核抗体(ANA)等相关指标阳性;抗 ds-DNA 抗体阳性；总补体、C3 降低。

（2）白细胞、血小板减少；Coombs 试验间接、直接试验均为阳性；血沉增快；C 反应蛋白升高；多克隆高球蛋白血症。

（3）血气检查　伴明显的低氧血症。

3．胸部 X 线检查

显示双侧肺泡充盈性改变，有时可见心影增大和胸膜炎。

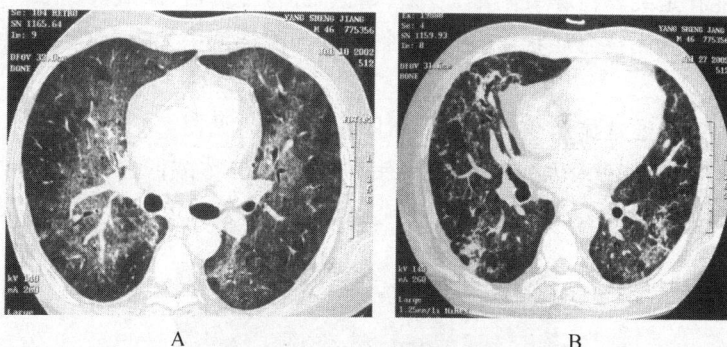

A. 两肺弥漫性磨玻璃样，密度为急性肺损伤表现；

B. 为激素治疗后复查，病变有所吸收，并可见少许线网状影

图 2-1-4　狼疮性肺炎

【诊断要点】

1．符合 SLE 的分类标准。

2．突发呼吸困难、发热、咳嗽、低氧血症，影像学表现为新出现的双侧或单侧、以肺底为主的斑片状实变影。

3．并除外感染、肺栓塞等其他病变。

【治疗】

1．狼疮性肺炎可能对大剂量的皮质激素反应良好，甲强龙 500～1000 mg 静脉缓慢注射，3～5 天，改口服强的松 1 mg/kg，晨起顿服，服用 8 周，然后逐渐减量至 0.5 mg/kg 维持。

2．除糖皮质激素外，及早加用免疫抑制剂，最常用的为环磷酰胺。

3．辅助治疗还包括血浆置换和静脉注射大剂量的丙种球蛋白。

三、肺泡出血

DAH 是 SLE 的潜在危重并发症，起病凶险，预后差，病死率高达 50％。这是肺毛细血管炎引起的肺泡腔内出血，血小板减少和凝血机制障碍，也可能与急性肺泡出血有关。

【临床特点】

1. 临床症状

(1)常发生于活动期和进展期的 SLE,肺出血和进行性呼吸窘迫突然发作,其临床表现与狼疮性肺炎很相似。

(2)主要症状是突发性呼吸困难、咳嗽、咯血、进行性贫血、缺氧等。

(3)但少数患者无咯血症状,气道分泌物和肺泡灌洗液中检查巨噬细胞吞噬含铁血黄素。

2. 胸部 X 线　通常显示双下肺斑片状肺泡浸润影(见图 2-1-5)。

3. 实验室检查　ANA 及抗 ds-DNA 有助于确诊,补体减低也很常见。

4. DAH 与狼疮性肾炎常常合并出现,近 1/3 DAH 患者可同时合并肺部感染。

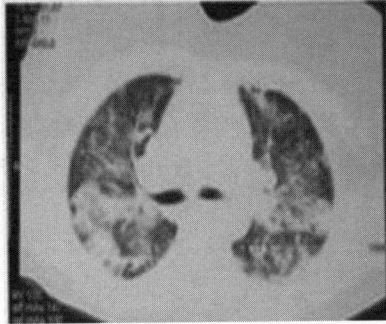

CT 示两肺斑片状肺泡浸润影

图 2-1-5　SLE 所致肺泡出血

【诊断要点】

1. 符合 SLE 的诊断分类标准。

2. 符合以下 4 条标准中的至少 3 条:

(1)咯血、呼吸困难、低氧血症、咳嗽等肺部症状;

(2)影像学上新出现浸润影;

(3)血红蛋白下降至少在 5 g/L 以上;

(4)血性支气管肺泡灌洗液或可见含铁血黄素吞噬细胞,并除外严重凝血系统疾病、急性肺水肿和肺栓塞等。

3. 除外其他疾病引起的肺泡出血。

【治疗】

1. 大量咯血必须给予紧急治疗以防止发生呼吸衰竭,如氧疗、气管插管、机械通气,并酌情通过支气管镜吸出血块。

2. 主要的治疗药物是大剂量皮质激素,如甲泼尼龙 $1\sim2$ g/d,共 3 天,必要时予细胞毒制剂,如环磷酰胺 2 mg/(kg·d)。

3. 特别是威胁生命的严重咯血应考虑血浆清除、置换疗法。

四、肺血栓栓塞

高达 10% 的 SLE 患者可发生血栓性静脉炎,SLE 患者易发生血栓性静脉炎和肺栓塞的因素包括慢性低度弥散性血管内凝血、小血管血管炎、长期卧床、促凝血酶原激酶产生增多。SLE 时发生血栓栓塞性合并症的重要因素是抗磷脂抗体综合征。

【临床特点】

1. 具有高危因素的患者出现呼吸困难、胸痛、咯血等症状。

2. 血栓或栓塞发生时的 SLE 活动情况(SLE 疾病活动指数 SLEDAI),有无抗磷脂抗体(APA),包括抗心磷脂抗体(ACL)和狼疮抗凝物(LA),低蛋白血症(血清白蛋白< 35 g/L)、高球蛋白血症(血清球蛋白>25 g/L)、高脂血症等均为易发血栓的因素。

【诊断要点】

1. 符合 1982 年美国风湿病学会关于 SLE 的分类标准。

2. 血栓或栓塞的诊断除依据临床表现外,主要依靠同位素肺通气/灌注(V/Q)显像、CT、磁共振(MRI)、血管彩超、磁共振血管显像(MRA)、血管造影及病理学等检查方法证实。

【治疗】

具体治疗措施参见肺栓塞一篇。

五、肺动脉高压

据报道,15% 的 SLE 患者可以发生肺动脉高压,但临床症状不一定非常明显。SLE 引起肺动脉高压的发病机制还不很清楚。除了上述反复发作的肺血栓栓塞和抗磷脂抗体综合征外,肺间质纤维化和慢性肺泡出血综合征引起的慢性低氧血症与肺动脉高压有关。

【临床特点】

1. SLE 合并 PAH 起病隐匿,临床表现没有特异性。

2. 最常见的症状为运动后呼吸困难(占 95%)。其他症状有慢性咳嗽、无痰、胸痛咯血、水肿、腹水等。其中乏力是常见的早期症状,心绞痛是心排血量严重受限的表现,约70%的女性患者有雷诺现象。

3. 在临床上,SLE 引起肺动脉高压与原发性肺动脉高压相似。雷诺现象常见。继发于慢性和复发性肺栓塞的肺动脉高压可以通过肺动脉手术治疗。

4. 持续肺动脉高压的患者预后不良,血管扩张剂的疗效不佳。SLE 并发 PAH 起病隐匿,进展快,早期诊断困难。一旦出现症状,肺血管病变多不可逆,因而早期诊断、治疗是改善预后的关键。

【诊断要点】

1. 符合 SLE 的分类标准。

2. 采用 2004 年美国胸科医师学会诊治指南,主要通过心脏彩超,辅以心电图、胸部 X 线平片,肺动脉平均压在静息时 >25 mmHg(1 mmHg = 0.133 kPa)或运动后 >30 mmHg 即可诊断。中重度 PAH:肺动脉收缩压 >60 mmHg 伴有胸闷、呼吸困难或在此基础上出现右心衰竭。

3. 除外其他原因引起的肺动脉高压。

【治疗】

原则上首先治疗原发病,其次对 PAH 进行治疗(具体措施可见肺动脉高压篇)。

六、肺部感染

系统性红斑狼疮(SLE)是自身免疫性疾病的原型。由于其抵抗外来感染的免疫力下降,以及运用免疫抑制剂治疗,感染已成为 SLE 主要的死亡原因,其中肺部感染最为常见。

【临床特点】

1. 呼吸道感染在 SLE 患者中发病率很高,可能原因为 SLE 患者免疫功能紊乱,肺泡巨噬细胞抗菌活性低下;其次,激素和其他免疫抑制剂的使用;再者,肺水肿、呼吸肌无力等因素加重感染。

2. 呼吸道感染是 SLE 发病和死亡的重要原因,仅次于败血症和肾功能衰竭。因此,SLE 患者新出现任何肺部浸润都必须首先重点除外肺部感染。

3. 常见机会性感染包括曲霉病、隐球菌病、卡氏肺孢子虫感染、巨细胞病毒感染以及奴卡氏菌感染等。

4. 结核是直接导致 SLE 死亡的原因之一,有研究表明 SLE 患者结核发病率为 5%。由于结核引起的消瘦、发热等症状也可能是 SLE 的首发症状,因此结核最初的诊断往往不够及时,以致病情进展,预后不佳。

【诊断要点】

1. 符合1982年美国风湿病学会关于SLE的分类标准。

2. 肺部感染 咳嗽、咯痰并有下列情况之一:

(1)发热,肺部啰音,血白细胞及中性粒细胞比例增高,影像学提示肺部炎症性浸润病变;

(2)同时符合经筛选的痰液连续两次分离到相同病原体,或者通过痰培养或下呼吸道采样取得有意义的病原学。

【治疗】

1. SLE肺部感染时静脉用激素很有必要,这不仅能尽早的控制炎症反应以免诱发狼疮活动,对活动期SLE有积极治疗作用。

2. 治疗前痰培养及药敏试验必不可少,且真菌感染较多。

3. SLE多有肾功能损害,故应选用肾毒性小的抗生素,三代头孢和喹诺酮类为首选。

4. 应及早控制发热,对缓解蛋白尿有益。

5. 对合并肺部感染的SLE病人,需注意纠正低蛋白血症,保持足够的尿量;环磷酰胺冲击治疗可以增加其死亡,而静脉输注免疫球蛋白则明显提高治疗成功率。因此,在治疗合并肺部感染的SLE病人时,应尽量避免使用环磷酰胺。

(陈进春 黄志俭)

第三节 多发性肌炎和皮肌炎的呼吸系统表现

多发性肌炎(polymyositis,PM)和皮肌炎(dermato-myositis,DM)是以近端肢带肌病变为主的全身性自身免疫性疾病,可有多系统、多器官受累,呼吸系统受累较突出。PM和DM的肺损害包括肺间质病变(ILD)、肺动脉高压和胸膜病变等,其中ILD病程早期可表现为以渗出病变为主的肺泡炎,随着病情进展,胶原广泛沉积,导致不可逆性肺间质纤维化,促发上述病变可能与肺血管炎有关。

【临床特点】

1. 临床症状

(1)多发性肌炎和皮肌炎是特发性肌病,其特征是骨骼肌炎症,并因此引起近端肌无力和特征性皮疹,肌酶谱高,肌电图示肌源性改变,肌活检异常。

(2)PM/DM对呼吸系统的影响明显,包括原发于肺部的病变和继发于呼吸肌无力引起的呼吸衰竭,呼吸系统受累往往是肌炎的主要死亡原因,但肌炎的严重性和进展性与呼吸道疾病的严重性没有明显的相关性。常见呼吸道受累的特征性表现为呼吸困难、咳嗽和低氧血症。

(3)间质性肺炎和纤维化

间质性肺炎和纤维化是 PM/DM 最常见的肺合并症,发生率 5%～10%。这类肺病变的临床表现差别很大,可能表现急性肺实质炎伴混合型肺泡—间质浸润。主要症状是逐渐发展的呼吸困难和咳嗽,这时弥漫性肺浸润也明显可见,尤以肺底为突出,通常从肺底开始逐渐向上发展。

2. 胸部影像学

胸片和(或)CT 检查发现有胸膜肥厚或胸腔积液;间质性改变,包括条索影、磨玻璃影、网状影、蜂窝状改变、结节影。

3. 肺功能检查

主要表现为 $V_{25\%}$、$V_{50\%}$、MMEF 均下降;其次为限制性通气功能障碍,主要表现为 TLC 或 VC 下降;弥散功能障碍主要表现为 DLco 下降,可伴或不伴小气道损害;阻塞性通气功能障碍最少见。

4. 实验室检查

(1)血清肌酶:PM 患儿血清肌酶异常率为 85%～87%,是诊断本病的重要血清学指标之一。肌酶中以 CK 最敏感,PM/DM 主要以 CK 的一种同工酶 CK-MM 改变为主。绝大多数患者在病程某一阶段可出现肌酶活性增高,表明肌肉有新近损伤,且其高低与肌炎病情变化呈平行关系,可作为诊断、疗效监测及预后评价指标。

(2)肌电图:在 PM/DM 诊断中具有重要价值,尤其对于不典型病例可提供诊断依据。几乎所有患者出现肌电图异常,表现为肌源性损害。肌电图与肌肉活检相比具有创伤性小和可选择性大的优点。

(3)肌肉活检与病理:肌肉病理是 PM/DM 确诊依据。

(4)自身抗体检测

①抗核抗体(ANA):PM/DM 中 ANA 阳性率为 20%～30%,对肌炎诊断不具有特异性。

②抗 Jo-1 抗体:是诊断 PM/DM 的标记性抗体,阳性率为 25%,在并有肺间质病变的患者中其阳性率可达 60%。抗 Jo-1 抗体阳性 PM/DM 患者常表现为抗合成酶抗体综合征,即出现肌无力、发热、间质性肺炎、关节炎、雷诺现象和"技工手"。

(5)肌肉磁共振显像(MRI):PM 与 DM 的受累肌群的信号表现基本相似,主要表现为两种信号改变,即 T2W1 呈高信号,T1W1 呈低信号,或 T2W1 与 T1W1 均呈高信号。MRI 检查优点是无人体损害性;无伪影干扰,具有较高特异性及敏感性;可重复检查;不受治疗药物影响,对于诊断早期或局限的 PM/DM 有绝对优势,可提高早期诊断率,并对于病情、疗效判断及疾病随访有重要意义。

(6)病理检查可表现为毛细支气管阻塞性肺炎、间质性肺炎、弥漫性肺泡损害、细胞间质性肺炎 4 种类型。

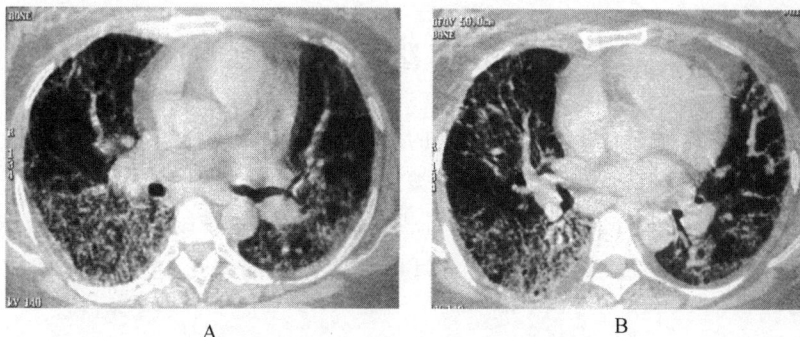

A 与 B 显示右肺下叶呈磨玻璃样改变,右肺中叶与左下肺可见片状磨玻璃样影,两肺纹理扭曲

图 2-1-6　多发性肌炎和皮肌炎肺部表现

【诊断要点】

1. 符合 DM/PM 的诊断标准。

(1)对称性近端肌无力,伴或不伴吞咽困难和呼吸肌无力;(2)血清肌酶升高,特别是 CK 升高;(3)肌电图异常;(4)肌活检异常;(5)特征性皮肤损害。

具备上述 1～4 项者可确诊 PM;具备上述 1～4 项中的 3 项可能为 PM,只具备 2 项为疑诊 PM。具备第 5 条,再加上 3 项或 4 项可确诊为 DM;第 5 条加上 2 项可能为 DM;第 5 条加上 1 条,为可疑 DM。

2. 胸部高分辨率 CT(HRCT)检查发现肺部伴有肺间质性、实变改变等损害。

3. 临床上可排除肺部感染、药物或其他因素引起的肺部损害。

【治疗】

治疗首选糖皮质激素。

1. PM/DM 起病 6 个月内对皮质激素反应良好,一般病例可口服强的松 1～2 mg/(kg·d),经 3～6 个月治疗后缓慢减量,治疗常需 1 年以上。

2. 对糖皮质激素反应不佳者可加用甲氨蝶呤(MTX),每周 5～25 mg,口服、肌注或静脉注射,或加用硫唑嘌呤,每日 2～3 mg/kg。

3. 环磷酰胺(CTX)对 MTX 不能耐受或不满意者可选用,50～100 mg/d 口服,重症者可 0.8～1.0 g 静脉冲击治疗。

4. 对上述治疗效果不佳时,可采用大剂量丙种球蛋白冲击治疗,400 mg/(kg·d),连用 3～5 d,每月 1 次静脉滴注。

（陈进春　黄志俭）

第四节 混合性结缔组织病的呼吸系统表现

混合性结缔组织病(MCTD)是一种新的结缔组织病,该病的特征为具有系统性红斑狼疮、多发性肌炎皮肌炎、系统性硬化症和类风湿关节炎的某些临床表现,但又不能诊断其中任何一种疾病,同时伴有血清学上特征性的高滴度抗核糖核蛋白抗体(抗RNP)的一种自身免疫性疾病,也称重叠综合征。MCTD常伴有肺部病变,主要有肺间质病变及肺动脉高压等。

【临床特点】

1.肺间质纤维化

MCTD引起的肺部病变的发生率较其他结缔组织病为高,主要病变包括肺间质纤维化、胸膜炎、肺血管病变和肺实质损坏。胸部影像学早期病变可呈磨砂玻璃状,典型的改变为线条状、活节状、结节网状、小片状或网状阴影,严重者可呈蜂窝样改变。

弥散功能障碍和限制性通气障碍是MCTD肺功能损坏的主要特点。主要症状是呼吸困难和咳嗽,肺高压形成以后可出现右心衰竭的表现。

2.胸腔积液

有些文献报告胸膜炎和肺间质病是MCTD肺病变的最常见表现。胸腔积液常为双侧性,可伴有心包积液。约40%的患者有胸膜炎性胸痛症状。胸液的性质与SLE相似。胸液量通常比较少,而且可自行吸收。

3.肺动脉高压

进行性肺动脉高压为MCTD最严重的肺合并症,而且可能伴随着严重的血管炎病变,有时可能是致命的。

4.吸入性肺炎

MCTD患者食管造影和食管压力测定常发现异常。食管常表现为低张性和扩张,与系统性硬化时所见相似,也同样可引起食管反流和吸入性肺炎。

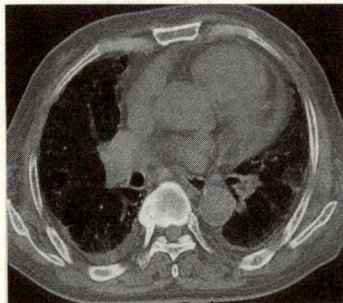

网格状影,密度不均,双侧胸腔少量积液

图2-1-7 混合结缔组织病肺浸润

【诊断要点】

本病所导致肺损害的诊断包括MCTD和肺病变两方面,前者包括:

1.临床上具有以下主要特征中的4项,即(1)雷诺现象;(2)食管运动减弱;(3)炎性肌痛;(4)手弥漫性肿胀,手指硬化;(5)DLco<70%;(6)可提取性核抗原抗体低度≥1:10000

2. 血清学检查显示抗核糖核蛋白(RNP)抗体及可提取性核抗原抗体(ENA),且其滴度≥1:4000;酸性核蛋白抗体阴性。DLco 的降低是肺病变的主要诊断指标之一,次要指标是胸膜炎。

3. 胸片及/或 CT 示弥漫性肺间质浸润或网状结节;符合肺动脉高压(PTH)诊断标准。

【治疗和预后】

1. 皮质激素对胸膜炎和肺间质纤维化的疗效较好。

2. 肺动脉高压是其致死的主要原因,及时给予中大剂量糖皮质激素和免疫抑制剂,免疫抑制剂首选环磷酰胺,也可根据病情选用甲氨蝶呤和硫唑嘌呤。同时,给予阿司匹林、低分子肝素抗凝治疗,钙离子拮抗剂和前列腺素有一定的疗效。

3. 部分患者单用皮质激素效果欠佳,这些患者有时需要皮质激素与细胞毒免疫抑制剂联合治疗。

(陈进春 黄志俭)

第五节 干燥综合征的呼吸系统表现

干燥综合征(Sjogren's syndrome,SS)为病因未明,进展缓慢的炎症性自身免疫性外分泌病,是一种慢性的结缔组织疾病,临床表现主要为口、眼干燥,并累及淋巴结、肺、肾、肝、胰腺、皮肤和周围神经组织等。SS 的发生与发展与呼吸系统有密切的联系,是引起肺部产生间质纤维化等病变的主要原因。

【临床特点】

1. 症状

肺部受累临床表现无明显特异性,有刺激性干咳、鼻腔干燥、声音嘶哑、胸痛、发热,胸闷气促,活动后明显;合并肺部感染时咳痰、肺部闻及干湿啰音,Velcro 啰音为肺间质性改变的特征。

2. 胸部影像学

CT 检查可为牵引性气管扩张,小叶内网状模糊,蜂窝状和磨玻璃样改变。主要表现是间质性肺炎。广义的间质性改变是支气管周围间质增厚。小叶间胸膜增厚作为主要变化的是淋巴组织的间质性肺炎;小叶中央分支模糊为支气管炎型,实变及磨玻璃样改变者是阻塞性支气管炎。

3. 肺功能

为弥散功能障碍及限制性通气障碍,早期肺功能为小气道功能障碍。混合性通气功能障碍主要见于合并感染的患者。

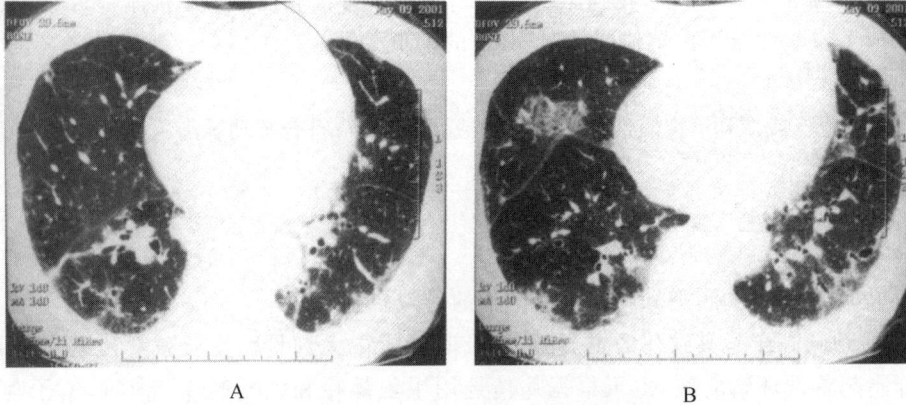

A与B为通过下肺野两个不同层面示两下肺胸膜下,右肺中叶紧
贴斜裂有磨玻璃样影,以及胸膜下曲线影,并可见扩张的细支气管

图 2-1-8 干燥综合征肺部浸润

4．实验室检查

抗 SSA/SSB、抗核抗体、类风湿因子(RF)可阳性,血沉增快;血浆中 IgA、IgM、IgG
及 C 反应蛋白升高。

5．病理检查

唇腺活检阳性。

【诊断要点】

1．符合干燥综合征国际分类诊断标准

(1)口腔症状:3 项中有 1 项或 1 项以上:

①每日感口干持续 3 个月以上;

②成年后腮腺反复或持续肿大;

③吞咽干性食物时需用水帮助。

(2)眼部症状:3 项中有 1 项或 1 项以上:

①每日感到不能忍受的眼干持续 3 个月以上;

②有反复的砂子进眼或砂磨感觉;

③每日需用人工泪液 3 次或 3 次以上。

(3)眼部体征

下述检查任 1 项或 1 项以上阳性:

①Schirmer Ⅰ 试验(+)(5 mm/5 分);

②角膜染色(+)(4 van Bijsterveld 计分法)。

(4)组织学检查

下唇腺病理示淋巴细胞灶(指 4 mm² 组织内至少有 50 个淋巴细胞聚集于唇腺间质者
为一灶)。

（5）唾液腺受损

下述检查任 1 项或 1 项以上阳性：

①唾液流率（＋），即 15 min 内收集到自然流出唾液≤1.5 mL（正常人＞1.5 mL）；

②腮腺造影（＋）：即可见末端腺体造影剂外溢呈点状、球状的阴影；

③唾液腺放射性核素检查（＋），即唾腺吸收、浓聚、排出核素功能差。

（6）自身抗体

抗 SSA 或抗 SSB（＋）（双扩散法）。

除外：颈头面部放疗史，丙肝病毒感染，AIDS、淋巴瘤、结节病、GVH 病、抗乙酰胆碱药的应用（如阿托品、莨菪碱、溴丙胺太林、颠茄等）。

原发性干燥综合征：无任何潜在疾病的情况下，有下述 2 条则可诊断：

①符合上述 4 条或 4 条以上，但必须含有条目（4）（组织学检查）和（或）条目（6）（自身抗体）。②条目（3）、（4）、（5）、（6）4 条中任 3 条阳性。

继发性干燥综合征：患者有潜在的疾病（如任一结缔组织病），而符合上述（1）中的①②和（2）中任 1 条，同时符合条目（3）、（4）、（5）中任 2 条。

2. 有呼吸系统的临床表现。

3. 排除慢性阻塞性肺部疾病、支气管扩张、支气管哮喘、肺结核、结节病等。

【治疗和预后】

1. 糖皮质激素及免疫抑制剂 以硫唑嘌呤为基础的治疗对逆转干燥综合征患者的肺部病变有良好效果。泼尼松 10～60 mg 不等，也可同时联合 CTX（50～100 mg/d）、MTX（7.5～15 mg/w）等免疫抑制剂。

2. 眼干燥者可用人工眼泪，用硫酸软膏素保护角膜。最近也有人报告用毛果芸香碱或溴苄环己胺口服或其溶液滴眼，增加眼泪分泌。

3. 口干燥者可用漱口水，或用甘油拭子、2％甲基纤维素生理盐水涂黏膜。

4. 全身症状严重者可短期使用皮质激素及免疫抑制剂，但对肺部病变尚无特异的疗法。

（陈进春 黄志俭）

第六节 复发性多软骨炎的呼吸系统表现

复发性多软骨炎（relapsing polychondritis，RP）是一种少见的、病因未明的、多系统受累的自身免疫性疾病。该病以软骨组织和结缔组织的反复炎症和进行性破坏为特点。

可累及耳廓和鼻梁的弹性软骨、外周关节的透明软骨、中轴关节的纤维软骨、气管支气管软骨以及眼、心脏、血管、内耳等富含蛋白多糖的器官组织，引起关节损害、呼吸道病变、耳软骨炎、鼻软骨炎、眼部病变、心血管病变、听力障碍及肾脏病变等。25％的患者以呼吸道受累为首发表现，而病程中呼吸道受累可达 50％。呼吸道受累是该病的重要死亡原因,死亡率10%~50%不等。

【临床特点】

1. 症状

(1)早期呼吸道软骨炎症可导致受累部位不同程度的疼痛及局部肿胀。疼痛可以是轻微的或仅有局部软骨压痛,也可以是难以忍受的剧痛,常被误诊为鼻部感染、咽炎、喉炎、会厌炎等。

(2)炎症致气道壁肿胀和气道阻塞,可产生各种呼吸道症状:鼻软骨受累可导致鼻塞及呼吸不畅,但很少鼻出血;喉软骨受累可导致声音嘶哑、吸气性呼吸困难和喘鸣;气管支气管受累可导致顽固性咳嗽、吸气性或呼气性呼吸困难和喘鸣,可被误诊为上呼吸道感染、气管炎、慢性阻塞性肺疾病、支气管内膜结核等。

(3)由于气道阻塞和排痰不畅,容易合并下呼吸道感染。此期软骨支撑结构尚存,经抗炎治疗使气道壁肿胀减轻后症状可明显改善。部分患者气道阻塞完全可逆,酷似"支气管哮喘",极易被误诊。

(4)晚期症状,炎症反复发作使软骨支撑结构破坏、气管软化,呼吸困难进行性加重,此时药物治疗效果不佳。鼻中隔软骨破坏后出现典型的鞍鼻畸形。声门下软骨破坏致气道塌陷,这种情况下可能需要行紧急气管切开术。如不治疗,患者可因呼吸衰竭或突发窒息死亡。

2. 实验室检查

在急性期显示一般炎症反应,除ESR增快,CRP阳性外,尿中黏多糖排泄增多,血清磷酸酶及IgA升高。

3. 胸部X线改变

特别是气管分叉体层相、气管CT成像可以明显地显示气管支气管狭窄,管壁不规则及继发性肺不张改变。

4. 肺功能

显示吸气性和呼气性阻塞,通过脉冲振荡气道阻力检查多数能显示R线出现平台。

5. 支气管镜检查

具有直观性,可在直视下取活检。镜下主要表现为气道壁的炎症、狭窄和变形,软骨环破坏及伴随呼吸运动出现的气道塌陷。活检可见软骨组织炎性浸润和退化变性。炎性浸润部位可见CD_4^+淋巴细胞、巨噬细胞、多形核白细胞等。

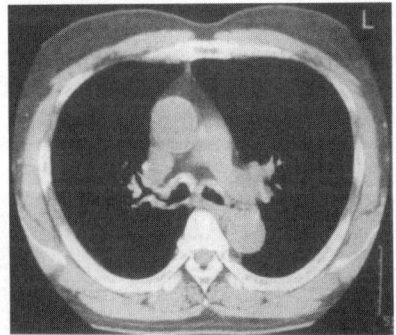

CT扫描示双侧支气管管壁增厚、变形、狭窄
图 2-1-9 支气管多发性软骨炎

【诊断要点】

1. 诊断标准:(1)双耳复发性软骨炎;(2)鼻软骨炎;(3)喉软骨炎;(4)多发性非侵蚀性关节炎;(5)眼部炎症;(6)耳蜗(或前庭)受累。满足以上 3 条或 3 条以上者可诊断。

2. 出现呼吸系统的临床表现。

3. 除外其他疾病如韦格纳肉芽肿、气管支气管淀粉样变、气管支气管内膜结核、慢性阻塞性肺疾病及长时间气管内插管造成的气道损伤等。

【治疗】

1. 呼吸道受累时泼尼松治疗剂量为 1 mg/(kg·d),缓解后逐渐减量至能够预防复发的最小有效剂量,但疾病缓解期是否继续用药及疗程仍有争议。

2. 急性气道阻塞可试用大剂量激素静脉冲击治疗,甲泼尼龙可用至 1000 mg/d,一般用 3 d,但是对于已失去软骨支撑的严重梗阻,激素冲击效果不佳,这时可采取气管切开。

3. 免疫抑制剂　呼吸道受累提示病情较重,可在激素的基础上联合免疫抑制剂作为起始治疗。

4. 生物制剂　通常作为二线治疗药物,用于激素及免疫抑制剂治疗失败的患者,近年来应用逐渐增多。已有文献报道抗 TNF-α 制剂如依那西普、英夫利昔单抗成功用于治疗 RP 呼吸道受累的患者。

5. 支架植入术　呼吸道受累,晚期气管软化,气道狭窄严重,药物治疗常难奏效。若狭窄部位位于气管下段或支气管,气管切开也无效。支架植入术具有创伤小、植入方便等优点。

6. 手术及其他治疗　鞍鼻畸形影响美观甚至引起通气功能障碍,可行骨移植术重建鼻中隔,移植骨可取自髂嵴等部。气管上段塌陷引起呼吸困难的患者应立即行气管切开术。气管插管应避免,因可引起拔管困难甚至窒息。

手术治疗包括:气管支气管外固定术、喉气管成形术、气管袖状切除术、气管或心肺移植等。气管支气管树广泛软化而无法行支架植入或手术的患者可采用持续气道内正压通气(CPAP)治疗。自体外周血干细胞移植见于个案报道。

(陈进春　黄志俭)

第七节　系统性硬化症

系统性硬化症(systemic sclerosis,SSc)是一种广泛累及微血管和结缔组织的自身免疫疾病,可以累及皮肤和包括肺脏在内的多个脏器。25%～90%的 SSc 患者存在间质性肺疾病(interstitial lung disease,ILD)。肺部受累是 SSc 患者死亡的重要原因之一。

【临床特点】

1. 约 1/3 的 SSc-ILD 患者没有呼吸道症状，提示 SSc 肺部受累起病相对隐匿。主要症状有咳嗽、咳痰、呼吸困难、发热、咯血、胸痛等；查体肺部可闻及 Velcro 啰音。

不少患者在慢性病程中有急性加重期，此时患者呼吸困难加重，多伴发热，胸片显示在原有肺纤维化的基础上可见大片状或沿支气管分布的散在斑片影。

2. SSc 患者的食管运动弛缓，可反复发生吸入性肺炎，反复的肺部感染也可能是肺纤维化严重发展的结果。

3. 胸部影像上最明显的证据是出现粗细不等的线样纤维纹理，进而呈网状线索改变或伴小结节影或呈蜂窝。

肺 HRCT 表现：磨玻璃影、网格影、蜂窝肺、牵拉性支气管或细支气管扩张，多数合并有纤维化改变，单纯的磨玻璃影少见。

CT 示右下肺后肋膈角处密度增高，呈磨玻璃状，其内可见细网状影，并有细支气管扩张，左下肺后基底段纹理紊乱，有小斑片状密度增高影

图 2-1-10　系统性硬化病肺部表现

4. 肺功能：中重度限制性通气功能障碍及弥散功能障碍。

5. SSc 患者肺血管受累较常见，可引起肺动脉高压。

6. SSc 肺纤维化存在时间越长，其肺部肿瘤的发生率越高。诊断 SSc 时年龄越大，肿瘤发生的危险性也越大。

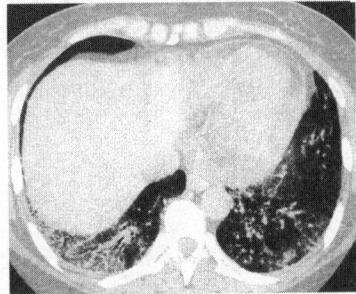

【诊断要点】

1. SSc 诊断符合 1980 年美国风湿病学会制定的分类标准。

根据雷诺现象、皮肤表现、内脏受累，以及特异性抗核抗体等可诊断。

（1）主要标准　近端硬皮病：对称性手指及掌指或趾部皮肤增厚、紧硬，不易提起。类似皮肤改变同时累及肢体的全部、颜面、颈部和躯体。

（2）次要标准　①指端硬化：硬皮改变只限于手指；②指端凹陷性疤痕或指垫变薄；

③双肺底纤维化：X 线示双下肺出现网状索条、结节影，亦可呈弥漫斑点状或蜂窝状。

具备上述主要指标或两个次要指标者，可诊断为系统性硬化病。

（3）诊断后，再根据皮损分布和其他临床特点，进一步分为弥漫性和局限性。抗 Scl-70 抗体和（或）抗着丝点抗体（ACA）阳性，抗 RNP、抗 SSA 抗体阳性亦有出现。

2. 根据胸部高分辨率 CT（HRCT）诊断 SSc 相关 ILD（SSc-ILD）。采用心脏多普勒、右心导管等方式来诊断肺动脉高压。

3. 除外环境、药物、其他结缔组织病等相关的 ILD。

【治疗】

1. 肺间质纤维化早期可用糖皮质激素,可给泼尼松 30～40 mg/d,连用数周减至 10～15 mg/d 维持,也可同时静滴或口服环磷酰胺,连续两年;抗胸腺细胞抗体、酶芬酸酯及 NAC 对肺部病变有一定的疗效。

2. 肺动脉高压早期以钙离子拮抗剂如硝苯地平、内皮素受体拮抗剂(如波生坦)、磷酸二酯酶抑制剂(如西地那非)等,有助于降低肺动脉压(参见肺动脉高压章节内容)。

(陈进春　黄志俭)

第八节　强直性脊柱炎的呼吸系统表现

强直性脊柱炎(ankylosing spondylitis,AS)是一种慢性进行性中轴关节炎,突出累及其附属关节,导致脊柱强直,胸腰活动严重受限,四肢关节受累很少,是可累及内脏及其他组织的慢性进展性风湿性疾病。研究发现 AS 患者血清 IgA-α_1-抗胰蛋白酶(α_1-AT)复合物升高与关节外表现密切相关。

临床上部分患者胸、肺 X 线检查病损已明显,但呼吸系统的症状仍少,缺乏特异性,易被病人及医生所忽视,但 AS 死于呼吸系统疾患是正常人群的 2～3 倍。

【临床特点】

1. 胸廓硬变

(1)症状　主要症状为胸痛,发病数年甚至十数年才开始出现,但也有少数病例早期就有胸痛。疼痛常发生于双侧胸上部,以胸锁关节、肋胸关节、柄胸联合以及胸骨上段多见,有因前胸痛以"心绞痛"就诊者。

疼痛深吸气时加重,也可因咳嗽或喷嚏时胸痛加剧而被误诊为"胸膜炎"。患者上胸壁、胸骨、锁骨头及肋软骨感觉过敏,诉有触痛和压痛,柄胸联合受累时局部肿胀发热。

上述胸、锁骨所处三角区的关节痛极少见于其他关节病,是诊断 AS 胸廓受累硬变的可靠依据。

(2)体征　柄胸联合红肿,有触、压痛,有时胸锁关节、肋胸关节也肿痛;上胸壁感觉过敏,可有触痛;胸骨、肋软骨有压痛,需同白血病及 Tietze's 病鉴别。

随着病情进展,受累锁骨头有小凸起,柄胸联合也可摸及有触痛的粗隆。病人胸廓扩张度均≤2.5 cm。

(3)X 线检查　胸廓受累的 X 线征象往往先于临床症状,胸廓变扁平。多数病人首次就诊胸透可见肋间呼吸活动受限,肋骨吸气时的提升度及提升角不同程度减少,膈肌运动则基本正常,二者形成鲜明对照。

X 线尚可见 AS 患者柄胸联合关节间隙变窄,最终消失,使柄胸融合。

（4）肺功能检测：肺总量（TLC）、肺活量（VC）下降，最大吸气压（PI_{max}）和最大呼气压（PE_{max}）的下降比肺容量的变化更加明显。

2. 肺纤维化

（1）症状　起病缓慢，半数病人无明显症状，随着病情的进展，渐觉胸闷、气短，劳累加重。时伴零星咳嗽，间有少量白黏痰，但因缺乏特异性易被诊为慢性支气管炎。

部分病人病变发展较快，双上肺纤维化，出现囊性变，甚至有空洞形成。此时咳嗽加重，痰量增多，气促明显，可有咯血。

晚期肌腱、韧带、骨附着点炎症加重，肋椎、肋胸关节融合固定，肋间肌萎缩，胸廓活动受限，肺功能进一步受损。

（2）体征　开始体征不明显，胸廓扩张度减少，环状软骨至胸骨切迹距离增大，常大于患者自身三横指。肺界下移，双上肺呼吸音低，合并感染及出血时上肺可闻中、小水泡音和痰鸣音，感染严重时有紫绀、气促等表现。

（3）X线检查　胸片见双上肺有程度不同的纤维条索影和絮状影，密度中等，边缘多数清晰，其中可有小囊状透光区，偶可出现空洞，壁薄，规则，圆形或椭圆形。除非合并感染，周围一般无点状阴影，并无钙化影及播散灶。

（4）肺功能检查表现为限制性通气功能障碍，弥散功能降低。

3. 呼吸道感染

肺部感染一旦发生，治疗较一般肺炎困难，病程也长，部分可致呼吸衰竭而死亡，也有因咯血致死的报道。

研究认为 AS 的发病可能与克雷伯杆菌（KP）有关，尤其为 40 岁以上男性肺部感染的常见细菌。其最常见的发病部位为肺上叶，特别是右上叶。

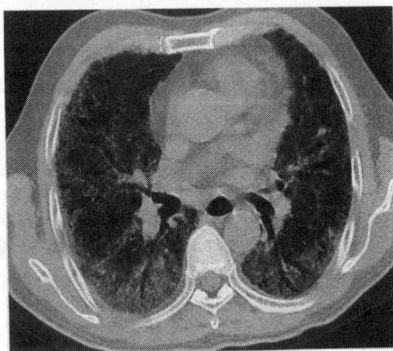

双肺下叶多发纤维条索状影、网状影，还有支气管扩张

图 2-1-11　强直性脊柱炎肺浸润

【治疗】

1. 胸廓硬变影响呼吸功能的治疗，应以功能锻炼为主，药物治疗为辅。

呼吸锻炼可明显改善胸廓扩张度和 VC，轻度改善胸廓顺应性。其操作简单，患者可站位,也可坐位,双手抱头,用鼻缓慢做补吸气量(IRV)吸气,短时憋气后再经口鼻呼出,每分钟 8～12 次,共 15～30 分钟,每日 2 次～3 次。

对胸痛明显或呼吸功能受影响者,可给非甾体类抗炎药,其减轻胸痛、抑制病变炎症,增加胸廓扩张度及 VC 的作用是肯定的。

2. α_1-AT 缺乏者目前有 3 种可选择的治疗方法:刺激肝细胞生产分泌 α_1-AT,使用达那唑(danazol),直接使用混合人血清提纯 α_1-AT,静注,60 mg/kg 每周 1 次,或 250 mg/kg 每月 1 次,也可用 10 mg 雾化吸入,每 12 小时 1 次,共 1 周。

亦可用他莫昔芬(tamoxifen),该药能有效提高血清 α_1-AT 的水平,但对酶等位基因的风险变异者无效。

目前细胞蛋白酶抑制物(SLPI)已可由重组 DNA 技术获得。雾化吸入对 AS 肺部病损有一定的保护作用。

3. AS 合并 KP 肺部感染时可选用头孢霉素及氨基苷类抗生素,但尚无资料表明抗生素治疗可减少 AS 患者肺部病损的发生率。

(陈进春　黄志俭)

第九节　重叠综合征

重叠综合征(overlap syndrome)又称重叠结缔组织病,表现为同一患者同时出现两种或两种以上独立确诊的结缔组织病的症状群。本病的发生率约为各种结缔组织病(CTD)的 5%～10%,可同时发生,也可在不同时期先后发生,或先有某种 CTD 后移行转变为另一种 CTD。

【临床特点】

1. 重叠综合征发生通常在传统的结缔组织病间最常见,如系统性红斑狼疮(SLE)、硬皮病、皮肌炎和(或)多发性肌炎、类风湿性关节炎(RA)、结节性多动脉炎(PAN)等。

2. 亦可由结缔组织病与近缘病如白塞氏病、干燥综合征(SS)、脂膜炎等相重叠。

3. 此外,也可由其中的一种或两种与其他自身免疫性疾病发生重叠,如与韦格纳肉芽肿病、桥本甲状腺炎、免疫性溶血性贫血、原发性胆汁性肝硬化等发生重叠。

4. 重叠综合征最常见的组合是多肌炎合并系统性红斑狼疮或系统性硬化(SSc)。

5. 对呼吸系统的影响依病种而定。

【诊断要点】

故对于一种 CTD 患者,应长期随诊,随时间的推移,可能出现其他类型的 CTD,当临床出现两种或两种以上的 CTD 时,应想到重叠综合征的可能,同时还应与混合性结缔组织病相鉴别。诊断可依据各结缔组织病的诊断标准。

【治疗】

目前对此综合征尚无满意的治疗方法,几种结缔组织病重叠的治疗方法由重叠病种类型决定,主要应用糖皮质激素加免疫抑制剂为主,预后亦取决于重叠的病种。

(陈进春　黄志俭)

第十节　成人 Still 病的肺部表现

一、间质性肺炎

成人 Still 病(adult-onset still's disease,AOSD)是一种以突发性高热、皮疹、关节肿痛、血液中白细胞明显增高为临床表现的全身性疾病,既往称之为"变异性亚败血症"。据临床报道统计,Still 病并发间质性肺炎也不少,约 27% 左右,而且还有很多报道指出 Still 病可引起肺功能不全。

【临床特点】

1. AOSD 在呼吸系统中表现为肺间质的渗出或增殖性改变,其机制为肺间质的非特异性改变,可能与机体免疫功能紊乱有关。

2. 临床上表现为干咳或少许黏液痰,随病情发展,可发生肺纤维化,表现为弥散功能障碍,患者有呼吸困难、胸痛。随自身情况的好转,肺部病变也可改善,但已形成肺间质纤维化的病理改变则不能逆转。

3. 实验室检查

(1)血常规　外周血白细胞和中性粒细胞增高;贫血疾病初期多为正细胞正色素性贫血。

(2)抗核抗体(ANA)、类风湿因子(RF)及抗可提取性抗核抗原(ENA)抗体谱均阴性。

(3)反复血清细菌培养呈阴性,血沉增快,C 反应蛋白增高。

(4)行骨髓检查,示感染性骨髓象。

(5)肝功能:肝功能可见各种改变,包括转氨酶、乳酸脱氢酶、碱性磷酸酶、胆红素升高等,在发热和关节炎恶化时可伴有升高。

(6)铁蛋白　绝大多数病例可见血清铁蛋白升高,其升高原因不详。血清铁蛋白是一种急性期反应物,其升高可见于多种疾病,包括感染、严重疾病、急性肝坏死、恶性肿瘤等,所以该项指标缺乏特异性。

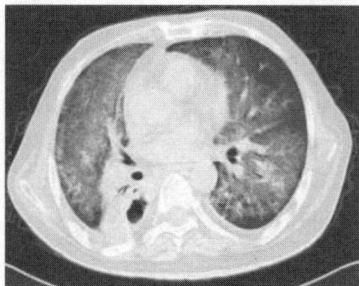

胸部 CT 扫描可见两肺呈磨玻璃样改变,右肺下叶基底段实性改变

图 2-1-12　成人 Still 病胸部 CT 表现

【诊断要点】

1. 符合 AOSD 的诊断标准:

(1)主要指标:①发热≥39℃,并持续 1 周以上;②关节痛持续两周以上;③典型皮疹;④白细胞增高≥10×10^9/L,中性粒细胞≥0.80。

(2)次要指标:①咽痛;②淋巴结和(或)脾大;③肝功能异常;RF(一)和 ANA(一)。

以上诊断指标中符合 5 项或 5 项以上,其中主要指标需至少符合两项以上,并排除感染性疾病、恶性肿瘤、其他风湿病即可诊断为 AOSD。

2. 有呼吸系统临床症状,胸部影像学有间质改变。

3. 除外其他肺间质性疾病。

【治疗】

治疗常用的药物有非甾体类抗炎药、糖皮质激素、免疫抑制剂、注射人免疫球蛋白等。激素用量一般在 $0.5\sim2.0$ mg·kg^{-1}·d^{-1}。

二、弥漫性肺泡出血

国外报道 AOSD 肺部受累高达 53%,其中最常见的是胸腔积液和瞬态肺浸润,严重肺部并发症如呼吸窘迫综合征和 DAH 等。

【临床特点】

1. 临床表现为咯血、咳嗽、低氧血症和进行性呼吸困难,并进展为急性呼吸衰竭。

2.DAH 患者可无咯血症状,X 线胸片亦无特异性,多数显示斑片状或弥漫性浸润。

3. 实验室检查的特征为血细胞比容减低,支气管肺泡灌洗液呈血性,可见含铁血黄素巨噬细胞。

【诊断要点】

1. 符合 AOSD 的诊断标准。
2. 同时符合 DAH 的诊断标准。
3. 除外其他原因引起的 DAH。

【治疗】

具体见肺泡出血综合征一章。

（陈进春　黄志俭）

第二章　肺血管炎

第一节　韦格纳肉芽肿

韦格纳肉芽肿(Wegener's Granulomatosis,WG)是一种原因尚未完全明确的,以坏死性肉芽肿性血管炎、节段性肾小球肾炎等为病理学特征、多系统受侵的综合征,典型WG主要侵犯上下呼吸道和肾脏。

【临床特点】

1. 临床症状

(1)发热、乏力、消瘦等常是WG发病和活动时的症状。首发症状依照累及的器官不同而不同。可以1个或多个器官受累,临床上将WG最常累及的器官称为ELK系统,即耳、鼻、喉(E),上呼吸道、肺(L),肾脏(K)。少见于胃肠道、声门、气管、下尿道、生殖器、腮腺、甲状腺、肝脏。

(2)WG累及鼻,表现鼻黏膜增厚,溃疡,鼻衄,鼻骨破坏导致鼻穿孔或鞍鼻。

(3)耳部表现中耳炎,耳聋;喉部表现咳嗽、嘶哑、喘息等;口腔溃疡。

(4)肺部表现为咳嗽、呼吸困难、咳血,肺内多灶性阴影,常累及胸膜。

(5)肾脏受累表现为蛋白尿、血尿。

(6)神经系统表现为单一或多个颅神经麻痹。

(7)心脏受累首先表现为急性心包炎。

(8)皮肤受累可表现为紫癜、溃疡、结节、丘疹等。

(9)关节炎可表现为对称或不对称的关节游走性疼痛、关节畸形等。

2. 影像学检查

"三多一洞"是WG胸部表现特点,即多发性、多形性、多变性和空洞。

(1)多发性指肺内同时出现两个及两个以上的病灶,全肺都有发生,双下肺最为好发。

(2)多形性指病变呈结节、片状浸润影、楔形阴影及条索影等,同时或先后出现,结节影最为常见。

(3)多变性指上述改变可出现病变部位、形态的变化。

空洞出现于结节、片状阴影内,新出现的空洞较小,洞壁较厚,内缘不规则,随着病变进展空洞变大,洞壁变薄,内缘光滑。薄层CT扫描可清楚显示病灶。

3. 实验室检查

(1)胞质型 ANCA(c-ANCA)对 Wegener 肉芽肿病有高度的特异性和敏感性,但应当注意,只有 c-ANCA 阳性而没有疾病证据者不应作出 Wegener 肉芽肿病的诊断。

(2)常规实验室检查 无特异性,白细胞和血小板增多,血沉加快,C 反应蛋白增高,正细胞正色素性贫血等。

(3)巨噬细胞移动抑制因子(MIF) 近来研究表明 WG 患者血浆中 MIF 水平明显升高,与临床症状和 c-ANCA 显著相关,可以作为一项诊断和检测指标。

4. 支气管镜和支气管肺泡灌洗液检查

半数以上患者支气管镜下可以发现异常改变,包括孤立的炎症病灶、气管支气管狭窄或黏膜溃疡或假瘤,远端气道的局限性出血。

5. WG 典型的病理改变

有 3 种:坏死、肉芽肿和血管炎。

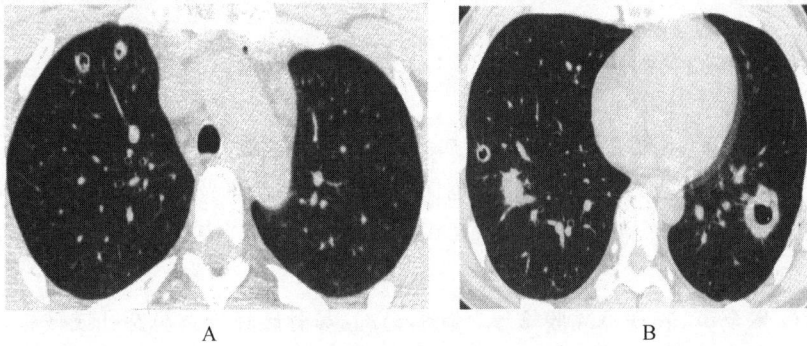

A   B

CT 扫描显示两肺有多发结节影,位于肺野四周,
其边缘欠光滑,结节内可见小空洞,内壁不光滑

图 2-2-1　Wegener 肉芽肿肺部浸润

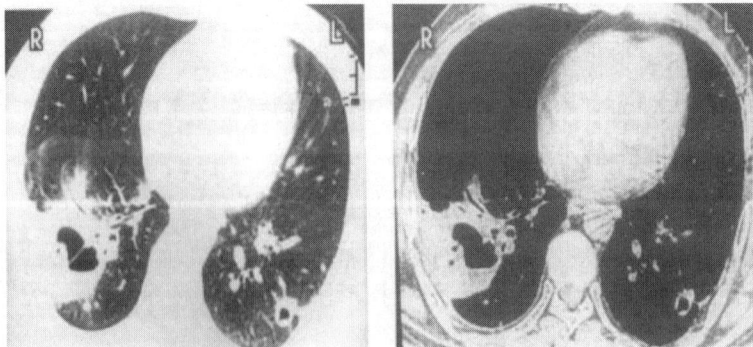

CT 扫描示右肺下叶基底段见一较大肿块影,内
有不规则空洞,壁较厚,左下肺有一小空洞性病变

图 2-2-2　Wegener 肉芽肿肺部浸润

【诊断要点】

1. 上呼吸道症状（鼻脓性分泌物、中耳炎、口腔溃疡）。
2. 由血管炎引起的全身症状（持续两周以上＞38℃的发热）。
3. 主要组织所见（坏死性肉芽肿性炎性反应）。
4. c-ANCA 阳性。

具备以上 4 项，即可诊断为 WG。但由于 c-ANCA 检验会漏诊部分患者，因此对于仅有症状，体征少的局限性 WG，如果活检表现为典型的三联征，甚至 ANCA 检测阴性的情况下，也可做出早期诊断。

【治疗】

1. 目前对 WG 的治疗仍以皮质激素联合环磷酰胺最为普遍。糖皮质激素泼尼松每日 1～2 mg/kg，至少用药 4 周，环磷酰胺常用剂量为每日 2 mg/kg。
2. 因弥漫性肺泡出血、肺功能严重受损而吸入纯氧，可用大剂量甲泼尼龙冲击治疗，每日 15 mg/kg，3～5 天，或插管并机械通气。
3. 药物治疗无效可给予治疗性血浆置换。

（陈进春　黄志俭）

第二节　变应性肉芽肿性血管炎

变应性肉芽肿性血管炎（Churg-Strauss syndrome，CSS）典型症状表现为哮喘、嗜酸性粒细胞增多症及坏死性血管炎三联征，分特应性/鼻窦炎/支气管哮喘期、嗜酸性粒细胞期及血管炎期三个发展阶段，而且肺出血和肾小球肾炎的发生率显著低于其他类型的血管炎。发病率和病死率主要与心脏并发症、肾脏疾病、哮喘持续状态及呼吸衰竭有较强的相关性。

【临床特点】

1. 临床症状

（1）全身症状可有发热、乏力、食欲不振、全身不适及体重减轻。体温超过 38℃，持续 3 周以上。

（2）上气道病变

患者有鼻症状，如过敏性鼻炎、鼻息肉、鼻黏膜结痂和鼻中隔穿孔，以鼻中隔息肉为主要表现。所有患者均有慢性鼻窦痛或触痛。

（3）肺部病变

几乎所有患者都有哮喘史,初期为过敏性鼻炎,以后进展为哮喘,接着发生周围血嗜性酸粒细胞增多和嗜酸性粒细胞组织浸润,最后发生血管炎。但有时哮喘症状不明显或不典型,仅表现为支气管激发试验或舒张试验阳性。

(4)出现嗜酸性粒细胞浸润或血管炎后可出现发热、咳嗽、呼吸困难,甚至呼吸衰竭。

2. 实验室检查

(1)白细胞增加,嗜酸性粒细胞计数及比例增加,血小板增加;

(2)血沉增快,C反应蛋白(CPR)阳性,类风湿因子(RF)阳性,抗核抗体(ANA)阳性,抗中性粒细胞胞浆抗体(ANCA)阳性,尤其p-ANCA阳性;

(3)低蛋白血症,天冬氨酸氨基转移酶(AST)、丙氨酸氨基转移酶(ALT)升高;

(4)尿素氮、肌酐可升高;

(5)乳酸脱氢酶(LDH)升高;

(6)高免疫球蛋白血症,高IgE血症;

(7)组织活检包括肺活检、神经肌肉活检、皮肤活检。

3.CSS的典型病理改变

(1)嗜酸性粒细胞组织浸润;(2)坏死性血管炎;(3)血管外肉芽肿形成。3种病理改变可单独或同时存在。

4. 胸部影像学

胸部X线检查为单侧或双侧肺部游走性斑片状阴影、结节状浸润影或弥漫性肺间质浸润病变。约1/3患者伴有胸腔积液、胸膜增厚,有时有肺门、纵隔淋巴结肿大。

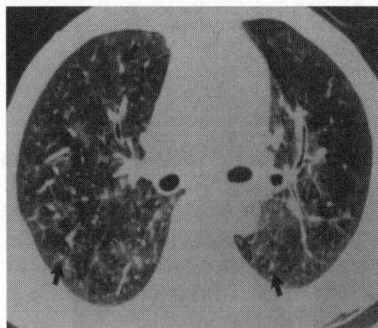

HRCT见弥漫性边界不清磨玻璃阴影,小叶中央型小结节阴影,支气管管壁肥厚,左舌叶过度充气,见不规则的卫星边缘

图2-2-3 Churg-Strauss综合征肺部浸润

【诊断要点】

1. 肺活检仍然是诊断CSS的"金标准"。

2. 传统标准

(1)哮喘;

（2）不论周围血白细胞总数多少,嗜酸性粒细胞超过 10%；

（3）单神经炎（包括多神经炎）或多发性神经炎；

（4）X 线表现为非固定的肺部浸润；

（5）鼻旁窦异常；

（6）活检示血管外的嗜酸性粒细胞浸润。

这 6 条标准中符合 4 条可诊断为 CSS。

【治疗】

1. 糖皮质激素

多数 CSS 患者对激素治疗效果良好,一般患者（无威胁生命表现者）可口服强的松 40～80 mg 直至症状好转。

近年来强调早期大剂量激素冲击治疗,尤其是急性期、有多脏器受累者,给予甲基强的松龙 1 g,静脉点滴 1 次/d,连续使用 3 d,后改为强的松 80 mg/d,连续服用 1～1.5 个月,之后逐渐减量。

2. 免疫抑制剂

免疫抑制剂可提高缓解率,协助激素减量或停药,并降低复发率。

以下三种情况,需加用免疫抑制剂：（1）对激素治疗反应差或产生依赖的患者；（2）有致命性合并症的患者,如进展性肾功能衰竭或心脏受累的患者；（3）出现与疾病进展相关的合并症,如血管炎伴有周围神经病。

常用环磷酰胺或硫唑嘌呤。使用方法：

（1）环磷酰胺 1000 mg 加入 200 mL 0.9%氯化钠溶液中静脉点滴,1 次/周,6～8 周；

（2）或用环磷酰胺 200 mg 加入 200 mL 0.9%氯化钠溶液中静脉点滴,每周 3 次,约 3 个月；

（3）或用 400 mg 加入 200 mL 0.9%氯化钠溶液中静脉点滴,每周 2 次,约 2 个月。

环磷酰胺总量一般达 6000～8000 mg。

3. 监测白细胞和血小板

当白细胞<4×10⁹个/L,或血小板<100×10⁹个/L 时,应停用环磷酰胺,可改用硫唑嘌呤。若对环磷酰胺或硫唑嘌呤反应差,可在激素基础上加用环孢素 A,疗程亦不应少于 1 年；无效者可考虑血浆置换。

（陈进春　黄志俭）

第三节　显微镜下多血管炎

显微镜下多血管炎（microscopic polyangiitis,MPA）常侵犯肺、肾、皮肤等器官,临床表现为血尿、蛋白尿、肾功能衰竭,皮肤结节、坏死,关节肌肉疼痛,咳嗽、咳血、呼吸困难等症状。病理特征为坏死性小血管炎。肺间质纤维化可为首发表现,易被漏诊或误诊。

【临床特点】

1. 临床症状

(1)多数患者有全身症状,包括体重减轻、发热、皮肤病变、多神经炎、上呼吸道和肺病变。

(2)肺受累者,肺出血的发生率为 $12\%\sim29\%$,为构成发病率和死亡率的重要因素。主要为咳嗽、咯血及呼吸困难。

(3)肺出血及肺部感染导致的急性呼吸衰竭是 MPA 合并肺损害死亡的主要原因。

2. 实验室检查

显微镜下多血管炎的75%患者 ANCA 检测阳性,而大部分 ANCA 为 p-ANCA-mpo 型。

3. MPA 的胸部影像学

胸部 X 线和 CT 扫描可见广泛结节状浸润影、网状条索影。明显肺间质纤维化,包括网状阴影、支气管扩张、肺大疱、蜂窝肺及磨玻璃样改变。

影像学表现为大片磨玻璃样改变,提示在慢性肺部间质性病变的基础上出现了急性间质性肺损伤。

4. 肺功能检查

表现为限制性通气障碍或混合性通气障碍。

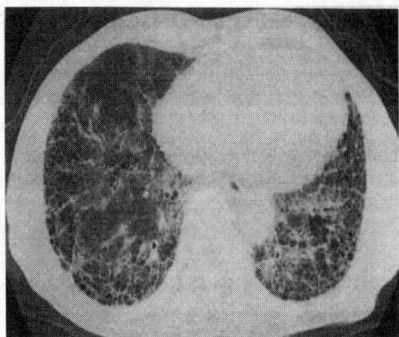
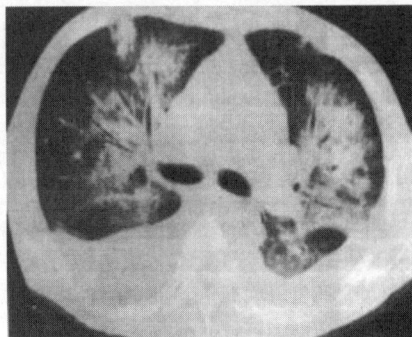

CT 示双肺多发条索状影、弥漫性网格状影

图 2-2-4　MPA 弥漫性间质性肺炎型

CT 示以肺门为中心的大片实变影,边缘模糊

图 2-2-5　MPA 蝶翼样水肿型

【诊断要点】

1. 符合 MPA 的诊断标准。

MPA 的诊断往往依赖于组织活检,尤其是肾组织的活检,是 MPA 区别于其他血管炎的鉴别要点。

(1)中老年,以男性多见;

(2)具有上述起病的前驱症状;

(3)肾脏损害表现为血尿、蛋白尿或(和)急进性肾功能不全等;

(4)伴有肺部或肺肾综合征的临床表现;

(5)伴有关节、眼、耳、心脏、胃肠道等全身多脏器损伤表现;

(6)p-ANCA 阳性;

(7)肾肺活检有助于诊断。

2. 有呼吸系统的临床表现。

3. 需除外韦格纳肉芽肿、肺出血、肾炎综合征、系统性红斑狼疮等其他疾病。

【治疗】

1. 经免疫抑制剂和皮质激素治疗有效。一般首选糖皮质激素和环磷酰胺的联合治疗,多主张大剂量的糖皮质激素加环磷酰胺治疗。其他治疗包括大剂量静脉免疫球蛋白、血浆置换治疗。引起死亡的原因为感染、肾衰和肺出血。

2. 药物使用方法

(1)甲基强的松龙 0.5～1.0 g/d 静脉滴注,1 次/d×3 d,或联合 CTX 500～700 mg/m² 体表面积静脉滴注,继之强的松 1 mg/(kg·d),CTX 每月冲击治疗 1 次,连续 1～1.5 年。

(2)对于疗效不满意的患者加用双重血浆分离及免疫球蛋白冲击治疗,每次血浆分离量为 6000 mL,间隔 2～3 d,连续 3 次,免疫球蛋白为 10 g,静脉滴注,连续 5 d。

3. 对症处理对出现呼吸衰竭的病人要及时给予辅助呼吸,对肾功能衰竭病人可以进行血液透析。

(陈进春　黄志俭)

第四节　白塞氏病的肺部表现

白塞氏病(Behcet disease,BD)是一种系统性血管炎,是以原因不明的细小血管炎为病理基础的慢性、进行性、复发性、多系统损害的疾病,以口腔、外阴溃疡、眼炎、皮肤损害为临床特征。其中肺损伤约 5%,多表现为胸膜炎、肺间质纤维化、肺栓塞等。

【临床特点】

1. 白塞氏病肺部受累可分为三种临床类型:一种为肺动脉瘤形成(PAA);二为肺实质病变;三是包括血管闭塞、胸膜炎、支气管炎、肺气肿、肺纤维化、肺炎、胸腔积液、阻塞性肺病等其他类型。

2. 肺部受累没有特异性,主要为咳嗽、咯血、胸痛、呼吸困难等。

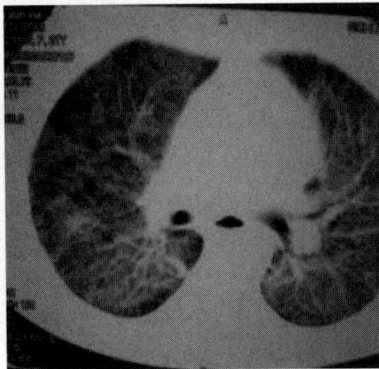

两肺呈磨玻璃样改变
图 2-2-6　白塞氏病的肺部 CT 表现

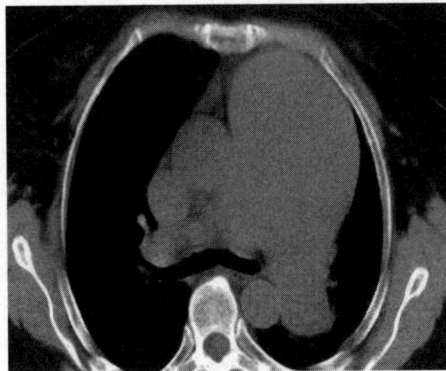

肺动脉主干显著增宽,呈瘤样扩张
图 2-2-7　白塞氏病的肺部 CT 表现

3.肺动脉瘤是最常见的临床表现类型,男性为高危人群,主要表现为咯血。

4.辅助检查

(1)胸部 X 线和胸部 CT:主要表现为局限性肺不张、肺气肿、支气管炎、胸膜炎、胸腔积液、肺间质样改变。CT 上多表现为磨玻璃样密度影,小叶内间质增厚和胸膜下弧线影,以及网格样、蜂窝状阴影。

(2)肺血管造影:能显示肺动脉高压、肺动脉受累、肺动脉瘤形成,及单个和多个肺动脉闭塞。

(3)肺功能检查:多呈阻塞性通气功能障碍,对支气管扩张剂反应差。

【诊断】

凡是诊断为 BD 的患者,出现呼吸系统症状,均应考虑肺部受累的存在。

1.BD 的诊断标准

(1)反复口腔溃疡:一年反复发作 3 次。

(2)反复生殖器溃疡。

(3)眼病变:葡萄膜炎、视网膜血管炎等。

(4)皮肤病变:结节性红斑、假性毛囊炎、脓性丘疹。

(5)皮肤针刺试验阳性。

反复口腔溃疡伴其余 4 项中 2 项以上者,可诊断本病。

2.出现呼吸系统的临床表现。

3.除外韦格氏肉芽肿等其他呼吸系统疾病。

4.同时满足(1)或(2)者可诊断为 BD 肺部大血管受累:

(1)增强 CT、螺旋 CT 肺动脉造影(CTPA)、MRI 或肺血管造影,其中 1 项提示肺动—静脉内出现血管狭窄(或闭塞)、动脉瘤形成、肺血管瘘形成、血管内血栓形成;

(2)组织病理:肺叶切除后发现肺血管病变。

【治疗】

1. 一般治疗

主要是注意饮食,治疗感染,注意预防复发。

2. 全身治疗

(1)非甾体类药物 减缓皮肤损害、生殖器溃疡、疼痛和关节炎。

(2)秋水仙碱 用法为 0.5 mg,tid。

(3)沙利度胺 用法为逐渐加量至 50 mg,tid。

(4)糖皮质激素 常用剂量为 1 mg/(kg·d),约为 40~60 mg。对重症者,如严重眼炎、严重血管炎导致的栓塞梗死、血管瘤形成者,应用大剂量冲击疗法,用法为 1 g/d,3~5 天后迅速减量,续口服。

3. 免疫抑制剂

(1)硫唑嘌呤 用法 2.5 mg/(kg·d)。

(2)环磷酰胺 急性中枢系统损害或肺血管炎、肺动脉瘤的常用治疗方案为环磷酰胺 1 g/月冲击,或口服 2 mg/d,同时口服甲基泼尼松龙 1 mg/kg。对于严重咯血者可用甲基泼尼松龙 0.5~1.0 g 联合环磷酰胺,冲击 3 天,根据病情甲基泼尼松龙可逐渐减量,而环磷酰胺至少维持 1 年。

(3)甲氨蝶呤 用法 7.5~15 mg/周。

4. 肺动脉瘤形成者除可行血管介入止血外,还可行手术取栓术,BD 血管炎的介入手术指征尚无定论,需要权衡利弊进行。

(陈进春 黄志俭)

第三章 与血液系统疾病相关的肺部并发症

第一节 白血病

除了感染外,急性白血病肺部受累还包括肺出血、白血病肺部浸润、药物引起的肺毒性损害、肺水肿和肺栓塞等。

一、感染性肺炎

感染是白血病患者死亡的最主要原因。粒细胞减少、细胞及体液免疫功能长期低下、高剂量化疗的实施,都使患者易于并发感染。此外,皮肤黏膜的损伤、长期住院、体力活动减少、营养不良等都增加了感染的危险。

【临床特点】

1. 革兰氏阴性杆菌仍然是主要的病原菌并且耐药菌株相当普遍,使感染的死亡率明显增高。革兰氏阳性菌也相当普遍,金黄色葡萄球菌和凝固酶阴性的葡萄球菌是主要的致病菌,尤其是留置静脉插管的患者。另外,白血病患者中5%的菌血症和口腔、肛周感染由厌氧菌引起。

2. 结核杆菌感染近年来也有所增加。真菌也是主要的致病菌,尤其是在长期粒细胞低下,接受长期抗生素治疗,免疫功能受到限制的患者。寄生虫和病毒是重要的原发性或继发性感染因素。

3. 白血病患者发热的诊断:白血病患者的发热可以由感染和非感染因素引起,某些化疗药(如阿糖胞苷、平阳霉素等)、血制品、过敏反应、白血病本身等,都是发热的原因。在粒细胞减少患者中,发热可能不是最早出现的或唯一的感染症状。单次体温≥38.3 ℃或持续1小时以上≥38.0 ℃,临床即可建立发热的诊断。当患者体温在24小时内连续2或3次升至≥38.0 ℃,或1次升至≥38.3 ℃,ANC≤$0.5×10^9$/L时,即可经验性使用抗生素。

【诊断要点】

1. 骨髓细胞学检查确诊为AL;
2. 病程中有发热及出现呼吸系统临床症状与体征;

3. 胸片检查出现炎症浸润影像;

4. 痰、血或骨髓细菌培养有致病菌生长。

【抗感染的措施】

1. 抗生素的应用

导致白血病感染的细菌谱很广,所以选择的经验性治疗方案必须是具有高效、广谱、低毒的特点。通常采用两种以上抗生素联合应用,如青霉素类和氨基糖苷类,但没有一种联合方案的疗效显著高于其他方案。

常用的两联方案包括:氨基糖苷类+半合成青霉素;氨基糖苷类+三代头孢霉素(头孢他啶),而胺曲南/头孢他啶+苯唑西林/奈夫西林则用于耐青霉素的金葡菌或革兰氏阳性菌及厌氧菌感染。

2. 抗菌治疗后的处理

抗菌治疗 3 天后方可判断疗效,3 天之内退热者如能确定病原菌,则应更换毒性最小,价格最低的而且最适合的广谱抗生素。首次抗菌治疗最少应持续 7 天,如粒细胞恢复延迟,可能需要更长时间的抗生素治疗,需细菌培养阴性,临床症状体征消失,ANC≥0.5×10⁹/L 以上方可停药。

3. 经验性抗真菌治疗

真菌感染的高危因素是中性粒细胞减少,经过广谱抗生素 1 周的治疗后仍然发热者,33%有真菌感染,尤其是白色念珠菌和曲霉菌,应给予两性霉素 B。酮康唑和氟康唑也是可以选择的药物。

4. 抗病毒治疗

无病毒感染指征的发热患者常规不进行抗病毒治疗。皮肤黏膜的单纯或带状疱疹病毒感染无论有无发热,均应给予无环鸟苷。合疱病毒引起的病毒性呼吸道感染可应用三氮唑核苷。

5. 粒细胞输注

发热性粒细胞减少的患者常规不予输注粒细胞,但对于应用抗生素和粒细胞集落刺激因子不能控制的感染患者,输注粒细胞是有益的。

6. 集落刺激因子(CSF)的应用

CSF 并不能降低感染的死亡率,所以常规不使用,但 CSF 能缩短粒细胞减少的时间和住院时间,节约开支。当病情恶化出现肺炎、严重的蜂窝织炎、全身性真菌感染、骨髓恢复延迟时,应使用 CSF。

二、出血性并发症

白血病常伴有严重的出血,并且是白血病主要的死亡原因之一,其发病机制叙述如下。血小板数量减少是急性白血病严重出血的主要原因。一般认为,血小板减少至 $20\times10^9/L$ 以下时,可以有严重出血,减至 $5\times10^9/L$ 以下时,常发生严重危及生命的出血。

弥漫性肺泡出血(DAH)是恶性血液病患者化疗后少见而致命的并发症,起病急,进展快,常短期内死于呼吸衰竭。

【临床特点】

1. 肺出血通常被认作真菌感染或弥漫性肺泡出血(DAH)并发症,浸润性肺曲菌病尤应重视,出血确实可以增加和加重肺部损伤。

2. 考虑到肺出血的高尸检发生率,急性白血病有肺浸润的患者应予积极的止血治疗以矫正凝血时间并使血小板计数 $>50.0\times10^9/L$ 。

3. 白血病合并 DIC 实验室诊断标准:(1)血小板数低于 $50\times10^9/L$ 或进行性下降; (2)血浆纤维蛋白含量 <1.8 g/L 或进行性下降;(3)3P 试验阳性或血浆 FDP >20 mg/L 或 D-二聚体水平升高;(4)凝血酶原时间延长 3 秒以上;(5)纤溶酶原含量和活性降低; (6)AT-Ⅲ含量及活性降低。

4. 恶性血液病化疗后出现的 DAH 症状、体征并无特异性。

(1)发病早期常表现为咳嗽、进行性呼吸困难和发热,因此极易被误诊。

(2)实验室检查:血气分析常提示低氧血症,伴或不伴二氧化碳潴留。

(3)床边 X 线胸片大多数表现为以双侧肺门、中下野肺为主的浸润性病变。

(4)至少 3 个肺段的支气管肺泡灌洗液为血性是诊断的关键;肺泡灌洗液内有红细胞、含铁血黄素巨噬细胞。

(5)动态监测有助于判断疾病进展变化。

【治疗措施】

1. 输注血小板

预防性输注血小板是对急性白血病患者现代治疗的核心部分,可以明显降低出血的发生率,使强烈化疗得以进行。白血病患者一旦并发感染,出血的危险性明显增加。急性白血病在下列情况应输注单采血小板:①血小板 $<5\times10^9/L$;②有发热或出血,血小板 $<10\times10^9/L$;③血小板 $<20\times10^9/L$ 且伴有凝血异常或正在接受肝素治疗。APL 患者输注血小板的条件还可相应地放松。一般来说,成人输单采血小板 1 单位可升高血小板数 $20\times10^9/L$ 左右。

2. 肝素及抗纤溶药物

对于 DIC 早期患者,可采用小剂量肝素治疗,以减少出血的危险性,一般为 $80\sim100$ U/kg,每 $4\sim6$ 小时皮下注射。

3. 急性白血病颅内出血的处理

每个接受大剂量化疗及血小板较低的白血病患者,如出现脑功能障碍不能用其他原因解释时,需高度怀疑为颅内出血。由于颅内出血死亡率很高,应以预防为主。具体措施如下:①单采血小板输注,2 次/日,以维持血小板$>50\times10^9$/L;②浓缩红细胞输注,维持 Hb>8 g/dL;③控制感染:抗生素和 G-CSF 的应用。

如怀疑颅内出血,①立即进行 CT 或 MRI 检查以证实颅内出血,避免腰椎穿刺;②脱水剂应用:糖皮质激素、甘露醇、白蛋白和速尿;③上述预防措施继续应用。如同时合并 DIC:①肝素 5000~25000 U/d,皮下注射或静脉注射;②止血环酸 6 g/d,静脉注射。

4. DAH 的治疗措施

可参考弥漫性肺泡出血综合征一章。

三、白血病肺部浸润

白血病肺部浸润常见,有时以肺部症状为首发症状,易误诊为其他肺部疾病。

【临床特点】

1. 临床症状

患者均有不同程度的咳嗽、呼吸困难、发热、淋巴结肿大、胸骨压痛肝、脾肿大。

白血病细胞侵犯支气管旁淋巴结,压迫气管及神经,导致声音嘶哑,呼吸困难,而白血病细胞浸润肺组织如肺泡间隔、血管及支气管间隙,则可出现咳嗽、气促、血痰等症状。

2. 实验室检查

有不同程度的贫血,白细胞增高或减少,血小板可减少。

3. 影像学检查

胸部 X 线表现为以下几种:

(1)肺纹理增强型。此型多见,特点是多数分布在两肺中、下野,肺纹理增粗,边缘不清晰成粗网状。

(2)肺部片状阴影型。特点为两肺中、下野散在小片状阴影,边缘模糊,密度均匀。

(3)斑点状结节影。特点为双肺结节状、斑点状密度增高影。

(4)胸膜炎型。主要表现为中量或大量胸腔积液。

【诊断要点】

1. 符合白血病的诊断标准。

2. 有呼吸系统症状,胸部 X 线片有改变,病理符合白血病肺部浸润。

3. 抗炎治疗 5~7 天无效或症状加重,抗白血病治疗有明显疗效,完全缓解后肺部病变消失。

4. 病理学检查:行纤维支气管镜检查,肺活组织检查病理证实为白血病肺浸润。

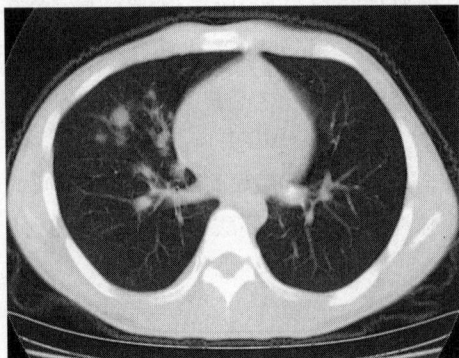

CT 扫描右肺可见大小不等的结节影,边缘较清晰

图 2-3-1 白血病肺部浸润

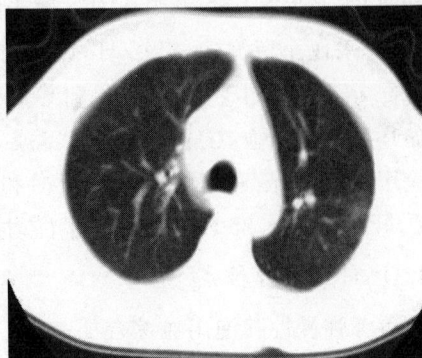

CT 扫描两肺可见斑片状渗出影

图 2-3-2 白血病肺部浸润

【治疗】

对白血病肺部浸润的患者应及时化疗,给氧及有力支持治疗,以提高治愈率。

四、急性肺损伤/急性呼吸窘迫综合征

血液系统疾病合并症在临床上较常见,特别是白血病合并急性肺损伤/急性呼吸窘迫综合征,预后差,病死率高。白血病合并 ALI/ARDS 发病机制错综复杂,是多种肺外或肺部疾病过程。

【临床特点】

1. 急性白血病时可以合并各种感染,严重的混合感染较常见,是导致 ALI/ARDS 的主要原因之一。

2. 高白细胞白血病患者在诊断初期即可因白细胞瘀滞而导致肺栓塞、脑栓塞、肿瘤溶解综合征、严重凝血功能异常、代谢异常及高尿酸血症等并发症,早期症状轻微但病情进展迅速,数小时内即可危及生命。

3. 对于高白细胞性白血病,肺白细胞瘀滞症状主要为肺浸润(弥漫性间质或肺浸润)、呼吸急促、呼吸困难、低氧、呼吸衰竭。

4. 输血所致 ARDS 患者可在输血 4 h 内出现呼吸困难、血压骤降、发热等症状。胸部 X 线显示肺水肿和肺实质浸润。

5. 有些患者偶尔于化疗开始后突然出现呼吸困难等 ARDS 症状,其临床特点是:

(1)化疗开始后 48 h 内发病。

(2)胸部 X 线表现弥漫性阴影,血管影及心影扩大,胸腔积液。

(3)发热、呼吸困难、低氧血症。

（4）肺可闻及湿性啰音。

【诊断要点】

1. 经骨髓细胞形态学、病理学、免疫学、遗传学检查确诊为白血病。
2. 符合急性肺损伤/急性呼吸窘迫综合征。

【治疗】

1. 基础疾病的治疗对 ALI/ARDS 的预后至关重要，在白血病的诊断初期及化疗过程中即应选择抗生素预防并有效控制严重感染。

2. 外周血白细胞计数 $>100×10^9/L$ 时，可考虑急诊进行白细胞单采和有效的药物治疗，迅速降低白细胞，使患者度过危险期，缓解病情，争取机会进入正规化疗。急性早幼粒细胞白血病（APL）伴发的高白细胞不建议用白细胞去除术，急性淋巴细胞白血病（ALL）一般也无需应用。

3. DIC 的治疗原则为序贯性、及时性、个体性和动态性，应积极治疗基础疾病，清除诱因并根据病情进行抗凝、抗纤溶及支持治疗。

4. 输血所致 ARDS 时，大量糖皮质激素治疗有效。

5. 及时给予机械通气。

6. 此外还应进行氧自由基清除、抗氧化剂、血管扩张剂、非表面活性物质治疗及减轻肺水肿治疗。

适量新鲜红细胞输注对于合并贫血的患者可提高氧分压，改善器官缺氧。避免过多、过快静脉输液，严格控制输入液体量，及时检测血气改变，纠正酸碱、电解质平衡紊乱并予积极对症治疗。

五、造血干细胞移植与肺损伤

异基因造血干细胞移植（hematopoietic stem-cell transplantation，HSCT）是治疗血液系统良、恶性疾病以及某些遗传代谢病的重要手段。文献报道，30%～60% HSCT 患者移植后发生肺部并发症，其中接近 50% 为非感染性疾病，严重影响了移植患者的生存率及生活质量。

（一）植入综合征

造血干细胞移植（HSCT）后中性粒细胞恢复早期，部分人出现发热、皮疹、水钠潴留、非心源性肺水肿、多脏器功能衰竭，此症候群称为植入综合征（engraftment syndrome，ES），也有人称之为毛细血管渗漏综合征（capillary leak syndrome，CLS）、自身侵袭综合征（autoaggression syndrome）。

【临床特点】

1. 其临床表现与移植类型和基础疾病无关,多发生在移植后 4～22 d,白细胞升高后 5 d 内。发热是最早出现的症状,体温大于 38 ℃,无感染证据。皮疹一般在发热后 1～2 d 内出现,多为全身或者局部红斑或斑丘疹(上半身多见),色暗红,略高出皮面,严重者可出现水疱、表皮剥脱、松懈等。

2. 呼吸系统临床表现

(1)肺部症状表现为气促、呼吸困难、发绀,吸氧无效,并能排除其他原因引起的低氧血症。

(2)胸部 CT 提示双肺弥漫性网结节状阴影和(或)间质水肿、胸腔积液,支气管肺泡灌洗无阳性病原学发现。

(3)部分患者发展为急性呼吸窘迫综合征。严重者可发生急性呼吸窘迫综合征、血流动力学不稳定和多脏器功能衰竭(MODF),死亡率高。

3. 活检病理与移植物抗宿主病(graft versus host disease,GVHD)极其相似,表现为血管周围 CD_2^+、CD_3^+、CD_4^+、CD_5^+ 淋巴细胞浸润。

4. 此外,难以纠正的低蛋白血症是 ES 的显著特点,全身进行性水肿,以眼睑和双下肢为甚,并对噻嗪类药物无反应。

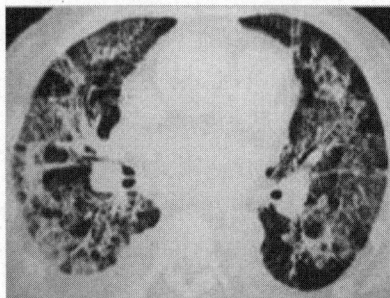

HRCT 扫描示两肺呈磨玻璃样改变及实变影,右侧胸腔积液

图 2-3-3　植入综合征

【诊断要点】

1. 主要标准

(1)体温 38.3 ℃,无确定感染原;

(2)非药物引起的红斑性皮疹,累及体表 25% 以上;

(3)非心源性肺水肿,表现为弥漫性肺浸润和低氧症状。

2. 次要标准

(1)肝功能异常,总胆红素＞2 mg/dL,或者转氨酶＞正常值的 2 倍;

(2)肾功能不全(血清肌酐＞基值 2 倍);

(3)体重增加＞基础值的 2.5%;

(4)不能用其他原因解释的一过性脑病。

诊断 ES 需要符合 3 项主要标准,或者 2 项主要标准加至少一项次要标准。

【治疗】

1. 目前还没有治疗 ES 的标准方案。自体造血干细胞移植(autologous stem cell transplantation)的患者如发生轻度 ES(一过性低热、局限性皮疹)可以不处理,在造血完全恢复和停用细胞因子、抗生素后能自行缓解。皮质激素对进展性或全身性 ES 效果显著。

2. 由于该综合征有自限性,对移植后出现的特发性间质性肺炎、呼吸衰竭采用强有力的支持治疗,包括呼吸支持;对弥漫性肺泡出血的患者使用大剂量皮质激素可能有特殊的治疗效果。

3. ES 患者的支持治疗包括预防性抗感染,慎用利尿剂。由于毛细血管通透性增高,继而血容量不足,过多使用利尿剂,不仅加重这一病理生理过程,而且增加了环孢素和他克莫司的肾毒性。

(二)特发性肺炎综合征

特发性肺炎综合征(idiopathic pneumonia syndrome,IPS)是从临床医学角度定义的,特指在移植后发生的不可归咎于其他感染或非感染性因素的肺部炎症和纤维化过程。在异基因造血干细胞移植(allogenetic hematopoietic stem cell transplantation,Allo-HSCT)中 IPS 的发病率约 12%,占移植后肺炎的 50%,中位发病时间为移植后 42～49 d(14～80 d),病死率 70%,从出现症状到死亡的时间为 4～6 年。

【临床特点】

1. IPS 临床表现为呼吸困难、发热、干咳、缺氧。
2. 胸部 X 线片及胸部 CT 表现为弥漫性肺浸润。
3. 本病进展迅速,患者短时间内进展至呼吸衰竭,发病至死亡中位时间为两周,病死率达 50%～80%。

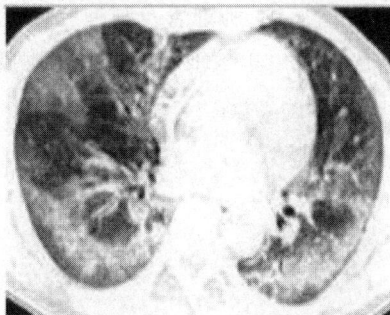

CT 扫描示两下叶呈斑片渗出样改变

图 2-3-4　特发性肺炎综合征

【诊断要点】

1. 肺炎的症状和体征。

2. 胸部 X 线片或胸部 CT 显示多叶浸润。

3. 肺生理学指标异常(如动脉血氧分压下降),肺功能检查常表现为限制性通气功能障碍。

4. 肺泡灌洗液(BALF)除外下呼吸道感染征象。

5. 对肺活检(或尸检)标本进行细菌染色和培养、进行真菌和病毒(包括 CMV)离心培养、进行病毒包涵体和卡氏肺孢子虫细胞学检查以及对 CMV、各种呼吸道病毒的免疫荧光单克隆抗体染色检查等均为阴性。

【治疗】

IPS 的治疗以支持及预防感染为主,大剂量糖皮质激素尚未证实有益。

(三)闭塞性细支气管炎

闭塞性细支气管炎(BO)是异基因 HSCT 最常见的晚期非感染性并发症,发生率为 6%～20%,临床表现无特异性,易造成误诊或漏诊。

【临床特点】

1. 临床表现无特异性,起病及进展相对快,症状为发热、干咳、气短、呼吸困难,体征可有双肺细湿啰音。

2. 胸部影像学常见沿支气管血管束分布的双肺实变的斑片影、磨玻璃样改变、结节影,影像学变化快且常呈游走性是其特点。

3. 肺功能可有轻至中度的限制性通气功能障碍及弥散功能下降。

4. 肺活检病理特征:细支气管腔内、肺泡管及肺泡腔内充满成纤维细胞及渗出物,肉芽组织增生,肺泡壁和肺泡间隔出现以单核细胞为主的细胞浸润。

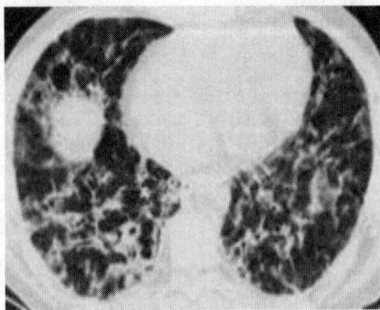

HRCT 扫描示两肺沿外周支气管分布的斑片状实变影

图 2-3-5 HSCT 引发的 BO

【诊断要点】

纤维支气管镜和肺活检对其诊断有重要价值,支气管肺泡灌洗液中淋巴细胞增多。肺活检是确诊 BO 的金标准。

1993 年国际心脏与肺移植协会(ISHLT)提出闭塞性细支气管炎综合征(BOS)的概念,具有 BO 的临床表现,并根据肺功能变化进行临床诊断 BOS 而不需活检。

2001 年 ISHLT 修订了 BOS 的诊断及分级标准,增加了隐匿型 BOS(BOS0-p),有利于更早期发现诊断 BOS,并进行干预治疗,改善预后。

【治疗】

异基因 HSCT 后 BOOP 预后良好,治疗首选糖皮质激素,激素的用法及用量尚无统一标准,经验主要来自于非移植相关 BOOP,推荐激素起始剂量为泼尼松 $0.75\sim1.5$ mg/(kg·d),维持 3 个月,有效后缓慢减量,整个疗程持续 $6\sim12$ 个月,过早停药容易复发,再次应用仍然有效。

(四)弥漫性肺泡出血

DAH 是移植后常见肺部并发症,发生率 $10\%\sim21\%$,多数发生在移植后早期(30 d 之内),但晚发病例也不少见。DAH 的发病机制仍不清楚,与预处理毒性及感染性因素诱发急性肺损伤有关。

患者临床表现为发热、咳嗽、呼吸困难,很少伴有咯血,病情进展快,影像学表现为双侧肺门及下肺磨玻璃影及实变影,影像学变化快是其重要特点。支气管肺泡灌洗时回收到血性灌洗液是诊断 DAH 的重要依据。DAH 病死率 $70\%\sim100\%$,研究显示大剂量糖皮质激素对 DAH 有效,可提高患者生存率。

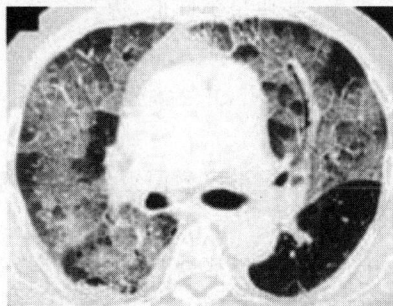

HRCT 扫描示两肺呈磨玻璃样改变

图 2-3-6　HSCT 引发的 DAH

(黄志俭)

第二节　淋巴组织增生性疾病在呼吸系统的表现

一、原发性肺淋巴瘤

原发性肺淋巴瘤(primary pulmonary lymphoma,PPL)是指原发于肺内淋巴组织的恶性淋巴瘤,是结外淋巴瘤的一种罕见类型。原发性肺霍奇金病是一种独特的病种,只有肺病变,而没有肺门淋巴结肿大和播散性疾病。

【临床特点】

1. 临床症状

(1)早期约半数患者缺乏症状,只是常规 X 线检查时被发现,所以临床诊断十分困难。

(2)常见临床表现有咳嗽、胸痛、胸闷、盗汗、纳差、发热、体重减轻等,易误诊为肺炎、肺结核等常见病。

2. 实验室检查

行骨髓穿刺涂片或活检常无异常发现。

3. 支气管镜检查

镜下可未见异常、黏膜充血、水肿、新生物、黏膜呈鹅卵石样改变等;常规的活检方法如经支气管镜肺活检(TBLB)和经 CT 引导下肺穿刺活检的诊断阳性率均不高。

4. PPL 的影像学

肺内淋巴瘤可分为四型:

(1)肿块、结节型:单发或多发,肿块呈类圆形,边界多较清晰,部分可形成空洞。此型易与肺癌相混淆。

(2)炎症、肺泡型:淋巴瘤侵犯肺间质,并逐渐侵犯肺实质,表现为沿肺血管、支气管的斑片状密度增高影,边界模糊。

(3)支气管淋巴瘤型:少见。主要是淋巴瘤侵犯支气管内膜,表现为支气管管腔狭窄、闭塞,肺段、肺叶的阻塞性炎症或不张。

(4)粟粒性血液播散型:由于肺内淋巴瘤缺乏临床和影像学特征,诊断需要病理检查,有时多次活检亦不能确诊。对于此类患者应及时开胸或经其他途径肺活检,以尽早明确诊断。

【诊断要点】

1. 病理证实。

2. 影像学无明显纵隔或肺门淋巴结肿大。

3. 无肺及支气管外其他部位淋巴瘤证据。

4. 发病后 3 个月仍未出现胸外淋巴瘤的迹象。

由于 PPL 的临床表现缺乏特异性,故误诊率较高。

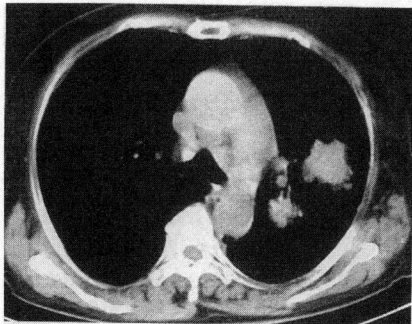

CT 扫描可见左肺上叶斑片团块状影,纵隔淋巴结肿大

图 2-3-7　原发性肺霍奇金病

【治疗】

PPL 可选择的治疗方案包括手术、化疗或术后合并化疗。手术切除是无转移 PPL 首选治疗方法,术后病理若提示淋巴瘤,可辅以化疗。

PPL 的临床预后取决于组织学类型和分期,该病一般病程长,进展缓慢,大部分是低度恶性。

二、非霍奇金淋巴瘤的呼吸系统表现

非霍奇金淋巴瘤(non-Hodgkin lymphoma,NHL)是全身性淋巴组织的恶性肿瘤,可以侵犯全身各个脏器,包括肺部;淋巴瘤的肺部表现多种多样,以团块状的 X 线胸片表现最为常见,肺间质弥漫性侵犯的少见。

【临床特点】

1. 临床症状

淋巴瘤肺部浸润早期常无症状,以后可出现干咳、憋气,少许清痰。可以表现为纵隔淋巴结病变、肺实质病变和胸膜病变;查体肺部可闻及湿啰音,浅表淋巴结可触及肿大。

2. 胸部影像学

通常有 3 种表现:

(1)纵隔淋巴结肿大是恶性淋巴瘤最常见的肺部表现。纵隔肿物常多位于前、中纵隔。呈不对称波浪状或分叶状肿块,出现在单侧或双侧,分开或融合存在。

(2)肺实质病变发生率为 20%～30%。由纵隔淋巴结直接向肺部蔓延扩展者,X线胸片可见在肺野内呈圆形或肺叶形分布,肺部侵犯通常不会单独存在。而经淋巴道扩散者,X线胸片呈大小不一的粟粒状结节,亦有呈肺内较大的孤立结节,并可形成空洞,大多同时伴有纵隔肺门淋巴结肿大,少数有支气管内病变,可引起阻塞性肺炎或段、叶肺不张。有的可呈弥漫性肺间质病变。

(3)胸膜病变以胸腔积液为突出表现,胸膜实质性肿物不常见。

3. 血液检验

NHL 患者血清乳酸脱氢酶(serum lactate dehydrogenase,S-LDH)活性往往增高;血清铁蛋白增高;尿蛋白排泄率增高,微量白蛋白尿的发生率为 39.6%。

【诊断要点】

胸部影像学联合病理活检可诊断,一般通过淋巴活检、支气管镜活检或经皮肺穿刺活检等方式。

【治疗】

淋巴瘤肺部病变经化疗、放疗后可缓解消失者较少。正常 X 线胸片者化疗缓解率高,预后相对较好;合并 X 线胸片不正常者则缓解率较低,预后较差。

三、免疫母细胞淋巴结病呼吸系统表现

免疫母细胞淋巴结病也称血管免疫母细胞淋巴结病(angioimmunoblastic lymphadenopathy,AILD),是原因不明的系统性疾病,以 B 细胞系统过度的免疫反应和抗感染能力受损为特点,易侵犯肺和胸膜。

【临床特点】

1. 多见于老年人,临床表现有发热、皮疹、全身淋巴结肿大,常伴肝脾肿大,易侵犯肺和胸膜。

2. 胸部 X 线特征与霍奇金病相似,如肺门淋巴结肿大,间质性浸润,胸腔积液。还有报道上腔静脉阻塞。

3. 实验室检查

(1)大部分患者有中重度贫血,多为溶血性贫血,Coombs 实验阳性,血沉增速。

(2)可出现多克隆高 γ-球蛋白血症。

(3)部分自身抗体阳性,如 RF、抗核抗体等;但狼疮细胞阴性,淋巴细胞转化率下降,E-玫瑰花结低于正常(外周血及骨髓涂片无特殊表现,但涂片发现免疫母细胞则高度提示本病)。

(4)淋巴结活检表现为特征性三联征:淋巴结结构破坏,毛细血管增生部分呈分枝状,有免疫母细胞、浆细胞样免疫母细胞浸润增殖,细胞间有无定形物质沉积,DAN 染色阳性。目前淋巴结活检是确诊 AILD 的唯一手段。

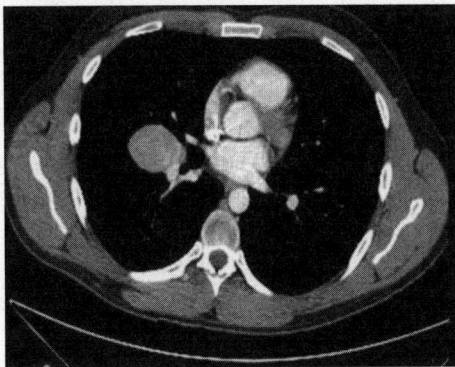

CT 扫描可见右肺门淋巴结显著增大,强化后呈不均匀的增强

图 2-3-8　血管免疫母细胞淋巴结病

【诊断要点】

目前淋巴结活检是确诊 AILD 的唯一手段。

【治疗和预后】

皮质激素的治疗可以使淋巴结缩小,但很少完全缓解。许多患者需要皮质激素、环磷酰胺、长春新碱或其他药物联合治疗。

(罗　琴)

第三节　恶性组织细胞病呼吸系统表现

恶性组织细胞病是异常组织增生所致的疾病,临床有高热,肝、脾、淋巴结肿大,全血细胞减少及进行性衰竭,病情凶险,预后不良。同时呼吸、消化、循环、神经等均可受累,肺部浸润是全身多系统器官的一种表现,也可独立存在。

【临床特点】

1. 临床症状

(1)发热　多为不规则高热,少数为低热或中度发热。

(2)肺部浸润时出现咳嗽、咯血,胸腔积液和心包积液,鼻咽部的肉芽肿可致呼吸困难;体检发现躯干有散在红色丘疹,肝脾、淋巴结肿大,双肺散在哮鸣音。累及胸膜可引起少量胸水。

2. 胸部影像学

胸部 X 线表现主要有以下几种:(1)间质性肺炎:双肺纹理增多、紊乱,交织成网状;(2)肺炎样改变:肺内斑片、大片状阴影;(3)多发结节影:大小不等结节影,较大结节内有空洞;(4)肺门淋巴结增大;(5)胸膜和心包积液。

3. 实验室检查

白细胞减少,贫血或全血细胞减少;肝功能可异常。

【诊断要点】

1. 对长期不明原因的发热而且不能以感染性疾病解释者,尤其伴有全血细胞减少和肝脾、淋巴结肿大时,应考虑本病的可能。

2. 血象、骨髓象或淋巴结活检中找到大量异形或多核巨组织细胞,可确立诊断。多部位多次的骨髓穿刺及髓外浸润部位穿刺液的细胞学检查是非常必要的。

3. 合并呼吸系统临床表现。

【治疗】

CHOP 方案为治疗恶性淋巴瘤的经典方案。同时常规加强支持治疗,如输血、应用抗生素控制感染等。

(黄志俭)

第四章　肾脏疾病的呼吸系统并发症

第一节　肾功能衰竭的呼吸系统表现

一、肺水肿

慢性肾功能衰竭(CRF)是由于各种原发病或继发性慢性肾脏疾患进行性肾功能损害所出现的一系列症状或代谢紊乱的临床综合征,急性加重时尿毒症患者由于肾脏排泄障碍,血中尿素氮、肌酐及小分子胍类等含氮物质在血液中蓄积而导致肺部毛细血管通透性增加,使富含蛋白质的液体渗入肺间质和肺泡,引起尿毒症肺水肿。

【临床特点】

1. 临床症状

早期肺部表现较轻,可有轻度干咳或少量痰,随着病情发展逐渐出现,主要症状与体征表现为咳嗽、呼吸困难以及胸痛、胸腔积液等。

可伴有咯血、呼吸困难,肺部听诊发现湿性啰音,多为轻、中度,表现为能平卧的呼吸困难,与心源性的肺水肿表现不同。病情严重可表现为呼吸深大,呼吸困难时可出现紫绀。

2. 胸部影像学

X线改变往往早于临床,X线改变的程度与临床症状、体征不成正比。胸部X线以肺门为中心向两侧放射的对称型蝴蝶状阴影并不多见,而以肺门及心脏周围肺野分布为多见,且双侧肋膈角多不受累,据此可与心源性肺水肿鉴别。

该病按不同发展阶段的胸部X线表现分为4期:肺瘀血期、肺间质水肿期、肺泡性水肿期、肺间质纤维化期。

3. 严重的可伴有心包炎、胸膜炎、心力衰竭等。心脏明显扩大,心力衰竭多见于肺泡性和间质性肺水肿期,是尿毒症肺严重表现的重要原因。

【诊断要点】

1. 存在严重的肾功能损害。
2. 有呼吸系统的临床表现,主要是胸部影像学改变。

3. 因此对本病的诊断必须结合临床、肺部 X 线,并与心源性肺水肿、肺部感染等鉴别,才能明确诊断。

【治疗】

1. 尿毒症肺的治疗关键是治疗原发病,尿毒症肺使用强心利尿剂治疗效果不佳,而透析治疗后,症状与 X 线改善明显,肺部 X 线阴影大部分或完全吸收,故应积极改善肾功能,减轻体内液体负荷。

2. 酌情采取强心、利尿、降压、纠正酸中毒、使用血管扩张剂等对症治疗。

二、胸腔积液

慢性肾衰患者胸腔积液可能与毒性物质损害膜转运、炎症的发生以及低蛋白血症等因素相关,多以漏出液为主要表现。

【临床特点】

1. 在临床上,肾病性胸腔积液多数为漏出液,漏出液可以从胸膜的内皮细胞过滤出来,或是因为毛细血管壁的压力改变。

2. 还有少数胸腔积液为渗出液,脓性或是血性,其形成的原因是由于坏死性的纤维素性炎症刺激胸膜,造成毛细血管壁的通透性增高,导致炎性渗出,形成渗出液,当发生感染时可形成脓液,此种改变常见于尿毒症或应用药物治疗以后患者的免疫功能受到抑制时所致。

3. 当患者在血液透析时,由于肝素的应用,还可发生血性的胸腔积液。

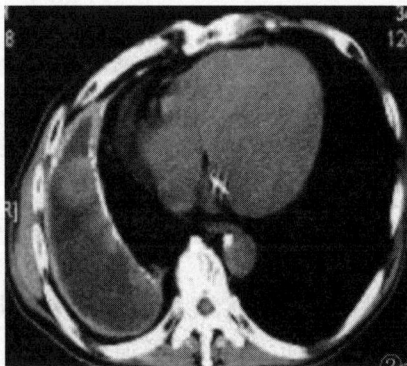

CT 示右侧包裹性胸腔积液,右肺容积变小,胸膜增厚

图 2-4-1　慢性肾功能不全致胸腔积液

【诊断要点】

1. 符合慢性肾功能不全诊断。
2. 有胸部影像学改变及临床特点。
3. 除外其他因素引起的胸腔积液。

【治疗】

处理此类患者关键是治疗原发病,改善肾功能,降低体内毒素,减轻体液负荷。主张积极血透或血滤。对渗出液者,注意排除其他因素,如感染、肿瘤等。

（许正锦　黄志俭）

第二节　肾透析对肺的影响

一、空气栓塞

维持性血液透析是治疗终末期肾功能衰竭的有效方法之一。在血液透析过程中可能发生多种人为事故,其中空气栓塞是较为严重的透析事故之一。空气栓塞,指空气进入人体内引起血管栓塞。虽然其发生率较低,但如果发现不及时,常引起死亡等严重后果。

【空气栓塞的原因】

1. 管路或静脉穿刺针连接不良或有破损,使气体从连接部或破损处进入人体;
2. 动脉穿针斜面未完全进入血管或双腔导管部分脱出;
3. 没有预冲管路,而将管路与静脉漏管直接相连接;
4. 在透析管路上补液,液体输完未及时关闭输液器,空气被吸入管路进入人体;
5. 透析液内的气体在温度改变时,溶解度会发生变化,如给透析用水加温时,空气会释放出来,通过透析器进入人体;
6. 静脉检测器污染或与静脉壶接触不紧密;
7. 透析结束时,操作者不认真,使空气随血液进入体内。

【临床特点】

1. 空气栓塞的临床表现与进入人体内空气的量、速度及栓塞的部位有关。如果小量气体缓慢进入人体,不至于引起症状。

2. 如果大量气体快速进入体内,或阻塞心、脑等重要脏器的主要血管,影响心脏的排血功能和脑细胞的血供时,患者会突然出现呼吸困难、咳嗽、胸闷、胸痛、气喘、面色苍白、发绀等症状,重者可出现抽搐、昏迷甚至死亡。

典型的空气栓塞体征是心前区可听到"水车轮转动"(类似咬碎脆玉米片发出的声音)样杂音,或"鼓样"、"水泡样"杂音。

3. 胸部 X 片偶可见右心或主肺动脉内有气体充盈,心电图检查常呈心肌缺血、右心劳损和心律失常改变。

【诊断要点】

1. 在血液透析的过程出现呼吸困难、咳嗽、胸闷、胸痛等空气栓塞的临床表现。
2. 有较明确的导致空气栓塞的原因。
3. 除外其他如肺动脉栓塞、心衰等严重的心肺疾病。

【治疗】

1. 当发现空气进入人体时,应立即关闭血泵,将透析治疗转入旁路,将透析器静脉端朝上固定,夹住静脉管路,使患者处于头低脚高左侧卧位。

2. 发生空气栓塞时,禁忌心脏按压,以避免空气进入肺血管和左心室,应给患者吸入纯氧或施行高压氧舱治疗。

3. 用血液灌流方法治疗空气栓塞,是因为碳肾能吸附过滤进入体循环的空气,避免微小气泡融合成大气泡造成更严重的栓塞;其次碳肾灌注前需要肝素化,它能降低血液黏度,改善局部微循环,纠正微小气泡栓塞造成的局部缺氧。

4. 应用肝素抗凝治疗纤维蛋白微血栓。

5. 可给予大剂量激素以防止急性肺水肿的形成。

6. 降低迷走神经兴奋性,可静注阿托品 1 mg,也可肌注罂粟碱 30 mg,用以解除肺血管和冠状动脉痉挛,防止心跳和呼吸骤停。

7. 抗休克。可选用阿拉明、多巴胺等血管活性药,给予激素、碱性药物,以求尽快逆转休克,防止多器官功能衰竭。

8. 强心和抗心律失常。可选用快速强心剂、利尿剂或酌情应用抗心律失常药。

9. 如出现呼吸、心跳骤停,需立即按心、肺、脑复苏程序进行抢救,以期重建呼吸和循环,恢复大脑功能。

【预防措施】

空气栓塞是血液透析过程中较为严重的事故之一,病死率高,预后差,应以预防为主。需做到:(1)透析管路连接要紧密,尽量避免在透析管路上输液,如需输液,则派专人看护。(2)回血时,按照要求规范操作,回血完毕后方可将管路卸下。(3)做好对新工作人员的教育,工作人员要认真学习,及时总结急救措施。透析过程中按时巡视,防患于未然。

二、肺动脉栓塞

肾功能衰竭的患者在透析的过程中血栓肝素用量不足或饮食、用药不当等原因所致高凝状态,或超滤量过多,单位时间内超滤过快,使血液浓缩,及血管内皮的损伤等;尤其是 c-ANCA 及抗心磷脂抗体阳性的狼疮性肾炎患者,血小板高聚集,加之纤溶缺陷,易形成静脉血栓,而导致肺栓塞。

在透析过程中患者突然出现明显胸痛、咯血、呼吸困难、紫绀、血压下降、晕厥等临床症状时应考虑肺动脉栓塞症;一部分患者仅仅表现为不明原因的呼吸困难,除外心衰或其他肺部疾病时,也应考虑肺栓塞的可能。(具体内容可参照肺血栓栓塞症一章)

三、肾透析并发感染

近几年来随着血液透析技术的普及和发展,血液透析中心内发生的感染已成为世界性的严重问题。血液透析作为肾衰竭患者的主要治疗方式,因其自身免疫功能低下而易并发各类感染,肺部感染既是血透患者的常见并发症,又是导致患者死亡的主要原因,有研究表明 HD 患者肺炎病死率为普通人群的 14～16 倍。

【临床特点】

1. HD 患者肺部感染的病死率是普通人群的 2～3 倍,致病菌多见于革兰氏阴性杆菌。肺部感染发生率较高往往与透析不充分有关,毒素和水的潴留造成尿毒症肺以及肺水肿易于感染的发生,也与长期卧床局部血循不畅、免疫功能较低有关。

2. 静脉导管感染,多于血透开始后 1 h 突发寒战、高热,血培养阳性率较高,以金葡菌多见,有时需要拔除导管并积极抗炎方能治愈。

3. 糖尿病和狼疮患者的感染比例明显高于其他患者,提示维持性血液透析患者的原发病是促使感染发生的重要内在因素。

4. 反复血液透析的患者军团菌属感染的危险性增加;肾功能衰竭患者结核病的危险性增高。

【诊断要点】

有发热、肺部啰音、血白细胞及中性粒细胞比例增高,影像学提示肺部炎症性浸润病变;同时痰液连续两次分离到相同病原体,或者通过痰培养或下呼吸道采样取得有意义的病原。

【治疗】

有效控制维持性血液透析患者的原发病,通过透析充分清除尿毒症毒素以及过剩水,积极改善营养状况,克服肾性贫血,尽可能减少侵入性医疗操作;对疑有感染的患者应尽早检测 CRP 及尽可能取得细菌培养和药敏结果,有助于感染的早期诊断和有效治疗,提高 HD 患者的生存率和生存质量。

四、透析器首次使用综合征

透析器首次使用综合征(FUS)是血液透析病人在透析器首次使用过程中出现的一组综合性的临床症状,轻者表现为皮肤瘙痒、鼻塞、咳嗽,重者则出现哮喘发作、呼吸困难、血压下降,甚至心跳骤停。在血透过程中,透析膜是引起 FUS 的重要因素。

【临床特点】

1. A 型反应

发生在透析开始的 5～30 min,病人内瘘处出现灼热感并可波及全身,常伴有发热、出汗、血压下降、呼吸困难等症状,严重者可发生窒息、濒死甚至心跳骤停。

发生 A 型反应的主要原因与环氧乙烷(ETO)消毒剂残留透析器有关,患者长期接触ETO,人血清蛋白与 ETO 结合,形成具有半抗原的过敏原(ETO-HAS),当患者再次接触时产生过敏反应。

2. B 型反应

发生在透析开始后的 1 h 之内,主要表现为胸痛、背痛、瘙痒、荨麻疹、咳嗽、喷嚏、鼻过敏、眼部水肿、恶心呕吐、腹痛腹泻等症状。

B 型反应发生原因与透析器膜的生物兼容性,及透析器的黏合剂使补体系统(C3a、C5a)激活和白细胞介素释放有关。

【诊断要点】

1. 在首次使用透析器过程出现发热、出汗、血压下降、呼吸困难等临床症状;
2. 除外空气栓塞、肺栓塞等其他心肺疾病。

【治疗及预防】

1. 轻度者给予吸氧、抗组织胺类药,保持呼吸道通畅,将患者的头偏向一侧,防止呕吐物误吸导致窒息。

密切观察血压、心律(率)的变化,出现低血压症状时,立即将患者去枕取头低脚高位,减慢血流量至 100～150 mL,透析液温度调至 35～36.5℃,利用低温刺激机体产生升压作用,迅速给予 50％葡萄糖 50～100 mL 静脉推注,症状缓解后,再进行正常透析。

2. 过敏性休克的急救

(1)立即停止血泵,通知医师立即组织抢救,给予肾上腺素 0.5 mg 静脉推注,地塞米松 10 mg 静脉推注,给予氧气吸入。

(2)迅速结束透析治疗,弃去体外的血,切断过敏原,建立第二条静脉通道。

(3)补充血容量 给予 50％葡萄糖 100 mL 静脉推注,密切观察患者的血压,如补充液体在 500 mL 以上血压仍不回升者,加多巴胺升压。

(4)对心跳骤停患者就地给予心肺复苏。

3. 哮喘合并肾功能衰竭的患者在透析过程中既需要使用茶碱类、糖皮质激素药物舒张支气管,又需要靠血液透析的特殊要求进行监护。

4. 预防措施

(1)发生首次使用综合征的患者,尽量不用环氧乙烷消毒的透析器,改用高压蒸气消毒的透析器,避免接触过敏原。

(2)新透析器使用前给予 3.5％的伦拿林或 0.35％的过氧乙酸进行重新消毒,改善透析膜的生物兼容性。

(3)增加预冲量,上机前先用 0.9％生理盐水 1500 mL 冲洗,再用 500 mL 生理盐水循环 20～30 min,彻底清除透析器内的消毒剂,减少过敏原。

(4)选用生物兼容性好的透析器及透析器复用可减少透析器首次使用综合征的发生。

(5)对采用以上方法处理后仍有反应的患者,在透析器预冲后循环时加抗组胺类药至管路内循环,预防过敏反应。

(许正锦 黄志俭)

第三节 肺出血—肾炎综合征

肺出血—肾炎综合征(Goodpasture syndrome,GPS)综合征是以肺出血和急进性肾小球肾炎为特征的综合征,目前已知为抗肾小球基底膜抗体疾病,是细胞毒抗体介导反应的典型例子,肾和肺是两个受累的靶器官,是一相对少见但死亡率相当高的疾病。

【临床特点】

1. 临床症状

(1)本综合征的主要呼吸系统症状是咯血、呼吸困难和咳嗽,而以前者较为常见且具特征性。

(2)多数患者有咯血症状,但部分患者可不咯血。咯血量差别很大,可以是少量痰带血,也可以大咯血。但也有不少患者不以咯血为首发起病表现,反而以肾损害,如浮肿、纳差、血尿为首发症状,然后才出现咯血。

2. 实验室检查

尿液检查几乎都不正常。最常见是血尿和蛋白尿,红细胞管型很明显。ESR 升高明显,70%患者痰中可发现有含铁血黄素细胞。

90%以上的患者循环抗 GBM 抗体阳性,抗体滴度与肾或肺病变的严重性平行。

3. 影像学检查

本病肺部 X 线改变分为 3 期:

(1)肺泡内出血期　胸部 X 线显示一侧肺或双肺中下野点状或腺泡样影,肺门影不大,肺尖部很少累及;病变进展迅速,每天会咯大量泡沫血痰。这是其主要临床特征。

(2)病变进展期　肺部 X 线表现为病灶融合成大片云絮状或团块状阴影,境界模糊不清,可累及胸膜,肺门影可增大,可出现左心增大或心包积液等,此期易误诊为肺炎。

(3)缓解期　肺部 X 线表现为原大片阴影逐渐消散吸收,仅留下少许纤维索条状影、结节状或网状影,胸膜增厚粘连,可出现 Kerley B 线等。

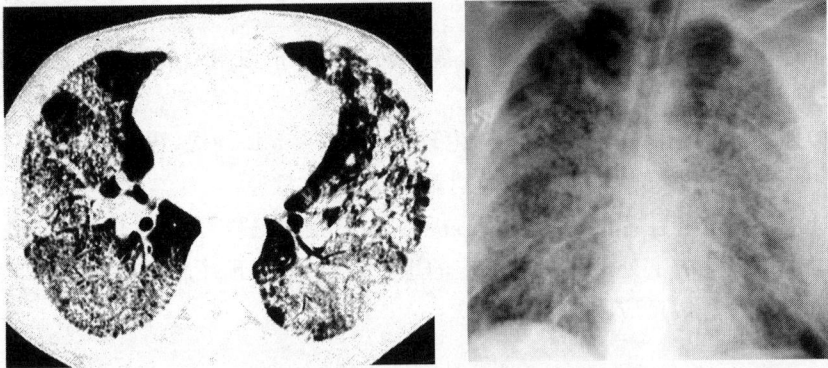

HRCT 示两肺弥漫性磨玻璃样影,呈地图样分布;胸片两肺弥漫斑片渗出影

图 2-4-2　Goodpasture 综合征肺部浸润

【诊断要点】

它的诊断主要依据临床表现和肾活检。本综合征的主要特征是肺出血、肾小球肾炎、抗 GBM 抗体阳性。

【治疗】

本综合征的主要治疗方法是皮质激素、免疫抑制剂和血浆交换疗法。单独使用皮质激素或与免疫抑制剂合用效果不明显。

1. 激素应用恰当可迅速控制肺出血,但不能恢复肾功能。轻者口服泼尼松 60 mg/kg,见效后减量维持。对严重肺出血者可采用激素冲击疗法,甲基强的松龙 1～2 g/d 静注,连续 2～3 日。

2. 在疾病早期大剂量激素与免疫抑制剂并用,肾损害轻微时疗效较好。环磷酰胺或硫唑嘌呤 2 mg/(kg·d)连服 3 个月,随后减量至 1 mg/(kg·d),再服 3 个月。用药期间以白细胞不低于 $3\sim4\times10^9$/L 为宜。

3. 血浆置换疗法对控制肺出血、改善肾功能及缓解病情均有明显效果。

第四节 肾小球肾炎对呼吸系统的影响

急进性肾小球肾炎为肺泡出血的主要原因。急进性肾小球肾炎也可发生于 Goodpasture 综合征、狼疮性肾炎、寡免疫和其他血管炎或特发性肾炎。

最常见为急性呼吸衰竭,占 29%,7% 的患者死于爆发性肺出血。特发性新月体肾小球肾炎和肺泡出血综合征患者血清中可检测到 ANCA,这些抗体的出现可能和肺的坏死性血管损伤有关。抗中性粒细胞胞质自身抗体引起的坏死性血管损伤患者,经静脉输免疫球蛋白可以使病情得到改善。

（许正锦 黄志俭）

第五章　消化系统疾病的肺部并发症

第一节　食管疾病在呼吸系统的表现

一、气管食管瘘

气管食管瘘临床少见,由于其发病原因复杂多样,治疗困难,病死率较高。其可以是先天性的,也可以是获得性的。成人获得性气管食管瘘 60% 由气管、食管、或纵隔肿瘤引起,余 40% 为感染、继发于组织胞浆菌病的纵隔肉芽肿、支气管结石症、硅肺淋巴结、化学腐蚀剂烧伤、创伤等。食管镜及其扩张过程,气管插管过程中粗心,硬支气管镜操作,气管食管病变的腔内激光治疗也是造成瘘管的主要原因。

【临床特点】

1. 临床症状　主要特征是喝水进食时咳嗽,咯血、反复肺部感染、喘鸣、支气管扩张也很常见,因此常误诊为慢性支气管炎或哮喘。

2. 食管镜和支气管镜对确定瘘管的位置和大小也有意义,而且可在瘘管边缘进行活检以除外恶性肿瘤。瘘口直径较大时纤维气管镜检查可见瘘口部位。

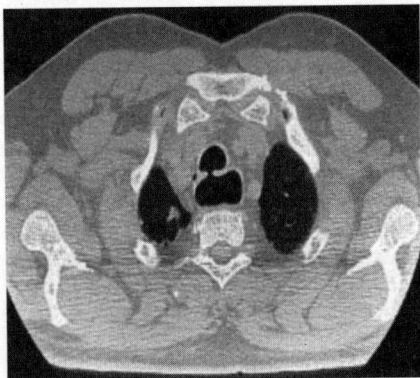

CT 示主气管和食道之间有瘘道形成

图 2-5-1　气管食管瘘

【诊断要点】

具有食管呼吸道瘘的临床症状，经食管造影证实，经气管造影证实，手术中证实。

【治疗】

气管—食管瘘和支气管—食管瘘能耐受手术者，应首选手术治疗。带膜食管支架植入术是治疗恶性瘘的有效方法。

对于无手术及食管支架植入术指征的患者，保守治疗可以改善患者的营养状态和肺部症状，为手术治疗打下基础。采用禁食，静脉营养，应用抗生素控制感染，化痰止咳等治疗方法。

二、肺前肠囊肿病

肺前肠囊肿为一组先天性发育异常的疾病，胚胎发育过程中形成气管食管隔的侧板最初由尾侧端融合，在融合过程中，如果某个小芽孢或前肠憩室被掐断，随着肺向下生长时将其带入纵隔中，这一结构可以形成气管、支气管、食管、胃或肠管的内胚层和中胚层结构。

【临床特点】

1. 临床症状

前肠囊肿临床表现与囊肿大小和周围器官受压程度有关，出现胸痛、胸闷、咳嗽、吞咽困难等症状，也可由囊肿自身感染或破裂穿孔感染引起，如发热、咳痰等。

2. 影像学特点

本病诊断主要依据影像学检查，胸部 X 线平片对诊断帮助不大，螺旋 CT 和 MRI 可显示病变所在部位及其与邻近器官组织的关系，且可明确肿物内是否含液体。

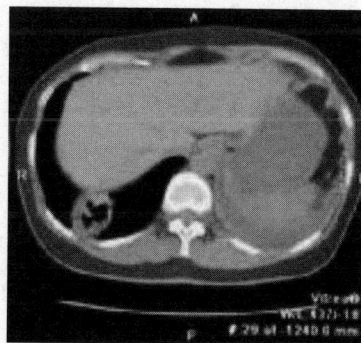

CT 扫描右肺下叶基底段可见一圆形软组织影，囊肿边缘光滑，内壁不规则

图 2-5-2　肺前肠囊肿病

（1）支气管源性囊肿的典型 CT 和 MRI 表现为贴附于气管、支气管的囊性斑块，呈圆形或扁平状，出现水样密度、似软组织密度，囊肿边缘光滑及病变境界模糊等特征。

（2）食管囊肿的典型 CT 和 MRI 表现是后纵隔食管走行部位椭圆形囊性肿块，边缘光滑，也可出现与前者相似的特征。

（3）胃肠囊肿多位于右后纵隔，CT 显示为囊性，如边界模糊可提示感染。因纵隔的囊性病变影像学无明显特异性，CT 密度、MRI 信号可因囊液成分、囊壁厚度不同、部位不典型，非囊性密度或信号而造成误诊。

【诊断要点】

术前诊断可参考影像学检查、支气管镜活检病理检查。

【治疗】

治疗原则为手术切除，若行支气管活检未明确诊断，术中需行冷冻切片快速病理检查诊断。从微创角度应首选胸腔镜治疗，是纵隔前肠囊肿特别是中后纵隔囊肿的优先选择术式和方法，但术前症状严重、术中损伤及术后与周围组织粘连是胸腔镜的不利因素。

三、苓克尔憩室

食管憩室即食管壁的一层或全层局限性突入纵隔，形成与食管腔相通的囊袋状突起，临床上比较少见。按部位食管憩室可分为咽食管憩室（Zenker 憩室）、食管中段憩室及膈上憩室（食管中下段憩室）3 种类型。该病常合并有突出的临床症状和严重合并症，亦有发生恶变的可能。

【临床特点】

1. 临床症状

（1）常见的是吞咽困难和反流，体重明显下降。误吸引起的呼吸道症状有夜间咳嗽、气喘、肺炎和喉炎等呼吸道症状。胸骨后疼痛是食管痉挛的典型表现，需经测压确诊。

（2）憩室内食物滞留导致宿食反流或呕吐、口臭、胸骨后疼痛，最严重的有误吸、气急、喘鸣、心律失常和憩室穿破等。憩室炎症引起胸痛，溃疡引起出血，或穿破引起脓胸或支气管瘘，少数有癌变。

2. 辅助检查

应常规进行胸片、食管造影、内镜和测压等检查。胸片不能显示憩室，但可排除其他疾病。斜位食管造影可显示憩室的数目、大小、位置、形态、口颈以及有无梗阻。有时膈上憩室易误为食管裂孔疝，要仔细鉴别。遇有黏膜形态不规则时，可能由于脱屑、炎症溃疡、瘘管或恶变引起，需进一步作内镜检查。

测压术是下端食管括约肌功能不良和食管动力异常疾病的"金标准"诊断方法。存有酸性反流时，则做 24 小时食管 pH 测定。

3. 病理学检查

憩室壁常有炎性改变,存有慢性炎性渗出物、鳞状上皮增生、黏膜下肥厚、纤维化、血管壁增厚、白斑和角化等。

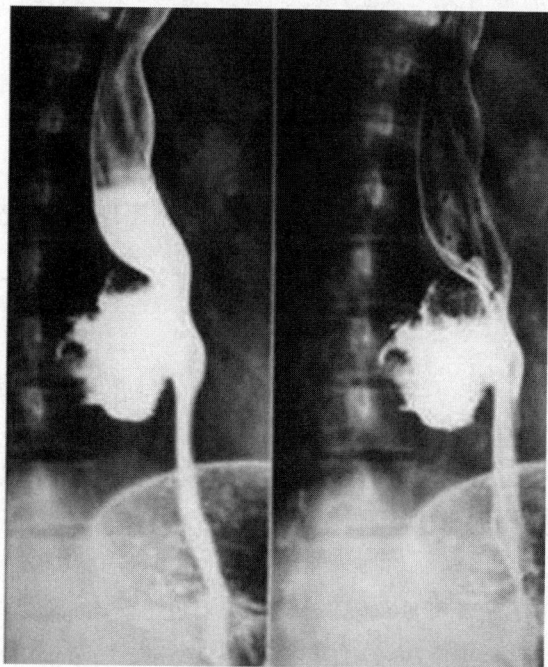

食管造影可见食道中段呈囊袋样改变,造影剂通过食道流入胃部

图 2-5-3　食管中段憩室

【诊断要点】

临床症状联合胸片、食管造影、内镜和测压等检查,诊断不难。

【治疗】

对明显症状病例需行手术治疗。要做好术前充分准备,根据不同情况采用不同的手术方法,主要包括憩室切除、抗反流手术、微创手术。

四、贲门失弛缓症

贲门失弛缓症(achalasia of cardia,AC)是一种原发性食管神经肌肉病变所致的食管动力学功能障碍性疾病,以食管体部正常运动消失及吞咽时下食管括约肌松弛不良为特征,也被称为巨食管症或贲门痉挛,但常易引发呼吸系统症状。

【呼吸系统的临床特点】

1. 贲门痉挛也称为贲门失弛缓症,继发于贲门痉挛的巨大食管可以累及上呼吸道,而且在呼气相中引起气流阻塞。

2. 贲门痉挛时,胸部 X 线平片显示纵隔增宽或密度增高。吸入性肺炎是贲门痉挛的严重并发症,可能导致急性呼吸窘迫综合征。

3. 慢性贲门痉挛患者也可以发生食管—支气管瘘。

4. 如果呼吸困难进行性加重,食管疾病和分枝杆菌感染的治疗都是必需的。

【诊断要点】

1. 原因不明的下咽困难,食物反流及胸骨后疼痛者,并时常迫使病人停止进食,应疑及本病。呕吐常与体位变化有关,尤其夜晚可因反流导致误吸。

其他症状:部分病人可出现烧心,多发生于疾病早期和吞咽困难以前。病人由于误吸可出现反复的呼吸道感染、肺炎。重症、病程较长时,可出现体重减轻,但营养不良一般不重。

2. X 线影像

胸片:当食管扩张明显者可见纵隔影增宽,右上边缘凸出,食管高度扩张延伸;吞钡造影表现为钡剂在食管潴留,排空缓慢,食管蠕动减弱或消失。食管下端狭窄,呈鸟嘴状或毛笔状,狭窄上方食管明显扩张。

3. 内镜检查见食管腔异常宽阔,正常蠕动消失,但管壁有小的收缩环,在食管下端接近贲门处可见一四周由食管皱襞聚集而成的中央有一开口的狭窄环,此口紧闭,内镜吹气不开,需稍加压才能进入胃腔,通常贲门唇紧抱镜轴。

4. 其他如饮水试验时间延长,下食管括约肌测压比正常人有明显升高等对本病诊断有帮助。

其主要以食管钡透诊断。本病需与食管癌及 Barrett 食管相鉴别。

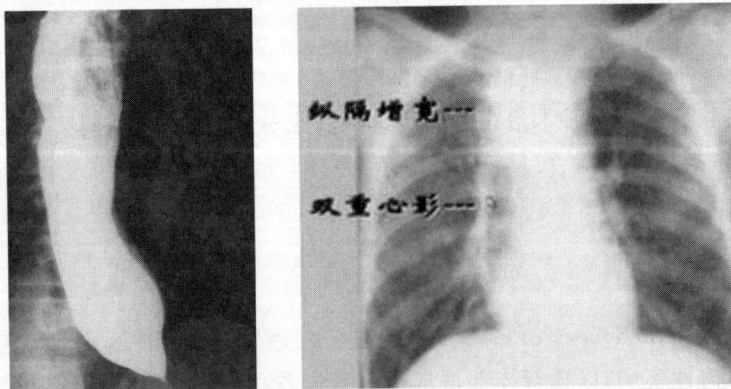

吞钡造影钡剂在食管潴留,食管下端狭窄呈鸟嘴状(或毛笔状),
狭窄上方食管明显扩张;胸片可见纵隔增宽,双重心影改变

图 2-5-4 贲门失弛缓症

【治疗】

1. 本病发生可能与神经精神因素有关。若诊为本病,应避免不良的精神刺激,可试用各种解痉药物,如654-2、消心痛、硝酸甘油等,如有效可长期服用。如药物无效可采用扩张疗法和手术治疗。

2. 扩张疗法 大多数的贲门失弛缓症的病人,只要食管还没有极度的扩张和滞留现象,可以应用适当的探子来扩张食管下端,以获得满意的效果。

3. 手术治疗 食管贲门肌层切开术(Heller 氏法)是一种较好的治疗方法。

4. 经食管镜在下食管括约肌层注射 A 型肉毒杆菌毒素有一定疗效。

五、胃食管反流

胃食管反流(gastroesophageal reflux disease,GERD)是指胃、十二指肠内容物反流引起不适症状及(或)并发症的一种疾病,包括烧心、反酸、胸痛等症状和(或)食管黏膜糜烂、出血、狭窄等并发症,还可以引起多种呼吸系统疾病,如慢性咳嗽、哮喘、夜间睡眠呼吸暂停、吸入性肺炎、肺纤维化、慢性支气管炎、支气管扩张症、慢性阻塞性肺病等,这些由胃食管反流引起的病变,称为胃食管反流性疾病。

【呼吸系统的临床特点】

1. 烧心和反流为此综合征的主要症状。

2. 食管外综合征表现

(1)目前已有明确证据表明慢性咳嗽、慢性喉炎、哮喘与此综合征相关。

(2)目前已有证据提示咽炎、鼻窦炎、复发性中耳炎、特发性间质性肺炎与本综合征关系密切。

(3)口咽部疾病,如反复发生的口腔溃疡、龋齿、慢性咽炎。

(4)肺部疾病,如肺纤维化、反复非感染性肺炎、哮喘、阻塞性睡眠呼吸暂停综合征等。

【诊断要点】

GERD 的诊断并不难,对于具有烧心、反酸等典型症状者,医师容易考虑 GERD,但在临床中如遇到反复发作的哮喘、咳嗽、咽炎、喉炎、声带溃疡/肉芽肿/结节、癔球症、咽部异物感等表现,经常规治疗无明显缓解时,应想到 GERD 的可能,避免漏诊、误诊。

1. 食管内 pH 连续检测 食管内 pH 连续检测是诊断此综合征引起食管外症状的"金标准"。

2. 食管测压能显示下食管括约肌压力低下,LES 频发的松弛及食管蠕动收缩波幅低下或消失。

3. 内镜检查可显示不同程度的反流性食管炎,内镜检查结合活检有利于明确病变的性质。

4. 钡餐检查可发现下端食管黏膜皱襞增粗、不光滑,可见狭窄等;食管蠕动减弱。头低位时,可显示胃内钡剂向食管反流。卧位时吞咽小剂量的硫酸钡,则显示多数此综合征患者的食管体部和 LES 排钡延缓。

5. 核素胃食管反流检查　用同位素标记胃液成分,观察在平卧位及腹部加压时核素标志物在胃和食管的流动情况,确认是否存在胃食管反流。如肺内显示核素增加时,即表示胃内容物反流到肺部。

【治疗方案】

1. 药物治疗

一般初次治疗给予两个剂量 PPI,如奥美拉唑镁 40 mg,2 次/d,疗程至少 3 个月,根据情况可延长至 6 个月。PPI 对 GERD 引起的慢性咳嗽也有较好的疗效,疗程一般为 2～3 个月。

GERD 合并阻塞性睡眠呼吸暂停的患者给予西沙必利和奥美拉唑抗反流治疗一周,观察到治疗后呼吸暂停/低通气的次数明显减少,食管远端压力明显升高。

2. 促动力药物对 GERD 的治疗作用:即无论单独应用或作为 PPI 的辅助治疗都有一定的疗效。现临床用于治疗 GERD 的促动力药物主要有多巴胺受体拮抗剂和 5 羟色胺激动剂/拮抗剂。

3. 下食管括约肌—过性松弛(transit lower esophageal relaxation,TLESR)是 GERD 的重要病理生理机制。降低 TLESR 频率,可减少食管远端酸暴露和弱酸反流,因此,针对 TLESR 的靶向药物,如 γ-氨基丁酸 B 受体激动药和亲代谢谷氨酸盐受体 5 调节药是目前临床研究的热点。

4. 手术治疗

手术治疗的目的是增强食管远端抗反流的屏障作用,修复食管裂孔疝,防止胃内容物反流至食管。

(黄志俭)

第二节　慢性胃食管反流所致呼吸系统疾病

一、反流性咽喉炎

胃食管反流病是一种常见病。随着生活方式的改变,患病率逐年上升。大量证据表明胃食管反流会引起食管外症状,如喉炎、哮喘、咳嗽等。咽喉反流(laryngopharyngeal reflux,LPR)或反流性咽喉炎(reflux laryngopharyngitis)被认为是和反流相关的慢性咽喉炎。此病常规治疗效果欠佳,且严重影响患者生活质量。

【临床特点】

1. 临床症状

(1)LPR 常见的症状包括咽喉疼痛、咽部异物感、慢性咳嗽、声嘶、频繁清喉动作和吞咽不适等,但均不特异。而烧心、反流等典型的反流相关症状只在不到一半的 LPR 患者中出现。LPR 症状和 GER 典型症状特点似乎也有较大不同,前者多发生在白天、直立位,而后者多发生在夜间、平卧位。

(2)体征 喉镜下最常见的体征是黏膜红斑、水肿和铺路石样改变。下列体征和反流相关:杓状软骨红斑、声带红斑和水肿、后联合肥大和杓状软骨水肿。

体征最常出现的部位是咽后壁、声带和杓状软骨内侧壁,抑酸治疗后体征得到明显改善证明其与反流相关。

2. 客观检查

(1)24 小时 pH 监测 尽管此方法目前被认为是诊断 LPR 的"金标准",但很多研究认为可能只有 $60\%\sim70\%$ LPR 患者具有咽喉酸反流,而 20% 的健康人群中也存在咽喉酸反流,因此 pH 监测的敏感性和特异性仍然较差。

(2)24 小时多通道阻抗监测(MII) 阻抗监测是新近用于监测 GERD 的设备,可以通过监测食管腔内阻抗和 pH 的变化了解反流物的物理特性和 pH 值。

(3)咽喉部和痰液胃蛋白酶测定诊断 LPR,并发现喉部黏膜中胃蛋白酶水平、碳酸酐酶同工酶Ⅲ被耗竭的程度与酸反流情况呈正相关。

(4)其他

食管造影可发现食管动力异常、食管裂孔疝、LES 功能紊乱等。核素扫描可观察食管动力,定量测定反流量,还可观察肺部是否有胃酸吸入。但其在诊断 LPR 中的作用尚需要严格的临床研究证实。

【诊断要点】

对于临床上慢性难治性咽喉炎患者,在排除引起症状的其他原因后,应考虑到与反流相关。尽管部分患者同时有 GERD 和 LPR,但多数 LPR 患者没有 GERD。咽喉炎症状可以是咽喉反流的唯一表现。目前诊断 LPR 也没有统一的标准。

有研究认为咽喉酸反流需符合下面 4 个条件:①pH 下降且最低值低于 4 的时间在 5 s 或以上;②pH 从基础值下降到最低值的时间少于 30 s;③咽喉部 pH 值下降伴有食管远端电极 pH 低于 4;④食管近端电极 pH 最低值高于远端电极 pH 最低值。

【治疗】

1. 一般治疗

改进生活方式是非常重要的治疗措施之一，包括抬高床头，减少脂肪摄入，餐后 3 小时内避免平卧，避免巧克力、咖啡、浓茶及会影响 LES 压力的药物，戒烟酒，肥胖患者减轻体重等。这些措施都有利于减少 GERD，避免损伤咽喉黏膜。

2. 药物治疗

抑酸剂尤其是质子泵抑制剂（PPI）被认为是治疗反流性咽喉炎的公认药物，疗程一般为 2～6 个月。

3. 手术/内镜治疗

PPI 积极治疗失败或因过敏或不良反应无法服用 PPI 的患者应该考虑手术/内镜治疗，尤其是对于反流物体积较大、LES 压力低的患者。

二、胃食管反流性哮喘

支气管哮喘是因外源性或内源性多种因素引起的一种气道炎症性疾病。近年来，两者关系的研究取得较大进展，逐渐认识到两病关系密切。根据国外的研究，哮喘患者中有 50%～80% 与胃食管反流病相关。钟南山院士发现，在中、重度哮喘患者中有 58% 存在胃食管反流。

【临床特点】

1. 喘憋，主要为吸气困难，咳嗽、喘憋无明显季节性。咳嗽、喘憋以夜间发作为主。
2. 咳嗽、喘憋在平卧位易发，坐起后可减轻。
3. 咳嗽、喘憋在饱食或进食辛辣食物后易发。
4. 憋气在嗳气后可减轻或缓解。
5. 同时存在不明原因的咽喉炎，高度怀疑胃食管反流所致，表现为咽干、咽痒、咽异物感、声嘶、反复喉痉挛发作等。
6. 经证实确实存在胃食管反流的其他食管外表现，如反流性鼻炎、鼻窦炎、中耳炎、牙侵蚀症等。
7. 过敏原检查阴性或与过敏原接触后并无咳喘发作。
8. 胸片、胸部 CT 等未发现肺部病变。

【诊断要点】

1. 哮喘患者出现夜间喘息、咳嗽明显加重或气短、胸痛明显；难治性哮喘，及激素依赖性哮喘等。哮喘伴轻微或不典型反流可采用诊断性检查。

2. 内镜检查可了解有无食管糜烂及糜烂程度,以及贲门口是否松弛。

3. 质子泵抑制剂(PPI)试验　PPI试验采用标准剂量,每天 2 次,用药 1~2 周。GERD 患者服药后 3~7 d 症状可迅速缓解,从而达到控制哮喘。

4. 24 h 食管 pH 值监测　对于无黏膜破损的非糜烂性胃食管反流病,该检查是"金标准",并可明确哮喘症状是否与反流相关。

5. 食管压力测定对食管运动障碍性疾病的诊断具有重要意义。食管腔内阻抗监测可以监测到 pH>4 的反流,并可明确哮喘症状是否与反流相关。

【治疗】

GERD 合并哮喘的治疗包括针对哮喘和针对 GERD 的治疗。

1. 改变饮食及睡眠和生活习惯等

睡眠采用头高脚低位或侧卧位;减肥,不穿紧身衣;忌烟、酒和刺激性(酸、辣)食物,少食松弛 LES 的食物(巧克力、坚果、咖啡)等。避免高脂饮食,少食多餐,睡前 3 h 勿进食;避免使用诱发和加重 GERD 的药物,控制使用支气管舒张剂或采用雾化吸入方式。

2. 药物治疗

H_2 受体阻断剂在应用平喘剂的基础上加用,如西咪替丁等;PPI 是目前治疗 GERD 最主要方法。可用甲氧氯普胺、多潘立酮以及第三代胃肠动力剂西沙必利等。

3. 手术治疗

药物治疗无效者,可考虑采用 Nissen 氏经腹胃固定术(胃底折叠术)。

三、吸入性肺炎

当有食管裂孔疝、贲门失弛缓症及全胃切除术等,食管下部括约肌功能异常,不能阻止胃十二指肠分泌物及胆盐反流,导致反流性食管炎及吸入性肺炎。

【临床特点】

1. 老年男性多见。
2. 有食管裂孔疝、贲门失弛缓症及胃切除病史。
3. 有胃食管反流症状,及熟睡时阵咳、呼吸困难、口苦及烧心症状。
4. 体温正常或低热,白细胞不高或轻度升高。
5. 病变部位以右下肺最多,病变以小片状模糊影多见。
6. 抗生素治疗效果不佳,需头部抬高加用制酸剂才有效。

【诊断要点】

1. 有食管下段器质或功能性异常,包括畸形、肿瘤、炎症、外伤、手术,特别是全胃切除术;

2. 在此基础上出现胃食管反流的症状,如反酸、嗳气、胸骨后疼痛或不适;

3. 无哮喘病史,夜间突然出现呛咳或哮喘发作;

4. X线表现为支气管炎、支气管肺炎或间质性肺炎;

5. 痰液培养有较明确的病原体感染依据。

【治疗】

主要是祛除诱因,改善括约肌功能,减少胃酸分泌,配合抗生素能明显好转。防止胃液反流,抬高床头,进低脂饮食,禁刺激性食物,应用镇吐药等。内科治疗无效时可外科治疗。

四、肺间质纤维化

继发于 GERD 的慢性肺纤维化的患者临床表现具有特征性,患者多为老者,呼吸困难通常较轻,大部分患者有反复下呼吸道感染和反流两系列症状。体格检查肺底可闻湿啰音。肺功能显示肺容量轻度减少,弥散功能损害。这时肺活检组织学显示非特异性纤维化。

五、睡眠呼吸暂停

近年来,越来越多的研究证实 OSAHS 与 GERD 之间存在潜在联系,在 OSAHS 患者中有 GERD 现象者远高于正常人,且好发于肥胖和酗酒人群。

【临床特点】

1. 在睡眠状态下,OSAHS 发生时气道阻塞导致吸气时胸腔负压和食管内负压明显增加,食道括约肌的跨压差增大,引起胃内容物易反流入食道而引起 GERD。

2. 另外,呼吸暂停过程中,由于上气道阻力增加,患者吸气作功增加,从而引起频繁的醒觉反应及吞咽动作,继而诱发食管括约肌的一过性松弛。胃、十二指肠内容物的不断反流将导致食管黏膜上皮的防御机制下降,引起酸、胃蛋白酶以及胆酸和胰酶对食管黏膜造成损伤,最终发生 GERD。

3. 而胃食管反流时反流物更易吸入呼吸道引起气道狭窄,吸入物刺激了气道化学感受器受体引起支气管收缩,从而加重了气道阻塞,导致夜间睡眠呼吸暂停加重。

二者可并存并相互加重,只要终止其中一个环节,即可使 GERD 和 OSAHS 得到不同程度的缓解。

【诊断要点】

同时符合 OSAHS 和 GERD 诊断标准。

【治疗】

OSAHS 与 GERD 之间的关系非常密切,GERD 可能引起 OSAHS,OSAHS 又可引起 GERD,两者之间互为因果关系,使病情较为复杂。对合并病理性 GERD 的 OSAHS 患者,n-CPAP 联合抗反流药物治疗可能具有良好的疗效。

六、慢性咳嗽

由 GERD 导致的慢性咳嗽即为胃食管反流性咳嗽(GERD)。近年来,GERD 对呼吸系统的影响受到了极大关注。GERD 是引起慢性咳嗽的常见原因。国外慢性咳嗽有 1/3 是由 GERD 引起的,国内胃食管反流性咳嗽占慢性咳嗽病因的 12%。目前大量临床研究表明酸反流、弱酸反流和非酸反流都与慢性咳嗽相关。

【临床特点及发病机制】

临床上通常将以咳嗽为唯一症状或主要症状,时间超过 8 周,胸部 X 线检查无明显异常者称为不明原因慢性咳嗽(简称慢性咳嗽)。慢性咳嗽病因复杂,可由一个或多个病因引起,因此临床上易误诊。其中 GERD 是引起咳嗽的主要原因之一。

1. 食管—支气管反射

慢性咳嗽患者在酸反流时更易产生咳嗽症状。酸反流和非酸反流如胆汁反流、胃蛋白酶反流,均能激活食管—气管反射,反流可达上食管括约肌(UES),甚至咽喉,可直接刺激咳嗽受体,引起咳嗽、呼吸道慢性炎症。

2. 咳嗽反射敏感性增高

多个临床研究发现,食管远端酸反流的 GERD 患者伴慢性咳嗽患者咳嗽反射敏感性增高,咳嗽、反射高敏的原因部分是由于食管远端刺激所致。

3. 误吸

胃食管反流性咳嗽可能通过微量误吸直接刺激气管黏膜产生炎性反应,而气管炎症可以增加咳嗽敏感性。反流物进入呼吸道,刺激食管—支气管咳嗽受体,导致呼吸道炎性痉挛和(或)发生炎症,使咳嗽反射敏感性增高。

【诊断要点】

1. 慢性咳嗽，以白天咳嗽为主；

2. 24 h 食管 pH 值监测 Demeester 积分≥12.70 和（或）SAP（symptom association probability）≥75%；

3. 排除咳嗽变异型哮喘（CVA）、嗜酸性粒细胞性支气管炎（EB）、鼻后滴流综合征等疾病；

4. 抗反流治疗后咳嗽明显减轻或消失。

【治疗】

1. 改善生活习惯，睡觉时抬高头位，戒烟，减肥，改变饮食习惯。

2. 药物治疗　PPI、H_2 受体拮抗剂和促胃动力药物均能改善患者的咳嗽症状。

3. 手术治疗　药物治疗效果不佳的 GERD 患者可选用腹腔镜胃底折叠术

七、胃食管反流的其他并发症

其他并发症包括呃逆、支气管炎、支气管扩张、肺不张和低氧血症相关的癫痫发作、接触性溃疡和肉芽肿、咽部异物感、颈性吞咽困难、声门下狭窄和环杓软骨关节炎。常见 GERD 相关性咽喉病有咽后壁炎、声门炎、声带 Reink 水肿和息肉、声带溃疡和肉芽肿、咽喉及声门下狭窄、喉癌等。一项关于食管炎的研究结果显示，喉炎及喉狭窄与食管炎关系最为密切。

目前越来越多的报道称儿童和成人慢性鼻窦炎与 GERD 有关，患者经抗反流治疗症状可缓解。GERD 促进慢性鼻窦炎的发病可能是引起鼻塞、妨碍鼻窦引流、导致炎症发生的原因。

心源性胸痛是 GERD 最常见的表现，需通过心电图、冠状动脉造影、运动试验和完整的病史以排除心源性原因。有研究显示，心肌梗死、心绞痛事件可由 GERD 诱发，食管内酸灌注试验可明显降低劳力性心绞痛患者的运动耐受及减少冠状动脉粥样硬化性心脏病患者的冠状动脉血流量。

（黄志俭）

第三节　胃疾病在呼吸系统的表现

食道裂孔疝

食道裂孔疝（Hiatus Hermia, H. H）并非罕见病，但亦可称之为少见。所谓常见的是临床上内、外、儿科经常可遇到，所谓少见是因为该病的症状、体征尚未被大家重视，临床上容易误诊、漏诊。

【呼吸系统临床特点】

1. 类似左侧渗出性胸膜炎

下胸和上腹明显疼痛，患侧胸呼吸音减弱，叩诊浊音。X线检查示：患侧胸腔积液，但胸部仔细听诊可闻及肠鸣。钡餐检查可发现胸内有充钡的肠襻影，应与渗出性胸膜炎鉴别。

2. 类似左侧气胸

查体时心脏右移，心音远弱，左上胸叩诊呈鼓音，下胸叩诊呈浊音，语颤减弱，呼吸音减弱。胸透为左胸腔有气液征，根据胸腔内有气液征象、胃脘部胀痛，且向左背或左臂外侧放射，可与气胸进行鉴别。叩诊呈鼓音、语颤减弱、呼吸音减弱的区域多为胃疝入胸腔呈倒置的葫芦状，胃内充满气体致胃体极度扩大所致。

3. 胸痛症状

类似心绞痛样疼痛，会有心前区频发性压榨性疼痛，并向左背、右季肋、左臂外侧放射，出汗，由于疝入的胃底挤压食管裂孔的迷走神经，可以反射引起心动过缓、早搏、房颤等症状，多见于滑动型裂孔疝，故应与心绞痛相鉴别。

4. 其他症状如心慌、气短、咽部异物感等。

5. 食管裂孔疝在胸部 X 线上常显示心脏后面胃的局限突出，似为后纵隔肿物。但气—液界面的存在和钡餐造影通常能够辨认食管裂孔疝的存在，不过后纵隔巨大裂孔疝并不多见。食管裂孔疝的症状很像心脏病，然而仔细分析病史通常有助于鉴别。偶尔大的裂孔疝由于占据了胸腔较大的空间，因此可能影响肺功能。

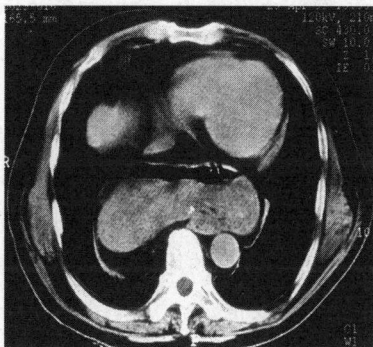

CT 扫描可见主动脉前方，脊柱与心脏之间有一大的疝囊，内有胃的轮廓

图 2-5-5　食管裂孔疝

【诊断要点】

目前诊断食道裂孔疝的检查手段主要有 X 线食道造影检查、纤维食道内窥镜检查和 B 型超声波三种检查方法。

（1）食道钡餐透视造影检查主要表现为横隔膜上胃囊状阴影，改换体位可见膈下胃内造影剂食管内反流现象。

（2）内窥镜检查表现为患者胃—食道连接部齿线上移，贲门切迹波浪状上翻，食道裂孔加宽。

（3）B 型超声波检查表现在患者饮水后可见贲门位于膈肌之上，胃内容物往返于膈肌上下。

【治疗】

1. 食道裂孔疝病人，症状轻微者，可内科口服促进排空的胃动力药，如胃复安和西沙比利，能增进胃蠕动，减少胃潴留，防止胃食道反流。

2. 另外降低胃酸度药物甲氰咪哌、PPI 对降低反流性食管炎有一定治疗作用，可以试用。

3. 对于重症有并发症的食道裂孔疝患者应采用手术治疗。

（黄志俭）

第四节　肠道疾病在呼吸系统的表现

慢性溃疡性结肠炎和局限性回肠炎已知有引起各种各样肠外表现的倾向。非特异性溃疡性结肠炎是一种与免疫因素相关的临床慢性疾病，确切机制目前仍不清楚。它通常有肠外表现，既往研究中伴有肠外表现在呼吸系统方面分 4 种临床病理类型：上呼吸道疾病占 67%，胸膜炎 8%，血管炎 6%，肺间质疾病 19%。

气道表现包括声门下狭窄、慢性支气管炎、严重慢性支气管化脓症、支气管扩张和慢性细支气管炎。这些患者的支气管镜检查显示炎症组织高度增生、黏膜溃疡、气管和支气管管腔狭窄，组织学检查显示炎症细胞聚集。

肺间质病变主要包括闭塞性细支气管炎伴机化性肺炎、肺浸润、嗜酸性粒细胞增多，可有表现中性粒细胞坏死性实质性结节。肺实质病变对皮质激素的反应比气道病变良好。对重症溃疡性结肠炎应早期应用激素及免疫抑制剂。当重症溃疡性结肠炎病人出现呼吸困难症状时应想到并发肺间质纤维化的可能，尽管目前的病因不确切，但无论病人有无呼吸系统症状，应给予定期胸部 X 线检查。

（黄志俭）

第五节　肝脏疾病在呼吸系统的合并症

一、肝肺综合征

肝肺综合征（hepatopulmonary syndrome，HPS）是指肝功能不全引起肺气体交换障碍导致的低氧血症及其一系列的病理生理变化和临床表现,临床多表现为慢性肝病、肺血管扩张和低氧血症三联征。30%～50%的肝硬化患者动脉血氧分压降低。

【临床特点】

1. HPS 主要临床特点是在慢性肝病肝硬化的基础上出现呼吸系统的主诉,如呼吸困难,一般发病比较隐匿,较常见的是劳力性呼吸困难,平卧呼吸和体位性低氧血症是对 HPS 症状经典的描述,尤其后者对于肝病患者有较高特异性。

2. 蜘蛛痣也是常见的体征,但在肝硬化未并发 HPS 的病人中同样可以见到。若出现杵状指和肢端紫绀也需要怀疑是否发生 HPS。

3. 患者的胸部 X 线表现 以双下肺野为主的弥漫性小粟粒影,或网状结节状改变;肺动脉干增大;肺纹理增强。高分辨 CT 在与肺间质纤维化的鉴别诊断中很有价值。

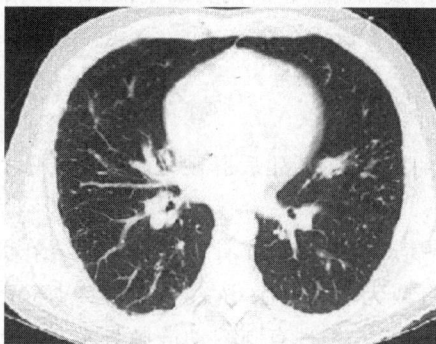

CT 扫描示两肺弥漫性粟粒状小结节影和索条状影

图 2-5-6 肝肺综合征

4. 肺血管造影 目前将 HPS 的肺血管异常分为两型:

Ⅰ型多见为弥漫性的肺毛细血管及毛细血管前动脉扩张(肺蜘蛛症)—生理性分流,吸入 100% O_2 低氧血症可缓解,肝移植预后较好;

Ⅱ型少见,以肺内动静脉交通支及解剖学分流为特点,吸入 100% O_2 无效,肝移植预后差。

主要运用于严重低氧血症时吸入纯氧无反应的患者。

5. 超声心动图 对比—增强超声心动图(CEE)是证实肺内血管扩张的非侵袭性检查的首选方法,它不仅可用于诊断有无肺内毛细血管的扩张,还可用于排除因心内右向左分流而致的低氧血症,是筛选 HPS 最重要的非创性手段。

6. [99m]锝—人血清白蛋白聚合颗粒动态肺灌注显像 通过静脉注入约 20 μm [99m]锝—人血清白蛋白聚合颗粒(^{99m}Tc-MAA),在正常情况下该颗粒被肺内毛细血管摄取。当肺内存在分流时,部分颗粒(>6%)通过肺进入全身循环,被其他组织摄取,通过显像可以进行观察,并可以定量计算肺内分流量。

7. 肺功能 在没有合并阻塞性及限制性肺部疾病时,HPS 患者的肺容量、呼气流速一般都正常,但是弥散障碍(肺 CO 弥散量)在 HPS 中常见。

8. 动脉血氧分压 直立性缺氧是诊断 HPS 的一项敏感性和特异性的指标,亦是诊断 HPS 的必备条件,仰卧位转为直立性时 PaO_2 下降 >10 mmHg,或 $P_{(A-a)}O_2$ 梯度上升 15 mmHg(64 岁患者放宽 $\geqslant 20$ mmHg)。有研究指出 $PaO_2 < 70$ mmHg 和 $P_{(A-a)}O_2 > 30$ mmHg 是发现 HPS 的高度敏感指标。

9. 病理 普遍认为 HPS 肺部基本改变为弥漫性肺血管扩张。

【HPS 严重程度的分级】

根据动脉氧分压的异常程度分为三级:
1. $PaO_2 < 50$ mmHg 提示极重度 HPS,$PaO_2 \geqslant 50$ 且 < 60 mmHg 提示重度 HPS。
2. $PaO_2 \geqslant 60$ 且 < 80 mmHg 提示中度 HPS。
3. $PaO_2 \geqslant 80$ mmHg 提示轻度 HPS。
分级对于预后的估计以及对肝移植时间的确定及风险评估有重要意义。

【诊断要点】

1. 有慢性肝病(酒精性肝硬化、坏死后肝硬化、原发性胆汁性肝硬化、慢性肝炎等),肝功能障碍不一定很严重;
2. 没有原发性心肺疾病,胸片正常,或有肺基底部的结节状阴影;
3. 肺气体交换异常,有或无低氧血症,$P_{(A-a)}O_2$ 梯度 >15 mmHg;
4. 各种实验室和影像学检查发现有肺内动静脉异常扩张(如 CEE、肺灌注扫描或肺血管造影)。

【治疗】

1. 一般治疗

治疗重点应长期保护肝功能和降低门脉压力。

2. 吸氧及高压氧舱

病情较轻的早期患者,经鼻导管给予低流量吸氧即可纠正低氧血症;而病情较重者,单纯氧疗效果较差。高压氧疗法能使 PaO_2 升高,$P_{(A-a)}O_2$ 下降,同时伴有内毒素和 NO 水平下降,不仅能使低氧血症改善,还能对低氧血症的血流动力学紊乱始动因素产生影响。

3. 栓塞治疗

适用于孤立的肺动脉交通支的栓塞,即肺血管造影 Ⅱ 型的 HPS 患者,尤其对吸入 100% 纯氧反应差的低氧血症患者,而对弥散性血管扩张者疗效较差。

4. 经颈静脉肝内门体分流术

经颈静脉肝内门体分流术(TIPS)可降低门脉压力,改善 HPS 的低氧症状,提高动脉氧分压,降低肺泡动脉氧分压差,使血流重新分布,并减轻神经及体液因子对肺血管的扩张作用,还可降低出血、腹水等并发症的发生率。对等待原位肝移植的患者,HPS的近期疗效明显,TIPS可降低围手术期的病死率,提高手术成功率。

5．原位肝脏移植

原位肝脏移植(OLT)是目前 HPS 的根治方法,术前对 HPS 患者的肺功能进行评估,有助于术后病死率的预测。

6．HPS 内科治疗

有一些报道指出,应用诺氟沙星、己酮可可碱、吲哚美辛、奥曲肽、大蒜、阿司匹林、氟哌酸、前列腺素等药物可缓解 HPS 的低氧血症,但缺乏随机的多中心研究,疗效有待进一步证实。

二、门静脉高压性肺动脉高压

门脉高压相关性肺动脉高压(portopulmonary hypertension,PPHTN)理想定义是与门脉高压症相关的肺动脉高压(pulmonary hypertension,PH),而无论门脉高压是否继发于潜在肝病。国外研究使用不同诊断标准评估肝硬化患者 PH 的患病率在 2％～10％之间,其中使用血流动力学指标的研究估计 PH 在肝硬化(伴或不伴门脉高压)患者的患病率在 2％～5％;而在特定进展性肝病,尤其是准备接受肝移植的患者,PH 患病率则可升至 16％。

【临床特点】

1．临床症状

(1)门静脉高压性肺动脉高压(PPHTN)临床表现　肺动脉压力升高时,患者最先出现的症状是劳力性的呼吸困难,其他的如疲倦、心悸、晕厥、胸痛等症状都缺乏特异性。

(2)体征方面则很少甚至完全没有,可能有的体征包括第二心音 P_2 成分增强和三尖瓣区反流性杂音,颈静脉的充盈、浮肿和腹水则既可能是肝硬化失代偿也可能是右心衰的表现。

2．辅助检查

(1)胸片可见肺动脉段凸出。

(2)心电图常有电轴右偏,右束支传导阻滞,右心室肥厚等表现。

(3)血气分析显示低氧血症和低碳酸血症,$PaCO_2 < 30$ mmHg 是肺动脉高压的一个敏感而特异的指标。

(4)多普勒超声心动图可直接检测右心室和右心房的收缩压力梯度,该数值加上 10 mmHg 为收缩期肺动脉压(SPAP),正常情况下≤30 mmHg,从出现三尖瓣反流至反流血流速度达峰值的时间(PAT)正常情况下>120 ms,如果 SPAP≥40 mmHg 伴或不伴 PAT<100 ms 时均提示有 PPHTN。

(5)经右心导管检查是目前确诊 PPHTN 的唯一方法,它可直接测量 MPAP 和 PCWP。

【诊断要点】

患者如果符合以下各项即可诊断为 PPHTN：

1. 各种原因引起的门静脉高压症；
2. 经右心导管检测 MPAP 升高，静息时 >25 mmHg，运动时 >30 mmHg；
3. 肺血管阻力（PVR）>240 dynes·s·cm^{-2}；
4. PCWP<15 mmHg；
5. 除外其他原因所致的肺动脉高压。

【治疗】

对于没有症状、体征的轻度患者不需要特别治疗，只需要对其进行规律随访，如一年两次超声心动图检查来监测疾病进展。当然在特殊情况下，轻到中度的也可以威胁到生命而需要手术。重度的病人预后较差，特异性治疗可以选择但是费用昂贵且风险大。

1. 氧疗

轻到中度的 PPHTN 的病人静息时常伴有低氧血症，理论上来说，低氧血症会增加肺血管收缩从而加重肺动脉高压，若患者静息时即出现严重的低氧血症（PaO$_2$<60 mmHg）时应该考虑氧疗；若患者对纯氧的反应较差，需要考虑是否存在由卵圆孔未闭引起的肺内右向左分流，或者是否合并肝肺综合征。

2. 依前列醇

是目前用于治疗 PPHTN 的药物中研究最多的药物。前列环素包括前列腺素 I$_2$（PGI$_2$）和依前列醇，是潜在的体循环和肺血管的扩张剂、强大的血小板聚集抑制剂。长期持续静注依前列醇（长达 30 个月）可以显著改善 Ppa、PVR、心输出量和 6 分钟步行试验距离。

3. 内皮素系统

可能成为治疗的新的潜在靶点。双内皮素受体拮抗剂波生坦是 ETA 和 ETB 受体的拮抗剂，可以口服给药，对患者的血流动力学和运动耐量都有较好的改善作用。常见的副作用是引起肝脏转氨酶轻度升高，对于初次服用此药的病人需每四周监测一次肝功能的变化情况，对于 Child B/C 的病人则不主张使用，因为肝功能的损伤可引起波生坦代谢减慢，从而升高其血药浓度，进一步造成对肝脏的损伤。

4. 西地那非磷酸二酯酶-5 抑制剂

是另一种新的有前景的治疗 PAH 的药物，最近的研究表明单用西地那非以及与伊洛前列醇的气雾剂联合使用 3 个月时可以显著改善 PPHTN 相关症状，并可持续达到 12 个月。

5. 原位肝移植

超过 60% 的患者是在行手术前诱导麻醉时发现的，一旦诊断为中度以上的肺动脉高压,则需慎重评估手术的风险,尤其是右心衰者常因为静脉充血而致移植物瞬间失功。除此以外,当左室功能极度低下,右室和右房扩张以及严重的容量负荷时,都是需要考虑取消手术的指征。

6. 非特异药物治疗

有文献报道地高辛及 β-受体阻滞剂可以阻止该病的进展,但疗效尚不肯定。右心功能衰竭时,大剂量的呋塞米和螺内酯(超过 400 mg/d)应该慎重。

(黄志俭)

第六节　急性胰腺炎呼吸系统的合并症

一、胸腔积液

急性胰腺炎(AP)临床上较为常见,病情复杂,并发症多,可分为重症急性胰腺炎(SAP)与轻症急性胰腺炎(MAP)。AP 时可出现全身多脏器损害,其中肺部改变较常见,约有 4%～17% 的 AP 发生胸腔积液。许多学者认为胸腔积液可以提示重症胰腺炎的诊断及作为判断病情及预后的重要指标。

【临床特点】

1. 除了急性胰腺炎的消化系统症状外,呼吸系统可表现为不同程度的咳嗽、胸痛、呼吸困难,有时患者无任何呼吸道症状,仅在 X 线或 B 型超声检查时发现胸腔积液存在。

2. 胸腔积液以左侧最多见,约占 2/3,次之为双侧胸腔积液,单纯右侧胸腔积液者较少见。胸部 X 线可以表现游离的或分隔状胸腔积液,患侧膈肌抬高和肺底不张。

3. 积液的特征是渗出液,通常为无痛性血性积液,30% 患者的胸液为血性,其中淀粉酶水平比同时的血清值高 30 倍。

4. 当血清淀粉酶恢复正常水平时,胸液淀粉酶仍较高。积液的蛋白含量和乳酸脱氢酶水平均增高,葡萄糖浓度通常与血相当;细胞分类以中性粒细胞为主。

【诊断要点】

1. 符合急性胰腺炎的诊断,具体标准为:
(1)年龄＞55 岁;
(2)白细胞数＞16×10^9/L;
(3)血糖＞11.2 mmol/L;
(4)血清乳酸脱氢酶(LDH)＞350 IU/L;
(5)血清谷草转氨酶(GOT)＞250 IU/L,入院后 48 h 以内;

(6)红细胞压积下降＞10％；

(7)血清尿素氮(BUN)升高＞1.79 mmol/L；

(8)血清钙＜2 mmol/L；

(9)动脉血 PaO_2＜60 mmHg；

(10)碱剩余＞4 mmol/L；

(11)估计体液丢失＞6000 mL。

在这 11 项中,具备 11 项指标中的 1～2 项为轻型,具备 3 项以上者为重型胰腺炎。

2. 根据炎症的严重程度 CT 分级为 A～E 级。

A 级:正常胰腺。

B 级:胰腺实质改变,包括局部或弥漫的腺体增大。

C 级:胰腺实质及周围炎症改变,胰周轻度渗出。

D 级:除 C 级外,胰周渗出显著,胰腺实质内或胰周单个液体积聚。

E 级:广泛的胰腺内、外积液,包括胰腺和脂肪坏死,胰腺脓肿。

A～C 级:临床上为轻症胰腺炎;D 级、E 级:临床上为重症急性胰腺炎。

APHACH-Ⅱ≥8 时也可诊断 SAP。

3. 胸腔积液的诊断

CT 显示胸腔有积液,除外因其他疾病如结核、慢性心力衰竭、肝硬化等引起的胸腔积液。

【治疗】

1. 给予禁食、胃肠减压、营养支持(前期给予肠外营养支持,肠道功能恢复后给予空肠内营养支持)。

2. 使用奥曲肽和奥美拉唑减少胰酶分泌,一般用药应维持 2～4 周;积极补液纠正水、电解质紊乱,改善胰腺血液循环。

3. 使用头孢菌素类和/或喹诺酮类抗生素控制感染。

4. 因胸腔积液有自限性,可随胰腺炎的好转而消失,除有持续性胸腔积液或发热时,一般无需进行胸腔穿刺放液;胰腺炎两周后胸腔积液仍未吸收时,可能有胰腺脓肿或假性囊肿形成,此时应考虑手术治疗;大量胸腔积液患者分次胸穿抽液。

5. 重症急性胰腺炎可考虑进行腹腔灌洗治疗,以及时消除腹腔内聚集的大量胰酶和各种渗出物,对已有腹腔渗出者及时进行腹腔引流。

二、急性呼吸窘迫综合征

急性重症胰腺炎(SAP)是最常见的急腹症之一,由于急性胰腺炎的病理变化复杂,临床表现危重,如不及时治疗,病死率高达 50％。急性呼吸窘迫综合征是急性重症胰腺炎早期严重并发症,常表现为进行性呼吸困难、顽固性低氧血症,病死率高达 50％～60％。

【临床特点】

1. 急性胰腺炎患者常有剧烈腹痛、恶心、呕吐,呕吐后腹痛不缓解,严重的腹膜刺激症状,腹胀,体温可增高,无寒战。胆总管有阻塞时,可出现轻度的黄疸,严重者出现休克,脉细数,血压降低,面色苍白,四肢厥冷。严重腹膜刺激症状和中毒性休克是诊断重症胰腺炎的临床主要征象。

2. ARDS 的临床表现为呼吸窘迫和顽固性低氧血症。肺部影像学表现为非均一性的渗出性病变,因呼吸衰竭最早出现的是呼吸困难,可表现为频率和幅度改变。发绀是缺氧的典型表现。

【诊断要点】

1. 存在急性胰腺炎的基础疾病;

2. 急性起病,呼吸频数或呼吸窘迫(呼吸频率>28 次/min);

3. 低氧血症:海平面呼吸空气时,氧合指数≤200 mmHg;

4. X 线胸片示肺纹理增多、模糊或呈片状阴影;

5. 肺毛细血管楔压(PCWP)≤18 mmHg 或临床上能除外心源性肺水肿。

凡具备以上 5 项或 1、2、3、5 项者即可诊断重症胰腺炎(SAP)合并 ARDS。

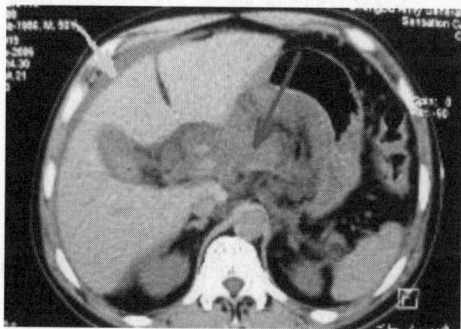

CT 扫描见胰腺肿胀,胰周大量
渗出,腹腔内有积液(箭头所指)

图 2-5-7　急性重症胰腺炎

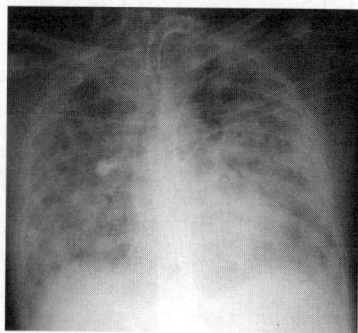

X 胸片示两肺弥漫性斑片渗出影

图 2-5-8　重症胰腺炎所致 ARDS

【治疗和展望】

1. 原发病 SAP 的处理

积极治疗 SAP,尽早去除诱因是治疗 ARDS 的首要原则。

2. 对所有的急性重症胰腺炎并发 ARDS 病人给予常规禁食、持续胃肠减压、使用抑制胃液及胰腺分泌的药物如洛赛克、施他宁或善宁,并用溶酶体膜稳定剂乌斯他丁(10 万

～20万U,q8h),以及广谱抗生素预防感染,同时积极查找病原菌使用敏感抗生素,并注重胰腺的引流和解除梗阻,降低胰管内压,减轻胆胰反流。

3. 行血液净化CRRT治疗

用于清除炎症介质,能减轻或延缓SIRS中细胞因子的瀑布释放效应,阻断全身炎症反应的不断加剧,血液透析能有效地清除BUN和CR,调节体内的液体量,解轻肺水。同时减少肺内分流,提高PaO_2和PaO_2/FiO_2,减轻ARDS致肺顺应性降低,维持内环境的稳定及纠正电解质和酸碱紊乱。

4. 呼吸机辅助治疗

经鼻塞或面罩吸氧不能改善呼吸,为缓解低氧血症,防止进一步发展为多脏器功能不全,应及早呼吸机辅助通气,并采用肺保护通气策略,尽快纠正患者的缺氧状况;通气过程中,给予镇静剂或肌肉松弛剂,减轻人机对抗,并在病情明显好转后,脱机拔管改面罩吸氧,避免长时间有创通气带来的并发症。

(黄志俭)

第七节 囊性肺纤维化

囊性肺纤维化(cystic pulmonary fibrosis,简称CPF或CF)是一种具有家族常染色体隐性遗传性的先天性疾病,在北美洲白人中最常见。每2500人中大约有1人受累,25人中有1人为携带者,其他人种则极少见。作为一种外分泌腺的病变,胃肠道和呼吸道常累及。

【临床特点】

1. 典型的临床症状是患儿有反复呼吸道及肺部感染,并且有胰外分泌腺不足的表现,如大量脂肪便。有时婴儿出生时就会出现胰腺功能不足的表现,由于黏稠的胎粪可导致胎粪性肠梗阻。

2. 呼吸道初发症状为咳嗽,主要为干咳,痰黏稠不易咳出,以后呈阵发性咳嗽,痰量增多。由于呼吸道的感染,很多患儿因发热起病。由于患儿呼吸道的感染严重,痰不易咳出,也不会咳,所以可以有胸闷、憋气及呼吸困难等缺氧表现。

3. 如合并支气管扩张时可以有反复咯血,后期可以有紫绀和杵状指,往往合并肺源性心脏病及心力衰竭等严重并发症,常于10岁前死亡。相反,假如能得到早期诊断和合理的综合治疗,多数患者可活到20多岁甚至更长。

4.CT表现

(1)支气管壁增厚、支气管扩张,病变部位可广泛分布于两肺各叶,尤其是两肺上叶多见。

(2)两肺弥漫性肺气肿,表现为肺野密度低而不均,在不同病例病变程度轻重不一。

(3)支气管黏液栓,由黏液分泌物潴留在气管内形成。

(4)薄壁含气囊腔,因支气管扩张、气肿性肺大疱及间质性气囊肿,因此形成大小不一的囊腔,主要分布在两肺上部。

(5)斑片状阴影,表现为感染性支气管肺炎和亚段肺不张,呈 1~3 cm 大小不等的斑片状高密度影,上肺野常见或上肺野病灶分布较多。

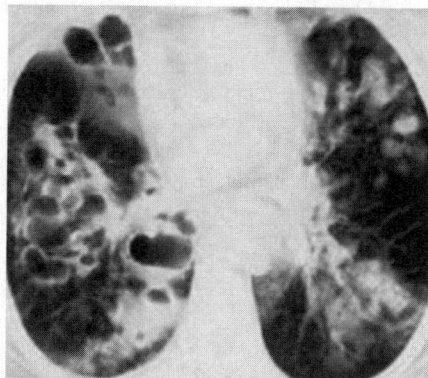

CT 扫描示右肺散在薄壁含气囊腔,支气管壁增厚,支气管扩张,左肺呈斑片状高密度影

图 2-5-9　囊性肺纤维化

【诊断要点】

1. 囊性肺纤维化有用的实验室检查是定量的毛果云香碱电渗入疗法试验。因为汗液中有高浓度的 NaCl,一般情况下,$Cl^- < 60$ mmol/L,如测定结果 $Cl^- > 70$ mmol/L 即为阳性,有诊断价值。

2. 结合患儿有胰腺管等外分泌腺功能异常,大便量多,且以脂肪便为多;患儿经常容易发生呼吸道感染,呼吸道黏液性分泌物增多,容易引起气道阻塞;再结合家族史、X 线、CT、MRI 等,一般还是可以诊断的。

【治疗】

1. 治疗上由于患儿有反复呼吸道感染,所以必须应用抗生素治疗,控制呼吸道及肺部炎症,防止疾病进一步发展。

2. 其他治疗包括胰酶的补充、体疗、高热量饮食,补充多种维生素,尤其是维生素 C、E。对于呼吸道有黏稠分泌物,可以采用体位引流及雾化吸入,以促进黏稠分泌物排出。其他药物如沐舒坦、稀化黏素等有时也可考虑应用。

3. 人们用脂多糖拮抗剂和酪氨酸激酶抑制剂来减少黏液的生成,从而导致发病率和死亡率显著下降。

4. 目前使用雾化的重组人 DNA 酶制剂来消化呼吸道中的微生物,证实是有用的。

(黄志俭)

第八节　抗生素相关性腹泻

近年来,随着抗生素的广泛应用,抗生素相关性腹泻(antibiotic-associated diarrhea, AAD)呈逐年升高的趋势。AAD 是指伴随抗生素使用而发生的无法用其他原因解释的腹泻。

约 20% 的 AAD 病例由难辨梭状芽孢杆菌(clostridium difficile,CD)感染引起,称难辨梭状芽孢杆菌相关性腹泻(CDAD);由于广谱类抗生素的大量应用使 CDAD 病例激增,其中重症腹泻伴全身症状,肠道出现特征性病理改变,如灶性假膜形成,称为抗生素相关性假膜性结肠炎(PMC)。

【临床特点】

1. 临床症状

按照病情的严重程度 AAD 可分为单纯性腹泻、结肠炎和 PMC。

(1)单纯性腹泻最多见,其临床表现较轻,一般在抗生素应用 4~10 d 后出现,表现为频繁解不成形便或水样便,腹泻次数 3~5 次/d,部分严重者超过 10 次/d,无其他并发症,病程呈自限性,停用抗生素后症状多缓解。

(2)结肠炎症状则较严重。

(3)PMC 最为严重,表现为水样泻,粪水中可见漂浮的假膜,腹部绞痛,发热,白细胞增高,偶伴呕吐,可导致低蛋白血症、水肿、循环容量不足和电解质紊乱,严重者可并发中毒性巨结肠、穿孔甚至死亡。

2. 实验室检查

(1)对粪便培养进行菌群分析,如当粪便中念珠菌数量≥10^5 CFU/mL,且患者有严重腹泻及念珠菌感染存在时可诊断为念珠菌相关性腹泻。

(2)CD 试验阴性且无念珠菌感染时,可考虑金黄色葡萄球菌、沙门菌和克雷伯菌等其他细菌引起的相关性腹泻,但单纯的粪便培养特异性低且容易出现假阳性。

(3)外周血白细胞增多,多数为$(10~20)×10^9$/L;粪便常规可见白细胞,多数无肉眼血便或黏液便,有时便潜血可呈阳性。

(4)最新研究发现在 ELISA 检测中发现 CD 阳性后可再次检测共同抗原谷氨酸脱氢酶(GDH),由于 GDH 仅与 CD 相关性 GDH 发生反应,因此具有高敏感性的特点,且所需时间较短。

3. 其他辅助检查

(1)PMC 腹部 X 线平片可见结肠扩张,结肠袋肥大,肠腔积液及指压痕。

(2)气钡灌肠双重造影显示结肠黏膜紊乱,边缘呈毛刷样,黏膜表面见许多圆形或不规则结节状阴影,指压痕及溃疡征,但这些变化常无诊断价值。

(3)CT 扫描可见结肠壁增厚、成线和水肿,近半数患者的 CT 所见正常。

【诊断要点】

目前临床上常采用排除法诊断 AAD,应排除其他疾病引起的腹泻,如感染性肠炎、炎症性肠病、肠易激综合征、胃肠道术后、病毒性肠炎及其他药物相关性腹泻等。

组织细胞培养实验因其高敏感性被认为是 CDAD 诊断的"金标准",但培养要求高且时间长(48 h 以上),如果第一次检查结果为阴性应复查。

【治疗】

1. 停止原有抗生素治疗

轻症 AAD 患者可中断或换用其他抗生素。如因原发病感染不能停用者,应尽量选用对肠道菌群影响较小的抗生素。

禁用麻醉剂和抗蠕动药物如阿托品、复方地芬诺酯或洛哌丁胺等,以免毒素滞留肠腔。

2. 针对性抗生素治疗

在病原学明确的 AAD 病例中应当使用针对性抗生素。对于 CDAD 患者,推荐口服甲硝唑和万古霉素。甲硝唑 250~500 mg,每日 3 次,万古霉素 125 mg 每日 4 次,平均 3~5 d症状好转(多数病例不超过 7 d)。

如症状仍持续或出现肠梗阻,应停用口服,改为鼻导管注入或灌肠。

3. 支持治疗

维持基本生命体征平稳,补充体液和电解质,尤其钾盐,必要时应用免疫球蛋白以提高机体免疫力,重症患者应补充血浆白蛋白等。

4. 调整肠道菌群

口服微生态制剂对 AAD 有预防和治疗作用。常用的有乳杆菌、双歧杆菌制剂、地衣芽孢杆菌制剂等。

益生元是直接口服双歧杆菌生长所需底物,可刺激肠道中益生菌生长,现已用于临床的有果寡糖、大豆寡糖等。

5. 手术

极少数病情危重者,伴暴发性或难治性症状时,可能需要手术,约占所有病例的 0.4%。主要适应证为内科治疗无效,伴进行性器官衰竭和中毒性巨结肠,CT 显示病情恶化或有腹膜炎征象。一般给予全结肠切除。有些学者认为在手术时可腔内灌注万古霉素。

6. 复发病例的治疗

一般复发以甲硝唑或万古霉素复治,仍能收效。治疗复发性 CDAD 包括持续应用长效、足量或隔日抗生素疗程,缓慢减量,也可应用非抗生素依赖性治疗,防止扰乱结肠微生物环境,重建正常微生物群或减少肠道运动。

(黄志俭)

第六章　心脏疾病的肺部并发症

第一节　急性心源性肺水肿

急性肺水肿是急性左心功能不全的严重类型,是急诊科常见的急症之一。它具有来势凶猛,具有病情危重、变化复杂的特点。

【临床特点】

1. 临床表现

(1)急性肺水肿为左心衰竭的最严重表现,多见于劳力性呼吸困难和阵发性夜间呼吸困难者,常突然表现为严重呼吸困难、端坐呼吸、响亮的吸气和呼气性喘鸣,面色青灰,口唇指端发绀,冷汗淋漓,烦躁不安,恐惧和濒死感觉。

(2)咳嗽时痰多,呈泡沫状,无色或粉红色,严重时可咯出或自鼻、口涌出大量粉红色泡沫样血痰,甚至咯血。早期双肺底可闻少量湿啰音,晚期双肺对称地满布干、湿啰音和哮鸣音。

(3)体征　主要表现为:①发绀。②交替脉。③左室扩大,心尖搏动向左下方移动。听诊心率增快,第一心音减弱。心尖部可闻收缩杂音,肺动脉高压引起肺动脉瓣听诊区第二心音亢进,心尖部舒张期奔马律常为左心衰竭,是早期表现之一。④心律失常。除原有心房颤动者外,尚可出现其他心律失常,如室上性心动过速、室性心动过速。⑤肺部啰音和胸腔积液。

2. X线检查:(1)间质性肺水肿;(2)肺泡性肺水肿,液体积聚在肺的终末气腔内,表现为肺泡的实变。

3. 动脉血气分析:左心衰竭引起不同程度的呼吸功能障碍,病情越重,动脉血氧分压(PaO_2)越低。

4. 超声心动图检查,估测心室射血分数,心室造影连续摄影及核医学方法。

【诊断要点】

1. 突然出现极度呼吸困难,每分钟呼吸可达 $30\sim40$ 次,被迫端坐呼吸,有恐惧、烦躁不安、窒息感,面色苍白,口唇发绀,大汗淋漓,阵发性咳嗽伴哮鸣音,咳大量白色或粉色泡沫痰甚至血性泡沫痰。

2. 呼吸急促,两肺布满对称性湿性啰音及哮鸣音,脉搏细速,心脏听诊有第三心音或第四心音奔马律,但常被肺部湿啰音掩盖,血压在起始时可升高,以后降至正常或低于正常,后期出现心源性休克表现。

3. 心电图或心电监护有心动过速,心律不齐;X线示双侧肺门充血和肺纹理增多,呈蝴蝶状或蝙蝠状阴影,由肺门向周围扩展。早期肺间质水肿阶段可无上述典型的临床和X线表现,X线示上肺静脉充盈,肺门血管影模糊不清,肺纹理增粗和肺小叶间隔增厚,如及时做出诊断并采取治疗措施,可以避免发展成肺泡性肺水肺。

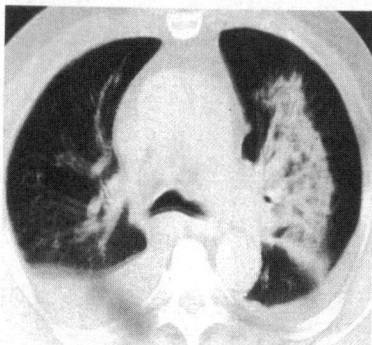

CT 示两肺门周围可见磨玻璃样密度影

图 2-6-1 心源性肺水肿(肺泡性肺水肿)

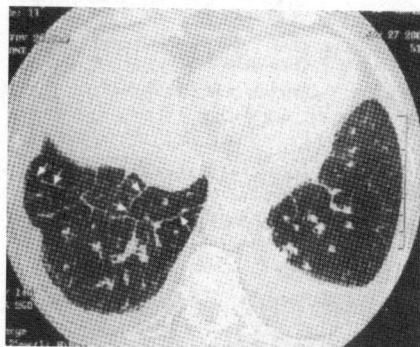

CT 示两肺肺纹理增粗和肺小叶间隔增厚,呈网格状,左侧胸腔积液以左侧明显,呈蝶翼样,伴有胸腔积液

图 2-6-2 心源性肺水肿(间质性肺水肿)

【治疗原则】

降低左房压和(或)左室充盈压;增加左室心搏;减少循环血量;减少肺泡内液体渗入,保证气体交换。

1. 对症治疗

(1)纠正缺氧

首先应抽吸痰液,保持气道通畅,面罩给氧较鼻导管给氧效果好,在下列情况用机械通气治疗:①有大量泡沫痰,呼吸窘迫;②当吸氧浓度虽增至 $50\%\sim60\%$ 而动脉血氧分压仍低于 $6.7\sim8.0$ kPa($50\sim60$ mmHg)时。

(2)降低心脏前、后负荷 除急性心肌梗死者外,应取坐位,腿下垂。

①硝酸甘油 将 10 mg 硝酸甘油溶于 $5\%\sim10\%$ 葡萄糖液内。初始剂量为 10 μg/min,每 $5\sim10$ min 可增加 $5\sim10$ μg,直至症状缓解或收缩压下降至 12 kPa(90 mmHg)或以下。

②硝普钠 静脉滴注,滴注速度从小剂量开始,初为 $12.5\sim25$ μg/min,每 5 min 增加 $5\sim10$ μg/min,直至症状缓解,或收缩压降低到 13.3 kPa(100 mmHg)或以下。

③酚妥拉明 静脉滴注,初始剂量 0.1 mg/min,根据反应每 $5\sim10$ 分钟调节药量,可渐增至 2 mg/min,一般 0.3 mg/min 即可取得较明显的心功能改善。紧急应用时,可用

1～1.5 mg 溶于 5％葡萄糖液 20～40 mL 内,缓慢直接静脉注入,再继以静脉滴注。近年来已较少采用。

(3)加强心肌收缩力

强心苷类 选用毒 K 0.25～0.5 mg 加入 5％葡萄糖液 20 mL 内,缓慢静脉注射,必要时 4～6 h 后可再给予 0.125 mg。风湿性心脏病合并心房颤动者,毛花苷(西地兰)0.4～0.8 mg 加入 5％葡萄糖液 20 mL 内,缓慢静脉注射,必要时 2～4 h 后可再给予 0.2～0.4 mg。病情缓解后,可口服地高辛维持,剂量为 0.25 mg,每日 1 次。对二尖瓣狭窄而不伴心房颤动者,一般不宜使用强心剂。

磷酸二酯酶抑制剂 ①氨力农静脉输注,初始速度 2～3 min 内为 0.75 mg/kg,随后按 5～10 μg/(kg·min)续以给药,每日总量 100 mg。口服量为 50～450 mg/d,分 3 次。②米力农静脉滴注负荷量 25～75 μg/kg,5～10 分钟缓慢静注,以后以 0.5 μg/(kg·min)静脉滴注 4 小时。之后可改口服,一次 2.5～7.5 mg,每日 4 次。

(4)儿茶酚胺类

①多巴酚丁胺 初始剂量为 2.5 μg/(kg·min),参照血流动力学指标调节剂量,可渐增至 10 μg/(kg·min)。

②多巴胺 宜先静脉滴注 2～10 μg/(kg·min),保持收缩压在 13.3 kPa(100 mm-Hg)再进行扩血管药物治疗。

(5)利尿剂 呋塞米 20～40 mg 溶于 5％葡萄糖液 20～40 mL 内,缓慢静脉注射;依他尼酸(利尿酸钠)25～50 mg 溶于 5％葡萄糖液 30～50 mL 内,缓慢静脉注射。以下情况的急性左心衰竭不宜应用强力的利尿剂:急性心肌梗死合并休克、主动脉口狭窄合并心力衰竭。

(6)镇静剂镇痛剂 首选吗啡 5～10 mg/次,皮下或肌肉注射,必要时 15～30 min 后可重复应用 1 次。选用哌替啶,5～10 mg/次,皮下或肌肉注射。

(7)糖皮质激素的应用 常用地塞米松 5～10 mg/次,静脉注射或溶于葡萄糖液内静脉滴注,或氢化可的松 100～200 mg/次,溶于 5％～10％葡萄糖液内静脉滴注。

(8)抗生素 使用抗生素对因感染中毒引起的肺毛细血管通透性增高所致的肺水肿有效。

(9)氨茶碱 可用氨茶碱 0.25 g,溶于 5％葡萄糖液 20 mL 内,缓慢静脉注射。

(10)机械辅助循环 所用方法为主动脉内囊反搏动和体外反搏动。

(11)急性心源性肺水肿的机械通气。

①无创性正压通气 经面罩持续气道正压(CPAP)。

②气管插管和常规正压通气,学者倾向于有以下情况时应用:

A. 严重的肺水肿,经较高浓度氧疗未能纠正严重缺氧,$PaO_2 < 55$ mmHg,$SaO_2 < 0.85$,或伴 $PaCO_2$ 升高,pH 降低。

B. 患者出现意识障碍。

C. 经无创性通气和内科常规治疗,病情未好转且有恶化趋势。

D. 心跳骤停或自主呼吸节律不齐,出现呼吸暂停或抽泣样呼吸。

E. 当严重心源性肺水肿出现休克时,应积极纠正休克后再行气管插管,但如果病情紧急,也可边纠正休克边插管通气。

F. 急性心肌梗死诱发的肺水肿,应尽量采用内科常规治疗或采用无创正压通气,经气管插管行正压通气宜慎重,但并不是绝对禁忌,当患者出现心跳骤停或不规则呼吸时,即是气管插管正压通气的强烈适应症。

心源性肺水肿患者加用 PEEP 的水平,一般在 $5\sim10$ cmH_2O,不超过 15 cmH_2O,先给 $3\sim5$ cmH_2O,待患者适应后逐步增加。

(孙斐予)

第二节　主动脉夹层

主动脉夹层(acute dissection of aorta,AAD)指主动脉腔内的血流通过内膜的破口进入主动脉壁中层而形成的血肿,是心血管疾病中最致命的重症之一。它起病急骤,发展迅速,临床表现复杂多变,如不尽早明确诊断及合理治疗,短期内病死率极高。

【临床特点】

1. 急性剧烈胸痛(呈刀割样或撕裂样)、血压高、突发性主动脉瓣关闭不全,两侧脉搏不等或触及搏动性肿块(胸骨上窝)。常突然发作,很少放射到颈、肩、手臂,这有别于冠心病。

2. X 线　胸部平片见上纵隔或主动脉弓影增大,主动脉外形不规则,有局部隆起。CT 显示主动脉扩张,主动脉内膜撕裂所致内膜瓣,分为真腔和假腔。

3. 核磁共振(MRI)能直接显示主动脉夹层的真假腔、内膜撕裂的位置和剥离的内膜片或血栓。

4. 心电图　可示左室肥大,非特异性 ST-T 改变。

5. 心脏 B 超　对诊断有较大意义,且易识别并发症(如心包积液、主动脉关闭不全、胸腔积血等)。

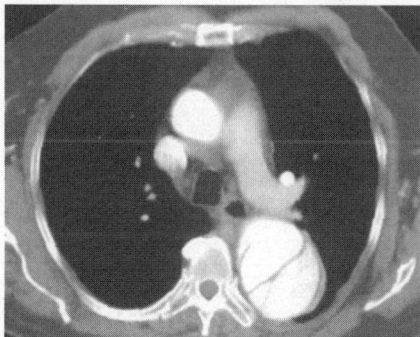

CT 增强扫描显示降主动脉增宽,中央线样结构将主动脉分为两部分,前部为真腔,后部为假腔

图 2-6-3　主动脉夹层

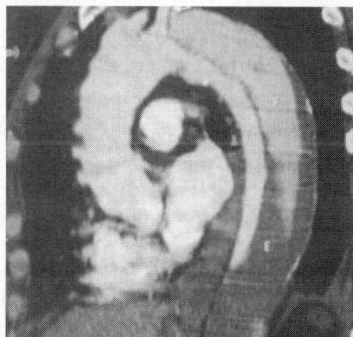

夹层累及左锁骨下动脉,右侧为假腔,左侧为真腔,假腔内有有血栓形成

图 2-6-4　主动脉夹层

6. 血清生化学检查

(1)主动脉夹层可以导致严重的血管平滑肌损伤,并释放一系列结构蛋白,血中的平滑肌肌球蛋白重链增高,对于早期判断相当有用,在症状出现后 3 h 达到高峰,在起病 30 min 内即可作出诊断。

(2)心肌肌钙蛋白可作为Ⅰ型夹层术前猝死预测指标。因这两个指标具有快速、无创、敏感性高、特异性强的优点,可作为一个重要的筛选指标。

诊断中动脉夹层应考虑以下几个方面:主动脉夹层表现、夹层程度范围、破口位、假腔内血栓、分支血管受累、心包积液、冠状动脉受累情况。

【诊断要点】

1. 既往有高血压病史,突发持续性胸背、腰腹部难以忍受的撕裂或刀割样剧痛,常伴血压升高。

2. 胸痛不明显,但出现休克症状,颈静脉显露,主动脉瓣区可闻及舒张期杂音,胸部 X 线提示上纵隔影增宽,心影呈"烧瓶"样改变,尤应考虑到 AAD 致急性心包填塞的可能。

3. 出现伴有胸背疼痛的神经系统定位体征,两上肢血压脉搏不对称。

4. 疼痛范围有扩展趋势,腹部可触及搏动性包块,相继出现多脏器损害,均应高度警惕此病。

5. 及时选择合适的检查对于确诊也至关重要。

(1)心脏 B 超(UCG)对根部和升主动脉近端夹层显示率达 92.9%,在心包积液、主动脉瓣反流评价方面均有较大优势。其简便易行、可重复、可床旁检查的优点是筛选 AAD 的主要方法;

(2)胸部 CT/CTA 对主动脉弓及降部夹层的检出率高于 UCG;

(3)MRI 是目前诊断 AAD 的"金标准",但检查耗时长,有时要屏住呼吸,对危重患者不安全。

【临床分类】

1. 主动脉夹层根据症状出现的时间长短分为急性主动脉夹层,其病程<2 周,>2 周为慢性。

2. DeBakey 分型　分为三型:

Ⅰ型　夹层累及升主动脉和降主动脉;

Ⅱ型　主动脉夹层只累及升主动脉;

Ⅲ型　病变只累及降主动脉。

3. Stanford 分型　分为二型:

A 型:病变累及升主动脉;

B 型:主动脉夹层只累及左锁骨下动脉以外的主动脉。Kirklin 分型分为二型:近侧主动脉夹层、远侧主动脉夹层。

【治疗】

治疗的目的是减低心肌的收缩力,减慢左心室收缩速度和外周动脉压。治疗的目的是使收缩压控制在 100～120 mmHg,心率在 60～75 次/min。

1. 止痛

用吗啡和镇静剂。

2. 降压

可使用普萘洛尔 5 mg 静脉间歇给药或硝普钠静滴,使血压降至临床治疗标准。血压下降后疼痛明显减轻或减小时是夹层分离停止扩展的临床指征,其他药物如维拉帕米、卡托普利及哌唑嗪等均可使用。

硫氮酮及维拉帕米兼具血管扩张及负性肌力作用,可酌情选用并缓慢静脉输注。血压控制后应改为 β 受体阻滞剂、血管紧张素转换酶抑制剂、钙通道阻滞剂、血管紧张素受体拮抗剂或利尿剂等药物口服。

3. 补充血容量

有血入心包、胸腔或主动脉破裂者给予输血、扩容。

4. 手术治疗

对近端主动脉夹层、已破裂或濒临破裂的主动脉夹层,伴主动脉瓣关闭不全的患者应进行手术治疗。

(孙斐予)

第七章　内分泌和代谢疾病的肺部并发症

第一节　垂体病在呼吸系统的表现

睡眠呼吸暂停

　　肢端肥大症是由于成人垂体生长激素瘤分泌过量的 GH，引起全身多处软组织增生肥大，物质代谢紊乱及蝶鞍区压迫的慢性疾病。引起 OSAS 的机制不完全清楚，可能与长期过高的 GH 水平导致上气道解剖上的异常有关。

【临床特点】

　　肢端肥大症患者合并睡眠呼吸暂停的比例较高，是由于上呼吸道黏膜增生、肥大并充血，舌体肥大，下颌骨突出，声带肥大等，在睡眠时引起口咽部软组织塌陷、上呼吸道阻塞而导致 OSAS，其中 33％的患者主要表现为中枢性睡眠呼吸暂停。

　　活动性肢端肥大症、年龄及颈围等是 SAS 的独立危险因素。由于肢端肥大症容易引起严重的心血管病，合并 OSAS 时，能加速心血管疾病的发生和发展，OSAS 是一个潜在的致命性疾病。

【诊断要点】

　　对于肢端肥大症的患者，如有习惯性打鼾史和白天嗜睡的特征性表现，应该考虑到合并 OSAS，可通过 PSG 检查确诊。反之，OSAS 的患者也应注意有无肢端肥大症特殊体征，以减少临床漏诊。

【治疗】

　　1. 原发病的治疗

　　(1)药物治疗　肢体肥大的药物治疗包括生长抑素受体配基(SRL)即生长抑素类似物(SSA)、多巴胺激动剂、GH 受体拮抗剂。生长抑素类似物目前是药物治疗中的首选。奥曲肽治疗能有效地改善睡眠呼吸紊乱。

　　(2)手术治疗　手术切除肿瘤是大部分垂体 GH 腺瘤的首选治疗方法。

（3）放疗　通常不作为垂体 GH 腺瘤的首选治疗方案,而最常用于术后病情缓解不全以及残留肿瘤的辅助治疗。手术后仍存在 GH 高分泌状态的患者可进行放疗。不能手术的患者,放疗也可作为选择的治疗方法。

2. 治疗原发病的同时,应该积极给予经鼻持续气道正压通气治疗,纠正 OSAS,以预防心血管疾病的进一步发展。

（黄志俭）

第二节　甲状腺疾病在呼吸系统的表现

一、胸内甲状腺肿

胸内甲状腺肿是指肿大甲状腺部分或全部位于胸廓入口以下,目前多认为肿大的甲状腺体积 50％以上位于胸廓入口以下者为胸内甲状腺肿。其组织类型主要为结节性甲状腺肿、甲状腺腺瘤,极少数为正常甲状腺组织、甲状腺癌。临床症状多由于肿块压迫周围器官引起,如压迫气管、食管、血管、胸膜及神经。

【临床特点】

1. 呼吸系统临床表现主要为干咳、胸痛、胸闷、憋气;后期肿瘤逐渐增大或恶变后将给手术带来困难,增加手术危险性,并随时会因头部位置改变,呼吸道感染或腺瘤囊性变、囊内出血而突然窒息死亡。

2. 临床上分为:（1）坠入性胸内甲状腺肿,颈部甲状腺肿顺气管前筋膜下坠入胸腔而形成,临床此类病例占 60％～70％。

（2）迷走性胸内甲状腺肿,由胚胎时期留在纵隔内的甲状腺组织发展而来,胸内异位甲状腺与颈部甲状腺不相连,临床较少见。

3. CT 检查胸内甲状腺有典型征象:①与颈部甲状腺相连续;②边界清楚;③伴有点状、环状钙化或囊性变;④密度不均匀,增强扫描有增强效果但伴有不增强的低密度区;⑤常伴有气管移位;⑥CT 值高于周围肌肉组织。对于位于中、后纵隔的迷走性胸内甲状腺肿,目前尚无满意的辅助检查能将其与其他纵隔肿瘤相鉴别。

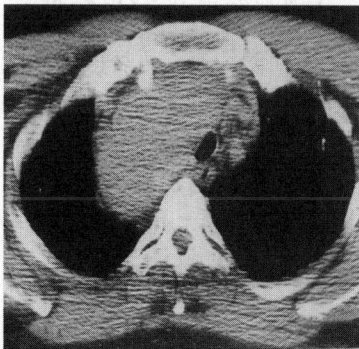

CT 示右叶甲状腺肿大,密度均匀,压迫主气管

图 2-7-1　胸内甲状腺肿

3. 碘 131 扫描仅少数有功能的胸内甲状腺肿可显示阳性。

【诊断要点】

胸内甲状腺肿诊断主要依靠病史、体征、X线、CT检查。X线片通常可见上纵隔增宽或有肿物阴影,上缘可伸出于颈部,多伴有气管压迫移位,透视下肿块影可随吞咽上下移动。

【治疗】

1. 甲状腺肿大并发气管压迫时,甲状腺切除是可选择的治疗方法。不能切除的患者,可通过支气管镜安置气管支架。胸内甲状腺肿手术切口选择原则为创伤小,暴露好,易游离并保护喉返神经,止血彻底,安全可靠,并发症少。

2. 术后,首先要预防气道梗阻及呼吸道感染,特别是伴气管软化者。患者应取半卧位,有利肺部气体交换及颈部回流。

鼓励患者做深呼吸及咳嗽动作,促进气道分泌物排出,防止瘀积;有稠厚分泌物者进行雾化吸入,稀释痰液。

注意肺部体征,了解有无气胸存在;应用有效抗生素。术后应用激素(如地塞米松)2 d,以防止喉头水肿,促进创伤恢复。

引流管持续低负压引流,防止积液,保证分离窝腔隙尽快黏合,术后48～72 h拔除引流管。对结节性甲状腺肿患者术后尚需口服甲状腺素片以补充、调节甲状腺功能,防止结节复发。

二、甲状腺功能减低

(一)胸腔积液及心包积液

甲状腺功能减退症患者因为甲状腺激素减少、过度角化,真皮层黏多糖沉积,引起黏液性水肿。严重者因毛细血管通透性增加,以及从微血管渗出的清蛋白(白蛋白)和黏蛋白亦增加,临床上可出现心包和胸腔、腹腔积液,如不引起重视,容易误诊为其他原因引起的心包炎、胸膜炎、腹膜炎等。

【临床特点】

1. 成人甲减性胸腔积液多起病隐匿,发展缓慢,积液量多,心率不快。

2. 甲状腺功能减退症患者积液发展缓慢,积液量大,心率不快,临床上心包填塞、心力衰竭症状多不典型。

3. 当患者出现心动过缓、心音低钝,伴心腔积液、胸、腹水者,及有水肿、贫血、怕冷、乏力、表情淡漠、语言迟钝、皮肤干燥者,要考虑到甲状腺功能减退症的可能。

4. 积液的特点是浆膜腔含较高的黏蛋白、黏多糖和胆固醇等,因此比重高,细胞数少或正常,蛋白—细胞分离现象,胆固醇含量和免疫球蛋白含量高,对甲减性胸腔积液的诊断具有显著的临床意义,可与其他胸腔积液鉴别;以渗出液与漏出液的判断对甲减性胸腔积液的诊断无明显的临床意义。

5. 胸部 CT 检查示心包积液,右侧胸腔积液。

6. 辅助检查

(1)血清 TSH 升高是原发性甲减的早期表现,是诊断的敏感指标。如仅有 TSH 升高而 T_3、T_4 正常时,常为亚临床型甲减,下丘脑、垂体性甲减 TSH 正常或低于正常。

(2)血清 FT_3、FT_4 降低,FT_4 降低更明显为甲减的可靠诊断指标。

(3)TRH 兴奋试验后,TSH 明显升高,提示原发性甲减;TSH 水平降低,提示继发性或三发性甲减;TSH 延迟升高(反复给予 TRH 后),往往提示下丘脑性甲减。

7. 甲减浆膜腔积液对利尿剂不敏感,甲状腺激素替代治疗可恢复。

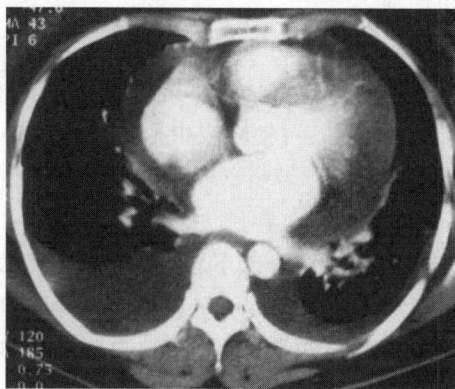

CT 扫描示心影增大,双侧胸腔及心包内可见低密度水样影

图 2-7-2　甲状腺功能减退症致胸腔积液和心包积液

【诊断要点】

1. 符合甲减的诊断标准

诊断标准:$T_3 < 0.6$ ng/mL,$T_4 < 40$ ng/mL(可正常),S-TSH > 10 μU/mL,并排除下丘脑、垂体性及药物、手术等继发性原因,且符合临床表现。

2. 影像学发现有胸腔积液和心包积液的表现,并排除其他原因引起的积液。

【治疗】

给予甲状腺片(甲状腺干制剂)20~100 mg/d,及抽腹水和心包穿刺抽液治疗。L-型三碘甲腺原氨酸(甲碘胺)作用较快,且药效维持时间较短,适用于黏液性水肿昏迷患者的抢救。

(二)阻塞性睡眠呼吸暂停低通气综合征

影响 OSAHS 的因素众多,其中甲状腺功能减退症是 OSAHS 的一个重要且不可忽视的影响因素。甲状腺功能减退症患者极易并发 OSAHS,而 OSAHS 患者并发甲状腺功能减退症的概率则较低。发生于甲状腺功能低下的其他呼吸道并发症包括上呼吸道阻塞、肥胖、呼吸肌病、通气的化学敏感性迟钝等,均可发生于 OSAS。

【临床特点】

1. OSAS 和甲状腺功能低下在临床上具有许多相似的症状和体征,不同程度地表现为肥胖、疲倦、性功能低下、情绪低落和注意力不集中等。

2. 伴随全身黏液水肿的舌、咽、喉组织水肿:

(1)舌和咽骨骼肌体积增加。

(2)咽肌慢而持续的收缩。

(3)颏舌肌肥大与低张,吸气时不能对抗肋间肌及膈肌引起的负压,咽壁塌陷。

(4)黏液水肿 50% 有低钠血症,其可使呼吸中枢对高碳酸血症的刺激反应变弱,呼吸中枢的传出减少,而且黏液水肿可使肺容量、CO_2 弥散力、峰呼出气流等指标均降低,给予甲状腺素治疗后,OSAHS 症状也随之改善。

3. 临床上患者有近期体重增加、全身或下肢水肿、怕冷、脱发、便秘等部分症状,尤其行电子喉镜检查见下咽黏膜、声带和杓状会厌皱襞高度水肿,同时有声粗或声嘶。

4. 电子喉镜检查可见舌根肥厚,软腭水肿松弛,口咽部明显狭窄,下咽黏膜水肿,呈皱折状,双杓状会厌皱襞水肿,声带水肿。

【诊断要点】

1. 符合甲状腺功能减退症的诊断标准;

2. 同时符合阻塞性睡眠呼吸暂停低通气综合征的诊断标准;

3. 除外其他原因导致的阻塞性睡眠呼吸暂停低通气综合征。

【治疗】

给予甲状腺素替代疗法的同时,辅以 CPAP 或手术治疗,不可忽视导致 OSAS 的其他原因。若甲状腺功能恢复正常后,仍存在口咽部狭窄,可考虑行 UPPP 术。在治疗过程中,对于严重的下咽部阻塞可行预防性的气管切开,防止致命性的并发症发生。

(三)呼吸衰竭

甲减的症状往往涉及全身各脏器,临床症状表现多样。早期有乏力、怕冷、疲劳、体重增加,继而出现嗜睡、反应迟钝、声音嘶哑、颜面虚肿、皮肤干糙等。甲减合并呼吸衰竭时因全身症状较重,甲减的原发症状易被掩盖,易被漏诊或误诊,表现为气促、呼吸困难的临床上少见。

【临床特点】

1. 甲减是一种常见疾病,多见于女性。甲减所致的黏液水肿性昏迷常表现为低体温、低血压和高碳酸血症。这一危象常由于感染、手术、急性疾病、创伤、使用镇静药等诱发,加重呼吸衰竭,被认为是疾病进展的表现,病情凶险,死亡率高。

2. 甲减可使呼吸中枢对低氧和高碳酸血症的反应性降低;甲减患者常合并肥胖,肺容量正常或减少,伴弥散功能障碍。

3. 甲减患者存在肌病,肌酸肌酶增高,可累及呼吸肌,呼吸肌无力,使呼吸频率减慢,换气功能减弱,引起呼吸困难。

膈肌麻痹是甲低相关肌病的一种,临床表现为活动后气短、呼吸困难、紫绀;动脉血氧分压在坐位时可保持正常而卧位时显著下降。

4. 甲减时鼻黏膜水肿,喉头水肿,舌体肥大压迫呼吸道,引起睡眠呼吸暂停综合征加重缺氧和呼吸困难。

5. 老年甲减多不伴有甲状腺肿大,因此老年患者合并心动过缓、贫血、低钠血症、胸腔或心包积液、体重增加等临床症状时要想到甲减的可能,应尽早作相关检查,争取早诊断早治疗,避免呼吸衰竭的发生。

【诊断要点】

1. 甲减诊断明确;

2. 符合呼吸衰竭的诊断,常由感染、手术、急性疾病、创伤、使用镇静药诱发;

3. 除外其他原因引起的呼吸衰竭。

【治疗】

1. 甲状腺激素替代治疗是治疗的根本手段,可有效地改善临床症状,减轻水肿,纠正低代谢症候群,改善意识状态等。

2. 甲减合并呼吸衰竭时机械通气是有效的治疗手段,机械通气可迅速纠正组织缺氧和二氧化碳潴留,阻止组织器官的进一步缺氧性损伤和由此产生的多器官功能障碍。

3. 加强抗感染、营养支持对症治疗,加强生命体征的监测。

三、甲状腺疾病与哮喘

甲状腺功能与支气管哮喘之间的相互关系涉及许多临床问题,有哮喘和甲状腺疾病共存的情况。甲亢引起哮喘的机制不详,推测其可能由于甲状腺激素过多引起气道局部细胞蛋白分解,抗病力下降,气道反应性增高所致;亦可能因为甲亢时肾上腺素能神经长期处于兴奋状态,引起气管 β_2 肾上腺素能受体密度下调、功能低下或 NANC 神经的抑制功能缺陷所致。

【临床特点】

1. 患者哮喘同时均有心悸,追问病史,均有性情急躁、善食易饥、消瘦表现。因此,凡青年女性哮喘患者有上述表现要考虑本病,及时作相应检查以明确诊断。

2. 某些难治性哮喘与甲状腺功能亢进共存的患者,当其甲状腺功能亢进得到治疗以后,哮喘迅速、显著改善。

3. β 肾上腺素能阻滞药用于治疗甲状腺功能亢进的心动过速时可能加重哮喘,哮喘患者发生甲状腺功能亢进应该密切监视哮喘的加重,甚至甲状腺功能减低患者甲状腺功能的慢慢恢复也可能增加哮喘的病症。

4. 原有甲状腺疾患,特别是甲状腺肿大的患者,长期给予碘或含碘化合物以后由碘诱发甲状腺功能亢进偶尔也可发生。

5. 实验室检查

(1)甲状腺功能测定　包括总 T_3(TT_3)、总 T4(TT_4)、游离 T_3(FT_3)、游离 T_4(FT_4)。根据血 TH 水平除可区别正常、甲亢、甲减外,结合临床尚可区分甲状腺功能正常性甲亢(euthyroid graves disease)、T_4甲亢、T_3甲亢,以及甲状腺病态综合征(thyroid sick syndrome)与 FT_4 和/或 FT_3 综合征。

(2)TSH(促甲状腺激素)现今临床使用最多的是 β-TSH 检测和使用两种单克隆抗体的高敏或超敏 TSH(S-TSH)检测。

(4)自身抗体 TRAb 检测　甲状腺球蛋白抗体(TGAb)、甲状腺微粒体抗体(TMAb)或甲状腺过氧化物酶抗体(TPO-Ab)检测。自身免疫性甲状腺疾病多为阳性,且随病情缓解而转阴。

(5)影像学检查　B 型超声检查以及甲状腺放射性同位素(^{131}碘或^{99m}锝)成像(ECT 扫描)可判断甲状腺大小、形态、结构、血供情况,有无结节及结节大小、数量、性质。

(6)细针穿刺　甲状腺细针穿刺抽吸活检,细胞学检查上尚存在争论,但阳性有利于鉴别诊断,现临床上使用增多,尤以 B 超介导的穿吸使用更多。

【诊断要点】

1. 符合甲亢诊断标准。
2. 同时符合支气管哮喘诊断标准。
3. 除外其他原因引起的支气管哮喘。

【治疗】

这种情况两种疾病需同时治疗。

1. 原发病的治疗

包括抗甲状腺药物（ATD）治疗，对症处理和辅助支持处理。

（1）通常 ATD 治疗可分成初始、减量和维持治疗三个阶段。初始时 PTU 300～400 mg/d，MMI 30～40 mg/d。

（2）ATD、L-T₄联合治疗　一般运用 MMI 或 PTU 3～4 片/d，顿服，成人加 L-T₄ 75～100 μg/d。

（3）外科治疗　术后应用 L-T₄补充治疗可预防甲亢复发，治疗甲减与结节性甲腺肿。

（4）同位素碘治疗　其主要副作用是治疗后早期或后期出现甲减。

2. 支气管哮喘的治疗

应注意 β 肾上腺素能受体阻滞剂（如普萘洛尔）用于治疗甲亢的心动过速可诱发或加重支气管哮喘，需谨慎使用或避免应用；而治疗哮喘的支气管扩张剂可能会加重甲亢的代谢率，尤其是 β 受体兴奋剂，需减少其用量。其余的治疗措施同支气管哮喘的治疗。

（黄志俭）

第三节　肾上腺疾病在呼吸系统的表现

嗜铬细胞瘤

嗜铬细胞瘤主要是由于大量儿茶酚胺作用于肾上腺素能受体，主要表现为高血压或高血压与低血压交替出现等。嗜铬细胞瘤致急性肺水肿，其发生机制可能为嗜铬细胞瘤分泌的大量儿茶酚胺对心肌直接毒性作用致心肌变性扩张，以左心室受累最为严重，表现为急性左心衰、肺水肿。

【临床特点】

1. 可发生急性肺水肿，易反复，发作时血压急剧升高，血压下降后肺水肿症状迅速得到控制；临床症状与心源性肺水肿症状相似，表现为恶心、剧烈呕吐、心慌、气促、烦躁不安、端坐呼吸，咳大量粉红色泡沫痰，血压升高明显，口唇紫绀，双肺布满湿性啰音；发作时血压急剧升高，血压下降后肺水肿症状迅速得到控制。

2. 行嗜铬细胞瘤摘除术可避免高血压和急性肺水肿的发生。

3. 嗜铬细胞瘤引起高血压发作时可引起咯血，而手术切除肿瘤以后咯血可痊愈。

【诊断要点】

1. 嗜铬细胞瘤诊断明确，临床症状结合下述检测方法可作出诊断：

(1)生化诊断　血浆儿茶酚胺、尿香草扁桃酸（VMA）升高，测定敏感性也较低，血浆或尿 3-甲氧基（去甲）肾上腺素检查的敏感性和特异性高于肾上腺素和去甲肾上腺素，可作为嗜铬细胞瘤生化诊断的首选检查方法。

(2)影像学检查　B超、CT和MRI发现嗜铬细胞瘤具有很高敏感性。CT或MRI是嗜铬细胞瘤定位的首选方法。CT平扫＋增强扫描对肾上腺肿瘤的敏感性达98%，特异性达92%。

近来[131]I-MIBG及生长抑素ECT与CT影像融合技术，以及PET显像广泛应用于嗜铬细胞瘤定位。

(3)基因检测　对怀疑患有上述综合征的患者（双侧嗜铬细胞瘤、合并甲状腺髓样癌）或有家族史者行基因分析可确诊。

2. 有肺水肿的临床表现。

3. 除外其他原因引起的肺水肿。

【治疗】

1. 肺水肿的治疗　同心源性肺水肿。

2. 原发病的治疗

(1)药物治疗　药物有 α、β 肾上腺素能受体阻滞剂，及钙拮抗剂、血管紧张素转换酶抑制剂、血管扩张剂、CA合成抑制剂等，选择性 α_1 肾上腺素能受体阻滞剂控释片效果较好。

(2)手术治疗　早期手术切除肿瘤是临床根治的唯一途径，近年来腹腔镜下肾上腺切除术得到了广泛应用。

(3)放射性核素治疗　适用于无法手术或已经转移者，术后可能有残留病灶时也可用以缓解CA过度分泌和病灶转移产生的症状，如高血压、骨转移造成的疼痛等。

(4)抗肿瘤药物联合化疗　临床上常用CVD方案（环磷酰胺＋达卡巴嗪＋长春新碱），可使已转移的恶性嗜铬细胞瘤患者血CA降至正常，转移灶体积缩小。

（黄志俭）

第四节　糖尿病的肺部合并症

糖尿病是常见疾病，是最重要的代谢性疾病。越来越多的临床和实验研究均表明糖尿病与呼吸系统疾病的关系密切。

一、肺部感染

糖尿病患者易并发感染，以肺部感染最为多见，临床表现不典型，易误诊，治疗上有特殊性。

【临床特点】

1. 临床症状

(1)糖尿病合并肺炎症状可不典型,咳嗽往往不明显甚至无咳嗽,可表现为发热、胸闷、心悸、食欲差、恶心、呕吐等。

(2)患者在体检时可发现肺部有湿啰音,局部有呼吸音降低;细菌性肺炎与其他各种病原菌感染比较,发生几率明显增高,常见致病菌为大肠杆菌、肺炎克雷伯杆菌、金黄色葡萄球菌。糖尿病发生肺部感染与患者的年龄、病程和血糖水平有关。

(3)具有诊断意义的大气道病变临床特征是声音嘶哑、大量咯血或纵隔增宽。

2. 实验室检查

呈现细菌感染征象,肺部 X 线表现为斑片状或大片状密度增高阴影,为糖尿病无症状肺炎,主要原因为糖尿病合并的神经性病变使咳嗽反射抑制。

3. 糖尿病患者特别容易发生肺结核。糖尿病患者容易合并结核的原因可能与高血糖、高游离脂肪酸情况下吞噬细胞功能降低有关。

4. 糖尿病患者肺结核浸润可以发生于任何肺叶,与非糖尿病患者多发于上叶尖后段不同,下叶肺结核浸润发生率可高达 10%。

5. 糖尿病患者也容易合并肺部真菌感染,对毛霉菌病的易感性尤其高,特别是糖尿病控制不好,有多种并发症的患者。

【诊断要点】

1. 符合糖尿病的诊断标准。

2. 痰液连续两次培养出相同的病原菌作为细菌学诊断依据,胸片有斑片渗出影。

【治疗】

1. 糖尿病的治疗

糖尿病合并感染时,均及时使用胰岛素治疗,控制血糖,并监测血糖(三餐前及三餐后 2 h、睡前),胰岛素的剂量应根据血糖、病情发展及时调整,避免低血糖。

合并酮症酸中毒时经静脉滴注胰岛素或使用泵治疗降糖,补液扩容,纠正酸碱平衡及电解质紊乱,静脉使用胰岛素控制血糖时应行血糖监测(每 1～2 h 测血糖 1 次),老年人使血糖控制在正常高值或略高于正常的水平,以适应重要脏器的糖利用需要。

2. 抗感染治疗

首选广谱抗生素,后根据药敏结果调整为敏感抗生素。

3. 对症支持治疗

予吸氧、祛痰、雾化吸入、改善气道功能等,并积极治疗其他合并症。

4. 糖尿病患者免疫功能失调,并发感染时在抗炎、控制血糖的同时可考虑应用免疫制剂以缩短病程,加快病情缓解。

二、急性呼吸窘迫综合征

急性呼吸窘迫综合征(ARDS)是指由心源性以外的各种肺内、外致病因素导致的急性、进行性呼吸衰竭。糖尿病酮症酸中毒(DKA)并发 ARDS 较少见,但可成为 DKA 治疗过程中的致命性并发症。

【临床特点】

1. 糖尿病并发呼吸窘迫综合征是一种特殊类型的急性缺氧性呼吸衰竭,多在某些危重的基础疾病抢救过程中突然发生。临床多表现为突然出现呼吸窘迫,呼吸频率增快,明显缺氧,呼吸困难,发绀。

2. DKA 并发 ARDS 死亡率极高,但机制尚不明确,一般认为 DKA 患者由于体内明显的脱水和 Na^+ 水平低,机体胶体渗透压增高,随着水化治疗和电解质的补充,胶体渗透压进行性下降,随着胶体渗透压的降低,动脉血氧分压降低和肺泡—动脉氧梯度增高。

3. 严重脱水,肺内微生物及其毒素作用和血 BUN 升高等多种因素,致使血液黏稠度进一步增高,肺泡毛细血管内皮损伤,微循环发生障碍,肺泡毛细血管通透性增高,导致肺水肿;严重脱水及其微循环障碍,促使微血栓形成,肺泡供氧减少,使得肺泡表面活性物质减少致肺泡萎陷。

4. 严重高血糖期间,即使没有糖尿病肾病,胸部 X 线也可以表现复发性急性肺泡和间质性肺水肿,而胰岛素治疗以后肺水肿的临床和胸部 X 线异常表现迅速吸收好转,血糖也很快恢复到正常水平。

5 妊娠糖尿病胎儿肺泡表面活性物质缺乏所致。糖尿病孕妇高浓度血糖可通过胎盘达胎儿血循环,使胎儿胰岛素分泌增多,胎儿高胰岛素血症可拮抗糖皮质激素促进肺泡Ⅱ型细胞合成及诱导释放表面活性物质的作用,使胎儿肺表面活性物质分泌减少,肺成熟延迟,导致呼吸窘迫综合征的高发生率。目前糖尿病母亲新生儿呼吸窘迫综合征,主要见于早产儿以及孕期血糖控制不理想者。

【诊断要点】

在治疗 DKA 时,如果患者肺部出现啰音或肺泡—动脉氧梯度增宽多提示发生 ARDS 的可能性。符合 ARDS 的诊断标准,并除外其他原因的肺水肿和低氧血症。

【治疗】

1. 患者由于体内代谢严重紊乱,机体免疫功能和呼吸道防御、清除功能低下,高渗和高血糖状态抑制粒细胞吞噬和趋化功能等诸多因素,导致感染尤其是肺部感染的发生率显著提高,因此应联合使用抗生素。

2. 抑制级联炎症反应,早期适量短期使用糖皮质激素。

3. 采用小潮气量和允许性高碳酸血症、一定水平的 PEEP,防止通气肺损伤和肺不张。

4. 合理补液,使机体处于轻度水负平衡状态。另外,有效组织灌注改善后,胰岛素生物效应才能充分发挥。

5. 低蛋白血症者给予血浆和清蛋白,增加血浆胶体渗透压而减少渗出,但在血管通透性增加时,补充蛋白不可过多、过快,以免其外渗加重肺水肿。

6. 积极防治其他脏器的功能损害,调节酸碱和电解质平衡。

三、黑曼综合征

糖尿病酮症酸中毒患者,可能由于过度通气、强烈呕吐、用力呼气等原因,纵隔气肿发生率较高,这种病症称为黑曼综合征。

【临床特点】

1. 本综合征多见于 10~30 岁的男性胰岛素依赖型糖尿病患者。

2. 纵隔气肿发生时的主要症状为突然发生的胸痛、深呼吸及吞咽时胸痛加剧,有时伴呼吸困难、气促。由于皮下气肿的形成,因此在颈部及前上胸部可触及皮下捻发感。听诊时,有时在胸骨左缘可以听到与心音同步的、音调较高的杂音,这种体征称为黑曼综合征。

3. 急性起病的 1 型糖尿病患者胰岛素绝对缺乏,糖代谢障碍,且蛋白质也处于分解状态,机体极度消瘦,处于营养不良状态,肺泡壁及肺泡间质中的蛋白及弹性纤维分解,韧性下降导致耐受的压力减低,从而导致肺泡破裂,产生纵隔气肿,可与自发性气胸并存。

4. 床旁 X 线胸片提示纵隔气肿,双侧颈部、锁骨下皮下积气等。

3. 实验室检查

(1)急性期一般可见末梢血白细胞增多,尿糖及尿丙酮阳性,血糖升高。

(2)较有特征性的检查所见是血浆酮体增多,动脉血 pH 下降,$PaCO_2$ 及 HCO_3^- 降低。

(3)酸酸中毒严重时还可出现血中尿素氮及肌酐增多。

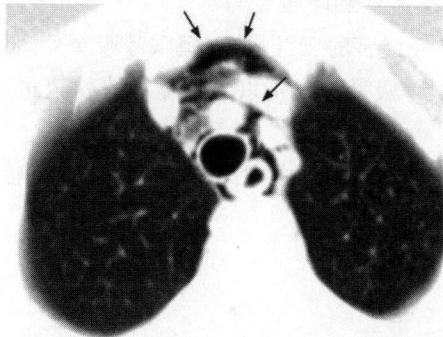

CT 扫描箭头所指纵隔内可见含气的低密度影

图 2-7-3 纵隔气肿

【诊断要点】

1. 常发生于糖尿病酮症酸中毒。
2. 发生纵隔气肿。
3. 除外其他原因引起的纵隔气肿。

【治疗和预后】

糖尿病性酮症酸中毒的治疗是本综合征治疗的根本环节,主要是纠正酸中毒,消除酮症,控制血糖,胰岛素、生理盐水的输入很重要。纵隔气肿一般可在2～20天内吸收。严重者可皮肤切开排气等,机械通气会加重纵隔气肿。

四、睡眠呼吸暂停综合征

糖尿病并发自主神经病的患者与睡眠相关呼吸异常的发生率明显增高。近年来研究发现,2型糖尿病患者中存在 OSAS 的高患病率,OSAS 患者又常合并2型糖尿病,且二者都极易诱发心血管疾病,2型糖尿病和 OSAS 常合并存在。2型糖尿病不仅增加 OSAS 的发生,而且可以加重 OSAS 的症状,甚至导致死亡。

【临床特点】

1. 2型糖尿病合并 OSAS 患者,一方面是肥胖使糖尿病发病率更高,因为肥胖使胰岛素功能相对不足使观察组病人的病情相对较重;另一方面,由于肥胖使脂肪在上气道堆积而使上气管变窄发生睡眠呼吸暂停。

还有糖尿病发生微小血管病变和末梢神经损害,引起上呼吸道及咽喉部肌肉松弛也可以导致睡眠呼吸暂停。

2. 糖尿病性微血管病使肌病进行性发展、肌无力和中枢性低通气,因此肌肉糖尿病性微血管病可以导致高碳酸血症和呼吸衰竭。

3. 糖尿病合并自主神经损害的肥胖患者,睡眠呼吸暂停/低通气出现得更频繁,持续时间也更长。反过来,睡眠呼吸紊乱也可以导致糖尿病快速进展及心血管疾病的发生和死亡率的升高。

4. 1型胰岛素依赖性糖尿病时,自主神经病与睡眠相关呼吸异常之间有相关性。

【诊断要点】

1. 符合糖尿病的诊断标准。
2. 同时符合 OSAS 的诊断标准。

3. 除外其他原因所致的 OSAS。

【治疗】

1. 强化降糖治疗对于 2 型糖尿病合并 OSAS 的患者有一定疗效,能改善呼吸暂停及紊乱指数,对于超重患者效果更好;严格控制血糖可以降低高血糖的毒性作用,改善胰岛素抵抗,阻断两种疾病相互影响的共同通路,从而改善睡眠呼吸暂停的症状。

2. 睡眠呼吸暂停的治疗:

(1)注意休息,侧位睡眠。

(2)戒烟戒酒,停用镇静催眠药物。

(3)减肥治疗 由于肥胖和 2 型糖尿病及 OSAS 的关系极为密切,并与严重程度正性相关,因而体重控制对糖尿病睡眠呼吸暂停患者的意义重大。

(4)药物治疗 包括应用增加上气道开放、减低上气道阻力的药物,及呼吸兴奋剂和改变睡眠结构的药物。

(5)经鼻持续正压通气(n-CPAP)治疗。

(6)外科手术治疗 包括悬雍垂腭咽成形术、下颌骨前移或舌骨悬吊术及气管切开造口术等。

(黄志俭)

第八章 妇产科与呼吸系统疾病

第一节 月经性哮喘

部分女性哮喘患者在月经前期或月经期哮喘发作或病情加重,这种现象即称为月经性哮喘。发病机制尚不清楚,可能与月经周期中体内性激素剧烈波动有关。

【临床特点】

1. 育龄妇女任一年龄组均可出现月经性哮喘,但并非月经初潮后马上出现,常发生于月经周期较规律的 20 岁年龄段组,青春期也可出现。

2. 病情恶化出现的时间因人而异,早者于月经期前一周,但 80% 为月经期前 3～4 日,月经期开始后症状渐减轻,也有症状持续至月经期开始后数日者。

症状分度重度居多,轻度较少。哮喘症状不能控制时,月经期常加重,而病情稳定时这一现象就会消失。

3. 症状的严重程度也因人而异,轻者仅有胸闷,重者需每月住院一次。其呼吸道症状与其他类型哮喘相同。

4. 其他原因,如因感染、过度疲劳等而恶化者,加上月经性哮喘,就可出现哮喘持续状态。

【诊断要点】

根据哮喘常发生于月经前数天或月经后,月经期开始后症状渐减轻,与月经周期有较强的规律性和相关性可作出诊断。

【治疗】

大多数的月经性哮喘患者可以用常规的治疗原则处理。

1. 有一些患者在月经周期的后一半的时间内可能需要增强吸入皮质激素,及应用 β_2 肾上腺素能受体激动剂。

轻至中度月经性哮喘患者服用袢利尿剂速尿有效,宜于病情开始恶化即月经期前 3～4 日开始用药,直至病情稳定,疗程因人而异;速尿剂量为 20～40 mg/d,1 日 1 次。

2. 也有少数患者病情严重,甚至需要使用全身性大剂量糖皮质激素治疗。

3. 许多研究表明糖皮质激素不引起人胎儿的畸形，也不抑制胎儿的丘脑下部—垂体—肾上腺轴，因此服用泼尼松是安全的。

4. 在糖皮质激素治疗效果欠佳的患者中，肌内注射较大剂量的孕酮或联合白三烯（LT）拮抗剂治疗可能有效。

（黄志俭）

第二节　绝经与哮喘

绝经后才发病的哮喘通常为非特异性体质的妇女，但常伴有鼻窦炎和/或荨麻疹/血管性水肿，病情一般比较严重，往往需要口服皮质激素。相关研究显示雌激素在哮喘的发病中可能起一定的作用，绝经后大剂量的激素替代治疗（HRT）可以增加发生哮喘的危险性。

女性哮喘围绝经期是发病的高峰，防治影响因素多，依从性差，哮喘不易控制，需要针对围绝经期的一些临床特点，加强治疗。而适度的激素替代治疗可以使哮喘患者每日皮质激素的需求量减少，哮喘加重的发作频率降低。

（黄志俭）

第三节　子宫内膜异位症的呼吸系统表现

子宫内膜异位症（endometriosis）是子宫内膜腺体和间质出现在子宫腔以外的部分引起的病症。本病的女性患者常合并多发性囊性卵巢疾病、盆腔炎性疾病、子宫肌瘤等。发生于肺部的子宫内膜异位症较少见，临床一般表现在咯血症状，但如果咯血有经期周期性改变，结合影像学诊断并不难，手术切除病理学检查可确诊。

【临床特点】

1. 可发生气胸、血胸，患者多有规律的周期性咯血，月经来潮时出现咯血，持续时间长短不一，直至经期结束。因此，对生育期妇女，有周期性咯血的病人，应考虑到本病，并进行有针对性的随访检查，可避免误诊。

2. X线影像学可表现为肺野内出现大小、形态不一的片状或结节状阴影，有时阴影出现囊状透光影，部分病例出现胸腔积液或液气胸，所有临床表现绝大部分见于右侧胸腔。

3. 血胸与其他病症更常见于胸膜子宫内膜异位症、盆腔子宫内膜异位症。

【诊断要点】

1. 对于生育年龄的妇女，若反复出现月经期气胸、血胸、咯血等症状，应怀疑本病。若同时存在盆腔子宫内膜异位症，则本病可能性更大。

2. 胸腔内病变的检查诊断除胸部 X 线检查和咳出物的病理学检查外,还可酌情进行纤维支气管镜、胸腔镜、针刺活检、胸液细胞学检查等,临床上多数病例需经开胸探查证实。

【治疗】

1. 手术治疗

胸腔子宫内膜异位症大多为胸膜和膈肌病变,尤其是膈肌缺损者,往往需要手术切除病变或行修补术。肺实质病变保守治疗无效或严重者也应考虑病灶或肺叶切除。

2. 激素治疗

大剂量应用孕激素制剂或雌激素和孕激素联合制剂,可取得显著疗效。

(1)达那唑的一般给药剂量为 600～800 mg/d,有报道更小剂量也有效。

(2)三烯高诺酮 国际上至少已累计了 1500 多例用三烯高诺酮治疗子宫内膜异位症的经验,52%～89% 的患者有极好的疗效和较好的耐受性。

(3)促性腺激素释放激素类似物。

3. 盆腔手术

激素及胸部手术无效者,若患者年龄较大,无生育愿望,或者合并盆腔子宫内膜异位症者,可酌情考虑子宫、卵巢及其附件的部分或全部切除术。也有报道单独输卵管结扎术使气胸得以控制。

(黄志俭)

第四节 麦格—沙门综合征

麦格—沙门综合征(Meigs syndrome)的特征是卵巢纤维瘤或其他卵巢实体肿瘤、腹水和胸腔积液共存。由于本病全身症状较多,多数患者先到内科就诊,易误诊为多发性浆膜炎、腹部恶性肿瘤、结核性胸腹膜炎等。

【临床特点】

1. 麦格氏综合征患者的发病年龄以中老年为主,其中 40～60 岁多见,青春期较罕见。

盆腔肿瘤(绝大多数为卵巢纤维瘤)、胸腔积液多见于右侧胸腔,为漏出液,而且可能比较大量,其液体来自腹膜经膈肌淋巴管转运到胸腔;个别病例有大量胸腔积液而无腹水,肿瘤出血时,腹水可呈血性。

2. 临床表现如咳嗽、呼吸困难,一般与胸水的量有关。腹胀与腹水的量及肿块的大小有关;可有不同程度的体重减轻等;巨大的卵巢肿瘤向上推压膈肌,因而可以引起呼吸衰竭。

3. 依据临床表现和影像学(X 线、B 超、CT 等)征象,可发现胸腔积液或腹腔积液,但卵巢肿瘤切除后胸腔积液和腹水可以消失。

【诊断要点】

1. 原发肿瘤必须是良性实质性纤维瘤样肿瘤(fibroma-like tumor)。

2. 肿瘤必须伴有腹水、胸腔积液。

3. 切除肿瘤后腹水、胸腔积液消失且不复发。

凡符合上述标准者称为真性麦格氏综合征。但胸、腹水的产生并非是卵巢纤维瘤特有的症候;因此,麦格氏综合征的定义可推广至所有良性卵巢瘤合并胸腔积液、腹腔积液者。

【治疗】

麦格氏综合征是良性卵巢肿瘤的并发症之一,手术切除肿瘤后,胸水及其所致的症状体征迅速消失而使病人得到康复甚至挽救生命。

（黄志俭）

第五节　肺淋巴管平滑肌瘤病

肺淋巴管平滑肌瘤病(Pulmonary lymphangioleiomyomatosis,PLAM)是一种罕见的弥漫性肺部疾病,目前病因未明。绝大部分发生于育龄期妇女。有报道某些 PLAM 患者的平滑肌组织中雌激素受体表达异常增高,故认为该病可能与雌激素有关。

【临床特点】

1. 临床表现

(1)比较典型的症状为进行性呼吸困难,与寻常的慢性阻塞性肺疾病很相似。

(2)PLAM 患者咳嗽较轻,干咳或有少量白色泡沫痰。咯血常见,一般为少量到中等量,个别咯血量大,而且可以引起窒息。

(3)自发性气胸发生率 60% 以上,可为首发症状,单侧或双侧,反复发生,亦可为双侧张力性气胸。

(4)约 25% 的患者出现单侧或双侧乳糜胸,约 10% 的患者发生乳糜腹液,偶可因扩张的腹后壁淋巴管与肾收集系统相通,发生乳糜尿;还可有乳糜心包积液。

2. 肺功能检查

本病的肺功能改变大多为阻塞性通气功能障碍及弥散障碍造成的低氧血症,少数可表现为限制性或

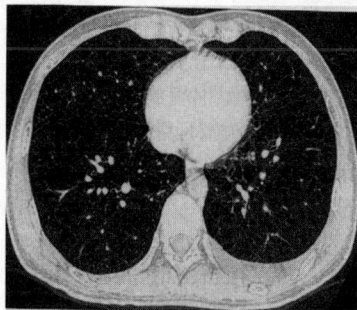

双肺弥漫性小囊状改变,囊壁菲薄

图 2-8-1　肺淋巴管平滑肌瘤病

混合性通气功能障碍。

3. 影像学检查

HRCT 早期即可出现特征性改变,主要表现为弥漫性均匀分布的囊状改变,大部分囊壁 <2 mm,周围为正常肺组织,囊腔直径与疾病程度相关,病情进展囊腔可 >5 cm。

【诊断要点】

1. HRCT 的改变具有特征性,且在病程早期即出现,虽然不能作为确诊 PLAM 的依据,但对于 PLAM 的诊断具有强烈提示作用,有重要临床意义。在随访过程中,HRCT 的演变对病情程度的判断很有价值。

2. PLAM 的确诊有赖于病理诊断。可通过开胸肺活检、胸腔镜肺活检或经支气管肺活检取得肺组织标本。

【治疗】

1. 行卵巢切除术、卵巢放射治疗、孕酮治疗,部分患者可使病情稳定,发展速度放慢,但有些无效。

2. 卵巢切除术联合孕酮是相对有效的治疗方法。孕酮的常用剂量为每月 400 mg 或每两月 400 mg,肌内注射;或口服每日 10 mg,少数有效患者减量或停药后病情可恶化。

3. 治疗应争取早期开始,若肺已严重破坏,任何治疗则难以奏效。

4. β_2 受体激动剂的规则治疗值得尝试,氧气疗法也可能有帮助。

5. 对于病情严重的 PLAM 患者,肺移植可能是最后最有效的治疗方法。

(黄志俭)

第六节 抗磷脂抗体综合征

抗磷脂综合征(anti-phospholipid syndrome,APS)是一组以反复动静脉血栓形成、习惯性流产和血小板减少等症状为表现的一组临床综合征,该综合征与抗磷脂抗体(aPL)密切相关。临床表现多变复杂,累及多个系统,但血管栓塞是临床表现的根源。

【临床特点】

1. APS 在临床上以血栓形成(动脉、静脉或小血管)、复发性流产、血小板减少为特征,也可引起许多少见的并发症。

2. 目前国际上将不伴有自身免疫性、感染性和肿瘤性疾病的 APS 称为原发性 APS(PAPS),否则称为继发性 APS(SAPS)。

3. 这两种的临床表现相似,但有差异,如 SAPS 患者常有心脏瓣膜受累、溶血性贫血、白细胞减少、低补体血症。SAPS 患者不伴有自身免疫性疾病，因此，临床上将抗核抗体，特别是高滴度 ANA 作为除外 SAPS 的依据之一。

4. 实验室检查　抗心磷脂抗体（aCL）、狼疮抗凝物（LA）、β_2-GP1 抗体，要求两次以上阳性，相隔 12 周以上。

【诊断要点】

诊断 APS 必须具备至少一项临床标准和一项实验室标准：

1. 临床标准

（1）血管栓塞

任何器官或组织发生一次以上的动脉、静脉或小血管血栓，血栓必须被影像、多普勒或组织学证实，除外浅静脉血栓。组织学还必须证实血管壁有血栓，但没有显著炎症。

（2）病态妊娠

①一次以上发生在 10 周或 10 周以上不可解释的形态学正常的死胎，正常形态学的依据必须被超声或被直接检所证实；

②或在妊娠 34 周之前因严重的子痫或先兆子痫或严重的胎盘功能不全所致一次以上的形态学正常的新生儿早产；

③或在妊娠 10 周以前发生 3 次以上的不可解释的自发性流产，必须排除母亲解剖、激素异常及双亲染色体异常。

2. 实验室标准

（1）用标准 ELISA 在血清中检测到 β_2-GP1 依赖的中高滴度 IgGP、IgM 类 aCL 抗体至少 2 次，间隔至少 6 周；

（2）血浆中出现 LA，至少发现 2 次，每次间隔至少 6 周。

【治疗原则】

治疗的关键是阻抑高凝状态的发展，预防血栓形成，化解血栓，改善脏器供血，恢复受损功能。

1. 治疗基础疾病

首先应当努力寻找病因，治疗原发病，如系统性红斑狼疮等系统性自身免疫性疾病。

2. 肺动脉血栓形成和肺栓塞的治疗

首先是预防肺梗死的形成，通常使用肝素、华法林。

血栓的治疗应该使用标准抗凝治疗方案，先用肝素后用华法林。

（1）动脉血栓根据不同部位采取不同策略。

（2）心肌梗死可以溶栓及血管支架。

（3）外周动脉血栓可在 6～12 h 内行切开取栓术或血管旁路术，接着抗凝治疗。

（4）颅内动脉血栓形成：小剂量阿司匹林＋华法林（INR 2～3，可考虑 3～4）。脑卒中：小剂量阿司匹林(80～100 mg)或氯吡格雷75 mg。

在慢性期以口服华法林抗凝治疗为主，华法林抗凝治疗可以用 INR 进行评估，对动脉血栓应控制在 2.5～3.0，静脉血栓则宜在 2.0～3.0，应注意长期抗凝会增加出血机会。对经良好抗凝治疗仍有血栓发生的患者，可加用羟基氯喹。

3. APS 妊娠的处理

妊娠期本身就是一种高凝状态，APS 女性在决定妊娠前必须了解 aCL 的水平，还必须评估有无贫血、血小板减少及原发病的活动情况，从而决定是否妊娠。既往有妊娠 10 周后流产或有血栓史病史，在妊娠前或在确认妊娠后，开始用肝素或低分子肝素(LMWH)抗凝治疗，同时使用小剂量阿司匹林(75 mg,qd)，直至分娩前停用。

4. 产后治疗

由于产后前 3 个月发生血栓的风险极大，故产后应该继续抗凝治疗 6～12 周；在产后 2～3 周内可以把肝素改用为华法林。肝素使用剂量为 5000 IU，每 12 h 1 次，或 LMWH (依诺肝素)40 mg,qd。肝素的使用剂量应该与体重保持平衡。LMWH 抗血栓的作用强，对血小板影响小，且无肝素诱导的骨质疏松，对妊娠女性有一定优越性。应注意华法林有致畸作用，故妊娠期禁用。

5. 肺动脉高压的治疗

所有 APS 并发肺动脉高压患者均需长期坚持抗凝治疗。复发性肺栓塞引起肺动脉高压者必要时可考虑下腔静脉植入滤网。其他药物治疗，如钙离子拮抗剂也有一定效果，严重病例可考虑前列腺素 E 治疗。

6. 爆发性 APS 及肺血管微血栓形成及肺泡出血的治疗

爆发性 APS 发病率<1%，病死率高达 50%，一周内出现至少 3 个器官或组织的血栓形成。

主要包括积极抗凝疗法、皮质激素、血浆置换疗法等。危重患者，特别是并发 ARDS 的患者可考虑静脉甲泼尼龙，1 g/d，连用 3～5 d；还有个别报道静脉输注丙种球蛋白、CTX 取得一定疗效。

第七节　抗磷脂综合征的呼吸系统表现

抗磷脂综合征患者的肺部疾病谱表现各异，肺栓塞和肺动脉高压是最常见的并发症，而少见的如急性呼吸窘迫综合征(ARDS)、肺泡内出血、肺动脉血栓、肺小血栓、产后综合征、肺毛细管炎、肺泡纤维化、肺大疱、Wegener 肉芽肿等也有报道。临床工作中在对那些有发热、低氧血症、呼吸困难、胸片提示有肺浸润的 APS 患者诊治时要重点注意这些肺血管损害表现。

一、肺栓塞和肺梗死

APS 首要的肺并发症就是肺血栓栓塞疾病，对 APL 阴性的患者而言，尚难以与普通栓塞区分。它是 APS 患者最常见或许是首发的临床表现。合并狼疮的 APS,原发的 APS 及 SLE 均可见肺血栓形成,但 SLE 合并 APS 具有更高的肺栓塞的风险。

APS 患者发生急性血栓的治疗主要是口服华法林,同时给予肝素抗凝。长期(也许终生)口服抗凝剂可能是防治栓塞复发的最佳措施,比攻击性治疗更为有效。

在防治栓塞复发方面,大剂量抗凝[国际标准化比率(international normalized ratio, INR>3)]要优于小剂量(INR≤3),尽管严重出血的并发症也许更高。用药过程中注意监测 INR,并建议 INR 维持于 2.5～3.5 是安全的。

二、肺动脉高压

在 APS 中,复发性肺栓塞可能是引起肺动脉高压的直接病因,也可能与免疫性血管炎、肺间质炎症性病变有关。从流行角度看,由慢性血栓栓塞致肺动脉高压的患者 aPL 阳性约占 10%～20%。

对于 APS 合并原发性肺动脉高压的治疗尚无经验,病死率很高。为了控制肺动脉高压,必须长期抗凝,以免新的血栓形成;从血管舒张剂如钙通道阻滞剂的药物试验结果看,仅仅 1/3 患者有效;在一些严重病例中,持续性静脉泵给予前列环素或许有效。与结缔组织疾病相关的原发性肺动脉高压,环磷酰胺也可能有效。如果肺动脉高压继发于复发性血栓,则可采用下腔静脉过滤法;最后,药物控制欠佳者,可采用动脉内膜血栓切除术。

三、ARDS

ARDS 是一严重的临床综合征,特征是急性发作需氧疗的动脉低氧血症。X 线胸透显示斑片状或不对称的肺两侧浸润,有时还有胸膜反应。APS 患者发生 ARDS 的机制至今未明。可能由肺血管炎引起肺的微小血栓在肺循环中导致血管损伤,增加蛋白从微血管转运至肺实质,以及由于血管壁的免疫复合物激活补体,活化巨噬细胞后释放出中性粒细胞趋化因子导致巨噬细胞释放胶原酶及氧自由基,破坏肺实质引起。除外感染性诱因外,闭塞性空气栓塞会急速提高流体静脉压导致液体从血管流入肺实质。

ARDS 合并 APS 的患者,尽管给予足量抗凝、大量激素及免疫抑制剂治疗,病死率高达 52%。除抗凝之外,治疗也可大剂量激素、偶尔甲泼尼龙冲击和血浆置换联合治疗。

四、肺泡内出血

弥漫性肺泡内出血始终是危及生命的潜在威胁,或许就是 APS 的最初表现。患者以中年男性多见,临床表现为反复咳嗽、呼吸困难、发热,伴或不伴咯血,进行性发展为急性呼吸衰竭等表现。试验室的主要检查包括低氧血症和贫血,胸片提示变化较快的广泛肺浸润。诊断要排除其他系统性自身免疫性疾病,其他弥漫性肺出血的病因包括尿毒症、凝血病、肺栓塞或感染也应当排除。

为明确诊断,还可采用肺活检,在组织病理中,肺泡出血及伴或不伴肺毛细血管的小血管栓塞是主要发现。对证实含铁血黄素巨噬细胞充斥的出血,细支气管灌洗也许有用。

对于 APS 合并弥漫性肺泡内出血的患者,如果当时合并有致命的呼吸道危险,治疗首选皮质激素(常常是静脉大剂量冲击,如甲泼尼龙 1 g/d,3～5 d)。如果有活动性出血,抗凝就必须限制;而一旦病情控制,治疗就需重新开始;如患者合并其他类型肺毛细血管疾患,应长期给予免疫抑制剂治疗。

五、Wegener 肉芽肿

合并肺出血的 Wegener 肉芽肿患者,同时也满足 APS 诊断标准。肺出血可能是严重的特发性免疫紊乱早期表现,比如与抗中性粒细胞胞浆抗体(ANCA)相关的血管炎。

(陈进春　黄志俭)

第九章　妊娠期急性呼吸衰竭的诊治

第一节　血栓栓塞病

妊娠期和产褥期是静脉血栓栓塞症(VTE)发生的高危期,发生率约 0.5‰~7‰,深静脉血栓形成(DVT)和肺栓塞(PE)是妊娠期和产褥期重要的致死因素。妊娠妇女发生深静脉血栓形成和/或肺栓塞时的临床表现与非妊娠者相同,但由于妊娠时腿部肿胀及伴随的不舒适很常见,再者呼吸困难、心动过速也是正常妊娠的一个常见特征,因此 DVT 和肺栓塞的临床表现更缺乏特异性,诊断较为困难。

【临床特点】

临床表现与体征:常见的肺栓塞临床表现有呼吸困难、胸痛、咳嗽、出汗、咳血、晕厥等。体征主要包括心动过速、呼吸急促、肺底湿性啰音、紫绀、心脏杂音等。

有些患者均有典型的临床表现,但由于孕晚期血容量增加及血液动力学改变,使得孕妇发生肺栓塞的临床表现常缺乏特异性,易造成诊断困难。因此,当存在发生肺栓塞高危因素的孕妇出现以上症状时,应高度警惕肺栓塞的可能。

另外,正常妊娠后期因体位因素也可能会有下肢水肿不对称表现。同时,一般妊娠期妇女也可出现伴随的心动过速症状,需仔细甄别。

【诊断方法】

1. 肺通气/灌注(ventilation-perfusion,V/Q)显像

V/Q 显像是诊断肺栓塞的首选方法,V/Q 正常或高度可疑,可作为排除与诊断肺栓塞的重要依据,患者的情况允许时,可行此项检查。但 V/Q 显像中的放射线对胎儿有影响,应引起产科医生高度重视。

妊娠期除非必要,一般不宜行放射性检查,尤其在妊娠 10~17 周时,此期胎儿中枢神经系统最敏感。哺乳期妇女在接受^{99m}Tc 检查后 15 h 不应哺乳,因这时^{99m}Tc 在乳汁中大量分泌。

2. 超声技术

孕期探测下肢 DVT 应用最广的检测方法是压迫超声,而可疑有髂静脉血栓形成时,双重多普勒超声则是一种有效的辅助检查方法。

3. 下肢静脉造影

孕期血栓形成常发生于腘静脉、股静脉和髂静脉。孕晚期妇女易发生下肢水肿，DVT 的症状与体征常难以发现。而下肢静脉造影是诊断 DVT 的金标准，但此检查为有创性检查，目前已经由其他检查所取代。

4. 磁共振成像（magnetic resonance imaging，MRI）

非孕妇女 MRI 检测 DVT 的敏感性为 97%～100%，特异性 95%。其优点是能检测无症状的 DVT 及小的非闭塞性血栓。目前，MRI 对胎儿的影响未见报道，但建议早孕期不要使用。

5. 其他辅助检查

D-二聚体（D-dimer）对非妊娠者 PE 阴性预测值为 98%，在妊娠时，D-dimer 随妊娠时间而轻度增加。心电图出现电轴右偏、T 波倒置及右束支传导阻滞应警惕急性 PE。

【治疗】

1. 抗凝剂的治疗

对临床可疑肺栓塞的患者，应在应用肝素治疗的同时行辅助检查，以明确诊断。因肝素不通过胎盘，是孕妇首选的抗凝剂，长期使用对胎儿较安全。

而双香豆素类药物可通过胎盘，有潜在的致胎儿畸形和胎盘早剥等危险，孕期应避免使用。华法林在母乳中的分泌极少，母乳喂养的胎儿不受影响，所以此药在产后使用较为安全。

2. 产前 VTE 的治疗

目前治疗妊娠急性 DVT 和 PE 的方法为静脉内应用 UFH。治疗妊娠期近端 DVT 的标准方法为静脉内应用 UFH 5～14 d，之后皮下注射 UFH 至分娩，UFH 的应用剂量为：首次给予负荷量 5000 U，或 80 U/kg，维持量 18 U·kg^{-1}·h^{-1}，初始皮下 UFH 量可为每天静脉用量的 1/2，每 12 h 1 次（q12 h），根据凝血活酶时间（APTT）调整剂量，以保持 APTT 为正常对照的 1.5～2.5 倍（相当于硫酸鱼精蛋白滴定法测得的 0.2～0.4 IU/mL 肝素）。

LMWH 用于治疗妊娠急性 DVT 的报道很少，大多数报告局限于预防应用，因此目前不推荐常规应用 LMWH 治疗妊娠期急性 VTE。

妊娠期溶栓治疗仅限于威胁生命的大面积 PE 时，因为溶栓治疗有使孕妇发生大出血的危险，在分娩时及产后尤为明显。目前还不清楚溶栓药物是否会导致胎盘早剥及胎儿死亡。

3. 分娩时的处理

在预产期前 4～6 h 应停止皮下注射 UFH，对于择期分娩的患者则应在分娩 24 h 或以上停止用皮下 UFH。若分娩时 APTT 过度延长（＞对照 2.7 倍），可能有出血危险时宜用硫酸鱼精蛋白逆转肝素效应。1 mg 硫酸鱼精蛋白能中和 100 U 肝素，其个体剂量不应超过 50 mg,静脉内给药时间＞10 min,以免产生低血压。

由于产后发生 VTE 的危险性最高,因此对于产前已经发生 VTE 的患者,一旦产科出血停止即应给予 UFH 充分抗凝。产后第一天可开始口服华法林,UFH 与华法林至少应重叠 5 d 直至国际标准化比值(INR)连续 2 d 达到治疗要求(INR 2～3)。产后华法林应至少服用 4～6 周或血栓栓塞已至少治疗 6 个月为止。若 VTE 为复发或存在血栓倾向时,抗凝治疗应延长至 12 个月或更长。

手术时是否能用局麻应根据个体情况而定,有人认为如果 APTT 正常,手术前 4～6 h 内未用 UFH,可行局麻。

4. 产后的治疗

产后 VTE 的治疗与非妊娠者相同。肝素及华法林在母乳中的分泌量均极少,母乳喂养时仍可使用。由于华法林有致畸作用,服药期间要采取可靠的避孕措施。

关于妊娠溶栓问题,目前的观点是女性妊娠及产后 2 周是溶栓的相对禁忌证,因为溶栓治疗有使孕产妇发生大出血的危险,在分娩时及产后尤为明显,但当大面积 PE 引起严重肺动脉高压、肺血管痉挛等严重并发症威胁母体生命时,仍应采用溶栓治疗。

【预防措施】

临床上对以下危险因素或基础疾病的孕妇及产褥期妇女应警惕发生 PE 的可能性:(1)有心脏病病史的孕妇;(2)第三胎或多胎孕妇;(3)高龄或肥胖孕妇;(4)妊娠或产褥期卧床时间明显延长者;(5)行急诊剖宫产者,尤其合并其他危险因素的孕妇;(6)存在其他一直的遗传性或获得性血栓倾向的孕妇。

1. 对于剖宫产术后存在多种血栓危险因素的患者,推荐药物联合分级加压弹力袜(GCS)和(或)间歇充气加压泵(IPC)预防血栓形成(2C 级)。

2. 对于某些产后血栓危险因素持续存在的高危患者,建议出院后继续进行血栓预防(可以至产后 4～6 周)(2C 级)。

3. 对于无易栓症而既往曾发生过特发性 VTE,也没有接受过长期抗凝治疗的女性,推荐预防剂量的 LMWH/UFH,中间剂量的 LMWH/UFH,或怀孕期间进行密切监测,同时产后抗凝(1C 级)。

4. 对于存在易栓症但既往无 VTE 发生的妊娠女性,不推荐产前常规应用抗凝药物预防血栓,而应个体化评估血栓的风险(1C 级)。

5. 对于抗心磷脂抗体阳性,反复流产或晚期流产,没有静脉或动脉血栓栓塞病史的女性,建议产前应用预防或中间剂量的 UFH,或预防剂量的 LMWH,同时联合应用阿司匹林(1B 级)。

(黄志俭)

第二节 羊水栓塞

羊水栓塞(amniotic fluid embolism,AFE)是由于羊水中内容物如上皮细胞、脱屑细胞、毳毛、胎脂、胎粪等物质进入母体血循环而引起的栓塞症,是一种少见但极凶险的妊娠和分娩的并发症,引起肺栓塞、休克、弥散性血管内凝血等一系列严重症状的综合征。

【临床特点】

AFE 多发生在产程中、产时(包括阴道分娩及剖宫产)、产后早期,最迟可发生在产后48 h 内,但产时发生约占 70%。也有文献报道 AFE 发生在流产、中期引产、羊膜腔穿刺及羊膜腔灌注、腹部创伤、宫颈环扎拆线及手剥胎盘时。典型的临床表现包括肺动脉高压及呼吸循环衰竭、全身出血倾向及 DIC 以及急性肾功能衰竭和多脏器衰竭三个阶段。

1. 前驱症状

常表现为分娩期及产后早期突然出现寒战、烦躁不安、呛咳、气急、发绀、呕吐等。部分患者会出现恐惧感。这些症状在临床上易被误认为感冒、宫缩过强、缩宫素副作用、产妇紧张等,而不被助产者重视。但这常常是羊水入血的初期征象,如羊水清、入量极少则症状较轻,有时可自行消失;如羊水混浊或入量较多时,则会进一步出现呼吸循环衰竭。

2. 肺动脉高压及呼吸循环衰竭或称休克期

表现为前驱症状后出现呼吸困难、发绀,有肺水肿时咳嗽,咯泡沫血痰,肺底部出现湿啰音,心率增快,面色苍白,四肢厥冷,血压下降,陷入休克状态。由于中枢神经系统严重缺氧,可出现昏迷和抽搐。严重者发病急骤,甚至没有先兆症状,仅惊叫一声或打一个哈欠,血压即消失,呼吸、心跳骤停,于数分钟内死亡。分娩前发生的 AFE 还会存在胎儿窘迫。

3. 全身出血倾向及 DIC

部分 AFE 患者经抢救度过休克期后,可发生以子宫大出血为主的难以控制的全身广泛性出血,临床可见大量阴道流血、切口及针眼渗血、全身皮肤黏膜出血、血尿甚至出现呕血、黑便等消化道大出血。血液不凝固,出血无凝血块。产妇可因出血性休克死亡。

4. 急性肾功能衰竭及多脏器受损

若能度过前两个阶段,很快出现肾功能受损。由于全身循环衰竭及凝血功能的改变,肾脏血流量减少,出现肾脏微血管栓塞,肾脏缺血引起肾组织损害,表现为尿少、无尿和尿毒症征象。一旦肾实质受损,可致肾功能衰竭。当 2 个或 2 个以上重要器官同时或相继发生功能衰竭时,称多器官功能衰竭。多器官功能衰竭是 AFE 后期的主要死亡原因。

5. 不典型临床表现

典型病例三阶段按顺序出现,但不典型 AFE 三个阶段不按顺序出现。

(1)如胎儿娩出前仅以呼吸循环系统的症状为主,胎儿娩出后可直接表现为 DIC。

（2）其他不典型表现可仅有大量阴道出血。

（3）也可前驱症状之后很快进入深度休克。

（4）休克程度无法用出血量解释。

（5）比较早出现深度昏迷或抽搐。

（6）突发呼吸心跳骤停等应提高警惕。

6. 辅助检查

（1）X线胸片：典型者可见双侧弥漫性点片状浸润阴影，沿肺门分布，伴右心扩大及轻度肺不张。

（2）心电图：心动过速，电轴右偏，ST-T段改变。

（3）血氧监测：显示严重低氧血症。

（4）凝血功能障碍：同DIC。

（5）神经氨酸-N-乙酰胺基半乳糖抗原（STN抗原）母血中STN抗原浓度明显增高，对AFE可作出早期诊断。

（6）肺动脉造影：可以确定栓塞的部位及范围。X线可见肺动脉内充盈缺损或血管终止。

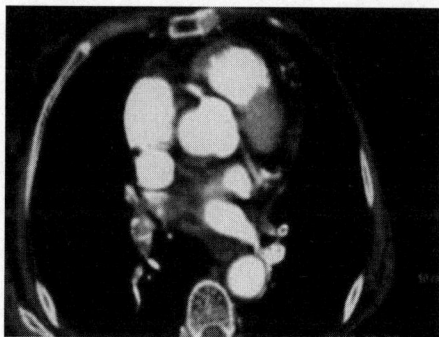

CTPA可见肺动脉内充盈缺损

图 2-8-2　羊水栓塞

【诊断要点】

目前，AFE仍缺乏特异性的诊断措施，临床表现结合实验室检查的排除性诊断仍是AFE的主要诊断方法。

【治疗】

AFE一旦确诊，应积极抢救产妇。早期诊断、早期治疗是治疗成功的关键，对于高度可疑AFE的患者，若无其他疾病可解释目前的症状，则按AFE积极给予相应的治疗，即强调"边诊断、边治疗、边实验室检查"的原则。总的治疗原则是降低肺动脉高压，改善低氧血症；抗过敏和抗休克；防治DIC及肾功能衰竭的发生；防感染。

1. 氧疗及机械通气

立即行面罩吸氧或气管插管机械通气,应保持血氧饱和度在 90% 以上。

2. 抗过敏

地塞米松 20 mg 缓慢静推后,再加 20 mg 于 5%～10% 葡萄糖液中静脉滴注。或选用氢化可的松,即时 500 mg,一般每日 1000～2000 mg,静滴。

3. 解除肺动脉高压

(1)盐酸罂粟碱为首选:30～90 mg 加入葡萄糖 20 mL 中缓慢静推,每日剂量不超过 300 mg。

(2)阿托品:1 mg 加入 10% 葡萄糖液 10 mL 中,每 10～30 min 静推 1 次。

(3)氨茶碱:250 mg 加于葡萄糖液缓慢静推。

(4)酚妥拉明:5～10 mg 加入 5% 葡萄糖液中以 0.3 mg/min 速度静脉滴注。

4. 抗休克

(1)补充血容量:早期以补充晶体、胶体为主,晚期红细胞压积下降到 24% 以下时需输血。扩容可用右旋糖酐,并应补充新鲜血浆。抢救过程中应做中心静脉压监测,并可取血做有关羊水有形成分的检查。

(2)适当应用升压药物:多巴胺和去甲肾上腺素为常用药,据血压调速。

(3)纠正酸中毒。

5. 防治 DIC

在发病早期就要预防性应用肝素,首次 0.5～1 mg/kg 加入 100 mL 液体内静滴,以后根据情况 4～6 h 后重复。在消耗性低凝、纤溶亢进阶段则在小剂量肝素的基础上补充凝血物质如凝血酶原复合物、纤维蛋白原、冷冻血浆及其他凝血物质。纤溶亢进阶段用抗纤溶药物。

6. 脏器功能不全的治疗

(1)心力衰竭:西地兰 0.2～0.4 mg 缓慢静推,必要时 4～6 h 重复用药。

(2)肾功能衰竭:呋塞米 40 mg、100 mg、200 mg、400 mg 依次静脉推注。

(3)应尽早恢复肠道饮食,这对于任何多脏器功能衰竭患者都非常重要。

7. 预防感染

选用肾毒性小的高效、广谱抗生素。

8. 产科处理

(1)第一产程发病:首先稳定生命体征,然后迅速行剖宫产。

(2)第二产程发病:即刻阴道助产。

(3)产后发病:阴道出血多或病情重时应行子宫切除术,方式以不保留宫颈的子宫全切术为宜,因羊水易从宫颈静脉进入血循环。国外已有采用双侧子宫动脉介入栓塞术成功治疗羊水栓塞所致产后大出血的报道,避免了子宫全切带来的器官缺失与精神打击。

9. 血浆置换及血液透析治疗

血浆置换及连续性血液透析滤过治疗可有效清除羊水内容物而切断其引发的一系列

免疫学反应。

（黄志俭）

第三节　静脉气栓塞

静脉气体栓塞是指气体进入体静脉系统，气体随静脉血回流至右心房，后流到肺组织，而引起的肺栓塞。发生在手术或其他医疗诊治过程中的静脉气体栓塞主要是因为气体通过破损的非塌陷性血管进入机体的。

这种非塌陷性血管静脉气体栓塞见于气体加压静脉输液、内镜检查、刮宫术、人工气腹、中央静脉置管、颈部手术、鼻窦冲洗术、坐位的神经系统手术等操作过程中，产妇分娩过程也可发生气体栓塞而引起死亡。

【临床特点】

1. 静脉气栓塞约占孕妇死因的 1%，一般认为产前或围生期发生的气栓塞，进气部位多在胎盘下静脉窦。常见诱因有前置胎盘、妇产科操作时阴道内吹气以及违法流产用气等。

2. 患者常突然发生低血压、咳嗽、呼吸困难、头晕、呼吸急促、心动过速、大汗，严重者在低血压后很快呼吸停止，典型的气栓塞体征是心前区可听到"水车轮转动"样杂音，或"鼓样"、"水泡样"杂音。

3. 由于大多数静脉气栓均会停留在肺毛细血管内，导致肺栓塞，部分气栓通过肺的弥散和呼吸作用而逐渐排出体外，但在卵圆孔未闭或肺毛细血管直捷通路开放等情况下，气栓会直接进入体循环而引起反常栓塞，导致更加严重的后果。

4. 辅助检查

(1) 胸部 X 片偶可见右心或主肺动脉内有气体充盈；心电图出现非特异性的 ST 段和 T 波改变及右心室劳损的特点，患者可以出现心律失常，甚至心搏骤停。

(2) 血气检查　呼末二氧化碳分压（PetCO$_2$）迅速下降，甚至会降到零；脉氧饱和度下降。动脉血气监测显示 PaO$_2$ 明显下降，PaCO$_2$ 与 PetCO$_2$ 差值明显加大。

(3) 冠状动脉栓塞时出现室性心律失常，心电图提示心肌缺血、心肌肌钙蛋白明显升高等心肌受损的表现。

【诊断要点】

静脉气体栓塞的诊断主要依赖于是否有发生静脉气体栓塞的前提，即有相关的诊疗操作或进行相应的活动，如宫腔镜检查，突然发生的头晕、呼吸困难、低氧血症等症状和体征。在有可能发生气体栓塞的前提下，都应该高度重视和作相应处理，并通过超声心动图、CT 或 MRI 等技术手段辅助诊断。

【治疗】

1. 发生静脉气栓时,应置患者于左侧卧位和头低位,让患者吸入 100% 氧气,有利于气栓的缩小和加速吸收。

2. 肝素抗凝治疗纤维蛋白微血栓。

3. 予大剂量糖皮质激素以防止急性肺水肿的形成。

4. 用高压氧治疗,可以减少气体栓子的体积,从而缓解病情,减轻栓塞后并发症。

5. 迷走神经兴奋性,可静注阿托品 1 mg,也可肌注罂粟碱 30 mg,用以解除肺血管和冠状动脉痉挛,防止心跳和呼吸骤停。

6. 可选用阿拉明、多巴胺等血管活性药,给予激素、碱性药物,以求尽快逆转休克,防止多器官功能衰竭。

7. 强心和抗心律失常可选用快速强心、利尿剂或酌情应用抗心律失常药。

8. 出现呼吸、心跳骤停,需立即按心、肺脑复苏程序进行抢救,重建呼吸和循环,恢复大脑功能。

(黄志俭)

第四节　胃内容物误吸

妊娠妇女胃排空延迟,贲门括约肌压力降低,由于药物、麻醉或抽搐等改变了精神状态,胃内容物可被吸入肺部。反流误吸是一种较严重的并发症,常会危及孕妇的生命,病死率较高。

【临床特点】

1. 因呕吐、胃内容物误吸而导致死亡者约占孕妇死因的 2%,酸性胃内容物的吸入,通常在数小时后发生化学性肺炎和高渗出性肺水肿。可表现为呼吸困难、缺氧、发热,胸片为斑片样渗出影,严重者可呈"白肺"样改变,病情迅速恶化。

而酸性胃液的吸入会引起严重的肺泡和支气管树的化学性损伤,导致肺水肿,发生急性呼吸窘迫综合征。误吸液的 pH 值如小于 2.5,则发生化学性灼伤的危险极大。

2. 大量的胃内容物吸入可引起急性呼吸道梗阻致患者死亡窒息,也可发生细菌性肺炎和化学性肺炎。

吸入性细菌性肺炎较化学性肺炎发病较为隐匿,往往在吸入后 48 至 72 h 内出现发热、咳嗽、咯痰,白细胞增多,胸部 X 线有炎症性改变,通常为混合感染,以厌氧菌为主。

【治疗】

胃内容物误吸时尽量将胃内容物吸出,应用广谱有效抗生素,以抗革兰阴性杆菌和厌氧菌为主。

插入胃管减压抽吸是十分必要的,尽管不能将较大的食物团块吸出,但胃内液体量的减少对预防呕吐反流的发生显然是有益的。使用胃动力药可能在一定程度上能够促使胃排空,化学性肺炎可短期使用糖皮质激素治疗。

(黄志俭)

第五节 支气管哮喘

妊娠期哮喘的处理是支气管哮喘治疗中一种较为特殊的情况。一部分患者由于机械性因素及内分泌系统变化的影响,妊娠期往往容易出现哮喘的急性发作。据文献报道,妊娠合并哮喘的发病率已由 10 年前 $0.4\%\sim1.0\%$ 逐年上升至 $3.7\%\sim8.4\%$。

【临床特点】

1. 妊娠期妇女的哮喘发生率为 $1\%\sim4\%$,是妊娠期呼吸困难的最常见原因,严重的哮喘发生可导致孕妇的呼吸衰竭,并给孕妇和胎儿带来危害。可增加早产、低体重儿的发生率,也增加围生期死亡率及先兆子痫、阴道出血、慢性高血压的发生率。

2. 妊娠时随横隔升高,女性胸廓横径增大,导致呼气储备量、功能残气量减小,潮气量增加,氧耗亦增加,由于膈肌活动度和胸壁肌群未受影响,上述因素尚不能使哮喘加重,但可加重哮喘发作时的低氧血症。

3. 妊娠期升高的孕雌激素水平可影响气道平滑肌紧张度,前列腺素 F2α 水平升高,对气道平滑肌有强收缩作用。女性妊娠期的哮喘发作与其体内免疫球蛋白 IgE 水平相关,如哮喘患者在妊娠期 IgE 水平升高,则提示其可能发生哮喘加重。

4. 妊娠时哮喘的恶化可能与应激反应及胃食管反流的增加有关。

5. 未控制的妊娠哮喘能导致围产期并发症和急性发作,而这对于母亲和胎儿可能是危及生命的。研究已经证明哮喘药物用药不足可导致哮喘控制不佳,增加妊娠不良反应。哮喘控制不佳的危险大于药物的不良反应,由此妊娠哮喘患者应当接受哮喘药物治疗。

【妊娠时的治疗】

妊娠期出现急性哮喘发作时,首先给予受体激动剂雾化或吸入,受体激动剂应用后病情无显著改善者,可给予一剂异丙托溴铵雾化。对于规律使用糖皮质激素的患者,开始治疗时即应给予胃肠外糖皮质激素,给予静脉甲基泼尼松龙,有严重气流阻塞且 β2 受体激动剂治疗后半小时无改善者,也应给予糖皮质激素。妊娠期糖皮质激素的使用剂量与非妊娠患者相同。

1. 茶碱类药物

在妊娠中晚期使用中等剂量氨茶碱治疗哮喘是安全的,对妊娠分娩及母婴健康均无不良影响;妊娠早期用氨茶碱治疗哮喘是否有致畸作用尚有待进一步研究。妊娠期间应尽量避免使用大剂量的氨茶碱治疗哮喘。

2. β_2 受体激动剂

常规剂量吸入或者口服 β_2 受体激动剂在妊娠期间应用是较安全的,但在患有心脏病的哮喘孕妇使用时应慎重,因为该药物可诱发心律失常或心肌缺血。

3. 抗胆碱能药物

目前多采用吸入性给药,如溴化异丙阿托品气雾剂,全身副作用极轻微,尤适用于有心脏病的哮喘患者。吸入该药 $5\sim10$ min 即产生作用,可持续 $5\sim6$ h,主要用于缓解轻、中度哮喘急性期症状。

4. 类固醇激素

成人吸入类固醇激素剂量≤800 μg/d 不致产生全身副作用和对肾上腺功能抑制。短期 $3\sim5$ 天内全身按常规激素剂量用药对胎儿危害很小,但大剂量长疗程全身用激素或极少数对激素特别敏感者,可能对胎儿及孕妇都是十分有害的。

在妊娠早期时(14 周前)接受大剂量激素,胎儿可发生兔唇、腭裂;中晚期可引起流产。因此妊娠 14 周内应避免使用激素,中晚期妊娠孕妇也应尽量减少用量。

地塞米松以高浓度通过胎盘并很快在胎儿体内达到与母体相同水平。氢化可的松虽容易通过胎盘,但在胎儿体内很快被灭活。强的松龙通过胎盘较慢。强的松虽很快通过胎盘,而其转变为有活性的强的松龙这一过程是缓慢的,从功能上讲,强的松是灭活形式存在。所以,孕期全身用药可选择强的松、强的松龙或氢化可的松。对于持续反复发作哮喘孕妇,可采用氢化可的松 $100\sim300$ mg 加入 5% 葡萄糖 500 mL 中每日静脉滴注,冲击 $3\sim5$ 天后改用最低维持量隔日或每日口服激素(强的松龙<7.5 mg/d,强的松<30~40 mg/d),并逐渐过渡到以吸入激素代替口服。

5. 尼多酸钠和色甘酸钠

对于轻、中度哮喘者来讲,在已知怀孕或准备怀孕时可吸入尼多酸钠或者色甘酸钠,对孕妇及胎儿无不良影响,是妊娠哮喘孕妇首选的预防性药物。

6. 白三烯受体拮抗剂

动物实验证明,此药无致畸作用及对胎儿无毒副作用,但尚未研究妊娠妇女口服扎鲁司特的安全性,故妊娠期持续用药应权衡利弊,仅在确实需要时方可用扎鲁司特,同时要注意在妊娠合并肝病时应慎重使用。

7. 抗感染药物

哮喘并发一般细菌感染时,用青霉素及头孢菌素治疗是比较安全的,但需增加剂量。避免使用氨基糖苷类抗生素,禁用磺胺药和四环素及喹诺酮类药物。

8. 终止妊娠

目前多数学者认为，哮喘并非是终止妊娠的指征，仅对长期反复发作的慢性哮喘伴有心肺功能不全的孕妇可考虑人工流产或者引产。

【分娩期的治疗】

1. 多数孕妇不需要特殊治疗，如哮喘发作，可吸入支气管扩张剂或静脉用激素治疗。在临床和产程中应尽量使产妇保持安静状态。为了避免产妇用力过度，减少体力消耗，应尽量缩短第二产程，必要时用低位产钳等方法助产。

2. 哮喘不是剖宫产的指征，若合并有其他产科情况，需要施行剖宫产者，为了防止手术生理性紧张导致体内糖皮质激素水平下降，可在术前 1～2 小时静脉滴 5％葡萄糖 500 mL 加地塞米松 5～10 mg 或者氢化可的松 100～200 mg，术中术后再予维持量以控制哮喘发作。

【哺乳期的治疗】

1. 治疗支气管哮喘的药物很少对哺乳的婴儿产生影响，婴儿通常仅接收母体使用氨茶碱剂量的百分之一；即便如此，亦有报道有一些婴儿出现刺激症状和失眠。

2. 吸入的 β_2 肾上腺素能受体激动剂与相同剂量的口服制剂相比，在母乳中的数量微乎其微。强的松在母乳中的浓度也很低。据估计，母亲口服 50 mg 强的松，其婴儿接收的强的松剂量只有其生理需要量的 20％。

（黄志俭）

第六节　HELLP 综合征

HELLP(hemolysis, elevated serum level of liver enzymes, and low platelets syndrome, syndrome, HELLP)综合征是子痫间前期的一种严重并发症，占重度子痫间前期的 10％～20％，常危及母婴生命，在临床表现上主要以溶血、肝酶升高和血小板减少等多见。

【临床特点】

1. 主要表现为溶血性贫血，肝功能异常和血小板减少症。患者上腹部或右上腹疼痛，恶心呕吐，头痛，其他还有视物模糊、体重增加和水肿。少数可出现黄疸、上消化道出血、便血、血尿以及视力模糊。

2. 实验室检查可发现有血小板减低、微血管病性溶血性贫血伴肝蛋白水平降低，乳酸脱氢酶和间接胆红素水平升高，血清转氨酶水平中度升高，但可达到 3000～4000 U/L。

LDH 的升高是诊断溶血的敏感指标,往往发生在外周血涂片异常之前。

(1)溶血　该病有不同程度的血管内溶血。周围血涂片可见异形红细胞(呈球形、棘形、裂片状、三角形等),网织红细胞增多(>0.015),血红蛋白降低($60\sim90$ g/L),及胆红素升高(>1711 μmol/L,以间接胆红素为主)。

诊断溶血最敏感的方法是血清结合珠蛋白(hap-toglobin)的测定,在 $85\%\sim97\%$ 的 HELLP 综合征患者中均有明显下降。血清结合珠蛋白的快速下降与该病临床表现的严重程度有明显的相关性,常出现在血小板减少之前。其水平一般在产后 $24\sim30$ h 内恢复正常。

(2)肝酶升高　以血清丙氨酸转氨酶(AST)、天冬氨酸转氨酶(ALT)和乳酸脱氢酶(LDH)升高为主。尤以 AST 和 ALT 升高最为明显,多出现在血小板下降之前,与血小板减少的程度有关。LDH 最早升高,对 LDH>600 IU/L(10 μmol/L)者,需测定纤维蛋白原、凝血酶原时间等指标。肝酶一般于产后 $3\sim5$ d 恢复正常。

(3)血小板减少　血小板计数$<100\times10^9$/L,若$\leqslant50\times10^9$/L 为警戒值,尤其是有 FGR 或血小板动态下降的产妇。

【诊断要点】

HELLP 综合征最终诊断需依据及时的实验室检查。

1. 完全性 HELLP 综合征的诊断

(1)外周血涂片见变形红细胞,网织红细胞增多,总胆红素>20.5 μmol/L,乳酸脱氢酶(LDH)升高,尤其>600 U/L,以上任何一次异常均提示溶血。

(2)丙氨酸转氨酶(ALT)>70 U/L 或 AST 异常。

(3)血小板计数$<100\times10^9$/L。

LDH 的升高是诊断溶血的敏感指标,往往发生在外周血涂片异常之前。

2. 部分性 HELLP 综合征的诊断:溶血、肝酶异常或血小板减少这三个指标中任一项或两项异常。

3. HELLP 综合征分为三级,这种分级与病情的预后有关:

Ⅰ级指血小板计数$<50\times10^9$/L;

Ⅱ级指血小板计数$>50\times10^9$/L 而$<100\times10^9$/L;

Ⅲ级指血小板计数$>100\times10^9$/L 而$<150\times10^9$/L。

如出现产后肾衰竭和肝损害需与产后溶血尿毒症综合征(postpartum hemolytic uraemic syndrome,PHUS)、血栓性血小板减少性紫癜、妊娠期急性脂肪肝(acute fatty liver of pregnancy,AFLP)等相鉴别(参见本章第七和第八节内容)。

【治疗】

治疗原则包括:积极治疗子痫前期或子痫,静脉应用糖皮质激素提高血小板,稳定病情。同时积极纠正凝血障碍,尽快终止妊娠。孕周小于 34 周且病情稳定者可在严密监测下短期内期待治疗。

1. 解痉、降压治疗

HELLP 综合征孕母、儿情况常常突然发生恶化，因此患者一旦诊断尽量要安排在单间病房监护治疗。首先静脉给予硫酸镁，预防子痫发作，应用抗高血压药使血压维持在 150/100 mmHg 以下，降压治疗期间监测、评估母胎情况。推荐的硫酸镁负荷量 5 g，20 min 以上静推，并以 2 g/h 静滴，持续应用到产后 24 h，15～20 g/d。

口服地西泮（2.5 mg 3 次/d 或 5 mg/晚）镇静治疗，对于血压高于 160/110 mmHg 者，降压药首选口服钙拮抗剂，如效果不佳，则改用静脉给药降压治疗。明显水肿者给予呋塞米 20～40 mg/d 利尿治疗。评价胎儿状况，明确是否立即终止妊娠。

2. 控制病情、预防及控制出血

肾上腺皮质激素可降低毛细血管的通透性，保护细胞溶酶体，减少血小板在脾脏组织内皮系统的破坏，可使血小板计数、乳酸脱氢酶、肝功能等各项参数改善，尿量增加，平均动脉压下降，并可促使胎儿肺成熟。孕期每 12 h 静滴地塞米松 10 mg，产后应继续应用，以免出现血小板再次降低、肝功能恶化、少尿等危险。为防止水钠潴留，可选用甲基强的松龙 40 mg 静脉推注，6～8 h 1 次。

3. 输注血小板

血小板＞40×10^9/L 时不易出血，＜20×10^9/L 或注射部位自发性出血时应输注浓缩血小板、新鲜冷冻血浆。但因血小板快速消耗而作用短暂，且产后出血可由多种原因引起，因此预防性输注血小板并不能预防产后出血的发生。

4. 血浆析出疗法

用新鲜冷冻血浆置换患者血浆，可去除毒素、免疫复合物、血小板聚集抑制因子的危害，降低血液黏稠度，补充缺乏的血浆因子等。具体方法：在 90～120 min 内静脉滴注新鲜血浆 3 L，再视实验室指标恢复情况而定，可用于产后持续性 HELLP 综合征患者。

5. 抗血栓药物的应用

当血小板计数＜75×10^9/L 时，可给予阿司匹林 50～80 mg/d 口服，可抑制血栓素的生成。或潘生丁 100 mg/d 口服，与阿司匹林合用有抑制 ADP 所引起的血小板聚集和血栓形成的作用，应注意监测凝血酶原时间和凝血酶原活动度。

6. 肝素的应用

多数患者发病与妊娠期高血压疾病有关，血液高凝状态易导致 DIC 的发生，当临床及实验室检查结果均符合 DIC 早期诊断标准且无产兆时，可给予小剂量肝素静滴，肝素用量为 3125 U（25 mg）加入 25％葡萄糖液 200 mL 静脉缓滴。如已临产或即将行剖宫产时禁用。

7. 产科处理

适时终止妊娠：孕龄≥32 周或胎肺已成熟、胎儿窘迫、先兆肝破裂及病情恶化者，应立即终止妊娠。若孕妇病情稳定、妊娠 32 周以内、胎肺不成熟及胎儿情况良好者，应考虑对症处理，延长孕周，通常在期待治疗 4 d 内终止妊娠。期待治疗的目的是促进胎肺成熟，提高新生儿成活率。

8. 分娩方式

HELLP 综合征不是剖宫产指征，分娩方式依产科因素而定。母亲病情稳定，无 DIC 发生、无胎儿窘迫时，应在严密监护母儿的情况下进行引产。但大多数病例宫颈不成熟，子宫对催产素或前列腺素不敏感，常致引产失败，需行剖宫产结束分娩。

关于麻醉方式的选择，因血小板减少，有局部出血危险，故阴部神经阻滞和硬膜外麻醉为禁忌，阴道分娩宜采用局部浸润麻醉，剖宫产宜采用局部浸润麻醉或全身麻醉。

9. 产后处理

产后 48 h 内应密切监护，多数患者可于产后 48 h 内症状减轻或消失，但病情越重的患者，恢复所需的时间越长。

（黄志俭）

第七节 产后溶血尿毒症综合征

产后溶血尿毒症综合征（postpartum hemolytic uraemic syndrome，PHUS）临床比较少见，患者病死率高，早期诊断，及时治疗对于降低其死亡率至关重要，是产后以急性微血管病性溶血性贫血、血小板减少及急性肾衰竭三大特征为主的综合征。

【临床特点】

1. 前驱症状

部分患者起病前有一系列前驱表现，包括恶心、呕吐、腹痛、腹泻，伴有发热；少部分患者以呼吸道感染为前驱症状，多持续 1～2 周。

2. 微血管病变性溶血性贫血

在产后当天至产后 10 周，甚至数月内突然发生进行性血管病性溶血所致的贫血，进展迅速，血红蛋白降至 70～90 g/L，严重者低至 30 g/L。

3. 急性肾衰竭

急性肾衰竭是 PHUS 主要表现，但程度差异很大。首先是尿少、血红蛋白尿或血尿，镜下血尿，逐渐发展至无尿，轻度眼睑部分水肿或全身水肿，可出现昏迷，有恶性高血压可导致左心衰竭、肺水肿、胸水、腹水等多脏器衰竭。

4. 血小板减少性出血

表现为鼻衄、齿龈出血，皮肤瘀点、瘀斑，注射眼出血不止，以及晚期产后出血、呕血、便血，甚至脑出血。

5. 中枢神经系统症状

部分患者出现头痛、精神症状、偏瘫、软瘫、昏迷、癫痫发作、痴呆。

6. 实验室检查

(1)血红蛋白进行性下降,可降至 60 g/L 或更低;外周血涂片可见红细胞,大小不等,形态异常,出现裂细胞、锯齿形细胞、头盔形细胞;网织红细胞增多,>0.06~0.19,最多可达 0.80;白细胞升高;血小板进行性下降,低于 $100×10^9/L$。

(2)血清胆红素增高>20.5 mmol/L,以非结合胆红素升高为主;直接抗人球蛋白试验为阴性;乳酸脱氢酶升高,血清肌酐、尿素氮升高;肌酐清除率下降,血浆蛋白降低,血浆纤维蛋白原降低(<2 g/L),尿浓缩,血尿,尿蛋白(++++),管型尿。

【诊断要点】

1. 发生于正常妊娠及分娩后,经历一段无症状的间隔期后突然发生。
2. 有微血管病性溶血性贫血。
3. 有急性肾功能衰竭。
4. 有血小板减少。

对于妊娠前或产前健康的患者,如出现产后肾衰竭应与妊娠期高血压疾病、HELLP综合征、血栓性血小板减少性紫癜相鉴别。子痫常见短暂尿少,急性肾衰竭罕见。其中HELLP综合征与PHUS常并存,但是 HELLP 综合征主要的损伤器官是肝脏,PHUS 的主要损伤是在肾脏,以肾脏为主。血栓性血小板减少性紫癜为微血管血栓性综合征,主要表现为发热、血小板减少性紫癜、微血管溶血性贫血、中枢神经系统和肾脏受累五联征。

【治疗】

目前尚无特效的治疗方法。近年来有经透析和静脉内注射免疫球蛋白成功的报道。尽早血液透析、进行血浆置换或输注新鲜冰冻血浆,纠正酸中毒与电解质紊乱,改善急性肾衰竭等综合治疗措施可明显改善预后,提高患者存活率。

1. 透析治疗

一旦确诊 PHUS 应尽早进行透析治疗,可降低病死率。应把透析治疗作为治疗PHUS的首选方法。选择腹膜透析,可避免全身肝素化,加重腹部伤口和子宫出血,而且对血流动力学、心血管系统影响小。

对少尿、无尿>8 h,尿素氮、肌酐迅速升高,血钾>6 mmol/L,严重代谢性酸中毒,水潴留引起肺水肿,或脑水肿先兆以及持续性血压升高者,均应尽早进行透析治疗,使尿素氮维持在 10.7 mmol/L,有利于患者安全度过肾衰竭期。

2. 血浆置换

血液透析后应不失时机地进行血浆置换,溶血及出血倾向严重、肾功能损害明显者均应作为血浆置换的适应证。置换用新鲜血浆宜置于-25℃冷冻后使用,每次置换患者的血浆 2~4 L,开始每天置换 1 次,3~4 次后改为隔日 1 次或每周 2 次直至患者病情稳定。

3. 输血浆

无血浆置换条件者可输注新鲜冰冻血浆,补充血浆中缺乏的抑制血小板聚集因子,使病情得以缓解。初始剂量为 $30\sim40$ mL/kg,以后为 $15\sim20$ mL/kg。输血浆治疗的疗效稍差于血浆置换,为避免过多的液体负荷,可以使用利尿剂或超滤方法。严重贫血者输血纠正贫血。

4. 皮质激素治疗

多数学者认为,单独应用肾上腺皮质激素适合于轻度的 PHUS 患者,治疗剂量宜大,泼尼松 $1\sim2$ mg/(kg·d),直至病情缓解,有效率 $10\%\sim50\%$。

5. 一般治疗

包括预防感染、补充营养、重要脏器监测与支持疗法等。

6. 妊娠处理

妊娠期 PHUS 治疗应该立即终止妊娠。孕 $33\sim34$ 周应给予地塞米松促肺成熟治疗,尽快以剖宫产终止妊娠。妊娠 $32\sim33$ 周则先进行血液透析,注射新鲜冰冻血浆,同时促胎肺成熟治疗,待情况改善后行剖宫产终止妊娠。严重 PHUS 患者尤其是慢性肾衰竭阶段可以选择肾移植,现已有成功病例报道。

(黄志俭)

第八节　妊娠期急性脂肪肝

妊娠期急性脂肪肝(acute fatty liver of pregnancy,AFLP)是发生于妊娠晚期的一种严重的并发症,是造成妊娠期急性肝功能衰竭的原因之一。发病率 1/1 万 $\sim$1/1.5 万。起病急骤,病情凶险,对孕产妇和胎婴儿造成很大危害。

【临床特点】

AFLP 可在孕晚期任何时间发病,多发生于孕期 $31\sim42$ 周。多见于初产妇、男胎及多胎妊娠。

1. 诊断前数天至数周出现非特异性症状,包括不适、疲劳、头痛、厌食、恶心、呕吐。在大多数患者中恶心、呕吐是最重要的症状。有些患者出现烦渴及右上腹部疼痛,有些在发病初期就出现较特异的症状,包括进行性加重的黄疸及出血性疾病。很多患者常在诊断后病情迅速恶化。

2. 大约 50% 的患者可发展为子痫前期,20% 的患者合并 HELLP 综合征。

3. 低血糖:AFLP 患者在住院期间出现血糖 <60 mg/dL。

4. 肝性脑病:由于肝功能异常,血氨清除过少,致血氨升高,约 60% 的患者出现明显肝昏迷。

5. AFLP 患者还可发生肝破裂、肝血肿及尿崩症。目前多认为 AFLP 所致抗利尿激素酶在肝脏灭活减少,导致抗利尿激素分解而缺乏,形成中枢性尿崩症。

6. 重症患者可见很多肝外表现,包括胰腺炎、食管炎等。

7. 60%的患者出现急性肾功能衰竭,随疾病发展可出现多脏器衰竭。

8. 消化道出血和手术创面出血。

9. 容易发生胎儿窘迫或胎死宫内。

10. 再次妊娠时可能复发。

11. 实验室检查

血白细胞数升高可达$(20\sim30)\times10^9/L$,血小板计数进行性下降,血清丙氨酸氨基转移酶、天门冬氨酸氨基转移酶水平轻度或中度水平升高,血糖降低,凝血酶原时间及部分凝血酶时间延长,血尿素氮水平及胆红素水平升高。

B超、CT检查可提供有临床意义的诊断价值。过去认为肝组织活检是唯一确诊方法,目前认为可根据临床表现及实验室结果作出早期诊断,而非必须通过肝穿刺组织活检来确诊。

(1)发生于妊娠晚期28～40周,无诱因出现恶心、呕吐、乏力、上腹痛、进行性黄疸。

(2)产科体检常伴有不规律宫缩,余无特异性。

(3)辅助检查

①孕妇无肝病史及肝炎接触史,各种肝炎标志物阴性。

②肝肾功能异常:转氨酶、碱性磷酸酶、血清胆红素升高(以直接胆红素升高为主),尿胆红素阴性,血尿酸、肌酐、尿素氮均升高。

③持续性低血糖。

④白细胞计数升高,血小板计数减少,外周血涂片有时可见到幼红细胞。

⑤血功能障碍。

⑥常合并妊娠高血压疾病。

⑦肝脏超声提示肝区弥散性密度增高,呈强弱不等雪花状,有"亮肝"之称,有肝萎缩者可见肝脏缩小。

⑧肝组织学检查是唯一确诊方法,由于患者常合并DIC,肝穿刺活检在临床上受到限制,典型病理变化为肝细胞弥漫性、微滴性脂肪变性,炎症、坏死不明显,肝小叶结构完整。

⑨胎心监护常提示胎儿宫内窘迫。

【治疗】

1. 尽快结束妊娠

早期诊断和及时终止妊娠,加强支持疗法是治疗AFLP的关键。一旦确诊或高度怀疑AFLP时,均应及时终止妊娠。

2. 新鲜血浆及人工肝等疗法的应用

当患者有凝血功能障碍,尽快输注大量新鲜血浆以扩充血容量,补充凝血因子,减少血小板凝集,若剖宫产术中出血经保守治疗无效时,可行次全子宫切除术。

肾功能衰竭和利尿无效时应及时行血液透析或血浆置换,肝功能衰竭时可以进行辅助性肝移植或人工肝治疗。

3. 综合治疗

包括：加强抗炎及支持治疗，使用对肝肾功能损害小的广谱抗生素；禁用镇静剂及止痛剂；密切监测凝血功能，积极补充凝血物质；防止应急性溃疡；纠正低血糖和低蛋白血症；防止水电解质紊乱；如血氨、胆红素、尿素氮、肌酐等有害物质进行性升高，肾衰竭和利尿无效时应及时行血液透析或血浆置换，肝功能衰竭时可以进行辅助性肝移植或人工肝，保肝治疗，避免肝性脑病、肝衰、肾衰等并发症发生。

AFLP 是肝细胞一过性代谢紊乱，为自限性疾病，极少出现肝细胞坏死，因而人工肝替代治疗为机体创造一个平稳的内环境，为肝细胞的再生、肝功能的恢复赢得了时间，为心、肾功能恢复和凝血因子再生创造条件，可提高产妇的存活率，显著改善了预后。

（黄志俭）

第十章 神经系统疾病的呼吸系统表现

第一节 吉兰巴雷综合征的呼吸系统表现

吉兰巴雷综合征(Guillain-Barre syndrome,GBS)也称为急性炎症性脱髓性多发性神经病,属自身免疫性疾病,主要病变是周围神经广泛的炎症性脱髓鞘,主要表现为急性、进行性、迟缓性瘫痪,病程进展不超过 4 周,重者可累及呼吸肌导致呼吸麻痹,甚至死亡。

【临床特点】

1. 其临床特征是对称性上升性肌肉麻痹,脑脊液蛋白浓度增高,但细胞成分没有改变。其好发于 26 岁以下青年或 45~60 岁,通常在晚夏和秋季发病。

2. 急性呼吸衰竭继发于肌无力,其临床表现是进行性肌无力和呼吸困难,不能咳嗽,后期可合并吞咽困难和言语困难、呼吸困难,呼吸急促,VC 下降和 $PaCO_2$ 降低是呼吸困难的预兆。

3. 约 1/3 病例出现肋间肌、膈肌、腹肌麻痹,早期头晕、头痛、面红,心率增加,血压升高,进一步发展出现发绀、吸气三凹征,甚至呼吸停止。

【诊断要点】

1. 符合吉兰巴雷综合征的诊断标准
(1)一般临床上诊断本病可根据病前 1~4 周有感染史;
(2)急性或亚急性起病;
(3)四肢对称性弛缓性瘫痪,可有脑神经损害;
(4)常有脑脊液蛋白细胞分离现象;
(5)神经传导速度异常,包括波潜伏期延长,正中神经、尺神经、腓神经等肢体神经的传导速度减慢。

2. 出现呼吸困难、呼吸急促等呼吸系统症状。

3. 除外多发性肌炎、重症肌无力全身型、急性脊髓炎、周期性瘫痪等其他原因引起的呼吸系统表现。

【治疗】

主要包括辅助呼吸及支持疗法、对症治疗、预防并发症和病因治疗。

1. 一般治疗

GBS是神经科最常见的急性疾病之一,适当的支持疗法和护理直接关系到患者的预后。因此,应加强呼吸道管理,保持呼吸畅通,定期测定肺活量,如果潮气量<1000 mL,应及时气管插管和辅助呼吸,防止呼吸道和泌尿道感染;心电监护,及时纠正心律失常和保持大便通畅。

2. 呼吸方面的治疗

一旦患者出现呼吸肌无力,并逐渐出现意识障碍的时候,就需要考虑辅助通气的可能。

(1)辅助通气指征

机械通气标准:潮气量<150～250 mL,肺活量<8～10 mL/kg,血氧饱和度<85%,血氧分压<8.0 kPa,二氧化碳分压>6.67 kPa。急重症患者需紧急气管插管。

(2)另外在患者出现以下情况时,应考虑气管切开:①患者从起病到入院时间短于1周;②卧床情况下肘部不能抬至头部高度;③不能站立;④咳嗽无力;⑤转氨酶升高;⑥胸部平片发现肺不张。还有部分患者由于呼吸道分泌物排出无力影响呼吸及血气交换需要进行辅助通气。

(3)肺部感染 严重GBS患者的咳嗽反射和清除呼吸道分泌物的功能均减弱,分泌物不易排出,从而导致细菌在呼吸道内繁殖,有的肺部感染可能与气管切开有关。肺部感染常为GBS患者的致死原因之一。因此,防治肺部感染极为重要,一旦发现患者的肺部有感染征象,应及时根据病原学诊断选择有效的抗生素疗法。

(4)另外,尚要注意防治肺栓塞。

3. 病因治疗

目的是抑制免疫反应,消除致病性因子对神经的损害,并促进神经再生。

(1)血浆交换(plasma exchange,PE):可去除血浆中致病因子如抗体成分,方法为每次做血浆替换时按每公斤体重取出血浆55 mL,代以5%的蛋白、生理盐水或血浆,危重者可每周进行2～4次,以后改为每周1～2次,一般5～10次为一疗程。

禁忌证:

有下列情况者慎用或禁用:①严重电解质紊乱伴心律失常,需保持一定纠正电解质紊乱血液浓度的药物治疗;②出血;③低血压(补液后未恢复者);④新近(6个月内)有心肌梗死或疑有心肌梗死;⑤严重肝肾衰竭者。

(2)静脉注射免疫球蛋白(intravenous immunoglobulin,IVIG):已证实IVIG治疗AIDP是有效的,应在出现呼吸肌麻痹前尽早施行,成人为IVIG 0.4 g/(kg·d),连用5天。

(3)皮质类固醇(corticosteroids):激素不作为常规用药,但对危重者可以使用,急性

进展期的 GBS,在大剂量激素治疗中,若能阻止病情发展,可继续使用,否则尽早停用,方法如下:

①氢化可的松 100～300 mg/d 或地塞米松 10～20 mg/d 静脉滴注,10～14 天为 1 疗程,待病情稳定,逐步减量至口服维持。

②使用甲基强的松龙 1 g 加入 5％葡萄糖液中静脉滴注,3～5 天 1 疗程,后改用强的松 30～60 mg/d 口服,逐渐减量至停药。该法见效快,效果好,副作用少,安全可靠,并能迅速改善神经系统的临床症状,如根性疼痛,呼吸肌无力。

(4)免疫抑制剂疗法:当应用激素治疗效果不佳时,可选用环磷酰胺或硫唑嘌呤等治疗,但使用过程中应注意骨髓抑制及肝功能损害,要经常检测血常规及肝功能。

3. 其他方面的治疗

(1)预防长时间卧床的并发症。坠积性肺炎和脓毒血症可用广谱抗生素治疗,预防褥疮,预防深静脉血栓形成及并发的肺栓塞等。

(2)感觉过敏性疼痛,主要是背部、大腿痛和四肢触痛,卡马西平和加巴喷丁对疼痛有效,有报道硬膜外持续滴注吗啡治疗持续、顽固性疼痛。

（黄志俭）

第二节　重症肌无力的呼吸系统表现

重症肌无力(myasthenia gravis,MG)是乙酰胆碱受体(AchR)抗体介导、免疫细胞依赖性、补体参与的神经肌肉接头(NMJ)处的获得性自身免疫性疾病。主要是由于胸腺发育异常或其他原因产生 AChRAb,破坏突触后膜运动终板上的 AChR,导致出现一系列肌无力的现象,可以只限于眼肌和球肌,但通常累及肢体和呼吸肌,呼吸衰竭是其最重的合并症。

【临床特点】

1. 临床表现

(1)MG 患者呼吸困难的最早表现是焦虑、心慌、气短、端坐呼吸、明显疲劳、恐惧感,经常夜间醒来和白天睡眠过多。这时应注意肌肉的无力程度,特别是咽喉部、颈部肌肉和呼吸肌。

(2)言语断续、鼻音、鼻孔反流和呛咳提示咽腭无力。

(3)咳嗽无力提示肋间肌无力。呛咳和咳嗽无力时误吸的危险增加。

(4)不能抬头或坐位时头部下垂提示颈部肌肉无力,也是呼吸衰竭前的常见现象。

(5)早期呼吸频率可增加,但通常只短时间增加,随即减慢并变浅。MG 患者常因颈部肌肉无力而没有代偿性颈部肌肉用力。严重时可出现平卧位呼吸困难或反常呼吸(吸气时腹壁反常内陷),提示膈肌无力。

(6)咽喉部和颈部肌肉无力通常是神经肌肉疾病发生呼吸衰竭的前兆,需特别注意咽喉麻痹。因其可造成误吸,本身就是随时可能需要气管插管的指征。多数 MG 患者先出现咽喉部和颈部肌肉无力后出现呼吸肌无力,亦可平行出现,偶尔先出现呼吸肌无力。

2. 应警惕神经肌肉疾病的呼吸衰竭常在夜间加重,故夜间应加强对临床征象的观察。夜间加重可出现气短、间断性打鼾、端坐呼吸、不安和失眠,次日白天出现困倦,还可造成红细胞增多、高血压和心脏功能衰竭。

3. 对于没有明显肌无力危象和胆碱能危象危险因素和临床表现的患者突然出现的呼吸困难应该考虑其他因素,包括合并的胸腺瘤压迫气管或侵袭到胸腔造成胸腔积液以及心脏功能衰竭,伴血压下降时考虑心肌梗塞和心包积液,持续低氧血症还应考虑肺栓塞。

4. 肺功能检查

(1)肺活量是神经肌肉疾病所致呼吸衰竭的最佳观察指标,每 4 h 检测一次肺活量有助于早期发现呼吸衰竭。通常在肺活量<20~25 mL/kg 时应该给予监护,<15 mL/kg 时可考虑给予经鼻气管插管。需注意面肌无力时闭口不紧使床旁肺活量监测不准。

(2)最大吸气压力<−20 cmH$_2$O 和最大呼气压力<−40 cmH$_2$O 作为气管插管的指征。

5. 血气分析

(1)呼吸肌无力早期吸氧后血氧饱和度仍可正常,还可因代偿性过度换气造成低碳酸血症,但这时肺活量就已经明显下降。

(2)血气分析异常通常在晚期出现,多在低氧血症后才出现高碳酸血症,不能等到这时才给予人工通气。

(3)指套式血氧饱和度监测发现进展性下降也提示将发生呼吸衰竭。

【诊断要点】

临床表现是 MG 的诊断主要根据。典型的临床表现为部分或全身横纹肌很容易疲劳,肌无力在运动后加重,经休息减轻。每天症状有波动,一般早上较轻,劳动后和傍晚时加重。无神经系统其他体征。下述检查有助于确诊:

1. 疲劳试验(Jolly 试验):受累肌肉重复活动后肌无力明量加重。

2. 高滴度 AChR-Ab 支持 MG 的诊断,但正常滴度不能排除诊断。其特异性可达 99%以上,敏感性为 88%。

3. 神经重复频率刺激检查:常规检查分别用低频(2~3 Hz 和 5 Hz)和高频(10 Hz 以上)重复刺激尺神经、腋神经或面神经,如出现动作电位波幅递减 10%以上为阳性。约 80%MG 患者于低频刺激时出现阳性反应。应在停用新斯的明 24 小时后检查,否则可出现假阴性。

4. 抗胆碱酯酶药物试验

(1)新斯的明(Neostigmine)试验:新斯的明 1~2 mg 肌注,20 分钟后肌力改善为阳性,可持续 2 小时,因其所需时间较长,主要用于对肢体、呼吸肌的评估;可同时肌注阿托品 0.4 mg 以对抗新斯的明的毒蕈碱样反应。

(2)腾喜龙(Tensilon)试验:腾喜龙 10 mg 用注射用水稀释至 1 mL,起始量 2 mg 静注,以后 15 秒加 3 mg,另 15 秒加 5 mg 至总量 10 mg。30 秒内观察肌力的改善,并持续数分钟,症状迅速缓解为阳性。由于见效快,该药主要用于眼肌和其他头部肌肉的评估。

5. 胸腺影像学检查:75%的 MG 患者都伴有胸腺异常。CT 或 MRI 检查可检出胸腺是否有增生或伴发胸腺瘤。

【治疗】

1. 抗胆碱酯酶药物

常用新斯的明、吡啶斯的明、安贝氯胺(酶抑宁)。吡啶斯的明最常用,副作用较小,成人起始量 60 mg 口服,每 4 小时一次。

2. 病因治疗

(1)肾上腺皮质类固醇类:目前采用的治疗方法有三种。

①大剂量递减隔日疗法:隔日服强的松 60~80 mg/d 开始,症状改善多在 1 个月内出现,常于数月后疗效达到高峰,此时可逐渐减少剂量,直至隔日口服 20~40 mg/d 的维持量,维持量的选择标准是不引起症状恶化的最少剂量。

②小剂量递增隔日疗法:隔日口服强的松 20 mg/d 开始,每周递增 10 mg,直至隔日服 70~80 mg/d 或取得明显疗效为止。

③大剂量冲击疗法:大剂量隔日疗法不能缓解或反复发生危象的病例,可试用甲基强的松龙 1000 mg/d,连用 3 日的冲击疗法。一个疗程常不能取得满意效果,隔 2 周再重复一个疗程,可治疗 2~3 个疗程。用药剂量、间隔时间及疗程次数等均应根据病人的具体情况做个体化处理。应注意皮质类固醇副作用如库欣综合征、高血压、糖尿病、胃溃疡、白内障、骨质疏松和戒断综合征等。

(2)免疫抑制剂:激素治疗半年内无改善,应考虑选用硫唑嘌呤,成人初始剂量 1~3 mg/(kg·d),维持量 3 mL/(kg·d);也可用环磷酰胺,与食物一起服用以防恶心。需注意其骨髓抑制及感染易感性,应定期检查血象,一旦白细胞低于 3×10^9/L 即停用,还应注意肝、肾功能。

(3)血浆置换:常用于胸腺切除的术前处理,以避免或改善术后呼吸危象。也用于其他类型的危象。

(4)免疫球蛋白:0.4 g/(kg·d)静脉滴注,连用 5 日疗法,用于各种类型危象。副作用有头痛、感冒样症状,1~2 天内症状可缓解。

(5)胸腺切除:全身型 MG 多适于做胸腺切除。儿童或年龄大于 65 岁患者手术指征应个体化。尽管此手术较安全,但仍要慎重。眼肌型除非有胸腺瘤一般不适合手术,但有复视的眼肌型可考虑胸腺切除。胸腺切除术的疗效常在数月或数年后显现,故该疗法并非应急治疗。

(6)危象的处理:一旦发生危象,出现呼吸肌麻痹,应立即行气管切开术,用人工呼吸器辅助呼吸。

①肌无力危象(myasthenic crisis):最常见,常因抗胆碱酯酶药量不足引起,注射腾喜龙后症状减轻可证实。有构音障碍、吞咽困难和呼吸肌无力的患者有可能出现肌无力危象,可能由于这些患者易吸入口腔分泌物;危象也常发生在肺部感染或大手术(包括胸腺切除术)后的患者。气管插管和正压呼吸开始后应停用胆碱能药物,避免刺激,呼吸道分泌物增加。维持呼吸功能,预防及控制感染直到患者从危象中自然康复。无呼吸道并发症者不需用辅助呼吸。

②胆碱能危象(cholinergic crisis):抗胆碱酯酶药过量所致。患者肌无力加重,出现肌束震颤及毒蕈碱样反应。静注腾喜龙 2 mg,如症状加重则立即停用抗胆碱酯酶,待药物排出后应重新调整剂量,或改用其他疗法。

③反拗危象(brittle crisis):抗胆碱酯酶药不敏感所致。腾喜龙试验无反应,应停用抗胆碱酯酶药物而用输液维持。可改用其他疗法。

在危象的处理过程中应保证气管切开护理的无菌操作,雾化吸入,及时吸痰,保持呼吸道通畅,防止肺不张、肺部感染等并发症是抢救成功的关键。

3. 机械通气治疗

(1)一旦人工通气,即可停用胆碱酯酶抑制剂,不仅可减少分泌物,减少肺部感染的发生,还可使乙酰胆碱受体的敏感性恢复,利于以后采用较小剂量就能取得较好疗效。

同时停用 M 受体阻滞剂,可防止痰液黏稠。偶尔需要支气管镜吸出黏稠的痰液。国内有报告支气管肺泡灌洗有助于改善误吸造成的肺不张。

(2)肌无力危象时完全没有自主呼吸的情况很少,因此可采用同步间歇指令通气模式,可合用压力支持模式。在低氧血症改善差而考虑有肺泡扩张困难时可给予 4～8 cmH_2O 的呼气末正压,保持 $PaCO_2 > 45$ mmHg 以防止过度换气造成呼吸性碱中毒。

(3)自主呼吸频率恢复较高时,重新给予胆碱酯酶抑制剂有助于脱机。颈部肌肉无力改善提示呼吸肌力量增强,可指导脱机。但仍需单独评价上气道功能,可观察咳嗽反射,有上气道阻塞经历的患者拔管时需慎重。

患者生命体征稳定,没有明显肺部感染和缺氧时可开始脱机试验。合用压力支持时可首先将 SIMV 的设定呼吸频率减小,患者耐受较好时再逐渐减低压力支持(每天 1～2 cmH_2O)。

(4)大多数患者可采用经鼻气管插管,插管超过 21 d 和痰液黏稠难以吸出考虑采用支气管镜时再进行气管切开。难以脱机的因素包括年龄较大、肺部感染、心血管意外、感染因素不能控制导致的免疫状态持续失常和神经肌肉传导阻滞剂的应用。

4. 胸腺切除术

胸腺主要功能是免疫调节和免疫耐受,与 MG 发病密切相关。胸腺切除术适用于:(1)伴有胸腺瘤及胸腺增生的各型 MG,应尽可能手术切除病灶。(2)全身型 MG,药物治疗效果不佳者。

5. 放射疗法

包括胸腺放疗、脾脏放疗、全身放疗和病变部位局部放疗。胸腺放疗的作用机理和胸腺切除相似,适用于不能行胸腺切除的患者。

6. 物理治疗

实验证明间歇性呼吸肌训练是可行且有效的治疗方法。训练方式为间歇性吸气训练,腹式呼吸加深大呼吸,各 10 min/次,每周 3 次,连续 8 周。最终发现此训练可有效改善呼吸肌肌力、胸壁活动性、呼吸方式及每次呼吸维持时间。

7. 干细胞移植治疗

只有当 MG 患者病情较严重,且常规治疗无效时,才考虑行干细胞移植治疗。

8. 特异性免疫治疗

(1)免疫吸附是利用对 AchRAb 有特殊亲和力的配体制备过滤柱,特意地清除患者血浆中的 AchRAb。

(2)免疫耐受治疗重新建立 AChRAb 的自身免疫耐受。

(3)还有抗独特性抗体疗法、抗原结合片段疗法、单链抗体疗法、特异性 T 细胞清除疗法等,是治疗 MG 的新思路。

(黄志俭)

第三节　肌萎缩性脊髓侧索硬化症

肌萎缩性脊髓侧索硬化症(amyotrophic lateral sclerosis,ALS)是一种致死的神经退化性疾病,发病初期影响上下肢的运动神经元,进而引起皮质、脑干和脊索中的运动神经元变性、退化,最后导致进行性瘫痪和死亡。

【临床特点】

1. ALS 多发于 40 岁以上中老年,起病缓慢,呈进行式发展,表现为受累部位肌肉萎缩,吞咽及呼吸困难,丧失自理能力等,最终会因呼吸衰竭而死。常伴吞咽困难,进食极易呛咳并发吸入性肺炎。口腔溃疡和霉菌感染是最常见的自身感染。

2. 体格检查颅神经:除球麻痹外,可有舌肌萎缩,舌肌纤颤,强哭强笑,情绪不稳等。上肢多见远端为主的肌肉萎缩,以大小鱼际肌、骨间肌为著,同时伴有肌束颤动,感觉正常。双下肢呈痉挛性瘫痪,肌张力增高,腱反射亢进,双侧病理反射阳性。呼吸肌受累则出现呼吸困难。

3. 辅助检查

(1)腰穿脑脊液检查:压力及成分多正常。

(2)血清磷酸肌酸激酶可增高,乙酰胆碱酯酶增高。

(3)肌电图:可见纤颤电位,巨大电位,运动神经传导速度多正常。

(4)MRI:可见与临床受损肌肉相应部位的脊髓萎缩变性等。

【诊断要点】

1. 符合 ALS 的诊断标准：

(1)临床、电生理或神经病理的下运动神经元受累的证据(包括正常肌肉的 EMG 改变)。

(2)临床检查证实有上运动神经元受累的证据。

(3)通过病史或检查,证实临床症状或体征在一个节段内可进行性发展,或从一个节段发展到其他节段。

(4)下列特征支持 ALS 的诊断：

①一处或多处有肌束震颤；

②肌电图检查提示神经源性损害,并有高幅、宽时限的运动电位；

③运动和感觉传导正常,但远端运动传导的潜伏期可延长；

④没有传导阻滞；

⑤MEP 提示皮质脊髓束受损。

2. 合并有呼吸困难、呼吸衰竭等呼吸系统症状。

3. 除外吉兰巴雷、重症肌无力等其他疾病所致的呼吸系统症状。

【治疗】

1. 其治疗一般不推荐过分长期的辅助通气和气管切开,因为疾病的进展是无法控制的,但部分进展慢的患者偶尔可采用 CPAP,或气管切开辅助通气。

2. 预防吸入肺炎,并给予适当的姑息疗法是比较可取的。

3. 原发病的治疗　根据不同的发病机制,可采用不同的治疗方法,包括免疫抑制法、补充神经营养因子法、抗氧化和抗兴奋性神经毒素法等。

目前,针对 ALS 尚缺乏有效的药物,利鲁唑(riluzole)是当前唯一经 FDA 批准用于 ALS 治疗的药物,其对于 ALS 患者生存率的提高作用不明显。

(黄志俭)

第四节　肉毒中毒

肉毒中毒特征性地引起多发颅运动神经病,肺合并症如呼吸衰竭很常见。呼吸衰竭的发生可以是隐匿的,当呼吸肌肉无力发展到一定程度,明显的高碳酸血症可很快出现。

【临床特点】

重症者可于发病后 3～10 d 因呼吸衰竭、继发感染或出现难以预测的呼吸骤停而死亡。咽肌及呼吸肌麻痹征象主要表现为唾液积存于咽部,可进入呼吸道引起吸入性肺炎,呼吸困难,呼吸衰竭或合并感染而死亡。

肉毒中毒时咽喉肌麻痹,口腔分泌物增多,吞咽困难,咳嗽反射减弱或消失,易引起吸入性肺炎合并窒息而死亡。

【诊断要点】

临床表现结合实验室检查可作出诊断:

1. 临床表现

(1)中毒后首先表现为全身软弱、疲乏、头痛、眩晕,眼部症状也很突出,表现为畏光、复视、视力减退,会出现眼外肌瘫痪,表现睑下垂、复视、瞳孔扩大,同时有吞咽、咀嚼、言语、呼吸困难等。

(2)随着病情的发展,患者会出现抬头困难,共济失调,继而呼吸肌及双侧下肢肌肌力减弱,可出现呼吸衰竭和心力衰竭。由于唾液腺及泪腺分泌减少,患者眼干、咽干及疼痛,饮水亦不能缓解症状。口腔黏膜干燥、发红,常有结痂。

(3)还可出现腹胀、肠鸣音消失、便秘、肠梗阻及尿潴留等。患者的肢体一般不全瘫,体温正常,意识清楚,可有体位性低血压。重症者可于发病后 3～10 d 因呼吸衰竭、继发感染或出现难以预测的呼吸骤停而死亡。

2. 实验室检查

(1)聚合酶链式反应(PCR)

用 PCR 方法检测编码神经外毒素的肉毒梭菌基因快捷、可靠,目前国内外广泛采用。

(2)免疫学方法

可直接从病人的食物、粪便、呕吐物、血清等标本中检测出肉毒毒素,主要方法有放射性免疫技术(RIA)、反向间接血凝法(RPHA)、反向乳胶凝集实验(RPLA)、酶联免疫吸附实验(ELISA)、胶体金免疫层析法(ICA)等。

【治疗】

1. 呼吸方面的治疗

(1)肉毒中毒时呼吸肌麻痹既可以缓慢发生也可以迅速发生,监测病人的呼吸功能十分重要,因为在出现呼吸肌麻痹的临床表现前,病人的血气分析结果已发生异常改变,故发现病人存在 CO_2 潴留和(或)呼吸性酸中毒时应立即气管插管或气管切开,实施机械通气以保证病人足够的通气量。使用机械通气的时机越早,预后越好。机械通气时间要随病情是否好转而定,以"早用晚撤、渐减缓撤"为原则。

(2)监护与改善呼吸功能及加强支持治疗是降低病死率的关键。呼吸道的管理是决定治疗成败的重要因素,应常规持续、及时清理呼吸道分泌物,防止窒息及吸入性肺炎。

(3)脱机过早易造成患者呼吸肌疲劳,应待患者吞咽功能及呼吸肌力量恢复、感染基本控制、血气正常才可脱机,或结合浅快呼吸指数(f/V_T)、口腔闭合压力($P_{0.1}$)等指标作撤机决定,不能操之过急。应掌握好脱机后堵管、拔管时机,可先半堵管或间断堵管,待患者在自主活动中无需吸氧也无胸闷气短、四肢乏力、血压明显升高等表现时方可完全堵管,再观察 24～72 小时后拔管。

2. 病因治疗

尽早、足量应用特异性肉毒抗毒素治疗。只要临床诊断明确,应立即使用,不能等待实验室检查结果。

(1)采用多价抗毒素血清治疗,待检查结果出来后再进行调整,必须在脑神经损害征象、肌力均恢复正常后才能停药,对中晚期病人使用抗毒素仍然有效,但需加大剂量。若分类未定可用 ABE 型混合多价肉毒抗毒素血清,若已定型别,则用同型抗毒素。

(2)肉毒毒素抑制剂 小分子抑制剂与抗毒素联合应用是救治肉毒中毒的较好方法。

在无抗毒素的情况下及时对症支持,大量补充液体和维生素,应用抗生素对防治感染仍有一定效果。

(黄志俭)

第五节 有机磷中毒

呼吸衰竭是急性有机磷农药中毒(AOPP)的严重并发症,亦是导致死亡的最常见原因。呼吸衰竭的发生机制较为复杂,可概括为急性胆碱能危象、呼吸中枢障碍、呼吸肌麻痹无力 3 种情况。

【临床特点】

1. 中毒早期,胆碱酯酶快速失活导致乙酰胆碱在靶器官大量蓄积,并出现急性胆碱能危象,表现为 M 样及 N 样症状,对呼吸功能的影响主要为气道平滑肌痉挛,气道分泌物增多,导致气道狭窄,出现肺通气不足。

2. 严重中毒患者同时出现中枢神经系统障碍,表现为昏迷及呼吸中枢麻痹,呼吸浅表无力而出现中枢性呼吸衰竭。

3. 病程中后期上述症状明显缓解后,又会出现呼吸肌肉麻痹无力,表现为抬头耸肩无力、咳嗽咳痰无力,甚至呼吸无力及四肢肌肉无力,即发生中间综合征导致呼吸衰竭。

4. 呼吸肌麻痹主要表现为:多在较短时间内发生呼吸、心跳骤停,无论在就诊时或在洗胃、治疗过程中,若患者出现呼吸微弱,呼吸浅表,间有呼吸暂停,心电监护显示血氧饱和度下降。

【诊断要点】

1. 符合有机磷农药中毒的诊断标准。

2. 有呼吸衰竭的临床表现。

3. 除外其他原因引起的呼吸衰竭。

【治疗】

1. 呼吸衰竭的治疗

(1)早期气管插管或气管切开和呼吸机辅助通气,正确使用呼吸机是抢救的关键,有助于改善患者的预后。

(2)呼吸机应用要点

①正确掌握上机指征:患者呼吸衰竭早期表现为呼吸乏力、呼吸困难、呼吸减慢、紫绀、意识障碍等,应立即行气管插管,机械通气,绝对不要等到呼吸停止再插管。对于呼吸衰竭的患者,可以先插管、吸痰、机械通气后洗胃,同时应用足量阿托品、解磷定,这样有利于防范洗胃过程中呼吸突然停止和严重气道阻塞,又可以防止洗胃导致的吸入性肺炎。

②脱机拔管要选择合适时机,在患者神志清醒、呼吸稳定后24~48小时,反跳几率较小时脱机,但脱机仍不要过早拔管。

③选择恰当机械通气模式:选用小通气量(6~8 mL/kg),以防止气压伤的发生;对于中毒性肺水肿的患者可给予PEEP,一般为2~8 cmH$_2$O即可;AOPP呼吸衰竭因通气时间长,为避免呼吸机疲劳,防止呼吸机依赖,SIMV+PSV作为脱机模式。

④患者无自主呼吸或自主呼吸微弱时,宜采用SIMV通气模式,当患者自主呼吸逐步恢复时,应开始减少SIMV的呼吸频率。急性有机磷农药中毒患者,中枢性呼吸抑制恢复较快,但呼吸肌麻痹恢复较慢,此时应用PSV模式辅以压力支持,对患者呼吸功能的锻炼和撤机均有利。

(3)充分湿化气道,固定气囊适时放气,及时吸出气道分泌物,痰液黏稠不易吸出者,用糜蛋白酶、生理盐水等雾化吸入,或支气管镜吸痰。

2. 病因治疗

中毒患者在入院后立即进行清水洗胃、导泻、灌肠及活性炭吸附,用清水或肥皂水彻底清洗污染皮肤;同时,根据胆碱酯酶活力及临床表现分为轻、中、重度,给予抗胆碱能药物(阿托品、东莨菪碱)及胆碱酯酶复能剂(氯解磷定)治疗,补液并纠正内环境紊乱,保护重要脏器功能等。

（黄志俭）

第六节　帕金森病的呼吸系统表现

帕金森病(Parkinson disease,PD)是一种发生于中老年人的常见的神经系统变性疾病。

常因自主神经功能紊乱后可引起上气道肌肉张力障碍、运动不协调、收缩无力等,致上气道梗阻、气流受限等呼吸系统病变。

【临床特点】

1. 肺常受累,可引起呼吸肌严重收缩、长时间的气道痉挛和呼吸功能不全,是导致死亡的常见原因。肺炎和肺栓塞是帕金森疾病患者最主要的死亡原因。

2. 85%以上的患者通气功能受损,常见的肺功能异常是阻塞性通气功能改变,气道的病变容易引起上气道肌肉的收缩,上气道阻塞相当普遍。

研究发现帕金森病与睡眠呼吸障碍(sleep disordered breathing,SDB)之间存在着联系。PD 的 SDB 还包括上气道阻力综合征、鼾症及低通气综合征等。

3. 杂乱呼吸(chaotic breathing)也称不稳定性呼吸,很常见,通气缺陷由呼吸肌的强直和无力引起,呼吸模式、频率、节律紊乱,而这些症状经治疗可减轻。

与呼吸中枢等脑干病变、睡眠中枢病变亦可能有关。睡眠中枢病变可能引起睡眠状态下机体对低血氧、二氧化碳潴留的反应性更低及对呼吸道张力的调节更差。

4. PD 患者出现 SDB 后不但会直接引起睡眠障碍,包括睡眠中断、夜间觉醒增加、睡眠结构紊乱、白天嗜睡、白天睡眠发作,而且 SAS 睡眠时出现的反复、急剧的低氧血症,异常碳酸血症和 pH 值改变及继发的自主神经功能紊乱等可对机体产生多方面的影响,导致多系统、器官的损害。

【诊断要点】

1. 符合 PD 的诊断标准

具备下列 3 条以上可诊断为临床肯定的帕金森病:(1)单侧起病;(2)存在静止性震颤;(3)病程呈进行性;(4)不对称性特征持续存在,起病侧受累更重;(5)左旋多巴反应良好(70%~100%);(6)严重的左旋多巴所致的舞蹈动作,左旋多巴疗效持续 5 年以上;(7)临床病程 10 年以上。

2. 怀疑有 SDB 及痴呆明显的 PD 患者应积极行 PSG 检查,PD 合并 SDB 的诊断与治疗 PSG 是正确诊断 SDB 的理想方法,是 SAS 诊断的金标准。

【治疗】

1. 原发病的治疗

治疗原则:从小剂量开始,缓慢递增,尽量以较小剂量取得较满意疗效。治疗方案个体化,即根据患者的年龄、症状类型、严重程度、就业情况、药物价格和经济承受能力选择药物。

(1)药物治疗

①抗胆碱能药物 常用药物有安坦、开马君、苯甲托品等。安坦(Artane):1~2 mg,tid,口服。

②多巴胺替代治疗

a. 左旋多巴(L-dopa)　小剂量开始（125 mg），维持量 1.5～4 g/d，禁止同用维生素 B_6、安定、酚噻嗪类、氟哌啶醇、利血平，对左旋多巴有对抗作用，应慎用或不用。

b. 复方左旋多巴　常用制剂有美多巴 25/50/250、帕金宁 10/100、25/250、25/100。这样可减轻外周副作用，还可减少用量，可同时服用维生素 B_6。

常用量：美多巴以左旋多巴计算 375～500 mg/d，3～4 次服用。帕金宁维持量以左旋多巴计算 400～500 mg/d，分 3～4 次服用。

（2）多巴胺受体激动剂

①溴隐亭　开始 0.625 mg，晨服，每 3～5 天增加 0.625 mg，分次服，6～8 周出现疗效。常量 7.5～15 mg/d，最大不超过 25 mg/d。

②倍高利特　0.025 mg/d 开始，2～7 周内渐加至 0.25 mg，一日 3 次，与 L-DA 合用可减轻副作用，并减少左旋多巴的用量。常量 0.375～1.5 mg/d，最大不超过 2.0 mg/d。

③金刚烷胺（Amantadine）　起始量 50 mg 2～3 次/d，逐渐增量，不超过 300 mg/日。

④单胺氧化酶 B 抑制剂

丙炔苯丙胺：一般用量为 2.5 mg～5 mg，bid，宜在早、中午服用。

2. 外科治疗

原理：主要是纠正基底节过高的抑制性输出。适应症是药物治疗失效、不能耐受或出现运动障碍的患者。常用的手术方法有苍白球、丘脑毁损术和深部脑刺激术（DBS）。

3. 细胞移植及基因治疗

细胞移植是将自体肾上腺髓质，尤其是异体胚胎中脑黑质细胞移植到患者的纹状体，可纠正 DA 递质的缺乏，改善 PD 的运动症状。

4. 康复治疗

康复治疗作为辅助手段对改善症状可起到一定作用，包括语音、语调的锻炼，面部肌肉锻炼，手部、四肢、躯干锻炼，步态及平衡锻炼，以及姿势恢复锻炼等。

5. 呼吸方面的治疗

轻症 SDB 可考虑同时服用茶碱等呼吸兴奋药物，重症 OSAS 的 PD 患者需 CPAP 保驾。CPAP 治疗对 OSAS 患者（尤其对严重或手术等治疗效果不佳的 OSAS 患者）效果好，大部分患者可用到疾病晚期；悬雍垂腭咽成形术（UPPP）及控制体重，戒烟酒，侧卧位入眠等。

（罗　琴）

第七节　癫痫的呼吸系统表现

癫痫是多种病因引起的慢性脑部疾患，发病率约千分之五。它以脑部神经元异常放电所致的突然、短暂和反复的中枢神经系统功能失常为特征。癫痫患者中合并睡眠呼吸暂停的频率明显升高，且合并睡眠呼吸暂停的患者癫痫发作频率明显升高，其机制尚不明确,但提示癫痫和睡眠呼吸暂停可能互为因果、互相影响,且睡眠呼吸暂停对癫痫发作存在较深的影响。

【临床特点】

1. 癫痫患者中合并睡眠呼吸暂停的频率明显升高,且合并睡眠呼吸暂停的患者癫痫发作频率明显升高,特别是顽固性癫痫患者中睡眠呼吸暂停的发生率较高。

2. 80%的患者在 OSA 起始症状和癫痫发作之间有一个可能的、暂时的联系,即部分患者是在先出现 OSA 症状后才出现癫痫发作;而另一部分患者 OSA 明显加重了癫痫症状,这些症状包括发作频率的增加,第一次出现癫痫持续时间更早,抗癫痫药物效果差等。

3. 癫痫合并睡眠呼吸暂停综合征患者第一次发作癫痫的年龄偏大,癫痫发作多在夜间,这与一般的癫痫患者不同。

【诊断要点】

1. 符合 OSA 的诊断标准。

2. 同时符合癫痫的诊断标准。

3. 需除外其他原因引起的 OSA。

【治疗】

1. 确诊睡眠呼吸暂停综合征患者均指导行基础治疗,包括减肥、侧卧位、戒烟酒、勿服镇静安眠药物、保持鼻腔通畅等。中重度患者选择 CPAP 治疗,治疗前后抗癫痫药物不变。

2. 通过 CPAP 治疗,改善缺氧和睡眠结构,癫痫发作的频率明显下降。适当地治疗癫痫患者中并存的睡眠呼吸暂停可提高癫痫患者的生活质量及控制癫痫发作,并明显改善日间嗜睡。

3. 被诊断为 OSA 的癫痫患者,在满足下列条件后行 CPAP 治疗:

(1)睡眠相关性癫痫(癫痫发作在睡眠期间或者觉醒后 2 h 内),且发作频率≥1 次/月;

(2)头颅 CT/MRI 证实无明显解剖异常;

(3)近 2 周没有嗜酒、饮用咖啡等影响睡眠的饮品以及服用影响睡眠的药品;

(4)对于已经接受 1~3 种抗癫痫药物单剂或联合治理,选药正确,而临床发作仍然没有控制的病人;

(5)愿意接受 CPAP 治疗;

(6)中到重度 OSA。

CPAP 治疗 4 h/晚(选择 4 h 是因为依从性较好)。

(罗 琴)

第八节　脊髓灰质炎的呼吸系统表现

脊髓灰质炎(poliomyelitis)是由脊髓灰质炎病毒引起的急性肠道病毒性传染病,由于病毒侵害脊髓灰质前角细胞,临床上出现肢体急性弛缓性瘫痪(AFP),部分病人留有永久的肢体瘫痪等后遗症,故又称为小儿麻痹,若病变累及呼吸中枢会出现呼吸衰竭。

【临床特点】

1. 脊髓型

最常见,多表现为不对称的单侧下肢弛缓性瘫痪,近端肌群瘫痪程度重于远端。如累及颈背肌、膈肌、肋间肌时,可出现抬头及坐起困难、呼吸运动受限、矛盾呼吸等表现。

2. 延髓型

病毒侵犯延髓呼吸中枢、循环中枢及脑神经的运动神经核,病情大多严重,可见脑神经麻痹及呼吸、循环受损的表现。常与脊髓型同时发生。

3. 呼吸功能不全继发于肋间神经病变,妨碍正常的呼吸、咳嗽和消除肺部分泌物,易重叠细菌性肺炎。呼吸浅弱而不规则,呼吸暂停。缺氧显著时,脉搏细速,心律不整,继而血压下降,心律失常,四肢厥冷,皮肤紫绀等。

4. 实验室检查

(1)脑脊液　瘫痪前期及瘫痪早期可见细胞数增多,蛋白增加不明显,呈细胞蛋白分离现象,对诊断有一定参考价值。至瘫痪第 3 周,细胞数多已恢复正常,而蛋白质仍继续增高,4～6 周后方恢复正常。

(2)血清学检查　病后未再服用过脊髓灰质炎疫苗的患者,发病一个月内用 ELISA 法检测患者血液及脑脊液中抗脊髓灰质炎病毒特异性 IgM 抗体,阳性可帮助早期诊断;恢复期患者血清中特异性 IgG 抗体滴定度较急性期有 4 倍以上增高,对诊断有一定意义。

(3)病毒分离　粪便病毒分离是本病最重要的确诊性检查。对发病两周内、病后未再服过脊髓灰质炎减毒活疫苗的患者,间隔 24～48 h,收集双份粪便标本(重量≥5 g),及时冷藏 4 ℃以下送各级疾控中心脊灰实验室检测。发病 1 周内,从患者鼻咽部、血、脑脊液中也可分离出病毒。

【诊断要点】

1. 符合脊髓灰质炎诊断标准

(1)可有双峰热,发热或热退后出现肢体和或躯干非对称性、弛缓性瘫痪,腱反射减弱或消失,无感觉障碍。

(2)脑脊液检查　细胞—蛋白分离现象。

(3)急性期及恢复期血清做病毒血清学检查测其特异性抗体,粪便与咽拭子等标本在国家指定的实验室分离出脊灰野毒株。

(4)肌电图呈神经源性损害。近年来采用已知抗原的免疫荧光法检测脊灰抗体,可快速进行诊断。

2. 出现呼吸系统的临床表现甚至呼吸衰竭。

3. 除外重症肌无力、周期性麻痹、急性病毒性肌炎、吉兰—巴雷综合征等疾病。

【治疗】

目前尚无药物可控制瘫痪的发生和发展,主要是对症处理和支持治疗。

1. 呼吸方面的治疗

呼吸肌麻痹者及早使用呼吸机;吞咽困难者用鼻饲保证营养;继发感染者选用适宜抗生素治疗。

2. 其他治疗

(1)前驱期和瘫痪前期 卧床休息,隔离 40 d。避免劳累、肌注及手术等刺激。肌肉痉挛疼痛可用热敷或口服镇痛剂。静脉滴注高渗葡萄糖及维生素 C,可减轻神经组织水肿。有条件可静脉输注丙种球蛋白 400 $mg \cdot kg^{-1} \cdot d^{-1}$,连用 2~3 d,有减轻病情的作用。早期应用 α-干扰素有抑制病毒复制和免疫调节作用,100 万 U/d 肌注,14 d 为 1 疗程。

(2)瘫痪期 瘫痪肢体置于功能位置,防止畸形。地巴唑 0.1~0.2 $mg \cdot kg^{-1} \cdot d^{-1}$顿服,10 d 为 1 疗程,有兴奋脊髓和扩张血管的作用;加兰他敏能促进神经传导,0.05~0.1 $mg \cdot kg^{-1} \cdot d^{-1}$肌注,20~40 d 为 1 疗程;维生素 B_{12}能促进神经细胞的代谢,0.1 mg/d 肌注。

(罗 琴)

第九节 周期性麻痹的呼吸系统表现

周期性麻痹是一组与钾离子代谢有关的代谢性疾病。临床表现为反复发作的急性发作性弥漫性弛缓性骨骼肌瘫痪或无力,肌肉对电刺激的兴奋性丧失;发作间歇期完全正常;少数严重病例累及呼吸肌,使呼吸肌麻痹、无力,导致周围性呼吸功能障碍或衰竭。

【临床特点】

1. 患者常有四肢麻木感、酸痛,随后四肢无力,肢体呈弛缓性瘫痪,不能行走,伴有呼吸困难,呼吸浅促,呼吸费力。血气分析示 SaO_2、PaO_2不同程度降低,$PaCO_2$升高。呼吸肌麻痹是本病的一个最危险因素,如不及时抢救,可危及生命。

2. 查体:口唇、四肢末梢轻度紫绀,呼吸音减弱,呼吸幅度减轻,呼吸频率增快;双下肢瘫痪重于双上肢,近端重于远端,四肢肌张力下降,腱反射减弱,颅神经检查无异常,病理性反射阴性。

3. 根据发作时血清钾浓度之不同,可分为低血钾、高血钾和正常血钾 3 型。在我国,本病有家族史者极为罕见,以散发性低血钾型周期性麻痹最为多见,其中有部分病例合并甲亢,称为甲亢性周期性瘫痪。

【诊断要点】

1. 具备上述呼吸系统的临床特点,如呼吸困难,呼吸浅促,呼吸费力等。

2. 符合下述不同类型周期性麻痹的诊断依据:

(1)低血钾型周期性麻痹诊断依据:

①病史提供发作性骨骼肌弛缓性麻痹而无感觉障碍。

②发作时血清钾低于 3.5 mmol/L,予钾盐治疗有效。

③排除其他疾病所致继发性低血钾麻痹。

(2)高血钾型周期性麻痹诊断依据:

①每日口服氯化钾常可诱发或使瘫痪加重,对个别诊断有困难的病人可考虑以此做诱发试验:口服钾 30~150 mmol(3~8 g)促发发作可肯定其诊断。

②每 15 min 监测心电图、肌力和血清钾 1 次。若有心、肾功能损害,则不做此试验。必要时,为纠正其高血钾,需静脉注射葡萄糖和胰岛素。

③肌活检正常,麻痹肌肉的肌电图常寂静。

④瘫痪时,血钾增高,有的仅较发作前增高而仍在正常范围内,肌无力程度与血钾水平不相平行;在发作时,尿排钾量趋向增高。

(3)正常血钾型周期性麻痹甚少见,诊断依据为:

①多数在 10 岁前起病,诱发因素与低钾性周期性麻痹相同,常在夜间睡后或清晨转醒时发生四肢麻木,或仅选择性影响某些肌肉,如小腿肌或肩臂肌等;可伴轻度吞咽困难和发音低弱。每次发作时间较长,大多在 10 d 以上。

②部分患者平时极度嗜盐,限制食盐量或给予钾盐可诱发,而静脉注射葡萄糖和胰岛素不能诱发。

③肌肉活检可见线粒体显著增多,体积增大。

(4)甲亢性低钾周期性麻痹诊断依据:

①伴有甲亢的临床症状,如怕热多汗,皮肤温暖潮湿,多食易饥,体重下降,烦躁易怒,伸手细颤等。低钾发作时,以双下肢麻痹为多见,个别病人可表现为四肢麻痹及呼吸肌麻痹。

②血清中游离三碘甲状腺原氨酸、游离甲状腺素水平升高,甲状腺刺激激素水平下降。周期麻痹发作时检测血钾降低。

③发作突然,常见的诱因多为劳累、紧张、受凉或饮酒等。

3. 除外原发性醛固酮增高症、肾小管性酸中毒、利尿剂等所致的低钾血症。

【治疗】

1. 气管插管加机械通气进行短期呼吸功能支持是治疗急性呼吸功能障碍或衰竭的

一个有效、可靠方法,为静脉补钾,控制病情争取了必要的时间。由于短期内(2～3 d)呼吸肌功能就能完全恢复,一般不需要气管切开。

2. 低血钾型周期性麻痹

(1)发作时,可鼻饲或口服补钾,10 g/d 左右。氯化钾最常用,若服用钾剂效果欠佳,可联用乙酰唑胺或螺内酯。

(2)此外,给予大剂量的维生素 B_1,改善糖的中间代谢,可能对预防发作有效。至于罕见的急性呼吸和咽麻痹,可小心静脉补钾,剂量应<1 g/h,以免影响心脏功能。

(3)经常发作的病例,可口服钾 60～120 mmol/d(分次服用),或醋氮酰胺 125 mg/次,2～4 次/d,预防发作。同时,应避免高糖饮食。

3. 高血钾型周期性麻痹

(1)由于每次发作轻,时间短,大多无需特殊处理。病情较重者可静脉注射葡萄糖酸钙或氯化钙 1～2 g,也可静脉滴注 10%葡萄糖 500 mL 加普通胰岛素 10～20 U,以促进细胞内糖原的合成和钾离子自血浆进入细胞内。

(2)发作频繁者,于间歇期给高碳水化合物饮食,服用醋氮酰胺(250 mg/次,2～4 次/d)、氢氯噻嗪(25 mg/次,2～3 次/d)(若病人有肌强直,则可使肌强直加重)或二氯苯二磺胺 10 g/d,可预防发作。

4. 正常血钾型周期性麻痹

主要用氯化钠治疗。乙酰唑胺与氟氢可的松联用预防发作效果较佳。长期应用要注意该药对肾功能的损害、骨髓抑制和肝脏损害。

5. 甲亢性低钾周期性麻痹的治疗

(1)积极治疗甲亢。

(2)尽量避免诱发因素,如过度劳累,进食甜食,输注葡萄糖液,受凉感冒,过度紧张,饮酒等。

(3)积极纠正缺钾。患病期间要避免高空作业和开车等危险工作,备好口服钾;病情危重者及时上医院静脉补钾或住院,因低血钾症可影响心脏,危及生命。

(黄志俭)

第十节　横纹肌溶解综合征的呼吸系统表现

横纹肌溶解症(rhabdomyolysis,RM)是一组由于各种原因所致的骨骼肌损伤,细胞膜破坏,细胞内容物(如酶、钾、磷、肌酐和肌红蛋白)释放入血液循环的临床综合征。成年患者中常见病因包括运动过度、酗酒、吸毒、药物、挤压伤、癫痫发作等;而儿童患者常见病因为病毒性肌炎、创伤、结缔组织病、运动过度或用药不当等。

临床表现为肌痛、乏力、茶色尿。主要特征是血清肌酸激酶(CK)、肌红蛋白升高及肌红蛋白尿,常常合并急性肾功能衰竭。但严重的横纹肌溶解症也可导致呼吸肌无力、呼吸困难甚至呼吸衰竭。

【临床特点】

1. 临床症状

气促呈进行性加重,继而呼吸困难,出现呼吸衰竭的症状。

2. 意识清醒的患者可能主诉为肌肉疼痛、无力,检查时可发现肌肉肿胀并伴有触痛,也可出现全身症状,如棕色尿、发热、全身不适、腹痛、恶心和呕吐等,偶尔会出现精神症状,但这些症状均是非特异性的,有时患者可能无任何症状和体征而仅表现为血肌酸激酶(CK)升高。

3. 实验室检查

(1)血清肌酸激酶(CK) 是诊断 RM 最重要也是最敏感的指标,血清 CK 水平在肌肉损伤后 2~12 h 开始升高,1~3 d 达高峰,3~5 d 后逐渐下降。CK 水平并不直接反映病情的严重程度。

(2)血、尿肌红蛋白测定 肌红蛋白释放入血造成肌红蛋白血症。当血肌红蛋白＞1.5 mg/dL 时经肾脏排出,形成肌红蛋白尿。肌红蛋白尿是诊断 RM 的一个重要依据,但尿肌红蛋白阴性不能排除 RM。肌红蛋白尿需与血红蛋白尿进行鉴别,前者尿离心沉淀没有红细胞,而尿潜血阳性。肌红蛋白尿往往出现在发病后几天,故不能以此作为观察疗效的指标。

(3)血生化监测 可以及时发现电解质及肾功能异常,肌肉破坏释放的大量肌酸在血液中转变为肌酐,故 RM 时肌酐的增加常大于尿素氮的增加,BUN/CRE 比值降低,有助于与其他原因导致的肾衰鉴别。

(4)其他 血细胞分析、肝功、血气分析及 pH 检测均有助于发现潜在病情变化。心电图重点检查高血钾对心肌的损害,及时发现心律失常。

MR 扫描在检测肌肉水肿和炎症方面比较敏感,但费用昂贵;超声检查在 RM 的诊断中仍起重要作用,主要表现为回声减少和局部束状结构破坏。

(5)肌肉病理 RM 主要病理表现为横纹肌部分纤维坏死、溶解,并伴有间质炎细胞浸润。尽管肌肉活检可以确诊,但对于病因明确、症状典型的 RM,可结合实验室检查作出诊断,不必强求肌肉病理检查,以免耽误治疗。

【诊断要点】

1. 有气促、呼吸困难、呼吸衰竭等呼吸系统临床表现。

2. 符合横纹肌溶解症的诊断:

(1)有引起横纹肌溶解的病因;

(2)肌酸激酶显著增高,CK≥正常峰值 5 倍(＞1000 U/L);

(3)血、尿肌红蛋白水平明显增高;

(4)尿潜血试验阳性而镜下未见红细胞。

3. 除外如非坏死性急性肌病、严重疾病性肌病、周期性麻痹、格林巴利综合征等疾病。

【治疗】

1. 呼吸衰竭的治疗

可给予吸氧、行无创或有创机械通气治疗。

2. 尽早大量静脉补液

是 RM 无可争议的治疗措施。血容量减少是 RM 引起肾功能衰竭的主要原因。早期可给予生理盐水 1.5 L/h，使尿排出量维持在 200~300 mL/h，补液应至少持续到 CK 降至 1000 U/L 以下。

挤压伤患者中应在治疗前或治疗后立即开始补液，时间越晚，发生少尿型肾功能衰竭或无尿型肾功能衰竭的可能越大。监测患者的生命体征、出入量，有助于及时发现液体过剩。

3. 渗透性利尿和碱化尿液

使尿 pH＞6.5 以减少肌红蛋白对肾小管的毒性，并增强肾小管对肌红蛋白管型的净化，必须要在大量补液并有尿的前提下进行。

可给予 20％甘露醇 0.5 g/kg，在 15 min 内滴完，后以 0.1 g/(kg·h) 维持，不超过 120 g/d。禁用利尿剂，因为可能会引起尿液酸化。碳酸氢钠可用于碱化尿液以阻止肌红蛋白分解产生肾毒性代谢产物，40 mg 加入 1000 mL 生理盐水或 5％葡萄糖注射液中静脉滴注，滴速 100 mL/h，但可能会加重低钙血症和钙盐在组织中的沉积。

4. 积极处理并发症

RM 合并严重的高钾血症、代谢性酸中毒、少尿型急性肾功能衰竭时，应进行血液净化治疗。除非有明显的症状，否则低钙血症不用纠正，以避免加重钙超载。

DIC 通常可在数天后自行恢复，但如果发生出血，应给予血小板、维生素 K 和新鲜冰冻血浆治疗。怀疑间隔综合征者应密切监测筋膜腔内压力，必要时行筋膜切开术减压。

（罗 琴）

第十一章　皮肤疾病在呼吸系统的表现

第一节　结节性脂膜炎的呼吸系统表现

结节性脂膜炎(nodular panniculitis,NP)是一种发生于脂肪组织尤其是皮下脂肪组织的炎症。根据病因分为特发性与继发性,继发性者可继发于感染、外伤、药物、化学或物理因素、胰腺疾病及自身免疫疾病过程中,可累及全身多个系统,临床表现复杂,而肺部受累较为少见,易误诊。

【临床临点】

1. 系统型常有发热,多为弛张热,可高达 40 ℃。除皮肤损害外,可有内脏损害。内脏损害症状可出现于皮肤结节出现之前、之后或同时。

2. 呼吸系统病变涉及肺实质、肺间质、支气管系统、纵隔及肺淋巴结、胸膜。临床症状无特异性,可有咳嗽、咯痰、胸闷、呼吸困难、肺部啰音、胸腔积液等。胸腔积液可单侧或双侧,可呈血性、乳糜性。部分患者无呼吸道症状,仅胸部 X 线检查发现。

3. 伴肺部损害的临床表现差异较大,可无症状,仅影像学检查发现或有明显症状,如咳嗽、呼吸困难等。其影像学表现为单一形态,如仅有胸腔积液,或几种形态混合存在。

临床上常需和结核、肿瘤、结节病鉴别。皮肤结节具有特征性,当具有包括肺在内的系统症状时,如发现特征性皮肤结节,则强烈提示该病的诊断,确诊有赖于病理活检。

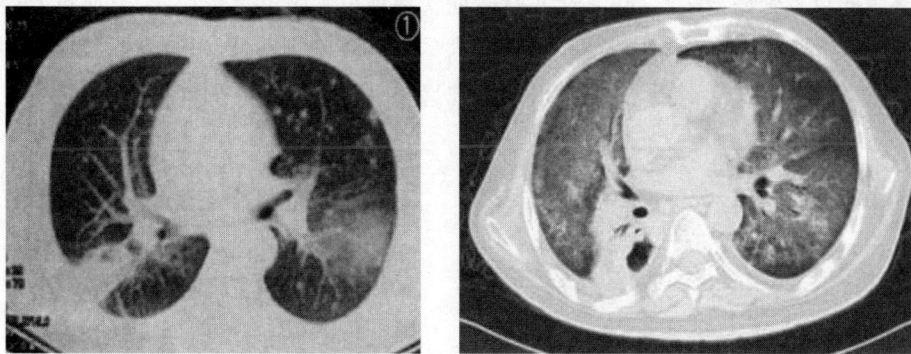

CT 平扫:右肺见直径 2~2.5 cm 结节,边缘模糊,有索条影与胸膜相连

左肺可见多发 3~4 mm 小结节,边缘清楚

图 2-11-1　结节性脂膜炎

4. 胸部 X 线表现:(1)多发圆形结节影;(2)火焰征,火焰征即双肺 3～4 个圆形结节影,约 1～1.5 cm,密度均匀,边缘清楚,每个结节上均有 1～3 条细条索状影与胸膜相连,形似火焰;(3)小气泡征,结节内散在似针尖大小透亮影;(4)肺间质增生;(5)胸腔积液。以上影像学特征并无特异性。

5. 病理检查:纤维组织中可见血管内皮及外周细胞炎性改变;皮下脂肪坏死,伴炎性细胞浸润。

【诊断要点】

脂膜炎是一种少见的全身性疾病,临床表现差别较大,误诊率高,确诊需靠活检。

【治疗】

对肺部损害的治疗尚无特效疗法,按治疗原则进行,应加用皮质激素,开始用较大剂量,症状缓解后缓慢减量。内脏严重损害和皮质激素治疗无效者,加用免疫抑制剂,如环磷酰胺、硫唑嘌呤、环孢素、沙利度胺等。

第二节　特应性皮炎与支气管哮喘

特应性皮炎的是慢性复发性、瘙痒性、炎症性皮疹,易发生哮喘和过敏性鼻炎的变应性疾病。哮喘、变应性鼻炎、特应性皮炎是临床上较为常见的变态反应性疾病,临床上也常见到变应性鼻炎患者合并哮喘,或是特应性皮炎患者先后或同时罹患变应性鼻炎和哮喘。

哮喘、变应性鼻炎、特应性皮炎都是变应性疾病,具有遗传倾向,且免疫机制在它们的发生发展中起着重要作用。越来越多的学者倾向认为三者的发生发展与 Th1/Th2 失衡密切相关。

特应性皮炎常始发于婴幼儿,在儿童时期常表现出呼吸道过敏症状,继而可发展为变应性鼻炎和哮喘。有报道指出英国 12 个月大的婴幼儿有 10% 罹患特应性皮炎,而 50% 这类儿童以后会继发哮喘,若早期防治特应性皮炎可有效阻止哮喘的发生。

(黄志俭)

第十二章 外科手术的呼吸系统并发症

第一节 麻醉期间的呼吸管理

其原则为必须确保气道通畅,恢复和维持正常的气体交换,同时针对发生呼吸紊乱的原因进行病因治疗。

一、哮喘患者的麻醉

哮喘患者施行外科手术时,手术过程中或手术以后都可能因为支气管痉挛而发生危险。因而,易发生支气管痉挛的因素包括哮喘、全身麻醉、气管插管。

诱导麻醉过程促发瞬间支气管痉挛系由气管插管所激发,提示神经机制起着重要的作用。哮喘患者支气管痉挛是最使人担心的并发症,充分的术前准备,并选择适当的麻醉技术以防止气道反射性痉挛是麻醉医生的目标。所选择的技术依赖于医学水平、患者的年龄,以及部位、类型、时间和手术紧急要求。防止支气管痉挛可能比治疗更可取。

慢性阻塞性肺疾病(COPD)和肺通气功能受损与麻醉和手术的相互影响与哮喘相似,因此这里重点介绍哮喘患者的麻醉相关问题。

二、手术前的准备

对于哮喘患者,手术治疗前首先应当详细了解患者的病史,这对决定是否进行诊断学检查和强化治疗非常必要。因此,应根据常规的肺功能检查、支气管激发试验和详细的病史鉴别真正的反应性气道疾病与自限性上呼吸道感染。

大部分患者有明确的哮喘史,这些拟行手术治疗的患者可能有三种类型:①无症状或症状缓解。②有哮喘症状,但在术前诊查时没有哮喘症状。③术前诊查时正值哮喘发作,有喘鸣。麻醉科医生应充分了解患者的病史,记录现在所用药物,确定引起支气管痉挛的因素。哮喘发作频率、发作持续时间、发作与季节的关系、发作时的药物疗效都非常重要。体格检查时应特别注意是否有肺气肿征,肺部是否有哮鸣音。

缓解期或无症状的患者,如果2年内没有支气管痉挛症状,也可不服用抗哮喘药,可免于进一步的检查。儿童期有哮喘病史的患者即使没有气喘症状,但其中的60%患者支气管激发试验仍显示气道高反应性,这些患者应选择诱发支气管痉挛可能性最小的手术方式。

有些患者的哮喘处于活动期,2年内间断或长期使用抗哮喘药,但术前检查没有听到肺哮鸣音。这些患者的选择性手术应根据季节性变应原的散播安排最适的手术时机,如果发生上呼吸道感染,手术应延期4～6周,因为上呼吸道病毒感染可使哮喘加重。

肺功能检查对于确定气道疾病的存在,并与既往肺功能检查结果比较评估肺功能损害的程度是非常必要的。如果患者气道存在支气管收缩,那么进一步行支气管舒张试验(气道可逆性试验)也非常重要。如果吸入短效 β_2 受体激动剂以后,FEV$_1$增加30%以上,则不是手术的最佳状态,因为这种反应提示患者的支气管处于痉挛状态,但对支气管扩张剂的反应较好。

术前检查表明患者有哮喘症状时,选择性手术应延期进行。下一步是设法去除引起气喘的各种激发因素,控制哮喘的症状,大多数患者需要进一步的治疗。在观念上,术前评估时患者应该没有气喘症状。然而,有些患者支气管痉挛始终不能完全消除,对这些患者,医生必须确保哮喘是稳定的。

哮喘的治疗有多种方法,但围手术期使用全身糖皮质激素值得进一步考虑。效用在用药48～72 h最强。由此可见,全身麻醉期间,糖皮质激素可能是有益的。

因为短程皮质激素带来的危险性极低,而且可以减少肺并发症的发生率,因此,术前2年内有哮喘发作史的成人哮喘患者推荐手术前给予3天全身糖皮质激素治疗,泼尼松口服的推荐剂量为1.0～1.5 mg/kg,术后24 h停药。

因为现在大部分手术患者来自门诊,因此,术前数日必须进行检查确定是否适于给予皮质激素预治疗。此外,术前6个月接受全身皮质激素治疗的患者,整个围手术期均需继续给予全身皮质激素治疗。

三、麻醉技术

临床常用的麻醉技术包括局部麻醉和全身麻醉,各有其不同的适用范围。

(一)局部麻醉

哮喘患者局部麻醉与全身麻醉相比,支气管痉挛的发生率低,局部麻醉可以使患者保持完全清醒状态,局部麻醉的最大优点是患者能够保持自主呼吸而不是用气管插管,因此,可使哮喘患者触发支气管痉挛的危险性显著降低。

上下肢单独的神经和神经丛的阻滞对肺功能的影响极小,然而斜角肌间和锁骨上靠近支气管神经丛,它们受到麻醉时也可阻滞身体同侧膈神经,使肺活量减少32%～40%。Groeben等研究了高胸段硬膜外阻滞对具有气道高反应性患者气道基础张力和肺对胆碱能激发的反应,结果发现高胸段硬膜外麻醉并没有使肺功能恶化,气道对乙酰胆碱的反应也没有增高。由此可见,硬膜外和脊髓阻滞为需要进行躯干下半部手术(包括剖腹产和其他产科手术)的稳定期哮喘患者的可选择麻醉方法。

(二)全身麻醉

有报道,哮喘儿童全身麻醉而未行气管插管,术中支气管痉挛的危险性低于气管插管的全身麻醉哮喘儿童。许多患者可以进行全身麻醉下的选择性手术,这些患者可以使用面罩进行辅助、自主甚至控制性通气。喉面罩麻醉(laryngeal mask anesthesia)是一种新的技术,可以避免气管插管。喉面罩直对喉的入口,不与声带或气管黏膜接触。所以,比气管内插管刺激性小,但哮喘患者与非哮喘患者比较,应用这种技术后呼吸系统并发症是否会降低目前尚无报道。

然而,在某些情况下气管插管是免不了的,如:(1)有胃内容物吸入危险。(2)需要正压通气。(3)要求在非仰卧位实施手术。(4)手术切口接近上气道。(5)上气道有病变。(6)用面罩麻醉很难维持气道通畅。肥胖、麻醉前 8 h 进食、肠梗阻、胃肠道出血等患者均需在全麻下手术,而这些患者均有引起胃内容物反流误吸的危险。胸廓切开手术和其他要求神经肌肉松弛的手术都必须进行正压通气。坐位、俯卧位、侧位或头极度低位手术均要求气管插管以保证维持气道通畅,并进行正压通气。同样的理由,颜面、头、颈部手术也需要进行气管插管,而且这些部位手术要求麻醉器械稍远离于手术野。上气道病变,如声带麻痹、声门上下肿瘤、气道外压和肥胖等在全麻下进行手术时均要求安置气管导管以保证气道通畅和足够的通气。

气管插管刺激气道反射,并促进支气管痉挛。许多方法可以使气道反射减弱,支气管痉挛免除。这些方法包括:深吸入麻醉以阻滞气道反射并直接松弛肌肉,使用毒蕈碱胆碱能受体拮抗剂(如阿托品、异丙托溴铵)以阻断气道平滑肌的 M_3 受体;采用局部麻醉以阻断传入神经的钠通道,或于诱导麻醉前 30 min 吸入 β_2 受体激动剂以直接松弛气道平滑肌。所有这些技术都可以减少气管插管激发的气喘发生率。

(陈轶强)

第二节　肺叶切除及肺外手术前肺功能评估

肺叶切除是胸外科的常规工作,但手术范围因人而异,决定因素包括病变的性质、病变累及的范围、患者全身情况、肺功能和心脏功能。因此,肺叶切除以前的综合评估非常重要,特别是呼吸功能。呼吸功能评估的内容包括常规肺功能、分侧肺功能、侧卧位分侧肺功能、交替阻塞左右主支气管加运动试验、肾上腺素试验和气道扩张试验、一侧肺动脉阻塞试验和核素肺显像等。

一、肺部手术前肺功能及血气分析

肺的代偿能力很大,切除少量肺组织对肺功能的影响有限,如切除范围较大,对肺功能的损害增大。

(一)肺通气功能

MVV 占预计值 70% 以上者,手术无禁忌;69%～50% 者,应严格考虑;49%～30% 者,应尽量保守或避免行肺叶切除;30% 以下者禁忌手术。

据报道,FEV_1 实测值＞2 L 或 60% 预计值,一侧全肺切除后的死亡率和肺部并发症均较低。肺叶和肺段切除的 FEV_1 临界水平分别为 1～1.5 L 和 0.6 L。

此外还有报道,RV/TLC>50％,或 $PaCO_2$>5.99 kPa(45 mmHg)者应禁忌肺叶切除。

(二)肺弥散功能

术前 DLco<60％者,术后死亡率>24％。DLco>60％,且 FEV_1 实测值>2 L者,可顺利实施一侧全肺切除;DLco>50％,且 FEV_1 实测值>1.5 L者,可耐受肺叶切除。

(三)动脉血气分析

$PaCO_2$ 持续>45 mmHg 者,术后呼吸并发症和死亡率均较高;PaO_2<50 mmHg 者为手术的相对禁忌证;SaO_2<90％,或运动时 SaO_2 比运动前降低 4％以上者术后呼吸并发症发生率也较高。动脉血气分析的明显异常当然是全肺切除的绝对禁忌证,但上述的动脉血气水平不是肺叶切除的绝对禁忌证,是否实施手术还应考虑医院加强监护病房的条件和水平。

二、肺外手术前肺功能及血气分析

(1)MVV<33％预计值(可通过 FEV_1×30 计算得到),则患者术后消除分泌物的能力显著减低,可能需气管插管或气管切开,具有很高的风险性。

当 FEV_1 低于 2 L 或<40％的预计值,FEV_1/FVC 低于 50％,RR>25 bpm 次时,术后并发症的危险性会增加。

(2)$PaCO_2$ 增高和 PaO_2 低于患者的年龄的预计值,与手术的危险相关,应在术前尽力纠正。

(陈轶强)

第三节　术后呼吸并发症

外科手术的呼吸并发症受许多因素的影响,并发症的性质和程度差别也很大,这里只能简要介绍常见的手术并发症,而这些并发症大多见于心肺手术。

一、肺不张

肺不张占全部术后肺并发症的 90％,但由于定义不够明确,而且诊断困难,因此,文献报道的发生率差别很大(1％～80％),这与手术类型有关。上腹部手术时肺不张很常见,据相关报道,发生率可高达 60％。

【临床特点】

1.肺不张通常在术后 24 h 内即变得明显,常常突然发热及心动过速。肺的表现通常很少。

2. 早期体征是肺底后部啰音,呼吸音减弱,出现支气管呼吸音。

3. 一侧的肺不张可以导致气管、纵隔、心脏向患侧移位。胸部 X 线可以显示实变区域,但早期病例支气管呼吸音比肺阴影常见。

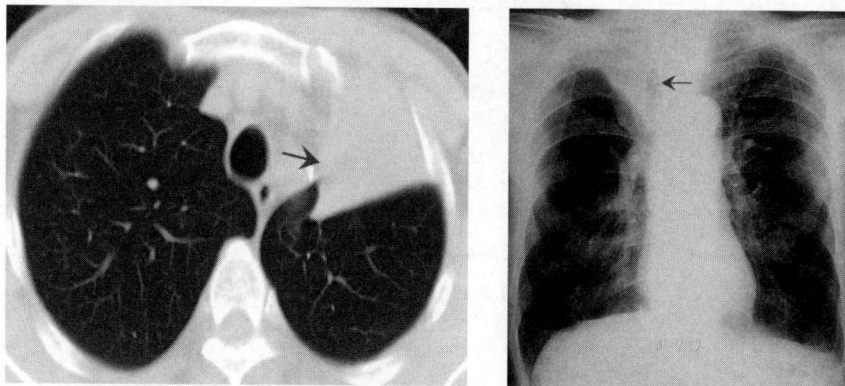

左肺上叶实变,边缘锐利,容积减少,无支气管充气征(箭头所指)

图 2-12-1　肺不张

4. 血气测定显示肺内分流者有利于肺不张的诊断。由于肺不张和明显的分流存在,PaO_2 减少,而 $PaCO_2$ 正常,也可减少,通气正常或增加。

【治疗和预防】

1. 预防比治疗更为重要,预防应开始于手术前,包括让患者戒烟。如果可能,至少在手术前两周起,医护人员应该指导患者如何进行腹式深呼吸及咯痰。

2. 术后的预防包括最大限度地减少镇咳药的使用,防止疼痛引起呼吸限制;经常改变体位,深呼吸和咳嗽训练,尽早恢复活动,维持最大的吸气,后者是预防和治疗肺不张的重要因素。

3. 预防和治疗肺不张的药物学方法

(1)祛痰药的使用以稀化痰液,减少黏稠分泌物。

(2)黏液溶解溶液,改变黏性分泌物的表面张力,使之更容易清除。

(3)支气管扩张剂,主要以吸入途径给药,以扩张气管支气管并解除支气管痉挛。

(4)肺不张的表现明显者,可通过气管内软橡皮导管的吸引刺激或直接滴入 1~2 mL 生理盐水以刺激咳嗽、加深呼吸、稀化痰液、排出分泌物等。如果这些方法无效,支气管镜或气管切开吸引排痰也应考虑。

二、肺水肿

肺水肿是指浆液性液体在肺血管外异常潴留的状态,可由多种原因引起,早期表现为肺间质液性成分增多,随着病程的进展,肺泡腔内和气道内也有液体滞留,严重影响通气的氧合作用。

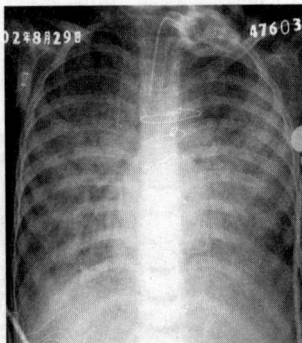

X胸片示两肺弥漫性斑片渗出影

图 2-12-2　肺水肿

【临床特点】

1. 症状明显的肺水肿发生时,粉红色泡沫性液体瘀积于肺泡、支气管、气管,引起气道阻塞。

2. 临床上,当正在进行机械通气的患者出现支气管痉挛和明显的肺顺应性减少时,表明肺水肿发生的可能,而且预示着可能发生呼吸困难和咳嗽。

3. 散在的肺啰音可能较早出现,病情进展时,整个胸部都可听到湿啰音和干啰音。

4. 患者的血压开始时通常升高,但也可以正常或降低。主要特征是明显的心动过速,可以发生休克,出现周围循环衰竭的征象。患者还可因窒息而死亡。

【治疗】

1. 吸氧,提高吸入氧气浓度可使动脉血氧饱和度增加。

2. 清除气道阻塞性液体,使氧气进入肺泡。

3. 纠正循环超负荷状态。降低肺毛细血管压的措施包括使用静脉止血带,置患者于头高脚低或坐位以减少静脉回心血量,必要时可行静脉放血。体循环血管收缩常常突然发生,主要的治疗是逆转这种机制,有报道脊髓麻醉成功地用于肺水肿的治疗。

4. 药物治疗包括:①呋塞米或依地尼酸(利尿酸)快速利尿;②洋地黄改善心功能,纠正心力衰竭,增加心排血量;③纠正心律失常;④必要时使用吗啡。

5. 此外,有人报道早期使用气道持续正压(CPAP)通气可以逆转术后肺水肿的进程。插管的患者可以进行呼气末正压(PEEP)通气,往往可见良好疗效。

三、呼吸衰竭

呼吸衰竭是术后和意外事故创伤的主要死亡原因,占术后死亡的 25%,而 1/4 的患者在术中发生呼吸衰竭。

【临床特点】

1. 充血性心力衰竭、呼吸困难、发绀、阻塞性肺通气障碍、肺水肿等不能解释的 PaO_2 进行性下降都应考虑到术后肺功能不全的可能。

2. 心动过速和低氧血症是呼吸衰竭的最早期表现。在演变为 ARDS 的过程中,开始常表现为过度通气,$PaCO_2$ 可低于 35 mmHg,PaO_2 也显著减少,而且对提高吸入氧浓度的反应很差。

3. 胸部 X 线改变出现较晚,其特征是双侧肺野散在分布着边界不清的密度增高影。阴影分布范围与肺功能障碍的程度有相关性。

【治疗和预后】

实际上,术后呼吸衰竭的预防比治疗更为重要,因为呼吸衰竭一旦出现,治疗往往是困难的,死亡率很高。

1. 一般处理

(1)麻醉方法及途径应根据患者情况,慎重决定。一般来说硬膜外麻醉引起呼吸衰竭的可能性较小,据报道布比卡因(bupivacaine)硬膜外麻醉特别值得使用。

(2)控制术后疼痛可以有效地减少胸部和腹部手术后肺并发症的发生率。

(3)面罩持续气道正压通气。

(4)术中及术后血气和电解质的连续监测。

2. ARDS 的治疗

心肺分流手术或心脏手术后的非心源性肺水肿或 ARDS 一般需要较长时间的机械通气支持。

(1)实际上,术后发生急性呼吸衰竭的处理原则和方法与其他原因引起的 ARDS 相同。需要进行机械辅助通气的患者,往往需通过经鼻气管插管或气管切开,因为面罩通气或经口插管很难维持较长时间,而且容易招致误吸。

(2)需紧急控制气道时,经鼻插管是一种比较满意的技术。虽然患者对这种气管内插管的耐受能力不如气管切开,而且保留时间过长可引起喉肿胀,但成人患者一般可保留 6 天,儿童可长达 3 周。气管切开适于较长时间维持辅助通气的情况。

(3)ARDS 的患者,吸入气中氧浓度的掌握极为重要,若连续吸入纯氧(100%)40 h,就可能发生氧中毒,正常的肺也可受到损伤。因此,吸入 50% 以上的氧只能适于紧急治疗,病情改善后尽快降低氧浓度。但也有人认为吸入氧浓度低于 60% 者,不致引起明显的肺损伤。

(4)PEEP 应以每次 2 cmH₂O 的速度逐渐加大,以使其 PaO_2/FiO_2 的比例达到 250 mmHg 或肺内分流低于 25%。明显低氧血症、严重肺内分流、肺不张、心排血量者尤适于使用 PEEP 通气,胸壁大面积创伤者也适用。成功的 PEEP 通气可使肺内分流降到 15％,吸入 30％O_2 时,PaO_2 可达到 100 mmHg 左右。

PEEP 通气时往往需要使用间歇强制性通气(intermittent mandatory ventilation, IMV),一般每分钟增加两次呼吸以维持 pH 7.35～7.45,PaO_2 45 mmH_2O 左右。

术后呼吸衰竭控制以后,PEEP 应在 PaO_2 监测下逐渐减少,若 PEEP 减到 5 cmH_2O, IMV 呼吸频率减到零,CPAP 5 cmH_2O 时氧合作用能满意维持,一般可考虑停止辅助通气。

四、后灌注肺综合征

后灌注肺综合征(postperusion lung syndrome)是指采用人工心肺体外循环进行心脏手术时所发生呼吸衰竭的并发症而不伴心功能不全的综合征。其发生机制尚不明确,可能与血液和 CPB 管道接触激活白细胞、血小板、凝血纤溶系统、激肽—缓激肽和补体系统,主动脉开放后肺血管床内激活的白细胞释放多种蛋白水解酶,以及缺血后再灌注氧自由基产生和肠道内毒素的移位有关。

【临床特点】

1. 后灌注肺综合征的主要症状是切开手术后数小时即出现并逐渐加重的呼吸困难,低氧血症,低血压。

2. 心脏直视手术的患者肺分流的发生率明显高于闭合式手术的患者。这时的分流系指静脉血通过肺未经氧合作用,伴有分流的存在必然会出现低氧血症,但大多数患者分流的程度并不明显妨碍手术后的恢复。然而,有些患者在手术后第三天即出现明显的发绀,呼吸困难伴低血压、发热等症状,甚至死亡。这些死者尸检时可见肺有斑片状肺萎陷和肺出血。

3. 胸部 X 线的主要改变是两肺出现很淡的云絮状阴影,很快即融合成浸润性和肺不张的阴影。

4. 肺功能的基本改变是 $P_{(A-a)}O_2$ 增加,FRC 减少。最重要的异常是血液气体分析显示 PaO_2 降低,随着病情的发展,PaO_2 的降低越来越明显,很难经一般的吸氧治疗而纠正。顽固性低氧血症是后灌注肺综合征主要特点之一。

【治疗和预后】

本综合征的治疗仍然是比较困难的,因此以预防为主。在术中使用膜肺的患者,监测中心静脉压的变化防止过多的输液是预防本综合征的重要环节。

1. 治疗的核心是以高浓度氧进行人工呼吸。

2. 对于顽固性低氧血症,一般认为 PEEP 对呼吸的调节是有效的。如果气道分泌物较多,可酌情考虑使用纤维支气管镜吸痰液,防止肺不张。

3. 皮质激素可能有膜稳定作用,可防止溶酶的释放和细胞肿胀。对于本综合征,MP 具有抑制炎症反应,抑制纤维化的作用。

4. 合并肺部感染者,可根据痰和血培养的结果选择适当的抗生素。

5. 新鲜冻干血浆、肺血管扩张剂、蛋白分解酶抑制剂和抗凝剂等也可试用,但效果尚不能肯定,评价不一。

日前,后灌注肺综合征的死亡率已明显减低,但对 PEEP 效果差及出现肺纤维化者,预后不好。

五、慢性肺疾病患者心脏术后的处理

胸腹部手术时最常碰到的慢性肺疾病是慢性阻塞性肺疾病(COPD)。轻度 COPD 的患者对心脏手术无明显的影响,但中、重度患者,若术前 $FEV_1/FVC<65\%$,或 FEV_1 实测值<1.5 L,则术后呼吸衰竭的危险性明显增加。

1. 术前血气测定有助于指导术后通气参数的设定。如果患者术前已有高碳酸血症,那么术后撤除气管内导管时,不要求 $PaCO_2$ 达到正常水平。而术前有低氧血症的患者,撤除辅助通气导管后仍需给予氧气吸入。术前血气明显不正常者,术后机械通气时间大多数需要延长,$PaCO_2$ 恢复到术前水平时方可停止。

2. 手术前后及手术期间往往需要继续使用支气管扩张剂,术后应首先吸入 β_2 受体激动剂,因为 β_2 受体激动剂起效快,作用强,心血管不良反应小,而且比异丙肾上腺素气雾剂的有效时间长。也可用特布他林(terbutaline)皮下注射,它可改善右心或左心射血量,减少肺血管阻力。β_2 受体激动剂还可增强黏膜纤毛输送功能,因而有助于清除气道分泌物。

3. 严重的 COPD 患者,心脏术后一般要求静脉给予氨茶碱。虽然吸烟者茶碱的代谢比非吸烟者快,但有肝脏病、充血性心力衰竭、严重低氧血症和肺心病患者,氨茶碱剂量应减少。总的来说,严重 COPD 和中、重度心脏病患者氨茶碱的维持剂量每小时不超过 0.4 mg/kg。血浆茶碱浓度的监测尤为重要,不应高于 20 mg/mL。但茶碱和 β_2 受体激动剂联合治疗对心脏手术患者可能产生心动过速和心律紊乱的不良反应,要注意。

4. 支气管哮喘和 COPD 合并急性呼吸衰竭的患者通常需用皮质激素治疗。实验表明,这时的激素治疗并不延缓手术伤口的愈合。

5. 若患者能维持自主通气数小时,$PaCO_2$ 恢复到术前水平,每分通气量$<10\sim12$ L 时,一般能耐受气管导管撤除。

六、心脏手术后膈肌功能障碍的处理

心脏手术后呼吸肌功能障碍对呼吸的影响很难估计。许多患者左膈肌有轻中度麻痹,但一般为暂时性,对呼吸的影响不大,由单侧膈神经损伤引起的呼吸衰竭并不多见。

但文献报道,可能由于低温的作用,心脏于术后可出现双侧膈肌麻痹。多数患者膈肌麻痹持续数周到数月。如果患者术后肺活量始终少于 500 mL,不能脱离机械通气,这时应考虑膈神经功能障碍的可能,X 线荧光屏上看到的矛盾运动即可诊断膈肌麻痹。但膈肌无力很难确定,如果怀疑膈肌无力或膈肌神经麻痹,机械辅助通气就必须持续进行,直至恢复,一般需要 6 周。

(陈轶强)

第四节　脂肪栓塞综合征

脂肪栓塞综合征(Fat embolism sydrome,FES)是由于脂肪栓子或脂肪微粒进入血液循环所致的一种多脏器功能障碍综合征,是临床少见病。是重症创伤,特别是多发骨折的严重并发症,其临床表现差异很大,早期症状和体征多不典型,容易延误诊断而失去治疗时机。

【临床特点】

FES 的主要临床特点为呼吸功能障碍、中枢神经系统功能障碍和皮疹。临床症状通常在创伤后 24~72 小时内发生。

1. 呼吸功能障碍

临床表现包括呼吸急促、呼吸困难和发绀,低氧血症可见于 96％的 FES 患者,可能在呼吸系统症状出现之前几个小时即可出现。

2. 中枢神经系统功能障碍

包括急性意识错乱、困倦、昏睡、强直、僵直、惊厥、抽搐或昏迷,这些表现多为非特异性的,脑水肿使中枢神经系统症状恶化。

3. 皮肤损伤

表现为发生于胸部、腋窝、结膜、颈部的点状红疹,多于起病后 24~36 小时出现,起病 1 周内消失。

4. 除以上主要特征外,还可见肾脏损害,如脂肪尿、少尿或无尿;肝脏损害如黄疸;视网膜会出现水肿、出血或血管内脂肪球。

5. 其他一些征象均无特异性,如心动过速、发热、血小板减少和不明原因贫血等。患者可有整形手术、骨科手术、输血或静脉输入脂肪乳病史。

6. 实验室检查

(1)典型的动脉血气分析表现为不易解释的低氧血症和肺泡—动脉氧压差增加,特别是在 FES 诱发因素发生后 24~48 小时内出现,强烈提示 FES。

(2)血常规检查可表现为血小板减少、贫血、血沉增快,但这些改变均无特异性。血细胞减少发生在 24~48 小时,与肺泡内出血有关。

(3)尿液细胞学检查、血液和痰液检查可能检测到脂肪球,脂肪球可以是游离的也可以是巨噬细胞吞噬的,但这一实验敏感性差,如果结果阴性也不能除外 FES。

(4)影像学检查

胸片:可表现为双侧对称的斑片状密度增高浸润影(暴风雪样外观),也可表现为肺纹理增粗,右心扩大,胸片改变多在临床症状出现后 24～48 小时出现。胸部 CT 可表现为与微血管损伤一致的弥漫性密度增高的点状出血。肺通气灌注扫描对肺栓塞诊断特异性好,表现为亚段灌注缺损。

脑部磁共振成像(MRI):关于 FES 的脑部磁共振研究较少,有一项小样本研究显示脑部表现为在质子密度和 T2 加权像显示的多发、沿血管走行区域的非融合性损伤,可以表现为典型的高密度病变。磁共振对脑部病变诊断的敏感度高于 CT 扫描,诊断时间更早。

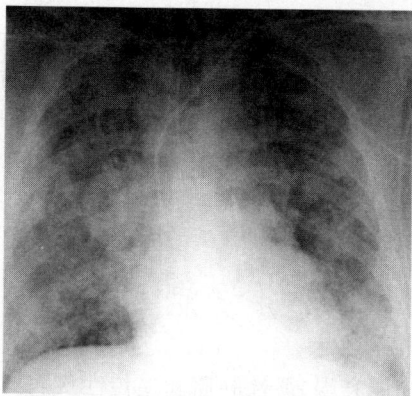

X 胸片示双侧对称的斑片状密度增高浸润影(暴雪征)

图 2-12-3　肺脂肪栓塞

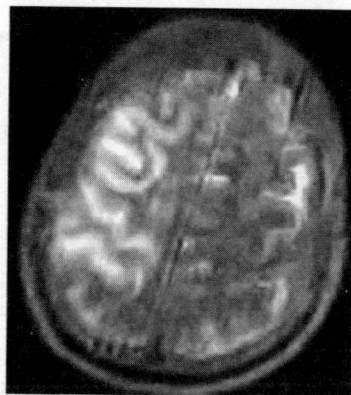

脑 MRI 示 T2WI 右侧额顶叶斑片状高信号

图 2-12-4　脑脂肪栓塞

【诊断要点】

对严重创伤或多发骨折患者,无颅脑及胸外伤的下肢骨折,如早期出现不明原因高热,呼吸困难如发绀、气促、脉快,精神症状如神志淡漠或烦躁不安等,同时伴有血红蛋白和血氧饱和度下降,应高度怀疑脂肪栓塞综合征,分为主要标准、次要标准和参考标准。

1. 主要诊断标准:皮下出血,呼吸系统症状及肺部 X 线改变,无颅脑处外伤神经症状。

2. 次要标准:动脉血氧分压低于 8.0 kPa,Hb<100 g/L。

3. 参考标准:心动过速,高热,血小板突然下降,尿中脂肪滴,血沉快。

至少一项主要条件和至少四项次要条件。主要条件包括:点状红疹,呼吸功能不全,脑神经功能障碍;次要条件包括心动过速、发热、视网膜改变、黄疸、肾脏改变、血小板减少、贫血、血沉增快和脂肪巨球蛋白血症(fat macroglobinemia)。

【治疗】

1. 以呼吸支持为主的综合治疗方法:地塞米松 40～50 mg/d 静脉推注或滴注,根据病情变化逐渐减量。

2. 持续高浓度吸氧,如低氧血症不能纠正,行气管插管或气管切开,行机械通气。

3. 保持体内水电解质平衡及酸碱平衡,改善微循环,保护脑部,预防脑水肿,积极抗感染治疗,预防并发症的发生,特别是预防肺部感染。

4. 合并心衰者给予扩血管、强心、利尿治疗;对持续抽搐、经镇静止抽不能缓解者应用肌松剂。

5. 脂肪栓塞综合征的预防

有效地止血、包扎,防止、减少脂肪滴的入血机会;履行正确的骨折处理原则,在骨折患者搬运和复位的过程中,强调有效的制动和轻柔的操作,以防止局部脂肪滴再次入血的机会。

骨折肢体肿胀期应抬高患肢,持续牵引;股骨干骨折的早期血气分析大多偏于低值,7天后逐渐稳定,因此不能急于手法复位,以免引起暴发型脂肪栓塞综合征发作;骨折后切开复位及有效的内固定可减少或杜绝脂肪栓塞综合征的发生。

(陈轶强)

第五节　器官移植后肺部并发症

实体器官移植现已被广泛应用于重要器官功能衰竭、恶性肿瘤和遗传性疾病的治疗。尽管生存率较前有所提高,但移植技术存在较多危险因素,可引起多种并发症。肺部的并发症包括感染和非感染性的,是常见的引起移植后发病和死亡的重要原因。

一、器官移植后非感染性肺部并发症

(一)肺移植的肺部并发症

1. 肺水肿

肺水肿又称为再灌注性肺水肿,可出现在几乎所有新移植的肺脏,是缺血再灌注损伤和微血管通透性增高的结果,并与手术创伤和淋巴系统受损有关。其中 $12\% \sim 22\%$ 的患者可进展为急性呼吸窘迫综合征,称之为原发性移植物功能衰竭(primary graft failure, PGF)。

PGF 在胸片上表现为肺部进展性的弥漫浸润影。移植后 72 小时内氧合明显受损,排除其他导致移植物早期功能障碍的原因,如容量负荷过重、肺炎、急性排斥、肺膨胀不全和肺静脉回流障碍后可诊断为 PGF。

治疗上以对症支持治疗为主,机械通气采用小潮气量的肺保护策略,或单侧肺通气。一氧化氮(NO)可降低肺动脉压力,改善氧合,可尝试应用,但再灌注时预防性应用 NO 并不能降低 PGF 的发生率。

2. 支气管吻合口病变

(1)吻合口的开裂曾是围手术期主要的死亡原因,但手术技术、组织的保存方法和免疫抑制手段的改进使吻合口开裂的发生率明显减少,偶尔在纤支镜检查或出现自发性气胸时发现局部吻合口开裂,发生率为 1%～6%。可行置管排气治疗,一般不需要手术可自行愈合。

(2)现最常见的并发症是吻合口的狭窄,发生率高达 12%～24%。通常会在移植后的数周内出现。狭窄的出现可能与采用内镜下吻合技术、缺血导致的挛缩、支气管的软化或过度的肉芽组织形成有关。

狭窄部位出现哮鸣音、多次发生的肺炎或脓性支气管炎、肺功能气流阻塞对吻合口的狭窄有诊断意义,确诊需要纤支镜的检查。

治疗上可在气管镜下采用球囊扩张,激光松解和支架植入。对于肉芽组织增生导致的反复出现的狭窄可考虑支气管内近程放疗。

(3)原有肺的急性过度充气在接受单侧肺移植的肺气肿患者中发生率约为 15%～30%。移植肺因肺水肿致顺应性下降,若接受正压通气会使两侧肺顺应性的差距变大,进而造成原有肺的过度充气。此时应使用两侧肺独立通气,降低原有肺的呼吸频率,延长呼吸时间,可有利于气体的排出,或对原有肺行肺减容术也可改善肺功能。

(4)膈神经受损是术中牵拉或肺叶切除时由于组织粘连切断神经所致。电生理技术检测膈神经受损敏感性较高,检出的发生率要高于单用影像学观察膈肌运动的结果,但不超过 30%。膈神经受损会增加患者在 ICU 治疗的时间,但长期预后较好。

(二)心脏移植的肺部并发症

心脏移植出现的肺部并发症与一般心脏手术一致,包括肺膨胀不全、肺水肿、胸腔积液和纵隔炎等。膈肌功能异常的发生率大约为 12%,主要发生在右侧。

(三)肝移植

1. 急性呼吸窘迫综合征

是导致肝移植术后呼吸衰竭的主要病因,发生率在 4.5%～15.7%,死亡率接近 80%。脓毒血症是最常见的危险因素,另外还包括大量输血、误吸和应用 OKT3 抗 T 细胞治疗。

2. 围手术期胸腔积液

出现在大部分的肝移植患者中,积液的性质为漏出液,多发生在右侧或双侧,不会单独出现左侧胸腔积液。积液的产生与肝切除时破坏了膈肌的淋巴系统导致液体回流障碍有关。通常术后的一周内积液会增加,经三周左右缓解。大约 10% 的患者因积液引起限制性通气障碍需要穿刺引流。胸水持续增加没有缓解或出现左侧单侧的胸腔积液应该排除其他原因。

3. 右侧膈肌功能障碍

是肝移植术中钳夹肝上腔静脉时造成的神经挤压伤。应用超声技术可见 40% 的患者右侧膈肌运动障碍,而利用经皮电生理技术可发现约有 79% 的患者出现右侧膈神经传导速度减慢或消失。部分患者膈神经传导异常和膈肌偏移可在术后一年内恢复。

(四)肾移植

肾移植围手术期的肺部并发症相对较少,这可能与手术腹部切口较小,患者一般状况相对较好有关,大部分患者在出手术室时就已经拔掉气管插管了。最常见的肺部非感染并发症是肺水肿,由早期移植肾功能异常或急性排斥所致的水盐排泄障碍所引起。此外,由于手术操作涉及骨盆的静脉,血栓栓子形成以及继发的血栓事件的发生率也会增加。

(五)继发恶性肿瘤

移植后淋巴细胞增生性疾病(post-transplantation lymphoproliferative diseases,PTLD)是指一系列 B 细胞异常增生疾病的总称,可以是良性的多克隆增生,也可以是更为常见的恶性淋巴瘤。移植后一年内是 PTLD 高发阶段。心肺移植的患者 PTLD 最易累及肺脏,典型表现为单发或多发的肺内结节影,偶尔会伴发局部的淋巴结病或胸腔积液。PTLD 的治疗可减少免疫抑制剂的用量,使得宿主细胞免疫力得到部分恢复。但这样可能会导致肿瘤复发,或出现急性的宿主抗移植物,进而由于慢性排斥可引起移植物不可逆的功能异常,导致移植失败。

对于治疗效果不好或是不能耐受免疫抑制剂的减量,以及病灶广泛的患者,可考虑应用 CD20 的单克隆抗体(利妥昔单抗,美罗华,rituximab)。发生淋巴瘤的患者由于标准的化疗方案治疗效果并不好,还可引起粒细胞减少,感染发生的几率增加,限制了化疗在 PTLD 治疗中的应用。因为,PTLD 病变中主要是病毒潜伏感染的 B 细胞,病毒的复制水平较低,因此抗病毒药物没有明显的治疗效果。

(六)其他恶性肿瘤

移植后偶尔会并发实体恶性肿瘤,如心脏移植后支气管上皮癌的发生率在 $1.6\% \sim 4.1\%$;有吸烟史合并慢性阻塞性肺病或肺纤维化接受单侧肺移植的患者,在原有一侧肺内继发肺癌的发生率 $2\% \sim 4\%$;因肝细胞癌行肝移植的患者,移植后肺是肿瘤复发的常见部位。肿瘤复发常在移植后 2 年内,影像学表现为单发或多发的肺结节。α-胎盘球蛋白的升高对肿瘤复发有提示意义。

(七)肺迁徙性钙化

肺迁徙性钙化是肾和肝移植术后出现的肺部非感染的并发症。慢性肾衰竭的患者可见到钙在肺实质内和其他器官的沉积,这可能与钙磷代谢的失衡以及甲状旁腺激素分泌的异常有关。尽管肾移植可缓解肾功能衰竭,但肺迁徙性钙化并未见到有所改善,而且随着移植物功能再度衰竭病情还会进一步加重。肺迁徙性钙化还可见于肝移植的患者,可能是由于大量输注含枸橼酸盐的血液成分或合并肾功能不全所致的低钙血症从而继发甲状旁腺亢进引起钙沉积。

肺迁徙性钙化临床表现很少,几乎不会引起限制性肺疾病或急性呼吸衰竭。但由于其胸部影像学类似于感染和肿瘤的表现而受到重视。普通胸片可见单发或多发的结节影或肺泡的实变,但钙化不是很明显。胸部 CT 表现为肺实质高密度影(CT 值超过

100Hu)或核素骨扫描时肺放射性元素锝的摄取增加也可帮助诊断。如果诊断不清则需要经支气管或开胸肺活检。肺迁徙性钙化没有确定有效的治疗方法,但预后较好不需要太积极的干预。

(八)药物所致肺疾病

免疫抑制药西罗莫司(sirolimus),又称雷帕霉素,治疗剂量下即可引起间质性肺炎。典型的临床表现为干咳,进展性呼吸困难,疲劳和乏力;发热和咯血并不常见。胸片的异常表现包括双侧间质性浸润,肺泡实变和结节影。支气管肺泡灌洗提示淋巴细胞性肺泡炎,较为少见的是肺泡出血。肺组织活检的表现有闭塞性细支气管炎伴机化性肺炎,间质淋巴细胞浸润,以及非坏死性肉芽肿形成。停药后临床症状明显改善但是影像学异常的恢复需要数月的时间。

由于西罗莫司可抑制纤维母细胞的增生,破坏伤口的愈合,肺移植术后立即接受西罗莫司治疗的患者可导致严重的支气管吻合口的开裂。现认为西罗莫司应在气道吻合口完全愈合后慎加使用

(九)肝肺综合征和门静脉肺动脉高压

肝肺综合征和门静脉肺动脉高压是严重肝病罕见的肺部并发症,尽管可能在肝移植前就存在,但移植后并不能马上得到纠正,并可导致移植后死亡率明显增加。

肝肺综合征的治疗以吸氧为主,由于低氧血症与体位因素有关,垂头仰卧位可能对改善氧合有所帮助;NO是血管异常扩张的重要调节因子,据报道应用NO合成的抑制剂如左旋精氨酸硝基甲酯可明显增加动脉血氧分压,或许可以治疗肝肺综合征所致低氧血症,但缺乏证据,仍不能在临床上广泛应用。对于动静脉畸形,螺圈栓塞是一有效的治疗手段。

尽管轻度的肺动脉高压对肝移植不会有太大影响,但明显升高的肺动脉压力也可导致移植后死亡率增加。静脉注射前列环素可明显改善肺动脉高压,使得某些因严重的门静脉肺动脉高压失去移植机会的患者术前情况得到改善,有可能再次考虑手术。此外前列环素还可用于术后复发的或进展的肺动脉高压的治疗。

(十)宿主排斥移植物

1. 急性排斥

在实体器官移植中肺移植的患者容易出现T细胞介导对移植肺的急性排斥,大约55%～75%的患者在第一年内都会出现至少一次的急性排斥反应。一年后排斥反应的发生率明显降低。

急性排斥的症状没有特异性,包括乏力、低热、呼吸困难和咳嗽。胸片有浸润影,静息和活动后的低氧血症,突然出现的肺活量降低(超过10%)对出现急性排斥有重要的提示意义,但相同的情况也可见于感染。肺活检证实出现急性排斥典型组织学改变时有14%～40%的患者没有任何症状。

经支气管肺活检是诊断急性排斥的金标准,而且比较安全,可多次实施,诊断急性排

斥的敏感性在 $61\% \sim 94\%$ ，特异性超过 90% 。组织学表现为血管周围淋巴细胞浸润，严重病例可波及附近的间质和肺泡腔。淋巴细胞性支气管炎或细支气管炎可单独存在或合并实质受累。

传统的治疗包括甲强龙的冲击治疗，大部分患者症状、肺功能和胸部影像学的异常迅速得到改善，但是随访的活检结果显示，30% 既往为轻度急性排斥的患者仍可见持续排斥反应的存在，44% 的中度患者没有改善。有学者认为静脉激素冲击疗法后还应增加口服强的松，逐渐减量应用数周，对于轻度排斥的患者可仅口服激素治疗。

2. 慢性排斥

超过三分之二的肺移植患者会出现慢性排斥，表现为闭塞性细支气管炎（BO），使得移植肺的存活率和患者长期生存率下降。BO 是一纤维增生性疾病，主要特征为黏膜下炎症和支气管肺泡壁的纤维化，导致气道进行性、不可逆的狭窄，最终引起气道完全闭塞。由于经纤支镜肺活检难以得到病理学证据，所以可用 FEV_1 降低的程度作为诊断标准，称为"细支气管炎闭塞综合征"（BOS）。

重度或反复发生的急性排斥反应和淋巴细胞性细支气管炎是 BOS 发生的主要危险因素，提示 BOS 是免疫反应损伤的结果。另外有一些非免疫因素也可导致损伤，包括巨细胞或其他呼吸道病毒的感染，供者的年龄较大和缺血时间过长的协同作用，以及胃食管反流造成的隐源性误吸等。移植后两年内 BOS 的发生率很高，以后仍可能有发生，且发生率不低。

典型的 BOS 为隐匿起病，进展性病例也可起病急骤。呼吸困难，咳嗽，反复发生的脓性支气管炎，痰培养中可多次找到铜绿假单胞菌是 BOS 的典型表现。尽管胸片异常并不明显，但大部分患者高分辨 CT 呼气相时见到气体存留，一部分患者可见到支气管扩张。BOS 预后不良，起病后两年的死亡率为 40%，BOS 出现时间越早，肺功能恶化越快，死亡率越高。

许多免疫抑制措施可用于治疗 BOS，例如抗淋巴细胞抗体、光分离置换法、全身淋巴系统照射等，但对最佳治疗并未达成共识。免疫抑制治疗可减缓恶化的过程但不能逆转病程，有报道阿奇霉素可改善 FEV_1，这可能与大环内酯类药物抗绿脓杆菌的作用有关。

唯一疗效肯定的措施是再次移植，但由于器官来源较少限制了使用。通过肺活检的开展，早期治疗潜伏的急性排斥，或预防应用他汀类药物减少急性排斥的出现，减轻排斥的程度，可能会降低 BOS 的发生率，但疗效尚不肯定。

二、器官移植后感染性肺部并发症

器官移植是治疗各种终末器官功能衰竭的有效手段，该技术的出现成为医学史上一个新的里程碑。此后该学科及相关学科的发展使得手术成功率得到了提高，患者的生存时间得到了延长。尽管如此，患者移植后的感染问题仍然是影响患者术后并发症及死亡率的一个重大问题，其中尤以肺部感染问题表现最为突出。

【肺部感染的分段】

由于术后不同时期免疫抑制药物的用量和用法及患者免疫功能状态不同,肺部感染的发生率和感染的病原体也不相同,目前比较统一的观点认为分为三个阶段:

1. 术后第一个月。多与手术及住监护室有关,也与应用免疫抑制剂有关,故病原体多为细菌:革兰阴性杆菌、肺炎链球菌、金黄色葡萄球菌及术前已存在的潜伏感染,如结核感染等。

2. 术后 2～6 个月。分为两类:一类是由某种具有免疫调节功能的病毒引起的感染,最常见的为巨细胞病毒;另一类为各种机会病原体所致的感染,如卡氏肺囊虫、真菌等。

3. 术后 6 个月以后。若没有附加危险因素,如排异反应需要强化免疫抑制治疗,病原体与通常人群的社区感染相似,多为社会上传播的流行性感冒病毒、肺炎链球菌及长期大量免疫抑制治疗易并发的致命的机会感染,如卡氏肺囊虫、新型隐球菌、奴卡氏菌等。

(一)医院获得性肺炎

多出现在术后 1 个月内。

致病菌主要为革兰阴性杆菌、金黄色葡萄球菌,有时可见军团菌,耐甲氧西林葡萄球菌性肺炎的发病率也呈上升趋势。

危险因素主要为机械通气时间的延长。其次,与胸部或上腹部手术后的剧烈疼痛使咳嗽受限有关。肺移植患者中,支气管吻合口狭窄、去神经所致的咳嗽反射减弱或消失及气道黏膜的损伤也是增加感染的危险因素。另外,潜伏在供体肺组织的病原菌在移植术后免疫功能低下时易引发感染。肝移植患者中,术前大量腹水,术后长时间留置胃管也是肺部感染的重要危险因素。军团菌肺炎多出现在该疾病流行时,其传播与吸入污染的水或空调系统中的军团菌有关。

临床表现:高热、咳嗽、脓痰,呼吸困难,肺部湿性啰音。胸片示早期肺纹理增粗,后呈局灶性肺实变和肺结节影。

抗生素的选择:以术前患者咽部或痰培养的结果为依据选用。经验性治疗多选用对革兰阴性需氧菌有效并能兼顾葡萄球菌的第三代头孢菌素,根据细菌培养结果调整抗生素。

(二)社区获得性肺炎

社区获得性肺炎多发生在移植术 6 个月后,死亡率 0～33%。

常见致病菌:流感嗜血杆菌、肺炎链球菌、军团菌。在有支气管扩张的患者中常可出现铜绿假单胞菌。移植术后早期阶段,奴卡氏菌肺炎相对常见。近年还有少数报道的马红球菌(rhodococcus equi)肺炎。

危险因素及临床表现:术后较晚阶段有闭塞性细支气管炎的患者更易出现下呼吸道感染,表现为反复出现的化脓性支气管炎和肺炎。如果术前预防性应用磺胺,奴卡氏菌肺炎的发病率可以降低。奴卡氏菌肺炎可以亚急性起病,出现发热、咳嗽、胸膜样胸痛、呼吸困难、咯血及体重减轻,三分之一的人会出现向脑、皮肤、软组织的扩散。典型影像学表现为一个或数个结节影,有时可以出现空洞。但在影像学表现有空洞形成,对常规经验治疗不敏感,涂片染色为革兰阳性菌,培养出类白喉菌怀疑为污染时要考虑到马红球菌肺炎的可能,马红球菌特异 PCR 有助于诊断。

抗生素的选择:对于奴卡氏菌肺炎选用磺胺类药物,对磺胺过敏者可选用四环素、阿米卡星、亚胺培南、头孢曲松。建议治疗 3 个月,有向别处扩散者治疗 12 个月。对马红球菌肺炎较有效的治疗为万古霉素联合亚胺培南,继之以环丙沙星和美满霉素治疗。

(三)肺结核

在欧美国家,器官移植术后肺结核的发病率为 0.5%～2%,在发展中国家最高可达 15%(印度)。发病机制可能与隐性感染后机体的增生免疫反应有关。研究发现肺结核发病的中数时间为术后 9 个月,三分之二的患者在一年内发病。

发热是其最常见的临床表现,可有咳嗽、咯血及呼吸困难。影像学表现:灶性浸润 40%,粟粒型肺结核 22%,胸膜浸润 15%,广泛间质浸润 5%,空洞型占 4%。活动期的治疗同普通人群抗结核治疗一样,采用联合化疗方案。因利福平能诱导肝脏 P-450 微粒体酶系统生成,增加环孢霉素的清除,从而增加排异反应的危险,故在使用时应注意监测免疫抑制剂的血药浓度。对于可能存在隐性结核感染对抗原有超敏反应的患者,建议术前行 PPD 检查,并进行预防性抗结核治疗,推荐异烟肼应用 9 个月,利福平 4 个月。目前,器官移植术后肺结核的病死率为 25%～40%。

(四)巨细胞病毒性肺炎

巨细胞病毒(cytomegalovirus,CMV)性肺炎是器官移植中最常见的病毒病原体,在肾移植、肝移植、心脏移植和心肺联合移植的患者中,其感染率分别为 8%、29%、25% 和 39%,常发生在器官移植术后的第 2～12 周,一般均在一年内出现,但随着新的免疫抑制剂的应用,也有报道发病较晚者。

【临床表现】

肾移植后患者 CMV 肺炎以间质性肺炎、低氧血症为突出表现,病情进展快,病死率高。多以咳嗽、发热不适起病,可有关节痛、白细胞减少和血小板减少,迅速进展到呼吸困难,可以进一步抑制免疫系统,导致频发的其他机会致病菌的感染,由此可以解释 CMV 感染常合并真菌、肺囊虫感染等。CMV 还与后来出现的移植物器官功能不全和丧失有关。胸片呈间质性肺炎肺间质渗出的表现。

【诊断】

因其临床症状特异性不高,诊断主要依据实验室检查。

1. 尿液、血液等体液以及活检组织外 CMV 病毒培养特异性高,是诊断 CMV 感染的金标准,但敏感性低,耗时长。

2. 血清 CMV-IgM 阳性,CMV-IgG 升高＞4 倍,提示体内活动性 CMV 感染,但由于器官移植受者使用强有力免疫抑制剂,机体免疫功能受抑制,CMV 抗体产生常延迟或缺乏,限制了 CMV 抗体检测在移植受者中的应用。

3. 定性 CMV-DNA-PCR 检测快速、敏感、早期,但假阳性率高。

4. CMV pp65 抗原血症测定特异性高,并且 CMV pp65 抗原阳性细胞数量与 CMV 病毒负荷、侵袭性 CMV 感染间有很好的相关性,两种方法的联合可用于早期诊断 CMV 感染,并可定量分析,为活动性 CMV 肺炎的早期诊断、早期治疗提供可靠依据。

【治疗及预防】

CMV 肺炎症状出现早,临床表现重,而 X 线改变及肺部体征出现晚,因此,应及早诊断及早治疗。

1. 更昔洛韦

目前仅有临床试验证明更昔洛韦在治疗器官移植患者 CMV 感染中的有效性,推荐 5～10 mg/kg 静脉用药,每日两次,疗程 2～3 周,作为标准的治疗方案,也有人认为联合应用膦甲酸钠效果更好。抗病毒药物只能暂时抑制病毒复制,故复发率高,为减少复发率,建议继续口服更昔洛韦,有人报道术后 12 周内口服更昔洛韦能有效预防巨细胞病毒性疾病,但对晚期阶段(术后 3 个月至 1 年)无明显预防作用。

2. 阿昔洛韦

口服小剂量的阿昔洛韦(600～800 mg/d)对肾移植术后患者可减少病毒感染,减少 CMV 的阳性率。但对其他类型的器官移植患者,阿昔洛韦预防 CMV 感染的作用尚不明确。故除肾移植外,一般不推荐将阿昔洛韦作为预防用药。

3. 预防性治疗方案

已有大量证据表明,预防性抗病毒治疗可以降低 CMV 的感染率。所有接受血 CMV 阳性供者器官的 CMV 阴性受者都应接受静脉或口服途径的更昔洛韦的预防性治疗。对于血 CMV 阳性的受者,若血 CMV 病毒负荷增加,也建议预防治疗。移植术后静脉应用 2 周更昔洛韦[6 mg/(kg·d)],继以口服 12 周更昔洛韦(1 g,q8h)比服用相同时间的阿昔洛韦(800 mg,q6h)更能有效预防巨细胞病毒病。对更昔洛韦耐药者可以选用膦甲酸钠,但要注意其肾毒性。

(五)其他呼吸道病毒性肺炎

常见病原体有流感病毒、副流感病毒、腺病毒、呼吸道合胞病毒、疱疹病毒等。表现为支气管炎或肺炎,临床表现有发热、咳嗽、呼吸困难、喘鸣等。影像学:肺部可以有磨玻璃样改变、网状改变、结节影等。诊断依赖于鼻咽拭子或支气管肺泡灌洗液中找到病毒,病毒培养阳性为其金标准,但耗时太长。应用酶联免疫吸附试验或免疫荧光试验能够达到快速诊断的目的。

目前尚无明确有效的治疗方案。因其具有高度的传染性,故在预防方面应减少同传染源的接触,增加洗手的次数,还可给器官移植患者注射灭活流感病毒疫苗。在流感流行期间,与确诊流感患者有过接触的移植患者可予金刚烷胺或神经酰胺酶抑制剂进行预防。

(六)真菌性肺炎

是器官移植患者中最常见的肺部真菌感染,在肝脏、心、肺的移植患者中,侵袭性肺曲霉菌病的发病率为5%。多出现于移植后3个月以内,移植后糖皮质激素的大量应用致中性粒细胞及巨噬细胞功能低下是引起曲霉菌感染的主要原因。

临床表现可以有干咳、胸痛、呼吸困难、低热、咳绿色或绿色颗粒状痰,病变多位于肺中下叶。典型X线表现为圆形边缘光滑的致密阴影,少数球体中有细小稀疏区,球体上方有一新月形透明区。诊断方法中痰培养阳性率8%~34%,肺泡灌洗液45%~62%,痰中查获曲霉菌意义不大,应反复多次分离出曲霉菌或涂片查获曲霉菌菌丝方可诊断,必要时行穿刺活检术以明确诊断。

(七)卡氏肺囊虫肺炎

卡氏肺囊虫是一种机会致病病原体,若不进行预防性用药,发病率在肝移植患者中为11%,肾移植患者4%,肺移植33%,并与抗排异治疗的药物剂量有关,有CMV感染的患者发生卡氏肺囊虫肺炎几率明显增高。该病最易出现在移植术后2~6个月。临床表现有咳嗽、发热、呼吸困难、两肺间质或肺泡渗出改变。90%可以通过支气管肺泡灌洗确诊,还可行经支气管镜肺活检检查。

目前一线药物仍为大剂量增效磺胺甲异噁唑[60~70 mg/(kg・d),12~14 mg/(kg・d)],戊烷脒(pentamidine)为其二线用药,静脉给药。肝移植患者预防性应用小剂量增效磺胺甲异噁唑(480 mg)可以明显降低PCP的发病率。建议有顽固性急性或慢性排异反应而加强免疫抑制治疗的患者及肺移植的患者应用小剂量的增效磺胺甲异噁唑预防PCP。

(八)肺蠕虫病

在流行地区,粪类圆线虫有时可以引起严重的肺部感染,痰或粪便中找到病原可以诊断,同时血中嗜酸性粒细胞升高。治疗选择阿苯达唑及依维菌素。

(陈轶强)

第六节　脊柱脊髓损伤的呼吸系统并发症

脊柱脊髓损伤治疗是现代医学的主要难题之一。脊髓损伤后潜在的内科、外科并发症给这类患者的治疗和护理增加了不少难度。颈椎脊髓损伤患者各系统器官都受到不同程度的影响,特别是呼吸道、胃肠道、肾脏、皮肤、肌肉骨骼系统。呼吸系统并发症是颈椎脊髓损伤患者致残和死亡的主要原因。

【临床特点】

1. 呼吸功能障碍

(1)颈椎脊髓损伤患者呼吸功能障碍的严重程度与损伤节段和严重程度有关。C3节段以上脊髓完全性损伤患者所有的呼吸肌完全瘫痪,需要立刻、永久的通气支持,以维持生命。

(2)C3～C5脊髓损伤患者因损伤到膈神经,导致主要的呼吸肌功能障碍,这时机体不能维持足够的肺活量和呼吸强度,患者咳嗽无力,不能有效地清除肺部分泌物。

另外患者仰卧位时腹腔器官向头端移位,挤压膈肌导致膈肌运动受限而影响呼吸功能。因此,对C5以上损伤需要常规早期气管辅助呼吸,可减少呼吸系统并发症发生率。

(3)C5节段以下的脊髓损伤影响到肋间肌和腹部肌肉的运动。吸气和呼气肌力减弱是引起呼吸困难的主要原因。肋间肌功能的变化导致吸气时胸廓出现向内的反向运动。除了伴发其他损伤如脑损伤、心肺损伤、肺水肿或肺部感染后呼吸困难的患者外,多数不需要机械通气支持。随着呼吸肌从弛缓性变为痉挛性状态,患者通气能力最早可在损伤后3～5天获得明显改善。

2. 胃内容物误吸

颈椎脊髓损伤患者容易出现胃内容物误吸。多数颈椎损伤患者外伤前胃内常储存大量酒精或食物,伤后精神异常、气管反射迟钝、胃蠕动减弱将增加胃内容物反流、误吸入肺的概率。胃内容物误吸可导致患者住院期间出现呼吸衰竭、支气管痉挛、化学性肺炎、细菌性肺炎、成人呼吸窘迫综合征(ARDS)。

3. 肺部感染及肺不张

(1)高位颈椎脊髓损伤后出现腹式呼吸消失,肋间肌和膈肌无力。颈椎脊髓损伤急性期由于通气障碍,气管分泌物清除能力下降,体位引流不畅,双肺下叶经常发生肺不张和肺炎。

(2)颈椎脊髓损伤患者黏液腺失交感支配,气管平滑肌蠕动减弱,咳嗽反射消失,可导致肺内痰液积聚,发生肺不张。

4. 肺栓塞

脊髓损伤患者深静脉血栓形成的发生率在15%～100%,但肺栓塞的发生率只有5%左右。深静脉栓塞和肺栓塞的死亡率估计在3%～5%。

5. 肺水肿

(1)肺水肿是颈椎脊髓损伤患者常见的并发症,抢救时快速输液等原因可引起肺水肿。

(2)少数颈椎脊髓损伤患者可能出现神经源性肺水肿,可能是由于交感神经一过性兴奋,导致大量蛋白经肺毛细血管渗透到肺泡内。

【治疗】

1. 呼吸功能障碍的治疗

(1)保证呼吸道通畅,常规持续低流量吸氧 3 L/min,对呼吸困难、痰多者行拍背、腹部反压(呼气时按压腹部)协助咳嗽、排痰,仍不能缓解则给予气管切开吸痰,对呼吸无力者加用机械通气。

(2)对具有以下指征之一者均应采用机械通气:①呼吸频率>35 次或<10 次;②呼吸节律异常或自主呼吸微弱;③呼吸异常费力,有呼吸肌疲劳迹象;④呼吸衰竭常规治疗无效或伴有意识障碍。

有自主呼吸者予间歇性指令通气或者同步间歇性指令通气,无自主呼吸者或自主呼吸较弱者采用人工机控辅助呼吸让呼吸肌得到充分休息,防止呼吸衰竭的发生。

2. 胃内容物误吸的治疗

经鼻插胃管行胃肠减压,可以减少胃内容物,降低胃内容物误吸的危险性。但对于伴有颅脑损伤的颈椎外伤患者,经鼻插胃管有可能引起患者干呕,导致颅内高压,甚至出现生命危险。可根据呼吸功能损害程度决定是否对胃内容物误吸患者进行处理。

3. 肺部感染及肺不张的治疗

(1)预防性应用抗生素可能导致呼吸系统出现耐药性菌群,因而不推荐使用。有效的措施是根据细菌培养和药敏试验结果,选择敏感的抗生素治疗。

(2)如果患者发生肺不张,有必要在支气管镜下吸痰并进行支气管肺泡抗生素液体灌注;有时需一天多次,持续数天。

4. 除非有禁忌症,患者应使用抗凝血药物如普通肝素 3500~5000 U 皮下注射,每天两次;另外,使用脉动式收缩仪挤压四肢以减少静脉滞流情况。

对抗凝血药或脉动式收缩仪有禁忌的患者,可在下腔静脉放置血栓过滤。研究表明,每天一次皮下注射低分子肝素 3500 U,持续 8 周,可比普通肝素更有效地预防深静脉血栓的形成,减少出血发生率。抗凝药物使用时间虽有争议,但建议伤后使用 72 小时至 3 个月。

5. 肺水肿的治疗

(1)一般认为,高渗透压液体是预防继发性损害的重要因素。输注等渗和高渗液体的目的是维持足够的血容量,保证血压稳定,维持理想的脑灌注压。特别是在脊髓休克期,患者由于失交感神经支配而出现血流动力学改变如血压低、心跳缓慢等。因而,有创的心血管监护可指导输液。

另外,脊髓损伤患者应避免输注过多含糖液体。临床的经验是将血糖维持在 80~120 mg/dL。神经损伤患者可以选择胶体液或晶体液,两者在减少颅内压和预防神经水肿方面没有显著差别。

(2)神经源性肺水肿的治疗方法与其他病因引起的肺水肿相似,应用利尿剂的同时,采用呼吸末正压通气等。

6. 病因治疗

（1）提倡尽早行颈前路减压性手术，一般争取 8～12 h 内施行。

（2）伤后和术后常规静脉滴注地塞米松 3～5 d，剂量 20 mg/kg/d，使用 H_2 受体阻止剂或质子泵抑制剂预防消化道出血。维持血容量、水电解质平衡及保持良好营养状态；建立静脉通道。

（陈轶强）

第七节 膈肌麻痹

膈肌在肺通气中起着非常重要的作用，平静呼吸时，呼吸的动力主要来自膈肌，如果出现膈肌麻痹就会引起肺活量下降，通气量降低，严重时会出现明显呼吸困难。膈肌麻痹是由于膈神经受损，神经冲动被阻断而产生一侧或双侧膈肌麻痹，使膈升高并产生运动障碍。

【病因】

1. 恶性肿瘤侵犯或压迫

临床上最常见，多见于肺癌纵隔淋巴结转移或中央型肺癌和纵隔肿瘤的直接侵犯，亦偶有见于心包、心脏和胸膜的恶性肿瘤。

2. 创伤性膈神经麻痹

涉及纵隔的手术，包括纵隔肿瘤、肺癌、心包切除、冠脉搭桥、心内直视手术等，均有可能损伤甚至切断膈神经。各种类型的胸部损伤、分娩时婴儿颈部过度牵拉等，亦有可能损伤膈神经。

3. 颈椎疾病

因创伤、肿瘤、颈椎骨质增生或椎间盘病变和颈椎结核等，在颈 3～5 椎体水平压迫或损伤膈神经。

4. 神经系统疾病

脑干疾病累及支配膈神经的呼吸中枢、感染性多发性神经根炎等，偶可引起膈神经麻痹。

5. 传染病

脊髓灰质炎、带状疱疹、白喉等疾病可以累及膈神经而引起麻痹。

6. 累及纵隔的炎症性疾病

纵隔巨大的淋巴结结核、纵隔炎等可损伤膈神经，但临床上非常罕见。

7. 其他

如巨大主动脉瘤引起左侧膈神经麻痹等部分患者找不到明确的膈神经麻痹的病因。

【临床特点】

1. 单侧膈肌麻痹者肺活量可减低 37%，通气量减低 20%，但由于代偿作用，患者常无症状，而在胸部 X 线检查时偶然发现膈肌升高和矛盾运动。部分患者主诉剧烈运动时有呼吸困难。左侧膈肌麻痹因胃底升高可能有嗳气、腹胀、腹痛等消化道症状。

2. 双侧完全性膈肌麻痹时，患者表现为严重的呼吸困难，腹部反常呼吸（吸气时腹部凹陷），呼吸费力和辅助呼吸肌动用。通常有发绀等呼吸衰竭的表现。在接受机械通气治疗的患者中，多数造成呼吸机依赖。由于肺膨胀受限和排痰无力，容易有反复肺炎和肺不张。

3. 双侧完全性膈肌麻痹时的临床表现有一定的特征性，可以根据临床上严重的呼吸困难和腹部反常呼吸，结合有可能引起膈肌麻痹的基础疾病，可以作出临床诊断。单侧膈肌麻痹者，尤其是不完全性麻痹者，临床上通常无症状，需要通过辅助检查来明确诊断。对膈肌麻痹有确诊意义的检查包括 X 线胸部透视和膈神经电磁波刺激诱发动作电位与跨膈肌压测定。

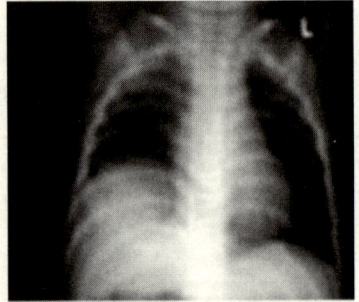

X 胸片示右侧膈肌显著升高

图 2-12-8　右侧膈肌麻痹

4. 在临床工作中遇到突发呼吸困难，不能平卧，既往无心肺疾病史，心电图正常或轻度异常，心率不快，肺部听诊无湿性啰音，心脏彩超未见异常的中老年人，即使有冠心病，也应考虑到膈肌麻痹，及时做 X 线胸部透视，动态观察膈肌运动情况，以助诊断。

【诊断要点】

临床症状联合下列检测方法可作出诊断：

1. 跨膈压测定

是反映膈肌收缩功能的定量指标。通过食管—胃囊管法测定诱发的跨膈肌压，可以确诊膈肌麻痹，还可以判断是完全性或者是不完全性麻痹。当膈肌麻痹无力时跨膈压下降，甚至为零或负值。

2. 膈神经传导时间及综合动作电位

膈肌麻痹者膈神经传导时间延长或缺少，动作电位下降。

3. 膈神经刺激

可以在颈部胸锁关节上 3～4 cm，胸锁乳突肌后缘通过无创性电或磁波刺激膈神经，亦可在颈 7 脊椎棘突附近用磁波刺激膈神经。同步在肋缘第 6～7 肋间体表记录诱发的动作电位与膈神经传导时间。

4. X 线胸部透视

表现单侧膈肌麻痹升高，活动减弱或消失，在吸气时健侧膈肌下降而患侧膈肌上升的矛盾运动,此种现象在用力吸鼻时更为明显。呼吸时可有纵隔摆动,吸气时心脏、纵隔移向健侧,呼气时移向患侧。

5. 肺功能检查

(1)肺容量减少 由于膈肌抬高而使肺容量减少,肺总量(TCL)、功能残气量(FRV)、残气量(RV)及深吸气量(IC)下降,表现为限制性通气功能障碍。

(2)吸气肌肉力量的下降 如肺活量(VC)、用力肺活量(FVC)、第一秒用力呼气容量(FEV_1)及最大自主通气量(MVV)等下降,上述肺功能在改为卧位时变化更明显,较坐位时减少50%。

【治疗】

1. 临床上对于单侧、无症状膈肌麻痹患者无需特殊治疗。

2. 当患者出现呼吸困难、呼吸衰竭时可考虑以下治疗方法:

(1)机械通气:对于因膈肌麻痹而致严重呼吸衰竭患者,机械通气是唯一有效的治疗手段,但近年来有研究显示控制性机械通气可能会进一步导致膈肌功能下降。因此,在选择通气模式时应选辅助通气模式。

(2)呼吸体操:通过各种锻炼,如增加吸气负荷、缩口吸气以加强其他辅助吸气肌力量而达到增加通气目的。

(3)手术:膈肌折叠术是利用手术方法,将麻痹的膈肌多层缝合、折叠起来,通过降低膈肌水平使其处于张力曲线的有利位置,增加膈肌作为压力泵的能力。

(陈轶强 黄志俭)

第八节 腹腔间室综合征的呼吸系统表现

腹腔间室综合征(abdominal compartment syndrome,ACS)是指各种原因引起腹内高压(intra-abdominal hypertension,IAH)导致心血管、肺、肾、腹腔内脏、腹壁和颅脑等功能障碍或衰竭的综合征。ACS以腹内高压、严重腹胀、呼吸窘迫、周围循环衰竭、少尿为特征,其发生发展比较隐匿,常被其他症状所掩盖,病死率极高。

【临床特点】

1. 临床上可以发现,在出现腹腔间室综合征之前,患者已经出现腹胀、胸闷、心率增快等表现;典型的临床表现有呼吸道阻力增加,肺顺应性下降,心输出量减少,周围循环阻力增加,颅内压增高,少尿甚至无尿。

2. 肺功能的改变 IAP增高后,膈膜上升,导致肺总容量、功能性残气量以及肺顺应性降低,吸气压增高,形成低氧血症(PaO_2降低)和高碳酸血症($PaCO_2$增高)。此外,肺泡氧浓度的降低以及胸内压增高还可使肺血管阻力增高。

3. 辅助检查

(1)CT 诊断征象可表现为:①下腔静脉压迫、狭窄;②圆腹征阳性(腹部前后径/横径比例增高);③肾脏压迫或移位;④肠壁增厚;⑤肠腔内外有液体积聚。

(2)血流灌注量不足会导致肠黏膜内 pH 值(pHi)显著下降。研究证明,利用胃张力计测定胃肠黏膜内 pH 值可以早期检出腹内高压病人内脏器官血流灌注不足。pHi 可作为心、肺、肾功能尚未出现明显异常时 ACS 或 IAH 早期诊断的敏感指标。

4. 对其他脏器的影响

(1)心血管功能紊乱　腹内压增高可引起心输出量减少。

(2)肾脏功能紊乱　ACS 导致的肾功能障碍主要表现为少尿、无尿和氮质血症,其特点是补充血容量和应用利尿剂没有明显效果,而腹部减压能显著增加尿量,明显改善肾功能。

(3)对腹内脏器功能的影响　增加腹腔内压力会减少内脏血流量。小肠缺血和门静脉压增高会导致内脏水肿,进一步加重腹内高压;腹内高压所引起的肠道屏障功能损坏以及细菌、内毒素易位,在引发脓毒症和多器官功能障碍中起着重要作用。

(4)对腹壁的影响　IAH 的直接压力作用导致腹壁血流量减少从而引起腹壁缺血和水肿,导致腹部伤口的并发症,如伤口裂开、疝和坏死性筋膜炎等。

(5)对颅脑的影响　腹内压升高会导致颅内压(ICP)升高和脑灌注压(CPP)降低,这是导致脑损害的重要原因。

【诊断要点】

1. 有腹部疾病史,腹部膨胀,膀胱内压力超过 20～25 mmHg。

2. 呼吸困难,低氧血症且需要吸氧改善。

3. 低血压,颅内压增高,少尿或无尿,应用利尿剂无效。

4. 胸部 X 线片提示膈肌上移,腹部超声提示腹水,腹内减压可以有效缓解症状。

膀胱内压力测定方法为:经尿道膀胱插入 Foley 导管,排空膀胱后充入 50～100 mL 生理盐水,接压力计进行测量,以耻骨联合处为调零点。

5. 根据 IAP 的高低把 IAH 分为 4 个等级:

(1)IAP 10～15 mmHg 为Ⅰ级;(2)IAP 16～25 mmHg 为Ⅱ级;(3)IAP 26～35 mmHg 为Ⅲ级;(4)IAP≥35 mmHg 为Ⅳ级。

6. ACS 的诊断需要考虑到以下几点:

(1)引起腹内压升高危险因素,如急性胰腺炎、腹部创伤、手术等。

(2)明显的临床表现,如腹部膨隆、呼吸困难、少尿或无尿等。

(3)腹内压测量值。

【治疗】

1. 一旦诊断 ACS 就应给予确切有效的腹腔减压治疗。在测定膀胱内压的基础上指导分级治疗：

(1)IAP 在 10～15 mmHg 时,在维持血容量正常的情况下以观察为主;

(2)IAP 在>15～25 mmHg 时要进行对症治疗,并以多于血容量的液体进行复苏;

(3)IAP 在>25～35 mmHg 时要及时行腹部减压术;

(4)当 IAP>35`mmHg 时,除腹部减压外还要进行腹部探查。

2. 在剖腹减压之前要做充分准备：

(1)如补充补液,吸氧,纠正凝血功能紊乱,以及避免低体温。减压之前补充含甘露醇和碳酸氢钠的生理盐水可减轻再灌注的不良反应。减压期间要维持血容量稳定,使用血管收缩剂,防止血压突然下降。

(2)腹腔减压时使用奥曲肽可以通过抑制中性粒细胞浸润减轻腹内脏器再灌注时的氧化损伤。

3. 最终的关腹通常是在腹内压降到正常水平,全身情况好转,脏器功能恢复正常,组织水肿消退,无酸中毒,血流动力学稳定后进行,一般在减压术后 6～8 d。若 2～3 周后仍不能缝合腹壁切口,则意味着腹壁已存在较大的缺损,需用人工材料,如 Marlex 网等修复。

（陈轶强　黄志俭）

第九节　导管相关性感染

中心静脉导管(Central venous catheters,CVCs)是广泛应用于危重医学临床的血管内置管技术,尤其在重症监护室的血流动力学监测、肠外营养、液体复苏等方面,CVCs 发挥着非常重要的作用。但 CVCs 也是最常见的引起导管相关血行感染(catheter related bloodstream infection,CRBSI)的血管内置管术。

【原因】

1. 内源性感染因素

患者的免疫力、年龄、营养状态、原发疾病的严重程度都可能是引起导管相关性感染的原因。

2. 外源性感染因素

皮肤屏障功能破坏、输入受污染的液体或微粒、护士的穿刺技术、无菌技术、导管维护技术都可能导致导管相关性感染。

(1)皮肤屏障功能破坏　PICC 插管为侵入性操作,皮肤的天然保护屏障被破坏。如无菌操作不严,易将细菌在操作过程中带入血循环,且由于导管长期留置,易成为细菌感染的通道。

(2)输入受污染的液体或微粒　由于中高浓度的葡萄糖、氨基酸、脂肪乳等是细菌的良好培养基,若不慎将受污染的药液经 PICC 导管输入,细菌就会停留于导管内生长繁殖。细菌不会被机体的免疫系统完全清除,可以引起导管相关性感染。

（3）穿刺技术 穿刺次数与感染的发生呈正相关,反复穿刺可增加感染的机会。导管相关性感染是中心静脉置管最常见的并发症,发生率在 3%～60%。

（4）无菌技术 如无菌操作不严,易将细菌在操作过程中带入血液循环,皮下隧道转移是造成血管内感染的主要方式。

（5）导管的维护技术 应用 PICC 进行输液时,保护好肝素帽和可来福接头不受污染,如保护不当而被污染,或连接输液器时消毒不严格、不彻底,均可将细菌带入管腔而引起感染;冲管不彻底会导致接头内面和末端残留细菌,接头滤器处的操作是 PICC 最常见的感染来源。

【诊断标准】

1. 导管相关性局部感染穿刺点局部红、肿、疼痛,有渗液或脓性分泌物,对分泌物进行培养证实为细菌感染。

2. 导管相关性全身感染（血行感染-CRBSI）患者不明原因的发热、寒战,伴或不伴有白细胞计数升高,血液和导管尖端培养出同一种细菌。出现以下情况之一则可诊断 CRBSI:

（1）导管样本培养是诊断 CRBSI 的金标准,半定量培养结果≥15 cfu,定量培养结果≥10^3 cfu,同时伴有明显的局部和全身中毒症状;

（2）中心静脉导管血样本培养的菌落数大于外周静脉血培养的菌落数的 5 倍以上;

（3）中心静脉血培养比外周静脉血培养出现阳性结果的时间早 2 h 以上。

【导管相关性感染的处理】

1. 导管相关性局部感染的处理

如穿刺处或穿刺上方出现红肿、热、痛,首先要抬高患肢并制动,用 25% 硫酸镁湿热敷 4～6 次/d,每次 20～30 min;或用六合丹中药湿敷,1 次/d,2～3 d 症状可以缓解。如穿刺处出现分泌物增多或脓性分泌物时,对分泌物进行细菌培养,同时可用红外线局部照射 2～3 次/d,每次 20～30 min,且每天用庆大霉素 8 万 U 加地塞米松 5 mg 换药。若处理后 2～3 d 症状不缓解或加重,应立即拔管。

2. 导管相关性 CRBSI 感染的处理

如患者突然出现不明原因的发热、寒战,临床上又查不出其他原因,应考虑导管血行感染,这时应果断拔管,用无菌剪刀剪下导管前端 1～2 cm 做细菌培养,同时从对侧肢体抽取静脉血 8～10 mL 做血培养,为抗生素的选择提供依据。

【导管相关性感染的预防】

1. 强调医护人员手卫生。

2. 严格执行无菌操作。PICC 穿刺前、中、后均应严格无菌操作。

3. 提高穿刺技术。美国 CDC 明确指出,专业的静疗小组可以降低导管相关感染及其他并发症的发生率,并可减少医疗费用。

4. 做好导管维护

(1)更换穿刺点敷料。穿刺后 24 h 内换药 1 次,以后隔天更换穿刺点敷料 1 次,并根据患者个体情况选择敷料种类,无菌纱布和透明敷贴各有其优点。

(2)保持肝素帽和正压接头处无菌。因为细菌容易定植在导管接头的缝隙间,故每次输液、给药前用碘伏或安尔碘严格消毒肝素帽和正压接头,消毒范围包括肝素帽和正压接头的顶端及周边,待干后连接输液器。肝素帽每周更换 1 次,正压接头每两周更换 1 次。

(3)正确的冲管和封管技术。液体输完后先用生理盐水彻底冲管,再用稀释肝素液正压封管。

(4)做好患者教育。PICC 穿刺成功后 1 周内,指导患者避免术肢剧烈活动,置管上肢肘、肩关节活动度不可过大,以免穿刺局部血管受导管摩擦而导致静脉炎发生;1 周以后,可以每天热敷穿刺侧肢体 2 次,促进血液循环,减少肢体肿胀。指导患者如导管脱出切不可将脱出部分再送入血管内,以防局部皮肤表面细菌通过皮肤与血管之间的开放隧道逆行侵入,造成细菌感染。

(陈轶强　黄志俭)

第十三章　精神心理疾病的呼吸系统表现

第一节　高通气综合征

高通气综合征是由于通气过度,超过生理代谢所需而引起的一组症候群,由于患者呼吸急促,大量的二氧化碳被呼出体外,通常伴呼吸性碱中毒,临床上常出现胸闷、胸痛、呼吸困难、心悸、大汗、面色苍白、面部口唇麻木及手足、全身抽搐等症状。

【临床特点】

1. 累及多器官系统(呼吸、循环、神经、精神和心理方面),表现为呼吸困难,气短、憋气,胸部不适或胸痛,呼吸深或快,心慌或心悸,头昏,视物模糊,手指针刺麻木感,手指上肢强直,口唇周围麻木发紧,晕厥,精神紧张或焦虑,恐惧,害怕死亡等。

2. 心电图、胸片等检查除外急性心血管病、低血糖病等。

3. 动脉血气分析示有低二氧化碳血症及呼吸性碱中毒并无低氧血症者。

4. 过度通气激发试验阳性,过度通气激发试验包括三分钟自主过度通气,三分钟后,询问受试者有什么感觉和症状,如果用力呼吸过程中激发出的症状与病人主诉相同,则激发试验阳性,否则,阴性。

5. 详细询问病史及查体,可除外多种急、慢性以呼吸困难为主的器质性疾病。

6. 就诊者大多有情绪激动的诱因。

7. 经镇静、抗焦虑及心理治疗迅速缓解者。

【诊断要点】

1. 有躯体症状。

2. 有可以导致过度通气的呼吸调节异常。

3. 躯体症状与过度通气之间存在因果联系。

4. 临床诊断主要根据可疑的症状、过度通气激发试验部分或完全复制出主要症状,且排除其他器质性疾病。

【治疗】

1. 心理疏导

因此类患者多存在精神刺激等方面的诱因,要有耐心,多与患者沟通,多交谈,努力寻找发病原因,耐心进行心理疏导及劝慰。

2. 暗示疗法

不要在患者面前谈论病情,勿流露出紧张、焦虑等情绪,导致发作加重。嘱患者放松,均匀呼吸,减慢呼吸频率或屏气,以减少二氧化碳的呼出。

3. 症状严重者,可采用纸袋或塑料袋罩口吸回呼出的二氧化碳,改善碱中毒,缓解症状。肌内注射维生素 B 类药物,并告知患者这是治疗该病的特效药,多数患者接受暗示后均可终止发作。

4. 为稳定患者情绪,必要时可肌内注射安定 10 mg,15 分钟后仍不缓解者,再次肌内注射安定 10 mg,所有患者于 10～30 分钟左右均进入镇静睡眠状态,呼吸困难等症状完全消失,过速的心率变缓恢复正常,6～8 h 后患者治愈离院。

(黄志俭)

第二节　惊恐障碍

惊恐障碍又称急性焦虑障碍,其特点是发作不可预测性和突然性,患者感到强烈的紧张不安和强烈的濒死感体验。患者常就诊于急诊科,患病率为 1‰～3‰,女性比男性多 2～3 倍。

【临床特点】

1. 惊恐障碍发作的特点是患者在无特殊的恐惧处境时,突然感到一种突如其来的惊恐体验,伴有濒死感或失控感,感觉死亡迫在眉睫或害怕自己会发疯。

2. 有严重的自主神经功能紊乱症状,如剧烈心跳,胸痛,咽喉部有阻塞感和窒息感,头晕,全身发麻和针刺感,呼吸快而浅等。

3. 通常起病急骤,历时 5～20 分钟,终止迅速,可突然再次发作。发作期间始终意识清晰,警觉性高,发作后心有余悸,担心再次发作。常有虚弱无力,一身冷汗。

【诊断要点】

惊恐发作必须符合以下 5 项:

1. 发作无明显诱因,无相关特定情境,发作不可预测。

2. 在发作间歇除害怕再发作外,无明显症状。

3. 发作时表现强烈的恐惧、焦虑及明显的自主神经症状,并常有濒死恐惧或失控感等痛苦体验。

4. 发作突然开始,迅速达到高峰。发作时意识清晰,事后能回忆。

5. 排除其他精神障碍和躯体疾病,如二尖瓣脱垂、低血糖症、嗜铬细胞瘤、甲状腺功能亢进等继发的惊恐发作。

【治疗】

治疗目标是减少或消除惊恐发作,改善期待性焦虑和回避行为,提高生活质量。在治疗开始时应告诉患者惊恐发作是生理和心理障碍的结果,其躯体症状通常不会导致患者出现生命危险,药物和心理治疗是有效的。

1. 药物治疗

临床上常采用苯二氮䓬类药物联合 5-羟色胺再摄取抑制剂治疗。常用的苯二氮䓬类药物有艾司唑仑、阿普唑仑、氯硝西泮等。常用的 5-羟色胺再摄取抑制剂有氟西汀、帕罗西汀、舍曲林等。

2. 认知行为治疗

分为三步:

(1)第一是让患者了解惊恐发作和发作的间歇性及回避过程。

(2)第二是内感受性暴露。有计划地暴露,使患者注意到这些感受,从而耐受并控制这些感受,不致再惊恐发作。

(3)第三是认知重组,患者原来认为"我将晕倒","我将不能忍受这些感受",认知重组让其发现惊恐所导致的结果与既往的认识有很大差距。

（黄志俭）

第十四章　恶性肿瘤的危重症

第一节　上腔静脉综合征

上腔静脉综合征(superior vena caval syndrome,SVCS)是由各种不同病因引起的上腔静脉部分或完全梗阻,使血流回流受阻所产生的一组症状和体征,是肿瘤常见的急性或亚急性病症。以支气管肺癌居首,其次为淋巴瘤、纵隔原发恶性肿瘤和纵隔转移性肿瘤。

【临床特点】

1. 临床症状

(1)临床表现为头、颈、上肢水肿,发绀;颈、胸壁静脉扩张,吞咽困难,头痛、头昏。声音嘶哑,剧烈咳嗽,呼吸困难,视物模糊不清。体检有结膜水肿,上睑下垂,胸腔积液或心包积液等。

(2)体征有颈静脉怒张,上肢肿胀,面部和上身充血,球结膜充血、水肿,精神状态异常,嗜睡、昏睡、昏迷,晕厥,紫绀,视乳头水肿等。

若疑有上腔静脉回流受阻而临床表现不典型者,可按 Hussey 提出的方法,连续屈伸上肢 1 分钟,同时测该肢静脉压,升高 1 cmH$_2$O 提示静脉回流受阻。

2. 辅助检查

(1)胸部 X 片　可显示上纵隔增宽,纵隔及支气管旁淋巴结肿大,右肺门肿块,肺部病变,心影扩大,胸腔积液和心包积液。

(2)胸部 CT　可显示 SVCS 梗阻部位。

(3)DSA 造影　可显示 SVCS 梗阻部位及侧支循环情况。

(4)超声多普勒　对 SVCS 的阻塞部位和程度以及病因学诊断方面也有一定的价值。

(5)纵隔镜　绝对禁忌症罕见,且安全有效,可提高 SVCS 病因诊断的准确性,但是因存在潜在的严重并发症可能(如增加静脉出血的危险性等),不应作为首选。

3. 病理学检查

(1)纵隔镜可发现纵隔压迫的情况,组织活检可明确病因,支气管镜有助于对肺癌的诊断。

(2)CT 及 B 超引导经皮肿块及淋巴结针吸活检,可明确病因。

(3)开胸探查术可明确病因。

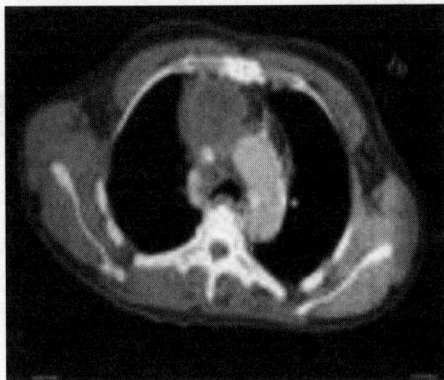

肺部 CT 扫描可见前纵隔肿块,淋巴结肿大压迫上腔静脉,上腔静脉造影显示管径显著狭窄

图 2-14-1 上腔静脉综合征

【诊断要点】

1. 存在引起上腔静脉阻塞的原发性疾病,如肺癌、恶性淋巴瘤、纵隔肿瘤等易于引起上腔静脉阻塞的疾病。

2. 增强 CT 对于 SVCS 的诊断有重要作用,不仅可以了解其病因,还可以观察到阻塞部位、范围以及侧支循环情况,目前在临床应用上较为广泛。

3. 上腔静脉造影是 SVCS 诊断的"金标准",可以更精确显示狭窄程度及位置,对制定手术方案有一定作用。属有创检查,有加重梗阻和导致癌栓脱落的危险,现已少用。

4. 细胞学或病理学检查 手术活检(锁骨上淋巴结、剖胸探查),痰、支气管镜冲刷物、胸水等细胞学检查都可进一步明确诊断和确定病理类型。必要时行支气管镜、纤支镜、纵隔镜检查。

【治疗】

1. 一般治疗

(1)体位,半坐卧位休息,限盐饮食,液体尽量避免经上肢静脉输入。

(2)吸氧治疗。

(3)控制液体及钠盐摄入量,应用利尿剂消除水肿。

(4)糖皮质激素 一般应用地塞米松 10~20 mg/d,联用 3~7 天。

(5)抗凝治疗 对怀疑有高凝状态及血栓形成者予以肝素抗凝。

(6)止痛镇静。

2. 放疗

对于不完全的上腔静脉阻塞,放疗效果最佳。可试用于淋巴瘤、NSCLC、无组织病理学诊断者。

3. 化疗

可用于淋巴瘤、小细胞肺癌及生殖细胞瘤对化疗敏感的肿瘤治疗。

4. 手术治疗

对放疗和化疗无效的巨大肿瘤应考虑使用。

（黄志俭）

第二节　恶性心包积液

恶性心包积液是临床上中、晚期恶性肿瘤患者的常见严重并发症之一，可导致急性心脏压塞，危及生命，是恶性肿瘤患者常见的急症。

【临床特点】

1. 典型症状为呼吸困难、不能平卧、咳嗽、胸闷、心悸。体征为颈静脉充盈、怒张，心率增快，奇脉，肝肿大，下肢水肿，心界扩大，心包摩擦音，心脏压塞症。

2. 已明确恶性肿瘤存在，如肺癌、淋巴瘤、乳腺癌等时出现难以解释的心脏症状和体征，要高度怀疑心脏转移。

3. 心包积液的证据　X线示心脏增大，搏动减弱或消失，超声心动图、CT、MRI等证实有心包积液。

4. 病理学诊断　心包穿刺抽出液体，查到恶性肿瘤细胞。但细胞阴性者不能完全排除恶性肿瘤。

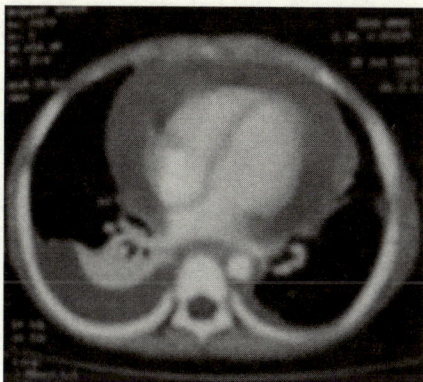

CT示心影增大，沿心缘均可见新月形水样低密度影，胸腔内也可见低密度影，右侧明显

图 2-14-2　心包积液

【诊断要点】

1. 经 CT、彩色多普勒超声心动图证实为中至大量心包积液。
2. 经手术病理或细胞学检查证实恶性肿瘤。
3. 排除其他疾病所致心包积液。

【治疗】

1. 一般治疗
(1)卧床休息,止痛镇静。
(2)糖皮质激素和利尿剂。
(3)抗生素应用控制感染。
(4)吸氧。
2. 化疗 对小细胞肺癌、恶性淋巴瘤、乳腺癌等化疗药物敏感肿瘤引起的心包积液可全身化疗。
3. 解除心脏压塞 包括心脏穿刺抽液、心包置管闭式引流、心包穿刺抽液注射硬化剂。
4. 放疗 对放疗敏感的肿瘤引起的心包积液,可局部放射治疗。
5. 手术治疗。

(孙斐予)

第三节 急性肿瘤溶解综合征

急性肿瘤溶解综合征(acute tumor lysis syndrome,ATLS)为肿瘤治疗过程中,出现的一种具有潜在致命风险的急性并发症,是由于肿瘤细胞大量溶解,快速释放出细胞内物质,超过肝脏代谢和肾脏排泄的能力,导致代谢异常和电解质紊乱,引起以高尿酸血症、高血钾、高血磷和肾功能不全为主要临床表现的症候群。

【临床特点】

1. 起病
化疗后发生急性肿瘤溶解综合征的时间为 6 h 至 5 d,大多数患者在 48 h～5 d 发生,以突然高热(39～40 ℃)起病。

2. 高钾血症
可出现四肢肌肉酸痛,极度疲乏无力,心动过缓(54～56 次/min),心律失常甚至心跳骤停。

3. 高尿酸血症

临床表现为恶心、呕吐、嗜睡等。血、尿尿酸增高,导致尿酸结晶、尿酸结石,发生肾绞痛、血尿、少尿、无尿、肾功能损害的症状,偶尔可有痛风发作。

4. 高磷、低钙血症

可引起畏光,神经肌肉兴奋性增高,肌肉抽搐。如磷酸盐沉积于微血管和肾血管内可致皮肤瘙痒。

5. 原有疾病的临床表现

白血病和恶性淋巴瘤的患者多数伴有浅表淋巴结肿大、肝脾肿大、胸骨压痛、出血、贫血、发热等症状。

【诊断要点】

1. 高尿酸血症和急性肾功能衰竭。
2. 高磷血症与低钙血症。
3. 高钾血症。

当血尿酸、电解质、尿素氮及肌酐超出正常值即可诊断。

【治疗】

1. **充分水化** 在开始化疗前 1~2 天及化疗后 2~3 天充分水化,如尿量正常,每天入量不少于 3000 mL,可用低渗或等渗盐水 2500~3000 mL/m²。同时加强利尿,加速尿酸排泄。

2. **碱化尿液** 应用碱性药物如 5% 碳酸氢钠,使尿液 pH 值维持在 6.5~7.5 左右。

3. **抑制尿酸形成** 别嘌呤预防剂量为 300~600 mg/d,治疗剂量为 1~3 g/d。

4. **维持水、电解质平衡。**

5. **血液透析** 当出现急性肾功能衰竭或严重电解质紊乱,经水化、利尿等治疗无效时。

6. **其他** 治疗白血病时,如初诊患者白细胞 $>100\times10^9$/L,则必须迅速行白细胞去除术或用大剂量羟基脲以降低白细胞瘀滞的发生,则可减少急性肿瘤溶解综合征的发生。

7. 加强监护。

（黄志俭）

第四节 转移性肺肿瘤

全身的静脉血都回流到肺,在这里进行气体交换,肺泡毛细血管网就像全身血液的过滤器一样。基于这样的生理因素,全身各脏器的恶性肿瘤均可转移至肺。这种血型转移的途径分为四型:即肺静脉型、肝静脉型、腔静脉型和门脉型。肺癌的转移属于肺静脉型,肝癌转移属肝静脉型,胃癌和结肠癌属门脉型。其他的多数肿瘤,如乳腺癌、子宫癌、甲状腺癌、肾癌、骨肿瘤、软组织肉瘤等属腔静脉型。

【临床表现】

与原发性支气管癌相比,转移性肺肿瘤的自觉症状不明显。80%以上的转移性恶性肿瘤患者没有症状,多数转移灶居于周围肺野,与支气管的关系不密切,是症状较少的原因。部分患者还可表现为咳嗽、血痰、胸痛、气促等。有时由于出现癌性淋巴管病,患者可突然出现呼吸困难。

【胸部 X 线表现】

1. 结节型

大部分转移性肺肿瘤呈结节型阴影。一般阴影边界清楚,密度较高且均匀,常为多发性,而且上叶往往比下叶多。

2. 肿块型

为类圆形,直径在 2 cm 以上的大块阴影,可为单发或多发。该型的恶性肿瘤多为骨肉瘤、绒毛膜上皮癌、直肠癌和结肠癌等。

3. 粟粒型

双侧肺野弥漫性分布着细微的阴影,以下肺野尤为密集。此型多见于甲状腺癌、胃癌、肺癌、肝癌和前列腺癌。

4. 淋巴管浸润型

此型的阴影是以肺门为中心向末梢肺野扩展的密集线状阴影。以胃癌最多见,其次为胰腺癌、乳腺癌、前列腺癌。患者呼吸困难及其他呼吸系统症状较多见。

5. 肺门—纵隔增大型

胸部 X 线主要是肺门部呈肿瘤样增宽或纵隔阴影增大,多见于乳癌、喉癌、甲状腺癌和肾癌等。

6. 胸腔积液—肺不张型

肺癌、乳腺癌、子宫癌、胃癌等转移至胸膜引起胸腔积液。转移至周围肺野压迫、阻塞支气管致肺膨胀不全。

7. 气胸型

脏层胸膜由于恶性肿瘤转移灶的破坏引起气胸,儿童骨肉瘤常见于这种类型的肺转移。

【诊断】

原发肿瘤明确者,根据胸部 X 线表现,临床诊断不难。但原发灶不明者或孤立性肺阴影者,性质的诊断极为重要。

1. 支气管镜检查

由于内镜和影像技术的发展,目前转移性肺肿瘤的诊断率高达 79%。镜下所见主要是黏膜呈息肉状增生,黏膜结构不整和支气管外压性改变,其中息肉状增生最多见。

2. 经皮肺穿刺

可在超声波、CT 的引导下进行,但只适用于肺周边、胸膜及胸膜下实体性病灶。

3. 胸腔镜和纵隔镜检查

胸腔镜适于胸膜转移病灶的活检,而纵隔镜则适于纵隔淋巴结肿大型的转移病变,它不仅有助于明确诊断,而且可作为手术适应症的参考。

4. 肿瘤化学标志的检查

绒毛膜上皮癌者,可查人绒毛膜促性腺激素(HCG);

肝癌查甲胎蛋白(AFP);

消化道肿瘤:CEA、CA50、CA199、CA242、TPA(组织多肽抗原);

直肠癌:癌胚抗原;

胰腺癌:CA199;

卵巢癌:CA125(糖抗原);

肺小细胞癌:NSE(神经烯醇化酶);

肺鳞癌:Cyfra211(细胞角蛋白)。

肿瘤标记物不仅可作为诊断的依据之一,而且有病情随访价值。

【各种肺转移性肿瘤的临床特征】

1. 食管癌

胃肠道肿瘤与呼吸系统密切相关,特别是食管癌。食管癌肺转移的发生率为 20%,但大多数是由食管直接扩展到支气管树或气道。

呼吸道的表现由食管病变的类型和气道受累的程度决定。食管阻塞可造成近端食管食物的潴留,因而可引起咳嗽和吸入性肺炎。癌直接扩展进入气道可形成食管气管支气管瘘,这也可引起吸入性肺炎,而且容易引起咯血,支气管树外压可引起呼吸困难。

2. 胃癌

胃癌在恶性肿瘤中占重要的地位,肺转移很常见。临床统计转移率为 11%～30%。X 线特征多为淋巴管浸润型,约占 37%。另一种 X 线征是结节型改变。胃癌肺转移者多有肝转移,因此,肺手术的可能性不大,化疗效果也差。

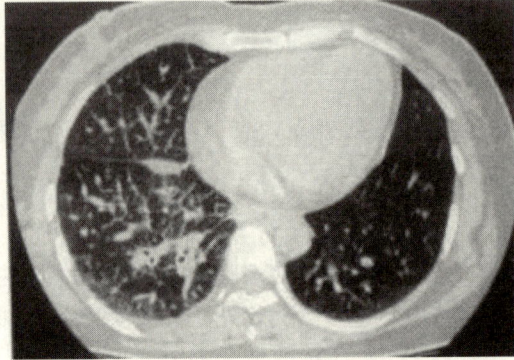

HRCT 示右肺纹理增粗,支气管血管束
增粗,小叶间隔增厚,为癌性淋巴管表现

图 2-14-3 胃癌肺淋巴结转移

3. 结肠癌和直肠癌

属于门脉型,肝转移的可能性最高,肺次之。胸部 X 线改变多呈实体结节型或肿块型,孤立性和多发性结节状阴影比其他类型转移性阴影多见。因此,如果肺部出现新的或诊断尚未明确结节状阴影时,务必考虑直肠癌或结肠癌的可能性。

4. 肝癌

肝癌肺转移可能表现为小结节病变或为间质浸润。

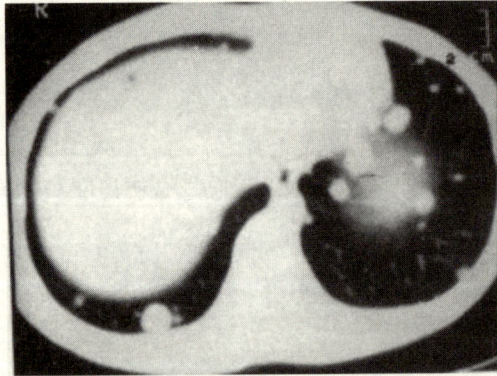

两肺下叶大小不等的结节影,边界清楚,密度较高

图 2-14-4 肝癌肺转移

5. 肾癌

肾细胞癌是引起支气管内膜转移的常见肿瘤之一。因肾癌为腹膜后肿瘤,早期发现困难,因此,出现肺转移时往往同时有其他脏器的转移。在临床上肾癌肺转移可以表现为肺段或肺叶不张、咳嗽、咯血,还可咯出支气管内膜肿瘤组织。

肾癌肺转移通常是肾癌血行播散的结果,其胸部 X 线表现多呈结节型或肿块型阴影,常为多发性,少数可见胸腔积液。支气管镜下所见多为支气管黏膜息肉样增生,但表面坏死层较厚,因此活检率低。

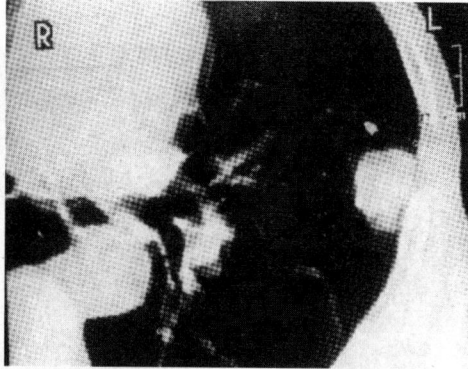

CT 示左肺舌段胸膜下见类圆形结节,有浅分叶,边缘光滑,密度均匀

图 2-14-5　肾癌肺转移

6．甲状腺癌

甲状腺癌累及肺通常是直接或毗邻扩张,以腔内扩展的方式进入气道。也可对气管造成外压,或在肺内形成孤立或多发结节。胸部 X 线多呈粟粒结节型,而未分化甲状腺癌可呈浸润型阴影。甲状腺淋巴瘤多表现为肺门—纵隔增大型。

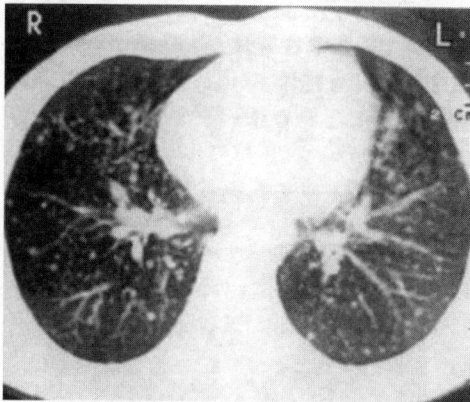

CT 示两肺大小不等的小结节影,密度高,边缘清晰

图 2-14-6　甲状腺癌肺转移

7．乳腺癌

乳腺癌原发病灶的疗效一般较好,但复发和多脏器转移的发生率高。文献报道肺转移率为 50%～67%。胸部 X 线表现多种多样,可呈结节型、淋巴管浸润型等。气管镜所见由于常发生在肺门淋巴结转移,因此,支气管黏膜呈息肉样增生和外压性改变者多见。乳腺癌是激素依赖性较强的肿瘤,肺切除的效果不如化疗和内分泌疗法。

8．子宫癌

子宫癌分宫颈癌和宫体癌,宫体癌较少见。因此,肺转移的子宫癌大部分来自宫颈癌。胸部 X 线多为结节型和纵隔增大型。结节状阴影多为多发性,有时可为单发性,少数为淋巴管浸润型。支气管镜所见多为支气管黏膜息肉状增生。子宫癌肺转移患者手术及化疗效果均较满意。

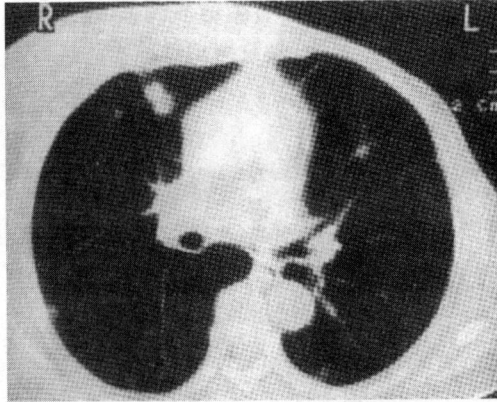

CT 示肺野内及胸膜下大小不等结节影,较大的一个结节胸膜凹陷征

图 2-14-7　乳腺癌肺转移

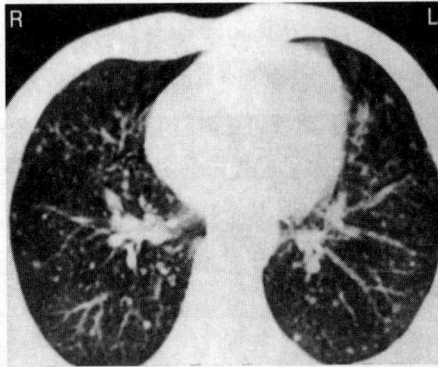

CT 扫描示两肺大小不等的小结节影,结节影密度高,边缘较清晰

图 2-14-8　子宫癌肺转移

9. 绒毛膜上皮细胞癌

这种恶性肿瘤很容易破坏血管壁并发生血行转移,血行转移到肺也最多见。肺转移病灶与原发灶一样,组织破坏和出血均很显著,因此,咯血和血痰症状很常见。

胸部 X 线多显示境界清楚的结节影或块影,多发性阴影比孤立性阴影更多见。若患者既往有恶性葡萄胎史,肺部出现这类阴影时应考虑肺转移的可能。但必须查尿中 HCG,如 HCG 也升高可确诊。

绒癌肺转移病变常可自然消退,与其他转移性肺肿瘤不同,疗效判断时应注意这方面的

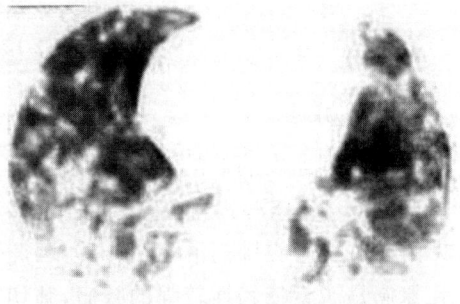

胸部 CT 扫描示两肺散在的结节影和块影,边界较清晰

图 2-14-9　绒毛膜上皮细胞癌肺转移

因素。这种肿瘤肺转移病灶手术治愈率及化疗治愈率很高,为了避免术后再次转移,最好与抗癌药联合治疗。

10. 黑色素瘤

黑色素瘤发生肺转移后,大部分患者 1 年内死亡,是预后最差的转移性肿瘤。其胸部 X 线改变多呈肿块型,少数显示弥漫性阴影。

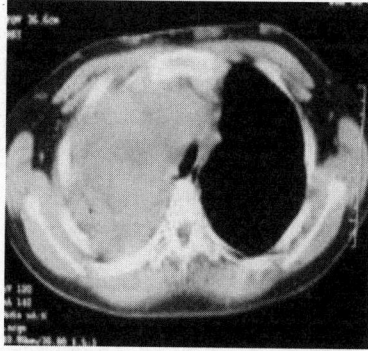

胸部 CT 扫描示右肺大块状物,压迫主气管

图 2-14-10　黑色素瘤癌肺转移

11. 肉瘤

可分为骨肉瘤和软组织肉瘤两种,肺转移率较高,属于腔静脉型转移。骨肉瘤胸部 X 线改变为边界比较清楚的结节状阴影,可为单发或多发转移灶,后者常为双侧性。它对放疗和化疗均不敏感,因此,只见肺转移者应当积极进行手术治疗。

软组织肉瘤是一类发生于不同软组织的肉瘤,主要为恶性纤维组织细胞瘤、纤维瘤、平滑肌肉瘤、横纹肌肉瘤等。此类恶性肿瘤术后 5 年存活率为 $13\% \sim 30\%$,肺转移病例预后极差。

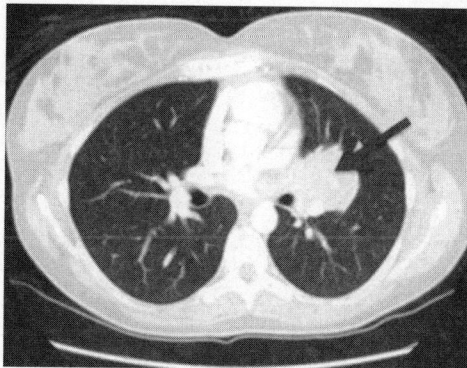

胸部 CT 扫描示左肺门见一团块状阴影,边界清楚(箭头所指)

图 2-14-11　肉瘤肺转移(箭头所指)

(盛晓琛　黄志俭)

第十五章　百草枯中毒所致呼吸系统表现

百草枯(paraquat,PQ)为接触性除草剂,广泛应用于农业生产。一旦误服或口服百草枯中毒,因其致死剂量小,组织扩散性强等特点,药物进入体内后可迅速分布至体内多个脏器,严重者可出现多器官功能损害,其中肺纤维化损伤,导致严重的呼吸衰竭,更是百草枯中毒死亡的主要原因

【临床特点】

1. 大剂量口服百草枯中毒者,24～48 h迅速出现急性呼吸窘迫综合征(ARDS)。小剂量口服者,则在7～28 d迟发不可逆的肺间质纤维化,晚期出现肺泡内和肺间质纤维化,这种表现被命名为"百草枯肺"。

2. 一般表现

口服百草枯后可致口腔、舌咽以及食管黏膜糜烂或溃疡,严重者可出现穿孔;还有发热、恶心、呕吐、腹痛、呼吸困难等。口服百草枯<20 mg/kg,临床症状不典型或仅限于胃肠道症状,预后较好;口服百草枯20～40 mg/kg,患者多出现肾衰竭及肺纤维化,多数于2～3周后死亡;口服百草枯>40 mg/kg,可迅速出现包括循环衰竭在内的多脏器功能衰竭,晚期肺纤维化可致呼吸衰竭。

3. 影像学特征

主要表现为磨玻璃样改变、肺间质纤维化、胸膜下线、胸膜增厚、胸腔积液和心脏增大。

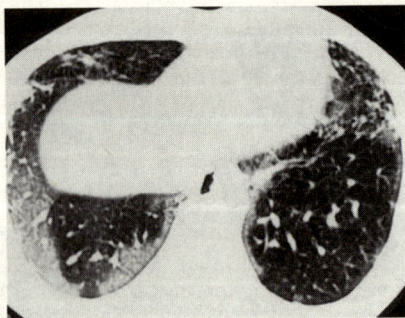

CT扫描示两肺呈"磨玻璃样"改变

图 2-15-1　百草枯肺

【诊断要点】

诊断需有明确的百草枯接触史、相应的临床表现。尿定性、定量测定和血浆百草枯浓度测定可以进一步明确诊断。美国公职分析化学家协会（AOAC）的"公定分析方法"，采用分光光度法测定农药百草枯中有效成分的含量，是测定百草枯含量的经典和权威方法。

【治疗】

由于目前尚无特效药物拮抗其毒性，治疗策略以阻止毒物继续吸收，清除已吸收毒物，防止毒物损伤，对症支持治疗为主。

1. 阻止毒物继续吸收

主要是催吐、洗胃、导泻。应用泥浆水洗胃可提高清除效果。导泻降低血中 PQ 的含量，用漂白土 50 g、20％甘露醇 250 mL、温开水 150 mL 三种混合稀释，持续口服直到患者的粪便颜色由绿色转变成漂白土色为止。

2. 清除已吸收毒物

应用血液净化技术，如血液透析、血液灌流能有效清除血液中的百草枯，明显改善患者肺气体交换及氧合功能，血液透析更为有效。

3. 防止毒物损伤

主要致力于抗氧化、抗炎症反应、抗纤维化和阻止细胞凋亡等。

（1）抗氧自由基药物如维生素 C 可以改善血浆总抗氧化状况，是治疗百草枯中毒的一种有效方法。

（2）依达拉奉是一种强效新型氧自由基（OFR）清除剂，可以预防及治疗百草枯中毒引起的急性肺损伤。

（3）四氢吡咯二硫代氨基甲酸酯（PDTC）是一种人工合成的二硫代氨基甲酸酯的吡咯衍生物，有较强的活力氧清除作用，可减轻脂质过氧化，降低丙二醛水平。

（4）水杨酸钠能够减轻由百草枯造成的脂质过氧化和蛋白质氧化损伤。

（5）糖皮质激素与免疫抑制剂　甲基强的松龙减少粒细胞和巨噬细胞诱导的活性氧簇生成。

（6）环磷酰胺具有广泛的免疫调节作用，缓解炎症的反应强度。

4. 竞争剂

心得安和维生素 B_2 均能拮抗肺泡细胞对百草枯的摄取，早期应用可能有一定效果。

5. 其他相关药物

（1）使用血管紧张素转化酶抑制药（ACEI）卡托普利（10 mg/kg）和依那普利（5 mg/kg）分别治疗百草枯（20 mg/kg），提示卡托普利和依那普利通过抑制血管紧张素 Ⅱ 的生成，抑制了成纤维细胞分裂和增殖，从而限制了百草枯中毒时肺纤维化的发生。

（2）乌司他丁（Ulinastatin）是一种高效、广谱的酶抑制剂，对治疗炎症和肺纤维化有一定疗效。

（3）二巯丙磺酸钠能减轻患者体内炎症递质及氧化应激水平。

（4）氨溴索能增加 SP-A 的合成和分泌。

（5）异丙酚对 PQ 中毒的肺损伤均有一定保护作用。

6. 中医中药

血必净注射液是目前治疗急性百草枯中毒比较有效的药物。其他中药如贯叶连翘等也均对百草枯中毒有一定疗效。

7. 对症支持治疗

保护及恢复受损脏器功能，维持内环境稳定也是治疗手段。严重者需要呼吸机治疗，但只有在动脉血 $PO_2 < 40$ mmHg 或出现 ARDS 时才给予 $>21\%$ 浓度氧气治疗。

8. 肺移植

肺移植能从根本上解决百草枯中毒患者肺纤维化的问题。

（黄志俭　盛晓琛）

参考文献

1. Bankier AA,Fleischmann D,Kiener HP,et al. Pleural and pulmonary changes within the scope of rheumatoid arthritis [J]. Radiology,1996:637～645.

2. Guidelines for the management of rheumatoid arthritis. American college of rheumatology ad hoc committee on clinical guidelines[J]. Arthritis Rheum,1996,39(5):713～22.

3. 韩淑玲.类风湿关节炎并发肺间质纤维化[J].北京医学,2006,28(10):593～595.

4. Gabbav E,Tarala R,Will R,et al. Interstitial lung disease in recent onset rheumatoid arthritis [J]. Am J Respir Crit Care Med,1997(156):528～530.

5. 林耀广.系统性疾病和肺[M].2版.北京:科学出版社,2007:447～453.

6. 郑捷.应用一氧化碳弥散功能检查结缔组织病患者肺间质病变的意义[J].中华结核和呼吸杂志,2002,25(3):396～398.

7. 蔡柏蔷,肖毅.当代呼吸病学进展[M].北京:中国协和医科大学出版社,2008:223～225.

8. Pines A,Kaplinsky N,Olchovsky D,et al. Pleuropulmonary manifestation of systemic lupus erythematosus:Clinical features of its sub-groups,prognostic and therapeutic implications[J]. Chest,1985(88):129～135.

9. Zamora MR,Warner ML,Tuder R,et al. Diffuse alveolar hemorrhage and systemic lupus erythematosus. Clinical presentation,histology,survival and outcome[J]. Medicine(Baltimore),1997(76):192～202.

10. Murin S,Wiedemann HP,Matthay RA. Pulmonary manifestations of systemic lupus erythematosus[J]. Clin Chest Med,1998(19):641～665.

11. Chang MY,Fang JT,Chen YC,et al. Diffuse alveolar hemorrhage in systemic lupus erythematosus:a single center retrospective study in Taiwan[J]. Ren Fai,2002(24):791～802.

12. 张晓.系统性红斑狼疮与感染[J].中华风湿病学杂志,2005(2):110～112.

13. Schwarz MI. Pulmonary and cardiac manifestations of polymyositis dermatomyositis [J]. J Thorac Imag,1992(7):46~54.

14. Kameda H,Takeuchi T. Recent advances in the treatment of interstitial lung disease in patients with polymyositis/dermatomyositis [J]. Endocr Metab Immune Disord Drug Targets,2006,6(4):409~415.

15. Fathi M,Dastmalchi M,Rasmussen E,et al. Interstitial lung disease,a common manifestation of newly diagnosed polymyositis and dermatomyositis [J]. Ann Rheum Dis,2004,63(3):297~301.

16. Sharp GC,Irvin WG. Mixed connective tissue disease:an apparently distinct rheumatic disease sydrome associated with a specific antibody to an extractable nuclear antigen(ENA)[J]. Am J Med,1972(52):158~163.

17. Langevizy P,Buskila D,Gladman DD,et al. HLA alleles in systemic sclerosis:association with pulmonary hypertension and outcome[J]. Br J Rheumatol,1992(31):609~631.

18. 陈灏珠主编.实用内科学[M],第 11 版,北京:人民卫生出版社,2002:1632~1636.

19. 肖波,李伟峰,谢潮鑫,等.原发性干燥综合征合并间质性肺疾病 17 例临床分析[J].临床肺科杂志,2010,15(5):640~642.

20. Lohrmann C,Uhl M,Warnalz K,et al. High-resolution CT imaging of the lung for patients with primary Sjogrens syndrome[J]. Eur J Radiol,2004(52):137~143.

21. 颜淑敏,赵岩,曾小峰,等.原发性干燥综合征患者肺部病变的临床分析[J].中华结核和呼吸杂志,2008,31(3):513~514.

22. 赵岩,贾宁,魏丽.原发性干燥综合征 2002 年国际分类(诊断)标准的临床验证[J].中华风湿病学杂志,2003(7):537~540.

23. Segel MJ,Godfrey S,Berkman N. Relapsing polychondritis:reversible airway obstruction is not always asthma [J]. Mayo Clin Proc,2004,79(3):407~409.

24. Armin E,Samaan R,Phillip B,et al. Relapsing polychondritis and airway involvement[J].Chest,2009(135):1024~1030.

25. Peter GJ. Relapsing polychondritis [J]. Best Pract Res Clin Rheumatol,2004,18(5):723~738.

26. 沈慧,沈策.复发性多软骨炎的诊治进展[J].国外医学呼吸系统分册,2005,5(5):384~390.

27. Dooms C,De Keukeleire T,Janssens A,et al. Performance of fully covered self-expanding metallic stents in benign airway strictures[J].Respiration,2009,77(4):420~426.

28. Haug MD,Witt P,Kalbermatten FD,et al. Severe respiratory dysfunction in a patient with relapsing polychondritis:should we treat the saddle nose deformity[J]. J Plast Reconstr Aesthet Surg,2009,62(2):e7~10.

29. White B. Interstitial lung disease in scleroderma[J]. Rheum Dis Clin North Am,2003(29):371~390.

30. Launay D,Remy-Jardin M,Michon-Pasturel U,et al. High resolution computed tomography in fibrosing alveolitis associated with systemic sclerosis[J]. J Rheumatol,2006(33):1789~1801.

31. Remy-Jardin M,Remy J,Wallaert B,et al. Pulmonary involvement in progressive systemic sclerosis:sequential evaluation with CT,pulmonary function tests,and bronchoalveolar lavage[J]. Radiology,1993(188):499~506.

32. Subcommittee for scleroderma criteria of the american rheumatism association diagnosis and therapeutic criteria committee. preliminary criteria for classification of systemic sclerosis [J]. Arthritis Rheum,1980,23(5):581~585.

33. Ferdoutsis M, Bouros D, Meletis G, et al. Diffuse interstitial lung disease as an early manifestation of ankylosing spondylitis[J]. Respiration, 1995, 62(5):286~289.

34. McElvaney NG, Hubbard RC, Birrer P, et al. Aerosol administration of alpha-1-antitrypsin to suppress the burden of active neutrophil elastase on the respiratory epithelial surface in cystic fibrosis[J]. Lancet, 1991(337):392~394.

35. Koh WH, Dunphy J, Calin A, et al. Atypical antineutrophil cytoplasmic antibodies in patients with ankylosing spondylitis[J]. Br J Rheumatol, 1995, 34(7):695~696.

36. 蒋明, 林孝文, 朱立平. 中华风湿病学[M]. 北京:华夏出版社, 2004:1080~1086.

37. Pope JE. Scleroderma overlap syndromes[J]. Curr Opin Rheumatol, 2002, 14(6):704~710.

38. 胡萌奇. 风湿性疾病诊断治疗指南[M]. 北京:中国协和医科大学出版社, 2006:361~362.

39. Mehrpoor G, Owlia MB, Soleimani H, et al. Adult-onset stills disease: a report of 28 cases and review of the literature[J]. Mod Rheumatol, 2008(18):480~485.

40. 张炟, 董怡, 张奉春. 结缔组织病肺间质病变的临床特点分析[J]. 中华风湿病学杂志, 1999, 3(4):246~248.

41. Cheema GS, Quismorio FP Jr. Pulmonary involvement in adult-onset Still's disease[J]. Curr Opin Pulm Med, 1999, 5(5):305~309.

42. 邵晓凤, 苏茵. 成人 Still's 病病因和发病机制的研究进展[J]. 临床内科杂志, 2006, 23(10):653~655.

43. Takwoingi YM, Dempster JH. Wegener's granulomanatosis of 33 patients over a 10-year period[J]. Clin Otolaryngo, 2003(28):187~194.

44. Watorek E, Boratynska M, Klinger M. Wegener's granulomatosis-autoimmunity to nertrophilproteinase 3[J]. Arch Immunol Ther Exp(Warsz), 2003(51):157~167.

45. Lamprecht P, Gross WL. Wegener's Granulomatosis[J]. Herz, 2004, 29(1):47~56.

46. Fujimoto S, Uezono S, Hisanaga S, et al. Incidence of ANCA-associated primary renal vasculitis in the Miyazaki Prefecture: the first population-based, retrospective, epidemiologic survey in Japan[J]. Clin J Am Soc Nephrol, 2006(1):1016~1022.

47. Dixit RK. Case 28-2005: a case of systemic necrotizing vasculitis[J]. N Engl J Med, 2005, 8(353):2516.

48. 饶慧, 刘跃华, 蒋明. 变应性肉芽肿性血管炎 15 例临床分析[J]. 中华风湿病学杂志, 2005, 9(9):552~553, 557~559.

49. 中华医学会风湿病学分会. 显微镜下多血管炎诊治指南(草案)[J]. 中华风湿病学杂志, 2004, 8(9):564~566.

50. Savage COS, Harper L, Adu D. Primary systemic vasculitis[J]. Lancet, 1997, 349(9051):553~8.

51. Hiromura K, Nojima Y, Kitahara T, et al. Four cases of anti-myeloperoxidase antibody related rapidly progressive glomerulonephritis during the course of idiopathic pulmonary fibrosis[J]. Clin Nephrol, 2000, 53(5):384~393.

52. 尹宏恩, 张文, 王京岚. 显微镜下多血管炎肺损害临床分析[J]. 临床内科杂志, 2003, 20(3):134~135.

53. Maaten JC, Franssen CFM, Gans ROB, et al. Respiratory failure in ANCA-associated vasculitis[J]. Chest, 1996, 110(2):357~362.

54. 王辰, 主编, 临床呼吸病学[M]. 北京:科学技术文献出版社, 2009:130~136.

55. Uzun O,Erkan L,Akpolat I,et al. Pulmonary involvement in Behcet's disease[J]. Respiration, 2008(75):310～321.

56. International study group for behcet's disease. Criteria for diagnosis of Behcet's disease[J]. Lancet,1990(335):1078～1080.

57. Santana AN,Antunes T,Barros JM,et al. Pulmonary involvement in Behcet's disease:a positive single-centerexperiencewith the use of immunosuppressive therapy [J]. J Bras Pneumo,1,2008(34):362 ～366.

58. Bodey GP. Pulmonary complications of acute leukemia[J]. Cancer,1996,19(6):781～786.

59. Klapte E C. The pulmonary manifestations and complication of leukemia[J]. Am J Roentgenology,1963,89(6):598～609.

60. 宋善俊.白血病[M].武汉:湖北科学技术出版社,2004:280～285.

61. 潘敬新等.白血病伴呼吸窘迫综合征的发病机理和防治[J].国外医学内科学分册,1990,17 (11):481～484.

62. Kim JH,Lee SH,Park J,et al. Primary pulmonary non-Hodgkin's lymphoma[J]. Jpn J Clin Oncol,2004,39(9):513～514.

63. 何秋山,易铁男. 原发性肺淋巴瘤一例[J]. 临床内科杂志,2004,21(9):593～594.

64. 彭泽华,冉晓东,付凯,等. 原发性肺非霍奇金淋巴瘤的影像学表现与临床病理对照[J]. 临床放射学杂志,2003,22(2):110～113.

65. North LB, Libshitz HI, Lorigan JG. Thoracic lymphoma[J]. Radiol Clin North Am,1990, 28(4):745～762.

66. Wislez M,Cadranel J,Antoine M,et al. Lymphoma of pulmonary mucosa-associated lymphoid tissue:CT scan findings and pathological correlations[J]. Eur Respir J,1999,14(2):423～429.

67. 余延芳,许莹,段云,等. 血管免疫母细胞淋巴结病 23 例临床分析[J]. 北京医学,2002,24(1):10 ～12.

68. Knoops L, van den Neste E, Hamels J, et al. Angioimmunoblastic lymphadenopathy following ciprofloxacin administration[J]. Acta Clin Belg,2002,57(2):71～73.

69. Schmidt D. Malignant histiocytosis[J]. Curr Opin Hematol,2001,8(1):1～4.

70. 张之南,沈悌.血液病诊断及疗效标准[M].3 版.北京:科学出版社,2007.

71. 林耀广.系统性疾病和肺[M].2 版.北京:科学出版社,2007:599～602.

72. 王质刚.血液净化学[M].北京:科学技术出版社,2003:9.

73. 胡莹,王丹.血液透析过程中空气栓塞的急救与护理对策[J].黑龙江医学,2007,31(6):456～ 457.

74. Stegmayr CJ,Jonsson P,Forsberg U,et al. Development of air microbubbles in the venous outlet line:an in vitro analysis of various air traps used for hemodialysis[J]. Artif Organs,2007,31(6):483～ 438.

75. Adrssy K and Pirtz E. Hypercoagulability in the nephrotic syndrome[J]. Klin Wochenchr,1980 (58):10～19.

76. SarnakMJ,Jaber BL. Pulmonary infections mortality among patients with end-stage renal disease [J]. Chest,2001,122(6):1883～1887.

77. 万启军,何永成,栾韶东,等.维持性血液透析患者感染的临床特点及其相关因素分析[J].中华医院感染学杂志,2006,16(2):143～145.

78. 何长民,张训,闵志廉,等.肾脏替代治疗学[M].上海:上海科学技术文献出版社,1999:29～39.

79. 李晓辉,申厚凤. 医学免疫学与微生物学[M]. 南京:东南大学出版社,1999:33～34.

80. Maeda K. Fjnt dialysis syndrome[J]. Ryoikibetsu Shokogun Shirizu,1997,17(2):42～44

81. Kelly PT,Haponik EF. Goodpasture's syndrome[J]. Medicine,1996,73:171～185.

82. 陈燕文,何权瀛,丁东杰,等. 肺出血肾炎综合征 1 例报告并文献复习[J]. 临床荟萃,2001,16(8):373～375.

84. Long C H. Management of tracheoesophageal fistulas in adults [J]. Curr Treat Option Gastro Enterol,2004,7(1):382～386.

85. Chalasani N,Parker KM,Wilcox CM. Bronchoesophageal fistula as a complication of cytomegalovirus esophagitis in AIDS [J]. Endoscopy,1997,29(5):28～29.

86. 刘正,张力维. 纵隔前肠囊肿癌变 1 例并文献复习[J]. 中国误诊学杂志,2009,9(22):5521～5522.

87. Simpson I, Campbell P E. Mediastinal masses in childhood:a review from a paediatric pathologist's point of view[J]. Prog Pedia Mtr Surg,1991,27(99):92～126.

88. 张延龄,译. 食管憩室[J]. 国外医学外科学分册,2002,29(1):30～33.

89. Thomas ML,Anthony AA,Fosh BG,et al. Oesophageal diverticula[J]. Br J Surg,2001(88):629～642.

90. 徐恩斌,张忠兵,张雷,等. 贲门失弛缓症发病机制的初步探讨[J]. 中华消化内镜杂志,2004,21(5):320～323.

91. 朱瑶. 贲门失迟缓症诊治进展[J]. 云南医药,2006,27(4):400～402.

92. 陈艳敏,郭强,范红,等. 麻醉胃镜下贲门失弛缓症气囊扩张治疗的临床研究[J]. 中华消化内镜杂志,2004,21(6):388～389.

93. Vakil N,Van Zanten SV,Kahrilas P,et al. The montreal definition and classification of gastroesophageal reflux disease:a global evidence-based consensus [J]. Am J Gastroentero,2006,101(8):1900～1920.

94. 李兆申,徐晓蓉,邹多武,等. 胃食管反流病食管外表现的临床研究[J]. 中华内科杂志,2006,45(1):13～16.

95. Vakiln. New pharmacological agents for the treatment of gastroesophageal reflux disease [J]. Rev Gastroen-terol Disord,2008,8(2):117～122.

96. 中华医学会消化病学分会胃肠动力学组. 胃食管反流病治疗共识意见[J]. 中华消化杂志,2008,13(1):71～72.

97. Vaezi MF. Therapy insight:gastroesophageal reflux disease and laryngopharyngeal reflux[J]. Nat Clin Pract Gastroenterol Hepatol,2005,2(12):595～603.

98. Wo JM,Koopman J,Harrell SP,et al. Double-blind, placebo-controlled trial with single-dose pantoprazole for laryngopharyngeal reflux[J]. Am J Gastroenterol 2006,101(9):1972～1978.

99. Park W,Hicks DM,Khandwala F,et al. Laryngopharyngeal reflux:prospective cohort study evaluating optimal dose of proton-pump inhibitor therapy and pretherapy predictors of response[J]. Laryngoscope,2005,115(7):1230～1238.

100. Ducolone A,Vandevenne A,Jouin H,et al. Gastroesophageal reflux in patients with asthma and chronic bronchitis [J]. Am Rev Respir Dis,1987,135(1):327～32.

101. Larrain A,Carrasco E,Galleguillos F,et al. Medical and surgical treatment of nonallergic asthma associated with gastroesophageal reflux [J]. Chest,1991,99(6):1330～1335.

102. Orr WC,Robert JJ,Houck JR,et al. The effect of acid suppression on upper airway anatomy

and obstruction in patients with sleep apnea and gastroesophageal reflux disease[J]. J Clin Sleep Med, 2009,5(4):330~334.

103. Park W,Kicks DM,Khandwala F,et al. Laryngopharyngeal reflux:prospective cohort study evaluating optimal dose of proton pump inhibitor therapy and pretherapy predictorsofresponse[J]. Laryngoscope,2005,115(7):1230~1238.

104. 中华医学会呼吸病学分会哮喘学组. 咳嗽的诊断与治疗指南(草案)[J].中华结核和呼吸杂志, 2005(28):738~744.

105. 赖克方,陈如冲,刘春丽,等.不明原因慢性咳嗽的病因分布及诊断程序的建立[J].中华结核和呼吸杂志,2006,29:96~99.

106. Pauwels A,Blondeau K,Dupont L,et al. Cough and gastroesophageal reflux:From the gastroenterologist end[J]. Pulm Pharmacol Ther,2009,22:135~138.

107. Poelmans J,Tack J. Extraoesophageal manifestations of gastro-oesophageal reflux[J]. Gut 2005,54(10):1492~1499.

108. 吴铁镰,陈敏章.食管裂孔疝的临床治疗(附 176 例分析)[J].北京医学,1981,3(2):81

109. Hold G,Bolognini G,Russi E. Pulmonale veranderungen bei colitis Ulcerosa[J]. Schweiz Med Wschr,1992(122):1363~1368.

110. 周俊英,张瑞星,姚树坤.肝肺综合征发病机制研究进展[J].国外医学呼吸系统分册,2004(24):417~419.

111. Alizadeh AH,Fatemi SR,Mirzaee V,et al. Clinical features of hepatopulmonary syndrome in cirrhotic patients[J]. World J Gastroenterol,2006(12):1954~1956.

112. 陈隆典,张维.肝肺综合征的回顾与进展[J].中华肝脏病杂志,2003(11):318~320.

113. K ksal D,Kacar S,K ksal AS,et al. Evaluation of intrapulmonary vascular dilatations with high-resolution computed thorax tomography in patients with hepatopulmonary syndrome[J]. J Clin Gastroenterol,2006(40):77~83.

114. Rodríguez-Roisin R,AgustíAG,Roca J. The hepatopulmonary syndrome:new name,old complexities[J]. Thorax,1992(47):897~902.

115. 刘春萍,陆慰萱.消化系统疾病的肺部表现[J].临床内科杂志,2003,20(7):340~343.

116. 王兴鹏,许国铭,袁耀宗,等.中国急性胰腺炎诊治指南(草案)[J].中华消化杂志,2004,24(3):190~192.

117. Porcel JM,Light RW. Diagnostic approach to pleural effusion in adults [J]. Am Fam Physician,2006,73(7):1211~1220.

118. Herve P,Lebrec D,Brenot F,et al. Pulmonary vascular disorders in portal hypertension[J]. Eur Respir J,1998(11):1153~1166.

119. Krowka MJ,Mandell SM,Ramsay MA,et al. Hepatopulmonary syndrome and portopulmonary hypertension:a report of the multicenter liver transplant database[J]. Liver Transpl,2004,10(2):174~182.

120. Tan HP,Markowitz JS,Montgomery RA,et al. Liver transplantation in patients with severe portopulmonary hypertension treated with preoperative chronic intravenous epoprostenol[J]. Liver Transplant,2001(7):745~749.

121. 刘又玲.急性肺损伤/急性呼吸窘迫综合征的诊断标准(草案)[J].中华结核和呼吸病杂志,2000,23(4):203~205.

122. 钟清,甘华,杜晓刚,等.连续性静脉—静脉血液滤过在重症胰腺炎治疗中的价值[J].中华内科杂志,2003(7):483~485.

123. 温健文. 糖尿病酮症酸中毒 34 例抢救分析[J]. 中国现代药物应用,2008(2):60~61.

124. 刘长文,秦宗和,王海燕,等.早期呼吸机支持加床边血液滤过治疗急性重症胰腺炎合并急性肺损伤[J].中国呼吸与危重症监护杂志,2003(6):343~345.

125. Bell SC,Bowerman AM,Nixon LE,et al. Metabolic and inflammatory responses to pulmonary exacerbation in adults with cystic fibrosis[J]. Eur J Clin Invest,2000,30(6):553~559.

126. Tepper RS,Eigen H,Stevens J,et al. Lower respiratory illness in infants and young children with cystic fibrosis:evaluation of treatment with intravenous hydrocortisone [J]. Pediatr pulmonol,1997(24):48~51.

127. Winkl hofer-Roob BM,Ellemunter H,Fruhwirth M,et al. Plasma vitamin C concentrations in patients with cystic fibrosis; evidence of associations with lung inflammation[J]. Am J Clin Nutr,1997(65):1990~1919

128. Bartlett JG. Clinical practice. Antibiotic-associated diarrhea[J]. N Engl J Med,2002,346(5):334~339.

129. FennerL,WindmerAF,Goy G,et al. Rapid and reliable diagnostic algorithm for detection of Clostridium difficile[J]. J Clin Microbio,1,2008,46(1):328~330.

130. Wenisch C,Parschalk B,Hasenhundl M,et al. Comparison of vancomycin,teicoplanin,metronidazole,and fusidic acid for the treatment of Clostridium difficile-associated diarrhea [J]. Clin Infect Dis,1996,22(5):813~818.

131. 张健,杨跃进.急性心力衰竭的诊断和处理原则[J].中华心血管病杂志,2006,34(11):1053~1055.

132. ESC Committee for Practice Guideline. Executive summary of the guidelines on the diagnosis and treatment of acute heart failure:the Task Force on Acute Heart Failure of the European Society of Cardiology[J]. Eur Heart J. 2005,26(4):384~416.

133. Hagan PG,Nienaber CA,Isselbacher EM,et al. The international registry of acute aortic dissection:new insight into an old disease[J]. JAMA,2000(283):897~903.

134. Snznki T,Katoh II,Tsnchio Y,et al. Diagnostic implications of elevated levels of smooth-muscle myosin heavy-chain protein in acute aortic dissection:the smooth muscle myosin heavy chain study[J]. Ann Intern Med,2000(133):537~541.

135. Godon P,Bonnefoy E,Desjeux G,et al. Early risk factor in acute type A aortic dissection:Is there a predictor of preoperative mortality [J]. J Cardiovascular Surg,2001,42:647~650.

136. 曾红科,方明,孙诚,等.主动脉夹层累及范围与患者症状关系的临床分析[J].中华心血管病杂志,2004,32(6):516~518.

137. Blanco Perez JJ,Blanco-RamosMA,Zamarron Sanz C,et al. Acromegaly and sleep apnea [J]. Archivos de Bronconeumologia,2004,40(8):355~359.

138. Rosenow F,Reuter S,Deuss U,et al. Sleep apnea in treated acromegaly:relative frequency and predisposing factors [J]. Clinical Endocrino,1996,45(5):563~569.

139. Buyse B,Michiels E,Bouillon R,et al. Relief of sleep apnea after treatment of acromegaly:report of three cases and review of the literature[J]. European Respiratory Journal,1997,10(6):1401~1404.

140. Singh B,Lycente FE,Shaha AR. Substernal goiter. a clinical review[J]. Am J Otol,1994,15(3):409~418.

141. 胡华成.影像技术在纵隔肿瘤诊断中的应用[J].实用内科杂志,1991(11):603～604.

142. 王自生.巨大胸内甲状腺肿的外科治疗[J].解放军医学杂志,1984(9):205～206.

143. 白耀,鲍秀兰,陈祖培.甲状腺病学:基础与临床[M].北京:科学技术文献出版社,2004:279～301.

144. 鄢洁.原发性甲状腺功能减退症 30 例误诊误治原因分析[J].临床误诊误治,2002,15(6):451～452.

145. Lin CC,Tsan KW,Chen PJ. The relationship between sleep apnea syndrome and hypothyroidism [J]. Chest,1992,102(6):1663～1667.

146. Mickelson SA,Lian T,Rosenthal L. Thyroid testing and thyroid hormone replacement in patients with sleep disordered breathing[J]. Ear Nose Throat J,1999,78(10):768～77.

147. Finsterer J,Prainer C,Stllberger C,et al. Hypothyroidism and muscular respiratory failure successfully treated with liothyronine[J]. South Med J,2002,95(11):1347～1349.

148. Behnia M,Clay AS,Farber MO. Management of myxedematous respiratory failure:review of ventilation and weaning principles[J]. Am J Med Sci,2000,320(6):368～373.

149. Guo F,Xu T,Wang H. Early recognition of myxedematous respiratory failure in the elderly[J]. Am J Emerg Med,2009,27(2):212～215.

150. 王效增.膀胱嗜铬细胞瘤并发儿茶酚胺心肌病 1 例[J].中国循环杂志,2004,19(6):438～439.

151. Samaan Na,Hickey RC,Shutts PE. Diagnosis,Localization and management of pheochromocytoma [J]. Cancer,1998,(11):2451～58.

152. Ilias I,Pacak K. Current approaches and recommended algorithm for the diagnostic localization of pheochromocytoma[J]. J Clin Endocrinol Metab,2004(89):479～491.

153. Nambirajan T,Leeb K,Neumann HP,et al. Laparoscopic adrenal surgery for recurrent tumours in patients with hereditary pheochromocytoma[J]. Eur Uro,2005(47):622～626.

154. Pauw RG,van der Werf TS,van Dullemen HM,et al. Mediastinal emphysema complicating diabetic ketoacidosis:plea for conservative diagnostic approach[J]. Neth J Med,2007,65(10):368～371.

155. Macia I,Moya J,Ramos R,et al. Spontaneous pneumomediastinum:41 cases[J]. Eur J Cardiothorac Surg,2007,31(6):1110～1114.

156. Foster GD,Sanders MH,Millman R,et al. Obstructive sleep apnea among obese patients with type 2 diabetes[J]. Diabetes Care,2009,32(6):1017～1019.

157. Shiba T,Sato Y,Takahashi M. Relationship between diabetic retinopathy and sleep disordered breathing[J]. Am J Ophthalmol,2009,147(6):1017～1021.

158. 杨欢,赵文穗,张如根.强化降糖治疗 2 型糖尿病合并阻塞性睡眠呼吸暂停综合征患者的疗效观察[J].中国全科医学,2008,12(8B):1477～1481.

159. 王扬.围月经性哮喘相关发病机制研究及探讨[J].江苏大学学报医学版,2006,16(1):87～88.

160. Beynon HLC. Carbett ND. Barnea PJ. Severe premenstrual exacerbation of asthma. Effect of intramuscular progesgestenone[J]. Lancet 1988,2(8067):370～372.

161. 乐杰.妇产科学[M].第 7 版.北京:人民卫生出版社 2008:326～330.

162. 阚宏,马友章,程磊.肺子宫内膜异位症 1 例[J].中国中西医结合影像学杂志,2009,7(6):477～478.

163. 徐慧,戴元荣,何建波,等.肺部子宫内膜异位症三例[J].现代实用医,2009,21(11):1264～1265.

164. 李汉萍,李诚信.麦格氏综合征与假性麦格氏综合征的鉴别诊断[J].中国实用妇科与产科杂志,1995,11(1):112～13.

165. 施公胜,严家春,王洪培.麦格氏综合征与胸水、腹水关系的研究[J].肿瘤防治研究,1988,15:206～207.

166. Kitaichi M,Nishimura K,Itoh H,et al. Pulmonary lymphangioleiomyomatosis:a report of 46 patients including a clinicopathologic study of prognostic factors[J]. Am J Respir Crit Care Med,1995(151):527～533.

167. Kalassian KG,Doyle R,Kao P,et al. Lymphangioleiomyomatosis:new insights[J]. Am J Respir Crit Care Med,1997(155):1183～1186.

168. 胡红,赵会泽,段晋庆,等.肺淋巴管平滑肌瘤病一例[J].中华结核和呼吸杂志,1998,21:376～377.

169. Gezer S. Antiphospholipid syndrome [J]. Dis Mon,2003,49(12):696～741.

170. Branch DW,Khamashta MA. Antiphospholipid syndrome:obstetric diagnosis,management,and controversies[J]. Obstet Gynecol,2003,101:1 333～1344.

171. Turjanski AA,Finkielman JD,Vazquez Blanco M. Isolated tricuspid valve disease in antiphosphoslipid syndrome [J]. Lupus,1999,8(6):474～476.

172. Sandoval J,Amigo MC,Barragan R,et al. Primary antiphospholipid syndrome presenting as chronic thromboembolic hypertension. Treatment with thromboendarterectomy [J]. J Rheumatol,1996,23(4):772～775.

173. Wiedermann FJ,Lederer W,Mayr AJ,et al. Prospective observational study of antiphopholipid antibody in acute lung injury and acute respiratory distress syndrome comparison with catastrophic antiphospholipid syndrome [J]. Lupus,2003;12(6):462～467

174. Valentine KA. Treatment and prevention of venous thrombolic disease in pregnancy[J]. Curr Opin Pulm Med,1999(5):238～243.

175. Macklon NS. Diagnosis of deep venous thrombosis and pulmonary embolism in pregnancy[J]. Curr Opin Pulm Med,1999(5):233～237.

176. Toglia MR,Nolan TE. Venous thromboembolism during pregnancy:a current review of diagnosis and management[J]. Obstetrical and Gynecological Survey,1997,52:60～72.

177. Hirsh J,Gurdon G,Albers GW,et al. Antithrombotic and thrombolytic therapy 8th ed:ACCP guidelines[J]. Chest,2008,133:71～109.

178. Conde-Agudelo A,Romero R. Amniotic fluid embolism:an evidence-based review[J]. Am J Obstet Gynecol,2009,201(5):445,e1～13.

179. Lark SL. Amniotic fluid embolism[J]. Clinical Obstet Gynecol,2010,53(2):322～328.

180. El-Husseini N,Nader GA,et al. Echocardiographically detected mass"in transit"in early amniotic fluid embol-ism[J]. Eur J Echocardiogr,2006,7(4):332～335.

181. 燕儒.羊水栓塞发病机制、诊断及治疗的研究进展[J].中国妇产科临床杂志,2007,8(6):467～469.

182. 徐永前,梁燕红,况海梅,等.前置胎盘剖宫产并发气体栓塞1例[J].中国实用妇科与产科杂志,2004,20(6):366～367.

183. Nayagam J,Ho KM,Liang J. Fatal systemic air embolism during endoscopic retrograde cholangio-pan-creatography[J]. Anaesth Intensive Care,2004,32(2):260～264.

184. Muth C,Shank E. Gas embolism[J]. N Engl J Med,2000,(2):476～482.

185. Souders JE. Pulmonary air embolism[J]. J Clin Monit Comput,2000,16:375～383.

186. Dombrowski MP,Schatz M. ACOG practice bulletin:clinical management guidelines for obstetrician-gynecologists number 90,February 2008:asthma in pregnancy[J]. Obstet Gynecol,2008,111(2 Pt 1):457~464.

187. National Heart,Lung,and Blood Institute,National Asthma Education and Prevention Program Asthma and Pregnancy Working Group. NAEPP expert panel report. Managing asthma during pregnancy:recommendations for pharmacologic treatment-2004 update[J]. J Allergy Clin Immunol,2005,115:34~46

188. Gluck JC,Gluck PA. Asthma controller therapy during pregnancy[J]. Am J Obstet Gynecol,2005,192:369~380.

189. Martin JN Jr,Blake PG,Lowry SL,et al. Pregnancy complicated by preeclampsia-eclampsia with the syndrome of hemolysis,elevated liver enzymes,and low platelets count. How rapid is postpartum recovery [J]. Obstet Gyneco,l,1990,76:737~741.

190. Isler CM,Barrilleaux PS,Magann EF,et al. A prospective,randomized trial comparing the efficacy of dexamethasone and betamethasone for the treatment of antepartum HELLP syndrome[J]. Am J Obstet Gyneco,l,2001,184:1332~1339.

191. Van Runnard HPJ,Franx A,Schobben AF,et al. Corticosteroids,pregnancy,and HELLP syndrome:a review[J]. Obstet Gynecol Surv,2005,60:57~70.

192. Everett F,Magann MD,James N,et al. Twelve steps to optimal management of HELLP syndrome [J]. Clin Obstet Gynecol,1999,42(3):532~549.

193. NorisM,RemuzziG. Disease of the month:hemolytic uremic syndrome[J]. J Am Soc Nephro,l,2005,16(4):1035~1050.

194. Bosch T,Wendler T. Extracorporeal plasma treatment in thrombotic thrombocytopenic purpura and hemolytic uremic syndrome:a review[J]. Ther Apher,2001,5(3):182~185.

195. Newswanger DL,Warren CR. Guillain-Barre syndrome[J]. Am Fam Physician,2004(69):2405~2410.

196. 耿连霞,王永清,王伯丽.重症格林—巴利综合征呼吸机治疗的指征及护理[J].河北医药,2009,31(15):2011~2012.

197. van Doorn PA,Ruts L,Jacobs BC. Clinical features,pathogenesis,and treatment of Guillain-Barre syndrome[J]. Lancet Neurol,2008,7(10):939~950.

198. 刘银红,许贤豪,侯世芳,等.重症肌无力患者临床绝对评分和电生理检查的相关性研究[J].中国神经免疫学和神经病学杂志,2005,12(2):67~69.

199. 郭采青,许贤豪,顾文英,等.肾上腺糖皮质类固醇对重症肌无力的疗效及其疗程中病情加重的观察[J].中国神经免疫学和神经病学杂志,1995,2(1):4~7.

200. 耿良权,刘会兰,汤宝林,等.自体外周血干细胞移植治疗重症肌无力2例[J].中国组织工程研究与临床康复,2008,12(43):8509~8511.

201. Im SH,Barchan D,Fuchs S,et al. Suppression of ongoing experimental myasthenia gravis by oral treatment with an acetylcholine receptor recombinant fragment[J]. J Clin Invest 1999,104(12):172~181.

202. Chaudhuri KR,Crump S,AL-Sarraj S,et al. The validation of EL Escorial criteria for the diagnosis of amyotrophic lateral sclerosis:a clinicopathological study[J]. J Neurol Sci,1995,129(suppl):11~2.

203. Traynor BJ,Bruijn L,Conwit R,et al. Neuroprotective agents for clinical trials in ALS:A sys-

tematicassessment[J]. Neurology,2006,67(1):20～27.

204. 王禄培.抢救肉毒中毒呼吸肌麻痹的体会[J].中国急救医学,1984(4):29～31.

205. 左庭婷,端青.肉毒毒素的中毒和检测方法[J].微生物学免疫学进展,2003,31(2):87～90.

206. 陈晓香,邱泽武.肉毒中毒的诊断与治疗[J].中国全科医学,2008,11(10B):1854～1855.

207. 王汉斌,赵德禄.急性有机磷农药中毒呼吸衰竭的形成与救治[J].中国急救医学,2003,23(3):133～134.

208. 白杰,杨爽.机械通气在急性有机磷中毒并发呼吸衰竭中的应用[J].临床荟萃,2005,20(16):1053～1055.

209. 黄桂平.帕金森病的临床研究及展望[J].医学综述,2008,14(13):2023～2026

210. 梁天佳.帕金森病的治疗研究进展[J].医学综述,2010,16(9):1365～1368

211. Askenasy JJ. Sleep disturbances in parkinsonism[J]. J Neural Transm,2003,110(2):125～150.

212. Yoshida T,Kono I,Yoshikawa K,et al. Improvement of sleep hypopnea by antiparkinsonian drugs in a patient with Parkinson's disease:a polysomnographic study[J]. Intern Med,2003,42(11):1135～1138.

213. Malow BA,Levy K,Maturen K. Obstructive sleep apnea is common in medically refractory epilepsy patients[J]. Neurology,2000,55(7):1002～1007.

214. Malow BA,Weatherwax Kj,Chervin RD et al. Identification and treatment of obstructive sleep apnea in adults and children with epilepsys:a prospective pilot study[J]. Sleep Med,2003,4(6):509～15.

215. 康宏,李瞬伟,张玉涛,等.癫痫与睡眠呼吸暂停综合征的关系[J].中华神经科杂志,2002,35(4):73～74.

216. Katz SL. Polio-new challenges in 2006[J]. J Clin Viro,l,2006,36(3):163～165.

217. Pouget J. A new type of periodic paralysis:Andersen-Tawil syndrome[J]. Bull Acad Natl Med,2008,192(8):1551～1556.

218. 朱颖,陈慧娟,李淑娟,等.低钾型周期性麻痹血清肌酶改变及意义[J].中国实用神经疾病杂志,2008,11(11):27～29.

219. Bagley WH,Yang H,Shah KH. Rhabdomyolysis[J]. Intern Emerg Med,2007,2(3):210～218.

220. Sauret JM,Marinides G,Wang GK. Rhabdomyolysis[J]. Am Fam Physician,2002,65(5):907～12.

221. Chatzizisis YS,Misirli G,Hatzitolios AI,et al. The syndrome of rhabdomyolysis:complications and treatment[J]. Eur J Intern Med,2008,19(8):568～74.

222. Freedberg IM,Eisen AZ,Wolff K,et al. Fitzpatrick's dermatology in General Medicine[M]. 5th ed. McGRAW-HILL,1999:1275～1278.

223. White JW,Winkelmann RK. Weber -Christian panniculitis:a review of 30 cases with this diagnosis[J]. J Am Acad Dermatol,1998(39):56～62.

224. 吴凝萃,于安民,杨景春.结节性脂膜炎40例临床分析[J].中华内科杂志,1982,21:346～348.

225. 王鹰,刁庆春.特应性皮炎病因及发病机制的研究进展[J].国外医学皮肤性病学分册,2002,28(3):154～157.

226. Rosenwasser LJ. Genetics of asthma and atopy[J]. Toxicol Letters,1996,86(2～3):73～77.

227. Shaikh N. Emergency management of fat embolism syndrome[J]. J Emerg Trauma Shock,2009,2(1):29～33.

228. Bulger EM,Smith DG,Maier RV,et al. Fat embolism syndrome:A 10-year review[J]. Arch

Surg,1997,132(4):435~439.

229. 刘安庆,尚宏喜,胡利君,等.脂肪栓塞综合征的预防与诊治[J].中华创伤杂志,2007,2(7):527~528.

230. 尹国强,郝进芳,任广城,等.39例创伤性脂肪栓塞综合征患者的治疗分析[J].中华急诊医学杂志,2005,14(11):952~954.

231. Robert MK,Vivek NA,Stephen WC. Pulmonary complications of solid organ and hematopoietic stem cell transplantation[J]. Am J Respir Crit Care Med,2004,170(1):22~48.

232. Jason DC,Robert MK,Alberto P,et al. Clinical risk factors for primary graft failure following lung transplantation[J]. Chest,2003,124(4):1232~1241.

233. Haydar AA,Denton M,West A,et al. Sirolimus-induced pneumonitis:three cases and a review of the literature[J]. Am J Transplant,2004,4(1):137~139.

234. Arguedas MR,Abrams GA,Krowka MJ,et al. Prospective evaluation of outcomes and predictors of mortality in patiens with hepatopulmonary syndrome undergoing liver transplantation[J]. Hepatology,2003,37(1):192~197.

235. Hopkins PM,Aboyoun CL,Chhajed PN,et al. Prospective analysis of 1,235 transbronchial lung biopsies in lung transplant recipients[J]. J Heart Lung Transplant,2002,21(10):1062~1067.

236. Estenne M,Maurer JR,Boehler A,et al. Bronchiolitis obliterans syndrome 2001:an update of the diagnostic criteria[J]. J Heart Lung Transplant,2002,21(3):297~310.

237. Bruce AJ,Aldo TI,Adriana Z,et al. Statin use is associated with improved function and survival of lung allografts[J]. Am J Respir Crit Care Med,2003,167(9):1271~1278.

238. Gao SZ,Chaparro SV,Perlroth M,et al. Post-transplantation lympho proliferative disease in heart and heart-lung transplant recipients:30-year experience at stanford university[J]. J Heart Lung Transplant,2003,22(5):505~514.

239. Robert MK,Vivek NA,Stephen WC. Pulmonary complications of solid organ and hematopoietic stem cell transplantation[J]. Am J Respir Crit Care Med,2004,170(1):22~48.

240. Singh N,Paterson DL,Chang FY,et al. Methicillin-resistant staphylococcus aureus:the other emerging resist gram-positive coccus among liver transplantation recipient[J]. Clin Infect Dis,2000,30(2):322~327.

241. Sternberg RI,Baughman RP,Dohn MN,et al. Utility of bronchoalveolar lavage in assessing pneumonia in immunosuppressed renal transplant recipients[J]. Am J Med,1993,95(5):358~364.

242. Torre CJ,Dela MM,Lopez CP,et al. Effectiveness of daily low-dose cotrimovazole prophylaxis for pneumocystis carinii pneumonia in liver transplantation-an open clinical trial[J]. Transplantation,1996,62(10):1519~1521.

243. 侯铁胜.脊髓损伤治疗的研究现状及其展望[J].第二军医大学学报,2001;22(10):902~903.

244. 赵定麟.颈髓损伤早期及后期处理的基本原则[J].中华骨科杂志,1997;17(8):532~534.

245. 王道新,李翔.急性脊髓损伤中继发性损伤的治疗进展[J].临床骨科杂志,1999;2(3):235~236.

246. Bose B. Anterior cervical fusion using Caspar plating:analysis of results and review of the literature[J]. Surg Neurol,1998,49(1):25~31.

247. 余秉翔,徐萍,刘又宁.膈肌麻痹[J].中华结核和呼吸杂志,1995,18(2):103~104.

248. 李锡莹.膈肌疾病.陈灏珠主编.实用内科学[M].下册.第11版.北京:人民卫生出版社,2001:1661.

249. Sugrue M. Abdominal compartment syndrome[J]. Curr Opin Crit Care,2005,11(4):333～338.

250. Hong JJ,Cohn SM,Perez JM,et al. Prospective study of the incidence and outcome of intra-abdominal hypertension and the abdominal compartment syndrome[J]. Br J Surg,2002,89(5):591～596.

251. Dolores-Velasquez R,Sauri-lc LF,Sanchez-Lozada R. Efficacy of decompression treatment of abdominal compartment syndrome[J]. Gac Med Mex,2003,139(5):459～463.

252. Ayhan Kacaz,Ali Polat,Yilmaz User,et al. Octreotide Improves Reperfusion-Induced Oxidative Injury in Acute Abdominal Hypertension in rats[J]. J Gast Surg,2004,8(1):113～119

253. 韩江娜,朱元钰,李舜伟.高通气综合征的临床诊断与治疗[J].中华结核和呼吸杂志,1998,21(2):98～101.

254. 杨红.惊恐障碍患者发病原因与病理机制的探讨[J].中华现代临床医学杂志,2005,3(5):411～413.

255. 张琳.惊恐障碍的药物治疗[J].国外医学精神病学分册,2000,27(3):166～170.

256. 刘振邦,董兵,陈东红,等.上腔静脉综合征的诊断与外科治疗(附27例报告)[J].临床外科杂志,2005,13(4):237～238.

257. Rowell NP,Gleeson FV. Steroids,radiotherapy,chemotherapy and stents for superior vena caval obstruction in carcinoma of the bronchus:a systematic review[J]. Clin Oncol(R Coll Radio),2002,14(5):338—351.

258. 胡育新,江莺,严俊,等.急诊状态下肺癌伴恶性心包积液的治疗和预后[J].第二军医大学学报,2009,30(5):583～585.

259. Deltoro G,Morris E,Cairo MS. Tumor lysis syndrome:pathophysiology,definition,and alternative treatment approaches[J]. Clin Adv Hematol Onco,1,2005,3(1):54～61.

260. 云芬,张秀英.急性肿瘤溶解综合征诊断与治疗[J].中国肿瘤临床,2004,31(6):354～346.

261. 立明,胡建国,尹邦良,等.体外循环中含氧血持续肺动脉灌注的肺保护作用[J].中南大学学报(医学版),2005,30(4):413～416.

262. Asimalopouloe G,Taylor KM,Smith PL,et al. Prevalence of acute respiratory distress syndrome after cardiopulmonary bypass[J]. J Thorac Cardiovasc Surg,1999,117(3):620～621.

263. 林耀广着.系统性疾病和肺[M].2版.北京:科学出版社,2007:546～547.

264. Wan T S,Yip S F,Yeung Y M,et al. Fatal diffuse alveolar damage complicating acute myeloid leukemia with abnormal eosinophils and trisomy X [J]. Ann Hematol,2002,81(2):167～169.

265. 张素芬,郭步云,王海林,等. 白血病肺脏损害的临床及病理[J]. 中华内科杂志,1994,33(2):99～100.

266. 李云江,藏旭.白血病肺浸润和并发症的病理X线分析[J].中华放射学杂志,1998,12(1):9～11.

267. 余安清,张文.白血病肺部表现的临床分析[J].白血病·淋巴瘤,2006(2):135～136.

268. Laura E,Heyneman,Takeshi Johkoh,et al. Pulmonary leukemic infiltrates:high resolution CT findings in 10 patients[J]. AJR,2000,174(2):517～521.

269. Spitzer TR. Engraftment syndrome following hematopoietic stem cell transplantation [J]. Bone Marrow Transplant,2001,27(9):893～898.

270. Griese M,Rampf U,Hofmann D et al. Pulmonary complications after bone marrow transplantation in children:twenty four years of experience in a single pediatric center[J]. Pediatr Pulmonol,2000(30):393～401.

271. Afessal B,Litzow MR,Tefferi A. Bronchiolitis obliterans and other late onset non-infectious pulmonary complications in hematopoietic stem cell transplantation[J]. Bone Marrow Transplantation,2001,28:425～434.

272. Freudenberger TD,Madtes DK,Curtis JR,et al. Association between acute and chronic graft-versus-host disease and bronchiolitis obliterans organizing pneumonia in recipients of hematopoietic stem cell transplants[J]. Blood,2003(102):3822～3828.

273. Kantrow SP,Hackman RC,Boeckh M et al. Idiopathic pneumonia syndrome:changing spectrum of lung injury after marrow transplantation[J]. Transplantation,1997,63:1079～1086.

274. 周晓沪,邵环鲁. 30 例尿毒症肺的临床分析[J]. 临床肺科杂志,2000,5(2):112.

275. 方海城. 尿毒症胸部 X 线表现 120 例分析[J]. 广东医学院学报,2002,20(6):454～455.

276. Diana Tilton. Central venous access device infections in the Criticai Care Unit[J]. Crit Care Nurs. 2006,29(2):117～122.

277. Keri Hall,Barry Farr. Diagnosis and management of long-term central venous catheter infections [J].JVIR,2004(4):327～334.

278. Polderman KH,Girbes ARJ. Central venous catheter use,part 2:infectious complications[J]. Intensive Care Med,2002,28:18～28.

279. 陈惠,石汉文,田英平.百草枯中毒致肺损伤的研究进展[J].临床荟萃,2006,21(2):146～148.

280. 王一镗.急诊医学[M].北京:清华大学出版社,2008.

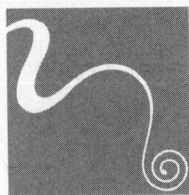

第三篇
机械通气及其新进展

第一章　机械通气的模式

机械呼吸类型可分为四类：指令（控制）、辅助、支持和自主呼吸。

第一节　常用通气模式

常见通气模式包括辅助—控制通气（assist-controlled ventilation，A-C/V）、间歇指令通气（intermittent mandatory ventilation，IMV）、同步间歇指令通气（synchronized intermittent mandatory ventilation，SIMV）和压力支持通气（pressure support ventilation，PSV）。

一、控制通气

控制通气（controlled ventilation，CV）又称指令性通气，通气机以预设频率定时触发，并输送预定潮气量。通气机完全代替患者的自主呼吸。

【分型】

1. 容量控制通气（volume controlled ventilation，VCV）：即传统意义上的控制通气。潮气量、呼吸频率、吸呼气时间比完全由呼吸机控制。多联合呼吸末正压，可为容量和时间转换。

2. 压力控制通气（pressure controlled ventilation，PCV）：其压力为梯形波和方波，流量为递减波，呼吸频率、吸呼气时间比完全由呼吸机控制，气道压力不变，但潮气量随气道阻力和呼吸系统的顺应性改变而发生变化，目前逐渐取代容量控制通气。

【控制通气模式的应用】

1. 严重呼吸抑制或呼吸暂停，如麻醉、中枢神经系统功能障碍、神经肌肉疾病、胸部外伤或药物过量等。

2. 在呼吸肌疲劳或衰竭情况下应用 CV,可最大限度减轻呼吸肌负荷,降低呼吸氧耗,有利于呼吸肌休息,消除疲劳。

3. 为心肺功能储备差的患者提供最大呼吸支持,以减少患者的呼吸用力和焦虑,缓解急性冠状动脉缺血。

4. 在实施"非生理性"特殊通气方式,如反比通气、分侧肺通气、低频通气以及在闭合性颅脑损伤时,为减少脑血流和降低颅内压故意采用过度通气等。

5. 对患者呼吸力学的监测,如呼吸阻力、顺应性、内源性 PEEP(PEEPi)、潮气末 CO_2 浓度、呼吸功等,只有在控制通气时测定才准确可靠。

二、辅助—控制通气

辅助—控制通气(assist-controlled ventilation,A-C/V)也可分为定容型(V-A/C)和定压型(P-A/C)。其将辅助通气(AV)和控制通气(CV)的特点结合应用。如 AV 那样,患者的吸气用力触发通气机送气可决定通气频率;然而又如 CV,预设通气频率的"程序"也输入通气机作为备用。因此,患者依靠吸气用力的触发可选择高于预设频率的任何频率进行通气。

【基本特征】

如果患者无力触发或自主呼吸频率低于预设频率,通气机即以预设频率取代自主呼吸来传送潮气量,相当于控制通气。如果有吸气触发,且自主呼吸频率高于预设频率时为辅助通气。总之,它既可提供与自主呼吸同步的通气,又能保证自主呼吸不稳定患者的通气安全,提供不低于预设水平的通气频率和通气量。

A-C 模式大多以容量转换型通气来实行,应用容量转换 A-C/V 时,需预设触发灵敏、潮气量(V_T)、频率(备用频率)、吸气流速或流速波型。近年来已有通气机以压力转换通气模式来实现 A-C/V。此时需预设的通气机参数有触发敏感度、吸气压力水平、吸气时间(Ti)和通气频率(备用频率)。

【A/C 模式的应用】

1. 用于呼吸衰竭的治疗:心肺复苏、严重呼吸中枢抑制的患者应首选,在神经—肌肉疾病和气道阻塞性疾病中也较常用。而在肺实质或肺间质疾病,容易导致人机配合不良,应注意通气参数的调节,适当应用镇静剂和肌松药。

2. 用于呼吸力学的精确检测:此时需完全抑制自主呼吸和选择方形流量波。

【参数调节】

1. 触发灵敏度:压力触发一般为 $-1 \sim -2$ cmH$_2$O,流量触发一般为 $1 \sim 2$ L/min。

2. 潮气量：一般为 $10\sim15$ mL/kg，并适当应用 PEEP 或 sign 功能。在肺过度充气和 ALI/ARDS 时应强调低潮气量（$6\sim8$ mL/kg）；肺容积显著缩小时，应使用中等潮气量（$8\sim12$ mL/kg）。

3. 吸气流量和流量波形：给呼吸平缓的患者选择方形流量波、正弦波和递减波皆可，流速应较低；而呼吸较快的患者应选择递减波和较高的吸气峰流速。不适合的吸气流速是辅助通气时增加呼吸功和人机配合不良的主要因素之一，需特别注意。

4. 呼吸频率：呼吸中枢显著受抑制或合并严重的呼吸肌疲劳时，应以控制通气为主，呼吸背景频率应稍快，一般为 $14\sim18$ 次/min。严重肺过度充气应减慢呼吸频率。若患者有一定的自主呼吸能力，可选择较低的背景频率，实际呼吸频率由自主呼吸决定，为防止通气不足，一般最低呼吸频率设置在 10 次/min。

5. 吸呼比：对气道、肺组织基本正常的患者，一般吸呼比为 1：2；阻塞性通气功能障碍者应延长，限制性通气功能障碍者应缩短。

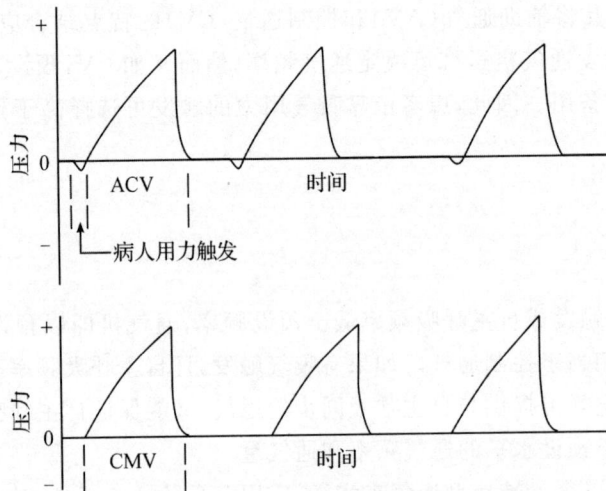

辅助和控制通气的不同之处在于辅助通气可见有吸气触发，压力下降

图 3-1-1　辅助、控制通气的压力时间曲线

三、间歇指令通气和同步间歇指令通气

(一)间歇指令通气(IMV)

是指通气机以预设指令频率和呼吸周期向患者传送常规通气，每个送气过程由预设潮气量和吸气时间完成。在两次机械呼吸之间允许患者自由呼吸。若呼吸机与自主呼吸同步则为同步间歇指令通气。可分为定容型和定压型。

(二)同步间歇指令通气(SIMV)

若呼吸机送气与自主呼吸同步，则为同步间歇指令通气。现代呼吸机的 IMV 皆有同步功能，除非有特殊说明，一般情况下 IMV 与 SIMV 通用。

【SIMV 基本特征】

当潮气量适当时,辅助强度随预设频率增加而增加。若预设频率足以抑制自主呼吸频率,则为控制通气;若自主呼吸频率较小,机械通气量显著高于自主通气量,其作用类似辅助通气。也就是说预设背景频率过高会抑制自主呼吸;辅助频率下降,会伴随呼吸驱动增强和自主呼吸频率增加。

增加指令通气频率和潮气量即增加通气支持的比例,直至达到完全控制通气。逐渐减少背景频率即逐步增加患者的自主呼吸用力,有利于撤机的进行。

如果在患者刚建立机械通气时就仅需部分通气支持,那么一开始就应用 SIMV 比应用完全控制通气对患者的心血管系统及肝、肾血流等影响要小,更少发生机械通气并发症。特点是呼吸机设定一定的触发窗,一般为呼吸周期时间的后 25%,在这段时间内,自主吸气动作可触发呼吸机送气,若无自主呼吸,在下一呼吸周期开始时,呼吸机按 IMV 的设置要求通气。现代呼吸机皆有同步功能,IMV 和 SIMV 具有相同的含义。

大多数通气机的 SIMV 模式,指令通气以容量切换方式来实现,此时需预设潮气量(V_T)、流速或(和)吸气时间(T_i)、指令通气频率和触发敏感度。现有通气机以压力切换方式来实行指令通气。此时需预设压力水平、T_i、指令通气频率及触发敏感度。

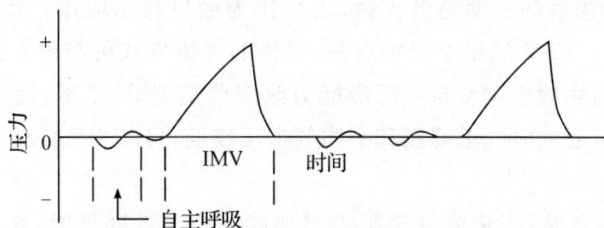

图 3-1-2　间歇指令通气压力—时间曲线

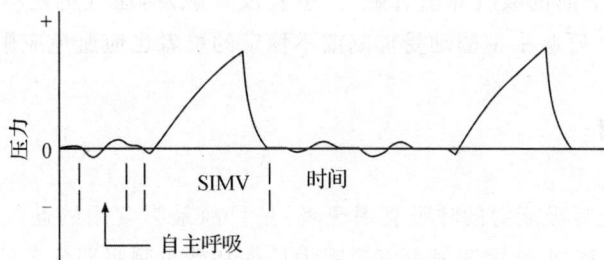

图 3-1-3　SIMV 的压力—时间曲线

【SIMV 的临床应用】

1. 治疗呼吸衰竭:因为有较大的支持程度变化范围,故可用于各种呼吸衰竭的治疗,尤其是具有一定自主呼吸能力者。潮气量、吸气流速、吸气时间与 A/C 模式相似。呼吸频率根据通气需求调节,即在保持适当缓解呼吸肌疲劳的基础上,使动脉血气维持在正常或接近发病前的水平。

2. 用于机械通气的脱机过程：准备脱机时选择 SIMV 模式，使动脉血气维持在正常水平，随后逐渐降低设定的背景频率次数，1～4 h 减少 1～3 次，若设定频率为 4～6 次/min，并可维持数小时，则有可能脱机。

四、压力支持通气

压力支持通气（pressure support ventilation，PSV）或称吸气压力支持（inspiratory pressure support，IPS），在 Drager EVita-4 中 PSV 又称为辅助自主呼吸（assisted sponta-neous breathing，ASB）或称吸气流量辅助（inspiratory flow assist，IFA）

【PSV 的基本特性】

患者吸气触发后，通气机提供预设气道正压，以帮助患者克服吸气阻力和扩张肺脏，减少或避免吸气肌用力。吸气末预设的气道正压消失，允许患者无妨碍地呼气。根据选择恰当的压力支持水平，患者能得到所需要的呼吸辅助，而患者仍能自己决定流速方式、呼吸深度、吸气和呼气时间。

PSV 既可作为患者的长期通气支持，也可作为撤机技术应用。借助良好的面罩，还可进行无创性通气。PSV 的最重要特点是：提供的气流方式可与患者的吸气流速需要相协调，可根据患者的病理生理及自主呼吸能力改变调整 PSV 水平，提供恰当的呼吸辅助功。同步性能良好，通气时气道峰压和平均气道压较低，可减少气压伤等机械通气的并发症。

PSV 的主要缺点是，当患者气道阻力增加或肺顺应性降低时，如不及时增加 PS 水平，就不能保证足够潮气量。因此，呼吸力学不稳定或病情在短期内可能迅速变化者应慎用 PSV。此外，PSV 时的吸气靠患者触发，患者没有触发，通气机就不提供通气支持，而可引起窒息。因此，呼吸中枢驱动受抑制或不稳定的患者也应避免应用 PSV。

【PSV 的临床应用】

1. 用于有一定呼吸能力的呼吸衰竭患者：是目前最为常用的通气模式，有良好的生理学效应和人机关系，但慎用于显著气道阻力增加和严重呼吸肌疲劳的患者，禁用于无自主呼吸或自主呼吸极弱的患者。

2. 用于机械通气的脱机：PSV 时，呼吸机可支持每一次呼吸，自主呼吸也可对每一次呼吸进行调节，有利于辅助通气向自主通气过渡。当 PSV 的支持压力为 5～8 cmH_2O 时，其作用仅相当于克服管道和按需阀的阻力，此时，若患者表现为稳定的自主呼吸，动脉血气基本正常，且吸氧浓度降至 40% 以下时可脱机。

3. 呼吸肌疲劳的恢复：根据支持压力的大小可灵活确定减少呼吸肌做功的强度，对呼吸生理无明显影响。

【PSV 的设置和调节】

需仔细调整两个参数:吸气触发灵敏度和压力支持(PS)水平。恰当的触发灵敏度通常为$-0.5\sim-1.5$ cmH$_2$O,流速触发为 $2\sim3$ L/min,遇 PEEPi 时应对 PEEP 作相应调整。常用的 PS 水平为 $5\sim30$ cmH$_2$O。开始时,通常调整 PS 水平使潮气量达 $8\sim10$ mL/kg,呼吸频率 $15\sim25$ 次/min,同时观察患者是否有呼吸困难体征,如吸气时有无胸锁乳头肌收缩等。

随着患者病情好转和呼吸肌疲劳的恢复,应及时降低 PS 水平,以便让患者的呼吸肌得到锻炼。当 PS 水平降至 5 cmH$_2$O(COPD 行气管插管患者 $8\sim10$ cmH$_2$O)时,一般认为此时所提供的 PS 仅够用于克服通气机活瓣和回路的阻力所需的额外呼吸功。

为了通气安全,新式通气机常设有"窒息通气(apnea ventilation)"功能,或称"后备通气"(back up),当患者无力触发或预定时间($15\sim60$ 秒内可调)内未触发时,通气机自动转换到"窒息通气",为患者输送预定潮气量、频率、吸呼比和吸氧浓度的指令通气,同时发出报警。PSV 也可以和 SIMV、双相气道正压(BIPAP)、压力释放通气(APRV)等模式联合应用。近年为使 PSV 模式的人—机协调更趋完善,还增加了"压力上升时间"可调、"呼气触发"(吸气至呼气的转换)灵敏度可调等功能。

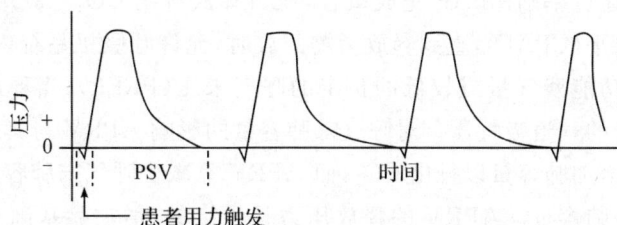

图 3-1-4 PSV 的压力—时间曲线

（黄志俭）

第二节 自主呼吸支持模式

近年来通气模式的发展趋势是保持和扶持自主呼吸,保留自主呼吸降低胸内压,增加重要脏器的血流灌注,改善和促使萎陷的肺泡复张,便于气道分泌物的廓清等。

一、持续气道正压通气

持续气道正压通气(continuous positive airway pressure,CPAP)是在自主呼吸条件下,整个呼吸周期内(无论吸气或呼气时)气道均保持正压。CPAP 的实施通常经面罩来进行,所加压力水平根据病情和治疗的需要,一般在 $0\sim15$ cmH$_2$O 之间选择。凡应用 CPAP 者,其中枢呼吸驱动应正常或偏高,具有较强的自主呼吸能力,因为 CPAP 时,基本不提供通气辅助功能。

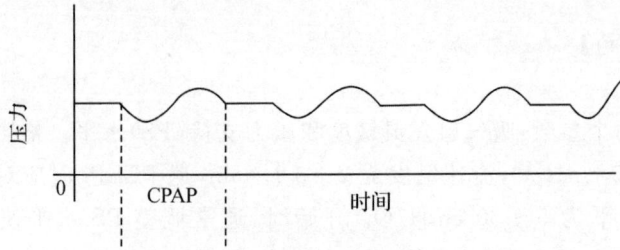

图 3-1-5　CPAP 图中低波幅波动为自主呼吸波形，
向上的压力代表呼气

二、气道压力释放通气

【气道压力释放通气(APRV)基本工作原理】

　　APRV 是一种压力控制、时间触发、压力限制和时间切换型通气模式，也是一种减轻肺过度扩张的技术。它既可以在自主呼吸情况下提高肺泡的通气改善患者的氧合，也能应用于窒息患者，通过基础 CPAP 完成氧合，压力释放排出 CO_2。应用此模式时先维持较高的基础压力水平(CPAP)，直到释放活瓣开放时，允许呼吸机系统内压力降低到预定的水平，一般降到功能残气量或较低的预定的呼气末压(PEEP)；当释放瓣重新关闭时，迅速充气恢复原来的气道吸气压。对呼气末肺容量的影响 APRV 与其他常规通气相反，常规通气时，吸气增加肺容量以排出 CO_2，而 APRV 靠减少呼气末肺容量达到此目的，同时可避免过大静态肺容量。APRV 的释放压力是预定的，增加靠基础 CPAP 压力水平、高压持续时间或增加吸氧浓度(FiO_2)来改善；CO_2 的排出是通过增加 APRV 的释放频率和释放压力改变的作用。

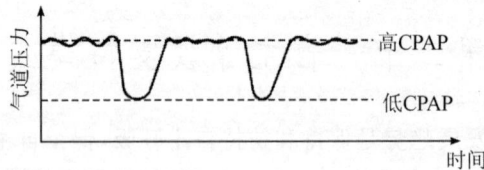

自主呼吸重叠在高压 CPAP 和低压 CPAP 上
图 3-1-6　气道压力释放通气的压力—时间曲线模式图

【APRV 常用的术语】

　　使用 APRV 模式，常需要调整 4 种呼吸参数，即高压(high pressure, P_{high})、低压(low pressure, P_{low})、高压持续时间(T_{high})、低压持续时间(T_{low})。P_{high} 是两种压力水平中较高的压力，也就是我们所说的基础 CPAP，让基础 CPAP 保持在有利于使萎陷肺泡复张的水平。P_{low}是较低水平的压力,也就是高水平压力释放后的压力,让释放压力后的 CPAP 保持在有利于保持肺泡开放的水平,从而减低呼吸机相关性肺损伤(ventilator induced lung injury,VILI)的发生。至于 T_{high}、T_{low} 主要是根据临床实际需要来进行调整。在进行通气时平均气道压(P_{mean})可用下面公式计算得出:$P_{mean} = (P_{high} \times T_{high}) + (P_{low} \times T_{low})/T_{low} + T_{high}$,当然一些呼吸机可自动测算出平均气道压的数值。

【APRV 模式的应用】

目前国内还没有关于 APRV 的使用指南。根据欧美急性呼吸窘迫综合征协会倡议及相关文献报道总结如下。

治疗急性肺损伤时,可将 P_{High} 设置在 35 cmH₂O 以下,因为大于此值时容易导致肺损伤;P_{low} 可根据 P-V 曲线的低位拐点来确定,一般稍高于低位拐点,如果低拐点不能确定,取 10 cmH₂O 左右为宜;T_{high} 最低值为 4 秒,其目的是利用 CPAP 的作用复张萎陷的肺泡,防止小气道的周期性开放和闭合引起的肺损伤,达到最佳改善肺顺应性效果。

T_{low} 是四个参数中较为重要的参数之一,Early writing 建议通常应该把它设为 1.5 秒,这样能完全排出肺内的气体。动物实验研究发现,如果 T_{low} 过长(3～4 秒)会有负面影响,气管内渗出物增多,而且会影响肺泡的复张导致肺泡塌陷。相反,如果 T_{low} 时间过短,会使呼气不足,增加死腔通气,发生高碳酸血症和损害血流动力学,所以恰当的 T_{low} 是十分重要的。理论上,最佳的 T_{low} 既允许充分的通气,又能阻止肺慢时间常数区(顺应性高或呼气阻力大的区域)的完全呼气,这样可产生 PEEPi,有利于肺泡的复张。T_{low} 的计算主要依靠呼气时间常数,是呼吸系统的顺应性与气道阻力的乘积($T = C_{rs} \times R_{Aw}$)。据此,在顺应性低的状态如 ALI,呼气时间常数小,所以 T_{low} 设置的时间相对短;气道阻力高的疾病如哮喘,时间常数大,所需的 T_{low} 就长。在实际应用中,由时间常数计算 T_{low} 用得较少,通常采用近似的方法,也就是通过观察时间流量曲线,当呼气流速降低到峰流速的 25%～50% 时的时间为 T_{low} 的持续时间。并不是使用 APRV 后能立即改善病人的状况,往往需要数小时才能观察到它的治疗效果。

【APRV 通气模式的优点】

用 APRV 通气时,可将 P_{high} 压力水平设置为吸气末肺泡压,即平台压(P_{plat})< 35 cmH₂O 水平可达到最佳的呼气末肺容积(end expiratory lung volume,EELV),使肺泡复张。这种肺保护性通气策略首先可以预先限制气道压力,防止肺泡的过度扩张和高容积性肺损伤;其次 APRV 是通过降低气道压来产生潮气量的,而不是通过升高气道压影响潮气量的大小,降低的肺容积可进一步防止肺的过度充气和高容积性肺损伤;再者,维持恒定的气道压能更有效地复张肺泡组织并且能防止和限制因肺泡反复开放导致的低容量性肺损伤。APRV 最主要的优势是根据病人的需要允许自主呼吸,而机械通气时保留自主呼吸对胸腔静脉回流有益。

【APRV 通气模式的不足】

和其他压力通气模式一样,APRV 容易受肺顺应性和气道阻力的影响。严重气流阻塞的患者不能应用 APRV,必须仔细检测每分通气量。如果呼吸频率大于 30 次/min 可产生过高的内源性呼气末正压(PEEPi)。由于 APRV 允许病人在整个通气周期保留自主呼吸,而且自主呼吸不受限制,所以几乎不存在人机不同步的问题,但当自主吸气努力和压力释放同时发生时病人会有不适感。其次,作为一种新的通气模式,和其他常用通气模式相比,临床研究和实际应用经验相对有限,许多临床医生对这种新的模式使用不熟悉,理解不够,加之有些地方硬件的限制,阻碍了 APRV 的推广和实施。

【APRV 通气模式的撤机】

目前,APRV 的撤机理论主要依据现有临床常规撤机的方法和原理,根据呼吸衰竭的征象以及影响撤机的一些相关因素,如是否有大量的气道分泌物、气管痉挛、败血症、焦虑等和一些血气、呼吸动力学指标。

APRV 撤机时最主要调节 P_{high} 和 T_{low} 这两个参数。准备撤机时,根据病人的耐受情况,逐渐下调 P_{high},每次 2~3 cmH$_2$O,延长 T_{low} 0.5~2.0 秒,其最终目的是转变成 6~12 cmH$_2$O 压力水平的 CPAP 通气模式,然后停止通气或给病人拔管。如果病情比较严重,撤机应缓慢,撤机过程严密检测病人的血气、分钟通气量等情况。

三、双相气道正压通气

双相气道正压通气(bi-phasic positive airway pressure,BIPAP)是让患者的自主呼吸在高压水平的 CPAP 和低压水平的 CPAP 的基础上来进行,气道压力周期性地在高压力和低压力两个水平之间转换,每个压力水平均可独立调节,以两个压力水平之间转换引起

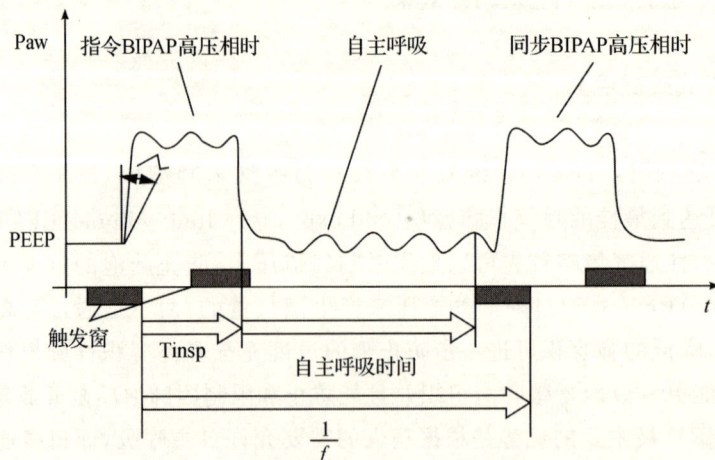

图 3-1-7 双相气道正压通气的时间—压力曲线

的呼吸容量改变来起到机械通气辅助的作用。目前主要用于 ALI/ARDS 等限制性肺疾病的患者。

【双相气道正压通气的基本特性】

1. 无自主呼吸时为传统的压力控制通气。
2. 当高压和低压水平相同时为 CPAP 通气模式。
3. 有自主呼吸时为 BIPAP。

【ARDS 患者的设置】

ARDS 的通气目标是:增加平均气道压,让萎陷肺泡复张,APRV-BIPAP 的设置:

方法一:T_{high} 2~5 s,T_{low} 0.5~1.5 s(相当于 APRV 频率 9~24/min),P_{low} 5 cm H_2O,P_{high} 在 P_{low} 之上 15~35 cmH_2O,取决于 V_T 和平均气道压。

方法二:P_{low} 在 P-V 曲线低拐点以上 1~2 cmH_2O,P_{high} 在 P-V 曲线高拐点以下,T_{high} 2~4 s,T_{low} 2~4 s。

四、自动变流

自动变流(AutoFlow)是一种与 VCV 模式相结合的辅助通气技术,其目的在于在保持 VCV 供气量稳定的同时,尽量降低气道压,并且最大限度地发挥自主呼吸。

【工作原理及特点】

容积控制通气(VCV)模式是临床最常用的通气模式之一,其优点是能保证一定的通气量。但当采用这种模式时,若气道阻力大或呼吸顺应性差,则吸气峰压往往较高,并且在 VCV 模式通气中不能自由叠加自主呼吸,使得自主呼吸的优势在这种模式下不能得到应有的发挥。自动变流是一种与 VCV 模式相结合的附加功能,能自动通过调节吸气气流使得在保证同样潮气量的前提下气道峰压降至最低,同时在整个吸气和呼气相均允许自主呼吸,减少人机拮抗的发生,提高人机同步性。

【具体实施的要点】

1. 呼吸机根据当时监测的气道阻力和胸肺顺应性的情况以及预置潮气量和吸气时间的大小,来调整供气流速(通常为减速波),以最低的压力送入预置潮气量。

2. 若气道阻力和胸肺顺应性发生变化,则每次供气时相应增加或降低气道压 3 cmH_2O,但不高于压力报警高限以下 5 cmH_2O,否则压力和潮气量报警。

3. 与双相气道正压通气和压力释放通气类似,自主呼吸在任何时候都可以通过高灵敏的吸呼阀自由呼吸,但通气量的大小由呼吸机和自主呼吸共同决定,在预置潮气量上下波动,并受潮气量报警限的限制。

(黄志俭)

第三节 双重控制模式

双重控制模式(dual controlled modes)是让通气机建立自动反馈功能,在患者的呼吸阻力和呼吸用力不断变化的情况下,对通气压力和容积进行双重控制来达到预定的目标潮气量,从而使通气支持水平能适应患者的呼吸能力和通气需要。

一、压力调节容积控制通气

【工作原理】

压力调节容积控制通气(pressure regulated volume controlled ventilation,PRVCV)模式的工作原理是:微电脑连续测定肺胸顺应性,根据容积—压力关系计算下一次通气要达到预设潮气量所需的压力,自动调整预设吸气压力水平(通常调至计算值的75%)。通过每次呼吸的连续测算和调整,使实际潮气量与预设潮气量相符。PRVCV 基本通气模式是压力控制通气(PCV),为了保证 PCV 时 V_T 的稳定,微电脑根据每次呼吸测定的肺胸顺应性的压力—容积关系自动调节 PC 水平,以保证 V_T 达预设值。

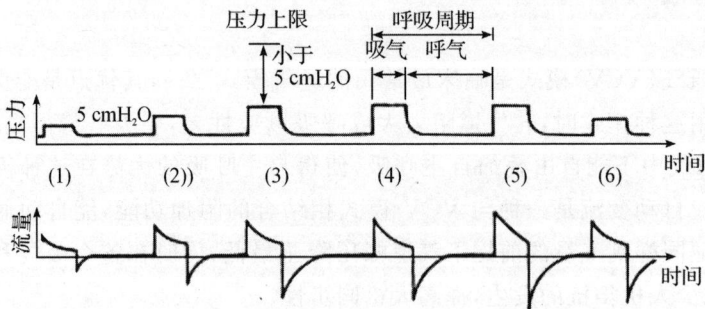

(1)在 5 cmH_2O 的通气水平测定顺应性;(2)~(3)增大通气压力达到预设潮气量;(4)~(5)通气压力稳定;(6)通气压力下降,降至预设潮气量

图 3-1-8 压力调节容积控制通气模式图

【PRVCV 的优点】

1. 人机协调性好,可减少或避免镇静剂和肌松剂的使用;

2. 潮气量恒定,避免了 PCV 通气时密切监测潮气量和频繁调整吸气压力的需要,减少工作量;

3. 因吸气流速为减速波,气道阻塞时可减少涡流,从而减少压力消耗,降低气道峰压,避免呼吸机相关性肺损伤(VILI)的发生。

【PRVCV 的缺点】

如预设压力高限水平过低时,不能保证潮气量,会导致通气不足。

二、容积支持通气

容积支持通气(volume support ventilation,VSV)主要见于西门子 300/300A 呼吸机,是 PRVCV 与 PSV 的有机融合,是一种新型的通气模式。

【基本工作原理】

将 PRVCV 与 PSV 联合应用即 VSV。换言之,其基本通气模式是 PSV,但为了保证 PSV 时潮气量的稳定,微电脑根据每次呼吸测定的肺胸顺应性的压力—容积关系,自动调节 PS 水平,以保证潮气量达预设值。

如果实际通气频率低于预设频率,呼吸机会自动增加潮气量以维持预设的分钟通气量,但潮气量最大不超过预设潮气量的 150%;随着患者呼吸能力的增加,可自动降低压力支持水平,直到自动转换为自主呼吸;若两次呼吸周期间隔时间过长(成人 20 秒,儿童 15 秒,新生儿 10 秒),呼吸机将自动从 VSV 模式转换为 PRVCV 模式。

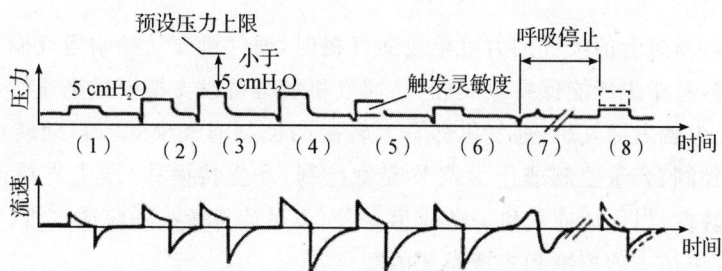

(1)在 5 cmH$_2$O 的通气水平测定顺应性;(2)~(4)预设压力上限 5 cmH$_2$O 以下和 PEEP 之间调整通气压力,以达到预设潮气量;(5)~(6)支持压力下降以维持预设潮气量;(7)通气中止;(8)无自主呼吸时,呼吸模式转换为 PRVCV

图 3-1-9 容积支持通气模式

【VSV 的优点】

1. 人机协调性好,患者感觉舒适;
2. 可限制过高的气道压和潮气量,减少或避免 VILI 的发生;
3. 智能化,以辅助通气取代了控制通气,更符合呼吸生理;
4. 可缩短通气时间,减少 ICU 的住院时间;
5. 减少或避免镇静剂的使用。

【VSV 的缺点】

1. 如果患者因呼吸困难加重而吸气用力,当需要增加通气支持时,呼吸机提供的压力可能降低,从而导致呼吸肌的疲劳;
2. 当呼吸机降低压力水平时,可导致氧合的下降。

【临床应用】

①自主呼吸能力不健全、呼吸力学(阻力、顺应性等)不稳定者,如大手术后恢复期、麻醉苏醒期等;②应用 VCV 模式,气道压很高,而应用 PSV 又不能保证潮气量或需频繁调整 PSV 水平者,如重症哮喘;③临床病情复杂,呼吸病理生理多变,如急性肺损伤致 ARDS、多脏器衰竭;④撤机过程中应用。

三、自动转换模式

其特点是,当患者的吸气用力可触发通气机时,通气机即从控制通气模式自动转换为支持通气模式,只要患者能保持触发能力,通气机就维持以支持模式来通气。但如果患者停止呼吸或无力触发通气机,通气机即马上转换回控制通气模式。自动转换模式可在控制模式(压力控制、容量控制或压力调节容量控制)和支持模式(压力支持或容量支持通气)之间互相转换,以便让通气机去适应患者,而不是让患者去适应通气机。

自动模式包括下列控制和支持模式的联合:

控制模式 ⟷ 支持模式

容量控制通气 ⟷ 容量支持通气

压力控制通气 ⟷ 压力调节容量控制通气

压力支持通气 ⟷ 容量支持通气

四、容积保障压力支持通气

容积保障压力支持通气(volume assured pressure support ventilation,VAPSV)主要见于 Bear1000 型呼吸机,又称压力扩增通气(pressure augmentation ventilation),实质是容量辅助通气和压力支持通气的结合,双气流共同发挥作用。

【工作原理】

其原理为预设压力支持通气、流速和潮气量,患者首先按压力支持通气方式送气,流量下降到一定程度时,转换为呼气,若转换时的流量仍高于预设流量,而潮气量已达到或超过预设值,则为单纯压力支持通气;若流速下降到预设水平,而潮气量尚未达到预设值,则按容量辅助通气的方式送气,直至达到预设潮气量。

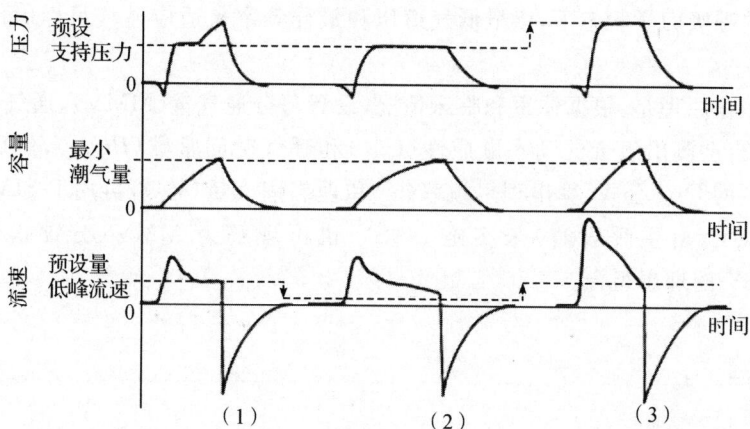

(1)压力支持通气,吸气流速下降至预设值后转换为容量辅助通气,按预设流速送气,到预设潮气量后吸气中止;(2)压力支持通气达到最小潮气量,容量辅助通气不发挥作用;(3)压力支持通气超过预设潮气量,容量辅助通气不发挥作用

图 3-1-10 容积保障压力支持通气模式图

【临床应用及研究】

VAPS 采用双重流量输送机制,呼吸机与患者吸气努力同步,及时提供相适应的吸气流量,因此可减小呼吸肌作功,减轻呼吸肌疲劳。

VAPS 将 VAV 的恒定潮气量与 PSV 时的可变吸气流量有效地结合在一起,通过应用负反馈控制原理,使得呼吸机能实时根据患者的吸气需求而提供相应的流量,并能在保持较低气道压的情况下完成预置 V_T 的释放,降低气道压力,减少 VALI 发生的危险性。

(黄志俭)

第四节 闭合环通气模式

所谓"闭合环通气"(closed loop ventilation,CLV),通俗地说,可称为智能化通气。

一、适应性支持通气

【基本工作原理】

适应性支持通气(adaptive support ventilation,ASV)利用微电脑系统监测患者的情况,自动设置和调整通气机参数来适应患者的呼吸能力和通气需要。患者无自主呼吸时,提供控制通气,自主呼吸功能恢复时提供支持通气,而且它所提供的控制或支持通气均是在患者当时的呼吸力学状态下,以最低气道压和最佳频率来适应通气目标(每分通气量)的。

其基本工作原理是:根据体重和临床情况,设置每分通气量(MMV),通气机先提供 5 次试验通气,自动测出患者的动态顺应性(C_{dyn})和呼气时间常数(RC_{exp}),然后根据计算"最小呼吸功"的 Otis 公式,算出理想频率(f)和理想潮气量(V_T),再用 P-SIMV(无自主呼吸时)或 PSV(自主呼吸时)来实施。ASV 也可理解为 MMV(分钟指令通气)＋P-SIMV＋PSV 的理想组合。

【ASV 的优点】

ASV 的优点:①适应各种患者和不同临床情况;②尽量简化参数的设置和通气过程中的调试;③避免过高气道压和过大潮气量,增加人—机协调性以减少机械通气并发症;④有利于尽早撤机。

【通气参数调节】

ASV 只需设备 3 个参数:①每分钟通气百分数(％MV),若设置％MV 为 100％,即通气机提供的每分通气量为 0.1 L/kg(成人)或 0.2 L/kg(儿童);②气道压报警上限;③体重(kg)。ASV 临床应用的时间不长,尚需更多的研究。

【临床应用及研究】

1. 研究发现采用 ASV 模式,以理想体重及 MV 为预设值,应用于心外科手术后患者的脱机阶段,可以减少呼吸机调节的次数,降低气道峰压,减少动脉血气分析采样次数。但与常规通气比较,气管插管时间、ICU 停留时间及通气参数无明显差别。

2. 与常规通气模式相比,在患者体位变化明显时,ASV 模式更能满足急剧体位变化所带来的呼吸力学改变。

3. 由于 ASV 的主要原则是压力控制下的 SIMV,其压力和频率根据每次呼吸所测得的呼吸力学结果自发调节,一旦患者出现自主呼吸,即进入 PSV,并逐步下调压力支持水平,引导患者进入脱机过程,避免呼吸肌的萎缩和对呼吸机的依赖。ASV 模式不仅可以使合适的患者尽快拔管,而且在保证通气效果的情况下减轻医护人员的劳动量。

ASV 作为一种智能化通气模式,以保证患者的 MV 为目标,以压力支持同步间歇指令通气为基础,被认为是一种部分或完全呼吸支持和撤机方式。ASV 模式需要设置的参数较少,操作及临床应用相对简单,临床医师易于掌握,主要优点在于其安全性。根据患者的病情变化调节 MV 是用好 ASV 的关键。对于严重缺氧和呼吸衰竭的患者,应选用高 MV;对于 pH 值低、高动脉血二氧化碳分压的患者,用逐步提高 MV 的方法是必要的。随着病情好转,逐渐调低 MV,减少压力支持,以帮助患者呼吸肌锻炼,有助于撤机。也可以通过联合调节 MV 和理想体重两个参数,去满足临床所需要的 V_T 和 f。总之,ASV 是一种安全有效操作简便的通气模式,但其是否适用于 ARDS 等情况,尚有待于进一步研究。

二、比例辅助通气

【基本特性】

所谓比例辅助通气(proportional assist ventilation,PAV),是指吸气时,通气机给患者提供与吸气气道压成比例的辅助压力,而不控制患者的呼吸方式(如潮气量、吸呼比及流速方式)。

PAV 的原理是让通气机所输送的压力支持程度始终与患者所做的呼吸功成比例。实施 PAV 时,可根据患者的基础病理情况,分别选择容量支持(VA)和流速支持(FA)的大小。推荐设置的 VA 和 FA 为所测阻力和顺应性的 80%。

PAV 通气时,患者决定着每一次呼吸的开始、维持、终止等一切呼吸形式。它能增强患者对呼吸的控制力,减少过度通气发生的可能性。同时,PAV 使人—机之间保持良好协调,减少呼吸对抗发生,患者感觉舒适,降低无效作功。PAV 通气时,由于吸气过程中始终需吸气努力的参与,且在吸气末达到最大,不同于传统通气模式中触发呼吸后不再需要吸气努力的情况。因此,在获得相同容积和流速的条件下,PAV 的通气压力低于传统通气模式。无创机械通气时,较低的通气压力减少漏气发生,增加无创通气效率,在一定程度上避免了气管插管。可用于自主呼吸能力较强的急慢性呼吸衰竭。

【通气参数设置】

当设置 VA、FA 超过 Ers、Rrs 时,可能会出现"脱逸"现象。因此,临床上建议把

VA、FA 控制在 Ers、Rrs 的 80％以内，同时设定合适的压力限制（pressure limit）。

"脱逸"的另外指标是流量曲线快速升高到高水平，然后突然降低。采用"脱逸"法设置参数，先将 FA 设为最小，逐渐增加 VA 直至"发生脱逸"，此时的阈值应等于肺胸的实际弹性，然后将设置的 VA 减低至此阈值的 80％。反之，将 VA 设为最小，调节 FA 直至出现"自动触发"，改变流量触发不能纠正，或出现压力"脱逸"，然后将 FA 调低至阈值的 80％。

【临床应用及研究】

1. 慢性阻塞性肺病

COPD 以阻塞性通气障碍为特点，即使疾病处于缓解期也可能出现高碳酸血症。PAV 被认为可以增加高碳酸血症者的运动耐力，缓解呼吸困难。可能与 PAV 提供通气辅助使肺顺应性改善有关。

2. 急性呼吸窘迫综合征（ARDS）

ARDS 患者 Rrs 和 Ers 均明显增高，呼吸肌负荷加重，理论上应依据升高阻力占总阻力的比例设定辅助比例，从而在恢复肺吸气压力—容积正常关系的同时，预防呼吸肌疲劳。ARDS 患者呼吸浅速，如果神经—通气耦联欠佳（如呼吸肌无力或呼吸系统自身机制异常），PAV 可以降低呼吸频率；如果呼吸浅速不是原发现象，而是反射致呼吸过速（如肺实质或肺血管病理生理机制反射引起），则 PAV 不能降低呼吸频率。

在不同辅助比例下，随着辅助比例增大，Paw 也增大，气道压力增高，胸内压亦会增加，从而对血流动力学有一定影响。不同辅助比例对血气分析等影响不显著。

3. 急性心源性肺水肿

国外一多中心前瞻性研究发现，在常规使用药物控制症状前提下，采用无创 PAV 与 CPAP 模式评估二者对急性心源性肺水肿的疗效。结果显示，两种模式对改善患者氧合和缓解呼吸困难等均效果明显，而 PAV 可以减少呼吸肌作功，改善人机协调性，舒适度相关指数（VAS 评分、辅助呼吸肌动用评分）优于 CPAP，原因可能在于 PAV 的压力辅助是和患者呼吸用力成比例的，起放大作用；而且 PAV 的吸气辅助压贯穿患者呼吸始末，不存在触发问题，呼吸机与患者的吸气动作从开始到结束同步，比 CPAP 的压力支持更符合呼吸生理。

另外，PAV 对血流动力学的影响较小，CO 的改善优于 CPAP，这与较低的 PIP 对血流动力学的影响小，患者的回心血量增加有关。采用 PAV 模式也没有证据显示出现严重并发症（如急性心梗）的几率变大。

4. 特发性肺纤维化（IPF）

通过对 16 个处于稳定期的 IPF 患者进行的一个双盲次极量运动试验，对比自主呼吸、PAV、CPAP 三种情况下的运动耐受力，结果显示 PAV 组相对其他两组可改善运动耐力，减少呼吸困难、气促、低氧血症发生率；另外，PAV 对提升和保持血氧饱和度也优于其他两组。

但是，PAV 会减少心脏输出，呼吸功下降，原因是氧弥散受损，动脉氧分压和氧饱和下降,增加了患者的通气要求和呼吸肌负荷。

5. 限制性通气障碍相关疾病

在肥胖合并限制性通气障碍的患者中采用 PAV 模式进行无创通气,结果显示超过 50% 的病人对 PAV 有积极反应,表现为运动时间增加了 30% 以上,运动中出现呼吸困难和肢体不适的情况也明显减少。而在肥胖者的各亚群中,应用 PAV 后肺总容积(TLC)减小的那一个亚群可以得到最大的益处,TLC 下降还可以作为 PAV 改善运动能力的前兆,具体原因尚待进一步研究。

6. 急性呼吸衰竭

急性呼吸衰竭患者进行 PAV 与 PSV 比较,结果发现,除了 PAV 的舒适性较好,患者耐受率较高以外,两者在气管插管率、死亡率、住院日方面并无显著差异。

7. 与其他通气模式的比较

PAV 与 A/C、SIMV、BIPAP 等传统模式对比具有更好的神经—通气耦联;传统模式吸气努力仅用于触发机械通气,而 PAV 模式下吸气过程中患者呼吸肌始终作功,且吸气末收缩力量最大,产生的 Pmus 也最高;与传统通气模式相比,PAV 的 PIP 低,从而减少正压通气对循环系统的抑制,有利于发挥肺保护性通气作用;另外,PAV 模式还具有低 V_T/T_i,V_T/T_i 能反映呼吸肌功能状态,过高表明呼吸肌易出现疲劳、功能障碍;PEEPi 会阻碍神经—通气耦联,PAV 理论上可以减少 PEEPi 的发生,这也是 PAV 模式人机协调性好的重要原因。

总之,PAV 是一种新型的"闭合环"智能辅助通气模式,适用于中枢驱动正常或增高,有一定自主呼吸能力的患者。PAV 模式保证在通气过程中,患者支配每一个呼吸周期的呼吸形式,明显地降低呼吸肌作功,使人机关系协调,缓解人机对抗,减少镇静剂用量,防止肺泡过度膨胀及气压伤,有效改善血气分析指标,提高了机械通气的质量。目前关于 PAV 应用于各种肺部疾病及与其他传统机械通气模式的研究报道越来越多,也证明 PAV 具有广泛应用前景。

第五节 液体通气

液体通气利用一种液体——全氟溴辛烷[perfluoroctylbromide,它是一种全氟碳(perfluorocarbon,PFC)]充满肺,消除气液界面。该液体作为一种呼吸的特殊介质能高度溶解 O_2 和 CO_2,即所谓的液体通气(liquid ventilation,LV)。

【液体通气的概念和分类】

目前有两种液体通气方法可以用于临床:完全液体通气(total liquid ventilation,TLV)和部分液体通气(partial liquid ventilation,PLV)。

1. 通过体外的膜式氧合器,并用流量限制时间切换的液体通气机使经过氧合和温度调节的 PFC 进入肺内,由于此方法使整个呼吸道和肺部充满往返流动的液体,故称为

TLV。TLV 的装置和技术要求复杂,临床使用不方便。

2. PLV 也称 PFCs 相关的气体交换,即将少于或相当于功能残气量(functional residual capacity,FRC)的 PFC 注入肺中,使用传统呼吸机进行常规机械通气(controlled mechanical ventilation,CMV)。PLV 比 TLV 简单易行,而且其血流动力学影响比 TLV 小,CO_2 清除能力较 TLV 强,平均气道压较 CMV 和 TLV 小,目前研究多限于 PLV。

【PLV 在 ALI/ARDS 中的应用】

1. 改善氧合

肺泡通气和血流不均匀,造成部分肺泡通气和血流比例失调,是气体交换障碍氧合不足的主要原因。急性肺损伤时,肺泡萎陷往往发生在肺下垂部分。由于 PFC 密度高,重力作用使它沉降到肺下垂部分。一定容积的液体能重新张开萎陷的肺泡,其作用类似于"液体 PEEP"。同时,下沉的液体位于肺泡内渗出液、细胞及纤维蛋白等渗出物之下,形成夹层结构,促进渗出物排出和肺泡开放,进一步增加换气面积。肺的某些区域尤其是非悬垂区主要进行气体通气,PLV 时沉降在悬垂区肺区域的 PFC 压迫该区血管,使血流转向非悬垂区肺通气良好部分。气体和血流的再分布改善了通气和灌注匹配情况,从而提高气体交换效率。

2. 肺顺应性提高

一般认为,高分布系数和低表面张力的特征使 PFC 均匀内衬于肺泡表面,液液界面代替了液气界面,减少了表面张力。与肺泡内产生的表面活性物质不同,PFC 不会被蛋白质灭活,因而可以在富含蛋白质的环境中降低表面张力,改善肺顺应性。同时,液体通气建立的呼末正压稳定肺泡结构,使肺泡充盈,供氧改善,稀释和充盈肺泡内蛋白质,有利于内源性表面活性物质产生和作用恢复。

3. PFC 的抗炎性

PLV 不仅能改善气体交换和呼吸机械特性,它也能减少肺部炎症反应。PFC 在肺泡区域具有抗炎特性,它可影响炎症细胞,减弱炎症反应,最终减少中性粒细胞在肺里的聚集。由于 PFC 是脂溶性的,能溶于细胞膜并被"清道夫细胞"吞噬,这是 PFC 对细胞活性的直接影响。PFC 具有表面活性物质的特性,亦可能通过抑制肺泡巨噬细胞所释放的白介素-1(IL-1)、IL-6 和 TNF-α 等炎症介质这一途径产生直接抗炎效果。

【PLV 中使用 PFC 的剂量】

PFC 具有稳定不变的表面张力,这不同于肺泡表面活性物质,因此,给予更多的 PFC 并不能进一步降低表面张力。但是,PFC 剂量增加理论上可以通过类 PEEP 效应渐渐张开萎陷的肺泡,从而改善氧合,估计其中应该有一个最佳剂量值。一般 PLV 时 PFC 用量为 8~30 mL/kg(动物为 30 mL/kg,治疗人类疾病用量大约是 12 mL/kg),经气管插管缓慢持续或分次注入肺内,以呼气相于气管隆突或以上水平可见液体半月面为宜。确保肺内含有相当于功能残气量的 PFC 是 PLV 能有效进行气体交换与改善肺顺应性的重要因素。当肺内 PFC 经呼吸道蒸发至功能残气量的一半时,原已升高的肺顺应性再度降至原有水平,并发现 PLV 改善气体交换的功能与 PFC 剂量有正相关性。

但是又有学者证实,低剂量可以使毛细血管渗出减少,而高剂量却使其渗出增加(但可以被附加 PEEP 对抗)。同时由于 ALI/ARDS 存在正常的肺区域,而 PLV 有损正常肺气体交换,所以认为最适 PFC 剂量应该小于 FRC。

【PLV 的技术要求】

许多动物研究已提示,肺部疾病可以通过吸入 PFC 气雾剂治疗。许多学者提出,这种给药方式比其他方式影响要小。气化/雾化无疑是传统的治疗途径。用 FRC 容量的 PFC 气雾溶胶吸入能提供最佳的氧合状态和动态顺应性。由于临床应用中出现的并发症,还有适应症选择、给药方式、呼吸机参数设置问题,以及 PFC 对人体远期的毒副作用等,都尚未有统一的规定,故有待进一步研究。

(黄志俭)

第六节　俯卧位通气

随着人们对 ALI/ARDS 认识的进一步提高,俯卧位通气作为一种辅助治疗手段,开始逐渐受到重视。

【俯卧位通气改善氧合的机制】

由于 ARDS 患者肺部表现为弥漫性肺间质水肿,在肺内并不均匀一致:以重力依赖区(在仰卧位时靠近背部的肺区)最重,通气功能极差,而在非重力依赖区(仰卧位时靠近胸部的肺区)的肺泡通气功能基本正常,介于两者之间的部分通气相对正常。基于以上病理特点,俯卧位通气改善氧合的可能机制主要为:

1. 背侧通气改善,肺内通气重分布,通气血流灌注比值(V/Q)更加匹配;
2. 血流及水肿的重分布;
3. 功能残气量的增加;
4. 减少心脏的压迫;
5. 另外,俯卧位时局部膈肌运动改变及俯卧位更利于肺内分泌物的引流,可能也是改善氧合的原因之一。

【俯卧位通气的优越性】

1. 俯卧位通气早期可通过肺内通气/血流的再分布,促进萎缩肺组织的复张,减少肺内分流,有效地改善肺内通气/血流比值,改善氧合,纠正低氧血症。俯卧位通气与其他通气模式或辅助治疗手段联合,可起到联合效应。

2. 一项多中心随机研究结果显示,ARDS 患者分别在仰卧位和俯卧位接受标准治疗,证明俯卧位通气可显著改善肺氧合,并有降低病死率的趋势,但未达到统计学意义;进一步分析显示,病情最重和气体交换最差的患者得益最大。

3. 俯卧位通气时,能用较小的潮气量或较低 PEEP 达到理想的氧分压,从而降低呼吸机相关性肺损伤的发生。

【适应症和应用时机】

1. 一种观点认为,无论任何原因的肺水肿,合理使用 PEEP 仍不能将吸氧浓度(FiO_2)降至 60% 以下,即可以使用俯卧位通气。

2. 另一种观点认为,在 ARDS 早期,即使没有严重的氧合功能障碍,也可以使用俯卧位通气。当病理改变进入显著纤维化时,即使再应用俯卧位,因可恢复通气的肺组织所剩无几,不会明显改善氧合。

目前认为俯卧位通气的指征为氧合指数 <200 mmHg,Murray 评分 >2.5,$FiO_2 > 60\%$,肺毛细血管嵌顿压 <18 mmHg。当患者被确诊已产生 ARDS 时,应立即施行俯卧位通气,以达到最佳的治疗效果。

3. 对由直接肺损伤因素引起的 ARDS(ARDSp)与间接肺损伤因素导致的 ARDS(ARDSexp)患者,有研究发现,俯卧位时 ARDSexp 与 ARDSp 比较,前者氧合改善程度更为显著,氧合改善速度较快。

【禁忌症】

1. 脑水肿、颅内高压、急性出血、脊柱损伤、锁骨骨折、面部骨折、近期腹部手术、妊娠和严重血流动力学不稳定的患者,建议不要采用俯卧位通气(这类患者不能耐受剧烈的体位改变)。

2. 由于对肥胖患者实施俯卧位通气有一定的困难,所以只将肥胖列为相对禁忌症。

【并发症】

1. 由于大部分 ALI/ARDS 患者可能会使用镇静剂和机械通气,为这些全身带着复杂的监护、支持设备和各种导管的患者进行翻转为俯卧位的操作时,容易发生气管插管脱出,动静脉管道和各种引流管的压迫、扭曲、移位、脱出等。

2. 如果俯卧位时对患者的支撑物安置不当,可致腹内压增加,下腔静脉受压而引起低血压,同时可致膈肌运动受限,功能残气量下降,PaO_2 反而下降。

3. 俯卧位通气最常见的并发症是面部水肿,这往往在转至仰卧位几天后便可消退。老年人还容易造成前胸部及肩部皮肤的压迫、损伤、坏死。有报道,长时间的俯卧位引起肩部和胸锁关节骨折。

4. 俯卧位安置不当还可引起多种并发症,如外周神经损伤关节脱位、眼球或角膜损伤、眼眶周围或结膜水肿、黏稠分泌物阻塞气管导管、鼻饲导管引起反流误吸、皮肤黏膜的压迫受损等。

5. 应用俯卧位也可以发生慢性并发症。有文献报道,患者在俯卧位 14 d 后发生肩挛缩,离开监护室后仅靠延长物理治疗时间可缓解。因此对长时间接受俯卧位通气的患者,加强护理和理疗非常必要。

【俯卧位通气治疗的时间】

目前对俯卧位通气的持续时间仍无明确报道,不同患者其治疗时间与效果之间存在差异,这可能与患者每阶段病理变化的程度不同有关。每日俯卧位的次数及每次俯卧位的时间尚无定论,多采取每日 1 次或每日 2 次,每次持续的时间取决于患者对俯卧位通气的反应和耐受程度以及氧合改善的效果,判断治疗有效的唯一指标是 PaO_2。

【实施方法】

由 3～4 名经过培训的专业医护人员实施体位治疗。转换俯卧位时,先将患者平移至床一侧,向病床对侧翻转,使患者侧卧,而后将臀部、肩部后移转至俯卧位。头偏向一侧,用头圈固定;双肩下垫软枕,骨盆下垫一大三角软枕,使腹部悬空,防止腹主动脉受压,影响静脉回流,两侧手臂向上伸直放于头两侧。整个过程必须保证气管导管、呼吸机管道、静脉导管及其他引流管等通畅。

【气道管理】

实施俯卧位通气前后要充分吸除气管内分泌物,由于体位引流作用,俯卧位通气时呼吸道分泌物会增加,给吸痰操作带来困难,所以保持呼吸道通畅甚为重要。可于俯卧位时充分拍背,或使用振动排痰机,使痰液松动,促使气体分布均匀,加强气体交换,同时注意气道湿化和雾化,定时开放呼吸机湿化雾化装置,促进痰液排出。注意将患者的头偏向一侧并用头圈固定,以便观察呼吸道及呼吸机管道情况。

【护理要点】

1. 常规监测患者生命体征,必要时给予有创血压监测,记录各种数据以作对照。

2. 改变体位前停止鼻饲,妥善固定并夹闭各种引流管以防止反流,检查固定气管导管位置,调整好呼吸机管道支架位置,吸净气道及口咽部分泌物,必要时可在翻身前提高吸氧浓度。

3. 体位改变后应及时整理及检查各引流管有无滑脱、扭曲、移位等,妥善固定,根据需要及时开放,保持通畅及有效引流。整理及检查呼吸机管道,防止扭曲、折叠,调节呼吸机支架适应体位改变,监测气囊压力。

4. 检查各种导线是否完好,保证各项监测处于功能状态。检查肢体约束是否有效,必要时追加镇静药或肌松药。由于体位的改变可能造成心脏移位,导致某些压力值发生改变,如接受血流动力学监测者需重新调零,使监测数据准确。

(黄志俭)

第七节　间歇负压通气

体外负压通气(negative pressure ventilation,NPV)是一种无创伤性机械通气,它的最早形式称为铁肺,由于其体积庞大、笨重,临床应用受到一定的限制。近年来,随着人们对负压通气的更进一步认识,负压通气机的不断改进和对无创性治疗手段的强烈需求,使负压通气再度受到关注。

【原理】

NPV 是利用负压通气装置围绕着患者的胸腹部,通过间歇负压周期性地扩张胸壁和膈肌,使肺泡压力低于大气压而产生肺泡充气,然后通过肺的被动弹性回缩产生呼气。部分负压通气机可在呼气时产生一定水平的正压帮助呼气,进一步提高负压通气的疗效。

【种类】

1. 铁肺或箱式通气机(iron lung)该装置是将患者的整个躯体均置于密闭的箱内,头部置于箱外,箱内压力周期性变化,作用于胸腹部而达到通气效果。但该机体积庞大、笨重,且可能影响血液循环,因而它的使用受到限制。

2. 胸甲型(cuirass or chest shell)该机体积明显减小,装取方便,但通气效率低。

3. 夹克式(jacket suit)该机负压作用于胸腹部,通气效果介于两者之间。具有轻便,可用于夜间通气及胸廓畸形的患者使用等优点。

【通气模式】

1. 胸外持续负压通气(CNEP);
2. 控制通气(CV);
3. 控制+深吸气(control+sigh);
4. 辅助通气(assist ventilation);
5. 辅助+深吸气(assist+sigh)。

【临床研究】

1. 在 COPD 所致呼吸衰竭中应用

多数研究表明 NPV 应用于急性加重期和缓解期均可获得较好的疗效,但也有部分学者持有不同的看法。

2. 神经—肌肉病变和胸廓畸形所致的呼吸障碍

通过对胸壁病变和膈肌麻痹患者的研究发现,NPV 在无肺实质病变呼吸衰竭的患者中应用已经取得令人满意的临床疗效。

3. ARDS

研究比较了 CNEP 和 PEEP 对急性肺损伤的疗效,结果两者取得相同的疗效同时,CNEP 对血流动力学无不良影响。

【并发症】

1. 上气道阻塞

可发生于声门上水平或声门水平,尤其是在快动眼睡眠阶段发生,可能与呼吸中枢调节功能减弱或失去,或上气道肌肉活动与膈肌活动之间的关系失调有关。可采取一些有效措施预防治疗,如在清醒状态下使用 NPV,气管切开或鼻罩 CPAP 的应用等。

2. 胃内容物反流和反流性食管炎

其发生主要是由 LES 功能失调所致,应用莫沙必利等药物可消除此不良反应。

NPV 的许多方面还有待于研究和探索,随着研究的不断深入,这一无创性通气治疗手段会发挥更大的作用。

(黄志俭)

第八节　高频喷射通气

高频喷射通气(high frequency ventilation,HFJV)是根据高速喷射气流所产生的卷吸原理,通过小口径管道,将氧气或空氧混合气从高压气源中有控制地、间断地、高速地向气道喷射,并将周围的空气带入肺内的通气方法。频率一般在 50~300 次/min,潮气量在 50~300 mL 之间。通气导管一般放置在气管内,成为气管内喷射。也有将其放置在气管外者,如鼻前庭或鼻咽部,称之为气管外喷射,一般指气管内喷射。

【参数的调节】

1. 通气频率

成人的常用频率为 120～180 次/min，小儿更高。f 越高则 CO_2 排出越困难，通常通气频率大于 300 次/min 以上有 CO_2 潴留的危险。

2. 驱动压力

成人使用范围为 $0.6～2.0\ kg/cm^2$，通常不超过 $2.5\ kg/cm^2$。提高驱动压可使气流速度、气道压力及潮气量增加，但过高时 CO_2 排出困难。

3. 吸呼时间比

通常设置为 1：2 左右，在一定范围内增加吸气时间可增加通气量和改善氧合，但缩短呼气时间可导致气体陷闭和 CO_2 潴留。

【临床应用及研究】

1. 高频喷射呼吸机在气管异物取出术中具有较高的应用价值，主要体现为：提高了病人的安全性；增加了病人的舒适度；缩短手术和麻醉复苏时间；提高术者操作的顺利性。

2. 目前喉显微手术多采用小口径带气囊导管气管内插管麻醉，此法方便、安全，监测全面。但插管后气管导管会妨碍声带后 1/3、会厌下肿块及细小病变的手术视野暴露，在颈粗短或喉头较高的患者中更是如此。目前国外为解决此问题多采用经皮气管内高频喷射通气麻醉、无导管声门上高频喷射通气麻醉等。而国内由于设备的原因多采用声门下高频或低频喷射通气。

3. 高频喷射通气应用于胸腔镜手术麻醉通气，不仅能够改善手术中麻醉通气不足及低氧现象，还可提供较长的手术麻醉时间，为手术开展提供便利。

（黄志俭）

第九节　气管内吹气技术

气管内吹气技术（tracheal gas insufflation，TGI）是一种较新的机械通气辅助措施，它是在不改变呼吸机连接管路的情况下，通过放在气管隆突附近的细导管连续或定时向气管内吹入新鲜气体以减少解剖死腔的一种方法，目前被作为保护性通气策略的辅助措施，从而在一定程度上可减少高碳酸血症的发生，以及其带来的一些不良反应。

【临床意义】

为提高机械通气抢救 ARDS 的成功率，避免气压伤或容积伤的发生，目前提倡使用小潮气量和容许性高碳酸血症（PHC）机械通气，但 PHC 又可产生酸中毒、肺动脉压增高、颅内压增高、电解质紊乱等不良反应，对缺血性心脏病、高血压病、头颅外伤等患者实施 PHC 显著受到限制。TGI 在不改变呼吸机连接管路的情况下，通过放在气管隆突附近的细导管连续或定时向气管内吹入新鲜气体以减少解剖死腔，在一定程度上可减少高碳酸血症的发生。

【工作原理】

TGI 主要作用是减少死腔通气，其理论依据为：$V_T = V_A + V_D$（V_T 为肺潮气量，V_A 为肺泡通气量，V_D 生理死腔），而 $V_D = V_{DA} + V_{Danp}$（V_{DA} 为肺泡死腔，V_{Danp} 为解剖死腔）。

TGI 降低 V_D 的机制为：①呼气末 V_{Danp} 中充满高浓度的 CO_2 气体，TGI 的新鲜气体通过导管在呼气相时冲淡 V_{Danp} 中的 CO_2，减少了下一次吸气时进入肺泡的 CO_2，降低了 V_{Danp}；②导管内较高流速的气体在导管尖端形成湍流，增加局部区域气体的混合，促进 CO_2 的排出；③导管气流使呼吸气流形态发生改变，从而影响气体在肺内的分布，有利于气体交换，加速 CO_2 排出。从以上公式可以看出，通过降低 V_D，在 V_T 不变时可增加 V_A 或在 V_A 不变时降低 V_T。

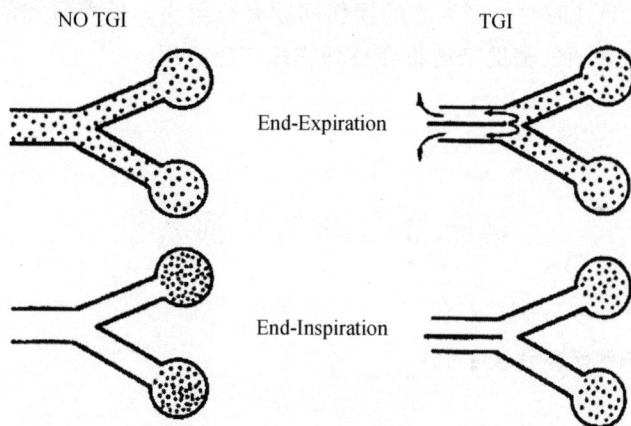

左侧是在没有 TGI 的情况下，呼气末残留在生理死腔的 CO_2 在吸气时又被重新吸入肺泡；右侧是在有 TGI 的情况下，呼气末残留在生理死腔的 CO_2 被吹入的气流冲刷稀释了，于吸气时吸入肺泡的 CO_2 明显减少

图 3-1-11　TGI 清除 CO_2 的原理

【分类】

依送气方式不同，TGI 分为持续性 TGI（continuous tracheal gas insufflation，CTGI）和时相 TGI（phasic tracheal gas insufflation，PTGI）：前者是指在吸气相和呼吸相均送气，而后者仅在呼气相或吸气相送气。由于 CTGI 无需特制的与呼吸机同步装置，简便易行，国内外大

多临床和实验研究均采取了这种方式。但 CTGI 也存在肺过度充气的潜在危险,尤其是在呼吸道机械阻塞时,TGI 导管吹入大量气体可导致气压伤,血流动力学的损害。

【持续性 TGI 的弊端】

1. 整个呼吸周期内气管内均有气流,影响了用阻断呼吸通路的方法测量呼吸参数(PEEP 和 Pplate)的准确性并易导致气压伤。

2. 存在肺过度充气的潜在危险,特别是在有呼吸道机械阻塞时,TGI 导管也能很快吹入大量气体,导致气压伤。

3. 即使在压力控制通气条件下,大流量 TGI 亦能使气道峰压超出预设的气道压力值。时相 TGI 从理论上克服了上述不足。

【TGI 的局限性】

TGI 作为一种新的应用技术虽然作用显著,但尚有某些局限性,主要是其安全性问题,如当有气道机械阻塞时如何防止肺过度充气及避免肺内压骤然升高,TGI 气体的湿化问题及长期应用 TGI 时对气管黏膜的损伤问题有待解决。随着研究的不断深入,TGI 这一简单、实用的机械通气辅助措施将会得到临床广泛应用。

(黄志俭)

第十节　分侧肺通气

【常规机械通气对单侧肺的影响】

临床上常见的单侧或非对称性肺疾病,在采取标准的气管插管和机械通气策略以后尽管加用了 PEEP 和高浓度的氧疗,动脉血氧合和气体交换可能不仅没有改善反而更加恶化。这是由于这些单侧肺疾病患者两侧肺的顺应性严重不对称,患侧肺存在大量的分流。但对两侧肺均匀施加相同的气道压、潮气量和 PEEP 时,患侧肺并不能适当扩张,也不能改善氧合,而健侧肺已过度充气,肺的血管阻力增加,将肺血流转移到患侧肺。健侧肺过度充气也升高胸内压,减少静脉血回流,压迫对侧肺,使其功能进一步恶化。

表 3-1-1　常见单侧肺疾病

单侧肺实质性损伤

　　误吸

　　肺挫伤

　　肺炎

　　巨大肺栓塞

　　灌注前肺水肿

　　不对称的 ARDS

　　不对称的肺水肿

肺不张

单侧气流阻塞

　　因严重气流阻塞进行单侧肺移植

　　单侧支气管痉挛

一侧肺切除后

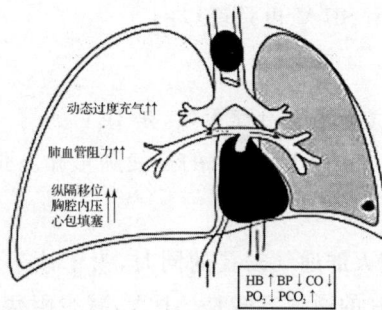

肺的血管阻力增加,将肺血流转移到患侧肺,健侧肺过
度充气也升高胸内压,减少静脉血回流,压迫对侧肺

图 3-1-12　常规机械通气造成过度充气

【单侧肺通气的常用标准】

从放射学或病人的临床情况证明为单侧或明显不对称的肺疾病,加上以下任何一条。

1. 尽管给予高浓度的氧气和以常规方法加用 PEEP 仍缺氧。

2. 对常规方法加用的 PEEP 仍缺氧。

3. PEEP 诱发肺情况的恶化,缺氧加重,分流系数增加,或非受累肺的过度充气伴受累肺的萎陷加重。

4. 循环情况由于 PEEP 而严重恶化。

【适应症】

单侧肺实质病变、单侧肺不张和单侧气道阻塞。

【分侧肺通气的应用】

1. 单侧肺实质损伤

应用 ILV 的目的是对两侧肺分别加用不同的 PEEP，即对患侧肺加用高水平的 PEEP，使其获得最大的益处，而对健侧肺胸内压、心输出量以及两肺之间的通气分布没有不良影响，使患侧肺所加的 PEEP 比两肺同时应用时耐受的水平更高，从而使患侧肺的肺泡复张，将更多的血流转移至健侧肺。

(1)对患侧肺加用高水平的 PEEP 是关键因素：①直至达到气体交换的改善；②直至达到肺顺应性(P-V 曲线上的拐点)；③直至达到两侧肺顺应性相等。所用的 PEEP 的水平通常为 $10\sim20$ cmH_2O，改善气体交换和避免患侧肺的气压伤是治疗的终点。

(2)对两侧肺给予相同的潮气量是最常用的。如果患侧肺加用高水平的 PEEP 后仍不能有效扩张和达到一定的顺应性，为避免气压伤，那么可减少该侧肺的 V_T。

(3)与同步分侧肺通气相比非同步分侧肺通气并没有多少坏处，而其具有简单方便的好处，如果技术上允许，那么用 SILV 也是可以的。

2. 单侧肺不张

经标准的机械通气和支气管镜的治疗无效，是 ILV 的另一适应症。对两肺进行机械通气时，对萎陷的肺加用高水平的 PEEP，目的是使肺重新复张合和改善通气。

3. 单侧气道阻塞

在这些情况下，在适应病人的通气需要的同时，为了让一侧肺放气，对患侧肺所用每分通气量必须大大减少。最好的通气方式是 AILV，减少阻塞肺的通气频率和潮气量，或单独应用 CPAP 来进行。

（黄志俭）

第十一节　神经中枢调节辅助通气

神经中枢调节辅助通气(Neurally adjusted ventilatory assist，NAVA)是一种全新的无创通气(NIV)模式。它是在保留了 PAV(Proportional Assist Ventilation，比例辅助通气)模式的优点并试图克服其缺点的基础上发展起来的。在自主呼吸通气过程，NAVA用膈肌的电活动(electrical activity of the crural diaphragm，EAdi)来调节呼吸的触发、循环过程。EAdi 代表的是神经活动。作为一种电信号，EAdi 不依赖气压而独立存在。这样，病人自主呼吸的信号传出直接控制机械通气，从而实现同步式呼吸。

【原理】

NAVA 模式下，呼吸机通过采集经插管置于患者身体内 9 个电极的膈肌电位变化

EAdi 来提供合适的通气支持,而膈肌电位是目前我们能够得到的最接近于呼吸中枢实际需要的信号,吸气触发、吸气相压力支持程度、吸呼气切换等整个呼吸过程中均由膈肌电位控制。

该模式下机械通气期间只有电信号转化为机械动作两个流程,相应的结果是改善了人机协调,降低患者的呼吸功,提供合适的支持水平,避免了泄漏、呼气末正压(PEEP)等临床上常见的导致人机关系不良的因素的影响。研究发现,临床患者很多频繁浅呼吸,其神经中枢并没有呼吸需求。

【优点】

1. 提高人—机同步性

因为 NANA 通气是被 EAdi 触发的,所以神经中枢和机械通气触发时间的一致性在吸气开始和结束都可以得到保证。不管呼吸机是收缩还是舒张时,呼吸机提供的支持次数和患者通气需要是一致的。对健康志愿者的研究显示:NAVA 可以消除经膈压力不稳,从而使神经中枢触发和辅助通气引起的呼吸频率保持一致。应用 NAVA 可以戏剧性地提高机械通气和病人呼吸肌活动的协调性,从而使病人感到舒服。

2. 不受漏气的影响

无创 NAVA 和创伤 NAVA 模式比较,前者触发时间更短,触发延后时间更短。结果表明,NAVA 不受漏气的影响,可以有效地应用在即使接口处存在漏气非创伤性插管的病人,且使呼吸肌工作负荷减少,使呼吸机和病人的呼吸协调一致。

3. 减轻呼吸肌负荷

健康志愿者中,在最大深吸气的时候,NAVA 可以安全有效地减轻呼吸肌负荷,不会影响呼吸周期,不会引起肺的过度扩张。高水平的 NAVA 可以最大限度地减轻膈肌的工作负荷,而 EAdi 仍然可以出现并能控制通气。在急性肺损伤兔模型中,PEEP 对恢复正常呼吸是必需的,NAVA 可以减轻呼吸肌的负荷而不用过多地增加潮气量。在急性肺损伤经喉气管插管兔模型拔管后,NAVA 亦可以减轻呼吸肌工作负荷。

【NAVA 模式的展望和不足】

有大量的证据显示急性肺损伤的动物模型应用 NAVA 的可行性,但在 NAVA 成为急性肺损伤患者的辅助通气模式之前,应该进行更多的研究。当 NAVA 应用于伴有呼吸控制功能异常的急性肺损伤病人时应该注意。更多的装置应该作为该机器的保险装置。例如,当呼吸暂停时,该机器应该能够处理。

此外,临床医生应该掌握呼吸系统的生理和病理机制以及病人和机器的相互影响,而对频繁呕吐,呼吸中枢、膈神经、神经肌接头处受损的患者是否能应用 NAVA 及如何应用则应进行更多的研究。

(黄志俭 盛晓琛)

第二章　无创性正压通气

无创性通气(noninvasive ventilation,NIV)是指不经人工气道(气管插管或气管切开)进行的通气。NIV 的好处是避免了与气管插管或气管切开相关的并发症,改善患者的舒适感,保留上气道的防御功能,保留患者的说话和吞咽功能。

【急性呼吸衰竭应用无创正压通气的标准】

至少有以下 2 项:

表 3-2-1　急性呼吸衰竭应用无创正压通气的标准

临床标准
中至重度呼吸困难,伴
呼吸频率>25 次/min
辅助呼吸肌的应用和胸腹矛盾运动
血气标准
中至重度酸中毒(pH 7.30~7.35)和高碳酸血症($PaCO_2$ 45~60 mmHg)
$PaO_2/FiO_2 \leqslant 200$ mmHg

临床医师应该争取成功应用 NIPPV 的最大可能性,既反对对 NIPPV 采取一概排斥态度,也反对不加选择。套用"氧疗—无创—有创通气"固定程度,凡遇呼吸衰竭患者,均首选 NIPPV,在 NIPPV 失败后再改用有创通气的处置方法。

【能用 NIPPV 来成功治疗的疾病的情况】

表 3-2-2　能用 NIPPV 来成功治疗的疾病的情况

阻塞性疾病
COPD 急性加重
急性哮喘
囊性纤维化
上气道阻塞
阻塞性睡眠呼吸暂停综合征

续表

非阻塞性疾病
急性肺水肿
免疫缺陷
低氧血症性呼吸衰竭
有创性正压通气撤机时的应用

【选择 NIPPV 患者的标准】

1. 清醒与合作的患者（COPD 和 CO_2 麻醉例外）。

2. 血流动力学稳定。

3. 不需要气管插管来保护气道或清除过多的分泌物（神智迟钝、吞咽功能受损或上消化道活动性出血者常需气道保护）。

4. 无急性面部创伤，有恰当的适合患者的面罩。

心血管不稳定（低血压或致命性心律失常）的患者应避免 NIPPV。需要气管插管来保护气道（如昏迷、急性腹部包块、吞咽功能受损的患者）和致命性顽固低氧血症（在 FiO_2 $=1$ 时，$PaO_2 < 60$ mmHg）也应避免 NIPPV。

【NIPPV 患者与通气机的连接】

患者与通气机的常用连接方式有接口器、鼻罩和面罩。

【NIPPV 的通气模式】

应用 NIPPV 的方法为：初始时的通气机条件是 PEEP 0 cmH_2O 和 PSV 10 cm H_2O；然后轻轻地将面罩固定于患者的面部，直到患者舒适，与通气机完全协调，FiO_2 调至达到 $SaO_2 > 90\%$ 所需浓度。在面罩固定以后 PEEP 增至 $3\sim5$ cmH_2O，PSV 增至达到较大呼 V_T（>7 mL/kg）水平，呼吸频率 <25 次/分，患者感觉舒适。

【无创性通气的优点】

表 3-2-3　无创性通气的优点

1. 无创性
(1)应用上(和气管插管比较)：易于实施
易于卸除
允许间歇应用
增加患者舒适感
减少镇静剂的用量
(2)保留口腔通畅：保留讲话和吞咽功能
保留有效咳嗽
减少鼻肠饲管的需要
易于口腔护理
2. 避免由气管插管引起的阻力功
3. 避免气管插管的并发症
(1)早期：局部创伤
误吸
(2)后期：损伤下咽部、喉和气管
医院内感染

表 3-2-4　无创性正压通气与有创通气的比较

	无创性正压通气	有创通气
人—机连接方式	经鼻或口鼻面罩、咬口器	经气管插管或气管切开
气道密封和紧固性	较差	好
气道保护和防止误吸	无此作用	有此作用
吸气触发和人—机同步	要求较高	要求低
提供的吸气压力或容量辅助	较低	高
镇静剂、麻醉剂的应用	慎用	可用
对患者的配合要求	高	低
气道分泌物的清除	困难	容易
通气无效腔	较大	较小
与通气机相关的肺感染	可避免或减低	较高
人工气道并发症	无	有
适用范围	意识清楚的轻中度呼吸衰竭	有意识障碍的重度呼吸衰竭

（黄志俭　陈德珍）

第三章　常用呼吸力学曲线在机械通气中的应用

　　现代一些新型的呼吸机能将监测到的各项呼吸力学指标实时的在屏幕上描绘成各种曲线,如压力、流量和容量曲线,以及压力—容量环和流量—容量环,这有助于医务人员观察分析呼吸波形和力学曲线,了解患者的通气情况,指导对呼吸通气参数的设置和调整。

第一节　时间—流量曲线

　　流量由两部分组成:吸气流量和呼气流量。时间—流量曲线显示正压呼吸或自主呼吸时的流量大小、持续时间和流量方式。

一、容积模式通气时的时间—流量曲线

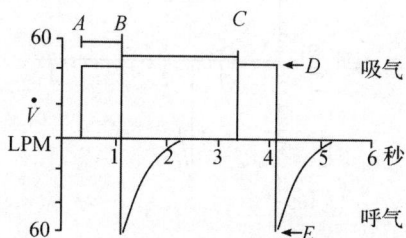

横轴代表时间,纵轴代表流量,AB 段代表吸气时间,BC 段代表呼气时间,
CD 段代表下一个吸气周期,D 为吸气峰流速,E 为呼吸峰流速

图 3-3-1　典型的时间—流量曲线

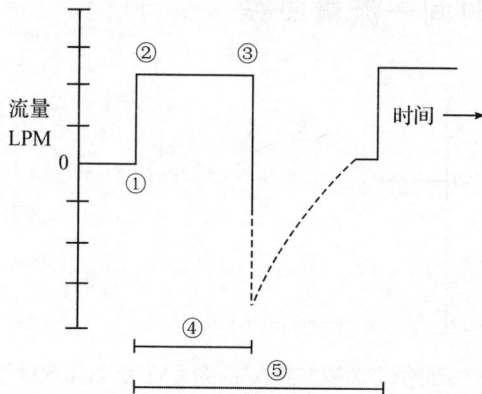

①为呼吸机的流量开始;②为吸气峰流速;③为吸气末;④为吸气时间;⑤为整个呼吸周期

图 3-3-2　恒定流量机械通气时的吸气流量—时间曲线

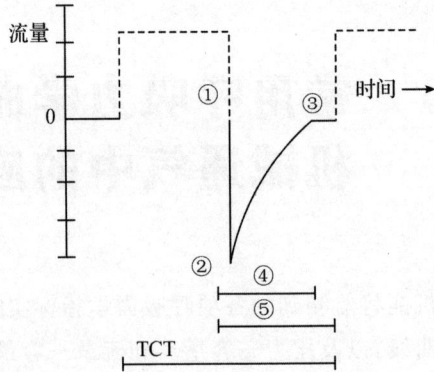

①为呼气开始;②为呼气峰流速;③为呼气末流量;④为呼气时间;⑤为整个呼吸周期

图 3-3-3　恒定流量机械通气时的呼气流量—时间曲线

二、恒定压力通气模式时的时间—流量曲线

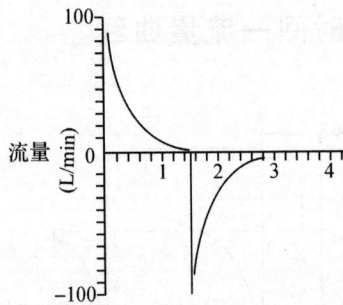

吸气时流量迅速增加到吸气峰流速,然后呈指数降到基线

图 3-3-4　恒定压力通气模式时的时间—流量曲线

三、自主呼吸时的时间—流量曲线

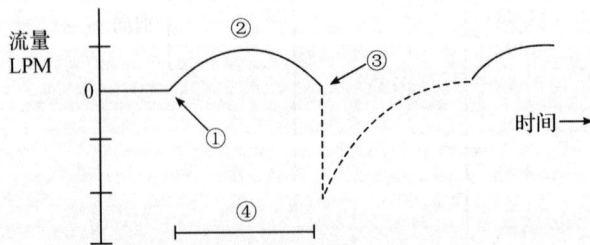

①为吸气开始;②为吸气峰流速;③为呼气末;④为吸气时间

图 3-3-5　自主呼吸时的时间—流量曲线

四、时间—流量曲线的临床应用

（一）区别波形形状

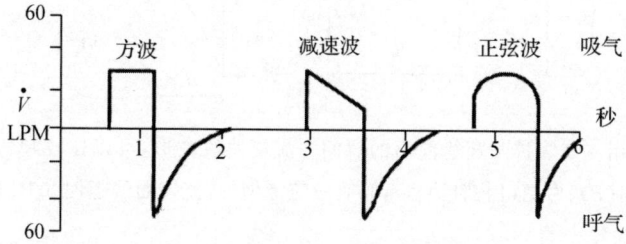

图中显示吸气流速波形，分别为方波、递减波和正弦波。这三种波形是大多数通气机在应用指令性容量预置型通气时选择的波形

图 3-3-6　区别波形形状

（二）鉴别呼吸类型

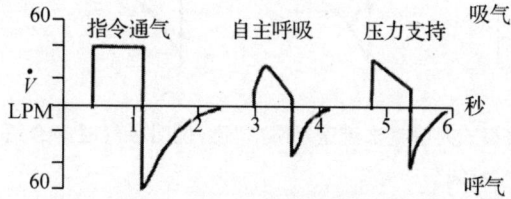

图中显示容积预置指令通气、自主呼吸及压力预置通气时的三种不同通气方式的 F-T 曲线

图 3-3-7　鉴别呼吸类型

（三）auto-PEEP 的判断及测定

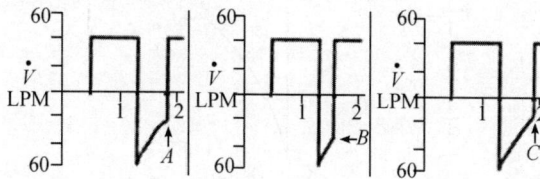

图中呼气流速 A 在下一次吸气开始前曲线未回到"0"位，说明存在 auto-PEEP（A）；较高的呼气末流速表明较高的 auto-PEEP（B）；较低的呼气末流速表明较低的 auto-PEEP（C）

图 3-3-8　auto-PEEP 的判断及测定

注：auto-PEEP 是指因不适当的呼气时间而使呼气末肺内仍存在正压。

(四)对支气管扩张药物的疗效评价

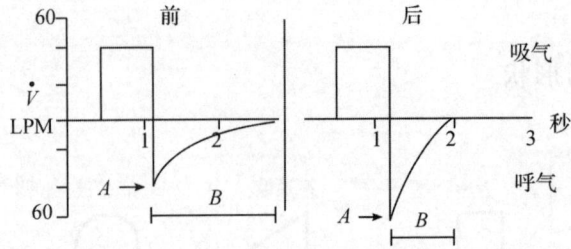

图中显示的是使用支气管扩张药物前后的时间—流量曲线波形,可以比较呼气峰流速(A)及流速曲线返回"0"位的时间(B);右图(用药后)显示呼吸峰流速增加,流速曲线返回"0"位的时间缩短,说明用药后支气管扩张。

图 3-3-9 对支气管扩张药物的疗效评价

(五)对吸气时间的评价

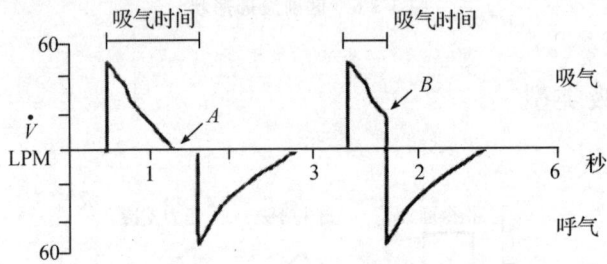

图中显示在 PCV 通气模式时吸气末流速返回"0"位,说明吸气时间合适(A);右图(B)在吸气末流速未返回"0"位,需增加吸气时间。

图 3-3-10 判断压力控制通气时的吸气时间是否合适

(六)气道阻塞病人的时间—流量曲线

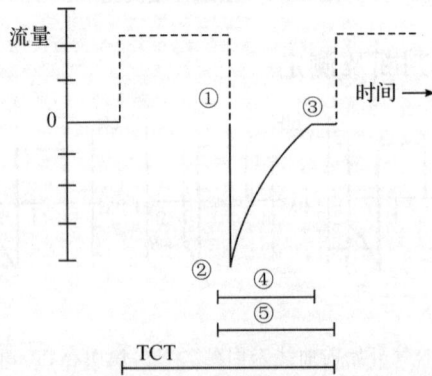

①为正常呼气流量时间;②为阻塞性呼气流量时间;
③若呼气过早中止,即会发生气体陷闭,会增加死腔通气

图 3-3-11 气道阻塞病人的时间—流量曲线

478

(七)根据吸气流速调节呼气灵敏度(Esens)

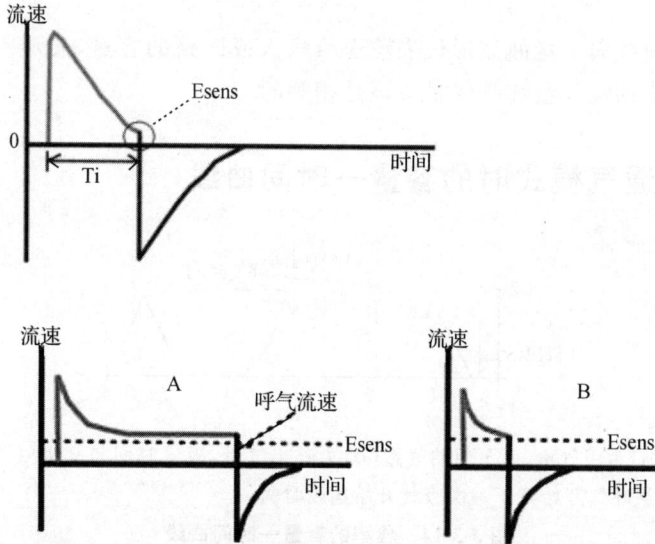

上图为自主呼吸时,当吸气流速降至原峰流速10%～25%或实际吸气流速降至10升/分时,呼气阀门打开,呼吸机切换为呼气。此时的吸气流速即为呼气灵敏度(即 Esens)

图 A 因回路存在泄漏或预设的 Esens 过低,以致呼吸机持续送气,使吸气时间过长。B 适当地将 Esens 调高及时切换为呼气,但过高的 Esens 使切换呼气过早,无法满足吸气的需要。故在 PSV 中 Esens 需和压力上升时间一起来调节,根据 F-T 和 P-T 波形来调节更理想

图 3-3-12 呼气触发示意图

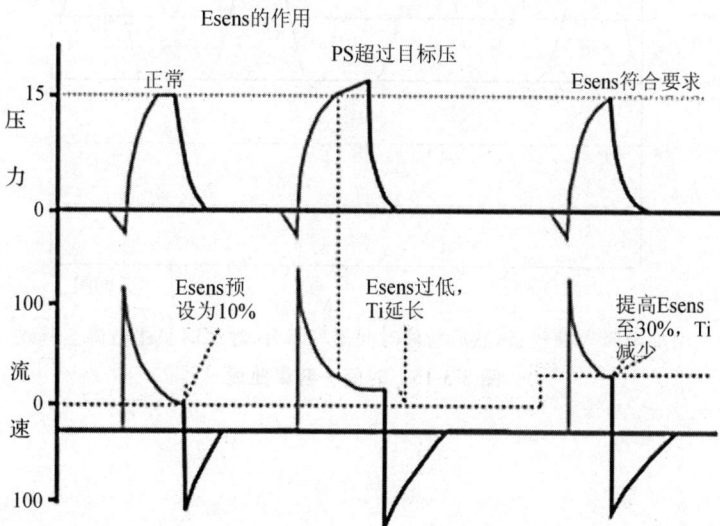

图所示为自主呼吸+PS,原 PS 设置 15 cmH_2O,Esens 为 10%。中图因呼吸频率过快,压力上升时间太短,而 Esens 设置太低,吸气峰流速过高以致 PS 过冲超过目标压,呼吸机持续送气,T_1延长,人机易对抗。经将 Esens 调高至 30%,减少 T_1,解决了压力过冲,此 Esens 符合病人实际情况

图 3-3-13 呼气触发调节示意图

第二节 容量—时间曲线

容量—时间曲线向上弯曲波形代表输送给病人或回路的容量,波形向下弯曲代表总呼气量。典型曲线的吸气量和呼气量应该是相等的。

一、恒定压力通气模式时的容量—时间曲线

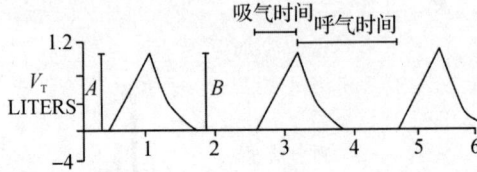

上斜线升高的(A)为吸气量,而下斜的气量(B)为呼出气量,吸气时间是从吸气开始到呼气开始这段时间,呼气时间为从呼气开始到下一次吸气开始这段时间

图 3-3-14 典型的容量—时间曲线

二、恒定流量通气模式时的容量—时间曲线

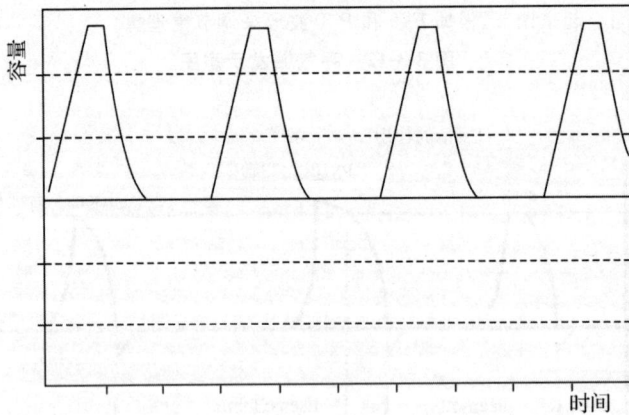

吸气时呈线性增加至吸入潮气量,然后暂停时间出现平台,呼气时呈指数降至基线

图 3-3-15 时间—容量曲线

三、临床应用

(一)肺内气体陷闭或回路的气体泄漏

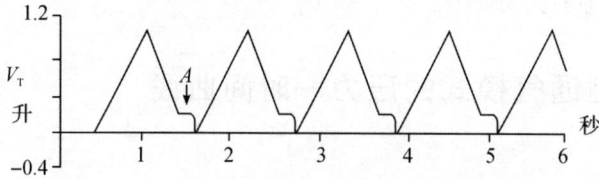

如图所示,呼气末曲线未返回"0"位(A),吸入气量与呼出
气量不相等,这表明肺内气体陷闭或回路的气体泄漏

图 3-3-16　气体陷闭或气体泄露时的时间—容量曲线

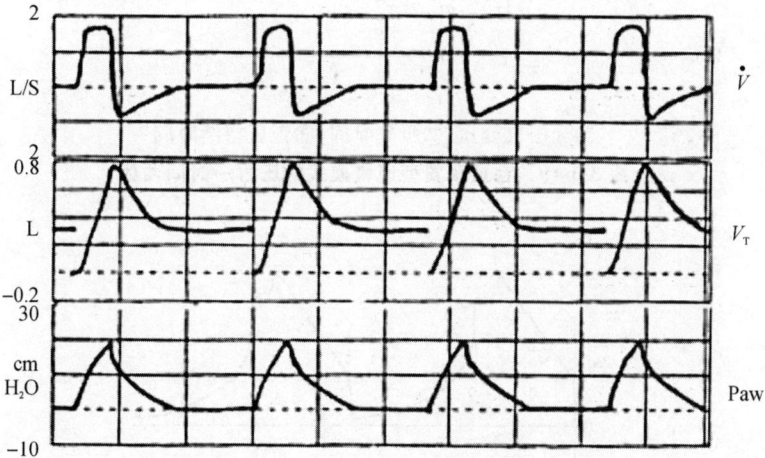

在判断漏气时,压力和流量曲线没有帮助,但从容量曲线可观察到在呼气相,
曲线未回至"0"位提示有漏气存在

图 3-3-17

(二)吸呼气阻力的判断

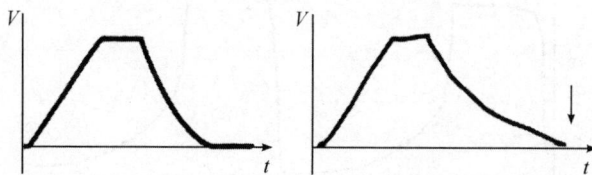

恒定压力通气模式的容量—时间曲线,左图正常,右图上升坡
度缓慢,下降坡度比较低缓,表明吸呼气阻力增加

图 3-3-18

第三节 压力—时间曲线

呼吸机通气管道内的压力测定在患者的"Y"形接头或在呼气管路内进行；压力单位为 cmH_2O，气道压缩写为"Paw"。

一、容量预置型通气模式的压力—时间曲线

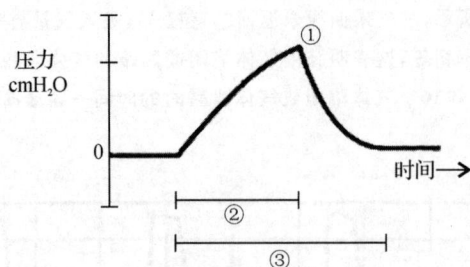

①为吸气峰压；②吸气时间；③正压持续时间

图 3-3-19 容量预置型通气模式的压力—时间曲线

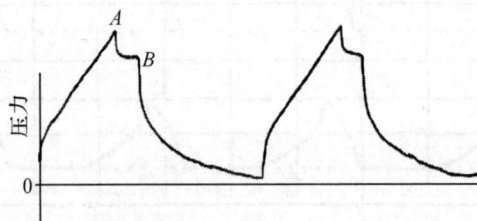

A 为气道峰压，B 为气道平台压

图 3-3-20 容量预置型通气模式的压力—时间曲线

二、压力预置型通气模式的压力—时间曲线

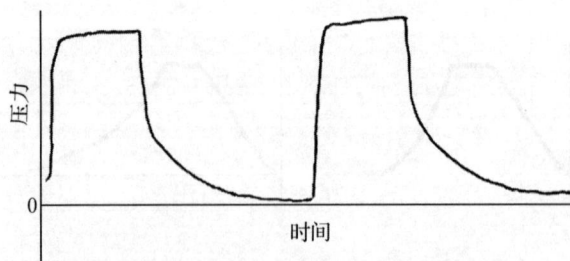

在吸气相压力保持不变，呼气相呈指数下降

图 3-3-21 压力预置型通气模式的压力—时间曲线

三、自主呼吸时的压力—时间曲线

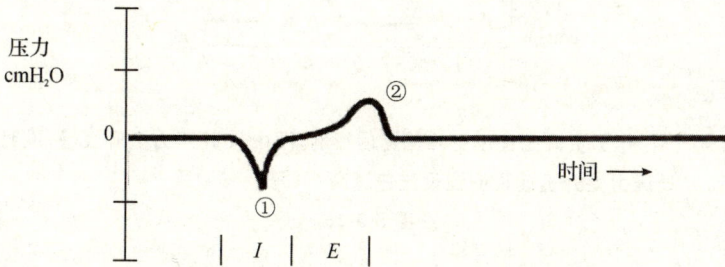

①为吸气期间压力的下降(I);②为呼气期间的压力上升(E)

图 3-3-22 自主呼吸时的压力—时间曲线

四、临床应用

(一)估测呼吸机触发时病人的作功

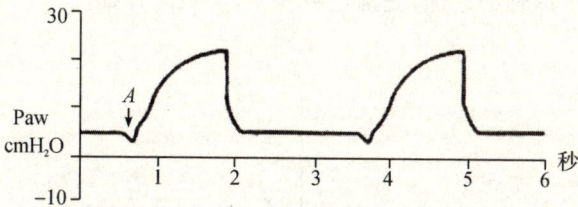

在图中,低于基线压力的下降深度及下降所持续的时间表明病人触发呼吸机时吸气用力的大小

图 3-3-23

(二)计算呼吸比,评价呼吸时相

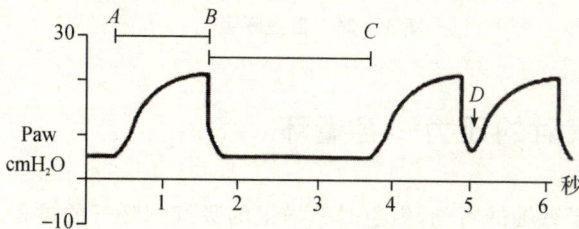

AB 是吸气时间,BC 是呼气时间。下一次吸气开始前压力没有回到基线(D)说明呼气时间可能不够

图 3-3-24

(三)判断流速是否恰当

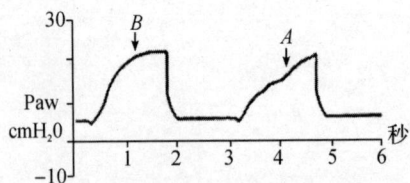

在定容通气时,压力上升的速度受峰流速的影响,图中 A 处压力上升缓慢,说明流速不足,而 B 处压力上升迅速说明预设流速过高

图 3-3-25

第四节　压力容量环

压力—容量环(P-V)曲线,水平描述压力,纵轴描述容量,由两段组成,两个接点,第一个在 0 点,第二个在离 0 最远的点。

一、自主呼吸时的压力—容量环

整个吸气面积位于纵轴的左侧,先描记吸气相,为顺时针描出。

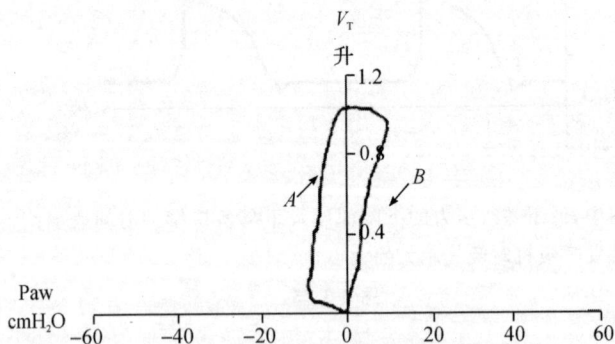

图中 A 为吸气相,B 为呼气相

图 3-3-26　自主呼吸

二、指令通气通气时的压力—容量环

环的全部面积位于纵轴的右侧,为逆时针描记的吸气到呼气的过程。

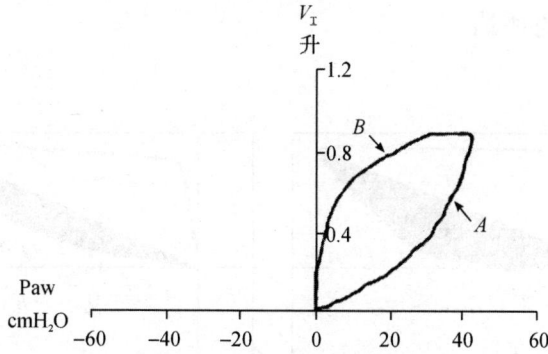

A 代表吸气相, B 代表呼气过程

图 3-3-27 指令通气时的压力—容量环

三、临床应用

(一)顺应性的判断

环的斜率代表顺应性,若斜率向纵轴偏移,说明顺应性增加;若斜率向横轴偏移,说明顺应性减小。

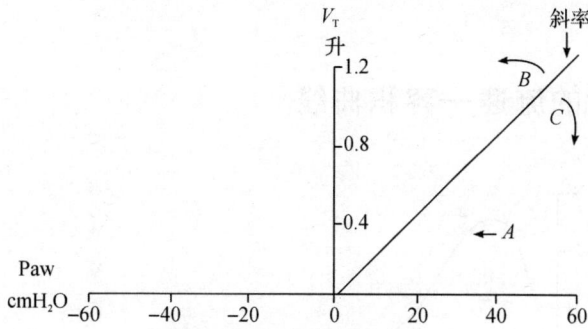

图 3-3-28 顺应性的改变

(二)肺过度膨胀

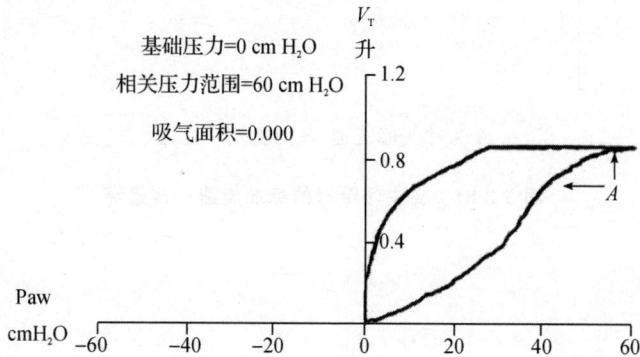

在指令通气时,若观察到吸气曲线有一平坦段(A),说明肺过度扩张。此时若增高压力,容量只有很小或没有相应的改变

图 3-3-29

(三)阻力大小的评估

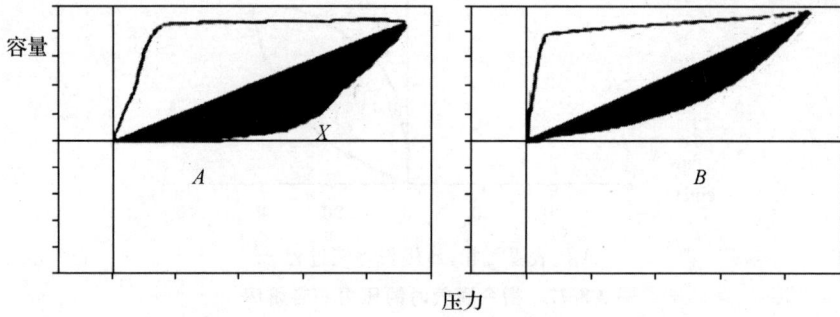

曲线阴影部分代表吸气相呼吸机克服气道阻力所作的功,曲线 A 的阴影区大于曲线 B,说明曲线 A 阻力增加,曲线 B 阻力正常

图 3-3-30　恒定流量通气模式时的压力—容量环

第五节　流速—容积曲线

一、自主呼吸时的流速—容积曲线

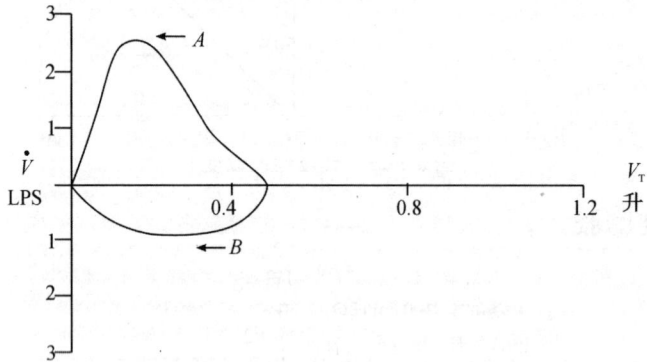

A 为呼气峰流速,B 为吸气峰流速

图 3-3-31　自主呼吸时的标准流速—容量环

二、临床应用

(一)评估气道阻力

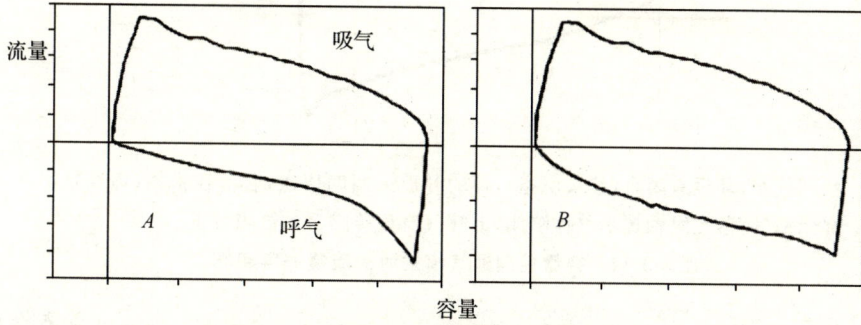

曲线 A 呈线性返回基线,曲线 B 呈指数返回基线,说明曲线 A 阻力增加,曲线 B 阻力正常

图 3-3-32　压力预置通气模式的流量—容积环

(二)评估顺应性

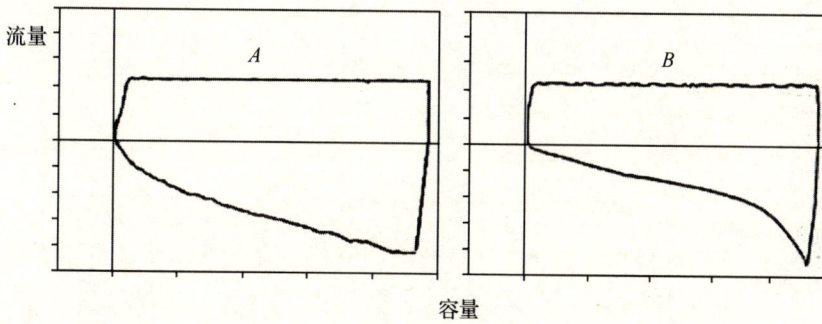

A 图顺应性减低,B 图顺应性正常。吸气时 A 和 B 图相似;呼气时 A 图曲线呈线性凸面图,B 图曲线呈线性凹面图

图 3-3-33　恒定流量通气模式的流量—容积环

（三）评估有无漏气或气体陷闭

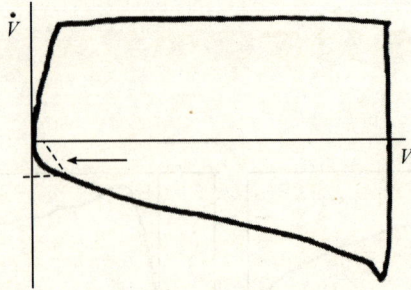

在呼气相，环没有闭合（箭头所指），环的开放未回归原点，若落在横轴（虚线）

提示漏气，落在纵轴提示气体陷闭，或呼气流量传感器未恰当校正

图 3-3-34　容量控制通气模式时的流量—容积环

（黄志俭）

第四章　各种疾病的机械通气治疗

第一节　慢性阻塞性肺疾病的机械通气

【无创通气治疗】

1. NIPPV 的适应症

(1)伴有辅助呼吸肌参与的中、重度呼吸困难和腹部矛盾运动；

(3)中到重度的酸中毒(pH 7.30～7.35)和高碳酸血症($PaCO_2 > 45 \sim 60$ mmHg)；

(3)呼吸频率>25 次/min。

2. NIPPV 的禁忌症

(1)呼吸停止；

(2)心血管系统不稳定(低血压、心律失常、心肌梗死)；

(3)嗜睡、意识障碍；

(4)患者不愿使用；

(5)有高度误吸的危险；

(6)分泌物量大、黏稠；

(7)新近行面部或胃食管手术；

(8)颌面部创伤,固定的鼻咽部异常；

(9)烧伤；

(10)极度肥胖；

(11)严重的胃肠胀气。

3. NIPPV 的通气模式及方法

NIPPV 常用的通气模式为压力切换或容量切换型辅助—控制通气(A-CV)、压力支持通气(PSV)或 PSV 加 PEEP(双水平气道正压)。

开始设置压力水平在 5～20 cmH$_2$O 之间,使潮气量至少达 7 mL/kg,呼吸频率<25 次/min,患者感到舒适,呼吸困难减轻。如果 NIPPV 有效,$PaCO_2$ 和 pH 值很快改善,NIPPV 治疗 2 小时后 $PaCO_2$ 减少的程度是判断治疗能否成功的良好预测指标。

如果应用 NIPPV 后患者临床表现、血流动力学不稳定,意识状况恶化,分泌物不能有效清除,或不能耐受面罩等应及时改用气管插管和常规机械通气。

【有创通气】

1. 有创机械通气的适应症

(1)伴有辅助呼吸肌参与的严重呼吸困难的腹部矛盾运动;

(2)呼吸频率＞35 次/min;

(3)威胁生命的低氧血症(PaO_2＜60 mmHg);

(4)呼吸停止、嗜睡、意识障碍;

(5)心血管并发症(低血压、休克、心力衰竭);

(6)其他的并发症(代谢异常、脓毒血症、肺炎、肺栓塞、气压伤、大量胸腔积液);

(7)NIPPV 失败者。

2. COPD 急性加重期机械通气模式的选择

(1)辅助—控制模式(A/C);

(2)压力支持通气(PSV):患者具有完整的自主呼吸情况下使用;

(3)同步间歇指令通气(SIMV)＋PSV;

(4)新型通气模式:容量支持通气(VSV)、压力调节容积控制通气(PRVCV)。

3. 通气参数的设置

(1)较小的潮气量 7～9 mL/kg 较为适宜。在容量辅助或控制通气时,通常选用吸气流速 60 L/min。

(2)如有明显的 auto-PEEP,可将吸气流速增加至 100 L/min,吸氧浓度应调整到能维持动脉血氧饱和度(SaO_2)≥90％水平。

(3)PEEP 的应用　COPD 患者机械通气时加用 PEEP≤75％的 PEEPi。

4. COPD 患者机械通气的撤离

(1)肺活量/潮气量(VC/V_T)＞1.8,P_{imax}≤－18 cmH_2O,f/V_T≤105 次/(min·L)。

(2)PSV 和 T 形管试验是常规的撤机方法,近年来,无创通气成为 COPD 患者撤机的替代方法。

(3)有创无创续贯脱机:NIPPV 能缩短撤机的时间,缩短住 ICU 时间,减少院内肺炎的发生率,改善 60 天生存率。

(黄志俭)

第二节　危重型哮喘的机械通气

【气管插管和机械通气的适应症】

表 3-4-1　危重型哮喘机械通气的适应症

绝对适应症

　　心跳和呼吸停止

　　意识障碍或明显受损

　　呼吸浅慢、不规则或伴呼吸暂停，呼吸中枢有受抑制迹象

　　即将发生心跳呼吸停止的迹象

相对适应症

　　尽管积极治疗，$PaCO_2$ 仍继续增高并伴进行性呼吸性酸中毒

　　（例如 pH＜7.20～7.25 并继续降低）

　　伴发严重代谢性酸中毒

　　伴发严重的呼吸问题（如顽固性低氧血症）

　　心肌严重缺血

　　心律失常（心动过缓，快速性心律失常）

参考指标

　　不能讲话，尽管呼吸费力，肺部听诊为"静胸(silent chest)"

　　呼吸交替脉，奇脉脉压大于 2 kPa(15 mmHg)

　　呼吸频率＞40 次/分

　　伴大汗淋漓

　　严重的呼吸肌疲劳或衰竭

　　既往曾因哮喘严重发作而曾气管插管机械通气者

【气管插管】

　　因经鼻插管可减少对喉的刺激，因此不少专家主张经鼻插管，认为经鼻插管比较安全。

　　清醒患者应用镇静剂或麻醉剂有助于顺利地气管插管。哮喘发作时由于气道反应性极高，为避免气管插管诱发严重的气道痉挛和气管插管应激反应等致命性并发症，可在插管前先静脉注射地西泮 10 mg 或咪哒唑仑 1～2 mg，待患者安静后再摆好体位，看清气道后迅速插入。如果患者仍烦躁不能配合，必要时可给予吸入麻醉剂异氟烷醚，甚至可用肌松剂维库溴铵或琥珀胆碱，然后立即插管行机械通气。

【危重型哮喘的机械通气策略】

　　1. 机械通气模式：也有不少专家主张应用压力切换型（如压力控制、压力支持）通气

模式,因它们产生高吸气峰流速,同时可较好地限制气道压。

2. 现在认为较小潮气量(V_T 8~10 mL/kg)有利于减少各种机械通气并发症。近年来均已主张低 V_E,即所谓"控制性低通气策略"的通气频率为 10~12 次/min。

3. PEEP 的应用:一方面 PEEP 可改变小气道"等压点"的位置,对缩窄的支气管有机械性扩张作用,进而减低肺泡内压力和过度充气;另一方面可对抗 auto-PEEP,减轻吸气肌负荷,降低气道阻力,减少呼吸功。

吸气末肺容量增加,肺过度扩张,对血流动力学产生不利影响,有使患者面临通气机相关性肺损伤(VILI)的高度危险。但在以下情况下可考虑加用 PEEP:①如果哮喘合并肺炎或其他急性肺损伤,导致严重的低氧血症,尽管 FiO_2 为 1.0,严重低氧血症仍不能缓解,此时应加用 PEEP,但同时应监测它对动态肺充气和 auto-PEEP 的影响,必要时降低 V_T 或(和)呼吸频率(RR)来抵消其不利影响;②血流动力学稳定,自主呼吸伴有显著呼吸困难的患者可加用适当的 PEEP。

4. 危重型哮喘初始机械通气时所推荐的通气机参数和处理规则:控制性低通气和容许性高碳酸血症策略已被广泛应用于危重型哮喘的机械通气,初步应用的结果是好的。

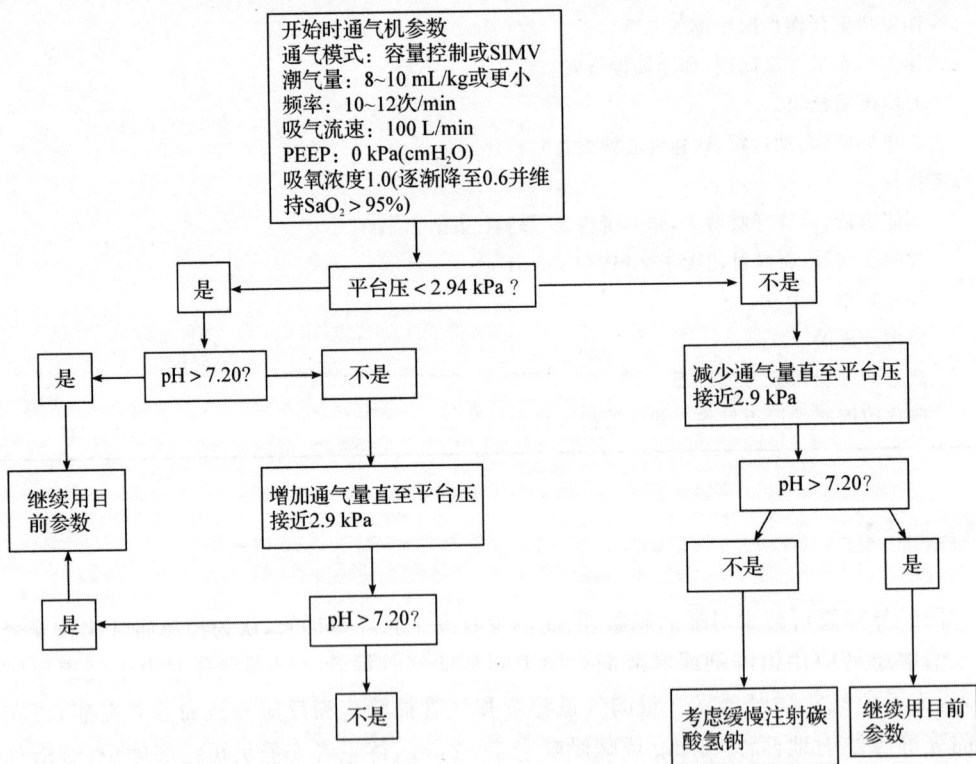

图 3-4-1　危重型哮喘初始机械通气时推荐的通气机参数和处理规则

插管机械通气指征:衰竭,进行性高碳酸血症和二氧化碳麻醉,突然心搏停止。有些患者应用泮库溴铵以使肌肉松弛,用 8 号以上气管导管插入。应用容量切换型通气模式,呼吸频率 6~10 次/min,V_T 8~12 mL/kg,FiO_2 适当以获得正常 PaO_2,最高气道压 50 cmH_2O。当超过时降低 V_T 和吸气流速,应用地西泮,偶用泮库溴胺镇静肌松,患者便达较好的人—机同步。

但只要 $PaCO_2$ 不超过 90 mmHg,则高碳酸性酸中毒对于大多数患者来说控制性低通气并不是禁忌症,常推荐 pH>7.15～7.20,但再低一些的值也是可以接受的。

【镇静剂、肌肉松弛剂和麻醉剂的应用】

一、镇静剂

为了使清醒的危重型哮喘患者在气管插管和机械通气时安全有效,应用镇静剂可改善患者通气时的舒适度,减少氧耗和二氧化碳产量,减低气压伤的危险性。目前很多医师主张患者处于嗜睡和松弛状态,但唤之能睁眼,几乎没有自主运动,自主呼吸并能与通气机协调,能以呼吸机设置的通气频率来进行通气。

表 3-4-2　用于哮喘状态的镇静剂的使用

药　物	剂　量	注意事项
插管前的镇静		
地西泮(diazepam)	10 mg 静脉注射	嗜睡,眩晕,疲劳感,静脉注射过快或剂量过大引起低血压,呼吸抑制
咪哒唑仑(midazolam,速眠安)	1 mg 缓慢静推,需要时每 2～3 min 重复(成人 10～15 mg/kg,儿童 0.2 mg/kg)	低血压,呼吸抑制
氯胺酮(ketamine)	1～22 mg/kg 以 0.5 mg/(kg·min) 的速度静脉注射	拟交感作用,呼吸抑制,循环抑制,情绪改变,谵妄型反应
普瑞泊福(propofol)	60～80 mg/min 静注,开始注射达 2.0 mg/kg,然后根据需要注射 5～10 mg/(kg·h)	呼吸和循环抑制
机械通气时的镇静		
劳拉西泮(lorazepam)	1～5 mg/h 连续静脉注射,或根据需要给一个剂量	药物蓄积
硫酸吗啡(morphine sulfate)	1～5 mg/h 连续静脉注射,避免给一个剂量	肠梗阻
氯胺酮(ketamine)	0.1～0.5 mg/min 静脉注射	拟交感样作用,谵妄型反应
普鲁泊福(propofol)	1～4.5 mg/(kg·h)静脉注射	癫痫发作,高甘油三酯血症

二、肌肉松弛剂

1. 应用的适应症:尽管应用了镇静剂,自主呼吸和呼吸机仍不协调,患者处于高气道压和丢失气道径路的极大危险之中。

2. 最常用的肌松剂是维库溴铵和阿曲库铵,可以间歇注射或连续静脉注射。应该应用周围神经刺激器或其他神经刺激检查方法来确定剂量,以便维持较低的剂量。

三、麻醉剂

如果应用以上药物和治疗策略尚不能使患者达到适当通气并维持肺通气处于安全水平,应考虑给予吸入麻醉剂,如氟烷和恩氟烷,具有扩张支气管作用。

(黄志俭)

第三节　ARDS 的机械通气

【ARDS 的常规通气方法】

1. 无创性通气

采用无创性的通气者需神志清楚,能主动配合,气道分泌物不多,血流动力学稳定。

患者在呼吸衰竭改善,病情稳定以后,可考虑撤除 NIV。撤机方法可以是逐渐降低所输送的压力,或断离机械通气一段时间,观察患者的耐受性并检查一些客观指标,当患者能很好耐受低水平的压力支持($5\sim8$ cmH$_2$O)时,可将患者和通气机离断,改用鼻导管或面罩来供氧。

表 3-4-3　中断 NIV 的标准

1. 因为不舒适或疼痛,不能耐受面罩

2. 不能改善气体交换或呼吸困难

3. 需要气管插管来处理分泌物或保护气道

4. 血流动力学不稳定

5. 心电图不稳定,有心肌缺血迹象或显著的室性心律失常

6. 因 CO$_2$ 潴留而嗜睡或低氧血症而烦躁不安的患者,应用 NIV 30 分钟后神志状态没有改善

2. 气道处理

可经口或鼻行气管插管,较常选用经鼻盲插,插管困难者可经纤支镜引导进行。

【ARDS 患者的通气机所致肺损伤】

ARDS 易致 VALI 的原因:(1)肺损伤的不均质性;(2)肺萎陷区的反复开放和关闭;

（3）致伤因素的协同作用；（4）ARDS 晚期肺结构的改变。

表 3-4-4　通气机所致肺损伤的类型

1. 肺泡外气压伤
肺间质气肿、气胸、纵隔气肿、胸膜下气囊肿、肺实质内张力性空洞、皮下气肿、气腹、心包积气、腹膜后积气
2. 系统性气体栓塞
3. 弥漫性肺泡损伤
4. 氧中毒

【ARDS 的肺保护通气新策略】

1. 允许性高碳酸血症策略

此所谓"允许高碳酸血症（permissive hypercapnia，PHC）"或称"控制性低通气（controlled hypoventilation）"策略。PHC 的定义是：为避免气压容量伤故意限制气道压或潮气量，允许 $PaCO_2$ 逐渐增高＞50 mmHg。只要没有 PHC 的禁忌症和严重副作用，应推荐 6～7 mL/kg 的 V_T 和较快的通气频率。

表 3-4-5　ARDS 患者通气新策略

	传统方法	新策略
目标	正常血气	适当的血气值，预防通气机相关性肺损伤
吸氧浓度	＜0.5	≤0.6（以维持 SaO_2≥85％为最低目标值，必要时允许增加）
$PaCO_2$	≤45％	允许性高碳酸血症
通气模式	定容型通气模式	定压型通气模式
潮气量	10～15 mL/kg	5～8 mL/kg
通气频率	10～15 次/min	15～25 次/min
PEEP	为达到适当的 PaO_2 所需的水平	平均 10～15 cmH_2O，以 P-V 曲线的低位拐点作参考
气道峰压	为达到目标潮气量所需的水平	不应超过 30～35 cmH_2O
吸呼比	1：1.5～2.5	延长吸气时间，直至反比通气
体位	仰卧位	必要时采用俯卧位通气

2. "开放肺（open lung）"策略

方法有：持续充气（sustained inflation，SI）、叹气（sigh）、自主呼吸及其相关通气模式（CPAP、BIPAP 或 APRV）、高频震荡通气（HFOV）、俯卧位通气。所用的肺复张操作是：应用 40～50 cmH_2O 的 CPAP，每次持续 40～50 秒，每天不多于 4 次。

【ARDS 的通气模式】

都应遵循"肺保护策略"的原则，常用通气模式通常可分为两大类：压力预置型通气和容量预置型通气。

1. 压力预置型通气(PPV)

是特别适用和应当优先选择的。因为 PPV 通气时易于与病人的自主呼吸同步,提供的气流为减速波形,更有利于气体的交换和增加氧合。

在 ARDS 的早期阶段,当选用 PCV,因 PCV 比 PSV 和 P-SIMV 能提供更多的通气辅助功,减少患者的呼吸功和氧耗。在撤机阶段,可改用 PC-SIMV 或 PSV,锻炼病人的呼吸肌。

2. 容量预置型通气(VPV)

若选用 VPV,必须预设小潮气量(5~8 mL/kg),采用减速流量波形,预设压力报警限<35~40 cmH$_2$O,密切监护气道平台压。

3. 新型通气模式

(1)双相气道正压(bi-phasic positive airway pressure,BIPAP)

BIPAP 让患者的自主呼吸在双压力水平的基础上进行,气道压力周期性地在高压力和低压力两个水平之间转换,每个压力水平均可独立调节。以两个压力水平之间转换引起的呼吸容量改变来达到机械通气辅助的作用。

ARDS 患者的设置:ARDS 的通气目标是增加平均气道压,让萎陷肺泡复张。

APRV-BIPAP 的设置:

方法一:T_{high} 2~5 s,T_{low} 0.5~1.5 s(相当于 APRV 频率 9~24/min),P_{low} 5 cmH$_2$O,P_{high} 在 P_{low} 之上 15~35 cmH$_2$O,具体取决于 V$_T$ 和平均气道压。

方法二:P_{low} 在 P-V 曲线低拐点以上 1~2 cmH$_2$O,P_{high} 在 P-V 曲线高拐点以下,T_{high} 2~4 s,T_{low} 2~4 s。

(2)气道压力释放通气(airway pressure release ventilation,APRV)

气道压力释放通气(APRV)是一种属压力控制、时间触发、压力限制和时间切换的通气模式,也是一种减轻肺过度扩张的技术,在整个机械通气周期允许自主呼吸。

应用 APRV 时,初始设置参数建议如下:设置恰当的 FiO$_2$ 以维持 PaO$_2$≥60 mmHg;设置 P_{high} 初始为 20 cmH$_2$O;P_{low} 0~10 cmH$_2$O;T_{low} 固定于 1.5 s 至呼气时间常数的 3 倍或 3 倍以上(患者的呼气时间常数等于气道阻力×肺顺应性),以避免内源性 PEEP 的产生;APRV 频率设置于 4~8 次/min,具体取决于镇静的情况。

APRV 的优点:允许自主呼吸,减少肺泡过度扩张和医源性肺损伤的潜在危险。而且在低气道峰压和 EEP 的情况下,使通气/血流灌注(V/Q)比例改善,血流动力学的损害较小。

【ARDS 的机械通气的辅助方法】

1. 体外和肺外气体交换

主要包括体外膜肺氧合、体外 CO$_2$ 去除和腔静脉氧合。

2. 气道内吹气

气道内吹气(tracheal gas insufflation,TGI)是指将一导管插入气管远端,在呼吸时或整个呼吸周期吹入 100％氧气,以稀释解剖无效腔近端的 CO_2,以便在低潮气量通气情况下增加 CO_2 的排出。

3. 俯卧位通气

主要是通过增加 FRC,增加膈肌运动效率,分泌物的较好引流及体位改变使严重的 V/Q 比例失调得到改善,从而显著改善氧合。

4. 高频通气

高频喷射和高频震荡通气是以非常高的频率和很小的潮气压波动来完成适当的气体交换。目前尚处于研究阶段。

5. 液体通气

液体通气(liquid ventilation,LV)是指将全氟碳经气管注入肺,然后进行正压通气。临床应用也处于研究中。

6. 表面活性物质替代疗法

主要功能是减少肺泡和小气道内气—液界面的表面张力,改善肺的顺应性,保持肺泡稳定性,降低低肺容量位时的肺萎陷趋势。

7. 吸入一氧化氮或前列腺素

主要是选择性地扩张通气良好区域的肺血管,从而改善不均匀受损肺的通气血流比例,改善氧分压,降低肺动脉压而达到治疗作用。

(黄志俭)

第四节 心源性肺水肿的机械通气

急性心源性肺水肿病人常表现为严重的呼吸窘迫,在进行气管插管常规正压通气前,可先试用无创正压通气,常能改善氧合,改善心输出量。

一、无创通气

无创正压通气首选通气模式为持续气道正压通气(CPAP),一般压力水平在 5～10 cmH_2O,不超过 15 cmH_2O,给予高浓度吸氧,维持氧饱和度在 90％以上。

双水平正压通气(PSV＋PEEP),吸气压(IPAP)在 8～12 cmH_2O,呼吸压(EPAP)在 5～10 cmH_2O,待患者适应后压力逐步增高;呼吸频率 16～20 次/min,吸呼比为 1∶1～1∶1.5,给予较高浓度吸氧,维持氧饱和度在 90％以上。

二、需气管插管常规正压通气

以下情况时应用：①严重的肺水肿，经较高浓度氧疗未能纠正严重缺氧，$PaO_2 < 55$ mmHg，$SaO_2 < 0.85$，或伴 $PaCO_2$ 的升高，pH 的降低。②患者出现意识障碍。③经无创性通气和内科常规治疗，病情未好转且有恶化趋势。④心跳骤停或自主呼吸节律不齐，出现呼吸暂停或抽泣样呼吸。⑤当严重心源性肺水肿出现休克时，应积极纠正休克后再行气管插管，但如果病情紧急，也可边纠正休克边插管通气。⑥急性心肌梗死诱发的肺水肿，应尽量采用内科常规治疗或采用无创性通气。经气管插管行正压通气宜慎重，但并不是绝对禁忌，当患者出现心跳骤停或不规则呼吸时，即是气管插管正压通气的强烈适应症。

1. 通气模式

近年来主张应用压力预置型通气模式，如 PSV、P-A/C、P-SIMV＋PSV。

2. 参数设置

通气频率 16～20 次/min，吸呼比 1：2，分钟通气量在 8～12 L/min，保持平台压在 35 cmH$_2$O 以下，PEEP 一般在 5～10 cmH$_2$O，不超过 15 cmH$_2$O。在肺水肿消退后可逐渐降低 PEEP 水平。

（黄志俭）

第五节　睡眠呼吸暂停综合征的机械通气

【机械通气治疗适应症】

1. AHI＞20 次/h 的患者。
2. AHI＜20 次/h，但白天嗜睡等症状明显的患者。
3. 手术治疗失败或复发者。
4. 不能耐受其他方法治疗者。

【通气模式及参数设置】

1. 经鼻持续气道内正压（nasal-continuous positive airway pressure，n-CPAP）

治疗严重 OSAS 患者的首选治疗方法，可以消除夜间打鼾，改善睡眠结构，改善夜间呼吸暂停和低通气，纠正夜间低氧血症，白天嗜睡、头痛及记忆力减退等症状也显著改善。一般 10～12 cmH$_2$O 水平的压力病人可以耐受，当达到 15～18 cmH$_2$O 时往往会觉得不舒服。

副作用：口鼻黏膜干燥、憋气、局部压迫、结膜炎和皮肤过敏等。选择合适的鼻罩和加用湿化装置可以减轻不适症状。

禁忌症：昏迷，有肺大疱、咯血、气胸和血压不稳定者。

2. 双水平气道正压(bilevel positive airway pressure,BiPAP)

呼吸机吸气和呼气相分别给予不同的压力，更符合呼吸生理过程，增加了治疗依从性，疗效同 n-CPAP 无差别，适用于 CPAP 压力需求较高的患者，及有心肺血管疾病的老年患者。

使用模式为自主呼吸/时间控制(S/T)双水平气道正压通气，设定背景频率为 6~20 次/min，吸气正压(IPAP)为 5~20 cmH$_2$O，呼气正压(EPAP)调节在最低值，逐渐加大 EPAP 到消除呼吸暂停为止，并逐渐增大 IPAP 改善肺泡通气，纠正低通气。

3. 自动调压智能化(Auto-CPAP)呼吸机治疗

呼吸机根据患者夜间气道阻塞程度的不同，压力随时变化。疗效和耐受性优于 n-CPAP 治疗，但价格贵，难以普及。

（黄志俭）

第六节　肥胖－低通气综合征的机械通气治疗

肥胖低通气综合征(obesity hypoventilation syndrome,OHS)是一种以肥胖和高碳酸血症为特征的综合征，又称皮克威克综合征(Pickwickian syndrome)。临床特征为肥胖、低通气和白天出现高碳酸血症(PaCO$_2$>45 mmHg)。此类患者临床表现为休息状态下低氧血症、高碳酸血症、高度嗜睡、肺动脉高压和慢性右心室衰竭。

【临床特点】

目前认为 OHS 发病是由于呼吸系统机械负荷增加、呼吸中枢调节异常、神经激素等多因素共同作用的结果。

表 3-4-6　肥胖－低通气综合征临床特点

临床表现
　白天出现高碳酸血症(如慢性呼吸衰竭和晨起头痛)
　肺心病和右心室衰竭
实验室检查
　清醒状态下高碳酸血症(PaCO$_2$>45 mmHg)
　清醒和睡眠时出现低氧血症
　睡眠期间 PaCO$_2$ 增加(>10 mmHg)
　睡眠时呼吸性酸中毒(pH<7.3)
　夜间氧饱和度监测证实存在持续的低氧血症
　PSG 检查证明伴有阻塞性睡眠呼吸暂停或表明有低通气存在

【诊断要点】

肥胖低通气综合征诊断需要满足以下条件：

1. 白天清醒状态动脉血 $PaO_2 < 70$ mmHg 且 $PaCO_2 > 45$ mmHg；

2. 体重指数(BMI)> 30 kg/m^2；

3. 排除呼吸系统疾病的其他疾病。

OHS 患者还需进行常规睡眠检测。多导睡眠图记录患者整晚睡眠中的脑电图、肌电图、口鼻气流、胸腹部运动、心电图和血氧饱和度等多项指标。它能较全面地反映患者夜间睡眠情况，明确潜在的睡眠障碍，对治疗方法的选择有重要意义。

【无创通气治疗方案】

肥胖低通气综合征患者经夜间无创通气治疗后，可纠正白天和夜间的低氧血症和高碳酸血症，减轻睡眠片段，使呼吸肌群得到休息，降低肺动脉高压，改善右心室功能。

无论采取何种通气模式，都应该维持适当的分钟通气量以保证正常的 $PaCO_2$。对于严重的高碳酸血症患者，分钟通气量应该逐渐增加，避免 $PaCO_2$ 下降过快而造成代谢性碱中毒。

1. 持续气道正压通气和无创正压通气

持续气道正压通气(continuous positive airway pressure, CPAP)给予合适的气道正压维持气道开放，保证气体进入呼吸道内，使患者的功能残气量增加，上气道的压力降低，同时刺激上气道的机械感受器，增加上气道的肌张力，保持上气道开放，减少低通气次数，消除呼吸暂停，使 $PaCO_2$ 降低、PaO_2 升高，改善睡眠结构，能逆转或显著改善由睡眠片断化、低氧血症和高碳酸血症引起的各种症状。

2. 部分 OHS 患者即使改善了上呼吸道阻力，低氧和高碳酸血症仍然存在。这类患者需要使用无创正压通气(NIPPV)，即采用经口鼻面罩双水平正压通气，才能缓解白天的高碳酸血症。NIPPV 具有双向调节系统，能独立调节呼气和吸气的气道压力，提高吸气峰压值，使气道维持开放，保证肺泡通气。

表 3-4-7　无创通气治疗方案

设置
患者入住 ICU 预备单元
平均住院 4～5 日，以调节夜间通气
选用适当的 CPAP 面罩、鼻塞或口鼻面罩
必须应用下颌带以保证口唇闭合
容量切换通气机的参数选用
模式
辅助控制模式
间隙指令通气(IMV)：可加用压力支持通气

续表

潮气量

大部分患者可选用 10 mL/kg

肥胖患者($>$100 kg),5$\sim$7 mL/kg

呼吸频率

开始时 12 次/min

调节呼吸频率和潮气量,使 $PaCO_2$ 维持在适当水平(清醒状态下 40$\sim$50 mmHg)

吸入氧浓度(FiO_2)

如果患者的肺泡—动脉氧分压差$[(A\text{-}a)DO_2]$正常,吸入室内空气(FiO_2=21%)即可满足

患者维持动脉氧饱和度$>$92%

监护经鼻通气

呼出气容量

理论上呼出气的容量应该等于潮气量(V_T),但是由于漏气的存在,通常呼出气的容量小于 V_T

增加 V_T 使呼出气的容量等于设定的潮气量

SaO_2

需要应用氧饱和度仪,以保证 $SaO_2 \geqslant$92%

$PaCO_2$

睡眠期间应该经常监测血气分析,调节 $PaCO_2$,使通气维持在适当的水平

(黄志俭)

第七节　慢性阻塞性肺疾病合并睡眠呼吸暂停综合征的机械通气治疗

OSAS 与 COPD 同时存在则称为重叠综合征(overlap syndrome)。重叠综合征患者在夜间 REM 睡眠时可发生更为严重的低氧血症,较单纯的 COPD,其 PaO_2 更低,$PaCO_2$ 更高,且更易产生肺动脉高压、右心衰竭和高碳酸血症。夜间无创通气可改善患者的睡眠结构,纠正低氧血症,预防和治疗各种严重的并发症。

【临床特点】

COPD 患者合并睡眠呼吸障碍时,通常不能仰卧位睡眠,而大多采取半卧位睡眠,患者常有入睡困难,且常常频繁觉醒,觉醒时伴有焦虑和紧张,晨起感到头痛,白天嗜睡。但是如怀疑 COPD 患者合并有 OSAS 时,即有"重叠综合征"时,必须进行多导仪检查。

由于睡眠期间的低氧血症,患者可并发心血管系统、神经系统、血液系统的并发症,如右心衰竭、心律失常、肺动脉高压和红细胞增多症等,甚至夜间突然死亡。

【无创机械通气治疗】

研究表明具有严重夜间低氧血症的 COPD 患者可从无创通气收益,尤其是合并 OSAHS的重叠综合征患者。

1. 经鼻罩持续气通正压(CPAP)　压力水平一般在 5～12 cmH$_2$O,夜间 CPAP 治疗可有效抵抗 PEEPi。对于重叠综合征的患者,夜间经鼻罩正压通气尤为适用。

2. 双水平气道正压通气(BiPAP)　同时设定气道内吸气正压水平(IPAP)和气道内呼气正压水平(EPAP)。IPAP 通常为 5～20 cmH$_2$O(0.5～2 kPa),而 EPAP 尽可能保持较低水平。

IPAP 设定数值的增加可改善肺泡通气,增加分钟通气量,纠正低通气;EPAP 数值的增加,可使上气道维持开放的状态,克服阻塞性通气功能障碍。BiPAP 与 CPAP 相比,BiPAP能提供吸气辅助,而 CPAP 不能。所以,CPAP 在睡眠时可导致 CO$_2$ 潴留,而BiPAP能改善通气,避免 CO$_2$ 潴留。

(黄志俭)

第八节　重症社区获得性肺炎的机械通气

重症 CAP 患者常常可导致呼吸衰竭,其特征为严重的低氧血症,常需要机械通气治疗。

【常规机械通气】

机械通气初期给予 FiO$_2$ 为 100％,以后再逐渐降低 FiO$_2$,临床上常用的通气模式为同步间歇强制通气(SIMV)或辅助通气/控制(A/C)模式,给予恰当的呼吸频率 12～20 次/min。根据低氧血症的严重程度和肺顺应性降低的情况来选择 PEEP,一般为 5～10 cmH$_2$O。

【无创伤性通气】

对于中等程度低氧血症的 CAP 患者,模式有持续气道正压(CPAP)、双水平正压气道(BiPAP),以纠正低氧血症。其优点是可避免气管插管等常规通气的并发症,改善呼吸肌疲劳,增加肺泡压力,纠正低氧血症,但应进行持续的呼吸监测。

【侧卧位通气】

当出现广泛的单侧肺脏受累时,需要特殊的机械通气治疗,这类患者体位尤为重要。

通常可将患侧的肺部位置朝上,而健侧(指未受累的肺叶)肺部位置向下,通常调整患者在床上位置,使重力作用增加健侧肺叶的血流灌注,从而达到通气和灌注的最佳比例,改善氧合作用。

【分侧肺通气】

单侧肺炎所产生的严重低氧血症,如果采用常规的机械通气治疗,有时可造成健侧肺动态过度充气、肺血管阻力增加、纵隔移位、胸腔内压增加和心脏填塞症状。现能使用一项新的通气治疗技术来治疗单侧肺炎所产生的严重低氧血症,即分侧肺通气。

(黄志俭)

第九节　全身麻醉时机械通气的应用

麻醉手术中的机械通气虽然与其他形式的呼吸支持基本相同但仍有许多不同之处。

一、手术中机械通气的实际问题

1. 麻醉中代谢低,氧耗低,二氧化碳生成减少,因此每分通气量需要减少,潮气量保持在 $8 \sim 10$ mL/kg,呼吸频率 $8 \sim 10$ 次/min,吸呼比为 $1 : 2 \sim 3$。

2. 麻醉师常使通气压 $PaCO_2$ 维持在中等偏低水平,以抑制对自主呼吸的激发作用。

3. 手术中病人通常不需使用 PEEP,因其对氧合的改善不明显,不如提高吸入氧浓度,短时间的高浓度吸氧并无危险,常维持在 50% 左右。

4. 麻醉的呼吸机多为定容式,可分别在手控和自控下使用,目前也有一些性能较强的压力控制式呼吸机用于麻醉,可对通气不足做出补偿。

5. 在 FRC 低于闭合容量的病人中采用大潮气量更有意义,他们通常为高龄病人、肥胖病人、长期吸烟病人、COPD 病人、充血性心脏病病人,潮气量通常为 $12 \sim 15$ mL/kg,不仅可得到充分氧合,还可避免肺不张。

二、开胸手术和单侧肺通气

开胸情况下如何保证氧合及维持循环稳定,同时创造良好的手术环境是临床中经常遇到的问题。除了传统的机械通气外,可使用单侧肺通气。

【常用气管导管的类型】

1. 其一是双腔管,分为左右两种形式,可根据病情要求分隔左右侧肺行单侧肺通气。

2. 其二是称为 Univent 导管的支气管阻断器,也称双囊单腔导管,可通过主气腔内可推进的另一气囊达到分隔左右肺的目的。

【单侧肺通气时的管理】

1. 吸入氧浓度:常给予纯氧或接近纯氧的混合气体。

2. 健侧肺通气的管理:潮气量不变或稍微增加($10\sim12$ mL/kg)。

3. PEEP 的应用:当 PaO_2 低于 80 mmHg 时采用 PEEP 氧合有改善的趋势。

4. CPAP 和氧气膨肺:当对通气肺采取措施后仍不能得到满意的氧合状况时,可采用向术侧肺吹入氧气的方法,常使氧合得到明显改善。

5. 高频通气的使用:指征为使手术野平静,用于支气管胸膜瘘的病人及用于肺袖状切除术中。

(黄志俭)

第十节 创伤与外科疾病并发呼吸功能不全的机械通气治疗

一、重型颅脑外伤

重型脑外伤患者由于呼吸中枢受损,以及伤后误吸或昏迷舌根后坠致气道不畅、肺部感染,并发 ALI 或 ARDS 等,伤后常常出现低氧血症,早期脑缺血缺氧的发生率可高达90%以上,是产生严重继发性脑损害的主要原因。而继发性脑损害使脑细胞功能进一步损害,呼吸功能障碍进一步加重,形成脑损伤—脑缺氧—脑损伤的恶性循环,成为脑外伤的主要致死原因之一。

【通气策略】

1. 正确、合理地实施机械通气 要针对具体病情设置通气模式及呼吸机参数,并随病情变化及时给予相应的调整。对自主呼吸较强或稳定者采用 SIMV 模式,对于有呼吸抑制或节律不稳定者给予 A/C 模式。

2. 参数设置和调整时要充分考虑到脑外伤后病理生理的特点以及机械通气对循环、胸内压/颅内压以及肺部的影响,力求各方面关系的平衡,追求治疗效益的最大化。为此,可采用较低的潮气量(V_T:$8\sim10$ mL/kg 体重)以及不用或慎用 PEEP 的策略。

3. 对昏迷时间较长、ALI/ARDS 或肺部感染等患者则加用 PEEP,此时也采取提高 FiO_2,加用呼气末暂停等配合的办法,尽量使用低水平的 PEEP(一般 $5\sim10$ mmHg),避免气道压过高,达到既能满足氧合,又能避免胸内压过高导致的循环功能受损、颅内压增高对脑部的损害,还能达到防止肺萎陷、肺损伤的目的。

4. 对血气分析的各项指标实行目标性管理　严密监测血气,根据病情变化随时调整呼吸机参数,使血气分析的各项指标尽快恢复并保持在正常范围。

机械通气常出现过度通气导致的 $PaCO_2$ 过低甚至碱血症,导致脑血管痉挛使脑缺血缺氧性损害进一步加重,应予以高度重视。对重型脑外伤的患者不采用过度通气降颅压,对少数颅内压急剧升高的患者也将 $PaCO_2$ 水平控制在正常值的低限,最低也不<30 mmHg。

5. 一般应尽早应用,持续 3～5 天待度过脑水肿高峰期后即可撤机,病情严重者,通气时间略作延长。甘露醇脱水药的应用易造成有效循环血容量的波动,出现低氧血症,除伤后最初两日内,一般每日出入量差距在±300～±500 mL。

【其他方面的治疗】

1. 要注重机械通气之外的综合治疗　脑组织氧耗大,对缺血缺氧非常敏感,治疗中保持适当脑灌注压(CPP),降低全身氧耗,提高氧输送非常重要。CPP 低导致脑缺血,CPP 高加重脑水肿。为此在评估颅内压的基础上,通过容量管理和适量加用升压药的办法,使平均动脉压(MAP)维持在适当的水平,并实行目标化管理,一般保持 MAP 在 80～100 mmHg。

2. 发热、感染、躁动、人机对抗等是此类患者氧耗增加的主要因素,都应一一加以解决。循环支持、纠正贫血能提高氧输送。

3. 脱水降颅压、维持水电解质和酸碱平衡、低温、保持呼吸道通畅、防治并发症等均是此类患者管理的重要内容,不能偏废。脑外伤是一种严重而又复杂的创伤,除中枢神经系统的原发性损伤外,一系列继发性损伤可使病情加重。

4. 严重脑外伤后颅内压(ICP)增高,脑血流灌注不足及脑组织氧供需失衡均是严重脑外伤致残和死亡的重要原因。脑外伤患者脑功能的恢复主要还是依赖原发病的解除,及时和必要的开颅手术清除血肿、去骨瓣减压对降低颅内压、恢复脑灌注及改善脑代谢非常关键,机械通气作为保证氧供的最有效措施为及时手术治疗争取了时间。

【特殊注意】

1. 宜使病人床头抬高 15～20°,利于头颈部血液回流,降低颅内压。

2. 调节通气量使病人处于轻度的呼碱状态($PaCO_2$:20～30 mmHg),从而达到降低脑血流量,减轻脑水肿的目的。

3. 适量降低吸入气体加热湿化器的温度(<30℃),配合颈部大血管处冷敷冰袋以尽量减少脑组织的能耗代谢。

4. 维持机体有效血容量,使平均动脉压高于颅内压,以保证脑组织有效灌注。

二、胸部创伤及胸部外科手术

(一)胸廓完整性损伤

只有当多处多根肋骨骨折使得部分胸壁呈自由浮动,即所谓"连枷胸"时才需要机械通气,为损伤胸壁起"气体内固定"治疗。通气模式通常为 SIMV＋PSV,以克服浮动胸壁的反向运动。通气时间一般为 2～4 周。

(二)血胸、气胸

血胸治疗原则是保证有效通畅的引流,必要时开胸手术止血,机械通气并非必需。一旦通时,小心发生气体栓塞。

气胸必须保证在有效通畅的闭式引流的前提下,慎重实施机械通气,原则上应尽量降低 PEEP,尽量减少潮气量和压力,代之以高频的通气方式改善氧合。

三、腹部外伤及腹部创伤

(一)急性胰腺炎

重症胰腺炎一旦出现低氧血症,一方面支持通气,一方面适当镇静代谢支持。坚持使用控制通气模式或 SIMV＋PSV 模式,不必急于脱机。一般潮气量 6～8 mL/kg,并适当提高 PEEP 水平,避免过高的气道压力。

(二)腹部巨大切口疝

腹部巨大切口疝在行疝修补术时应酌情考虑通气支持。一般采用 PSV 或 CPAP 模式,氧合障碍者采用最佳的 PEEP 值并加用 SIMV 或控制模式。同时严格控制输液速度和液体量,酌情使用利尿剂,防止心衰和肺水肿的发生。

四、支气管胸膜瘘

支气管胸膜瘘(bronchopleural fistula,BPF)是肺切除术后的严重并发症之一,指主、叶、段支气管与胸膜腔之间相互交通形成的窦道,一旦发生则治疗困难,具有相当高的病残率和致死率,严重威胁患者的生命。

【临床特点】

1. 液气胸产生肺及心脏受压迫的症状,如胸闷、憋气、呼吸困难、紫绀等。
2. 剧烈咳嗽可咳出与胸腔积液相同的痰液。X 线胸片显示液气胸、肺萎缩、纵隔移位。

3. 全身感染中毒症状,如寒战、发热、咳嗽、胸闷、休克等。

【诊断要点】

诊断主要依据液气胸和经支气管引流(咳出胸腔积液样痰液)及 X 胸片表现。气胸的病人经胸腔闭式引流,冒泡持续 24 小时以上者,说明存在支气管胸膜瘘。

【支气管胸膜瘘的机械通气原则】

1. 应用最小的通气频率,允许较低气道压,尽可能应用部分支持通气,而不是完全支持通气,如 PSV 或 SIMV。
2. 考虑应用允许性高碳酸血症,潮气量应小于 10 mL/kg,吸呼比保持 1∶2,应用高吸气流速(70~100 L/min)。
3. 避免应用吸气后屏气,降低 PEEP,治疗支气管痉挛和呼吸气流阻塞。
4. 如采取上述措施病情仍然不稳定,考虑采用特殊的通气技术(分侧肺通气、高频喷射通气)。

【其他治疗】

1. 确诊后立即行胸腔闭式引流,必要时行患侧胸腔脓液冲洗并间断负压吸引,同时给予加强抗感染、营养支持治疗及纠正酸碱、电解质平衡,改善患者感染中毒症状和营养不良状况。
2. 传统开胸手术可治疗所有瘘口的肺切除术后 BPF,近年来纤维支气管镜、胸腔镜及纵隔镜等内窥镜的应用为 BPF 提供了新的途径,纤维支气管镜的治疗方法较胸腔镜和纵隔镜早,方法包括使用纤维蛋白胶和组织黏合剂封闭、硬化剂注射治疗等。该法操作简便,但多适合于瘘口直径<3 mm 者。

五、肺挫裂伤

肺挫裂伤是胸外伤常见的类型之一,是严重的肺实质损伤,出现肺出血、水肿、实变导致肺部气血交换功能障碍,导致呼吸功能衰竭。肺挫裂伤的病死率较高,易发生 ARDS,病死率可达 14%~40%,及时的呼吸机辅助是救治严重呼吸功能衰竭患者的有效手段。

【临床特点】

1. 临床表现

根据严重程度分为单纯肺挫裂伤和严重肺挫裂伤,前者表现为胸壁压痛,咳嗽时加重,无明显气短;合并外伤者,除胸痛较前加重外,出现不同程度的咳嗽、咯血、胸闷、气短、皮下气肿、呼吸浅快和口唇紫绀,而严重肺挫裂伤易并发 ARDS。

2. 影像学改变

CT 表现具有特异性,大多在受伤后即刻或 1 小时内出现,一部分在伤后 4~6 小时出现,小部分在伤后 48 小时出现,考虑本病应多次复查,动态观察。

轻度:表现为肺纹理增多增粗,轮廓模糊,伴有斑点状阴影或边缘模糊不清的片絮状影。中度:弥漫性斑点状及片状渗出性病灶,沿支气管走行分布,密度淡而不均,边缘模糊,以周围性局限性分布为主。重度:表现为大片状模糊高密度影,以中下肺野多见;部分病例伴有肺内血肿、肺不张,表现为边界清楚的致密团块影或致密楔形影。

3. 血气分析

肺挫伤患者的动脉血气分析指标都有不同程度的改变,故它主要用来区别单纯型肺挫伤和呼吸功能不全性肺损伤。

一般认为单纯型肺挫伤 PaO_2 可正常或轻度下降,经吸纯氧后好转;肺损伤时有明显的低氧血症,$PaO_2 < 60$ mmHg,吸纯氧时仍较低;当肺泡动脉氧压差加大或氧合指数 < 300 mmHg 时,应该高度怀疑肺挫裂伤的存在;当氧合指数 < 200 mmHg 时,应高度怀疑 ARDS 的可能。另外,血气分析在连枷胸对呼吸功能影响的评价,决定是否实施胸壁固定术及呼吸机使用的指征中有重要的作用,且有助于随时了解治疗效果及判断预后。

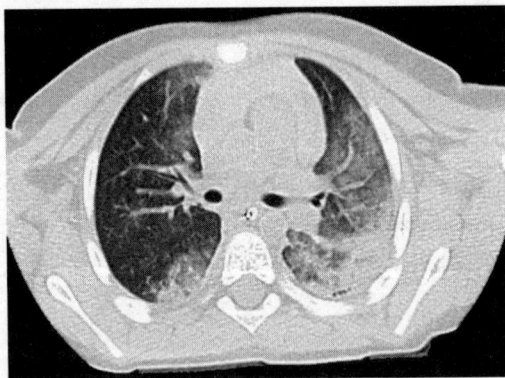

CT 扫描示两肺边缘模糊不清的片絮状影,左下肺有片状高密度影

图 3-4-2　肺挫裂伤

【诊断要点】

肺挫裂伤后早期症状并不典型,往往易被其他危及生命的症状所掩盖,需结合外伤史、受伤原因、临床表现及 X 线等辅助检查,可作出诊断。尤其是早期动态 X 线或者CT 追踪,可以明确肺挫裂伤的范围,进而评价患者的治疗效果,适时调整患者的抢救方案。

【治疗】

1. 一般治疗

保持呼吸道通畅,吸氧,患者清醒状态下协助咳嗽、咯痰,昏迷或咳嗽、咯痰困难者采取有效吸痰,抗菌素预防感染,早期、短期、大剂量应用皮质激素,抗休克同时防治肺水肿、应激性溃疡等,这些处理均是非常必要的。

2. 机械通气治疗

(1)重度肺挫裂伤经上述综合治疗后缺氧症状未改善,呼吸困难进行性加重,血氧饱和度低于85％并进行性下降者应考虑及时行气管插管或气管切开行机械通气治疗。辅助呼吸指征:呼吸频率＞40 次/min 或＜8 次/min,PaO_2＜60 mmHg(FiO_2＞50％),$PaCO_2$＞50 mmHg。

开始通常模式 SIMV＋PEEP,潮气量(V_T)8～10 mL/kg,呼吸频率 16～26 次/min,调整 $PaCO_2$ 至正常范围,一般不过度通气,PEEP 从 3 cmH_2O 开始,最大用至 10 cmH_2O。如人机对抗明显,胸廓相对稳定,呼吸模式转换为双相气道正压(BIPAP)通气模式,压力支持通气(PSV)调至 V_T8～10 mL/kg,持续气道正压通气(CPAP)压力同 PEEP 值。

在通气过程,尽量避免吸入纯氧,以防氧中毒,若要长时间吸氧者,其吸入氧浓度(FiO_2)以不超过 0.45～0.50 为宜,否则会引起肺泡Ⅱ型细胞迅速退行性病变。采用小潮气量保护性通气策略,PEEP 限制在 5～15 cmH_2O。

(2)单侧肺挫伤对侧肺的协同效应　单纯的双肺通气可能引起双肺的损伤及相关的通气性肺损伤,同步分侧肺通气(independent lung ventilation,ILV)可以对两肺控制性使用不同的 PEEP、潮气量和压力支持,有利于损伤肺泡的恢复,增加氧合,使肺血流再分配。

(3)高频通气(HFJV)可以应用于常规通气或 PEEP 治疗而临床缺氧不能改善的通气;此外,体外膜肺(ECMO)也有作用,但其高复杂性和高成本使临床的使用受限,但不能用于合并颅脑伤的患者。

3. 其他治疗措施

(1)补充液体　对肺挫伤合并失血性休克者,大多数学者认为应该遵循"先抢救生命,再抢救器官"的原则。

应适当限制晶体液及水分输入,适量应用白蛋白、血浆及全血,以达到补充血容量,提高胶体渗透压,纠正休克且防止发生肺水肿的目的。在输入大量液体后,可给予利尿剂,监测 CVP 和尿量可以为液体的补充及利尿剂的使用提供依据。

(2)手术内固定　能尽快恢复胸廓完整性,固定牢固持久;患者胸部疼痛缓解快,能够在床上变换体位,有利于咳嗽排痰,减小肺部感染的可能性;恢复生理呼吸运动。

(3)缓解疼痛　有效的镇痛有助于患者咳嗽排痰,且能缓解因疼痛引起的限制性呼吸困难,让患者早期下床活动,促进肠蠕动恢复,改善因术后伤口疼痛所致凝血功能紊乱,有利于术后康复。

（4）新进展

①促甲状腺素（TRH）的应用。因 TRH 一方面可抗内皮素（ET）的缩血管作用，另一方面可抑制 ET 的释放，同时使一氧化氮（NO）的合成增加，调节微循环血流。

②参麦注射液是一种有效的氧自由基清除剂，提高细胞的抗氧化酶活性，降低脂质过氧化物，改善肺微循环，并能改善胸腹呼吸运动，具有恢复膈肌功能的作用。

③吸入 NO。外源性一氧化氮进入通气良好的肺泡，作用于肺循环系统，可促进肺泡周围毛细血管的扩张，改善局部氧气弥散状况，从而改善肺通气/血流比例失调。

④改善微循环药物的运用。如使用东莨菪碱、酚妥拉明等药物可以改善组织微循环灌注，促进损伤组织修复等。

（黄志俭）

第十一节　机械通气在儿科的临床应用

一、婴儿型通气机的特性和实施策略

【婴儿型通气机的特性】

定时、限压、持续气流是婴儿型通气机的基本原理。它具有结构简单、体积小、调节灵活等特点。此类呼吸机提高肺氧合参数的顺序是：调节 PEEP，增加吸气流量，应用方波通气，延长吸气时间。

【常用机械通气策略和实施方法】

1. 策略

①应用低潮气量和最佳 PEEP，放止肺泡过度膨胀和呼吸末肺泡萎陷。②肺泡再充气策略，使部分闭合的肺泡重新开放。

2. 实施方法

①常用通气方式：辅助/控制通气（A/C）、同步间歇指令通气（SIMV）、双水平正压通气（BiPAP）、气道压力释放通气（APRV）、压力控制反比通气（PC-IRV）。潮气量足月儿 6～8 mL/kg，早产儿 10～12 mL/kg，呼吸频率一般低于 30 次/min，吸呼比 1：2。

②设定最佳 PEEP 值，在压力容积环吸气相转折点上。

3. 肺泡再充气策略

具体方法见高频通气。

二、高频震荡通气

高频震荡通气(HFOV)是目前公认的最先进的高频通气技术。早期应用高频通气结合肺表面活性物质代替疗法可降低新生儿 ARDS 的通气天数、支气管肺发育不良的发生率和治疗费用。

【HFOV 的应用时机】

持续 6 小时内 2 次血气结果(30～120 min 间隔查血气),计算氧合指数(OI)>13(OI＝MAP×FiO₂×100/PaO₂)。

非适应症:应用 HFOV 24 h 后,如果不能使 FiO₂ 下降 10%,不能维持 PaCO₂<80 mmHg,pH>7.25,OI>42 mmHg,应改用其他生命支持措施如 ECMO。

【临床应用方法】

1. 开始参数选择

频率:体重 500 g～2 kg,15 Hz;2～12 kg,10 Hz;12～20 kg,8Hz;20～30 kg,5～10Hz;>30 kg,3～6 Hz。

吸气时间:占呼吸周期的 33%～50%。

平均气道压(MAP):高于常规通气的 2～4 cmH₂O。

2. 肺泡再充气策略

(1)持续肺充气:开始按设定叹息(sigh)功能键的压力,持续按压 10～20 s,重复三次,每次间隔 5 min。治疗期间可设定自动叹息功能(一般每隔 2～4 h)。

(2)调节平均气道压:每次以 2 cmH₂O 的压力逐渐增加,每次持续 10～20 s,最高增加至原平均气道压力的 2 倍,最后回到原平均气道压。间隔一定时间再重复上述操作。

3. 气道管理

吸痰后必须再行充气过程。如吸痰后 2 h 内不能恢复氧合或不能维持氧饱和度85%时,应考虑尽可能缩短脱机时间,减少吸痰次数或吸痰后增加 MAP、FiO₂。

4. 临床应用和发展方向

与肺泡表面活性物质联合应用,与一氧化氮吸入联合应用,与部分液体通气联合应用。

(黄志俭)

第十二节　撤机和拔管

当呼吸衰竭病因去除,患者自主呼吸能力恢复到一定水平时,就应该及时撤机。撤机时机主要取决于临床综合判断和撤机前的自主呼吸试验,撤机指标和功能测定参数可作为参考。

一、撤机前的准备

1. 患者的临床情况。包括:呼吸衰竭的病因已基本纠正,血流动力学相对稳定,没有频繁或致命的心律失常,休克和低血容量已经彻底纠正,感染基本控制,体温正常,神志清醒或已恢复机械通气前较好的状态。自主呼吸稳定,呼吸动作有力,有足够的吞咽和咳嗽反射。吸氧浓度降低至40%以下而无明显的呼吸困难或发绀,撤机前12 h应停用镇静药物。

2. 有效治疗呼吸衰竭原发病。控制感染,解除支气管痉挛,使气道保持通畅和有效廓清。

3. 纠正电解质紊乱和酸碱失衡。撤机前代谢性或呼吸性碱中毒是导致撤机困难的重要因素,应积极纠正。要求COPD患者维持$PaCO_2$和PaO_2达到通气前的理想状态(并不要求达正常水平)。

4. 各重要脏器功能改善。心、肝、肾、胃肠、脑等脏器的功能对撤机能否成功有重要影响。如纠正心衰,心率保持正常并稳定,胃肠出血停止,贫血纠正,肝肾功能达较好水平。

5. 高呼吸负荷的纠正。寒战、高热、烦躁、情绪激动均增加耗氧量,应及时纠正。

6. 保持良好的营养状态。通气过程中需积极适当补充营养,纠正低蛋白血症,保持良好的营养状态。

7. 患者的心理准备。解除患者对呼吸机的依赖心理和对撤机的恐惧,争取患者对撤机的配合。

二、撤机预计指标

【撤机生理学参数】

表 3-4-8 撤离呼吸机的生理学参数

参　数	预计失败值	预计成功值
一、通气参数		
1. 自主呼吸频率	>35 次/min	<25~30 次/min
2. 每分通气量(V_E)	>10 L/min	<10 L/min
3. 顺应性(静态)	<25 mL/cmH$_2$O	≥25~30 mL/cmH$_2$O
4. 无效腔气量/潮气量(V_D/V_T)	≥0.6	<0.4
5. 口腔闭合压($P_{m0.1}$)	>6 cmH$_2$O	<4 cmH$_2$O

续表

参　数	预计失败值	预计成功值
二、通气能力		
1. $PaCO_2$ 和 pH	$PaCO_2$ 高于通常水平，pH<7.35	$PaCO_2$ 达通常水平，pH 正常
2. 潮气量（V_T）	<5 mL/kg	>5 mL/kg
3. 肺活量（VC）	<10 mL/kg	≥15 mL/kg
4. 最大吸气压力	>−20 cmH_2O	<−30 cmH_2O
5. 最大自主通气量	<2×静态 V_E	≥2×静态 V_E
三、氧合指标		
1. $PaCO_2$（FiO_2≤0.4）	<50 mmHg	>60 mmHg
2. Q_S/Q_T（肺内分流）	>0.2	<0.2
3. PEEP	>5 cmH_2O	≤5 cmH_2O
4. $P_{(A-a)}O_2$（FiO_2＝1 时）	<350 mmHg	>350 mmHg

【自主呼吸试验】

1. 自主呼吸试验的时机和条件

在临床情况明显改善以后，即可进行自主呼吸试验（trials of spontaneous breathing，SBT）。可由呼吸治疗师或 ICU 的护士来担任此项工作。这需要有客观的标准来补充或代替，如下：

表 3-4-9　自主呼吸客观标准

必须达到的标准（适用于所有患者）

　　1. PaO_2/FiO_2≥150 mmHg 或 SaO_2≥90％（FiO_2≤40％和 PEEP≤5 cmH_2O 的情况下）

　　2. 血流动力学稳定和没有活动的心肌缺血

附加标准

　　1. 撤机指标：呼吸频率≤35 次/min，自主呼吸潮气量>5 mL/kg，吸气负压<−25～25 cmH_2O，f/V_T<105 次/（L·min）

　　2. 血红蛋白≥80～100 g/L

　　3. 核心体温≤38～38.5℃

　　4. 血清电解质正常

　　5. 意识状态清醒和警觉，或易唤醒

2. 正规的自主呼吸试验有以下几种：低压力水平（<7 cmH_2O）的压力支持通气（PSV）、持续气道正压通气（CPAP）、T 管撤机法。目前对哪种 SBT 是理想的，尚存争议。

表 3-4-10　　表明患者能耐受自主 SBT 的标准

客观标准

1. $SaO_2 \geqslant 90\%$ 或 $PaO_2 \geqslant 60$ mmHg($FiO_2 \leqslant 0.4 \sim 0.5$)或 $PaO_2 / FiO_2 \geqslant 150$ mmHg

2. $PaCO_2$ 的增高少于 10 mmHg 或 pH$\leqslant 0.10$

3. 呼吸频率$\leqslant 35$ 次/min

4. 心率$\leqslant 140$ bpm 或比基础心率增加$\leqslant 20\%$

5. 收缩压$\geqslant 90$ mmHg 或$\leqslant 160$ mmHg 或基础血压改变$< 20\%$

主观标准

1. 没有增加呼吸功的体征,包括胸腹矛盾呼吸,辅助呼吸肌的过度应用

2. 没有其他窘迫的体征,如大量出汗或焦虑的征象

三、拔除气管内导管的操作程序

具体来说,适宜的拔管者应是能完全撤机,并具有完整气道保护能力,能自主有力地咳嗽、咯痰,食物反流误吸的危险性不高,预计拔管后发生喉水肿和上气道阻塞的可能性不大的患者。

1. 一般安排在上午拔管。

2. 向患者说明拔管的步骤和拔管后的注意事项。

3. 抬高头部,与躯干呈 $40° \sim 90°$。

4. 检查临床的基础情况(物理体征和血气等)。

5. 床旁备有随时可用的充分湿化的氧气源。

6. 备有随时可重新插管的各种器具。

7. 经气道仔细吸引,吸净气囊以上咽部的分泌物。

8. 完全放松气囊,吸净气管内分泌物,拔出气管内导管,经鼻导管吸入充分湿化的氧。

9. 鼓励用力咳嗽、咳痰,必要时给予吸引。

10. 检查重要的体征和血气,仔细观察有无喉痉挛、喉头水肿的征象。

11. 如发生进行性缺氧、高碳酸血症、酸中毒或喉痉挛,对治疗无反应,即重新插管。

四、撤机拔管失败的常见原因及对策

(一)气道分泌物潴留

原因:(1)气道分泌物过多,常因肺部感染没有有效控制引起。(2)由于咳嗽无力,黏液纤毛系统受损,气管吸引不经常或操作不当,使气道和肺内分泌物潴留。

治疗:给予有效抗生素,加强气道清洁处理技术的应用,包括气道湿化,让患者深呼吸和用力咳嗽,施行气管吸引,肺部理疗(叩背和体位引流)等增加气道分泌物廓清的方法。

(二)吸气肌疲劳

原因:(1)基础疾病没有完全控制,呼吸肌疲劳,没有完全恢复或呼吸功增加。(2)心

排出量降低。(3)低氧血症。(4)机械通气时人机不协调,呼吸肌功能储备下降或撤机过程中发生呼吸肌的亚临床疲劳。

治疗:(1)基础疾病的理想治疗为减少呼吸功耗及防止低氧血症。(2)纠正血流动力学异常。(3)应用适当的撤机模式(如 PSV),改善呼吸机与自主呼吸的协调性。(4)给予茶碱类药物,改善膈肌收缩力。

(三)上气道阻塞

原因:发生的危险性与插管创伤性和插管时间延长有关。声门水肿、声门下水肿或狭窄表现为吸气时的喘鸣,通常在拔管后 24 h 内发生。

拔管前评估上气道通常的方法:将气管插管的气囊放气时,可听诊漏气情况来发现(漏气试验);或应用辅助控制通气模式,监测吸入和呼出潮气量差,如漏气<110 mL 或<输入潮气量的 10%,则提示拔管后喘鸣危险性增加,这叫定量漏气试验阳性。但拔管后喘鸣可有效治疗而不一定需要重新插管。

治疗:(1)可先试用 0.5 mL 的肾上腺素稀释于 3 mL 的生理盐水雾化吸入,常可在 15～20 min 内缓解症状,如疗效明显,必要时可重复应用,每 20～30 min 给予 1～2 个剂量。(2)应用糖皮质激素,生效时间较长。(3)有条件可吸入氦氧混合气。(4)用药后没有改善,需重新插管,插管后留置导管 48～72 h,让组织水肿改善。若发生反复水肿和严重上气道狭窄需气管切开。

(四)心功能不全

原因:在撤除正压通气后,回心血量增加,增加了心脏的前负荷。同时,自主呼吸做功增加,氧耗增加,导致心功能不全的发生和冠脉缺血的加重。治疗可给予硝酸盐制剂和利尿剂。

(五)发生新的临床情况

拔管后可能发生新的疾病和病情变化,应及时发现和治疗。

表 3-4-11　撤机失败的原因及对策

失败原因	依 据	对 策
通气需要量增加	V_E>15 L/min,提示 CO_2 增高	发热者退热,避免过量喂食以便减少 CO_2 产量;治疗低血容量来减少无效腔;治疗脓毒血症,严重代谢性酸中毒时给予碳酸氢钠
阻力负荷增加	气道阻力>15～20 cmH_2O/(L·s)	给予支气管扩张剂或皮质激素;应用抗生素治疗呼吸道感染;吸引清除气道分泌物
弹性负荷增加	呼吸系统顺应性<50～70 mL/cmH_2O	因肺水增加的可利用利尿剂;胸腔积液或气胸的引流;置胃管或腹腔穿刺来减低腹压;应用支气管扩张剂来降低 PEEPi

续表

失败原因	依 据	对 策
神经肌肉能力下降	最大吸气压＜－20～30 cmH$_2$O	纠正电解质异常；减少神经肌肉阻断剂的应用；提供恰当的营养；治疗脓毒血症和甲状腺低下
通气驱动降低	不能解释的高碳酸血症，呼吸频率＜12 次/min	减少应用镇静剂避免过度镇静，纠正代谢性酸中毒

五、恢复机械通气的标准

在撤机过程中，有学者提出如发现以下生理指征，应立即恢复有创或无创机械通气：

1. 血压：收缩压升高或降低＞20 mmHg，或舒张压改变 10 mmHg。

2. 脉搏＞110 次/min，或每分增加 10 次以上。

3. 呼吸频率＞30 次/min，或每分钟增加 10 次以上。

4. 潮气量＜250～300 mL（成年人）。

5. 出现严重的心律失常或心电图改变。

6. PaO$_2$＜60 mmHg。

7. PaCO$_2$＞55 mmHg。

若拔管后患者呼吸功能逐渐恶化，应积极寻找病因，如病情并非紧急，可先试用无创通气，用压力支持通气＋PEEP 进行通气，无效时再迅速重新插管和机械通气。

（黄志俭）

第十三节　镇静剂、肌松药在 ICU 中的应用

ICU 病人病情危重，生理与心理处于应激状态，采取必要的镇静治疗成为 ICU 危重病人重要的救治措施之一。

一、镇静剂在 ICU 中的应用

ICU 病人由于病情危重，身体已处于应激状态，同时不良环境、有创性检查、机械通气等又使病人产生心理应激，出现烦躁、焦虑、恐惧、抑郁、疼痛不适及睡眠异常等。具体来讲，危重病人的身心应激因素与神经内分泌代谢反应包括身体应激因素、心理应激因素、病理生理改变、神经内分泌反应、机体代谢改变等。

【镇静的适应症】

1. 减少病人对外环境的意识（如噪音、体位限制）。

2. 使病人平静(躁狂症)。

3. 诱导睡眠。

4. 在令人不适的 ICU 操作中作为辅助手段(如气管内吸痰、心脏复律、内窥镜检查)。

5. 辅助神经肌肉阻滞。

6. 治疗酒精中毒及癫痫发作(仅用苯二氮䓬类)。

【镇静药的选择】

ICU 理想的镇静药物应具备以下条件:①起效快,镇静作用强,镇静程度易控制;②对呼吸循环功能影响小;③与其他药物无明显的相互干扰作用;④消除方式不依赖于肝、肾或肺功能,具有多种体内代谢途径;⑤消除半衰期短,不蓄积;⑥价格低廉。但在临床实践中,对镇静药物的需求与理想程度之间依旧存在矛盾。ICU 常用的镇静药物如下。

1. 苯二氮䓬类

苯二氮䓬类作用于中枢神经系统 r-氨基丁酸活化氯离子通道上的苯二氮䓬类受体。它们增加通道开放的频率,以降低接受 r-氨基丁酸传入的神经元的兴奋性。苯二氮䓬类需要有 r-氨基丁酸的存在才能有效。

(1)用法:安定和咪唑安定可以一次静脉推注或持续静脉点滴。一次大剂量使用优于持续静脉点滴。

(2)静脉输注原则:

①尽可能使用小剂量(见表 3-4-12)。

②持续监测病人至满意的镇静水平。目的是使病人清醒,可以交流并感到舒适。

③虽然苯二氮䓬类可以产生快速抗药反应,但可尝试每天减少输液速度。

表 3-4-12 常用的苯二氮䓬类药:剂量和药代动力学

	安定	咪唑安定
静脉剂量	0.1~0.2 mg/kg	0.05~0.1 mg/kg
间歇静脉剂量	1~4 mg 4 h	1~5 mg 每 1~2 h 1 次
持续静脉剂量	0.1 mg/(kg·h)	0.05~0.1 mg/(kg·h)
起效时间	20~30 min	1~5 min
作用时间	6~10 h	30~2 h
代谢	葡萄糖苷酸化	葡萄糖苷酸化和氧化
活性代谢产物	无	有
肾功能不全时的作用	不变	延长
肝功能不全时的作用	不变	延长
在老年患者中的作用	显著	显著,慎重使用

④停止用药之后镇静效果可持续 1~2 天,在 ICU 苯二氮䓬类停用后成瘾很少见。

注意:静脉使用苯二氮䓬类药超过 5 天的病人应在 3~5 天内逐渐减药。

⑤恢复苯二氮䓬类镇静作用,可通过氟马西尼的使用达到。

a. 剂量:从 0.1 mg/min 用至总剂量达 2 mg。

b. 对使用苯二氮䓬类过量继发昏迷,给予 5 mg,静脉注射。

c. 氟马西尼的半衰期为 1 小时,因此重复使用是必要的。

d. 使用氟马西尼要高度重视,这种药剂可以加速退瘾。

2. 异丙酚

结合于活化的 r-氨基丁酸的氯离子通道上,增加通道开放的持续时间(类似于盐酸巴比妥),与苯二氮䓬类不同,异丙酚在通道开放时不需要 r-氨基丁酸。

(1)药代动力学:可经肝脏及肝外代谢;药代动力学不因肝肾功能不全而改变;镇静作用没有快速减敏性;一旦输用停止,则没有剩余镇静作用。

(2)使用剂量:单次静注 1.0～2.0 mg/kg;静脉输注 0.5～1.5 mg/(kg·h);首剂使用 5 μg/(kg·min);持续滴注至所要求的镇静水平(Ramsey 镇静等级划分);年纪大者剂量减半。

(3)禁忌症:禁忌用于低血容量病人。

(4)镇静以外的作用:

①扩血管作用　通过抑制交感神经血管收缩作用达到。

注意:异丙酚对低血容量及老年患者能引起严重的低血压,原因是他们的心脏储备功能有限。

②减少耗氧量及二氧化碳产量　这对肌力过强的病人是有益的。

③长期输用　需要长期输用异丙酚的病人应进行阶段性血脂指标检查,应该根据检查调整 TPN 中的脂肪含量。

④甘油三酯水平上升　如果使用该药超过 24 小时则需要检测。

3. 阿片类药物

作用于丘脑边缘系统、脊髓的阿片受体来调节伤害的感觉传导,改变疼痛的主观症状。

(1)适应症

①阿片制剂产生镇痛及中等镇痛作用。

②阿片制剂对结合苯二氮䓬类和异丙酚达到最佳镇静作用是有用的,尤其对术后、机械通气及麻醉患者。

③药代动力学及剂量(普通阿片制剂的药代动力学见表 3-4-13)。

表 3-4-13　普通阿片制剂剂量和药代动力学

吗啡	芬太尼	雷米芬太尼	哌替啶	
静脉剂量	0.1～0.2 mg/kg	1～2 μg/kg	2～4 μg/kg	0.5～1.0 mg/kg
静脉输用速度	10～50 μg/(kg·h)	2～4 μg/(kg·h)	0.025～0.1 μg/(kg·min)	0.1～0.3 μg/(kg·h)
起效时间	10～20 min	5～10 min	起效迅速	10～20 min
持续时间	4～6 h	30 min	药效失效快,停药后 3～5 min 自主呼吸恢复	3～5 h

④阿片制剂经肝代谢,通过尿排除。

注意:老年患者及肝肾功能不全患者用药剂量及频率应减少。

(2)副作用和注意事项

①呼吸抑制　阿片制剂降低延髓对二氧化碳的反应。缺氧反馈(靠颈动脉体及主动脉弓化学感受器来调节的)是不受影响的,吸氧可以导致缺氧;芬太尼的呼吸抑制和镇静作用强于止痛作用。

②支气管痉挛　与内源性组胺释放有关。

③恶心、呕吐　阿片制剂刺激延髓的化学敏节。

④瞳孔缩小　通过对第三对颅神经的非抑制作用导致。

⑤胃肠肌紧张　导致便秘及胆囊收缩和胆道括约肌收缩。

⑥尿潴留　阿片制剂刺激 ADH 释放,增加输尿管肌紧张,减少排尿冲动。

⑦低血压　与外周血管的扩张有关。

⑧心动过缓　与延髓迷走神经核受兴奋和窦房结受抑制有关。

⑨依赖和成瘾　ICU 内使用麻醉药产生依赖和成瘾较少见。

⑩恢复　怀疑阿片制剂过量时使用纳洛酮 0.1~0.4 mg,静脉注射。

表 3-4-14　常用镇静药物比较

	安定	劳拉西泮	咪达唑仑	异丙酚
负荷量	0.1~0.2 mg/kg	0.04 mg/kg	0.025~0.1 mg/kg	0.25~1 mg/kg
间隔	3~4 h		6~12 h	1~4 h
轻度镇静			0.03~0.04 mg/(kg·h)	1~3 mg/(kg·h)
深度镇静			0.06~0.15 mg/(kg·h)	3~6 mg/(kg·h)
起效	1~3 min	5~15 min	1~2 min	<1 min
唤醒		不定		<10 min

二、肌肉松弛剂在 ICU 的应用

ICU 中病人需要制动或消除自主呼吸与机械通气对抗,以及治疗全身痉挛性疾病,一般先用镇静药和镇痛药,达不到预期目的时可在有效镇静镇痛基础上应用肌松药。

【目的和使用范围】

1. 防止气道压力过高和消除病人自主呼吸与机械通气对抗。在用肌松药同时应注意去除气道压力升高的原因,若有低氧血症、代谢性酸中毒及肺顺应性降低等,在短期内不易纠正者,可使用肌松药。

2. 控制抽搐和胸壁僵直。破伤风、癫痫持续状态等痉挛性疾病可影响呼吸,加重缺氧;大量芬太尼可使胸壁僵直,也影响通气。应用肌松药可使抽搐停止,保证有效通气。

3. 消除寒战,降低呼吸作功,减少氧耗。呼吸急促、用力或寒战均使呼吸作功和氧耗增加,甚至导致缺氧,应用肌松药可使上述情况改善。

4. 降低颅内压。应用肌松药有利于颅内血流通畅,同时给予镇静药和镇痛药,减轻疼痛和不良刺激,可使颅内压降低。

5. 由于治疗、诊断或病情需要严格制动。心脏等大手术后循环功能不稳定,应用肌松药呼吸支持有利于心血管功能的恢复。

【分类及应用】

1. **去极化肌松药(琥珀酰胆碱)**

(1)特点:

①首次静注在肌松出现前一般有肌纤维成束收缩。

②对强直刺激或成串刺激的反应不出现衰减。

③强直衰减后对单刺激反应没有易化。

④其肌松为非去极化肌松药拮抗,而为抗胆碱酯酶药增强。

(2)适应症:在ICU,琥珀胆碱仅用于迅速持续的气管插管。

(3)禁忌症:恶性发热病史;库欣肌营养不良;高钾血症;烧伤、脊髓损伤或挤压损伤(琥珀酰胆碱在这些情况可引起临床上明显的高血钾)。

注意:琥珀酰胆碱不能用于持续输液或重复剂量给药,这样可导致高血钾、心动过缓及心脏停搏的发生。

(4)剂量和用法见表3-4-15。

2. **非去极化肌松药**

(1)特点

①在出现肌松前没有肌纤维成束收缩。

②对强直刺激和四个成串刺激的反应出现衰减。

③对强直刺激后的单刺激反应出现易化。

④肌松能为抗胆碱酯酶药拮抗。

(2)适应症

①肺、胸壁顺应性低,伴气道压力(Paw)过高,如 ARDS、哮喘。

②需行气管插管。

③病人与呼吸机对抗。

④颅内压(ICP)升高。

⑤中枢性过度通气。

⑥破伤风性肌强直。

⑦癫痫状态。

⑧治疗性降温期间出现严重寒战反应。

⑨为降低代谢需求和呼吸肌作功。

3. 剂量和用法

见表 3-4-15。

机械通气使用肌松药的剂量常较手术麻醉时大。分析 ICU 中病人肌松药用量比手术麻醉时大的原因如下：①镇静药和镇痛药剂量不足，尤其是清醒病人肌松药用量更大；②ICU 中病人与手术麻醉病人的病情不同，尤其是年轻人，原来无肺部疾患，肺顺应性明显降低，则肌松药剂量较大；③长期用药可产生耐药性。

表 3-4-15　ICU 重病人常用肌松药的剂量和用法

肌松药	首次剂量 （mg/kg）	单次静脉剂量 （mg/kg）	连续输注 （每小时 mg/kg）
琥珀酰胆碱	0.3~1.1		
泮库溴铵	0.06~0.1	0.01~0.05	
哌库溴铵	0.06~0.1	0.01~0.05	
维库溴铵	0.06~0.15	0.01~0.04	0.075~0.1
阿曲库铵	0.4~0.5	0.1~0.15	0.3~0.6

4. 肌松药用于 ICU 病人应注意的问题

（1）根据各种肌松药特点选择用药

由于 ICU 病人常伴有多脏器功能衰竭（MOF），甚至有时需依赖血管活性药物才能维持其血流动力学稳定。因此，在选用肌松药前应结合病情考虑各肌松药的特点和利弊：①起效速度；②对心血管功能的影响及药物代谢对肝肾功能的依赖性；③有无组胺释放及蓄积作用；④肌松拮抗的难易程度与快慢；⑤对其作用能否预测；⑥能否间断或持续静脉滴注；⑦对肝脏酶有无诱导或抑制作用；⑧是否产生有活性或毒性代谢产物；⑨与其他药物的相互作用；⑩费用。

（2）由于阿曲库铵以独特的 Hofmann 降解方式代谢，为心肝肾功能不全者的最好选择，阿库铵促使组织胺释放作用较强，过敏体质慎用。

琥珀胆碱可增加颅内压、眼内压，提高血钾浓度，颅脑疾病、眼科疾病及挤压伤综合征患者不宜选用。

维库溴铵对心血管的影响极小，该药主要在肝脏代谢和排泄，在阻塞性黄疸及肝硬化患者，其时效延长，经肾排泄较少；肾衰竭患者，维库溴铵不释放组胺。适应于心肌缺血和心脏患者需要长时间肌松应用（连续输注法）。

【肌松期间可能出现的并发症】

ICU 病人在肌松条件下行机械通气，其治疗条件固然改善，但肌松期间可能会出现一些并发症，甚至威胁生命。主要表现为：

1. 呼吸停止或咳嗽反射抑制，使分泌物不易排出导致分泌物潴留，易并发肺不张或肺部感染。

2. 影响心血管功能。泮库溴铵引起心动过速,箭毒可导致低血压等。

3. 干扰脑部 Ach 受体,破坏血脑屏障,不利于脑复苏。

4. MOF 病人的肌萎缩及反射减退或消失可能与长期使用肌松药有关。

5. 有可能导致深静脉血栓形成和肺栓塞,外周神经损伤和皮肤破溃、褥疮。此外,用肌松药后无法随时对病人进行神经功能测试;有不稳定性脊柱骨折病人易发生半脱位;对肌松病人常忽视镇静和镇痛药的使用。

三、新型镇静剂在 ICU 的应用

(一)盐酸右美托咪定的临床应用

右美托咪定作为一种新型麻醉药物,用于 ICU 患者的镇静已备受关注。它是纯 α_2 肾上腺能受体激动剂,作用于脑干蓝斑核内的 α_2 A 受体而产生镇静——催眠、抗焦虑作用,引发并维持自然非动眼睡眠。1999 年美国药品与食品管理局(FDA)批准应用于重症监护病房(ICU)镇静,2008 年 FDA 批准用于非插管患者在手术和其他操作前和/或术中的镇静,2009 年 6 月 FDA 批准可用于全身麻醉的手术患者气管插管和机械通气时的镇静。

【药理特点】

1. 半衰期短,作用时间短,镇静水平易于调节,能迅速调整到预期的 Ramsay 评分。

2. 其有别于其他镇静药物的特点,即可以维持镇静期间一定的可唤醒能力。研究表明,虽然该药降低了觉醒的基础水平和行为能力,但是保存了注意力和短期记忆力等大脑功能。患者注射后能迅速入睡,但是在注射时也很容易被唤醒,不需要延迟试验。

这对于机械通气的患者是有利的,维持机械通气患者在较浅的镇静状态,并且能够从镇静状态迅速恢复,对于尽快脱离呼吸机非常重要,有助于减少带机时间、ICU 住院时间。

3. 右美托咪定对呼吸没有抑制作用。

【作用机理】

Dex 作用于中枢神经与周围神经系统及其他器官组织的 α_2 AR,产生镇静、镇痛、抗焦虑、抑制交感神经活动的效应,其他作用还包括止涎、抗寒战和利尿等。

1. 对中枢神经系统的作用

Dex 的镇静、催眠和抗焦虑作用通过作用于 α_2 亚型起作用,主要部位在蓝斑核——大脑内负责调解觉醒与睡眠的关键部位,又是下行延髓——脊髓去甲肾上腺素能通路的起源,其在伤害性神经递质的调控中起重要作用。

(1)Dex 作用于脊髓以及外周器官 α_2 AR 可产生镇痛作用,脊髓以上部位应用不能产生抗伤害刺激或者镇痛作用。

（2）此外 Dex 尚具有神经保护的作用，可防止局部缺血性损伤。

（3）Dex 还可减少脑血流量，同时降低大脑代谢率。

2. 心血管系统

Dex 对心血管系统具有双相调节功能。

（1）注射 Dex 的初始反应是血管收缩，血压短暂升高，反射性引起心动减缓，主要原因是直接激动血管平滑肌突触后 α_2BAR 引起；接着持续输注引起的低血压是因为作用于心血管调节中枢，降低交感神经紧张度，增强迷走神经冲动，导致血管舒张。

（2）Dex 对心肌没有直接的作用，但能使心输出量减少，主要与心率减慢以及后负荷增加有关。

3. 呼吸系统

Dex 在镇静的同时对呼吸的影响轻微。

静注临床剂量该药对 pH、PaO_2 无明显影响，$PaCO_2$ 轻度增加，静息通气量（VE）轻度减少，表现为潮气量降低，而呼吸频率几无变化。只引起二氧化碳—呼吸反应曲线的斜率轻微升高。

4. 内分泌系统

研究表明，Dex 对促肾上腺皮质激素（ACTH）、催乳素、血糖无明显影响，与丙泊酚组相比可降低血浆胰岛素、白细胞介素（IL-6）、促进生长激素的释放，但血糖仍能维持正常范围。短期内应用对肾上腺类固醇生成无明显影响。

5. 对脑血流及颅内压的影响

Dex 因直接激活颅内血管的 α_2 肾上腺能受体或间接中枢性缩血管作用而收缩血管，减少脑血流。在正常血压下，本品对脑循环没有不良影响，但在动脉血压降低时，能使脑血流进一步降低。

【临床应用】

1. 镇静、镇痛、减少麻醉药用量

Dex 的镇静作用时间短，镇静程度易于调节。气管内插管全身麻醉下手术，结果发现 Dex 镇静组手术和麻醉时间短，术后需要阿片类药物镇痛的少，Dex 镇静可为该类手术提供一种有效的麻醉方法。

Dex 具有良好的术中唤醒的特点，因此在神经外科的手术中 Dex 更能显示其优点。当手术部位涉及某些特殊的功能部位时，需要在术中进行神经生理学检查以确定手术部位或评估手术可能引起的神经功能改变。对于这种情况以往常采用局麻复合丙泊酚、咪达唑仑或者短效的阿片类药，但经常不能取得较满意的效果，Dex 用于清醒开颅，术中能更好地配合医生手术，安全性较其他的镇静剂高，且病人的满意度也较高。

Dex 联合吗啡能提供更优的镇痛镇静效果，显著节约吗啡的用量而减少因吗啡带来的副作用，如恶心、血流动力学的变化等。

2. 稳定围手术期的血流动力学

多数患者在围术期经常会表现出恐惧、紧张以及麻醉操作和外科手术引起的应激反应,常会导致心率增快和血压升高等交感兴奋的表现,Dex 能有效抑制交感神经过度兴奋,抑制交感神经末梢释放去甲肾上腺素,改善围手术期血流动力学的稳定性,有效地预防心肌缺血。

3. 对麻醉复苏以及术后的影响

Dex 因具有良好的镇静、镇痛作用,可明显减少丙泊酚及阿片类药物的用量,从而改善麻醉后的复苏,减少躁动、寒战、术后恶心、呕吐的发生。

4. 在 ICU 对于需要机械通气的病人镇静和镇痛是必不可少的,因而应充分考虑到药物的药性以及评估病人的具体情况来选择最优化的用药。

(1)Dex 基本具有:①镇静的同时可被唤醒;②兼有镇痛、抗焦虑作用;③无蓄积作用;④对呼吸无抑制作用且血流动力学稳定;⑤不引起恶心、呕吐和便秘。

(2)盐酸右美托咪定 1 μg/kg 静脉泵注 10 min,后 0.2 $\mu g \cdot kg^{-1} \cdot h^{-1}$ 持续泵入。每隔 2 h 进行 1 次镇静程度评估,调整药物输注速率维持镇静目标,记录呼吸、循环及镇静指标,当右美托咪定输注速度达到 0.7 $\mu g \cdot kg^{-1} \cdot h^{-1}$ 仍未达镇静目标时加用咪达唑仑静脉泵入,维持平稳的镇静效果。

(3)右美托咪定可引起心率、血压的轻度下降,但影响较轻微,停药后可马上恢复,同时也提示人机顺应性提高。右美托咪定具有神经保护的功能,能够减轻实验动物短暂性整体或局部脑缺血后的神经损伤。总之,机械通气的清醒患者,特别是短程机械通气者使用右美托咪定镇静效果良好,安全可行。

【不良反应】

Dex 常见的不良反应有心血管的效应,包括心动过缓甚至窦性停搏、心动过速、低血压、高血压等,其他方面尚可能出现发热、恶心、口干等,近来有个例报道对 Dex 过敏,表现为躯体大面积风团症状。

(二)依托咪酯的临床应用

依托咪酯(Etomidate)是快速催眠性静脉全身麻醉药,具有镇静、催眠和遗忘的作用,是全身麻醉药物组合中一个重要的镇静药。依托咪酯起效迅速,体内代谢与清除均较快,对循环抑制轻微更是其突出的优点。

【药理特点】

依托咪酯为人工合成的咪唑类衍生物,另加适量助溶剂精制大豆油、卵磷脂、丙二醇和注射用水,经过将药物和油水两相混合并乳化形成 O/W 分散体系,制成依托咪酯乳剂剂型。其载药乳剂油相分散度大,总体积表面自由能提高,明显增加载药量。同时,由于其粒子小,分布均匀,具有一定的靶向性,能明显降低药物的毒副作用,减少药物对局部组织的刺激性,提高药物的生物利用度,将药效发挥到一个新的平台。

依托咪酯为非巴比妥类静脉麻醉药,是咪唑羟化盐,具有起效迅速,作用时间短,对呼吸和循环影响轻微,安全范围大,对肝肾功能影响小等特点。

【作用机理】

1. 心血管系统

依托咪酯对心血管功能影响轻微。在临床常规剂量下,心脏病患者和普通患者的心率、平均动脉压、平均肺动脉压、肺毛细血管楔压、中心静脉压、心脏每搏量、心脏指数、肺血管阻力及外周血管阻力几乎无变化。

依托咪酯的血液动力学稳定性与其不影响压力感受器功能、不影响外周血管舒缩功能和不抑制心肌收缩力有关。

2. 中枢神经系统

依托咪酯具有中枢镇静催眠和遗忘作用,无镇痛和肌松作用。依托咪酯的药理作用主要与 GABAA 受体有关,催眠作用与 GABAA 受体的 β_2、β_3 亚基的关系大于 α_1 亚基,GABAA 受体拮抗剂可拮抗其作用。依托咪酯麻醉维持所需血浆药物浓度约为 $300\sim500$ ng · mL^{-1},镇静时为 $150\sim300$ ng · mL^{-1},血浆药物浓度降至约 $150\sim250$ ng · mL^{-1} 时即可苏醒。

单次静脉注射 $0.2\sim0.3$ mg · kg^{-1} 依托咪酯,在不影响平均动脉压的情况下,脑血流减少 34%,但脑氧代谢率($CMRO_2$)降低 45%,因此,脑氧供需比明显增加。此外,依托咪酯可使颅内压随剂量的增加而显著下降,因而依托咪酯对保持脑灌注压有益。由于依托咪酯能降低脑氧代谢率和颅内压,因而具有一定的脑保护作用。

3. 呼吸系统

依托咪酯对呼吸系统影响较小,包括自主呼吸、通气量和气道反应性。因此,欲保持自主呼吸时,应用依托咪酯具有较明显的优越性,即使给气道高反应性的患者应用依托咪酯也未观察到组胺释放现象。

4. 其他

依托咪酯的治疗指数(LD_{50}/ED_{50})为 26.4,安全剂量范围宽。

【临床应用】

1. 依托咪酯和丙泊酚均具有起效快、作用时间短的特点,因此常用于麻醉诱导及短小手术的麻醉和镇静。其中依托咪酯由于不影响交感神经系统和压力感受器的功能,故能维持血流动力学的稳定。同时,依托咪酯对呼吸影响小,因此常用于危重患者和心脏疾病患者的麻醉诱导。

2. 在困难气道患者的麻醉诱导中容易出现上呼吸道梗阻,且不易解除。为保证患者安全,需在诱导中选择对呼吸影响小,必要时可让患者迅速清醒的静脉诱导药。研究显示,丙泊酚对呼吸抑制作用大,且呼吸抑制发生率也高于其他常用静脉诱导药。

研究发现依托咪酯组的自主呼吸恢复时间比丙泊酚组短。因此,对困难气道患者,如果插管失败,与丙泊酚相比,依托咪酯对呼吸影响更小,更能较快地清醒,恢复自主呼吸,从而提高了患者的安全性。

3. 依托咪酯的再分布半衰期和清除半衰期均低于丙泊酚,提示依托咪酯也是一种快速苏醒的静脉麻醉药。目前临床上除了将依托咪酯乳剂用于全麻快速诱导外,已开始将依托咪酯乳剂以连续泵注方式用于麻醉过程的维持,经研究表明持续输注后依托咪酯乳剂在体内无明显蓄积。

4. 依托咪酯进行麻醉时,病人的整个心血管系统不会因为使用麻醉药物而受到额外的干扰。这既有利于保护病人的心血管系统,又有利于医生正确判断和处理病人手术过程中由其他原因引起的心血管系统的变化,其心血管稳定性对于普通病人来说也意味着麻醉更安全。

5. 依托咪酯能减少脑血流量,降低颅内压,对缺氧引起的脑损害有保护作用,并可制止脑缺氧引起的抽搐。静脉注射依托咪酯可降低眼内压,只要注射速度不过快,对呼吸频率和幅度均无明显影响。

【用法用量】

1. 麻醉诱导

成人常用量按体重 0.3 mg/kg(范围 0.2～0.6 mg),年老体弱和危重病人可酌减,于 30～60 s 内注完。术前给以镇静药,或在全麻诱导前 1～2 分钟静注芬太尼 0.1 mg,依托咪酯需要量可酌减。10 岁以上小儿用量可参照成人。

2. 麻醉维持

麻醉诱导后可连续每小时静滴 0.12～0.2 mg/kg,同时静注芬太尼、氟哌利多、芬太尼合剂或吸入全麻药。

3. 门诊手术麻醉

如内镜检查、扁桃腺摘除、人工流产、电击除颤和拔牙等,病人苏醒早,无后遗作用。此外,还适用于心功能不全的心血管手术。使用本品需备有复苏设备,并供氧。

【不良反应】

1. 本品可抑制肾上腺皮质激素的生物合成,一次性剂量可使肾上腺皮质对紧张刺激的反应明显减慢约 4～6 小时,持续使用可能出现暂时性肾上腺皮质功能低下,而呈现水盐失衡、低血压甚至休克。

2. 恶心、呕吐主要是由同时或前期给予的阿片类药引起。

3. 可能会出现咳嗽、呃逆和寒战、喉痉挛。

4. 使用单剂量后可能出现肌阵挛,肌颤发生率约为 6%,不自主的肌肉活动发生率可达 32%(22.7%～63%)。这一反应可于给药前使用阿片类或苯二氮䓬类(如使用本品 1 小时前肌注安定或 10 分钟前静滴安定)来预防。

5. 大剂量使用本品或与中枢神经抑制剂合用时,偶见短暂呼吸暂停。

6. 注射部位疼痛可达 20%(1.2%～42%),可引起血栓性静脉炎,但若在肘部较大静脉内注射或用乳剂则发生率较低。

(张　荣)

第十四节　呼吸机的报警、常见故障及排除方法

处理报警最重要的原则:在未查清引起的报警原因前,先断开呼吸机,使用简易呼吸器进行人工呼吸,然后解除引起报警的原因或检修呼吸机。

表 3-4-16　故障 1　呼吸机不启动

原　因	处理方法
1. 电源插头或插座接触不良,稳压器或接通电源,主机保险丝烧断	更换保险丝,开启主机的电源开关,必要时更换主机电源
2. 通气机的电路故障,电源开关未启动	

表 3-4-17　故障 2　呼吸机突然停止,工作电源指示不亮且有音响报警

原　因	处理方法
1. 停电	重新接通电源更换保险丝
2. 电源插头脱落	
3. 稳压器或主机的保险丝烧断	

表 3-4-18　故障 3　气道压力高限报警

原　因	处理方法
1. 气道支气管痉挛(常见于哮喘、缺氧、湿化不足或湿化温度过高、气道受物理刺激、气管插管移位变化)	解痉,应用支气管扩张剂,针对病因,对症处理
2. 气道内黏液潴留,不易吸出,吸痰不充分	充分湿化,正确吸引,加强翻身、叩背、体位引流,应用祛痰剂
3. 气管套管的位置不当	校正套管位置
4. 病人肌张力增加,刺激性咳嗽,出现新的合并症,如肺炎、肺不张、肺水肿、张力性气胸等	考虑给予止痛、止咳、镇静的药物;合理调节呼吸机参数,如吸氧浓度、PEEP;气胸者及时引流
5. 高压报警设置过低	合理设置报警上限

表 3-4-19　故障 4　气道压力低限报警

原　因	处理方法
1. 漏气/充气不足	重新充气,气囊破裂则需更换插管
2. 机管路破裂、漏气、断开或连接不紧	患者出现缺氧症状时,便用简易呼吸器行人工呼吸;仔细检查管道,排除故障

表 3-4-20　故障 5　呼吸机的气源报警

原　因	处理方法
1. 空气压缩机压力不够	重新充气,气囊破裂则需更换插管
2. 空气压缩机电源未接通,接触不良,开关未打开	患者出现缺氧症状时,便用简易呼吸器行人工呼吸;仔细检查管道,排除故障

表 3-4-21　故障 6　病人窒息报警

原　因	处理方法
病人无力触发呼吸机,潮气量过低,呼吸频率过慢,管道脱开漏气,病人无自主呼吸	根据病人的情况考虑更换通气方式

表 3-4-22　故障 7　氧浓度报警

原　因	处理方法
设置的氧浓度报警的上限、下限有误,空—氧混合器失灵,氧电池耗尽	正确设置报警限度,更换混合器,更换氧电池

表 3-4-23　故障 8　每分通气量低限报警

原　因	处理方法
1. 漏气:气囊未注气,注气不够,气囊破裂,湿化器密封不严或未拧紧,管道破裂或脱开	重新注气,更换套管,更换部件
2. 应用 PSV、SIMV、SIMV+PSV 时呼吸频率过慢	更换通气模式,改为控制通气模式
3. 低限报警限度设置过高	报警限度设置到合适的位置

表 3-4-24　故障 9　每分通气量高限报警

原　因	处理方法
1. 病人的呼吸频率过快(常见原因有缺氧、通气不足、疼痛刺激、烦躁不安、触发灵敏度设置过低)	增加吸氧浓度,加大通气量,应用退热、止疼、镇静药,合理调整触发灵敏度
2. 呼吸流量传感器进水或堵塞	及时清除积水和堵塞物
3. 高限报警设置过低	合理设置报警限度
4. 成人或小孩开关调节不当	根据通气对象设置调节按钮

(黄志俭)

第十五节　呼吸危重病患者转运的总原则

1. 决定患者是否需要转运,应从患者的根本利益出发,权衡利弊。

决定转运,即意味着患者通过转运而获得的诊断结果和治疗好处超过转运的风险和危害。反之,转运的风险超过患者可能得到的好处。例如,患者为了诊断性检查需要转运,而检查结果不会改变治疗,不应决定转运患者。

2. 应该充分了解患者转运的风险,估计患者在转运中哪个系统最容易受损。

开始可按 ABC(A:气道,B:呼吸,C:循环)的顺序来考虑。如运输中若导管移位或脱出,是否容易重新插管,是否能很方便地进行机械通气,是否会发生血压不稳定等,这些问题应事先考虑到。

3. 根据需要转运患者的疾病和病情,做好监护和医疗两方面的充分准备。

首先是决定采取哪些监护,然后根据监护的结果决定所需的治疗。

4. 转运的距离和时间应充分预计。如果是去做特殊检查,还应预计检查操作所需的时间,甚至还要包括患者的"不合作时间"过长对某些系统的影响。长距离的运输,可能还需乘飞机,机舱内的氧气和气压的影响也应顾及到。

5. 在开始转运前,患者返回后的治疗计划就应该提前制定。

6. 病情的稳定性

每次转运的标准,在出发地时患者的病情要稳定,病情尚未稳定即进行运输是比较危险的。如果患者在放射科出现病情变化,应当就地给予处理,而不是把患者推回 ICU。稳定病情,让患者的功能储备增加即可减少运输过程中心肺意外事件的发生。对严重患者,每延迟30 分钟可增加死亡率 300 倍。因此,应允许足够时间让病情稳定而又不延迟运转。

7. 运转所需的药品和仪器

表 3-4-25　每次危重病患者转运所需的仪器和药品

```
肺部病变
    氧气罐
    面罩
    气管插管箱内应备有:
        喉镜
        皮球和面罩
        气管导管
        镇静剂
        便携式通气机
心血管病变
    低血压(如感染性休克)
        去甲肾上腺素或阿拉明
        肾上腺髓质
        等渗液体
        碳酸氢钠
    高血压(如脑血管意外)
        降压药
        脱水剂
        镇静剂
```

续表

心动过缓
阿托品注射液
心动过速
β受体阻滞剂
利多卡因

8. 监护

最常用的监护装置是为了保障运转过程适当的"ABC"。

表 3-4-26　运输中需要的监护和设备

一般的
脉氧计
心电监护
血压
有创性动脉导管
血压袖带
二氧化碳图(不是常规需要)
特殊的
神经系统疾病
颅内压监测(如颅内出血)
脊髓腔内的监测和引流(如脊髓梗死)
心脏
动脉导管
主动脉球囊反搏
腹部
腹腔内引流(腹腔外科手术后)
肺
胸腔引流管

9. 运输时的连续治疗

一些危重患者即使在运输时也不能中断治疗,否则会使生命体征不稳定,甚至危及生命,但有些治疗则可以暂时中止或延迟进行,可由主管医师决定。

10. 负责转运的队伍及其人员组成

负责危重病患者转运的人员必须具有较广泛的专业知识和了解患者的心肺状态,熟悉血管活性药物的应用,具有较熟练的抢救技巧,包括紧急的气管插管和气道处理等,最好有高年资的内科医师,以及监护室的护士和呼吸治疗师。

表 3-4-27　转运队伍人员所具备的基本条件

所需的基本技能
气道的处理
气管插管
迅速建立股静脉通道
掌握血管活性药物的应用

续表

推荐的转运队伍

    医师

        最好是高年资的危重病学医生

        低年资医师——危重病轮转医师

        具有监护室工作经验的注册护士

        能够进行气道处理和气道插管的呼吸治疗师

（黄志俭）

第五章　重症患者的营养支持

当今营养支持已成为危重症患者综合治疗策略中一个重要组成部分。临床研究证实,营养支持能够对危重症患者的并发症及病死率产生有益影响,但是不恰当的营养供给同样会对危重症患者的预后产生不良影响。因此,对危重病人实施及时、有效的营养干预,就显得十分重要。

第一节　危重症患者的代谢和营养改变特点

机体遭受创伤、烧伤、感染及大手术等打击后在神经内分泌及炎症介质的作用下,特别是反调节激素(如儿茶酚胺、胰高糖素、皮质激素等)的分泌增加,破坏了生理状态下的内稳态平衡,具体改变如下:

一、糖代谢的特点

糖异生增加,血糖浓度升高,但糖氧化直接供能减少,糖无效循环增加,组织对糖利用亦发生障碍。糖异生增加的原因包括胰高血糖素、儿茶酚胺、糖皮质激素的作用,以及应激状态下机体对糖的需要增加。糖异生的主要原料为糖酵解产生的乳酸以及蛋白质和脂肪分解产生的氨基酸和甘油,外源性营养的补充并不能抑制这种糖原异生的增加。糖的利用障碍是应激状态下糖代谢的另一特征,应激状态下胰岛素浓度增加但胰岛素受体缺乏,导致胰岛素耐受,糖利用障碍,应激时糖的最大利用限度由正常的 $8\sim10$ mg/(kg·min)下降至 $3\sim4$ mg/(kg·min)。血糖的增高有其不利的一面,包括加重应激,破坏机体免疫,增加呼吸负担等,研究表明加用外源性胰岛素控制血糖能减少患者感染的发生和增加重症患者抢救成功率。

二、脂肪代谢的特点

包括脂肪动员增加、脂肪氧化增加,导致血液中甘油及游离脂肪酸浓度增加。糖皮质激素、儿茶酚胺、胰高血糖素、生长激素等浓度升高,胰岛素水平下降及交感神经活性增加是导致机体脂肪动员的主要因素,如果脂肪酸的清除率大于产生,也可表现为游离脂肪酸浓度下降。感染时,肝脏生成甘油三酯增加,脂蛋白增加,虽然脂蛋白能转运甘油三酯和其他脂肪,但仍有脂肪沉积导致肝细胞脂肪变性,过量的碳水化合物经胃肠外途径输注会加重这一改变。

三、蛋白质代谢的特点

包括高分解代谢（蛋白降解、负氮平衡、肌肉消耗）、低蛋白血症、低谷氨酰胺血症、低支链氨基酸血症等。应激情况下、糖原异生增加及应激蛋白合成导致对氨基酸利用增加，氨基酸来自骨骼肌蛋白质的大量分解，患者出现肌肉消瘦、支链氨基酸消耗，丢失的氨基酸大部分转换为谷氨酰胺和丙氨酸，谷氨酰胺可被消化道等代谢旺盛的组织利用。给予营养支持和大量补充氨基酸能减少患者自身蛋白的分解，但不能完全消除负氮平衡。同时部分蛋白质合成增加，如急性反应糖蛋白，有增加机体清除感染性微生物的能力，增强免疫反应并阻止有害蛋白酶进入血浆。机体在应激状态下白蛋白合成减少、分解增加，危重患者出现低蛋白血症是创伤和应激的标志。

四、电解质及微量元素代谢改变

临床上常见到严重创伤、感染、MODS病人容易出现低钾、低镁、低磷等电解质紊乱。电解质紊乱可能与高糖血症及高胰岛素血症相关：

（1）高糖血症及高胰岛素血症促进钾离子由细胞外向细胞内转移，血清钾浓度降低；

（2）胰岛素导致肾远曲小管对钠分泌减少，引起水钠潴留；

（3）胰岛素促进三磷酸腺苷合成，使磷消耗增加，血磷浓度下降；

（4）胰岛素增加肌肉对镁的摄取而导致低镁血症。

五、细胞因子在危重状态下对营养代谢的影响

危重状态下机体糖、脂、蛋白质代谢改变，除激素的作用外，细胞因子在营养中的作用已越来越为人们所认知。其中肿瘤坏死因子白细胞介素-1 和白细胞介素-6 在危重病患者营养代谢中的作用尤为重要。肿瘤坏死因子可对多个系统发生作用，对代谢的影响包括增加代谢率，增加急性相蛋白合成，使氨基酸从骨骼肌丢失。白介素-1 可使白蛋白合成减少，急性相蛋白合成增加，肌蛋白降解增加等。它还是肠道谷氨酰胺代谢的调节介质，导致谷氨酰胺酶活性下降，并使肠道对谷氨酰胺的摄取减少。白介素-6 与感染的严重性、肿瘤患者的临床状态及存活率有关，对代谢的作用表现为加强急性相蛋白合成，是肝蛋白合成改变的关键因素。

（黄志俭）

第二节　营养不良的临床表现与营养不良类型

营养状况迅速下降及发生营养不良是危重症患者普遍存在的临床现象。临床调查显示，住院患者营养不良发生率为 15%～60%，这在年龄大于 75 岁的高龄患者中更为明显，营养不

良的发生率可高达65％。尽管目前尚无用于ICU患者营养状态评估的方法和大样本ICU患者营养不良的调查结果,但当今认同ICU患者营养不良发生率在40％左右甚至更高。

营养不良使免疫功能受损,延长呼吸机依赖时间和住院时间及增加病死率;营养不良可对机体组织的形态、功能和临床结局产生不良反应:骨骼肌力量、胃肠道功能完整性、免疫功能和抗应激反应能力不同程度下降,导致并发症的发生率升高,机械通气和住ICU时间延长,住院患者病死率以及医疗费用支出增加等。

一、蛋白质营养不良(Kwashiorkor)

由应激后分解代谢与营养摄取不足,内脏蛋白质消耗所致。主要表现为内脏蛋白含量与免疫功能降低,如血清白蛋白、转铁蛋白、前白蛋白降低;细胞免疫与淋巴细胞计数等免疫指标异常,而人体测量正常,见于急性、既往营养状态良好的患者。此型多见于创伤、烧伤、感染等严重应激的危重患者,易被临床医生所忽视。通过血清蛋白及免疫功能测定有助于此型营养不良的诊断。

二、蛋白质—能量营养不良(Marasmus,又称为消瘦型营养不良)

多由于热量摄入不足,而导致肌肉组织与储存的脂肪逐渐消耗,但内脏蛋白可维持正常。表现特点为体重、三头肌皮肤皱褶厚度(TSF)与上臂中点肌围(AMC)等人体测量值下降,肌肉重量减少,血浆蛋白下降,在临床上较易诊断。常见于慢性消耗的恶性肿瘤患者。

三、混合型营养不良

混合型营养不良表现为内脏蛋白质合成下降,肌肉组织及皮下脂肪消耗,免疫应答能力与伤口愈合能力受损,感染性并发症与器官功能障碍的发生率增高。此类营养不良易发生于慢性疾病及处于高代谢应激状态的患者。

(黄志俭)

第三节　营养状态评估

临床上常用的营养状态评估方法包括人体测量、实验室检测及生理功能方面的评价。

一、人体测量

(一)体重(body weight,BW)与体重指数(body mass index,BMI)

体重是机体脂肪组织、瘦组织群、水及矿物质的总和,体重的改变主要是瘦组织群和水分的变化,脂肪组织变化不明显。它是营养评价中最简单的方法。

体重的测量必须保持时间、衣着、姿势等一致,对住院病人应选择晨起空腹、排空大小便、着内衣裤测定。通常采用实际体重占理想体重的百分比来判断是否营养不良。男性理想体重(kg)=身高(cm)-105,女性理想体重重(kg)=身高(cm)-100。

轻度营养不良:实际体重为理想体重的80%～90%;中度营养不良:实际体重为理想体重的70%～79%;重度营养不良:实际体重低于理想体重的69%;超重:实际体重为理想体重的110%～120%;肥胖:实际体重超过理想体重的120%。

体重指数(body mass index,BMI)是反映蛋白质热量、营养不良以及肥胖症的可靠指标,计算公式:BMI=体重(kg)/身高(m)^2。参考见表 3-5-1。

表 3-5-1　BMI 与营养状态

BMI(kg/m^2)	营养状况
<18	营养不良
18～20	潜在营养不良
20～25	正常
25～30 超重	
>30	肥胖

体重是临床最常用的营养状况判定指标,但对于危重症患者,短期内的体重变化往往反映了体内水钠潴留的情况、体腔大量积液以及严重应激反应的结果,因而往往不能准确地反映患者的实际体重。体重测量应考虑快速的液体平衡改变对其的影响,此时临床医生需综合判断。

(二)肱三头肌皮肤折褶厚度(triceps skin fold thickness,TSF)

反映机体脂肪储存的指标,可应用卡尺或千分卡尺测量。测量部位选择肩胛骨喙突和尺骨鹰嘴突终点处,左右臂均可,上肢自然放松下垂。检测者用拇指和食指捏起皮肤和皮下组织,以卡尺进行测量。正常参考值男性为 8.3 mm,女性为 15.3 mm。达到90%以上为正常,80%～90%为轻度降低,60%～80%中度降低,<60%为重度降低。然而,对于存在水肿的危重患者来说,其体内脂肪贮存量的判断则非常困难。

(三)上臂中点肌肉周径(midarm circumference,AMC)

反映骨骼肌储存的情况,上臂中点肌肉周径指肩峰和尺骨鹰嘴中点的臂围,测量简单。与 TSF 结合,可对机体肌肉和脂肪的比例进行初步分析。其计算公式为:AMC=上臂中点周径 AC(cm)-0.34TSF(cm)。正常参考值男性为 24.8 cm,女性为 21.0 cm,达到 90%以上为正常,80%～90%为轻度降低,60%～80%中度降低,<60%为重度降低。以上测量均应测量 3 次,取其平均值以减少测量误差。

二、实验室检测

实验室检查包括测定脂肪、蛋白质、维生素、微量元素含量及免疫功能。

(一)血浆蛋白水平

是临床上最常用的营养评价指标,包括白蛋白、前白蛋白、转铁蛋白、维生素 A 结合蛋白等。

血浆白蛋白(Alb)由肝实质细胞合成,在血浆中的半衰期约为 15～19 天,是血浆中含量最多的蛋白质,占血浆总蛋白的 40%～60%。它可维持血浆胶体渗透压的恒定,同时可反映疾病的严重程度及预测手术的风险程度,是营养状况的重要参考指标之一。但是白蛋白的半衰期长,其代谢及营养支持对其浓度的影响需较长时间才能显现出来。

前白蛋白、转铁蛋白、维生素 A 蛋白是半衰期较短的血浆蛋白,与白蛋白相比,它们血清含量少,全身代谢池小,理论上较白蛋白更能敏感反映营养状况,但其分解与合成代谢同样受应激因素的干扰,在重症患者中不能准确反映营养改变。

表 3-5-2　各种血浆蛋白浓度及半衰期

血浆蛋白	半衰期	正常 (g/L)	轻度不足 (g/L)	中度不足 (g/L)	重度不足 (g/L)
白蛋白	14～20 天	35～50	28～34	21～27	<21
转铁蛋白	8～10 天	2.0～4.0	1.5～2.0	1.0～1.5	<1.0
前白蛋白	2～3 天	0.2～0.4	0.16～0.2	0.1～0.15	<0.1
维生素 A 结合蛋白	12 小时	0.027～0.076			

(二)氮平衡

是判断危重症患者蛋白质代谢的一个常用重要指标,也反应营养补充的充足与否。通过测定每日食物中的含氮量以及尿和粪便中的含氮量可以了解氮平衡的状态,从而估计蛋白质在体内的代谢情况。摄入氮等于排出称为总氮平衡,摄入大于排出为正氮平衡,摄入小于排出称为负氮平衡。

氮平衡＝24 h 总入氮量－总出氮量[尿氮＋(3～4)]

(三)肌酐身高指数

肌酐身高指数(CHI)是衡量机体蛋白质水平的指标。方法为测定 24 小时尿肌酐排出总量,与相同身高正常成人尿排出肌酐预计量相比较,所得的百分比即为 CHI。CHI 大于 90% 为正常,80%～90% 为瘦组织群轻度消耗,60%～80% 为瘦组织中度消耗,低于60% 为重度消耗。

三、功能测量

(1)握力:与机体营养状况相关,是反应肌肉体积与功能(肌力)的有效且实用指标,也反应疾病的状态。

（2）肌电刺激检测：客观评价肌肉功能。

（3）呼吸功能测定：通过呼吸肌功能的指标反应患者肌肉功能状态。

（4）免疫功能测定：淋巴细胞计数（$<1.5\times10^9/L$）、外周血 T 淋巴细胞计数、HLA-DR 等。

（黄志俭）

第四节　营养支持的方法

【营养支持途径及其选择原则】

临床上采用的营养支持途径包括肠内营养（enteral nutrition，EN）与肠外营养（parenteral nutrition，PN）或狭义为静脉营养。肠内营养有助于维持肠道的机械、生物、化学和免疫屏障功能，防止细菌易位，减少感染发生率。肠黏膜充足的血液灌注及营养物质的肠道供给是维护肠屏障功能的两个重要因素，而 EN 在保护肠黏膜的完整性、防治肠道细菌易位、降低肠源性感染及支持肠道免疫系统方面具有独特作用。

在充分的组织灌注前提下，直接向胃肠道提供营养物质，是保证黏膜营养及其正常结构与功能的重要措施，营养底物在消化吸收后经门静脉输入到肝脏，比 PN 更符合生理，利于肝脏蛋白质的合成和代谢调节。此外，营养素经过胃肠道，对于消化道的分泌功能与胃肠动力也具有不可替代的重要意义。因此，肠道在应激及营养中具不可替代的重要作用，如胃肠道有功能，应首选 EN 或 EN＋PN。

【营养支持时机】

有关开始进行营养支持的时机尚未明确，但目前的常识和资料提示以下一般原则：

1. 没有营养不良的患者如预计需禁食 5～7 天或更长，应该考虑进行营养支持。

2. 任何程度的营养不良患者均应尽早开始营养支持。严重恶液质的患者术前给予营养支持有助于改善预后。

3. 高代谢患者（如创伤、烧伤、全身感染）同样需要立即开始营养支持。

目前多数认为在有效的复苏与初期治疗 24～48 小时后，可考虑开始营养的供给，并视此为早期营养支持。相反，延迟的营养补充可导致较长时间持续的营养与能量负平衡，并且增加了后期纠正营养不良的难度。

【能量需求的测定】

恰当的能量供给是实现危重患者有效营养支持的保障，因为不论是营养不足还是过度喂养均会对危重症患者的病情及预后造成不利的影响。

1. 确定能量的需求量

无论是营养不足还是过度喂养均会影响危重病患者的预后,因此需要确定能量的需求量。在危重病阶段,营养支持不能完全阻断内源性糖异生和蛋白质裂解。因此,应当确定患者的静息能量消耗(resting energy expenditure,REE)作为底物供应的上限,而不是作为能量摄入的强制性目标。对严重分解代谢的患者,为防止代谢紊乱有时需要减少底物的供应。

2. 通过间接测热法测定 REE

间接测热法通过测定氧耗($\dot{V}_{O_2}$)、二氧化碳(CO_2)产量($\dot{V}_{CO_2}$)计算呼吸商(RQ),RQ$=\dot{V}_{O_2}/\dot{V}_{CO_2}$,从而了解净余底物氧化情况。可以根据尿液中氮的排泄量(UUN),通过 Weir 方程计算 REE:REE$=(3.94\times\dot{V}_{O_2}+1.1\times\dot{V}_{CO_2})\times1.44-2.17\times$UUN。

间接测热法可用于同时伴有严重饥饿和应激代谢的患者、脱机困难患者,或者营养支持反应不佳的患者。但是,对于 FiO_2 大于 0.6 的患者这项技术并不可靠。气管内吸痰、体位改变和更换敷料等均可显著影响 2 小时内的测定结果。间接测热法的另一局限在于 10~30 分钟的测定结果可能无法代表此后 24 小时或至下次测定前的平均 REE。由于间接测热法用于危重病患者的复杂性,因而常常被 $\dot{V}_{CO_2}$ 的测定所取代。尽管不如测热法精确,但是 $\dot{V}_{CO_2}$ 测定简便易行且重复性好。

3. 通过 Harris-Benedict 公式计算 REE

根据 Harris-Benedict 方程,计算得出基础代谢率,在此基础上根据病情加上一定的应激系数:

M:BEE(kcal/24 h)$=66.5+13.8\times W+5\times H-6.8\times A$

F:BEE(kcal/24 h)$=65.5+9.6\times W+1.9\times H-4.7\times A$

REE$=$应激指数$\times$活动因子。

其中,W 是以 kg 为单位的体重,H 是以 cm 为单位的身高,A 是患者的年龄(岁)。多数 ICU 患者的应激指数为 1.0~1.3,全身性感染或严重烧伤为 1.0~1.7,能够下床行走患者的活动因子为 1~1.3,发热时体温每升高 1 ℃,能量消耗增加 5%~10%。

4. REE 的估算

作为许多 ICU 患者的每日常规评估内容,可以通过以下公式较为准确地估算 REE:REE$=25$ kal/(kg·d)(肥胖患者:-20%;营养不良患者:$+20\%$)。对于多数 ICU 患者而言,适宜的能量供给应为 2000 kcal/d。

实际能量消耗测定指导能量的供给能够更接近不同状态及个体的实际需要,但目前尚不能达到临床上的普遍应用。因此,更多的情况下是根据体重或/和预算公式来确定患者的能量补充量。为使其更为合理,临床中需要动态评价病情与营养治疗的反应,不断调整,避免过度喂养,也要防治营养不足。

【EN 在危重症患者的应用】

1. 肠内营养制剂的类型与选择

肠内营养制剂根据其组成分为几种类型,如整蛋白配方饮食、预消化配方(短肽)、单体配方(要素饮食)、疾病特殊配方(肝肾疾病等)、匀浆膳和管饲混合饮食等。

(1)整蛋白配方:营养完全,可口、价廉,适用于胃肠道消化功能正常者。

(2)预消化配方(短肽配方):简单消化即可吸收,适用于胃肠道有部分消化功能者。

(3)氨基酸单体配方:以氨基酸为蛋白质来源的要素营养,直接吸收,适用于短肠及消化功能障碍患者。

(4)疾病特殊配方:适用于某种疾病,如合并糖尿病、肾功能障碍、呼吸功能障碍及肝功能不全等。

2. 肠道喂养途径

肠内营养途径包括经鼻喂养、内镜下造瘘、外科途径三种主要方式。

(1)经鼻喂养　包括鼻胃管/鼻肠管,这类喂养途径主要针对神经、精神和心理障碍而拒绝经口摄食的患者及存在口咽或鼻咽疾病无法进食的患者。此外,烧伤、特殊胃肠道疾病、短肠、化疗或放疗患者也可经鼻喂养。

(2)内镜下造瘘　包括经皮内镜下造瘘(percutaneous endoscopic gastrostomy,PEG)和经皮内镜下胃造瘘—空肠喂养系统(PEGJ)。神经性吞咽困难、上消化道肿瘤、创伤、长期机械通气、口咽部术后患者是 PEG 行营养支持的主要对象。大量腹水、腹膜透析、严重门静脉高压等是相对禁忌症,鼻咽/口咽部梗阻不可行内操作,胃肠道梗阻不容许肠内营养和有限的期望寿命是绝对禁忌症。胃造瘘口狭窄、危重症患者等可行经皮内镜下胃造瘘—空肠喂养系统方式,但由于管径小,这种方式易导致管腔堵塞、喂养管断裂或泄漏。

(3)外科途径　包括胃造口术和套针空肠造口术(needle catheter jejunostomy,NCJ)。胃造口可使用大管径喂养管,避免穿透和撕裂腹腔其他器官,但具潜在的发病率和病死率,且花费更多。NCJ 的主要优点是术后即可行肠内营养,其并发症少且发生率低,小肠坏死是其严重的并发症,其他并发症有管道堵塞、意外移位等。

【肠内营养应用措施】

1. 危重患者 EN 时宜采用持续泵入的方式,营养液输注速度根据具体患者的耐受程度确定。

2. 对于反流、误吸高风险的重症患者,宜选择经小肠喂养的方式和应用胃肠促动力药物;胃内喂养与空肠内喂养对 EN 并发症及肠道耐受性的影响研究显示,经空肠 EN 与经胃 EN 相比,前者仅在胃肠道不耐受以及较早达到目标喂养方面优于经胃喂养。

3. 肠内营养输注期间保持上胸部抬高≥30°的体位。

4. 监测胃残留量(q4h):胃残留量被广泛用于评价肠内营养期间胃的排空状况,但对于残留量多少来判断排空状态的标准尚不一致,从 $100\sim500$ mL 时均有报道。多数报道认为,如胃残留量>100 mL,小肠残留量>200 mL 时应密切观察胃肠运动状态与排空功能。也有认为,危重症患者 EN 时,残留量>400 mL,也并非一定表示胃肠道对肠内营养的不耐受。但胃残留量 $100\sim150$ mL,应密切注意,如>150~200 mL,表示排空不良,应予以减量,加用促进胃排空药物,如甲氧氯普胺、普瑞博思(西沙比利),静脉点滴红霉素,如仍不改善则应停输。空肠喂养同时留置胃引流管者,每日胃液引流应以<400 mL 为宜。否则,应注意胃肠运动状态、胃引流液性状与 pH。

5. EN 期间注意高血糖的处理。

6. 由于危重症患者对 EN 的耐受性降低,故常影响 EN 时的能量与营养供给。来自于 MICU 的两项回顾性调查显示:接受 EN 的 187 例患者在收入 ICU 后的前几天(≥96 小时),达到营养支持指南推荐的目标喂养量[25 kcal/(kg·d)]者仅有约 50%。而营养支持效果对预后的改善又直接与能量和营养补充量相关,过低的肠内营养量不能获得肠屏障功能的维护与改善作用。研究显示,当营养供给量不足于预计喂养量的 25% 时,患者血流性感染的发生率将增加。对于单纯肠道喂养不能满足需要的危重症患者,EN 不足之处应以 PN 补充之(PN+EN 联合形式)。目前临床资料并不能证实这种联合形式能够带来更大利益,在危重症获得性肺炎发生率、住院时间及病死率方面并无差异。

【EN 的禁忌症】

某些危重症患者或疾病的危重时期是不宜选用 EN 的。

1. 严重应激状态,血流动力学尚不稳定,水电酸碱失衡未予纠正者,应先处理全身情况,待内环境稳定后再酌情考虑肠道喂养的时机。

2. 胃肠功能障碍者,腹腔感染未予控制导致肠管运动障碍,出现明显腹胀、肠鸣音消失或腹腔大量炎性积液时,不能耐受肠道喂养。

3. 肠管机械性完全性梗阻和其他原因的麻痹性肠梗阻者。

4. 肠瘘早期,腹腔感染较重且未局限者不宜行肠道喂养。

5. 急性肠道炎症伴有持续的腹泻、腹胀者,吸收等功能较差,不宜给予肠内营养。

6. 肠内营养过程中出现严重腹泻、腹胀等,经处理无缓解,应暂停肠道喂养。如认为是其他因素所致应给予相应对症处理,如广谱抗菌药物引起者应考虑停用抗菌药物,必要时加用抗真菌药物,其他原因亦可对症处理。

7. 较严重消化道出血及呕吐的患者。

8. 合并腹腔间隙综合征。

9. 采取俯卧体位者,应暂停 EN,否则将增加胃内容物反流与误吸的风险。

【PN 在危重症患者的应用】

1. PN 的适应症与禁忌症

(1)适应症:①胃肠道吸收功能障碍:包括胃肠道长度改变或功能障碍,如短肠综合征、小肠疾病(如肠结核、多发性肠瘘、小肠缺血性病变、系统性红斑狼疮、硬皮病或其他结缔组织病)、放射性肠炎、严重腹泻、顽固性呕吐等。②胃肠道梗阻:如贲门癌、幽门梗阻、高位肠梗阻、新生儿消化道闭锁等。③严重营养不良伴胃肠功能障碍。④炎性肠道疾病:如溃疡性结肠炎、克罗恩病。当病情严重或疾病急性期间,因采用肠外营养治疗使肠道得以休息,待病情逐渐缓解,小肠功能适当恢复且可耐受肠内营养制剂时再逐渐提供并增加肠内营养治疗用量。⑤其他肠道功能障碍又需要营养支持的患者。

(2)禁忌症:①肠道功能正常可适应肠内营养者。②营养状况良好需肠外营养支持少于 7 天者。③预计发生肠外营养并发症的危险性大于其可能带来的益处者。

总之 PN 选择原则是:只要胃肠道解剖与功能允许,并能安全使用,应积极采用 EN;任何原因导致胃肠道不能使用或应用不足,应考虑肠外营养,或联合应用 EN。对于 EN 禁忌的危重症患者,如不有效地给予 PN,将使死亡的风险增加 3 倍。对这类患者,早期开始 PN(入 ICU 或创伤后 24～48 h 内)将有助于降低感染性并发症的发生率。PN 是合并有肠功能障碍患者治疗的重要组成部分。

2. 肠外营养的配方

常规的营养素成分包括碳水化合物、脂肪(包括必需脂肪酸)、氨基酸、电解质、维生素、微量元素和液体。

(1)碳水化合物类:是当前非蛋白质热量的主要部分,葡萄糖是临床常用的选择,其他还有山梨醇、果糖、木糖等。热卡密度为 4 kcal/g。碳水化合物是非蛋白质热量(non-protein calorie,NPC)的主要来源之一,也是脑神经系统、红细胞必需的能量物质,每天需要量＞100 g,以保证上述依赖葡萄糖氧化供能的细胞所需。一般每分钟每公斤体重能代谢 3～5 mg 葡萄糖。应激后糖代谢紊乱表现为糖的利用下降、内源性糖异生增加、胰岛素抵抗,由此导致血糖升高,且其升高程度与感染等并发症和病死率相关。

过多热量与葡萄糖的补充,增加 CO_2 的产生,增加呼吸肌作功、肝功能损害与瘀胆发生等,有加重脏器功能损害的危险。因此,葡萄糖的供给需参考机体糖代谢状态与肝、肺等脏器功能。外源葡萄糖供给量一般从 100～150 g/d 开始,占 NPC 的 50％～60％,葡萄糖:脂肪比例保持在 60:40～50:50,同时应注意葡萄糖的输注速率,早期限制在 2.5～4 mg/(kg·min);此外,强调联合应用胰岛素治疗以严格控制血糖水平。降低 NPC 中的葡萄糖补充。

(2)脂肪乳剂:脂肪乳是肠外营养中非蛋白热量的重要组成部分,尤其对于糖耐量异常和呼吸功能不全合并二氧化碳潴留患者,脂肪最多可构成 50％的非蛋白热量。常用脂肪乳剂包括长链脂肪乳剂(LCT)和中长链脂肪乳剂(LCT/MCT),长链脂肪乳剂在肝脏的代谢需要肉毒碱的参与,且可能影响危重症患者的巨噬细胞、中性粒细胞功能,影响呼吸衰竭患者的氧合。

含中链的甘油三酯的脂肪乳剂代谢更容易,对机体免疫和呼吸功能干扰减少,是理想的脂肪来源,然而,纯 MCTs 不能提供必需氨基酸,且快速氧化可显著升高体温,此外还可导致酮血症。目前临床上使用将 MCTs 和长链脂肪酸混合输注的脂肪乳,称之为中长链脂肪乳剂。脂肪乳剂的浓度有 10％、20％、30％,供能为 9 kcal/g。快速输注脂肪乳剂可出现寒战、发热、呕吐、背痛、腰痛等副作用,由于脂肪乳含有卵磷脂,不能用于对鸡蛋过敏的患者。

（3）氨基酸：氨基酸溶液作为肠外营养液中的氮源，是蛋白质合成的底物来源。平衡型氨基酸是临床常选择的剂型，含有各种必需氨基酸（essential amino acid，EAA）和非必需氨基酸，比例适当，具有较好的蛋白质合成效应。危重症患者 PN 时蛋白质补充量及热氮比构成的原则为：维持氮平衡的蛋白质供给量一般从 1.2～1.5 g/(kg·d) 开始，约相当于氮 0.2～0.25 g/(kg·d)；适宜的热氮比认为比单纯强调蛋白质的补充量更为重要，危重症患者应降低热氮比，可 100～150 kcal:1 g N(418.4～627.6 kJ:1 g N)。

支链氨基酸（branched～chain amino acid，BCAA）是在肝外代谢的氨基酸，应用于肝功能障碍患者，有助于减轻肝脏代谢负担，调整血浆氨基酸谱，防治肝性脑病。但在改善蛋白质代谢（节氮效应）及影响预后方面，强化支链氨基酸的复方氨基酸液并未显示出较平衡氨基酸更明显的优势。

（4）电解质：每日常规补充的电解质主要有钾、钠、氯、钙、镁、磷。电解质的补充量取决于代谢状况、肾脏以外的失水、液体和电解质丢失、酸碱平衡以及纠正既往丢失量的需求。钠和钾可以通过盐酸盐的形式补充，镁通常以硫酸镁形式补充，钙则来源于葡萄糖酸钙或氯化钙。

表 3-5-3　胃肠外营养的电解质补充

电解质	RDA	常用剂量范围
钾（mEq/L）	30	0～120
钠（mEq/L）	30	0～150
磷（mmol/L）	15	0～20
镁（mEq/L）	5	0～16
钙（mEq/L）	4.7	0～9.4
氯（mEq/L）	50	0～150
醋酸盐（mEq/L）	40	0～100

RDA：推荐每日许可量（recommended daily allowance）。

（5）微营养素：维生素、微量元素等体内含量低，需要量少，故又称为微量营养素，但同样有着重要的生理作用，参与营养代谢，其中有些具有抗氧化作用，影响机体的免疫功能。

表 3-5-4　微营养素日补充量（器官功能正常）

微营养素	推荐量
硫胺素（Vit B$_1$）	3 mg
核黄素（Vit B$_2$）	3.6 mg
烟酸（Vit B$_3$）	40 mg
叶酸	400 mg
泛酸	15 mg
Vit B$_6$	4 mg
Vit B$_{12}$	5 mg
生物素	60 mg

续表

微营养素	推荐量
Vit C	100 mg
Vit A	3300 IU
Vit D	200 IU
Vit E	10 IU
未接受抗凝治疗者按 2～4 mg/周补充维生素 K	
锌	2.5～5 mg
铜	0.3～0.5 mg
铬	10～15 mg
锰	60～100 mg

(6)应强调指出，PN 时各种营养素应同时进入体内，即无菌条件下配制成全静脉营养混合液(total nutrient admixture，TNA 或 all-in-one)后持续匀速输注，否则将影响其有效的利用。为确保输入的混合营养液的稳定性，不应在全合一营养液中添加抗生素、胰岛素等任何其他药物。

3. 肠外营养的途径和系统

(1)外周静脉肠外营养

外周静脉营养(peripheral parenteral nutrition，PPN)中的静脉一般指中静脉，因为在成人中，较小的静脉不适合于肠外营养。如果从小静脉通路输注营养液会导致血栓性静脉炎的发生率增高，而且患者必须卧床才能保证此静脉通路通畅，而从中等或较大的静脉输注营养液可能避免上述危险。

外周静脉对营养液的耐受性主要与液体的渗透压、pH 值、输注速度、静脉置管的质地和直径有关。高渗性溶液会刺激血管，导致疼痛、静脉炎和栓塞，而脂肪乳剂和营养液容量的增加可降低渗透压，除此之外，脂肪乳剂还能发挥保护血管内皮细胞的作用。所以，经外周静脉输注的营养液应该以脂肪乳剂作为主要的能量来源。

PPN 的优点：穿刺技术简单，护理人员不需要特殊培训；降低与中心静脉相关的早期和晚期并发症，同时减少了长期留置中心静脉导管引起的感染并发症，穿刺部位很容易发现静脉炎的早期征象。PPN 的并发症最常见是静脉炎(3%～31%)，当局部化脓、局部组织坏死、菌血症或脓毒血症时发生率更高。

(2)中心静脉肠外营养

经中心静脉行肠外营养治疗可无痛并长期反复利用。目前使用的中心静脉导管一般由聚氨基甲酸酯和聚硅酮制成，新型的导管具有抗感染功能，因为这种导管上的抗生素缓慢释放后可降低导管外表面细菌感染风险。

中心静脉导管的置管途径包括经锁骨下静脉、经颈内静脉或经外周置放中心静脉导管。经颈内静脉置管感染发生率较经锁骨下静脉高，而经外周置放中心静脉导管的优点是操作简单并消除直接经锁骨下或颈内静脉导致的并发症。

(3)动静脉瘘肠外营养

仅用于行血液透析治疗的患者或无法行中心静脉置管的患者。

4. PN 相关并发症

可分为与导管相关并发症、代谢相关并发症、胃肠道并发症、肝胆系统并发症、代谢性骨病等。

（1）导管相关并发症：包括导管放置时误损伤（如气胸、血胸、大血管损伤等）与导管留置期间的并发症，前者随着导管质量的改进以及导管穿刺技术的提高，临床上已得到明显的降低。导管留置期间的并发症主要为导管相关性感染（catheter related blood infection，CRBI）与导管阻塞，认识导管相关性感染的高风险因素（如合并胸腹壁伤口感染、肠瘘以及免疫机能低下等），严格、规范的操作等导管管理，以及对导管相关性感染临床表现的及时认识与处理，是降低此类并发症的关键。分析表明，单腔导管较多腔导管中心静脉导管相关性感染和导管细菌定植的发生率明显降低。临床研究提示局部细菌定植是 CRBI 最大的感染源，因此中心静脉插管需要比外周静脉穿刺无菌要求更高。

（2）代谢性并发症

①糖代谢紊乱：a. 高血糖、高渗透压、非酮性昏迷：肠外营养时输入大量葡萄糖，机体无法及时利用致血糖水平骤增。严重高血糖所致的高渗状态可导致脑细胞脱水，病人出现昏睡或昏迷，同时出现全身脱水征。预防措施包括减慢输注速度，减少每日葡萄糖输入总量，加强血糖检测及加用外源性胰岛素。b. 低血糖：肠外营养时机体内胰岛素分泌相应增加，若突然中止输入，体内血胰岛素水平仍较高，则极易发生低血糖，血糖浓度降至 2.8 mmol/L 以下，表现为心悸、出汗，甚至休克，所以行肠外营养时禁忌突然中止输注。

②脂肪代谢紊乱：长期接受肠外营养者，若营养液中不含有脂肪则可能发生必需脂肪酸缺乏，包括亚油酸、亚麻酸和花生四烯酸。必需脂肪酸缺乏可使病人出现皮肤干燥、毛发脱落、伤口延迟愈合、肝大、肝功能异常、骨骼改变、红细胞脆性增加、贫血、前列腺素水平下降等表现。防治措施包括每日补充脂肪乳剂，不仅作为供能物质，同时提供必需脂肪酸，至少每周输注脂肪乳剂 2 次预防必需脂肪酸缺乏。

③氨基酸代谢紊乱：肠外营养治疗可能导致氨基酸失衡，长期肠外营养时需检验血清氨基酸浓度，根据个体情况进行调整。

④电解质及微量元素缺乏：危重病人由于机体的消耗及丢失增加，可导致低钾、低磷、低钙、低镁血症，而在行肠外营养治疗时，这些电解质的需要量相应增加，于是加重了电解质的缺乏，应及时补充。禁食超过 1 个月以上可导致微量元素缺乏，最常见的是锌缺乏，其次是铜缺乏和铬缺乏；长期行肠外营养治疗的患者亦存在微量元素缺乏，故需每日补充。

（3）胃肠道并发症

长期禁食及肠外营养治疗，肠道处于休息状态，长期不使用则导致肠黏膜上皮绒毛细胞萎缩、变稀，皱折变平，肠道黏膜正常结构和功能被破坏，极易引起肠道菌群易位导致肠源性感染。

（4）肝胆系并发症

长期肠外营养可导致胆汁瘀积、胆泥形成甚至胆道结石。肠外营养提供过高的能量、过多碳水化合物、过多脂肪可导致肝功能改变，经调整及纠正营养治疗方案后停用肠外营养或减量,肝功能大都可恢复正常。对于原有肝病基础或伴有其他疾病,如中/重度营养不良、短肠综合征,肝胆系损害更易发生,可导致门静脉炎、脂肪肝、肝内毛细血管胆汁瘀积等,进一步发展可导致肝功能不全甚至肝衰竭及死亡。

5. 免疫营养

实验研究证实特殊营养素如谷氨酰胺、精氨酸和 ω-3 脂肪酸可改善免疫功能。这些营养素可加入 EN 配方。近期一项 meta 分析显示,不同外科患者使用这些制剂都是有益的。

(1)谷氨酰胺是一种氨基酸,主要作为肠黏膜和淋巴细胞的能量来源,并可作为肝糖原异生的前体物质。在烧伤和创伤患者中应考虑通过肠内途径补充谷氨酰胺。已有研究显示,在 TPN 中加入谷氨酰胺[0.3~0.4 g/(kg·d)]可以改善不能耐受 EN 的患者的预后。

(2)尽管精氨酸对于围手术期的外科患者可能有益,但在危重病患者的 EN 中补充精氨酸并无益处。现有资料亦不支持危重病患者应用含精氨酸的要素饮食。

(3)ω-3 脂肪酸　一项研究显示,ω-3 脂肪酸、琉璃苣油和抗氧化剂(维生素 E、维生素 C、β-胡萝卜素、牛磺酸、L-肉毒碱)能够改善急性呼吸窘迫综合征(ARDS)患者的预后。

(黄志俭　陈德林)

第五节　特殊危重疾病营养支持的要点

一、急性重症胰腺炎的营养支持

(一)重症急性胰腺炎(sever acute pancreatitis,SAP)的营养、代谢改变特点

SAP 早期出现以高分解代谢为突出表现的代谢紊乱,严重持续的应激反应是使患者的营养代谢状态受到极大影响,能量消耗明显增加,迅速出现严重的负氮平衡和低白蛋白血症,尿氮排出可达 20~40 g/d,其程度与胰腺炎症及全身炎症反应程度相关。由于应激反应严重及胰腺的坏死,糖代谢紊乱更为突出,患者往往出现严重的高血糖。高脂血症也是急性重症胰腺炎早期常见的现象,机体脂肪分解增加成为重要的能量来源。这些改变增加了营养支持的难度及可能的风险。

此外,患者早期常合并低钙、低镁、低钾等电解质紊乱。由于腹腔及腹膜后的炎性渗出与感染,重症胰腺炎患者常合并腹间隔室综合征、腹腔及腹膜后感染,由此可导致长时间、严重的胃肠功能障碍,并直接影响肠内营养的实施。

(二)营养支持策略

早期使"胰腺休息",减少胰腺分泌是 SAP 患者早期治疗的原则,但禁食及应激代谢又使患者的营养状态受到严重干扰,迅速导致营养不良及肠功能损害,因此早期给予恰当

的营养支持是非常重要的。尽管 PN 不会刺激胰腺分泌,但高血糖和感染性合并症发生率增高;EN 往往由于胰腺病变、高腹压及腹腔渗出、感染而受到限制,这些因素增加了营养供给方式与时机选择的困难。SAP 患者早期应用 EN 的主要顾虑是营养底物对胰腺外分泌的刺激作用。有研究结果表明,营养素对胰腺外分泌的刺激作用主要取决于摄食部位,经胃或十二指肠的营养有较大的胰腺外分泌反应,而早期经空肠喂养对胰腺外分泌的刺激并不明显,"让肠道休息"以减少营养素对胰腺刺激的观念应该纠正。

EN 仍应作为 SAP 患者首先考虑选择的营养支持方式。现已证实经空肠喂养是安全有效的营养供给途径,但要求空肠营养管顶端位置达到屈氏韧带以下 30~60 cm 以远。肠内营养液早期选择氨基酸或短肽为氮源、低甘油三酯的预消化制剂较为适宜。合并腹间隔室高压、严重肠麻痹、腹腔严重感染及肠瘘等腹部并发症时,EN 往往不能实施和不耐受,此时充分的 PN 是必要的营养供给途径,不应延迟,或部分替代 PN 的不足。应激性高血糖及高脂血症常常影响葡萄糖与脂肪的补充。尽管静脉输注葡萄糖不刺激胰腺外分泌,但 SAP 患者葡萄糖氧化率降低,输注葡萄糖的最大危险是高血糖,应用同时输注胰岛素控制血糖水平($\leqslant 8.33$ mmol/L)常常是需要的。

SAP 患者输注脂肪乳剂并非禁忌,但应该严密监测血脂水平,初期合并高脂血症的患者,如血清甘油三酯 >4.4 mmol/L,应慎用脂肪。血脂降低后应给予双能源补充,不含脂肪乳剂的 PN 不应超过 2 周,否则可能造成必需脂肪酸的缺乏。大多数 SAP 患者对葡萄糖及脂肪乳剂的耐受良好。伴全身炎症反应的患者,循环中 Gln 的浓度可降至正常值的 55%,若不予补充,肠黏膜屏障完整性及免疫机能将受到严重影响。SAP 是全身炎症反应极其严重的疾病,需要补充 Gln,目前认为有效药理剂量应达到 0.5 g/(kg・d)(二肽)。此外,早期应用药理剂量的 ω-3PUFA 有助于控制炎症反应,稳定内环境。

二、合并急性呼吸衰竭重症患者营养支持

1. 急性呼吸衰竭或 ARDS 常伴随高代谢状态,液体不耐受,氧合和 CO_2 排出障碍。

2. 蛋白质缺乏可导致膈肌和辅助呼吸肌力量丧失,而蛋白质供给过多可使得长期脱机失败患者呼吸驱动力增加。

3. 过多给予碳水化合物可引起 O_2 消耗量和 CO_2 产量增加。与碳水化合物的氧化不同,脂肪氧化产生的 CO_2 较少,因而一些人认为,这些患者 50%~70% 的能量应由脂肪提供。其实,CO_2 的产量更多取决于提供的总热量而非碳水化合物与脂肪的比值,应予以注意。

4. 一项临床试验显示,对于 ARDS 患者,EN 添加二十碳五烯酸、γ-亚麻酸和抗氧化剂能够改善预后。

三、肾衰竭患者的营养支持

1. 急性和慢性肾衰竭患者对容量负荷过多非常敏感,对于这些患者应当尽量减少 TPN 中的液体量,增加营养配方中的醋酸盐并需要密切监测患者血清钾、磷和镁浓度。未

进行透析治疗的慢性肾衰竭患者,如果尿毒症加重,蛋白质应减少至 $0.5\sim0.8$ g/(kg·d)。

2. 需要肾脏替代治疗(血液透析或持续血液滤过)的急性肾衰竭患者,由于促炎介质如 TNF、白细胞介素-1、补体和缓激肽的释放常常导致高代谢状态。碳水化合物与氨基酸可能发生额外丢失(腹膜透析,$40\sim60$ g/d;血液透析或血液滤过,$3\sim5$ g/h),应予计算在内。应注意将碳水化合物和氨基酸维持于正常甚至较高的水平。

四、肝功能衰竭

1. 慢性肝功能衰竭可导致低白蛋白血症,ADH 和醛固酮水平升高,从而可能发生水钠潴留以及钾、镁和锌的丢失。此时严格限制水、盐有助于治疗水肿和腹水。

2. 急性肝衰竭时,内毒素清除能力下降可导致高代谢状态,而慢性肝衰竭多伴随能量消耗下降。

3. 低血糖常常是重症肝功能障碍时预后不良的征象。然而,突然停止输注葡萄糖也可能发生(如需要转出 ICU 进行某项诊断性检查时)。给予标准剂量的碳水化合物可以防止低血糖的发生。

4. 肝功能衰竭患者蛋白质摄入量应限制在 1 g/kg 左右,当肝性脑病恶化时应进一步减少蛋白质摄入量。乳果糖和新霉素可以长期用于肝性脑病的治疗,以减少氨的产生和吸收。肝性脑病还可以伴有芳香族氨基酸的增加和支链氨基酸的减少。在配方中增加支链氨基酸含量,减少芳香族氨基酸和含硫氨基酸含量,对于肝性脑病患者可能有益。

5. 肝功能衰竭期间可在密切监测下安全地应用脂肪制剂。

总之,营养支持是危重症综合治疗中的一个重要部分,应在内稳态严重失衡纠正后尽早开始,最大限度地减缓营养不良的程度,降低营养不良对机体器官功能及预后的影响。EN 是首先应考虑的营养补充形式,EN 不足和禁忌时应考虑添加 PN 以保证能量与营养的足够供给。对合并肠功能障碍的危重症患者,TPN 仍然具有不可替代的重要作用。添加具有药理作用的营养素可能获得进一步改善某些重症患者预后的特殊效果。

(黄志俭 陈德森)

参考文献

1. 俞森洋. 呼吸危重病学[M]. 1 版. 北京:中国协和医科大学出版社,2009:635~790.

2. 朱蕾,钮善福. 机械通气[M]. 1 版. 上海:上海科学技术出版社,2001:116~246.

3. Amato MBP, Barbos CSV, Bonassa J, et al. Volume-assisted pressure support ventilation (VAPSV): a new approach for reducing muscle workload during acute respiratory failure[J]. Chest, 1992, 102:1225~1234.

4. A collective task force facilitated the American College of Chest Physicians;The American Association for Respiratory Care; and the American College of Critical Care Medicine. Evidence-based guidelines for weaning and discontinuing ventilatory support[J]. Chest, 2001, 120 (6):375 s~395 s.

5. Campbell RS, Branson RD, Johsnnigman JA. Adaptive support ventilation[J]. Respir Care Clin N Am, 2001, 7(3):425~440.

6. Francois Lellouche, Laurent Brochard. Advanced closed loops during mechanical ventilation (PAV,NAVA, ASV, Smart Care)[J]. Best Pract Res Clin Anaesthesiol, 2009, 23 (1): 81~93.

7. Claudia R, Carrascossa. Haemodynamic effects of proportional assist ventilation during high-intensity exercise in patients with chronic obstructive pulmonary disease [J]. Respirology,2010,15:1185~1191.

8. Thierry Rusterholtz. Continuous positive airway pressure vs. proportional assist ventilation for noninvasive ventilation in acute cardiogenic pulmonary edema [J]. Intensive Care Med,2008,34:840~846.

9. E. V. Moderno. Effects of proportional assisted ventilation on exercise performance in idiopathic pulmonary fibrosis patients [J]. Respiratory Medicine,2010,104:134~141.

10. Michael Dreher. Proportional assist ventilation improves exercise capacity inpatients with obesity [J]. Respiration,2010,80:106~111.

11. Vignaux L, Vargas F, Roeseler J, et al. Patient ventilator asynchrony during noninvasive ventilation for acute respiratory failure: a multicenter study[J]. Intensive Care Med,2009,35:840~846.

12. MorrisKP, Cox PN, Mazer CD, et al. Distribution of pulmonary blood flow in the perfluorocarbon-filled lung[J]. Intensive Care Med, 2000, 26: 756~763.

13. Nakstad B, Wolfson MR, Kahler H,et al. Perfluorochemical liquids modulate cell mediated inflammatory responses[J]. Crit Care Med, 2001, 29: 1731~1737.

14. Fujino Y, Goddon S, Chiche JD,et al. Partial liquid ventilation ventilates better than gas ventilation[J]. Am J Respir Crit Care Med,2000,162(2ptl):650~657.

15. van Eeden SF, KlutME, LealMA, et al. Partial liquid ventilation with perfluorocarbon in acute lung injury: light and transmission electron microscopy studies[J]. American Journal of Respiratory Cell and Molecular Biology, 2000, 22(4): 441~451.

16. Hirshl RB, Croce M, Gore D, et al. Prospective, randomized, controlled pilot study of partial liquid ventilation in adult acute respiratory distress syndrome[J]. Am J Respir Crit Care Med, 2002, 165:781~787.

17. Mancebo J, Fernández R, Blanch L,et al. A multicenter trial of prolonged prone ventilation in severe acute respiratory distress syndrome[J]. Am J Respir Crit Care Med,2006,173(11):1233~1239.

18. Lee D L, Chiang H T, Lin S L,et al. Prone position ventilation induces sustained improvement in oxygenation in patients with acute respiratory distress syndrome who have a large shunt[J]. Crit Care Med,2002,30(7):1446~1452.

19. Gattinoni L, Pelosi P, Vitale G, et al. Body position changes redistribute lung computed-tomographic density in patients with acute respiratory failure[J]. Anesthesiology,1991,74(1):15~23.

20. Pelosi P, Brazzi L, Gattinoni L. Prone position in acute respiratory distress syndrome[J]. Eur Respir J,2002,20(4):1017~1028.

21. Fridrich P, Krafft P, Hochleuthner H, et al. The effects of long-term prone positioning in patients with trauma-induced adult respiratory distress syndrome[J]. Anest Analg,1996,83(6):1206~1211.

22. 孟彦苓.俯卧位通气临床实施的研究进展[J].现代护理,2008,14(4):456~457.

23. Kinnear W,Petch M,Taylor G,et al. Assisted ventilation using cuirass respirators[J]. Eur Respir J,1988,1:198~203.

24. 何荷番,徐爱真,黄珍治.小儿支气管镜检通气的一种方法[J].中华麻醉学杂志,2000,20(6):

353～355.

25. Russell W C, Maguire A M, Jones G W. Cricothyroidotomy and transtracheal high frequency jet ventilation for elective laryngeal surgery. An audit of 90 cases[J]. Anaesth Intensive Care, 2000, 28: 62～67.

26. Abe K, Oka J, Takahashi H, et al. Effect of high-frequency jet ventilation on oxygenation during one -lung ventilation in patients undergoing thoracic aneurysm surgery [J]. J Anesth, 2006, 20(1): 1～5.

27. . Burke WC, Nahum A, Ravenscraft SA, et al. Modes of tracheal gas insufflation. Comparison of continuous and phase-specific gas injection in normal dogs[J]. Am Rev Respir Dis 1993; 148: 562～8.

28. NahumA, Marini JJ, SlutskyAS. Tracheal gas insufflation. In: Marini JJ, Slutsky AS, editors. Physiological basis of ventilatory support. support. NewYork: Marcel Dekker, 1998: 1021～1046.

29. Ravenscraft SA. Tracheal gas insufflation: adjunct to conventional mechanical ventilation[J]. Respir Care 1996; 41: 105～111.

30. in rabbit swith acute lung injury[J]. Intensive Care Medicine, 2009, 35(11): 1979～1989.

31. Beck J, Campoccia F, Allo JC, et al. Improved synchrony and respiratory unloading by Neurally Adjusted Ventilatory Assist(NAVA)in lung-injured rabbits[J]. Pediatr Res, 2007, 61(3): 289～294.

32. 姚秀丽, 詹庆元. 全新的通气模式: 神经调节通气辅助模式[J]. 中华结核和呼吸杂志, 2010, 58(7): 25～27.

33. Lukas Brander, Christer Sinderby, Francois Lecomte. Neurally adjusted ventilatory assist decreases ventilator induced lung injury and non-pulmonary organ dysfunction in rabbits with acute lung injury[J]. Intensive Care Med, Nov 2009; 35(11): 1979～1989.

34. CormioM, Portella G, Spreafico E, et al. Role of assisted breathing in severe traumatic brain injury[J]. Anestesio, 1, 2002, 68(4): 278～284.

35. 韦军武, 黄乔春, 杨国平. 机械通气在重型颅脑外伤患者中的早期应用[J]. 临床外科杂志, 2008, 16(8): 558～559.

36. Pace MC, Cicciarella G, Barbato E, et al. Severe traumatic brain injury: management and prognosis[J]. Anestesio, 2006, 72(4): 235～342.

37. Mendel T, Jakubetz J, Steen M, et al. Post-lobectomy bronchopleural fistula a challenge for postoperative jintensive care[J]. Anasthesiol Intensivemed, 2006, 41(4): 278～283.

38. 徐志飞, 刘军强. 肺挫伤研究现状及治疗[J]. 创伤外科杂志, 2005, 7(4): 81～84.

39. 邓小明主编. 危重病学[M]. 北京: 人民卫生出版社, 2004: 9～15.

40. 庄心良, 曾因明, 陈伯銮. 现代麻醉学[M]. 北京: 人民卫生出版社, 2004: 2418～2421

41. (美)斯佩克托(Spector, S. A.)著, 傅强等译. 危重病学[M]. 天津: 天津科技翻译出版公司, 2001: 33～38

42. 徐伟华, 励如波, 孙勤. ICU危重病人的镇静治疗[J]. 中国急救医学, 2005, 25(I): 7～9.

43. 方才. 肌肉松弛药在ICU病人中的应用[J]. 国外医学(麻醉学与复苏分册), 1994, 15(1): 43～46.

44. 刘红霞, 孙明, 梁亚霞, 肌松药在ICU患者的应用[J]. 中国实用医药, 2009, 24(4): 154～155.

45. Ruotsalainen S, Haapalinna A, Riekkinen PJ Sr, et al. Dexmedetomidine reduces response tendency, but not accuracy of rats in attention and short-term memory tasks[J]. Pharmacology Biochemistry Behavior, 1997, 56(1): 31～40.

46. Aantaa R. Assessment of the sedative effects of dexmedetomidine, an alpha 2-adrenoceptor ago-

nist,with analysis of saccadic eye movements[J]. Pharmacology Toxicology,1991,68(5):394~398.

47. Belleville JP,Ward DS, Bloor BC, et al. Effects of intravenous dexmedetomidine in humans. I. Sedation, ventilation, and metabolic rate[J]. Anesthesiology, 1992, 77(6): 1125~1133.

48. Gold MI, Abraham EC, Herrington C. A controlled investigation of propofol, thiopentone and methohexitone[J]. Can J Anaesth,1987,34(5): 478~483.

49. 庄心良,曾因明,陈伯銮. 现代麻醉学[M].3 版. 北京:人民卫生出版社,2003:161~165.

50. 李军祥, 宋华勇,刘娟, 等. 依托咪酯持续输注用于全身麻醉诱导和持续输注维持的临床观察[J]. 华西医学,2009, 24(10):2543~2545.

51. 中华医学会重症医学分会.重症患者营养支持指导意见(草案)[J].中国危重病急救医学,2006,18(10),582~590.

52. 刘大为等. 实用重症医学[M].北京:人民卫生出版社,2010:793~807.

53. 何志杰等. 重症医学[M].北京:人民卫生出版社,2009:292~320.

54. William C. Shoemaker,Stephen M. Ake Grenvik,Peter R. Textbook of Critical Care. 4th edition. 2005,94:711~721.

55. 吴国豪等,实用临床营养学[M].上海:复旦大学出版社,2006:32~50.

56. Luca M. Bigatello. Rae M. Allain et al. Critical Care Handbook of the Massachusetts General Hospital, 4th edition. 2006,9:165~181.

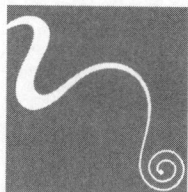

第四篇　体外膜肺氧合在呼吸衰竭中的应用

第一章　体外膜肺氧合在呼吸系统疾病中的临床应用

体外膜肺氧合(extracorporeal membrane oxygenation,ECMO)是一种新型的生命支持疗法,其工作原理是将血液从体内引到体外,经膜式氧合器氧合再用泵将血液输入体内,可长时间对心肺进行支持,在全身氧供和血流动力学处于相对稳定的状态下,使心脏和肺得到充分的休息。它可进行有效的二氧化碳排出和氧的摄入,驱动泵使得血流在体内流动,为肺功能和心功能的恢复赢得宝贵时间。

【ECMO 呼吸支持的疾病】

1. 病毒性肺炎;

2. 细菌性肺炎;

3. 吸入性肺炎;

4. 急性呼吸窘迫综合征;

5. 急性呼吸衰竭;

6. 在肺移植中的应用。

【成人 ECMO 呼吸支持选择标准】

在呼吸支持方面,目前还没有一个明确的成人 ECMO 病例选择标准,肺损伤的修复性是 ECMO 的成功关键。以下是常用的 ECMO 呼吸支持治疗入选标准:

1. 肺氧合功能障碍,$PaO_2 < 50$ mmHg 或 $P_{(A-a)}O_2 > 620$ mmHg。

2. 急性肺损伤 $PaO_2 < 40$ mmHg,$pH < 7.3$ 达 2 小时。

3. 人工通气 3 小时后,$PaO_2 < 55$ mmHg,$pH < 7.4$。

4. 人工通气出现气压伤,吸入高浓度氧气引起肺组织损伤,潮气量过大或气道压力过高引起肺损伤。

5. 氧合指数<200 mmHg 超过 4 小时。

6. 应用呼吸机、吸入 NO 及肺泡表面物质仍无法改善氧合及二氧化碳潴留。

【ECMO 的运行模式】

1. 静脉—静脉体外膜肺氧合(V-V ECMO)

通过静脉将患者体内的静脉血引流至氧合器,然后将氧合血液经静脉泵入患者体内,从而增加机体氧供的作用,使得肺得到充分休息,为肺的恢复赢得宝贵的时间。这种模式主要是代替肺脏的气体交换,而不能提供直接的循环支持,因此主要用于严重的呼吸衰竭而不需要循环支持的患者。

2. 静脉—动脉体外膜肺氧合(V-A ECMO)

通过大静脉或右房将患者体内未经氧合血液引流至气体交换装置(膜式氧合器),然后将氧合血液经大动脉泵入患者的体内,保证机体血供的作用,使心肺得到充分的休息,为心肺功能的恢复赢得宝贵的时间。可用于严重的呼吸衰竭和循环衰竭患者。将静脉插管从股静脉置入,插管向上延伸至右房,引出静脉血在氧合器中氧合,经泵从股动脉或颈动脉注入体内。此法可将回心血量引至氧合器,降低肺动脉压和心脏前负荷。

3. 动脉—静脉体外膜肺氧合(A-V ECMO)

属于无泵驱动的 ECMO,主要适用于心功能尚可,而呼吸功能差的患者,主要利用患者自身动脉和静脉的压力差推动血液流动进行气体交换。

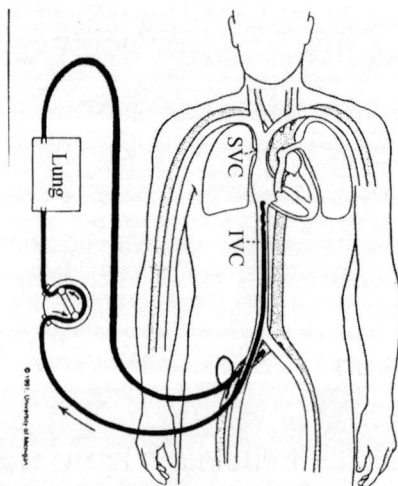

通过静脉将患者体内的静脉血引流至氧合器,然后将氧合血液经
静脉泵入患者体内

图 4-1-1　V-V ECMO 示意图

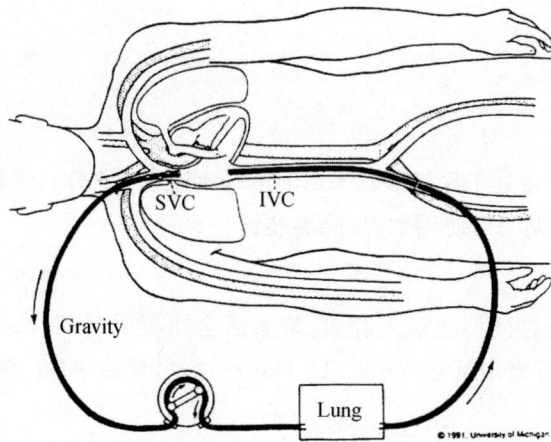

静脉插管从股静脉置入，插管向上延伸至右房，引出静脉血在氧合器中氧合，经泵从股动脉或颈动脉注入体内

图 4-1-2　V-A ECMO 示意图

【绝对禁忌症】

1. 禁忌抗凝者；
2. 没有救治希望的终末期疾病；
3. 潜在的中重度慢性肺部疾病；
4. 高龄多器官功能衰竭综合征；
5. 对治疗无反应的脓毒性休克；
6. 无法控制的代谢性酸中毒；
7. 中枢神经系统损伤；
8. 重度免疫抑制者；
9. 如果患者有严重的肺纤维化或其他不可治愈的肺部疾病、坏死性肺炎，高压和高氧浓度机械通气一周以上者则不考虑使用。

【相对禁忌症】

1. 败血症休克；
2. 严重的肺动脉高压；
3. 急性或慢性不可逆的心肌功能障碍；
4. 免疫抑制；
5. 中枢神经系统损伤或功能障碍。

【ECMO 的管理】

1. 患者管理

ECMO 建立时患者处于深镇静状态（Ramsay 评分 5~6 分），运转开始后可酌情降低镇静深度。支持治疗期间可使用加温/降温装置。

2. 抗凝

ECMO 支持治疗期间持续泵入肝素，按激活全血凝固时间（activated clotting time，ACT）检测结果调整肝素用量在 5~20 U/(kg · h)，尽量使 ACT 维持于 160~200 s 之间。

3. 血管活性药物的应用

在 ECMO 支持期间以及术后根据血流动力学情况调整血管活性药物用量。

4. 流量管理

根据患者监测指标来调整，辅助期间流量在 3.4~4.5 L/min，使静脉血氧饱和度维持在 65% 以上，吹入膜肺的氧流量在 3.0~5.0 L/min，使膜肺出口的动脉血氧分压在 300 mmHg 左右，动脉血氧饱和度不低于 93%。

5. 呼吸参数

所有患者均在 ECMO 支持治疗前行气管插管，持续机械通气，采用间歇正压通气（IPPV）或者双相气道正压（BIPAP）模式，FiO_2 为 0.35~0.60，呼气末正压（PEEP）8~16 cmH_2O，气道峰压小于 30 cmH_2O。

6. 循环呼吸功能的评价

超声心动图结合患者血流动力学指标及内环境改变来综合评判 ECMO 期间的循环功能，血气结果可作为反映循环呼吸的指标之一，严密监测以指导各项辅助参数的调节。

7. ECMO 撤离

首先保证肺脏功能基本恢复并有一定的储备，逐渐减低辅助流量，同时调节血管活性药物的用量。将氧合器氧源关闭，同时上调呼吸机条件，调节呼吸机参数维持经皮血氧饱和度在 93% 以上，如能持续 12 h，可考虑撤除 ECMO 装置。

【并发症】

1. 出血

ECMO 一般采取全身肝素化，出血不可避免，出血将危及病人生命。治疗过程中有很多插管，全身肝素化后易发生出血，严重时应终止 ECMO。常见出血部位有胃肠道、腹膜后等。如果 ACT 小于 300 s，血小板高于 10×10^9，不易发生出血。出血严重时若能在呼吸支持下维持生命体征可考虑终止。一般来说停止后可恢复正常。终止一段时间后仍出血不止,危及生命,应进行手术止血。

2. 脑损伤

新生儿 ECMO 大多经颈部插管建立体外循环,ECMO 结束时需要结扎颈部血管。一般认为婴幼儿对右侧颈部血管结扎有很强的耐受力,通过左侧颈部血管进行代偿。术后修复颈动脉易于发生气栓。

3. 血栓

血栓形成是 ECMO 最常见的机械并发症。

4. 其他并发症

临床研究发现治疗期间心血管并发症较为常见,如高血压、心脏顿抑、心律失常、心力衰竭。这种心衰一般是可逆的。还有其他少见并发症,如感染、溶血和机械故障等。

（黄志俭）

第二章　体外膜肺氧合在成人急性呼吸窘迫综合征中的应用

机械通气是治疗急性呼吸窘迫综合征的有效措施之一,但为了保持较好的氧合,常需使用较高的通气压力和吸氧浓度,这样往往会导致压力伤和氧中毒。肺保护性通气策略目前已证实能有效减少呼吸机所致性肺损伤和病死率,然而会引起高碳酸,导致酸中毒、肺动脉高压、肾损害等并发症。ECMO是一种新型的生命支持疗法,既能防止机械通气时上述不良反应的发生,又可让患肺得到充分的休息和康复,日渐受到医务工作者的重视。

【ECMO 应用于急性呼吸窘迫综合征的模式】

1. 静脉—静脉体外膜肺氧合(veno-venous extracorporeal membrane oxygenation,VV-ECMO)

VV-ECMO转流模式中,两处静脉插管,由颈静脉插入至右心房和由股静脉插至下腔静脉,血通过 ECMO 进行气体交换后流入股静脉;也可从一侧股静脉引流后回输到对侧股静脉,但对循环系统的维持功能较差。具有如下优点:颈总动脉不需要插管或结扎;对心脏的前后负荷没有影响;肺动脉的血氧含量增加,扩张了肺动脉并减轻了右心室的后负荷;左心室混合静脉血血氧的增加改善了冠状动脉血的氧合,进一步改善了心肌功能。

2. 无泵动脉静脉体外膜肺氧合(pumpless arterio-venous extracorporeal membrane oxygenation,AV-ECMO)

近年来,随着技术的发展,AV-ECMO逐渐被应用于危重 ARDS 的治疗,并得到了医疗工作者的重视和青睐,是一项非常有前景的新型技术。AV-ECMO利用动静脉的压力梯度,以心脏为动力源,避免了人工泵的使用,膜肺的氧合辅助设施(lung assist device,LAD)放置在股动脉和股静脉之间,配备了低阻力膜肺气体交换系统,减少血流阻力,使得动脉最大下降压力只有 15 mmHg,管道最大血流速可达 3 L/min。较小的膜表面面积(1.3 m²),而且使用肝素涂层的 ECMO 管道,避免了肝素的抗凝治疗,减少了出血的危险性,可用于有出血倾向的患者。与有泵 ECMO 相比,它具有技术设备要求低,并发症较少,费用少的特点。由于AV-ECMO 的功能运转主要靠动静脉的压力梯度,以心脏作为动力源,为了达到较好氧合和 CO_2 的清除,要保证平均压力梯度在 70 mmHg,血液导管流速在 $1.0\sim2.5$ L/min。

【ECMO 在 ARDS 的适用标准和禁忌症】

1. ECMO 的适用标准

进行 ECMO 支持的前提是患者是可逆性病变,一旦指征明确应尽快建 ECMO,主要适用于一些重症的肺源性(如胸部损伤、胃部内容物吸入、肺炎等)和肺外性(如胰腺炎、腹膜炎、大量输血等)的 ARDS 患者。以前国外的具体标准分为快使用标准和慢使用标准。快标准为:在吸氧浓度(FiO_2)为 100％时,呼气末正压(PEEP)$\geqslant$5 cmH_2O 治疗 2 h 后,$PaO_2\leqslant$50 mmHg;慢标准为:$FiO_2=0.6$,PEEP$\geqslant$5 cmH_2O 情况下,或吸氧浓度 $FiO_2=1$,$Qs/Q_T>$30％,治疗达 12 h,$PaO_2\leqslant$50 mmHg。

目前采用的新标准为:Murray 评分$\geqslant$3.0,或失代偿的高碳酸血症 pH$<$7.2;经机械通气等治疗后,病情仍进行性恶化,Murray 评分$>$2.5。

2.ECMO 的禁忌症

VV-ECMO 的绝对禁忌症为:不可逆性的脑损伤、急性脑损伤、慢性恶性疾病的晚期、严重的出血性疾病和 DIC。相对禁忌症为:年纪较大、免疫功能差、轻中度的急性脑损伤、肝素所致的血小板减少症、左心功能不全。

无泵 AV-ECMO 禁忌症为:左心衰竭和有外周血管病变、脑出血、感染性休克、对限制性肝素化有禁忌的、垂死且对进一步的积极治疗有禁忌的患者,持续高气道压通气(气道峰压$>$30 cmH_2O)和/或吸氧浓度(FiO_2)$>$0.8 超过 7 天的患者除外。

【ECMO 的并发症】

VV-ECMO 并发症主要包括两部分,即患者机体的并发症和 ECMO 系统的各种异常。患者机体常见的并发症为泵的运转导致的血细胞损害,激活凝血系统和炎症反应、溶血、神经系统功能异常、出血、栓塞、肾功能不全、感染等。系统异常包括氧合器氧合不良,循环管道破裂及泵失灵等技术问题。

AV-ECMO 由于以心脏作为动力源,避免了泵的使用,从而防止了与泵相关的并发症,使用肝素涂层的 ECMO 管道减少了出血的危险性,其他并发症包括感染、栓塞、下肢远端肢体的缺血及氧合器氧合不良等。

【ECMO 的撤离】

VV-ECMO 撤离指标:$FiO_2<$50％,PIP$<$30 cmH_2O,PEEP$<$10 cmH_2O,并稳定一段时间后逐渐将膜式氧合器的吸入氧浓度降至 21％,当灌注流量减少至机体正常血流量的 10％～25％后,患者血流动力学稳定,血气和水电解质正常,即可考虑终止 ECMO。

AV-ECMO 的撤离指标:经治疗后病情有所好转,PEEP$<$10 cmH_2O,$FiO_2<$0.6,ECMO 停机试验 30 min(供氧流量减至 1 L/min 时)氧合未见明显恶化,患者血流动力学稳定,血管活性药用量不大,血气和水电解质正常,即可考虑终止 ECMO。

(黄志俭)

第三章 无泵体外膜肺氧合在急性呼吸衰竭中的应用

目前无泵 ECMO(p-ECMO)是一种新型的、具有代表性治疗重症 ARDS 的方法,与有泵 ECMO 相比,它具有技术设备要求低、并发症较少、费用少的特点,同时也为救治重症 ARDS、持续性低氧血症和高碳酸血症的患者提供了一个契机,具有广阔的前景和临床实用价值,但其确切的疗效目前还不清楚,具有较大的争议性,有待进一步的研究和探索。

【工作原理】

无泵动脉—静脉 ECMO 利用动静脉的压力梯度,以心脏为动力源,避免了人工泵的使用,膜肺的氧合辅助设施(lung assist device,LAD)放置在股动脉和股静脉之间,配备了低阻力膜肺气体交换系统减少血流阻力,使得动脉最大下降压力只有 15 mmHg,管道最大血流速可达 3 L/min。较小的膜表面面积(1.3 m²),而且使用肝素涂层的 ECMO 管道,避免了肝素的抗凝治疗,减少了出血的危险性,可用于有出血倾向的患者。

【适用范围】

应用的病种也在不断扩大,包括用于肺移植患者手术前的过渡性支持、水痘性肺炎、急性呼吸窘迫综合征、创伤后急性呼吸窘迫综合征、严重呼吸衰竭患者的院间转运、外科手术或创伤性肺炎、胸部钝器伤。国外还有水痘病毒感染、吸入性肺炎合并重症 ARDS,经常规机械通气等治疗后无效,用无泵 ECMO 后成功挽救患者生命的病例报道。

【适应症和禁忌症】

p-ECMO 虽然有许多优点,但在临床应用中也有一定的缺点和局限性。p-ECMO 适应症及禁忌症与 ECMO 基本相同。p-ECMO 对患者的选择性较高,要求患者血流动力学稳定,一般要求血流动力学指标:CO>6 L/min,平均动脉压须在 9.3 kPa(70 mmHg)以上,血流动力学稳定是应用 p-ECMO 的前提条件。

心力衰竭及低于上述指标者为绝对禁忌症。由于 p-ECMO 在体外血流缓慢时极易在插管和氧合器内形成血栓,所以其血液抗凝要求严格。同时要求使用低阻力的氧合器以增加氧合器的血流量提高氧合效果。尽管 p-ECMO 是一种比较新的治疗方法,但对于严重的 ARDS 患者仍然有较高的病死率。

(黄志俭)

第四章　体外膜肺氧合在成人心肺复苏中的应用

【基本原理】

心肺复苏(CPR)为最基本的抢救生命的关键技术和方法。基础生命支持的目的是及时提供通气和全身血流灌注,使脑组织及其他重要脏器得到氧合血液。而进一步生命支持是在基础生命支持的前提下,采取更加有效的复苏措施,尽快使心肺功能得到恢复,它是与基础生命支持同时进行的。长时间的生命支持是自主循环和呼吸恢复后继续采取一系列措施,确保脑功能的恢复,同时继续维护其他器官的功能。

与标准 CPR 相比,ECMO 可以建立有效的人工循环,真正意义地恢复组织正常血供及代谢,避免器官功能障碍的发生。ECMO 可同时提供左、右心室辅助,而且可代替肺功能,这些优点使 ECMO 成为一种在紧急情况下抢救危重患者的理想的心肺支持方法。

【ECMO 心肺复苏病人的选择标准】

病人选择影响预后。简明了解病情,迅速作出判断。理想的患者为年龄不大,无慢性病史,具有可治性原发病,发病地点临近医院。

1. 适应症

(1)心脏骤停;

(2)心源性休克;

(3)心脏创伤;

(4)肺功能衰竭;

(5)哮喘持续状态;

(6)烟雾吸入;

(7)肺泡蛋白沉着症;

(8)药物中毒;

(9)肺水肿;

(10)肺栓塞;

(11)低温。

2. 绝对禁忌症

(1)无人目击的心脏骤停;

（2）主动脉反流；

（3）主动脉夹层；

（4）心脏骤停大于 30 分钟；

（5）未纠正的解剖学缺陷；

（6）终末期疾病；

（7）周围血管疾病；

（8）近期脑血管意外。

3. 相对禁忌症

（1）肾功能衰竭；

（2）肝功能衰竭；

（3）神经系统疾病；

（4）活动性出血；

（5）颅脑外伤。

【ECMO 建立和管理】

所有患者基础麻醉、静脉给予肝素 20 mg/kg 后行 ECMO 插管，经股动静脉插管，将插管连接至彻底排气后的 ECMO 系统，建立 VA 模式 ECMO。

循环途径为：右心房/股静脉→离心泵→膜肺→股/主动脉。股动脉插管时用 16 号套管针做一侧路供应远端肢体。管路预充林格乳酸钠注射液和佳乐施。治疗期间维持温度 $36\sim37$ ℃，静脉引流负压在 30 mmHg 以下。

ECMO 血流量根据患者血流动力学状况和代谢情况调整，使 SvO_2 维持在 70% 以上，膜肺吸入的氧浓度（FiO_2）40%～70%，使经膜肺氧合后的 PaO_2 100～300 mmHg，氧饱和度＞95%，气体流量根据血流量及血气结果调整。

ECMO 支持治疗期间持续泵入肝素，剂量 $5\sim20$ $U \cdot kg^{-1} \cdot min^{-1}$，使 ACT 维持在 120～160 s。患者自主通气观察其呼吸频率深度，机械通气者采用 SIMV 模式，FiO_2 30%～60%，呼吸频率 10～15 次/min，潮气量 5～8 mL/kg，PEEP 3～6 cmH_2O。管理过程中根据血流动力学情况减少血管活性药物，使心肌得到最大限度的休息。必要时应用主动脉内球囊反搏（IABP），以减轻后负荷，增加冠脉血流。所有患者均采用液体负平衡及应用糖皮质激素、抗生素、营养支持等综合治疗措施。

每天胸部 X 线观察心脏及肺脏情况，做心脏超声评估心脏射血状态。转流期间注意观察股动脉插管侧肢体循环情况。常规检测血生化、血气、血常规、胶体渗透压，以指导治疗。

【ECMO 撤除】

当患者 X 线胸片清晰，肺顺应性改善，机械通气达到 $FiO_2 < 50\%$，PEEP＜6 cmH_2O，血气和水电解质正常，血流动力学稳定，血管活性药物用量不大，临床和超声心动图证实

心脏具有足够的射血功能,并且稳定一段时间后可考虑撤机。撤机时逐渐减低 CPB 流量,适当延长 ACT 时间,维持数小时,如生命体征稳定,灌注流量减少至机体正常血流量的 10%~25%后,即可终止 ECMO。

(黄志俭)

参考文献

1. Yasu T,Murata S,Katsuki T,et al. Acutely severe myocarditis success-fully treated by percutaneous cardiopulmonary support applied by a newly developed heparin-binding oxygenator and circuits[J]. Jpn Circ J,1997(61):1037~1042.

2. Ishino K,Loebe M,Uhlemann F,Weng Y,Hennig E,Hetzer R. Circulatory support with paracorpreal pneumatic ventricular assist device (VAD) in infants and children[J]. Eur J Cardiothorac Surg 1997(11):965~72.

3. Jurmann MJ,Haverich A,Demertzis S,et al. Extracorporeal membrane oxygenation (ECMO): extended indications for artificial support for artificial support for both heart and lungs[J]. Int J Artif Org 1991(14):771~774.

4. Reedy JE,Swartz MT,Raithel SC,et al. Mechanical cardiopulmonarysupport for refractory cardiogenic shock[J]. Heart Lung,1990(19):514~523.

5. Reiss N,el-Banayosy A,Posival H,Morshuis M,Minami K,Korfer R. Management of acute fulminant myocarditis using circulatory support systems[J]. Artif Organs 1996(20):964~970.

6. Davies RA,Veinot JP,Smith S,Struthers C,Hendry P,Masters R. Giant cell myocarditis:clinical presentation,bridge to transplantation with mechanical circulatory support,and long-term outcome[J]. J Heart Lung Transplant 2002(21):674~679.

7. Li J,Schulze-Neick I,Lincoln C,et al.: Oxygen consumption after cardiopulmonary bypass surgery in children:determinants and implications[J]. J Thorac Cardiovasc Surg,2000(119):525~533.

8. Gueugniaud PY,Mds P,Goldstein P,et al. A comparison of repeated high doses and repeated standard doses of epinephrine for cardiac arrest outside the hospital [J]. N Engl J Med,1998,339(22):1595~1601.

9. Slonim AD,Patel KM,Ruttimann UE,Pollack MM. Cardio-pulmonary resuscitation in pediatric intensive care units[J]. Crit Care Med. 1997(25):1951~1955.

10. Lang JD,Figueroa M,Sanders KD,et al:Hypercapnia via reduced rate and tidal volume contributes to lipopolysaccharide-induced lung injury[J]. Am J Respir Crit Care Med 2005(171):147~157.

11. Moloney ED,Griffiths MJ: Protective ventilation of patients with acute respiratory distress syndrome[J]. Br J Anaesth 2004(92):261~270.

12. Feihl F,Perret C. Permissive hypercapnia:How permissive should we be[J]. Am J Respir Crit Care Med,1994(150): 1722~1737.

13. The Australia and New Zealand Extracorporeal Membrane Oxygenation (ANZ ECMO) Influenza Investigators. Extracorporeal Membrane Oxygenation for 2009 Influenza A(H1N1) [J]. Acute Respiratory Distress Syndrome. JAMA,2009,302(17):1888~1895.

14. Bartlett RH,Roloff DW,Custer JR,et al. Extracorporeal life support:the University of Michigan experience[J]. JAMA,2000(283):904~908.

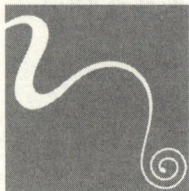

第五篇
血气分析的临床应用及实例分析

第一章 基本概念及其临床意义

一、pH 值

血液 pH 是动脉血中$[H^+]$浓度的负对数。它取决于代谢性成分和呼吸性成分的比值。pH$<$7.35 为酸中毒，pH$>$7.45 为碱中毒。pH 异常仅表示酸碱平衡失调，不能确定其原因。

二、二氧化碳分压($PaCO_2$)

二氧化碳分压是指溶解在血浆中的二氧化碳所产生的压力。正常 $PaCO_2$ 为(40 ± 5）mmHg。

$PaCO_2$ 是反映呼吸性酸碱平衡的重要指标。$PaCO_2$$>$45 mmHg，表示肺通气不足，有 CO_2 潴留，见于呼酸或代偿后代碱；$PaCO_2$$<$35 mmHg 表示肺通气过度，$CO_2$ 排出过多，见于呼碱或代偿后代酸。

三、HCO_3^- 或标准碳酸氢盐(SB)与实际碳酸氢盐(AB)

标准碳酸氢盐指 37℃ 情况下 $PaCO_2$ 40 mmHg，SaO_2 100% 条件下所测得的血浆 HCO_3^- 的含量。正常下，AB=SB，均为 22～27 mmol/L。

AB：是在实际条件下测得血浆的 HCO_3^- 含量，正常 22～27 mmol/L，平均 24 mmol/L。

SB 不受 $PaCO_2$ 和 SaO_2 影响，Astrup 等认为是判断代谢性酸碱平衡改变的可靠指标。SB 升高，表示代碱；SB 降低，表示代酸。

AB 受呼吸和代谢双重因素影响。

AB 与 SB 之间的差反映呼吸因素对酸碱平衡影响的程度。AB$>$SB，提示有 CO_2 蓄积;AB<SB,提示 CO_2 排出过多。

四、标准碱剩余(ABE)与标准碱缺失(SBD)

标准条件下(37 ℃,$PaCO_2$ 40 mmHg,SaO_2 100%),用酸或碱将 1 升血液滴定至 pH 7.40 时,所消耗的酸或碱的 mmol 数,用酸滴定称之为标准碱剩余(SBE),以"+"号表示;用碱滴定称之为标准碱缺失,以"-"号表示。如在实际条件下,则分别称为 ABE、SBD。

正常 ABE 与 SBE 两值一致,为±3 mmol/L。

SBE 或 SBD 不受呼吸因素干扰,是反映代谢因素的重要指标。ABE 或 ABD 受代谢和呼吸双重影响。

SBE 和 ABE 之差反映呼吸因素对酸碱平衡影响的程度。SBE>ABE,提示 CO_2 排出过多,SBE<ABE 提示 CO_2 蓄积。

五、二氧化碳结合力(CO₂-CP)

二氧化碳结合力指血浆中呈化学结合的 CO_2 量,亦即 HCO_3^- 所含 CO_2 量。正常:22~28 mmol/L 或 55%~65%。意义与 AB 相同。

六、氧分压(PaO₂)

表示动脉血浆中以物理溶解的氧分子所产生的分压。正常 PaO_2 80~100 mmHg。

七、氧饱和度(SaO₂)

指氧与 Hb 结合的程度,即 Hb 含氧的百分比。

正常:(96±3)%,一般反映血液携带氧的状况,但不表示绝对氧含量的多少。

八、阴离子间隙(AG)

阴离子间隙是指血清中所测定的阳离子总数与阴离子总数之差。

$AG=(Na^++K^+)-(Cl^-+HCO_3^-)$,正常值:(12±4) mmol/L。

AG 测定主要用于了解酸碱平衡状况,特别是代酸和包含代酸的混合型紊乱的鉴别,有较重要作用。

九、二氧化碳总量(Total CO₂)

二氧化碳总量指 37℃,隔绝大气条件下,测得血浆中 CO_2 的总量。它包括以化学结合形式的 HCO_3^-、以物理溶解和化学溶解的 CO_2,以及极少量与蛋白质结合的 CO_2。正常为(27 ± 4) mmol/L。

T-CO_2受呼吸和代谢双重因素影响。当CO_2潴留或HCO_3^-增多时均使 T-CO_2上升，反之则减少。

十、混合静脉血氧分压(P_vO_2)

正常为 40 mmHg，它是衡量组织缺氧程度的指标。其正常值因各器官耗氧的差异而有所不同。

十一、动静脉血氧分压差($P_{a-v}O_2$)

反映组织利用氧的能力。正常为(50 ± 10) mmHg。$P_{a-v}O_2$减少表明组织耗氧能力有障碍，增加表示组织耗氧增加。

（陈德棽）

第二章　酸碱平衡紊乱的诊断标准与分析方法

　　酸碱平衡紊乱的诊断与分析必须结合病因、病程、临床表现,实验室其他检查如电解质以及多次血气分析等动态观察综合作出判断。评价血液酸碱平衡的指标很多,其中以 $PaCO_2$ 作为呼吸指标,pH 作为酸碱度指标。

一、诊断标准

　　酸血症:pH<7.35;

　　碱血症:pH>7.45;

　　代酸:BE<−3 mmol/L 或 AB<22 mmol/L;

　　代碱:BE>+3 mmol/L 或 AB>27 mmol/L;

　　呼酸:$PaCO_2$>45 mmHg;

　　呼碱:$PaCO_2$<35 mmHg。

二、分析方法

　　可对 pH、BE 或 AB、$PaCO_2$ 三项指标进行如下分析:

　　1. 据 pH:决定有无酸血症或碱血症;

　　2. 注意 BE 或 AB 与 $PaCO_2$ 的变量关系:呈反向变量时,为复合性酸碱紊乱。

　　如 BE 或 AB↑,$PaCO_2$↓,代碱合并呼碱;

　　BE 或 AB↓,$PaCO_2$↑,代酸合并呼酸。

　　呈同向变量时则可能:

　　(1)单纯型:属原发过程与继发改变;

　　(2)复合型:同时存在。

三、单纯型和复合型酸碱紊乱的鉴别

　　代酸、代碱、呼酸或呼碱单纯存在时,称单纯型酸碱平衡紊乱。复合型酸碱紊乱有两种情况,一是使血浆 pH 变化互相加重,如代酸合并呼酸,或代碱合并呼碱;二是使血浆 pH 变化相互抵消,如呼酸合并代碱或呼碱合并代酸。前一种情况易于诊断鉴别,后一种情况则易与单纯型酸碱紊乱混淆。除采用酸碱诊断图进行鉴别以外,近年来国内外大都采用单纯型酸碱紊乱时"三量"相关预计值的计算鉴别之。实际上,酸碱诊断图用预计代偿公式计算的数据绘制而成,所以两者判断结果一致。但公式法只要记住公式,使用比较方便。

表 5-2-1　常见单纯型酸碱紊乱的预计代偿公式

原发失衡	代偿反应	预计代偿公式	代偿时限	代偿极限
代酸	$PaCO_2$ ↓	$PaCO_2 = 1.5 \times [HCO_3^-] + 8 \pm 2$	12~24 h	10 mmHg
代碱	$PaCO_2$ ↑	$\Delta PaCO_2 = 0.9 \times \Delta[HCO_3^-] \pm 5$	12~24 h	55 mmHg
急性呼酸	HCO_3^- 略↑	$\Delta HCO_3^- = \Delta PaCO_2 \times 0.2$	几分钟	30 mmol/L
慢性呼酸	HCO_3^- ↑	$\Delta HCO_3^- = 0.35 \times \Delta PaCO_2 \pm 5.58$ $(= \Delta PaCO_2 \times 0.35)$	3~5 天	42~45 mmol/L
急性呼碱	HCO_3^- ↓	$\Delta HCO_3^- = 0.2 \times \Delta PaCO_2 \pm 2.5$	几分钟	18 mmol/L
慢性呼碱	HCO_3^- ↓	$\Delta HCO_3^- = 0.5 \times \Delta PaCO_2 \pm 2.5$	3~5 天	12~15 mmol/L

△ 为变化值;代偿极限指单纯型酸碱失衡代偿所能达到的最小值或最大值;代偿时限指体内达到最大代偿反应所需的时间。

区分单纯型 AG 酸中毒与复合型 AG 酸中毒的方法是比较 $[AG]$ 与 $[HCO_3^-]$,计算 AG 差值与 HCO_3^- 差值。如 $\Delta AG = \Delta HCO_3^-$,则为单纯型 AG 酸中毒;如 $\Delta AG \neq \Delta HCO_3^-$,则为复合型 AG 酸中毒。

例1:女,37 岁,尿毒症伴心衰一周,加重一周:AG 性酸中毒+高氯性酸中毒。

例2:女,12 岁,急性肾衰,输碱后:AG 性酸中毒+代谢性碱中毒。

例3:男,40 岁,慢性肾衰 2 年,呕吐 2 天:AG 型酸中毒+代碱。

表 5-2-2　几个例子

	pH	$PaCO_2$	PaO_2	F_iO_2	HCO_3^-	SBE	AG	Cl^-	K^+	BUN	CO_2CP
例1	7.24	21	101	0.25	8.8	−17.2	19	120	5.3	108	32　10L%
例2	7.30	40	87	0.3	18		24	98			
例3	7.42	44	100	0.21	30	5.4	24				

四、各型酸碱平衡紊乱的判断

(一)代谢性酸中毒

例1:pH 7.32,$PaCO_2$ 30 mmHg,AB 15 mmol/L。

分析:pH=7.32<7.35,存在酸血症,pH 倾向性与 AB 一致,可能是代酸。

$PaCO_2$ 与 AB 呈同向变量,可能为代酸或代酸合并呼碱。

按公式:$PaCO_2 = 1.5 \times [HCO_3^-] + 8 \pm 2$,预计:$PaCO_2 = 1.5 \times 15 + 8 \pm 2 = (30.5 \pm 2)$ mmHg。

实测 $PaCO_2$ 30 mmHg,落在此范围内。

结论:代酸。

例 2:男,32 岁,糖尿病昏迷 4 小时,尿糖＋＋＋,酮体＋,血糖 400 mg/mL,pH 7.02,PaCO$_2$ 15 mmHg,AB 3.8 mmol/L,SBE 25.9 mmol/L,AG 31 mmol/L(单纯型酸中毒)高 AG 型。

此外,据 AG,血 Cl$^-$,可分高 AG 型(或正常血氯型)代酸(△AG＝△HCO$_3^-$)与正常 AG 型(或高氯型)代酸。

(二)代谢性碱中毒

例 1:pH 7.49,PaCO$_2$ 48 mmHg,HCO$_3^-$ 36 mmol/L。

分析:pH＝7.49＞7.45,存在碱血症,pH 倾向性与 AB 一致,可能为代碱。

PaCO$_2$ 与 AB 呈同向变量,可能为代碱或代碱合并呼酸。

按公式:△PaCO$_2$＝0.9×△HCO$_3^-$±5,预计:△PaCO$_2$＝0.9×(36－24)±5＝(10.8±5) mmHg,PaCO$_2$＝正常 PaCO$_2$＋△PaCO$_2$＝(50.8±5) mmHg。

实测 PaCO$_2$ 48 mmHg,落在此范围内。

结论:代谢性碱中毒。

(三)急、慢性呼吸性酸中毒

例 1:男,62 岁,肺心病 7 年,急性发作 2 天。

pH 7.12,PaCO$_2$ 88 mmHg,HCO$_3^-$ 28.2 mmol/L。

结合病史,可诊断为急性呼衰。

急性呼酸,一旦 AB＞30 mmol/L,即可诊断为急性呼酸合并代碱;AB＜22 mmol/L,即可诊断为急性呼酸合并代酸。

例 2:女性,67 岁,肺心病 10 年。

pH 7.34,PaCO$_2$ 60 mmHg,HCO$_3^-$ 31 mmol/L。

分析:pH＝7.34＜7.35,存在酸血症,pH 倾向性与 PaCO$_2$ 一致,可能呼酸。

PaCO$_2$ 与 AB 呈同向变量,可能呼酸或呼酸合并代碱。

按公式:△HCO$_3^-$＝0.35×△PaCO$_2$±5.58,预计:△HCO$_3^-$＝0.35×(60－40)±5.58＝(7±5.58) mmol/L,HCO$_3^-$＝正常 HCO$_3^-$＋△HCO$_3^-$＝24＋7±5.58＝25.42～36.58 mmol/L。

现测得 AB 31 mmol/L,落在 25.42～36.58 mmol/L 范围内。

结论:结合病史,可诊断为慢性呼吸性酸中毒。

(四)急、慢性呼吸性碱中毒

例 1:男,52 岁,颅外伤 6 小时。

pH 7.48,PaCO$_2$ 28 mmHg,AB 20.8 mmol/L。

分析:pH＝7.48＞7.45,存在碱血症,pH 倾向性与 PaCO$_2$ 一致,可能呼碱。

PaCO$_2$ 与 AB 呈同向变量,可能呼碱或呼碱合并代酸

按公式:△HCO$_3^-$＝0.2×△PaCO$_2$±2.5,预计:△HCO$_3^-$＝0.2×(28－40)±2.5＝

(-2.4 ± 2.5) mmol/L,$[HCO_3^-]$＝正常$[HCO_3^-]+\Delta HCO_3^-$＝$24-2.4\pm2.5$＝$19.1\sim24.1$ mmol/L。

现测得 AB 20.8 mmol/L,落在 $19.1\sim24.1$ mmol/L 范围内。

结论:急性呼碱。

例2:男,27岁,左侧渗出性胸膜炎,胸水量中等,病史7天。

pH 7.48,$PaCO_2$ 25 mmHg,AB 17.6 mmol/L。

分析:pH＝$7.48>7.45$,存在碱血症,pH 倾向性与 $PaCO_2$ 一致,可能为呼碱。

按公式:ΔHCO_3^-＝$0.5\times\Delta PaCO_2\pm2.5$ mmol/L,预计:ΔHCO_3^-＝$0.5\times(25-40)\pm2.5$＝(-7.5 ± 2.5) mmol/L,$[HCO_3^-]$＝正常$[HCO_3^-]+\Delta HCO_3^-$＝$24-7.5\pm2.5$＝$14\sim19$ mmol/L。

实测 AB 17.6 mmol/L,落在 $14\sim19$ mmol/L 范围内。

结论:结合病史,可诊断为慢性呼碱。

(五)呼酸合并代碱

例1:男,70岁,肺心病15年,10天前入院。

pH 7.40,$PaCO_2$ 67 mmHg,AB 40 mmol/L。

分析:pH 7.40,结合 $PaCO_2$,AB 为完全代偿。

$PaCO_2$ 与 AB 同向变量,可能为呼酸代偿后,或呼酸合并代碱,可除外单纯代碱,因已超出其代偿极限 $PaCO_2$ 55 mmHg,故存在呼酸。

按公式:ΔHCO_3^-＝$0.35\times\Delta PaCO_2\pm5.58$ mmol/L,ΔHCO_3^-＝$0.35\times(67-40)\pm5.58$＝(9.45 ± 5.58) mmol/L,预计:$[HCO_3^-]$＝正常$[HCO_3^-]+\Delta HCO_3^-$＝$24+9.45\pm5.58$＝$27.87\sim39.03$ mmol/L。

实测 AB $40>39.03$ mmol/L,提示有代碱存在。

结论:慢性呼吸性酸中毒合并代谢性碱中毒。

(六)呼酸合并代酸

急、慢性呼酸伴有 AB 下降或代酸伴有 $PaCO_2$ 增高,均可诊断为呼酸合并代酸。

例1:pH 7.26,$PaCO_2$ 37 mmHg,AB 16 mmol/L,AG 21 mmol/L。

分析:pH＝$7.26<7.35$,存在酸血症,可能为代酸。

pH 倾向性与 AB 一致,很可能为代酸,AB 与 $PaCO_2$ 变量关系不明显,是否存在呼吸性因素尚不明。

按公式:$PaCO_2$＝$1.5\times AB+8\pm2$ mmHg,预计:$PaCO_2$＝$1.5\times16+8\pm2$＝(32 ± 2) mmHg,实测 $PaCO_2$ $37>32\pm2$ mmHg,提示存在相对性呼酸。

结论:代酸合并相对呼酸。

例2:pH 7.22,$PaCO_2$ 75 mmHg,AB 30 mmol/L(肺心病15年,咳喘加重2年,发作2日入院)。

分析:pH $7.22<7.35$,存在酸血症,pH 倾向性与 AB 一致,可能为呼酸。是否存在代谢性因素?

按慢性呼吸代偿公式:$\Delta HCO_3^- = 0.35 \times \Delta PaCO_2 \pm 5.58$ mmol/L,$\Delta HCO_3^- = 0.35 \times (75-40) \pm 5.58 = (12.25 \pm 5.58)$ mmol/L,预计 $HCO_3^- = $ 正常 $HCO_3^- + \Delta HCO_3^- = 24 + 12.25 \pm 5.58 = 30.67 \sim 41.83$ mmol/L。

实测 AB 为 $30 < 36.25 \pm 5.58$,提示存在代酸。

结论:呼酸合并代酸。

从以上两例可了解到,当原发性代酸极重时,可表现为 $PaCO_2$ 低于正常的代酸合并呼酸;同样,当原发呼酸 $PaCO_2$ 明显升高时,代偿的[HCO_3^-]升高亦较明显,可表现为 $AB > 24$ mmol/L 的呼酸合并代酸。慢性呼酸患者,如果 AB 或 CO_2CP 正常肯定合并代酸。

(七)呼碱合并代碱

血浆 AB 增高同时复合 $PaCO_2$ 减少,可诊断为呼碱合并代碱。

例1:女,33岁,神经性呕吐一周。

pH 7.60,$PaCO_2$ mmHg 28,AB 30.0 mmol/L,SBE 7.3。

分析:pH $7.60 > 7.45$,存在碱血症,$PaCO_2$ 与 AB 呈反向变量,且 $PaCO_2 \downarrow$,$AB \uparrow$。

所以,可肯定为呼碱合并代碱。

例2:pH 7.53,$PaCO_2$ 39 mmHg,AB 32 mmol/L。

分析:pH $7.53 > 7.45$,存在碱血症,$PaCO_2$ 与 AB 变量关系不明显,pH 倾向与 AB 一致,可能为代碱,不知有无呼吸因素参与。

按代碱代偿公式:$\Delta PaCO_2 = 0.9 \times \Delta HCO_3^- \pm 5$ mmHg,$\Delta PaCO_2 = 0.9 \times (32-24) \pm 5 = (7.2 \pm 5)$ mmHg,预计:$PaCO_2 = $ 正常 $PaCO_2 + \Delta PaCO_2 = 40 + 7.2 \pm 5 = 42.2 \sim 52.2$ mmHg。

实测 $PaCO_2$ $39 < 42.2$ mmHg,提示为相对呼碱。

结论:代碱合并相对呼碱。

因此,从例2可了解到当极重代碱时,可表现为 $PaCO_2$ 高于正常的代碱合并呼碱。同理,当原发呼碱 $PaCO_2$ 明显下降时,可表现为 HCO_3^- 低于正常的呼碱合并代碱。

(八)代酸合并呼碱

例1:pH 7.39,$PaCO_2$ 24 mmHg,AB 12 mmol/L,AG 20 mmol/L。

分析:pH 7.39,结合 $PaCO_2$、AB,为完全代偿。pH 倾向性不明显。

$PaCO_2$ 与 AB 呈同向变量,可能为单纯呼碱或代酸,亦可能呼碱合并代酸。

由于 AB $12 < 24$ mmol/L,提示代酸。

按公式:$PaCO_2 = 1.5 \times [HCO_3^-] + 8 \pm 2 = (29 \pm 2)$ mmHg。

实测 $PaCO_2$ $24 < 29 \pm 2$,提示合并存在呼碱。

或由于 $PaCO_2$ $24 < 40$ mmHg,提示呼碱。

按公式:$\Delta HCO_3^- = 0.5 \times \Delta PaCO_2 \pm 2.5 = 0.5 \times (24-40) \pm 2.5 = (-8 \pm 2.5)$ mmHg,预计:$HCO_3^- = $ 正常 $AB + \Delta HCO_3^- = 24 - 8 \pm 2.5 = 16 \pm 2.5 = 13.5 \sim 18.5$ mmHg。现实测 AB $12 < 16 \pm 2.5$ mmol/L,提示合并代酸。

结论:代酸合并呼碱。

(九)代酸合并代碱

代酸合并代碱的代偿作用较复杂。pH、AB 可升高、降低或正常,主要取决两种失衡的相对严重性,识别此型极重要。此型失衡可分为高 AG 型和正常 AG 型(高氯型)。后者在临床较难识别,很大程度上要依赖详尽的病史。

单纯高 AG 型酸中毒,往往 $\triangle AG = \triangle HCO_3^-$,一旦发生代碱,则 $\triangle AG > \triangle HCO_3^-$,而 pH、AB 可正常。因此,高 AG 型代酸合并代碱的酸碱指标特点为 AG 升高,且 AG 升高数($\triangle AG$)大于[HCO_3^-]下降数($\triangle HCO_3^-$),而 pH、$PaCO_2$、AB 变化不大或正常。此外血 K^+、Cl^- 偏低。

例 1:pH 7.40,$PaCO_2$ 40 mmHg,AB 25 mmol/L,AG 20 mmol/L,K^+ 3.5 mmol/L,Cl^- 95 mmol/L。

分析:pH、$PaCO_2$、AB 均"正常",但 AG=20>12,提示高 AG 型代酸。

预计:[HCO_3^-]=正常 AB—AG 上升数(即 HCO_3^- 下降数),[HCO_3^-]=24—8=16 mmol/L。

现测得 AB=25>16 mmol/L,提示存在代碱。

亦由于合并代碱,所以使[HCO_3^-]自 16 mmol/L 上升至 25 mmol/L。

结论:高 AG 型代酸合并代碱。

(十)三重酸碱失衡

指呼酸或呼碱合并代酸与代碱。其中呼碱+代酸+代碱可见于呼碱+代碱基础上,再合并高 AG 型代酸,亦可见于呼碱+高 AG 型代酸基础上。由于补碱过多,再合并代碱,其酸碱指标特点为 AG↑,$PaCO_2$↓,AB 变化与 AG 升高不成对等比例,pH 不定,取决三种失衡的相对严重程度,但往往偏碱。

呼酸+代酸+代碱多见较重的肺心病呼衰时,其酸碱指标特点:AG↑,$PaCO_2$↑,AB 变化与 AG 升高不成对等比例,pH 不定,取决三种失衡的相对严重程度。

例 1:男,40 岁,急性肾衰,呕吐 30 h。

pH 7.42,$PaCO_2$ 28 mmHg,AB 24 mmol/L,K^+ 3.3 mmol/L,Na^+ 134 mmol/L,Cl^- 89 mmol/L,AG 21 mmol/L。

分析:pH 7.42 正常范围,倾向性不明。

$PaCO_2$ 28<40 mmHg,存在呼碱。

AG 21>12 mmol/L,提示存在高 AG 型代酸。

$\triangle AG$ 9>$\triangle HCO_3^-$(为 0),提示存在代碱(由于代碱使 AB 自—9 上升至 0)。

结论:呼碱+高 AG 型代酸+代碱。

例 2:pH 7.61,$PaCO_2$ 30 mmHg,AB 29 mmol/L,AG 17 mmol/L。

分析:pH 7.61 提示碱血症。

$PaCO_2$ 与 AB 呈反向变量。

$PaCO_2$↓,AB↑,可诊断呼碱+代碱。

AG=17>12,合并有高 AG 型代酸。

据电中和原理：$\Delta HCO_3^- = \Delta AG = 5$ mmol/L，所以可理解由于代酸使 AB 自 34 下降至 29 mmol/L。

结论：呼碱＋代碱＋高 AG 型代酸。

例 3：pH 7.347，$PaCO_2$ 66 mmHg，AB 36 mmol/L，K^+ 4.5 mmol/L，Na^+ 140 mmol/L，Cl^- 75 mmol/L，AG 29 mmol/L。

分析：pH 7.347＜7.35，存在酸血症。

pH 倾向性与 $PaCO_2$ 一致，存在呼酸。

$PaCO_2$ 与 AB 呈同向变量，可能为单纯呼酸或呼酸合并代碱。

按呼酸代偿预计公式：$\Delta HCO_3^- = 0.35 \times \Delta PaCO_2 \pm 5.58$ mmol/L，$\Delta HCO_3^- = 0.35 \times (66-40) \pm 5.58 = (9.1 \pm 5.58)$ mmol/L，预计：$[HCO_3^-] = $ 正常 $[HCO_3^-] + \Delta HCO_3^- = 24 + 9.1 + 5.58 = (33.1 \pm 5.58)$ mmol/L。

但由于 AG＝29 mmol/L，提示高 AG 型代酸存在。

据电中和原理，上升的 AG＝下降的 $HCO_3^- = 29 - 12 = 17$ mmol/L。因此，预计 $[HCO_3^-]$ 应等于 $33.1 \pm 5.58 - 17 = 16.1 \pm 5.58 = 21.68 \sim 10.52$ mmol/L。

实测 AB＝36＞16.1±5.58，提示代碱存在。

结论：呼酸＋代碱＋代酸。

因此，可了解到在分析酸碱失衡中，尤其是复合型或三重酸碱紊乱中测定 AG 的重要性。若忽视分析 AG，例 1 易误诊为呼碱，例 2 易漏诊高 AG 型代酸，例 3 易误诊为呼酸。

（黄志俭　陈德菻）

第三章　酸碱平衡紊乱的治疗原则

　　酸碱平衡紊乱是继发于多种病因的病理生理过程。因此,病因治疗占首要的地位,只有去除病因才能从根本上纠正酸碱平衡紊乱,但是,酸碱失衡本身对机体的基本生命活动带来严重干扰,甚至可导致死亡。因此,为维持机体基本生命活动,为病因治疗创造条件,争取时间,必要的治疗措施是十分重要的。

一、代谢性酸中毒

(一)补碱计算公式

　　1. 细胞外液计算公式

　　HCO_3^- 缺乏(mmol)=(正常 HCO_3^-－测得 HCO_3^-)×体重×0.2

　　12 小时内补完,再酌情处理。

　　如 60 kg,AB 10 mmol,则 HCO_3^- 缺乏=(24－10)×60×0.2=168 mmol。

　　5%$NaHCO_3$ 1.66 mL 为 1 mmol,所以,12 h 内补完 168×1.66＝279 mL 5%$NaHCO_3$,再据 AB 处理。

　　2. HCO_3^- 缺乏=(正常 HCO_3^-－测得 HCO_3^-)×体重×0.4

　　24 小时内补完,据 AB 再酌情处理。

　　3. 碱缺失公式

　　所需碱性药物的毫摩尔数=BE×0.25×体重(kg),先给 1/2～2/3 量,用药 1 h 后再测血气,酌情按 BE 补给。

　　4. 经验公式

　　所需 5%$NaHCO_3$毫升数=ABE×10(50 kg 者),立即输入全量,再据血气酌情处理。

(二)碱性药物的选择

　　首选 $NaHCO_3$,作用迅速,疗效确切,但可抑制呼吸,尤伴呼衰者宜合用呼吸兴奋剂,且输入速度不宜过快,用量不宜过多。THAM(三羟甲基氨基甲烷)抑制呼吸,易造成血管痉挛和静脉炎,近年来临床上已基本不用。肝功障碍或肝血流锐减(如休克),病情紧急(如心肺脑复苏)者不宜选用乳酸钠。

(三)补碱注意事项

　　1. 轻度代酸可不补碱,较重代酸需用碱性药物。

　　pH 7.10～7.20 时,先补 5% $NaHCO_3$ 80 mL,当 pH<7.10 时,先补 $NaHCO_3$ 150 mL 或按公式计算补碱。

2. 碱性药物的补充要适量、适速,如过量或过快,易招致碱血症、低钾血症、高渗状态,氧离曲线左移以及脑血流减少等不良后果。还应认识到补碱过量可引起通气量减少,CO_2 蓄积。这时,由于血脑屏障对 CO_2 透过快而对 HCO_3^- 透过慢,所以脑脊液中 $[H^+]\uparrow > [HCO_3^-]\uparrow$,加重了脑组织酸中毒。

3. 由于机体对碱中毒的缓冲能力比酸中毒的缓冲能力弱,而且碱中毒的危害性较大,故在治疗中,pH 保持正常偏酸状态较为理想。一般 SB(或 AB)达 20 mmol/L 即可。若心功能不好者,纠正至 18 mmol/L 亦即可。

二、代谢性碱中毒

代谢性碱中毒治疗中应特别强调纠正电解质紊乱,尤其是低钾、低氯,因两者因果关系极密切。

缺钾既是代碱原发诱因,又是持续因素,而碱血症又可促进 K^+ 的排出。因此,代碱治疗时要补充足够的 K^+。

$[Cl^-]$ 的减少往往由 $[HCO_3^-]$ 的增加所补偿,而补充 Cl^- 则是使 $[HCO_3^-]\downarrow$ 的重要前提。因此,应补充 KCl,但要注意肾功能。

当 AB>60 mmol/L,pH>7.60 时,需补酸性液,常用氯化铵,一般口服。

静脉用药用量公式(对 NH_4Cl):

酸性液 mmol=BE×体重×0.2

或 Cl^- 缺乏 mmol=(85 mmol/L—测得 Cl^-)×体重(kg)×0.2

此外,还可用精氨酸、稀盐酸。

三、呼吸性酸中毒

在治疗呼酸中,改善通气占主要地位,根据病情选择气管插管、气管造口进行人工通气。常用通气方式是 IPPV,当换气功能衰竭时,可应用 PEEP。

对慢性呼酸,应注意肾代偿后代碱以及因此造成的碱血症和低钾血症,尤当进行通气治疗时。

呼酸伴有代酸,适当补碱可使过低的 pH 回升,这对维持机体正常机能和组织代谢有一定好处。

补碱计算方法(据 A/B 值):

A=$PaCO_2$-45;B=BE-2。

A/B=2,则 pH 正常,无须补碱;

A/B>2,表示失代偿性呼酸,需 5% $NaHCO_3$ 40 mL;

A/B>4,　　　　　　　　需 5% $NaHCO_3$ 80 mL;

A/B>6,　　　　　　　　需 5% $NaHCO_3$ 120 mL;

A/B>8,　　　　　　　　需 5% $NaHCO_3$ 160 mL。

亦即 A/B 每增加 2 时,需多补充 5% $NaHCO_3$ 40 mL。

四、呼吸性碱中毒

呼碱的治疗以病因治疗为主。此外可适当增加 CO_2 的复吸入或吸入 O_2 与 CO_2 混合气体,亦可适当应用镇静剂以减少通气量。合并低氧血症时,给氧至关重要,否则后果严重。必要时,使用肌松药,人工通气调节 $PaCO_2$,使 pH 下降。重者,应注意补钾。

(盛晓琛　黄志俭)

第四章　血气分析在麻醉手术中的应用

【麻醉手术前的应用】

　　一般病人手术麻醉前无须做血气分析,但对术前存在阻塞性或限制性呼吸功能障碍、心肺手术及老年人大手术者,则应通过血气分析了解通气和肺内气体交换功能,对手术麻醉的危险性作出估计,并考虑供选择麻醉药物和麻醉方法,术中和术后是否需呼吸支持。

　　这类病人如术前存在低氧血症或高碳酸血症,则全麻诱导危险大,术中难以维持循环稳定,甚至术前小剂量镇静或镇痛药即可招致意外。年老体弱,术前禁食及胃肠准备时间过久,婴儿禁食>10 h,术前可能存在代酸,麻醉下易诱发严重低血压,应引起重视。

　　如:男,68 岁,拟在硬膜外下行"右髋关节置换术"。

　　术前:pH 7.435,PaO_2 56.4 mmHg,$PaCO_2$ 34.1 mmHg,AB 22.8 mmol/L。

　　术后呼吸空气 40 min:pH 7.342,PaO_2 68 mmHg,$PaCO_2$ 38.8 mmHg,AB 20.8 mmol/L。

　　术前血气提示中度低氧血症,反映肺内氧合功能障碍。机体通过缺氧刺激使呼吸增快,以轻度呼碱代偿使 pH 正常。若单纯硬外、给氧,加之麻醉止痛药的呼吸抑制,一方面缺氧刺激消失,另一方面药物抑制呼吸,可能出现通气不足,导致急性呼酸。因此,决定硬外+气管内插管给氧控制呼吸。术后自主呼吸恢复,呼吸空气 40 min,血气分析表明通气量正常,PaO_2 略提高,可能与术前长时间给氧有关。轻度代酸与手术创伤、低氧血症以及呼吸未过度代偿有关,无须特殊处理。

【麻醉手术中的应用】

　　1. 硬膜外麻醉:可造成通气功能下降,PaO_2↓,$PaCO_2$↑。

　　主要受三个重要因素影响:

　　(1)硬膜外麻醉的部位和范围:T_{6-8} 以上者较明显。

　　(2)药物浓度:Xylocaine>1.5%影响明显。

　　(3)病人情况:老年、衰弱或有呼吸障碍者较明显。

　　2. 创伤:尤其多发性创伤,由于使肺通气换气功能受累,PaO_2 常下降,$PaCO_2$ 因代偿通气增加而下降。当增加 FiO_2 仍不能提高 PaO_2 或 $P_{(A-a)}O_2$ 明显增加时,应考虑 ARDS。

　　3. 慢性肺疾患病人手术中的监测。

　　4. 心脏病人心脏手术或非心脏手术中的监测。

　　5. 颅脑外科手术中的监测:$PaCO_2$ 降低可达到降低颅内压的目的。

6. 人工通气的监护及通气方式的选择：可根据血气结果调整通气方式，如 IPPV、PEEP、CPAP、IMV 或 HFJV 以及通气参数，如 V_T、通气压力、频率及吸呼比等。一般人工通气 15～30 min，即应进行血气分析，待调整合理后方可延长血气分析监测的间隔。

7. 拔管的指征：拔管指征尽管是多方面的，但最重要并具有决定意义的指征仍是血气分析的结果，即结合其他条件，血气必须吸入空气 PaO_2 ＞70 mmHg，自主呼吸 $PaCO_2$ ＜45 mmHg，pH 7.30～7.50。

8. 麻醉恢复期：麻醉后短期内出现血气分析异常的可能原因包括麻醉药物的残余作用，呼吸道分泌物增多或排出不畅，术中过度通气的影响，手术的影响及酸碱失衡。

9. 术后肺并发症：血气分析有利于指导防治。

（陈德荪）

参考文献

1. Haber RJ. A practical approach to acid base disorders[J]. West J Med,1991(155)：146～156.

2. Mclaughlin ML，Practical treatment of acid-base disorders[J]. Drugs,1990(39)：841～855.

3. 陈南明，张祖贻. 临床血气酸碱研究进展[M]. 南京：南京大学出版社,1993.

4. Shapiro BA，Mahutte CK，Cane RD，et al. Clinical performance of a blood gas monitor：a prospective，multi-center trial[J]. Crit Care Med,1993(21)：487～94.

5. Schlichtig R，Grogono AW，Severinghaus JW. Current status of acid-base quantitation in physical and medicine[J]. Anesthesiol Clin North Am,1998(16)：211～233.

6. 钱桂生主编. 临床血气分析[M]. 北京：人民军医出版社,2002：116～123.

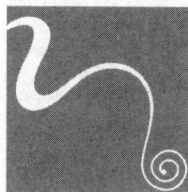

第六篇
与呼吸系统急危重症相关的实用性操作技术

第一章　支气管镜在呼吸系统急危重症诊疗中的应用

第一节　支气管镜在人工气道建立及管理中的应用

一、经纤维支气管镜引导行气管插管

【纤维支气管镜引导下插入气管导管】

　　气管插管偶尔也会遇到困难,如果连续 2 次插管均未成功,或插管时间超过 10 分钟以上仍未插入气管,称为困难插管。此时,应让患者休息 5～10 分钟然后重插,但更可取的办法是用可曲式纤维支气管镜(简称纤支镜)作引导来完成插管。

　　应用纤支镜行气管插管需具备以下条件:①患者有自主呼吸;②有很方便的马上可以应用的纤支镜设备条件及相应型号的气管导管或双腔气管导管;③医师具有纤支镜的专门知识和熟练的操作技能,应在 4～5 分钟内完成气管插管。经纤支镜行气管插管的好处是:可以在直视下将导管插入气管,保证安放部位准确。应用纤支镜的禁忌症为患者呼吸停止或已接近停止。

　　经纤支镜引导行气管插管,可分为经鼻气管插管和经口气管插管两个路径。由于经鼻气管插管时不太需要患者的配合,气管导管插入时与咽喉部基本成一水平,且插管后患者比经口路径舒适,影响进食程度轻,故目前一般采用经鼻插管。对于鼻腔过度狭窄或需要较大气管导管的患者,可考虑经口气管插管。

　　操作步骤:插管前在气管导管的外壁及纤维支气管镜的外壁涂上润滑剂,然后将气管导管套入纤支镜,导管退到支气管镜的最近端。选择经鼻气管插管时,先选择较为通畅的一侧鼻腔,滴入或喷入 2% 的利多卡因及 1% 呋麻滴鼻液,使用利多卡因胶浆联合呋麻效果较佳,用粘有上述药物的棉签涂抹鼻腔四周可加强鼻腔润滑及黏膜收缩。然后按照常规支气管镜检查方法,将纤支镜经鼻孔、鼻咽、喉、声门,送入气管内。确认支气管镜远端进入气管腔内后,固定患者头部及纤支镜,将气管导管沿支气管镜送入气管内,气管导管的远端一般以距离隆突 3~4 cm 为宜。检查气管导管的位置无误后撤出支气管镜,固定气管导管。将气管导管气囊充气后连接呼吸机行机器通气。经口气管插管时,为保护纤支镜应使用咬口器避免遭患者咬坏,其余步骤与经鼻气管插管类似。

注意事项:在气管插管前应尽可能向患者讲明插管的过程及意义,最大限度地争取患者的配合。气管导管及纤支镜表面应当充分润滑,送入气管导管的动作应轻柔。在将气管导管送入的过程中,应当注意避免纤支镜与气管导管的过度摩擦,以及将支气管镜过度扭曲而造成支气管镜外表面的破损及光导纤维的断裂。有时候,纤维支气管镜很容易进入气管,但气管导管却不能顺利送入,这通常是因为导管斜面触到杓状软骨(经口)或会厌(经鼻),此时将气管导管退出几厘米,然后顺时针或逆时针转动 15°后,再将气管导管沿支气管镜下送至主气管,一般即可顺利插入,如有必要,可重复此动作。当导管前端到达会厌时边旋转导管边插入,通常也可避免此类问题的发生。在经鼻气管插管的过程中,有时会遇到移除纤维支气管镜困难的情况,可能的原因包括气管导管管径较小,润滑剂涂抹不充分,鼻道狭窄对气管导管的挤压或者纤支镜的顶端穿过气管导管侧孔,此时应避免用力撤出纤维支气管镜而造成支气管镜或患者受损。正确的做法是将支气管镜与气管导管整体退出并重新操作。在整个插管过程中,需要有 1 名助手负责固定患者头部,以防止患者因头部移位而使支气管镜脱出造成气管插管失败。对鼻腔狭小未能顺利通过导管或导管插入鼻腔后出血较多者,最好选用经口气管插管。

【纤维支气管镜引导下插入双腔气管导管】

当行胸部手术或肺部疾病两侧不对称,尤其是患单侧或两侧显著不对称的成人呼吸窘迫综合征(ARDS)时,常需进行分侧肺通气,这时就需要为患者插入双腔气管导管。此外,为保护大咯血患者的健侧肺不被血液淹溺,最好要安插双腔气管导管。传统的方法插入双腔气管导管的难度较大,而采用纤支镜引导使其变得容易得多。

操作步骤:①首先用直接喉镜将双腔导管插入气管。②纤支镜经双腔导管的支气管导管插入气管腔内,并进一步进入到左主支气管远端。虽然支气管导管可放置于右主支气管,也可放置于左主支气管,但通常安放于左主支气管,因为右主支气管的长度较短,导管气囊充气后固定比较困难。③支气管导管沿纤支镜进一步送到左主支气管适当位置,退出支气管镜。④再将纤支镜通过气管导管插入,纤支镜直视下调整双腔导管的位置,使气管导管的远端开口正好位于右主支气管的开口上方。⑤将支气管导管及气管导管的套囊充气,双腔管气管插管即告完成。

二、纤维支气管镜在有创机械通气气道管理中的应用

由于纤维支气管镜纤细柔软且具有清晰的视野,其成为重症患者机械通气中进行气道管理极有价值的工具。除了用于协助气管插管拔管外,还可用于气道的清理、肺部感染

病原学的检查及肺不张、肺部感染的治疗等。

纤支镜用于机械通气患者气道的清理比传统的用吸痰管盲目气道吸引效果好,且对气道黏膜损伤较轻。对机械通气的患者,经常应用纤支镜来清洁气道,清除气道内黏稠的分泌物和黏液栓,尤其是当其他方法,如气道吸引、吸入支气管扩张剂、胸部叩拍、体位引流等胸部物理治疗效果不好时。对于患有基础肺疾病的患者和咳嗽无力的老年患者,气管插管后分泌物潴留是普遍存在的问题,应用纤维支气管镜能清除气道内的分泌物,且对气管支气管黏膜损伤少,并可根据分泌物多少决定纤支镜清除气道内分泌物的频率。

操作时纤支镜通过气管导管或气管切开套管插入,清除气管及两肺支气管可视范围内的分泌物,吸引时纤支镜的前端可能会损伤到气道黏膜,动作要轻柔,吸引压力不要太大。对于分泌物黏稠或存在黏液栓不易清除时,可注入生理盐水冲洗或用活检钳钳取黏稠分泌物或黏液栓。

三、用支气管镜来更换气管插管

临床上需要更换气管插管的情况有:气管插管的套囊漏气,经鼻插管因鼻窦感染而更换成经口插管,经口插管因口腔糜烂患者不能忍受需换成经鼻插管。一般的更换导管可以用标准换管技术来进行,但如果估计重建气道的技术难度大,或患者病情危重,耐受性差,那么应用支气管镜来更换气管导管更适合。

将经口气管插管换成经鼻气管插管的步骤:①在气管导管的外壁及可弯曲支气管镜的外壁涂上润滑剂,将新的气管导管套入支气管镜并撤到支气管镜近端;②选择较为通畅的一侧鼻腔,滴入或喷入2%的利多卡因及1‰呋麻滴鼻液,用粘有利多卡因胶浆的棉签涂抹鼻腔四周加强鼻腔润滑;③经鼻腔插入支气管镜,沿途吸净鼻咽腔内的分泌物以保持视野清晰;④支气管镜远端插到声门上后,将旧的经口气管导管的气囊放气后拔出,马上将支气管镜插入气管直达隆突上方;⑤固定患者头部及支气管镜,将新的气管导管沿支气管镜送到气管;⑥边退镜边调整导管位置,使导管下端位于隆突上3～5 cm,完全退出支气管镜后,导管接呼吸机行机械通气。

将经鼻气管插管换成经口气管插管的步骤:①在气管导管的外壁及可弯曲支气管镜的外壁涂上润滑剂,将新的气管导管套入支气管镜并撤到支气管镜近端;②咬口器保护,支气管镜经咬口器、口腔、咽腔插到声门上,吸净分泌物,将旧的气管导管气囊放气后拔出,立即将支气管镜插入气管直达隆突上方;③固定患者头部及支气管镜,将新的气管导管沿支气管镜送到气管;④边退镜边调整导管位置,使导管下端位于隆突上3～5 cm,完全退出支气管镜后,导管接呼吸机行机械通气。

将经鼻气管插管仍换成经鼻气管插管或将经口气管插管仍换成经口气管插管的步骤与上述方法相似。

四、用支气管镜来协助拔管

患者病情稳定,拔出气管插管后如突然发生呼吸困难、喘鸣,提示上气道阻塞。在拔管失败后来不及查明原因的,患者常需紧急重新插入。对于怀疑有上气道阻塞的患者,最好应用纤支镜来协助拔管,能确保拔管安全并有助于观察气道内病变。

方法是:在拔管前,纤支镜循气管导管插入,至气管导管的远端,然后将纤支镜和气管导管同时慢慢往外撤,边撤边观察气道的情况。如果在外撤过程中,见到声门或声门下气道有明显异常,立即将纤支镜重新插入,并以纤支镜为引导,将气管插管重新插入。这样可避免上气道狭窄对患者的影响,同时根据上气道病变情况寻找处理方法。

五、检查气管导管或气管切开套管的位置及可能发生的损伤

支气管镜检查对评估气管导管或套管的位置和导管或套管对气管黏膜的损伤情况很有帮助。支气管镜检查还可发现放置导管后的各种并发症,如气道黏膜水肿充血、黏膜糜烂或气管软化等。纤支镜检查还可发现气管导管附近或气管切开后切口附近的肉芽组织增生。肉芽增生是机械通气时气道阻力增加的重要原因,可通过电凝或电切、冷冻等进行处理。

(张琼英)

第二节 支气管镜在气道狭窄诊断上的应用

各种原因导致的气管重度狭窄伴或不伴主支气管狭窄是危及生命的急症,患者出现通气功能障碍,甚至短期内导致呼吸衰竭及窒息而死亡。依据病史、临床表现、影像学检查一般很难明确诊断。由于气道狭窄患者症状常不典型,影像学检查常不包括气管中上段及医生对气道狭窄认识不足等原因,易误诊为哮喘等其他疾病。支气管镜检查能全面观察到气管及中心支气管,是诊断气道狭窄的主要工具,结合活检病理及病原学检查,诊断一般不困难。

【适应症】

依据病史、临床表现及影像学检查,对疑有气道狭窄的患者,均应做支气管镜检查。但对于气管或伴有主支气管重度狭窄,特别是狭窄口径过小而狭窄段过长者,强行支气管镜检查,可导致狭窄区组织充血、水肿,甚至出血,致使气道更为狭窄而发生窒息等危及生命的并发症。对此类患者支气管镜不应轻易插入狭窄段,应重新评估病情,可先予狭窄处热消融处理,待管腔扩大后做进一步检查。

【操作要点】

1. 支气管镜检查前要做好常规检查及相应的应急处理议案。根据胸部 CT 等影像学资料确定重点检查部位,严重者术前应 CT 薄层扫描气道重建,特别注意观察狭窄部

位、狭窄口径、狭窄长度及局部管壁组织特点。

2. 按支气管镜检查常规进行操作。仔细观察狭窄部位的病变特点,选择典型部位进行组织活检或刷检,对外压性的狭窄可行支气管针吸活检,以尽早明确狭窄病因。

3. 对于气管重度狭窄,口径小于 5 mm 且狭窄过长者,支气管镜不能轻易通过狭窄区,不要轻易进行活检,以免发生窒息危险。病情紧急必须检查时,应向家属讲明操作的必要性和危险性,取得理解并在病历上签字为证。检查中如发生严重的呼吸困难甚至窒息时,应尽快采用支气管镜引导气管插管或支架置入等紧急措施并严密观察术后病情变化,以便及时处理。

【临床评价】

统计资料表明,支气管镜检查对叶及叶以上的气道狭窄的诊断可达 100％,狭窄的病因诊断率为 70％。特别是气道轻度狭窄者,临床症状轻且不典型,影像学检查难以发现,支气管镜检查更重要。

(黄志俭)

第三节　经支气管镜介入治疗气道狭窄及其他气道病变

一、气道内支架的置入

【气管、支气管内支架置入的适应症】

包括各种中心气道(包括气管和左右主支气管、右中间支气管)狭窄的管腔重建,气管、支气管瘘口或裂口的封堵等。

1. 恶性中心气道器质性狭窄的管腔重建

对无手术指征的恶性肿瘤累及气道患者,如管壁肿瘤浸润或腔外肿瘤和转移淋巴结压迫引起明显气道阻塞和呼吸困难时,可考虑气道阻塞部位的支架置入。

2. 良性气道狭窄的管腔重建

良性气道狭窄的原因主要有气管支气管结核、外伤、异物性肉芽肿、气管插管或切开后的肉芽瘢痕性狭窄、复发性多软骨炎、肺移植术后气管支气管吻合口狭窄、气管支气管壁软化、气道淀粉样变、气管支气管良性肿瘤、气道吸入性损伤、纵隔良性肿瘤压迫气道等。根据狭窄的发生机制分类为良性增生性狭窄(炎症增生、良性肿瘤等)、良性瘢痕性狭窄(炎症、外伤、手术后的瘢痕形成及瘢痕收缩)、气道软骨软化性狭窄、外压性狭窄。良性气道狭窄可能会造成肺通气功能不同程度的损害,要不失时机地进行支气管镜检查,根据情况及时有选择性地行支气管镜下介入治疗。良性增生性狭窄治疗方法包括病因治疗、热消融、电刀圈扎、冷冻等,一般不需要置入支架。良性瘢痕性狭窄应该先予热消融及球囊扩张治疗,对效果难以维持者,应予置入可回收支架。气道软骨软化者需要支架永久置入。外压性狭窄的患者,首先考虑病因治疗,如果病因不能解除应予置入支架。

3. 气管、支气管瘘口或裂口的封堵

对于各种原因所造成的食管气道瘘,食管支架置入可提高患者的生活质量,但一般并不能完全有效地封闭瘘道,食管和气道内双重带膜支架的置入可以取得理想的临床效果。对于胸腔胃气道瘘者,则置入带膜气道支架是唯一可行的办法。对于肺叶和支气管袖状切除术所造成的支气管残端及支气管吻合口瘘或裂口,除以往采用的支气管镜下明胶海绵、纤维素、医用黏合剂局部封闭外,带膜支架置入或先用明胶海绵填塞再用普通金属支架固定,亦是近年来气管、支气管瘘口或裂口封堵的常用且有效的方法。

【目前常用气管、支气管支架的种类】

目前常用支架按其制作材料大致可分成两大类:(1)硅酮(silicone)管状支架(有或无金属加固);(2)金属网眼支架(覆膜或不覆膜)。国内基本使用金属网眼支架。

1. T形管支架

为现代硅酮管状支架。现在硅酮T形管支架常在外科手术中被置入气管,治疗声门以下各个水平上的气管狭窄。由于其有一个侧支固定在造口处,故很少发生移位,唯一的危险是黏稠分泌物引起的支架腔阻塞。与其他类型的支架相比,T形管支架的固定不需要很高的压力,置入后支架上部气道及其周围的管壁组织的血流和淋巴回流很少受影响,因此T形管支架被认为是目前治疗高位气管狭窄的最安全的支架。

2. Dumon 支架

是由硅酮制成的圆管状支架,亦有将其制成"Y"形的。在其外壁每隔一定距离有一些钉状突起,并借此固定在狭窄段气管支气管上。其内腔表面非常光滑,故黏液堵塞管腔的机会亦大大减少。Dumon 支架的应用范围很广泛,可用于成人和儿童的气管、主支气管以及叶支气管的各种器质性狭窄。由于 Dumon 支架的固定依赖于气道壁与钉状突起之间的压力和摩擦阻力,故不适用于气管、支气管软化症的治疗。Dumon 支架通常可以通过硬质支气管镜置入,其最大的优点是容易重新定位、移出或更换。

3. 金属网眼支架

目前金属支架种类繁多,应用最多的是镍钛合金材料,其次是不锈钢及钴、铬等合金材料的金属支架。按其膨胀方式可分为自膨胀式金属支架(释放后可自动恢复到预设直径)和被动膨胀式金属支架(需球囊将支架扩张到预设直径)。临床常用的有 Wallstent 或 Ultraflex 镍钛合金支架及不锈钢 Z 形被膜支架。

【支架置入的步骤与方法】

1. 支架置入的术前评估及检查

(1)术前必须对以下问题进行评估:①支架置入的价值,患者是否一定需要置入支架,有无其他替代支架的方法;②根据患者的病情及气道病变情况,评估置入支架是否可行、安全;③术者的技术水平及具备的设备是否能安全进行支架置入;④是否对术中术后出现的风险有足够的应急方案及应急能力。

(2)术前必要的检查:支架置入前应常规做血常规、凝血功能检查,心电图、胸部 CT 平扫及增强检查,病灶处薄层扫描,必要时行颈部 CT 检查、心肺功能检查、血气分析,有条件的做三维气道结构重建。另外,术前必须进行支气管镜检查,重点观察病变的范围、位置、管腔大小、病变与上下气道的关系等。

2. 支架种类和规格的选择

根据胸部 CT、支气管镜等检查,了解病变性质、形态、长度、气道的内径等,以此选择支架种类和规格。

(1)支架种类选择

理想的支架应满足以下条件:6 个月之内可随时取出回收;物理性刺激小,对支架周围组织切割力小,引起组织增生轻;能阻止肿瘤或肉芽组织向支架内生长形成再狭窄;放置后支架不移位,不影响排痰。现有的支架仍不能完全满足以上条件,所以应根据病变特点选择支架种类。良性气管狭窄患者主要放置可回收支架(被膜金属支架或硅酮支架),择期予以取出;也可放置两端带拉线的 Wallstent 支架,但必须短期内于肉芽组织包埋支架合金丝前取出。恶性病变,如生存期较长的患者首选放置 Z 形被膜支架,生存期较短的患者可用 Wallstent 或 Ultraflex 支架。气道软骨软化患者,永久性支架可选用 Wallstent 支架、Ultraflex 支架或动力型支架,代替气道软骨,但要充分考虑支架长期使用后有损坏的可能;临时性支架采用 Z 形被膜支架,3～6 月后取出,必要时可再置入。气管、支气管瘘患者使用被膜金属支架或硅酮支架。

(2)支架规格选择

对 Gianturco 支架、Ultraflex 支架和 Wallstent 支架,选择直径大于正常气道内径(气道横径和纵径的平均值)10％～20％,长度大于病变段 20 毫米左右,使用 Wallstent 支架时也可等于病变段长度。对于 Z 形被膜支架,选择直径小于正常气道内径 5％～10％,长度大于病变段 20～40 毫米;但封闭气道瘘时支架直径大于正常气道直径的 10％(采用胸部 CT 纵隔窗的测量值),长度可适当加长。

3. 术前准备

(1)向患者和家属交代病情,说明手术过程,做好患者工作,以获得良好的配合。因支架置入术是高风险手术,术前谈话和签字尤为重要,应向家属充分讲清楚手术风险及可能产生的并发症及后果,取得完全的理解和配合后方可进行手术。

(2)准备需要的药品器械及急救设备:包括 2％肾上腺素、2％利多卡因、液体石蜡或利多卡因胶浆、氧气、吸引器、抢救药品、气管插管导管、心电血氧饱和度监护仪等,如需透视引导释放支架,则需要床边X线机。

(3)根据置入支架的类型及患者的病情,决定是通过可弯曲支气管镜还是硬质支气管镜置入支架,前者在支气管镜室置入支架,后者则要在手术室进行。

(4)术前用药及麻醉:术前禁食4～6 h,紧张焦虑者可肌注地西泮5～10 mg;地塞米松5～10 mg静注,有良好的解痉、预防气管黏膜水肿及抗过敏作用;阿托品0.5 mg肌注,能减少呼吸道分泌物。麻醉的质量直接影响到支架置入术的成功与否,对于通过可弯曲支气管镜置入支架者,一般采用局部2%利多卡因麻醉,麻醉效果欠佳时可加用静脉镇静药,如咪唑安定2.5～5 mg及芬太尼50～100ug静脉给药。不能配合手术者、儿童及使用硬质支气管镜者需要在手术室全麻,全麻时应密切观察患者的情况,及时吸痰,即使支架放置成功后短期内亦需注意患者的排痰情况,避免发生窒息。

4.支架置入的具体方法

(1)Wallstent支架和Ultraflex支架放置方法

支气管镜直视下置入:支气管镜引导插入导丝后退镜,再次通过另一鼻腔或口腔插入支气管镜,将装有支架的置入器沿导丝插入气道,在支气管镜直视下释放支架。只能近端定位,且置入器与支气管镜同时进入气道,对通气影响较大,加大了操作风险。但该方法不需要X线透视设备,避免了医患双方放射性损害的可能,且对重度呼吸困难者可在其取坐位下置入支架,故操作熟练的医生可采用该方法。有些市售的Wallstent支架和Ultraflex支架已将支架压缩在输送鞘内导引头的后方或压缩后用尼龙线固定,放置时将支架近端置于预定的位置,边后撤外鞘管边调整位置或边拉动释放尼龙线边调整位置即可。

X线透视引导下置入:先将支气管镜插入气道,X线透视下在拟放置支架的上下缘位置用回形针做体表定位,经活检孔插入导丝,退出支气管镜。将装有支架的置入器沿导丝插入气道,在X线透视引导下,将支架推送到气道狭窄部位,定位准确后释放支架。X线透视下引导,可通过近、远端定位,定位准确可靠,是临床使用较广泛的置入方法。

支气管镜引导下置入:将装有Wallstent支架的双层塑料管套在支气管镜上,或支架直接捆绑在支气管镜上,支气管镜插入通过狭窄段时释放支架,只能进行远端定位。该法支气管镜活动灵巧性差,置入的准确性较差,且易损坏支气管镜,临床上已极少应用。

放置隆突分叉型支架时需两侧支气管内均放置导丝引导,可在支气管镜直视下或X线透视引导下置入。沿导丝插入置入器到隆突上方,退出置入器外套管少许,露出支架长短分支,进一步插入置入器使支架长短分支分别进入到左右支气管腔内,其分叉处位于隆突处,直视下或X线透视下释放支架。

(2)Z形被膜支架放置方法

以国内西格玛公司生产的Z形被膜支架为例。Z形被膜支架输送器由支架输送鞘(包括带有导引头的输送鞘内芯及输送鞘鞘管)、装支架的内管和支架后方的顶推管组成,通过三套管放置支架。支架释放时一般采用定位尺固定顶推管上方,能确保释放时支架输送器不移位。另外,支架释放前在支架上缘的回收线上连接有调整尼龙线,通过内管及顶推管间隙延伸到顶推管上方,释放支架后该线可调整支架位置或取出支架,支架释放完成后予剪断并抽出。

在 X 线透视引导下置入：患者取仰卧位，尽量使患者的头后仰并固定好，先将单弯导管或前端弯成 90 度的导引头经口置于声门上，向气管内插入导丝，进入一侧支气管（如放 Y 形支架，导丝进入左支气管）。将带导引头的支架输送鞘涂少许润滑油，经导丝引导送入气管，导引头越过狭窄段 4～5 cm，立即撤去固定插销，抽出输送鞘内芯，保留鞘管维持呼吸道通畅，将已装有支架的内管送进鞘管内，注意内管把手上的定位孔方向。在 X 线监视下支架定位适中后，固定内管后方的顶推管，后退鞘管，支架即释放于气管内。如放置气管 Y 形支架，先将分叉的长臂释放在左支气管内，短臂释放在气管内，然后下推支架，短臂则自动进入右支气管内。放置支架后，抽出顶推管及内管，观察患者呼吸困难是否缓解和支架位置是否准确，如支架位置正确而患者呼吸困难并不缓解则要分析原因，必要时取出支架。如支架位置偏低可提拉鞘管，使支架上移，定位准确后剪断和抽出尼龙线，退出鞘管即可。如支架位置偏高，将支架拉出体外重新放置。

支气管镜引导结合支架输送鞘置入支架：支气管镜经口插入到病灶下方，测量拟放支架的下缘距门齿的距离，支气管镜引导插入导丝后退镜。沿导丝送入支架输送鞘，输送鞘插入到已测得的距离处，固定鞘管，退出输送鞘内芯；经鞘管插入支气管镜，观察鞘管下缘是否与拟放支架的下缘一致，如不一致者予退镜，再次插入内芯后调整输送鞘位置，直到位置一致。然后将装有支架和顶推管的内管，经鞘管插入，定位尺前缘顶住门齿固定，上段卡口紧靠顶推管把手上，后退鞘管及支架内管，支架即释放在气道内。先抽出顶推管及内管，后退鞘管少许，经鞘管插入支气管镜，观察支架位置是否合适，如位置偏低可提拉支架上方的调整尼龙线，使支架上移，定位准确后剪断和抽出尼龙线，退出支气管镜及鞘管。如支架位置偏高，将支架拉出体外重新放置。本法定位准确，基本可以一次成功，且不需要 X 线透视设备，对重度呼吸困难者可在患者取坐位下置入该类支架。

硬镜联合软镜引导下置入支架：患者需全身麻醉，取仰卧或侧卧位，将硬质气管镜经口通过声门进入气管内，其远端位于病灶上缘，通过硬镜插入可弯曲支气管镜，观察病灶下方的距离，退出软镜后将装有支架和顶推管的内管经硬镜管腔插入，固定顶推管的同时后退支架内管，支架即被释放，硬镜下观察并调整支架位置。Z 形被膜支架仅在病情危重、支架置入风险极高的情况下考虑使用。

5. 支架置入术后的处理

（1）病情的观察：患者的症状是否改善，如气急、咳嗽、咳痰是否减轻；是否氧饱和度升高，肺部呼吸音增强，喘鸣音消失。支架用于封堵支气管胸膜瘘时，平静呼吸时胸腔闭式引流瓶内应该无气体逸出，咳嗽时有少量气体逸出；支架用于封闭气道食管（胸腔胃）瘘时，饮水时呛咳症状应有明显好转。

（2）复查支气管镜：支架置入 24～48 小时内应予复查支气管镜，观察支架扩张情况、有无移位，清理支架腔内分泌物。

（3）术后用药：可适当予抗感染、止血、化痰药物，超声雾化吸入祛痰药及雾化生理盐水湿化气道。

（4）后续治疗：气道内支架只是一种对症治疗，术后应根据患者的原有疾病给予积极的病因治疗，以达最好的治疗效果。

【支架置入的常见并发症及其处理】

1. 术中并发症

低氧血症、心律失常、术中出血,严重者可引起窒息及心跳骤停,一般经对症处理后可以控制。支架置入失败(位置偏差大、支架扩张差等)与支架选择不当或操作技术差有关,可以即刻调整位置或取出支架重新置入。做好术前准备、熟练的操作技术、缩短手术时间、避免反复操作、尽可能使手术一次成功是减少术中并发症的关键。

2. 术后并发症

(1)支架移位

常见于 Z 形被膜支架、硅酮支架,Wallstent 支架少见,Ultraflex 支架一般不会移位。支架用于治疗恶性气道狭窄时,如果患者接受放疗、化疗后瘤体明显缩小,狭窄管腔扩大,支架移位的可能性就很大。Z 形被膜支架于支架表面装上倒刺有利于固定支架,减少移位,但倒刺会增加以后支架的回收难度,故对于置入一段时间后需要取出的支架装倒刺要十分慎重。金属网眼支架发生移位,短期内不会导致严重后果;但被膜金属支架发生移位后有可能引起严重的危害,如果阻塞远端支气管的开口,会引起阻塞性肺炎、肺不张,甚至发生呼吸困难、窒息。支架发生移位后应尽早将支架取出或调整支架位置。Z 形被膜支架通过支气管镜使用支架回收钩进行调整或取出后重新放置,硅酮支架需在硬镜下取出,Wallstent 支架放置初期支架丝未被组织覆盖时可通过支气管镜向上调整位置或取出重放。

(2)再狭窄

金属裸支架置入后,由于肿瘤组织或肉芽组织向支架腔内生长,容易引起管腔再狭窄。Wallstent 支架治疗恶性狭窄时,置入后最快数日即有肿瘤组织进入金属网眼向支架内生长并逐步形成再狭窄。被膜支架可以阻止肿瘤或肉芽组织进入支架腔内,但支架上下缘对气道壁的刺激会引起不同程度的炎症增生,以及肿瘤组织沿气道浸润生长等原因可导致支架上下方管腔的狭窄。发生再狭窄后可以先使用高频电刀、微波、氩气刀或冷冻局部治疗去除支架腔内或上下方的肿瘤组织或肉芽组织,激光消融易损坏支架,应谨慎使用。以上局部处理后可行套接支架处理,即在原支架腔内及上下缘再予置入被膜支架,如原支架可以取出也可先取出支架后再置入被膜支架。

(3)痰液潴留

被膜支架置入后痰液黏附在支架壁上,患者不容易自行咳出,导致支架腔内痰液潴留。痰液潴留有可能导致管腔通气不畅,应定期予支气管镜吸引痰液。气道雾化化痰药及湿化气道能减轻痰液潴留。

(4)支架被压扁、折断或损坏

与金属丝的直径与质量有关,但即使是支撑力较强的 Z 形支架长期置入后也可能被肿瘤压扁,应尽可能取出或更换支架。取支架有困难时,可在原支架内套接支架,数天后原支架被撑开及原突向网眼内的组织被套接支架顶出网眼后,可将两个支架一起取出;无法取出时只能采用长期置入套接支架,用来撑开被压扁的支架,维持呼吸通畅,或固定损坏的支架,减少坏支架断面和断离的金属丝损伤组织和血管的可能性。

(5)支架穿透气道壁

置入的金属裸支架如果直径大于正常气道直径时,容易穿透气道壁,导致气管支气管破裂,引起纵隔气肿或气胸。支架丝侵及气道周围的大血管时,可引起大咯血。选择合适大小的支架是预防该并发症的主要措施,治疗包括套接被膜支架或者取出原支架更换被膜支架。

二、高频电刀的应用

高频电刀是通过电刀尖端流过的高频电流对接触处的机体组织进行加热,使之凝固、坏死、炭化及气化,同时使血管闭塞,从而达到对机体组织的切割和凝固。目前随着微创介入治疗技术的发展,高频电刀不仅在外科手术中得到了广泛应用,而且已经大量应用到各种内镜治疗中。20世纪80年代早期,首次报道了经纤维支气管镜应用高频电切成功切除气道内恶性肿瘤获得成功的案例。我国于1984年开始开展经支气管内高频电切治疗气道内良恶性病变,治疗效果令人满意。目前该项技术开展较为迅速,为了更好地了解和掌握该项技术,就高频电刀的设备组成、仪器原理、操作步骤、适应症、禁忌症、并发症和注意事项介绍如下。

【高频电刀的设备组成】

高频电刀的设备包括高频电发生器、各种不同功能的治疗电极和中性电极三部分。

1. 高频电发生器

在高频电发生器接通电源后,可将普通电流转变成高功率电流(300 kHz～1 MHz),这一设备可以产生3种电流模式:切割、凝固、混合。切割模式是应用低电压高电流,对局部组织产生高密度的电能和较低能量的热能,实现组织水分的气化和细胞的破坏而达到切割的目的。凝固模式则是应用高电压低电流,对大片组织缓慢加热,使蛋白质变性凝固从而达到止血的目的。混合模式则是通过在切割模式和凝固模式之间设定一个中间参数实现了两种模式的混合。可根据治疗需要来选择这3种功能,并可根据治疗过程中的不同情况选择不同的功率。一般通过脚踏开关来进行相关操作。

2. 治疗电极

(1)电凝电极:通常为一绝缘的导线,电极的一端接高频电发生器,另一端是金属电极,末端通常为钝圆形,治疗时金属电极与组织接触发出高频电而发挥电凝作用。(2)电刀:适用于宽基底的病变组织和较大组织的切割。(3)圈套器:用于取出带蒂的或窄基底的气管内病变组织,该装置能够在切除病变组织基底部的同时局部凝固组织,从而兼具有止血的作用。(4)电凝活检钳:对气道内病变组织进行取样的同时并烧灼,使活检的创面不易出血,因而特别适用于血供丰富的组织和肿瘤组织的活检。

3. 中性电极

中性电极的作用是把治疗电极流入患者身体上的高频电流分散为安全的小密度电流返回功率源。电极板常放置于患者的四肢部位,且需和患者的皮肤接触良好,电极板需通过导线连接于高频电发生器。

【高频电刀的工作原理】

高频电刀的使用可以避免刺激人体的神经和肌肉组织,因为低频的交流电通过人体组织时,即使电流非常微弱,也会引起人体肌肉收缩,而高频交流电则无此作用,当电流的频率达到 100 kHz 以上时,电流对肌肉组织的每一次刺激都落在前周期动作电位的绝对不应期内,因而不会对组织产生任何兴奋作用。高频电刀使用的频率一般都在 500 kHz 左右。

高频电刀利用热作用实现电切和电凝的理论基础是电能转换为热能的焦耳定律。高频电刀中性电极比治疗电极大许多倍,所以治疗电极部位组织通过的电流密度远远大于从中性电极板部位通过的电流密度,因此可以保证治疗时治疗电极部位达到治疗作用的同时中性电极板部位的组织不会被烧伤。高频电切使用的电流是连续的高频电流,因此组织细胞受到的热量会持续增加,当热量达到一定程度时,接触处的组织细胞就会受热破裂,随着电极的移动,需要切割处的组织细胞依次破裂,产生高频电刀的切割作用。高频电凝使用的是间断的高频电流,因此产生的热效应也是间断的,组织细胞内的水分得不到足够的热量,组织细胞就不会破裂,但会慢慢脱水,在水分干燥后组织细胞就会干燥、凝固、结痂,达到止血、凝血的目的。目前高频电刀设备大部分具有多种功能,既可电切,又可以电凝、电灼,或者是具有复合功能。

【高频电刀的具体操作步骤和方法】

1. 所需器械

(1)高频电刀治疗仪

高频电刀治疗仪一般由高频发生器、治疗电极(电凝电极、电刀、圈套器、电凝活检钳等)、中性电极三部分组成。当高频电刀治疗仪接通电源后,由高频发生器将普通电流转变为高频电流从治疗电极处输出,通过人体后再由中性电极返回。支气管镜专用高频电刀治疗仪多采用单极输出的方式。所谓单极输出是指电流由治疗电极输出,在流经人体后由单独安置的中性电极板流回高频电刀治疗仪。高频电刀治疗仪具有手控及脚控开关两种形式,目前大多采用脚控开关。

(2)纤维支气管镜或电子支气管镜

要具有良好的绝缘性和耐高温性能,如 Olympus BF-40 型纤维支气管镜、Olympus BF-260 型电子支气管镜或 PENTAX 1570 型电子支气管镜等。

(3)蘸有生理盐水的湿纱布一块。

2. 术前准备

患者术前常规进行下列准备：

(1)常规行胸片或胸部 CT 检查,心电图、血常规、出凝血功能、肝肾功能检查,动脉血气分析和肺功能检查。

(2)治疗前停止抗凝药物治疗。

(3)治疗前根据患者的情况确定是否建立静脉通道,酌情使用镇静剂(如安定、咪唑安定、杜冷丁或吗啡等)。

(4)做好术中动态监测患者心电、呼吸、血压和血氧饱和度等生命体征的准备。

(5)准备好气管插管、简易呼吸球囊、氧气、除颤仪等抢救设备。

(6)准备好地塞米松、非那根、肾上腺素、阿托品、尼可刹米、利多卡因、立止血等抢救药品。

3. 操作步骤

(1)患者取平卧位,颈下稍垫高,头后仰,双眼带眼罩,常规鼻导管吸氧,使血氧饱和度维持在 90% 以上,将中性电极板绑缚于患者的下肢处,为了保证中性电极板与皮肤能够有良好的接触,必须在皮肤与电极板之间垫上蘸有生理盐水的湿棉纱布,以避免人体烧灼伤。

(2)治疗前应简单向患者说明治疗的大致过程,以消除患者的紧张情绪。

(3)治疗前常规采用 2% 利多卡因表面麻醉,术前 15 min 酌情给予阿托品 0.5 mg、派替啶 50 mg 肌注。治疗过程中密切监测病人心电、呼吸、血压和血氧饱和度。如果出现生命体征不稳定或血氧饱和度降低,应立即停止治疗,并给予对症处理,待生命体征平稳后再进行治疗。

(4)按常规行支气管镜检查,先健侧后患侧,找到病变部位,观察其表面情况和管腔周围情况,首先对病灶周围的分泌物进行清理。动作要轻柔,避免过度吸引而导致病灶出血。局部以 2% 利多卡因充分表面麻醉,以避免治疗过程中患者咳嗽。

(5)观察病灶的性状及其与周围组织之间的关系,选择最佳治疗模式和治疗电极。

(6)在选定治疗模式和治疗电极后,将治疗电极通过具有良好绝缘和耐高温性能的可弯曲支气管镜的活检工作空道,深入到支气管腔内。

(7)高频电圈套器圈套的具体步骤：

①适合取出带蒂的或窄基底的气管内病变组织,因此使用圈套器烧灼前务必先明确病灶的蒂部。②将圈套器导管前端伸出支气管镜前端约 1 cm。③缓慢推出圈套钢丝,将环形圈套钢丝的一侧伸入病灶的基底部,通过调整支气管镜前端的位置,逐步将环形圈套钢丝完全置入病灶的基底部。④嘱助手轻轻收紧钢丝圈,当遇到阻力时助手即告知操作者,此时操作者开启脚踏开关,启动电切割,功率一般选择 40 W 左右,助手逐渐收紧圈套钢丝,直至将病灶摘除。⑤松开脚踏开关,将切割下来的病变组织用活检钳或异物钳取出,如果病灶较大,应使用异物篮或冷冻探头将切割的组织取出。⑥观察切除部位有无明显的出血,如果有较多出血,局部应做相应处理,术毕。

(8)高频电切的操作步骤：

①将电切电极的前端伸出支气管镜前端约 1～2 cm。②将支气管镜连同电切电极一起推近至病灶表面。③选择电切模式,开启脚踏开关,对病灶实施逐层切割,注意病变组织和正常组织的界限,避免损伤正常组织。对于血供丰富的组织进行切割时,宜选用混合切割模式,以减少出血,治疗功率从小到大,一般为 20～40 W。④电切时,烧焦的炭化组织常将电切电极完全覆盖而产生绝缘效果,使手术无法进行,因此常需要及时清理手术电极表面的炭化组织。⑤完成电切治疗后,观察电切部位有无明显的出血,如果有较多出血,局部应做相应的处理,术毕。

(9)高频电凝的操作步骤:

①将电凝电极的前端伸出支气管镜前端约 1～2 cm。②将支气管镜连同电凝电极一起推近至病灶表面,使电凝电极紧贴于出血组织的表面。③选择电凝模式,功率一般选择在 30～40 W,开启脚踏开关,使组织凝固。使用电凝电极时在镜下可清楚地观察到电极接触组织后组织局部变白、凝固。通过脚踏开关控制电凝时间,每次一般不超过 10 秒。电凝治疗一般由病灶的中心开始,逐步向周围扩展,大气道阻塞性病变应尽快从近端向远端烧灼,快速打通气道,治疗过程中应及时用活检钳清理坏死组织、血液和黏液,保持视野清晰。④电凝时,烧焦的炭化组织常将电凝电极完全覆盖而产生绝缘效果,使手术无法进行,因此常需要及时清理手术电极表面的炭化组织。⑤完成电凝治疗后,观察电凝部位有无明显的出血。⑥对于较大的病灶应分次进行治疗,每次一般间隔 3～7 天,电凝治疗 3～4 天后应复查支气管镜,对坏死组织进行及时清理。

【高频电刀的治疗的适应症】

1. 气管或支气管内恶性肿瘤的姑息性治疗

当晚期气管或支气管内恶性肿瘤失去手术机会,或外科手术后复发,放疗和化疗无效时为绝对适应症;接受放疗或化疗的患者,局部亦可配合使用高频电刀治疗,可取得较好的近期疗效。

2. 气管或支气管内的良性肿瘤的根治

基底部成蒂状的良性肿瘤使用高频电圈套器很容易将肿瘤从根部切除,可达到根治的效果。基底部较宽者可使用高频电刀切割,同时止血,可使患者避免开胸手术治疗。

3. 肉芽肿性疾病

如炎性肉芽肿、异物性肉芽肿和结核性肉芽肿等。气管切开后气管内形成的肉芽肿,胸外科手术后形成的气管、支气管内肉芽肿,可通过支气管镜烧灼切割治疗,效果良好。异物如果在支气管内存留时间过长,可刺激支气管形成异物肉芽肿,在异物取出后,经一般治疗不能消退的肉芽肿,可用电刀将其切除。结核性肉芽肿经恰当的抗痨治疗病情稳定后,如肉芽肿不能消退,可以采用电切或电凝治疗。

4. 支气管镜可见范围内的气道出血

纤支镜直视下可见范围内的气管或支气管内的出血性病变,如出血量不大时可用高频电凝止血。中央型肺癌表面出血及肺癌手术后复发出血的患者高频电凝烧灼止血可获得满意的疗效。

5. 其他气管或支气管内良性病变

如原发性气管—支气管淀粉样变或全身性淀粉样变累及气管支气管时,特别当病变广泛内科保守治疗无效,无外科手术治疗指征时,可使用高频电刀割除较大的淀粉样变形成的肿块以缓解患者的症状。

【高频电刀的治疗的禁忌症】

1. 对安装心脏起搏器的患者,高频电流可使某些心脏起搏器功能失灵。此外有报道安装有心脏起搏器的患者行高频电刀治疗后引起心肌烧伤和室颤的案例。

2. 外压性气道狭窄。

3. 不能耐受常规支气管镜检查者。

4. 血管瘤和动脉瘤。

【高频电刀的治疗的并发症】

1. 气管或食管穿孔

当使用高频电刀治疗时,如对病变组织和正常组织分辨不清时会误对正常组织行电烧灼或电切,或对病变组织电烧灼、电切过度时均可损伤气道壁甚至食管,造成穿孔,形成气胸、纵隔气肿或气管食管瘘。

2. 出血

对血管丰富的病变组织行电灼、电切治疗时,容易发生出血,要注意及时进行止血治疗。

3. 气道内烧伤

行高频电刀治疗时,局部可产生火花,如果此时患者又吸入高浓度氧,可引起燃烧,严重时可引起爆炸,因此行高频电刀治疗时要注意患者的吸氧浓度,如无吸氧必要,可尽量不予患者吸氧。

4. 中性电极处组织的烧伤

中性电极的作用是把治疗电极流入患者体内的高频电流分散为安全的小电流密度返回高频电发生器,若中性电极处的电流密度过大,该处组织就会被烧伤。该情况发生的主要原因有输出功率过大,中性电极过小或者中性电极和患者接触不良等。其中最常见的原因是中性电极和患者接触不良,中性电极和患者接触不良的常见原因有中性电极移动、接触部位移动、纱布蘸水不均匀、中性电极变形等。

5. 感染

可由治疗后组织坏死、肿胀或分泌物引流不畅造成,因此治疗后应定期清除坏死组织及分泌物,必要时可酌情使用抗生素治疗。

【注意事项】

1. 治疗中发现 $SpO_2 < 85\%$ 或心率 > 150 次/min 时应暂停操作,给予高流量吸氧,防止缺氧引起严重并发症,但在电灼或电切中应将吸氧浓度降至 40% 以下,避免术中高频电产生电火花引起燃烧损伤气道。

2. 选择适当的功率及通电时间,对血供丰富的恶性肿瘤不能盲目求快,宜选择具有较好止血功能的电凝模式。

3. 狭窄部位有支架时,要注意不能触及支架,以免损坏支架。

4. 尽量缩短手术时间,对良性病变引起的狭窄一般不要超过 1 小时。恶性病变气道狭窄明显时宜先用高频电刀适当扩张气道,改善呼吸困难症状,然后置入气道支架,疗效更好。

5. 对于气道严重狭窄甚至闭塞者,必须探明气道走向后才能电灼,防止穿透支气道壁引起穿孔、气胸、纵隔气肿和大出血。

6. 电凝头必须全部伸出支气管镜并见到绿线后方能通电,防止高热损坏支气管镜。

三、氩等离子体凝固治疗

氩等离子体凝固(argon plasma coagulation,APC)又称氩气刀,是一种新型的高频电刀,它利用氩等离子体束传导高频电流,无接触地热凝固组织,避免了电极与组织的直接接触,是一种非接触式的高频电凝技术。将氩等离子体用导管经支气管镜导入气道内进行治疗即称为经支气管镜氩气刀治疗。APC 技术自 20 世纪 80 年代开始在开放性外科手术中应用于止血,随着特殊导管的出现,1991 年由 Grund 引入消化内镜介入治疗胃肠道疾病,以后又推广应用于支气管镜等领域。由于此技术自身的特点及安全性,它有可能取代高频电刀及激光治疗,成为支气管腔内治疗的主流技术。

【氩等离子体凝固的设备组成及工作原理】

氩等离子体凝固的设备组成包括一个氩气缸、一个带有氩气流量调节阀的微机控制高频电发生器、一个内镜治疗电极和一个中性电极。

氩气是一种性能稳定、无毒无味、对人体无害的惰性气体,在高频电压作用下被电离成氩气离子,这种氩气离子具有极好的导电性,可连续传递电流,因而 APC 治疗电极无需和病变组织直接接触即可达到高频电刀样的治疗作用。和标准高频电刀治疗相比,APC 治疗具有如下特点:①氩离子束不仅沿高频输出电极做轴向直线导流,也可做侧向、放射状导流,其凝固的方向不由治疗电极头的方向决定,因此 APC 尤其适合"位于角落部位"的病灶的治疗。②根据物理学原理,氩离子束具有趋向运动的特性,即可从已经凝血的高阻抗组织转向仍在出血的或尚未充分凝血的低阻抗待治疗组织,因而最终可对病变组织形成均匀一致的治疗效果。③当 APC 高频电发生器通过治疗电极输出切割电流时,氩气从治疗电极根部的喷孔喷出,在治疗电极根部周围形成氩气隔离层,将治疗电极根部周围的氧气与电极隔离开来,从而减少了工作时和周围氧气的接触以及氧化反应,避免了大量产热。由于氧化反应及产热量减少,电极的温度较低,所以在切割时冒烟少,组织凝固坏死层较表浅。APC 使组织形成表浅而均匀一致的凝固特性,非常适合对面积较大肿瘤表浅出血的治疗。④由于氧化反应减少,电能转换成无效热能的量减少,使电极输出的高频电能集中于切割,提高了切割的速度,增强了对高阻抗组织的切割效果,从而形成了氩气覆盖下的高频电切割。⑤行 APC 治疗时,治疗电极末端不与组织直接接触,温度较高的治疗电极末端如在高浓度氧气存在的情况下有发生燃烧及爆炸的可能性,因此行 APC 治疗时应严格控制患者的吸氧浓度在40% 以下。⑥虽然 APC 的这种表浅治疗作用使其成为更安全的技术,但是对于需要较深切割程度的气管腔内病变的治疗,APC 不如标准的单极高频电刀或激光治疗效果好。

【氩等离子体凝固的操作方法和注意事项】

1. 所需器械

(1)APC 治疗仪:①主机:由一个高压氩气缸、一个带有氩气流量调节阀的微机控制高频电发生器和一个脚踏开关组成。②APC 治疗电极:APC 电极为塔夫伦管,导管柔软,可弯曲,末端有刻度,电极直径 1.5 mm,长度 1.5 m,内有一金属丝穿过管内,将高频电发生器发出的高频电流传导到 APC 导管远端的钨电极上。该电极由温敏陶瓷制成喷头,当氩气流经 APC 导管到喷头时,在电流的作用下形成氩等离子束进行治疗。③中性电极:电极板由导电橡胶制成,治疗时需与患者肢体紧密接触,以避免与电极板接触部位的烧伤。

(2)支气管镜:根据病情的不同可以选择硬质支气管镜或可弯曲支气管镜,当使用可弯曲的支气管镜时,要具有良好的绝缘性和耐高温性能。

2. 术前准备

(1)常规消毒支气管镜。绝大部分 APC 治疗均可在可弯曲支气管镜下进行,如果病变位于气管并已造成严重的气道狭窄,为避免窒息,需在全身麻醉下,经硬质支气管镜下进行。APC 治疗电极用 75% 的乙醇浸泡消毒备用。

(2)检查氩等离子体凝固器是否正常,连接 APC 治疗电极、中性电极板,接上电源,打开开关,打开氩气缸气阀,按"PUR"键排气 2 次,调节气流速度(以 0.3~2 L/min 为宜),调节操作模式,调整输出功率(20~50 W)。调整输出功率为 30W。治疗前需进行体外预试验:将导管前端对准验证器头部,脚踏开关 1~3 秒,导管前端若产生短暂蓝红色火光,说明仪器工作正常。

(3)患者术前常规进行下列准备:①常规行胸片或胸部 CT 检查,心电图、血常规、出凝血功能、肝肾功能检查,及动脉血气分析和肺功能检查。②治疗前停止使用抗凝药物治疗。③治疗前根据患者的一般情况,建立静脉通道,酌情使用镇静剂(如安定、咪唑安定、杜冷丁或吗啡等）。④常规做好术中动态监测患者心电、呼吸、血压和血氧饱和度等生命体征的准备。⑤准备好气管插管、简易呼吸球囊、氧气、除颤仪等抢救设备。⑥准备好地塞米松、非那根、肾上腺素、阿托品、尼可刹米、利多卡因、立止血等抢救药品。

3. 操作步骤

（1）患者取平卧位，颈下稍垫高，头后仰，双眼带眼罩，常规鼻导管吸氧，吸氧浓度在40％以下，使血氧饱和度维持在90％以上。将中性电极板绑缚于患者的上肢或下肢，为了保证中性电极板与皮肤能够有良好的接触，必须在皮肤与电极板之间垫上蘸有生理盐水的湿棉纱布，以避免人体烧灼伤。

（2）治疗前应简单向患者说明治疗的大致过程，以消除患者的紧张情绪。

（3）治疗前常规采用 2％利多卡因表面麻醉，术前酌情给予阿托品 0.5 mg、哌替啶100 mg 肌注。治疗过程中密切监测病人心电、呼吸、血压和血氧饱和度。如果出现生命体征不稳定或血氧饱和度降低，应立即停止治疗，并给予对症处理，待生命体征平稳后再进行治疗。

（4）按常规行支气管镜检查，经鼻孔进入，先健侧后患侧，找到病变部位，观察其表面情况和管腔周围情况，首先对病灶周围的分泌物进行清理。动作要轻柔，避免过度吸引而导致病灶的出血。局部以 2％利多卡因充分表面麻醉，以避免治疗过程中患者咳嗽。

（5）将支气管镜置于病变处，使其前端距病灶 2.0 cm。

（6）经支气管镜活检孔道导入 APC 治疗电极，使治疗电极伸出纤维支气管镜前端至少 1.0 cm，APC 治疗电极末端距病变组织 5 mm 左右。

（7）开启脚踏电凝开关治疗，治疗后放开脚踏开关。

（8）退出 APC 治疗电极，观察局部情况。

（9）如治疗后局部坏死组织较多，可用活检钳清除坏死组织。

4. APC 操作的注意事项

（1）应用 APC 治疗时，治疗电极末端温度较高，因此尽量采用耐高温的支气管镜，如 Olympus BF-40 型纤维支气管镜、Olympus BF-260 型电子支气管镜。治疗时电极末端要伸出支气管镜前端 1.0 cm 以上，以防电极末端喷出的高温气流损伤支气管镜。

（2）应用 APC 治疗时，一定要在肢体处放置中性电极板，以保证电流的回流。

（3）APC 的治疗功率一般应控制在 50 W 以下，功率过大有发生气道内燃烧或爆炸而引起气道烧灼伤的危险。

（4）APC 治疗时电极末端不要紧贴治疗部位，否则治疗局部的坏死组织会阻塞电极末端开口，影响氩气流量和治疗效果。

（5）APC 治疗电极应始终控制在视野之内，在解剖结构显示不清时，禁止行 APC 烧灼治疗。

（6）APC 治疗电极要指向活组织进行烧灼，不要烧灼已坏死的凝固组织。

（7）注意控制烧灼深度以避免损伤气管、支气管壁。

（8）采用短促、多次重复的烧灼方法，避免采用长时间的烧灼方法。每次一般不超过5 秒，因为热凝固深度与作用时间密切相关，作用深度随治疗时间延长而增加，治疗时间 2

秒,治疗深度为 2 mm,治疗时间 5 秒,治疗深度为 3 mm,剥离深度可达 5 mm。

(9)治疗过程中常需要用湿生理盐水纱布及时清理治疗电极末端表面的凝固坏死组织,以免凝固坏死组织将治疗电极完全覆盖而阻塞电极表面的氩气喷孔,使手术无法进行。

(10)如果患者条件允许,应尽可能延长 APC 总的治疗时间,使气道一次性贯通。一次较长、有效的 APC 治疗要优于随后的多次治疗。

(11)在实施 APC 治疗后 24～48 h,需再次进行支气管镜检查,以清除残余的坏死组织,多数患者经过术后的清理,气道可得到再通。

(12)治疗结束后,关闭氩气缸气阀,并排除管道内的余气。注意氩气缸内的氩气量,当氩气缸内气体不足时,应及时更换氩气缸。

【氩等离子体凝固治疗的适应症和禁忌症】

1. APC 治疗的适应症

(1)可视范围内气管、支气管腔内病灶的出血,特别是弥漫性出血。

(2)各种疾病引起的肉芽组织增生导致的气道狭窄。

(3)气道内的恶性肿瘤。

(4)气道内的良性肿瘤。

(5)瘢痕组织所致的气道狭窄。

(6)气道狭窄气管、支气管支架植入术后,肿瘤或肉芽组织穿过气管、支气管支架网眼生长导致气道再狭窄者。

(7)可视范围内气道腔内局灶性特殊病原体的感染,如真菌、结核的感染。

2. APC 治疗的禁忌症

(1)支气管镜检查禁忌的患者。

(2)支气管镜无法达到的支气管腔内病灶或出血。

(3)气管、支气管腔外病灶。

(4)气管、支气管腔内型病灶导致的气管、支气管管腔严重狭窄,需要短时间内解除管腔阻塞者。因为 APC 治疗仅能使病灶表面的组织凝固坏死,而气管、支气管腔内型病灶导致的气管、支气管管腔严重狭窄往往需要较深程度的切割治疗,在这种情况下最好选用标准的单极高频电刀或激光治疗。

(5)患者吸氧浓度大于 40%,在这种情况下,有发生气道内燃烧或爆炸而引起气道烧灼伤的危险。

【氩等离子体凝固治疗的并发症及处理】

1. 如 APC 治疗时间过长、氩气流量过大,可使血氧饱和度下降。如血氧饱和度下降,应暂停 APC 治疗,并给予氧气吸入,待血氧饱和度恢复后再进行治疗。

2. 气道内烧伤:APC 治疗可使一些易燃材料燃烧,因此在行 APC 治疗时应将患者的吸氧浓度调整到 40% 以下。对于靠近硅树脂支架附近的病灶尽量避免采用 APC 治疗，建议采用其他疗法如冷冻治疗。

3. 氩气栓塞：治疗电极末端接触血管丰富的组织进行 APC 治疗时有发生氩气栓塞的危险，因此在行 APC 治疗时应保持治疗电极末端到病灶表面的距离在安全范围内，在非接触的状态下进行治疗，同时氩气的流量不要过大。

4. 其他并发症：主要有气胸、纵隔气肿、皮下气肿等，这些并发症经过或不经过治疗后可完全恢复。

四、经支气管镜微波凝固治疗

微波(microwave)是一种非电离辐射的高频电磁波，其波长为 1 mm～1 m，频率为 300～300000 MHz。1971 年日本学者高仓将微波应用于组织凝固术。20 世纪 70 年代后期，因手术野出血少开始将微波用于外科手术中的止血和组织切割。1978 年 Taylor 首次将微波通过硬同轴电缆插入肿瘤组织中对其行热凝固治疗，由此推动了微波在医学上的应用。1982 年日本学者田伏克淳通过胃镜应用微波治疗消化性溃疡及胃出血。国内于 80 年代中期开始经纤支镜应用微波治疗中央型肺癌，以后又将其用于某些良性气道狭窄的治疗。目前经可弯曲支气管镜介导的微波组织凝固(microwave tissue coagulation, MTC)已被广泛地应用于多种气道良、恶性病变的治疗，特别是在气道良性肿瘤及肉芽肿性疾病的根治，及中央气道恶性肿瘤所致气道阻塞的姑息性治疗方面发挥了重要作用。

【微波治疗仪的设备组成】

微波治疗仪的设备组成包括磁控管、同轴电缆、辐射天线、电源、控制电路、显示设备等。

1. 磁控管：磁控管是产生微波的部件，是微波治疗仪的心脏。各种不同频率、波长的微波与磁控管谐振腔的大小有关。医学中常用的微波频率主要有 2450 MHz、915 MHz、434 MHz。目前临床上应用最多的是 2450 MHz，因该频率的微波波长为 12.24 cm，其磁控管尺寸最小，主机大小适中，用于治疗的辐射天线较小，微波的传输方便，能量相对集中，可满足临床上的需求。

2. 同轴电缆：同轴电缆与主机相接，其阻抗同磁控管匹配，可将磁控管产生的微波传输至辐射天线。

3. 辐射天线：辐射天线与同轴电缆连接，将微波直接辐射到病变部位，进行微波治疗。用于治疗气道腔内病变的辐射天线为单极同轴微波天线，直径 1.5 mm，长 100～150 cm，尖端接长 5 mm 左右的细针或柱状针。

4. 电源部分：电源部分由变压、整流、稳压、过流保护等电路组成，主要提供整机各部所需不同大小稳定的电压、电流，使其不受电网电压变化的影响。

5. 低压电源部分：低压电源由一组低压变压器、滤波电容器等组成，为磁控管提供一组稳定、大功率、3～5 V 的灯丝电压，起到加热磁控管阴极的作用。

6. 高压电源部分：高压电源由一组高压变压器、二极管整流、容器滤波电路等组成，为磁控管提供一组 1000～2500 V 大功率直流负高压,起到帮助磁控管起振和维持振荡输出的作用。

7. 控制电路部分:控制电路具有以下功能:①调控微波功率输出。②设置治疗时间。③设定治疗时的温度取值范围。④当电网电压或电流异常时,自动切断电源,使设备不会因电网电压或电流的突变而损坏设备,起到保护电路的作用。⑤过载、短路、开路保护,使磁控管在一个相对稳定的状态下工作。⑥当设备有漏电现象或接地不良时,自动切断电源,停止输出,保护患者和术者安全。

8. 显示设备:通过电流表、电压表或屏幕等显示设备,显示输出功率、工作时间、治疗区温度等,便于术者掌握治疗情况和设备工作情况。

【微波的生物学效应和工作原理】

1. 微波的生物学效应

(1)微波的致热效应

微波辐射作用于机体,使组织中的电解质离子或极性分子(偶极子)随微波高速振动,它们与其周围的其他离子或分子发生碰撞而生热,结果微波能量转变为热能,热能被组织吸收而使组织温度升高,产生热效应,热效应可使组织瞬间凝固,从而达到组织凝固坏死和止血的效果。同时热效应会增加局部淋巴循环和血液循环,使组织的通透性增加,白细胞吞噬作用加强,加速局部代谢产物的吸收,产生消肿、止痛、促进炎症消散和加速创口修复等作用,提高组织的免疫功能。

(2)微波的非致热效应

微波的非致热效应是指活体组织受到微波照射后在无明显升温的情况下发生一系列理化性质的变化。在微波作用强度不足以引起局部组织温度明显升高的情况下仍可引起组织中的电解质离子、偶极子的振动,从而改变其理化特性。

2. 微波的工作原理

微波治疗是以生物组织内部自身作为产热源,利用其丰富的水分产热,是一种内部加热法。人体内有 70%～80% 的成分是水,水分子是极性分子,微波治疗时,病变组织内的水分子在微波的作用下发生共振,水分子的剧烈运动使局部迅速升温,组织自身发热,由于热量不散发到外部,故局部温热效应良好,并引起生物组织的生理、病理反应,从而达到治疗目的。

(1)微波的抗肿瘤作用

实验和临床研究均证明,对恶性肿瘤进行微波辐射加温到 41～45 ℃ 时,可选择性抑制和杀伤肿瘤细胞。微波辐射抗肿瘤作用的主要机制有:抑制肿瘤细胞 DNA 复制、RNA 转录和蛋白质合成,损伤肿瘤细胞染色体,抑制有丝分裂,从而抑制肿瘤细胞增殖,促进其凋亡;损伤肿瘤细胞的超微结构,如线粒体、膜性结构,促进肿瘤细胞凋亡;增强巨噬细胞和 T 细胞吞噬能力,提高宿主抗肿瘤细胞免疫功能,抑制肿瘤生长,促进肿瘤退化;凝固肿瘤滋养血管,降低肿瘤扩散转移率。

（2）微波的组织凝固作用

微波辐射作用于机体，微波能量集中于局部组织并转换为热能，热能被局部组织吸收而导致组织温度升高，高温造成组织瞬间凝固、坏死，并导致凝固坏死组织周围的小血管痉挛、血管壁肿胀、管腔狭窄及血管内皮细胞损伤等而致血栓形成，从而达到组织凝固坏死治疗出血、切除肿瘤等目的。

【微波治疗的具体操作步骤和方法】

1. 所需器械

（1）支气管镜：应采用具有耐高温性能的支气管镜，如 Olympus BF-P40、BF-1T40 型，工作孔道直径应≥2 mm。

（2）微波治疗仪：常用的微波治疗仪频率为 2450 MHz，波长 12 cm，功率为 0～200 W。微波辐射器采用单极同轴微波天线，直径 1.5 mm，长 100～150 cm 左右，前端接 5 mm 长细针或柱状针。

2. 术前准备

（1）患者准备：① 常规行胸片或胸部 CT 检查，心电图、血常规、出凝血功能、肝肾功能检查，及动脉血气分析和肺功能检查。② 治疗前停止抗凝药物治疗。③ 治疗前根据患者的一般情况，建立静脉通道，酌情使用镇静剂（如安定、咪唑安定、杜冷丁或吗啡等）。④ 常规做好术中动态监测患者心电、呼吸、血压和血氧饱和度等生命体征的准备。⑤ 准备好气管插管、简易呼吸球囊、氧气、除颤仪等抢救设备。⑥ 准备好地塞米松、非那根、肾上腺素、阿托品、尼可刹米、利多卡因、立止血等抢救药品。

（2）器械准备：① 开机前先将脚踏开关线、电源线、微波传输线和辐射器接好。微波辐射器分为接触式和插入式，接触式尖端为柱状，多用于扁平病变；插入式尖端为针状，多用于隆起病变及止血治疗。② 按下电源开关，这时电源开关上指示灯亮，有些微波治疗机需预热 3～5 min，待工作状态开关指示灯亮，表示预热完成。③ 调节微波输出功率。一般将微波治疗机的输出功率调至 40～60 W。④ 局部组织所接受的微波辐射总量，可通过调节辐射时间来控制，常用的辐射时间为每次 3～6 秒。

3. 操作步骤

（1）患者取平卧位，颈下稍垫高，头后仰，双眼带眼罩，常规鼻导管吸氧，使血氧饱和度维持在 90％以上，

（2）治疗前应简单向患者说明治疗的大致过程，以消除患者的紧张情绪。

（3）治疗前常规采用 2％利多卡因表面麻醉，术前酌情给予派替啶 50～100 mg 肌注。治疗过程中密切监测病人心电、呼吸、血压和血氧饱和度。如果出现生命体征不稳定或血氧饱和度降低，应立即停止治疗，并给予对症处理，待生命体征平稳后再进行治疗。

（4）按常规行支气管镜检查，先健侧后患侧，找到病变部位，观察气道内病灶部位、大小及表面情况，确定治疗部位，并将病变部位的分泌物及坏死组织清理干净。动作要轻

柔,避免过度吸引而导致病灶的出血。局部以 2%利多卡因充分表面麻醉,以避免治疗过程中患者咳嗽。

(5)经可弯曲支气管镜活检孔道插入微波天线,将微波天线前端的长细针或柱状针刺入或深入到腔内病灶的内部或表面,支气管镜后退 2 cm 左右,同时开通吸引器(降低支气管镜活检孔道温度),脚踏辐射开关进行辐射治疗。输出功率一般为 40~60 W,辐射时间为每点 3~6 秒,一次可选 2~4 个点。

(6)每次微波治疗后,局部组织由于受热而出现变性和凝固,镜下表现为组织变为灰白色,但一般很少出现炭化。

(7)治疗结束后,关闭微波治疗仪电源。若微波天线末端黏附坏死组织,需缓慢将微波天线连同支气管镜一同拔出,尽量避免坏死组织脱落,如不慎脱落,应及时处理。

(8)由于每次微波治疗后组织完全坏死约需 3~5 日,因此宜每 3~6 日治疗 1 次,3~5 次为 1 个疗程。

【微波治疗的适应症及禁忌症】

1. 适应症

(1)肺癌等恶性肿瘤腔内生长引起气管支气管阻塞且不适合手术治疗的患者,可作为化疗和放疗的补充治疗。

(2)肺癌术后复发伴有支气管阻塞者。

(3)气道内良性肿瘤或肉芽肿致气道狭窄者。

(4)支气管镜可视范围内的气道出血。

2. 禁忌症

(1)支气管镜检查禁忌患者。

(2)管外型肿瘤或肿大淋巴结压迫导致的气管支气管狭窄患者。

(3)伴有气管或支气管—食管瘘的肿瘤患者。

(4)气管重度狭窄者。

(5)心肺功能差的老年患者。

(6)孕妇。

【微波治疗的常见并发症及注意事项】

1. 经支气管镜微波治疗的常见并发症

(1)支气管壁穿孔:为最常见的严重并发症,多由于针状微波辐射天线刺入病变组织过深,治疗时输出功率过大,治疗时间过长,治疗后管壁型癌组织坏死脱落引起,穿孔后的瘘管可与食管、纵隔、邻近的支气管及肺组织相通,引起气胸、纵隔气肿、支气管胸膜瘘或气道食道瘘,所以治疗前要注意微波治疗的适应症和禁忌症,治疗对象为管内型病变,管外型及管壁型病变不宜行微波治疗。此外治疗时微波电极应置于支气管管腔中央部位,严格控制穿刺针刺入的深度,严格控制输出功率及治疗时间,此并发症是完全可以避免的。

(2)出血:多由于微波凝固治疗范围过大、过深,凝固坏死组织脱落引起,出血严重时可发生窒息,所以行微波凝固治疗时,微波辐射范围不宜过大、过深,不要追求一次成功,而应循序渐进,根据病变情况分次进行治疗,每次治疗以 2～4 个点为宜。出血量较多时患者取患侧卧位休息,局部应用止血药物,必要时静脉应用止血药物。

由于微波治疗是在微波的作用下组织自身产热,病变组织不易发生炭化或气化,因此治疗范围和深度有限,对深层组织损伤小,穿孔、出血等并发症发生率低,较激光、高频电治疗安全。

2. 经支气管镜微波治疗的注意事项

(1)微波辐射器尖端至少伸出支气管镜操作孔道外 2～3 cm,辐射治疗时应开通吸引器通风,以避免支气管镜操作孔道内壁受高温损伤。

(2)细针状微波辐射器置入支气管镜操作孔道时支气管镜应尽量处于伸直状态,以防细针刺穿支气管镜操作孔道的内壁。

(3)微波辐射的功率不得超过 80 W,一点辐射时间不宜超过 7 秒。

(4)操作时应看清治疗部位,以防微波辐射烧穿支气管管壁。

(5)微波治疗机开机前微波输出口必须连接同轴电缆及相应的微波辐射器,决不能空载开机。

(6)微波辐射器不要靠近金属物体或暴露在空气中,调试输出功率时应该用湿纱布包住微波辐射器。

(7)植入心脏起搏器电极的患者不能接受微波治疗。

(8)治疗过程中若发觉微波辐射器热效果变差时,应定期清除黏附于微波辐射器针部表面的坏死组织,保持辐射治疗时的输出功率不变,避免盲目加大微波治疗功率。

【微波治疗的疗效评价】

1. 气道良性肿瘤及肉芽肿的治疗

经支气管镜介导的微波热凝固可以作为各种气道良性肿瘤及肉芽肿的根治性治疗方法。对于血管瘤、平滑肌瘤、乳头状纤维瘤、结核性和异物性肉芽肿、慢性炎性增生等病变,可根据肿物大小进行 3～10 次治疗,可达到根治目地,从而避免开胸手术治疗。对于炎症引起的瘢痕狭窄,由于病变处组织的质地较硬,微波辐射天线很难插入到病变组织内部,且病变组织含水量较少,因此微波热凝固治疗效果较差,对这类病变激光或高频电刀的治疗效果要优于微波。

2. 止血

微波止血的机制是使血管及其周围组织凝固,血管痉挛,内皮细胞损伤,血管壁肿胀,管腔狭窄,导致血栓形成。但也有人认为微波治疗后,病变组织受热后肿胀,并挤压邻近的血管使血管腔狭窄,血流速度减慢致血栓形成。对于局限性出血,止血效果确实可靠,而对于弥漫性出血疗效欠佳,氩等离子体凝固对于弥漫性出血疗效优于微波。适应症是支气管镜可视范围内微波辐射天线可以接触到的气道内出血,因此最适合于肿瘤组织活检后活检处的出血。

3. 治疗气道内恶性肿瘤

微波治疗气道内肿瘤一是采用微波透热法,以中等剂量的微波加温至42~50 ℃。该方法在治疗肿瘤时,既可避免在40 ℃左右造成肿瘤细胞扩散,又可有效地破坏肿瘤细胞,而对正常细胞杀伤作用较小;同时肿瘤细胞含水量比正常组织高,可吸收较多的微波能量,且肿瘤细胞对热损伤较正常细胞敏感,42.5 ℃作用2 h,可杀死95%的肿瘤细胞,对正常细胞只有43%。因此微波透热法不仅能用于肿瘤组织,而且可用于正常组织和肿瘤组织相互重叠的区域。二是采用组织凝固法,用大剂量的微波加温达60 ℃以上,直接热凝和切割肿瘤组织。凝固的范围取决于微波辐射器的长度、能量输出的大小及辐射时间的长短。凝固后的组织分为3个区:辐射中心部位为坏死区,远离辐射中心处为正常区,两者之间为反应区。

五、经支气管镜激光治疗

由于 Nd:YAG 激光具有的优点,临床上支气管镜下一般采用 Nd:YAG 激光治疗气管支气管内阻塞性病变,可以通过可弯曲支气管镜治疗,也可通过硬质支气管镜治疗。对于病灶大、气道阻塞严重、治疗风险大者,首选硬质支气管镜,否则就选用可弯曲支气管镜。

【适应症】

对于支气管镜能看见由各种原因引起的气道内病变,只要是激光光导纤维能准确对位者均可考虑行经支气管镜激光治疗。主要适应症有:

1. 气管、支气管原发与转移性恶性肿瘤引起的气道狭窄,且不宜手术治疗者。
2. 气管、支气管肉芽肿性病变及瘢痕狭窄。
3. 气管、支气管良性肿瘤。
4. 破损气道内金属支架及气道内结石、气道内异物的切割取出。

【禁忌症】

包括支气管镜检查的禁忌症及气道的外压性狭窄。

【操作方法】

1. 所需器械

Nd:YAG 激光治疗所需器械有激光发射机、硬质或可弯曲支气管镜、石英光导纤维、防护眼镜、活检钳等。

2. 术前准备

术前必须通过胸部 CT 及支气管镜检查,掌握气道病变的性质、部位、程度和范围,按硬质或可弯曲支气管镜术做好术前相应的检查。

3. 操作步骤和方法

(1)同常规支气管镜检查,但必须确保充分的麻醉,精神紧张者予静脉麻醉或全麻。为提高激光治疗中的安全性,最好在激光治疗前予插入气管导管,支气管镜通过气管导管插入进行激光治疗。

(2)将病变部位的分泌物及坏死组织清理干净。动作要轻柔,避免过度吸引而导致病灶出血。局部以 2% 利多卡因充分表面麻醉,以避免治疗过程中患者咳嗽。将光导纤维经支气管镜钳道插入,前端伸出支气管镜远端约 1 cm,应用可见红光定位,对准且距离目标 4~10 mm,通过脚踏开关控制发射 Nd:YAG 激光。一般采用 20~40 W 的功率,从病变中心开始治疗,每次照射 0.5~1 秒,间隔 0.5 秒。治疗时小的病灶可以气化消失,较大病灶组织凝固坏死,坏死组织通过活检钳钳取或吸引清除,间断用生理盐水冲洗以保持视野干净,经气管插管吸氧,激光治疗时吸氧浓度小于 40%。对病灶较大者应分次照射,每次间隔 1~2 周。

【激光治疗的常见并发症及其防治】

1. 气道及相邻组织的穿孔

是激光治疗最严重的并发症,可表现为气胸、纵隔气肿、气道—食管瘘、血管破裂的致命性大出血等。发生的原因主要有:①对病灶的特点范围把握不准,对气道的结构走行及其与相邻脏器的毗邻关系了解不够。②病灶较大时未分次治疗,激光治疗的功率及角度掌握不当。③患者麻醉不充分,激光治疗中发生剧烈咳嗽。

预防穿孔的措施包括:术前对病灶处行薄层 CT 检查,并予气道三维重建,激光治疗前应在支气管镜下详细观察病灶的特点范围;充分掌握病变气道及其相邻脏器的解剖结构;麻醉充分,确保激光治疗时患者不咳嗽;严格控制激光治疗的功率,以 20~40 W 为宜。

2. 出血

激光治疗后坏死组织的脱落等原因常常会出现局部出血,但一般量少,局部使用肾上腺素等止血药后即可止血。如果激光治疗穿透气道壁并损伤周围大血管壁,就有可能引起致命性大出血。

出血的预防和处理:激光治疗前应充分了解治疗部位的解剖结构,治疗中避免损伤到气道壁;激光功率不宜太大,一般 40 W;一旦有出血就停止激光治疗,并尽快吸引清除积血,保持气道通畅,适当局部使用止血药,出血量较大时应立即患侧卧位,必要时行健侧插管及机械通气。

3. 呼吸困难

激光治疗后坏死组织脱落可引起气道阻塞,患者出现呼吸困难及低氧血症,对于有支气管哮喘或慢阻肺病史者,激光治疗中炭化组织产生的气体有可能引起哮喘发作或呼吸困难。因此,激光治疗时应及时清理坏死组织,及时吸引治疗时产生的有害气体。

六、经支气管镜球囊扩张治疗良性气道狭窄

良性气道狭窄的原因有气管、支气管结核,气管插管或切开,支气管袖状切除吻合术,外伤,复发性多软骨炎,气道淀粉样变等。良性气道狭窄的患者可以有不同程度的呼吸困难、咳嗽、喘鸣音以及反复发生的呼吸道或肺部感染。良性气道狭窄治疗方法包括病因治疗、支气管镜下热消融或冷冻治疗、经支气管镜的球囊扩张等。球囊扩张被认为是简便、快速、有效和安全的重建良性气道狭窄管道的方法。

【适应症】

1. 结核性支气管瘢痕狭窄。

2. 气道插管或切开后的损伤性瘢痕狭窄。

3. 支气管异物刺激所致的增殖性狭窄。

4. 外伤性支气管挫伤修复后狭窄。

5. 支气管袖状切除术后,吻合口狭窄。

6. 气道支架术后再狭窄。

7. 气道内肿瘤及气道淀粉样变引起的气道狭窄等。

目前尚缺乏对气道狭窄多种治疗方法比较的前瞻性及对照性研究,现临床选用球囊扩张术多根据治疗医师的临床经验综合国内外诸多报道,在选择经支气管镜球囊扩张治疗时,需要考虑以下因素。

1. 患者能够耐受支气管镜检查的程度。

2. 支气管镜操作者应熟悉球囊扩张术操作技术,且在需要时能使用其他治疗方法。

3. 狭窄部位的薄层 CT 检查,最好进行三维重建。

4. 患者应有气道狭窄的临床表现。

5. 狭窄性病变能顺应扩张治疗。

6. 操作者应充分了解病变的部位和性质。

7. 清楚狭窄远端的气道情况。

一般来说,球囊扩张术应用在发生于主支气管和叶支气管狭窄者效果最好,用于发生于段及段以下支气管的狭窄疗效次之。此外,病变的性质对疗效也有很直接的影响。一般来说,对气道瘢痕性狭窄扩张效果较好。对炎性病变、机化型炎症、气管壁的软化等,效果较差。因此,在选择这一治疗方法时,应充分考虑上述因素。

【禁忌症】

同一般纤维支气管镜检查或硬质支气管镜检查的禁忌症相同。此外,若无法探明狭窄远端的支气管情况,或扩张导管无法通过狭窄段,则不能进行球囊扩张。

【所需器材】

1. 支气管镜

行经支气管镜球囊扩张术可选用硬质支气管镜或可弯曲支气管镜,因前者操作繁琐,现临床上已很少采用。因治疗中球囊导管可选用经导丝插入方法,而非经支气管镜的活检孔道,所以对支气管镜的活检孔道要求为不小于 2.0 mm 即可。

2. 球囊导管

根据狭窄部位、程度以及范围的不同,选择适当的球囊导管行球囊扩张术,如美国 Boston Scientific 公司生产食道逐级扩张球囊(球囊直径最小 8 mm,最大 16 mm,长度为 55 mm)、CRE 食管扩张球囊导管(长 5.5 cm,直径:3 atm＝10 mm,8 atm＝12 mm,最高压力 8 atm)或 MaxForce 胆道扩张球囊导管(长 3 cm,直径 8 mm,最高压力 12 atm)等。有学者将球囊导管分为经导丝导引和不需导丝导引两类。

3. 导丝

其前端为柔软部,可避免导引丝将远端支气管或胸膜刺破。

4. 高压枪泵

用于球囊充气或充水的枪泵,可监测填充压力。

【术前准备】

1. 术前签署操作知情同意书及药品器械的准备

准备好局麻药如 2% 利多卡因、地卡因、黏膜收缩剂呋麻滴鼻液,另外准备多巴胺、肾上腺素、可拉明等升压、呼吸兴奋剂以及气管切开包、简易呼吸器等,以备急救时使用。

2. 患者一般情况及凝血状态的评价

对患者的一般状况以及心肺功能要进行评价,其前提是患者至少能够耐受支气管镜检查。出血有可能是并发症之一,所以治疗前应检查患者的凝血状态。慎重起见,应在围术期禁用任何抗凝药物。

3. 狭窄部位范围的测定

术前操作者应充分了解患者发生气道狭窄的病因和病程的长短,通过胸片及胸部 CT、气道三维重建等影像资料初评估狭窄的发生部位和范围。根据患者耐受情况,可选择支气管碘水造影,此种方法更有助于评估气道狭窄。此外,采用超细纤维支气管镜对狭窄的部位和范围进行进一步的测量,并且可了解狭窄远端的气道情况,有助于治疗操作的进行。

4. 扩张球囊的选择

根据对狭窄部位和范围的评估,选择适合大小的球囊。根据狭窄的特点选择球囊的长度和直径,再根据选择球囊的大小选择球囊导管。一般球囊的直径不超过狭窄部位气道正常状态下的直径。球囊的长度应适宜,太短无法达到扩张效果,太长又易损伤狭窄两端正常的气道黏膜。初次扩张时由于支气管壁弹性差,纤维组织坚硬,狭窄程度重,可选用较细的球囊,扩张数次后再考虑逐渐加大球囊的直径。

5. 麻醉方法的选择

对于主支气管及其以下的叶、段支气管狭窄的患者,只需使用与常规支气管镜检查相类似的局部麻醉即可。为减轻血管迷走神经反应,可给阿托品(0.4～0.8 mg)静脉使用。使用镇静剂时多数学者采用苯二氮䓬类镇静剂,由于耗时较一般的支气管镜检查要长,必要时可酌情追加镇静剂。

对于气管狭窄患者和经硬质支气管镜行球囊扩张术患者,则一般需行全身麻醉。用喉罩连接机械通气可为操作者留下尽可能大的操作空间,整个操作均需在机械通气支持下完成。

6. 术中监护与支持

术中严密监测患者的心电图、血压、呼吸和血氧饱和度。采用局部麻醉的患者需用鼻导管给氧;全麻患者需要连接麻醉机进行机械通气支持,并建立静脉通道以方便给药。术中如果出现生命体征的波动或血氧饱和度急剧下降时,应立刻暂停或中止手术操作,查明原因并予以纠正,待生命体征和血氧饱和度恢复正常后,才能继续球囊扩张的操作。

【操作步骤与方法】

1. 经导丝导入球囊法

(1)导入导引丝

经鼻或经口将支气管镜送入狭窄段气道上端,局部追加适量麻醉药后,则可经支气管镜活检孔道导入导丝($D=0.89$ mm),将导丝末端插到狭窄处远端,退出支气管镜。

(2)球囊的导入

经另一鼻孔或口腔再次插入支气管镜,直视下沿导丝导入球囊导管,球囊置入狭窄部位后应该使球囊均匀超出狭窄两端,这样可使球囊填充后整个狭窄段都被扩张。如果球囊向狭窄远端伸出很多,可能造成远端正常支气管黏膜的撕裂性损伤;如果球囊伸出不充分,则注入充填剂后容易自狭窄处滑脱。

(3)球囊扩张

在球囊送至狭窄段并准确定位后,将高压枪泵与球囊进行连接,并将充填剂充注入球囊。充填剂可以为水、气体或者稀释的显影剂(便于 X 线下透视观察)等,最常用的充填剂为水。根据所选择的球囊导管的特性,多由较小压力开始渐增压力,使压力达到3～5

atm(1 atm＝101.33 kPa)。每次球囊可保持膨胀状态1～3 min。根据扩张后狭窄部位的直径,可反复充填球囊,一次操作可反复充填3～4次。

(4)球囊退出

在球囊充填剂释放后,狭窄段气道管径若明显增大,说明球囊扩张气道成形术获得了成功,在充填剂充分释放后,即可将球囊沿导丝退出。整个退出过程动作应轻柔,以免造成球囊的损坏和声带的损伤。若球囊充填剂释放后气道直径增大不明显,可在1～2周后复行球囊扩张。术中会有一定的出血,多数系狭窄的瘢痕增生组织经扩张后引起的局部轻微撕裂所致。一般在支气管镜下对创面灌注1∶10000的冰肾上腺素生理盐水或滴注凝血酶溶液后可止血。再对各叶、段支气管腔进行清理,确认无活动性出血后,退出支气管镜。

2. 经支气管镜直接导入球囊法

只能选用大操作孔道的治疗型支气管镜。经鼻或经口将支气管镜送入狭窄段气道上端,局部追加适量麻醉药后,将事先选择好的球囊导管经活检孔插入狭窄段,球囊覆盖狭窄的两端,之后的操作同上述方法。

3. 经硬质支气管镜气管狭窄球囊扩张法

在患者全身麻醉的条件下,经口插入硬质气管镜,其远端靠近气管狭窄处,经球囊导管测量狭窄直径及长度。先吸入100%纯氧2 min后进行球囊扩张,可经一个三通阀用生理盐水充注球囊,并可经一个密闭的球囊压力表检测压力。第一次扩张1～2个大气压维持1 min,此后球囊压力逐渐增加,可使球囊扩张至3个大气压力维持1 min,扩张间隙期予机械通气。

【并发症】

主要的并发症包括胸痛、出血、气道痉挛、肺不张、气胸、纵隔气肿、纵隔炎、气管软化等。

1. 胸痛

多数患者在进行球囊扩张时会有轻微的胸骨后隐痛,但多数随着治疗的中止自然缓解,大多数患者可耐受。因瘢痕组织撕裂可导致明显胸痛。

2. 出血

扩张中会有支气管管壁的少量出血,一般可自行缓解或仅需简单处理。若球囊过度扩张导致严重气道撕裂伤时可引发大出血。

3. 气道痉挛

部分患者球囊扩张刺激后可能出现气道痉挛,发生率较低,表现为气喘,咳嗽加重。可使用氨茶碱、糖皮质激素静脉或雾化吸入处理,大部分可缓解。

4. 肺不张

部分患者球囊扩张后出现反射性的气道黏膜充血、水肿,加重气道阻塞,导致肺不张的发生,但一般数日后逐渐缓解。雾化吸入糖皮质激素能减轻黏膜水肿,可考虑再次行扩张或置入可回收支架。

5. 气胸与纵隔气肿

主要与选择的球囊过粗或过长有关,扩张过度导致支气管撕裂而形成气胸或纵隔气肿,少数情况是球囊导丝伸入过长,刺破肺及胸膜。轻度气胸或纵隔气肿一般可自行吸收,无需特殊处理。采用大小合适的球囊进行逐级扩张可避免上述并发症。

6. 纵隔炎

扩张过度时可发生支气管撕裂及纵隔感染,发生率极低。

7. 气管软化

多次反复的球囊扩张也可能导致气道软骨的断裂及破坏,导致气管软化,如果累及气道长度过长,可能发生气道塌陷。

通过选择最大直径不大于生理管径的球囊,扩张时逐渐增加球囊压力,严格控制扩张时间等措施可避免气道撕裂伤、大出血、气胸、纵隔气肿等严重并发症的发生。球囊扩张术是一项比较安全的治疗方法,至今尚无因行球囊扩张术而导致死亡的报道,但在操作过程中可因神经反射引起心跳骤停。

【治疗效果】

行球囊扩张术的患者的治疗效果分为即刻疗效和远期疗效。即刻疗效通过术后临床表现和气道在支气管镜下表现可判定。绝大多数患者在术后表现为气促指数降低,呼吸道症状和肺功能改善,支气管镜下原狭窄的气道管径明显增大,其即刻疗效国内外报道为68%~100%。远期疗效因导致气道狭窄的原因不同而有较大的差异,国内报道的成功率略高于国外同期报道有效率,总有效率为50%~80%。扩张后的支气管壁具有一定的弹性,治疗后管腔往往会有不同程度的回缩,因此,必须反复适时扩张,以维持气道开放。对于扩张次数,各家报道不一,这主要受个体差异和气道狭窄原因的影响。通常球囊扩张术对各种原因所致的瘢痕性气道狭窄的治疗效果最好,有时仅行1次扩张便可达持久效果;而对于炎性气道狭窄的效果则较差,在炎症控制前则需要反复扩张。影响球囊扩张术疗效的因素有多种,包括个体差异、病变性质、操作技术等。

(黄志俭)

第四节　支气管镜在大咯血治疗中的应用

大咯血是指1次咯血量超过100 mL或24小时内咯血量超过600 mL以上者,系呼吸系统急症之一。尽管咯血患者中大咯血所占比例不足5%,却为咯血致死的主要原因,其病死率高达7%~31%。死亡原因主要是血块阻塞气道造成窒息。在支气管镜用于临床以前多全身用药止血,针对中、小量咯血疗效明确,但大咯血多是由于支气管动脉或肺动脉破裂所致,全身用药止血疗效欠佳。随着支气管镜应用技术的提高,通过支气管镜介入治疗大咯血已可行。对于全身用药治疗无效或反复发作的大咯血，可以考虑经支气管镜介入治疗。需要强调的是大咯血时，患者恐惧心理较重，通常呼吸急促，不易配合进镜，而且进镜过程中有加重缺氧的潜在危险，所以，操作者进镜技术必须熟练。支气管镜可以直接对出血部位作出准确的判断，并可在镜下对出血的叶段甚至全侧肺进行球囊封堵等止血。具体方法见下。

一、支气管灌洗法

支气管灌洗法指用支气管镜先予吸净支气管腔内的积血，然后直接向出血部位的支气管腔内注入冰生理盐水或血管收缩剂。

【术前准备】

术前向患者说明此项操作的意义，尽可能消除患者的恐惧心理。麻醉方法同常规支气管镜检查。鼻导管处高流量吸氧状态，患者取高枕卧位或半坐位，同时滴注垂体后叶素或静脉使用止血药物。将气管套管预先置于支气管镜近操作部备用，一旦患者有窒息先兆时即予气管插管。关于大咯血应用支气管镜治疗时间的选择，有窒息先兆的患者立即抢救，而一般大咯血患者选择在咯血间歇较稳妥，大多选择在 1 次大咯血后 1～3 小时内。

【方法】

选择治疗型纤支镜，进入声门后要边进边吸引积血，到隆突处注意观察出血来自何侧。采取"先健侧后患侧，先健支后患支"的原则，即首先清理健侧支气管腔内的积血，以改善通气，然后进入患侧，先清理积血量少无活动性出血的支气管，然后对有活动性出血的支气管实施灌洗。灌洗采用以下方法。

1. 冰生理盐水：采用 4 ℃左右生理盐水 50 mL，经支气管镜活检孔直接注入出血部位的支气管，留置 1 min 左右后吸出，连续数次，直到出血停止。

2. 血管收缩剂：采用 1：20000 的肾上腺素冰生理盐水溶液 10～15 mL，经支气管镜直接注入出血部位的支气管，留置 30～60 s 后吸出，连续数次，直到出血停止。由于肾上腺素的局部血管收缩作用与冰生理盐水的缩血管作用协同作用，止血效果更好。

3. 上述药物灌洗后，局部可联合应用止血药。即先予支气管冰盐水和/或血管收缩剂灌洗，使局部出血减少后向出血部位注入凝血酶或巴特罗酶等，效果可能更好。

二、双腔球囊导管止血法

新型的双腔球囊导管在球囊充气封堵支气管腔的同时，可以通过导管腔注入血管收缩剂和凝血药。球囊导管由顶端的球囊、导管和末端的操作部三部分组成。导管前端球囊充气后直径为 0.6～2.2 cm,近端有 2 个开口,1 个带阀门并通向球囊,1 个不带阀门通向导管前端,用于气道内抽吸、冲洗或注药。

【操作方法】

先检查球囊是否破裂(看外观及球囊内注入气体或生理盐水测试),阀门开闭是否严密,导管和球囊涂利多卡因凝胶备用。在局麻或全麻下,采用治疗型可弯曲支气管镜(活检钳道直径大于或等于 2.6 mm)。插入气道后要首先清除气道内的积血或血凝块,然后对出血部位的支气管用冰生理盐水或 1∶20000 的肾上腺素冰生理盐水反复灌洗,待出血速度减慢后将球囊导管通过支气管镜的活检钳道插到出血部位相应的主支气管或叶、段、亚段支气管,退出支气管镜。再将支气管镜经另一鼻腔插入,在支气管镜直视下确认球囊位于出血处的近端支气管腔内后,往球囊内注入气体或生理盐水,使其膨胀将支气管腔完全阻塞。这样既可达到止血的目的,又可避免血液流入其他支气管内。

球囊充气或注水后内压不宜超过 30 mmHg,在这期间可以通过导管向出血的支气管腔内注入肾上腺素冰生理盐水或凝血酶,以促进局部止血。球囊保留充气或注水状态 24～48 小时,然后松解球囊观察几小时,如无再出血既可拔管。也可通过硬质支气管镜行双腔球囊导管止血,具体方法与可弯曲支气管镜类似。

【注意事项】

置管前应充分镇咳,术后患者应静卧,适当镇咳,进食宜取坐位,小口进食,避免吃多纤维食物,防止食物缠绕咽喉部导管。球囊内注入盐水比空气更为容易控制球囊大小,宜首先采用。球囊充气或注水后压力不宜太低或太高,一般在 20 mmHg 左右。压力太高容易导致支气管黏膜的缺血性损伤,太低则会影响球囊的固定,球囊容易移位。球囊填塞时间原则上不超过 48 小时,如 48 小时后仍有活动性出血,应考虑支气管动脉栓塞或手术治疗。

三、双腔导管插管

大咯血患者的最大危险是血液或血块阻塞气道导致窒息死亡。因此,当大咯血的量很大随时有窒息的可能时,可插入双腔气管导管,避免因窒息导致死亡。

操作步骤:首先用直接喉镜将双腔导管插入气管,支气管镜引导双腔导管的支气管导管插入到左主支气管远端,再通过支气管镜调整双腔导管的位置,最后将支气管导管及气管导管外的气囊充气。气囊充气后能有效阻止患侧肺的血液流入健侧肺,从而保护健侧肺的正常通气,避免窒息的发生。

此方法存在一些缺点:①插管技术难度较大;②双腔导管的管腔直径较小,影响血液的吸出,管腔易被血凝块堵塞;③管腔狭小也影响了健侧肺的通气。

四、单腔导管插管

单腔导管插管由于管腔较大,能保证健侧肺的通气不受影响。

操作步骤:①先将足够长度的大内径气管导管套入到可弯曲支气管镜的近端,然后将支气管镜插入气管,以支气管镜为引导,将气管导管送入到气管腔内。②用支气管镜清除气管及两肺支气管腔内的积血,观察出血部位。必要时可配合使用冰生理盐水或肾上腺素冰生理盐水灌洗。③如果出血来自右侧,就将单腔导管进一步送入左主支气管,气囊充气后就能保护左肺免受右肺血液的淹溺,保证左肺的正常通气;如果出血来自左侧肺,则通过气管导管插入球囊导管到左主支气管,然后球囊导管充气后填塞左主支气管,这样既能保证右肺的通气,又可避免插管到右主支气管可能导致右上叶开口闭塞的并发症。

(罗 琴)

第五节　支气管镜在气管支气管异物诊断及治疗中的应用

气管支气管异物常见于儿童,占儿童意外伤害的第三位,尤其以 5 岁以下多见。老年人由于咽喉反射迟钝,气道灵敏度差,气道异物发生率也增高。气管支气管异物临床表现差异性较大,患者可无临床症状,或为咳嗽、咳痰、咯血等非特异表现,严重者可出现胸痛、气促,甚至有窒息、死亡的危险。

【气道异物的临床表现】

1. 病史

部分患者可提供进食呛咳等异物吸入病史,部分患者无法提供明确病史,幼儿可能出现表达不清,家长可提供发病前是否有进食或口含异物并大笑、哭闹等易发因素。

2. 症状

差别大,异物的大小、形态、性状、嵌顿部位均可能影响患者症状。较大异物阻塞大气道可能出现明显的呼吸困难,甚至窒息,较小的异物常进入支气管分支,症状较轻微。支气管异物可导致局部支气管阻塞,时间较长可伴有肉芽组织生长,合并阻塞性肺炎、肺不张,出现发热、咳嗽、咳痰、咯血等症状,容易与肺炎、肺脓肿、肺肿瘤混淆。

3. 体征

与异物的大小、位置有关,部分可无异常体征。异物明显阻塞大气道管腔可出现干啰音,合并阻塞性肺炎可出现肺叩诊浊音,呼吸音减弱,可闻及水泡音,如出现大面积肺不张可出现纵隔移位表现。

4. 影像学表现

与异物的性质有关,如骨性、金属异物等不可透 X 光异物,影像学检查可清楚显示,如植物性异物等可透 X 光的异物则无法清楚显示,但能显示低密度病变或阻塞性肺炎、肺不张等间接影像征象。由于异物常为动物骨头或植物果实,体积小,X 线胸片和胸部 CT 常仅表现为局部异物阻塞的相关表现,类似于支气管炎、肺炎、肺不张、肺癌等,而较少提示异物直接征象,故常漏诊。

5. 支气管镜检查

为诊断气道异物的最直接、最有力诊断依据,可清楚地观察到气道异物的大小、形态、性状、位置,并为治疗方案的制定提供有力依据,但部分支气管异物由于时间长,新生肉芽及坏死物覆盖异物表面,使得气道异物无法直接观察到,造成误诊。对于以下情况应做支气管镜检查:虽无异物吸入史,但长期原因不明的咳嗽、咳脓痰,肺部炎症吸收不良者;X 线胸片有肺不张、阻塞性肺炎吸收缓慢或不吸收者;对于支气管镜检时发现酷似新生物的肉芽肿病变,活检或刷检又未能证明有肿瘤存在者。

【经支气管镜取异物】

如有怀疑气管支气管异物,应尽早行支气管镜检查予确诊,并及早进行治疗,取出异物,以减少发生窒息的危险,并最大限度降低病死、病残率。

通过支气管镜取异物为目前最方便、有效、应用最广泛的治疗方法。有 90% 的气道异物可通过支气管镜取出。支气管镜下可观察到气道内异物的大小、形态、性状、质地、位置以及周围气道黏膜肉芽增生情况、异物是否固定等,为气道异物的取出方案提供依据。

1. 器械

分为硬质支气管镜和可弯曲支气管镜,由于硬质支气管镜手术需要全麻,操作较复杂,患者顺从性较差,目前较少使用。目前主要用可弯曲支气管镜,包括电子支气管镜和纤维支气管镜。

2. 辅助工具

(1)异物钳:确诊气道异物后,尽量通过支气管镜将异物取出,异物钳可直接钳取出异物,是治疗气道异物最重要的工具之一。根据异物钳的性状,可分很多种,包括:①鼠齿形钳,针对扁平异物;②鳄鱼口形钳:针对较大或光滑异物;③橡胶头钳,钳取光滑、尖锐的异物等。目前可用于支气管镜的异物钳品种繁多,功能不一,必须经过支气管镜检查明确异物性状后,选取合适的异物钳,才能保证手术成功。

(2)金属套扎圈:若气道异物较大,形态不规整,异物钳无法钳取,可改用金属套扎圈套住异物,将异物拉出。

(3)冷冻探头:若气道异物表面光滑,异物钳无法夹紧,可改用冷冻探头将异物表面与冷冻探头之间的黏液冷冻结冰,使异物与探头紧密连接,随后将异物拉出。在异物光滑不易钳夹时,冷冻探头效果显著。

(4)电刀或氩气刀:部分气道异物由于时间长,表面被肉芽组织粘连、覆盖,无法直接取出,须经过电刀、氩气刀清除周围肉芽组织后方能顺利取出。

3. 操作步骤及注意事项

(1)术前常规局部麻醉,麻醉充分是取异物成功的前提,如患者未能配合,必要时可行全麻。

(2)术前应行 CT 等影像学检查,了解异物的位置以及与周围脏器的毗邻关系,注意避免损伤周围支气管、血管。

(3)若时间长则异物周围炎性肉芽组织形成,覆盖异物表面,未能直接见到异物。用活检钳试探时碰到硬质物质常可提示异物存在。

(4)准备各种型号的异物钳,以便选择最合适工具。

(5)用异物钳将异物钳住,连同支气管镜一起退至声门下时,应注意防止异物过声门时脱落,嘱患者配合深吸气扩大声门,以便异物取出。如异物表面光滑或太大,可用冷冻探头、套扎圈等帮助取出。

(6)异物取出后立即再行支气管镜检查,观察有无异物残留,支气管腔是否通畅,支气管黏膜有无损伤、出血。

(7)如遇气道异物表面肉芽组织生长较多,应该先小心清除异物表面及周围肉芽组织,直到异物松动后取出异物,不可在此之前强行拉出异物,否则容易造成支气管黏膜损伤及出血。

(8)由于支气管镜下取异物有一定危险性,要求操作者熟练掌握支气管镜操作技巧,了解各种异物钳的特性,操作过程细心轻柔,才能保证手术圆满成功。

4. 并发症

(1)支气管黏膜损伤、出血:患者气道异物取出容易对支气管黏膜造成损伤,导致出血。手术过程应该注意手法轻柔、娴熟,避免生拉硬拽异物,必要时局部喷洒止血药。

(2)异物移位:异物被推送至支气管更远端,无法取出。

(3)异物掉落于声门下气管或其他部位的支气管腔内。

(4)术后喉头水肿,导致窒息。

(黄志俭　张琼英)

第六节　支气管镜在重症肺部感染病原学诊断中的应用

重症肺部感染死亡率高,其治疗成功的关键取决于正确的病原学诊断以及合理选用抗感染药物。人体的上呼吸道有大量细菌定植,这些细菌可成为下呼吸道感染病原菌的来源,同时,几乎所有能引起肺部感染的致病菌均可能在口咽部寄生。因此,虽然用咳出的痰标本做病原学检查简单方便,但难免受到上呼吸道常居菌的污染,准确性差。近年来重症肺部感染的病原谱有较大变化,给临床经验性用药带来极大困难,准确的病原学诊断显得尤其重要。随着支气管镜应用的普及,多种经支气管镜防污染采样技术已广泛应用于重症肺部感染的病原学诊断中。

【经支气管镜防污染采样毛刷在重症肺部感染病原学诊断中的应用】

防污染采样毛刷(protected specimen brush,PSB)已被广泛应用于临床,目前主要应用于重症肺部感染的采样,尤其是呼吸机相关性肺炎或免疫受损患者的肺部感染的病原学诊断。

1. 适应症和禁忌症

适应症包括所有病原学未明的重症肺部感染患者,禁忌症包括因心肺功能差等原因不适宜支气管镜检查的患者。

2. 所需器材

可弯曲支气管镜(钳道内径大于或等于 2 mm);单套管或双套管保护刷;保护刷需要重复使用时,用分子量在 1500~2000 的聚乙二醇制作保护塞。

3. 术前准备

患者准备同支气管镜检查。患者有低氧血症时应先予高浓度吸氧,使氧饱和度在 90% 以上。如患者在机械通气中,应在操作前 15 分钟及操作过程中将吸入氧浓度提高到 100%。

4. 操作的具体步骤

(1)支气管镜插入到气管中下段,沿活检钳道插入 PSB,支气管镜连同 PSB 进入病变的肺叶或肺段支气管开口上方。

(2)先将 PSB 伸出支气管镜末端 2~3 cm,随后推出内套管,顶掉 PSB 末端的保护塞,内套管伸出外套管末端 1~2 cm 后再推出毛刷采集标本。对于单套管 PSB,于 PSB 伸出支气管镜末端后直接推出毛刷采集标本。

(3)依次缩回毛刷、内套管,将整个 PSB 从支气管镜活检钳道中撤出。顶出的保护塞可经活检孔吸出或自行咳出。

(4)用 75% 酒精擦拭采样后的 PSB 的末端,然后用无菌剪刀剪掉毛刷前面的部分套管,伸出毛刷,将毛刷头剪断置于 1 mL 无菌生理盐水中充分震荡,使毛刷中的标本脱落。若要重复使用毛刷,也可不剪毛刷直接将毛刷头伸入试管中震荡。

(5)将标本均化后再将原液连续做 100 倍的倍比稀释 2 次,分别取 0.1 mL 原液及稀释液接种,做定量培养。

5. 注意事项

(1)支气管镜插入后在取材前不要通过活检钳道追加麻醉药,以免将钳道内的污染菌带至采样区域,增加污染的机会。

(2)采样前尽量不做吸引,以免加重支气管镜钳道的污染。

(3)因抗生素会影响细菌的检出率,采样前 48 小时尽量不用抗生素。

【保护性支气管肺泡灌洗在重症肺部感染病原学诊断中的应用】

支气管肺泡灌洗(bronchoalveolar lavage,BAL)技术由于灌洗液可直达远端的肺实质,所以能采集到 PSB 不能达到的肺实质病灶的标本。保护性支气管肺泡灌洗(protected bronchoalveolar lavage,PBAL)能有效避免上呼吸道常居菌的污染,在重症肺部感染的病原诊断中具有较大的价值。

1. 适应症和禁忌症

同经支气管镜防污染采样毛刷。

2. 所需器材

(1)可弯曲支气管镜(钳道内径大于或等于 2.6 mm)。

(2)远端带气囊的保护性导管(protected transbronchoscopic balloon-tipped catheter,PBT),有两个管腔,一个大腔直径约 1 mm,用于注入和回收灌洗液,其远端开口由聚乙二醇封闭;另一小腔通向远端的气囊,该气囊长 12 mm,注入 1.5~2.0 mL 气体后外径可增至 10~12 mm,能够严密地封闭段、亚段支气管。

(3)无菌带刻度灌洗液收集瓶。

3. 术前准备

同防污染采样毛刷。

4. 操作的具体步骤

(1)按支气管镜检查常规进行操作。

(2)支气管镜到达采样区支气管上方后插入 PBT,伸入拟采样的亚段。

(3)用注射器向气囊内注入 1.5~2.0 mL 气体,使气囊充盈封住该段或亚段支气管腔。

(4)通过导管的大腔注入 2 mL 无菌生理盐水,冲掉其远端的聚乙二醇塞。

(5)用 5 份 30 mL 的无菌加温生理盐水进行灌洗。

(6)丢弃第 1 份回收液,分装其余回收液用于需氧菌、厌氧菌定量培养及 Gram 染色、Giemsa 染色等检查。

5. 注意事项

(1)支气管镜插入后在取材前尽量不通过活检钳道追加麻醉药,以免将上方气道或钳道内的污染菌带至采样区域,增加污染的机会。

(2)采样前尽量不做吸引,以免加重支气管镜钳道的污染。必要时可在活检孔道开口加塞,保护钳道不被污染。

(3)操作前根据胸部影像学所见及体征,确定拟采样的部位。如果同时要做 PSB 采样,应先行 PSB,再做 PBAL。

(4)给气囊注入气体时,注意缓慢注入,当气囊充盈封住拟采样的段或亚段支气管后轻轻提拉导管,以确定封闭牢固。

(5)对机械通气患者进行该检查时,由于支气管镜操作会使潮气量减少,故操作前 15 分钟应将吸氧浓度提高到 100%,若支气管镜操作时氧饱和度不能提高到 90% 以上,应停止检查。

(黄志俭)

第二章　重症监护病房人工气道的建立与管理

第一节　咽部气道的建立

当气道内有分泌物、异物堵塞或有呼吸窘迫,出现窒息症状以及怀疑有大气道阻塞时,可以先行手法气道处理。

一、手法通气

(一)头部后仰

置患者于仰卧体位,用枕头垫高双肩,医师位于患者的头侧,将一只手放在患者颈部后将头向上托,另一只手将前额向下压,使头部向后仰,将口张开,患者的头颈胸在同一轴线上,保持气道通畅。

(二)正压呼吸

头部后仰,实施间歇正压人工呼吸。可通过口对口、口对鼻或口对辅助器械,每5秒钟左右慢慢吹张肺部,每次应使患者的胸廓抬起,用力不必过大,防止气体进入胃肠道。

(三)三步法

将头后仰—张口—托下颌称为开放气道三步法。

(四)强迫开口

对牙关完全松弛的患者,可将拇指直接进入口咽部抬起舌根,余手指抓住下颌骨向上提起,使口张开。牙关中度松弛的患者,将两手食指从口角进入口腔并顶住下牙齿,两手拇指与食指交叉顶住上牙齿,交叉用力,打开口腔。

二、口咽和鼻咽通气

(一)口咽通气

将口咽管插入患者的口腔,目的是保持呼吸道通畅,利于口腔、咽喉部分泌物的清除,对于癫痫患者,还有保护患者避免舌齿损伤的作用。

(二)鼻咽通气

鼻咽管亦为塑料或橡胶制成,比口咽管长而柔软。使用时管的外部应涂润滑剂或麻醉液,选择一侧通畅、宽大鼻腔插入,一直达到咽喉部,确保气流通畅。导管不宜过深,否则会造成喉痉挛或进入食管。鼻咽管的插入技术要求较高,易造成鼻黏膜损伤出血,但插入后患者耐受较好,更适用于浅昏迷的患者。

(张 荣)

第二节 气管插管的常用方法

一、经口明视气管插管

经口插管的关键技术在于熟练应用喉镜,在暴露良好的同时,提供宽大的空间让导管得以插入声门,其标准步骤如下:

1. 患者宜取平卧、枕部垫高、头部后仰的体位,这个位置能使口腔、喉部及气管基本在一条直线上。

2. 气管插管时操作者位于患者头顶,左手握喉镜,镜片沿患者的右口角进入口腔,将舌推向左侧,镜片前端接近悬雍垂后可用右手将下颌顶起,即可见到会厌。此时如果所用的是弯形检视板,应尽其头端沿舌根进一步前伸到会厌基底部的会厌谷内,然后依靠左臂用力向下颌骨及舌根方向提起喉镜,前后略调整镜片位置,即可上抬会厌体,暴露其后的声带、声门。如果用直形板喉镜,在见到会厌后,应设法将其前端直接伸入到会厌下而将其挑起,显露声门。

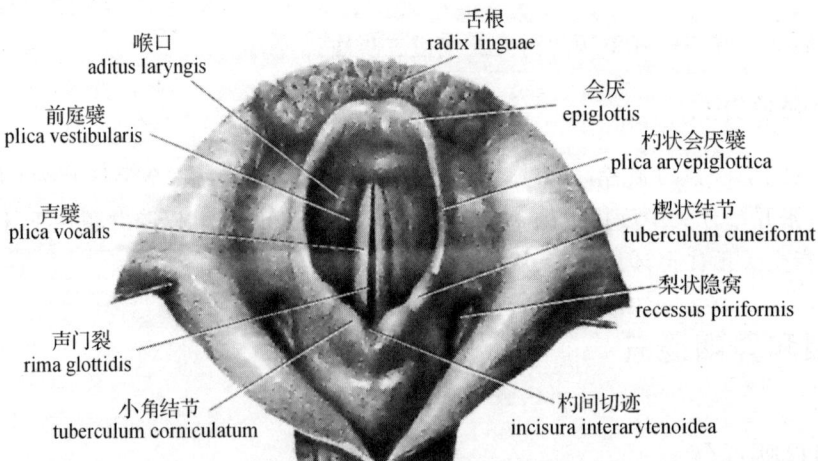

图 6-2-1　喉部直视形态

3. 然后,右手持导管快速、准确地插入声门。如果导管的弯度不甚理想或声门显露不佳,可利用导管内插入的导向金属条改变导管弯度,以使导管头端能够接近并进入声门。通常,导管进入声门后,应继续将其送入 5 cm 左右。如从口腔外面估计,气管导管从门齿伸入的平均深度在成人约为 23 cm。气管导管进入到所需深度后,可以用右手固定导管,而以左手撤出喉镜,然后用注射器将导管气囊充气。

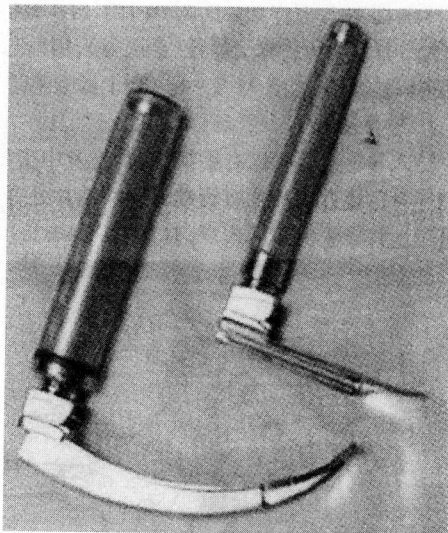

图 6-2-2　喉镜

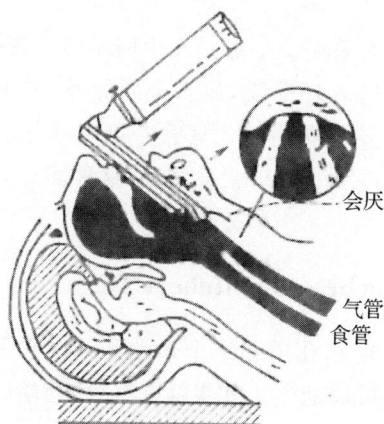

图 6-2-3　直形喉镜显露声门

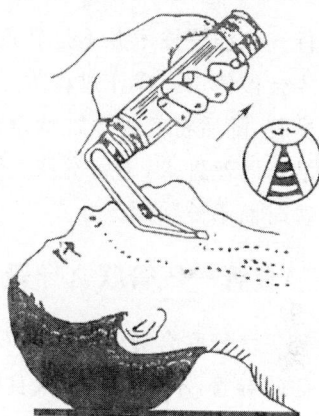

会厌

气管
食管

图 6-2-4　直弯形喉镜显露声门

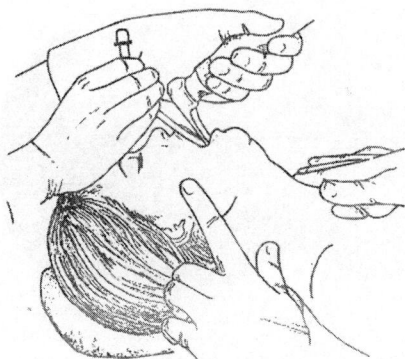

图 6-2-5　喉镜与气管导管的持握

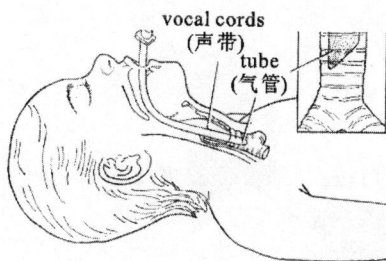

vocal cords
(声带)
tube
(气管)

图 6-2-6　气管导管的位置

二、其他插管方法

(一)盲探经鼻插管

这种插管方法应用于有自主呼吸的患者,以患者的呼吸声作为导管接近声门的引导。常用方法是当导管尖端通过鼻孔以后,插管者便缓缓推进导管,用耳靠近导管口,倾听呼吸气流声,根据气流的大小来判断导管前端的方向及位置,一手持导管调整导管的进出及左右旋转,另一手托住患者的枕部调整头位。导管尖端偏向一侧时可感到阻力,并能从颈部看到该侧皮下隆起,可稍退导管。如果尖端偏向右侧,应在导管鼻端逆时针方向旋转导管尖端向左侧移动,或把头颈略向右侧弯;如果导管尖端置入会厌上间隙,导管受阻,能从颈正中甲状软骨上方看到皮下隆起,可退导管少许,让头略前屈再进导管;如果导管进入食管,则呼吸音消失,可后退导管,让头后仰些,再送导管。

(二)逆行气管插管

逆行气管插管技术并不是新近发明,但很少被人采用。一般是在声门不能显露时,这种技术才会被使用。操作过程为:局麻后用穿刺针进入环甲膜,放入金属导丝,向上直到口腔或鼻腔,随后将气管导管从口腔或鼻腔沿金属导丝向下插入气管。可用气管镜代替引导管沿金属丝进入,金属丝从气管镜的吸引孔道进入。对于紧急情况,这种插管方法可能因太费时而不被采用。

(三)食管—气管联合导管(esophageal-trachea combitube,ETC)

食管—气管联合导管是一个双腔导管,有一个近端孔道和一个远端开口。它是一种用于盲插的导管,不管它被插入食管还是气管内都可以通气。如果插入气管,远端的气囊

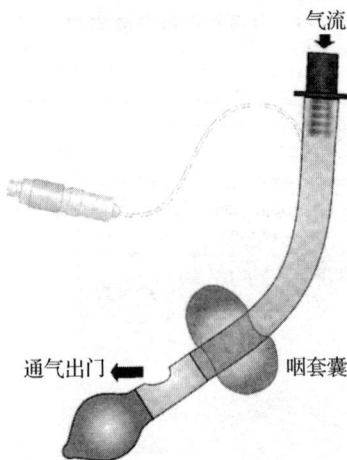

图 6-2-7　食管—气管联合导管

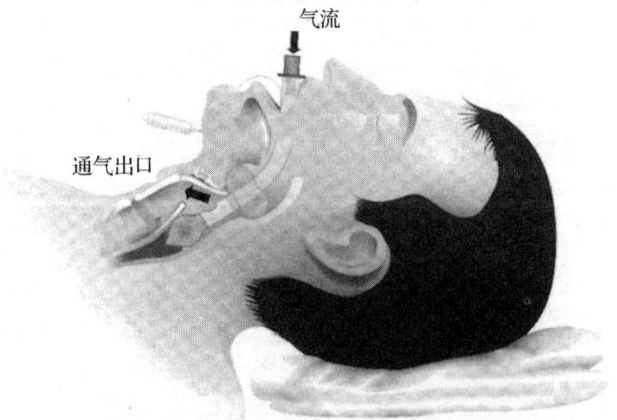

图 6-2-8　导管放置的位置

充气,患者可以通过远端的开口通气;如果插入食管,则将两个气囊都充气,患者可以通过旁边的侧孔通气。此种导管可防止误吸,保证足够的通气,并可进行机械通气,所以对于紧急情况下不能用常规方法插管通气和有误吸的患者十分有用。

(四)弹性树胶探条

弹性树胶探条作为插管困难情况的辅助导管已在国外使用多年。将气管导管套在探条外部,这种探条通常具有弹性,前端可弯曲成一定角度,当会厌显露后,将探条插入会厌的后部,于两声带之间,随后将气管导管沿探条插入气管内。用弹性树胶探条引导气管插管所需要的时间要比通常插管时间长些,对于有经验的操作者可以一次成功。

(五)发光探条

使用顶端有一发光灯泡的探条,将气管导管套在发光探条外部,由鼻腔或口腔进入,当探条和套在外部的气管导管通过喉部时,在甲状软骨表面的皮肤上会出现特征性的光亮,如果导管在食管内就不会出现这种现象。用这种探条经鼻插管要比盲插法快许多,也不需要吸气位,比用喉镜插管的并发症少,对于插管困难的患者也适合。发光探条也可用于通过寻找气处的亮光来确定气管导管的位置。

(六)喉罩(laryngeal mask airway)

一些不能接受插管的患者,可用喉罩保持气道通气。这种椭圆形喉罩的大小有六种尺寸,也是一种盲插管。在患者处于吸气位时,喉罩由口腔进入气道至食管水平,将喉罩边缘充气,封住喉的开口处,患者可以通过喉罩内附着管的孔道通气。操作喉罩比较简单,可以被快速放入。喉罩可能提供正压通气,因此当患者需紧急人工气道时可以使用。但是如果喉罩放置位置不正确或封口不严,患者会出现通气不足或发生误吸。喉罩一般仅能使用数小时,需尽早用能长期使用的导管取代。

(七)双腔气管导管

双腔气管导管已应用在危重患者,其目的是保护健侧肺免受来自患侧肺内血和脓性分泌物的污染,并可进行独立的通气。双腔导管比单腔导管更难插入和保持。一种称为Phycom univent 的新型导管结合了单腔和双腔管的优点,这种导管的放置方法与单腔管相同,可以用气管镜直接将支气管堵塞气囊放到需要堵塞的主干气道内,通过支气管气囊充气达到肺隔离通气的目的,这种管也可以作为单腔管使用。

①

②

③

④

⑤

⑥

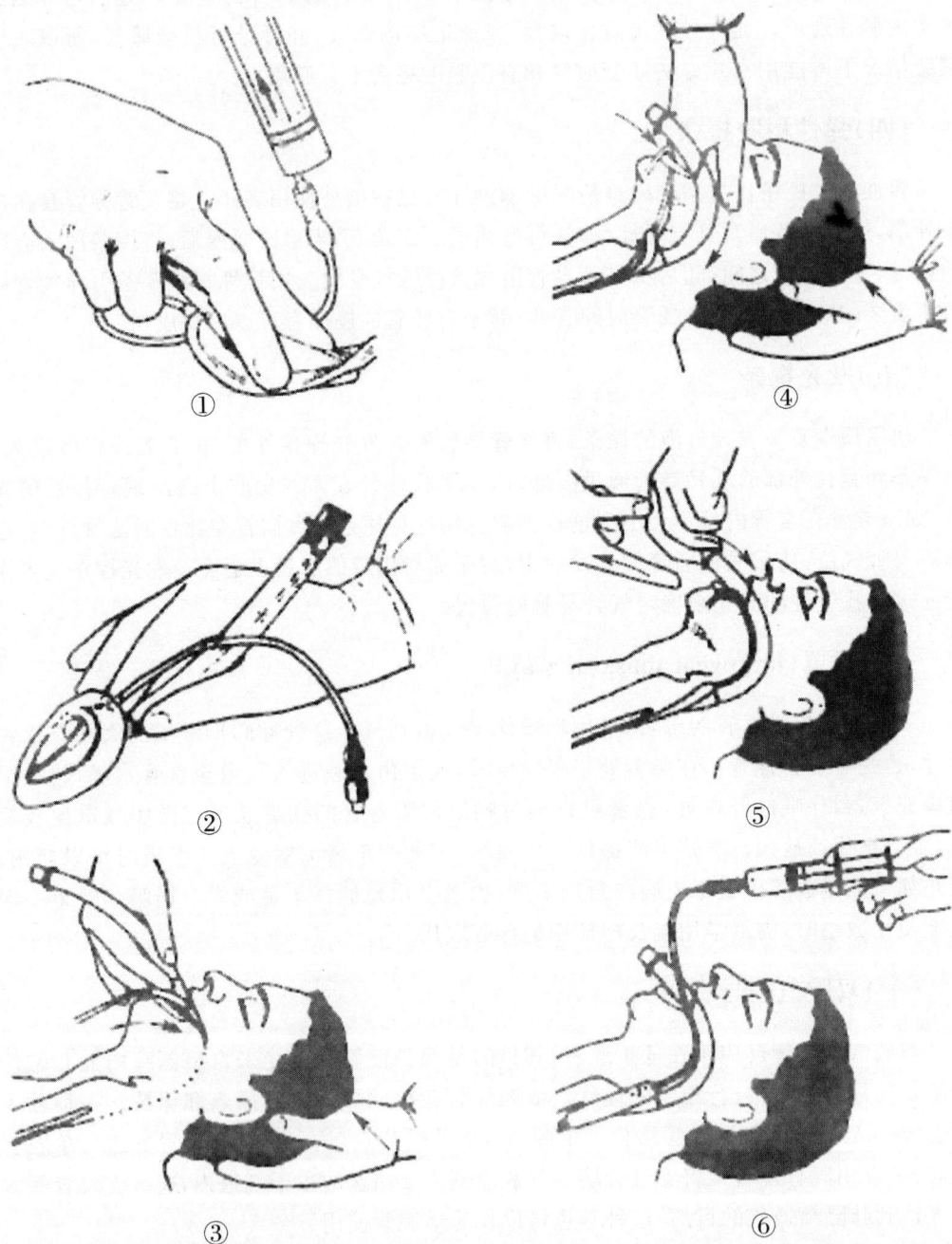

①排出通气罩内空气,左手食指和中指撑开患者上颌和下颌,使患者口张开;②右手持笔样握住喉罩的通气管;③通气罩开口面向前,于上切牙内面将其置入口腔;④食指辅助喉罩沿硬、软腭向后顺序进入(如果患者咬管,就将 20 mL 注射器垫于上下第一前磨牙之间);⑤直到感觉有阻力为止;⑥将通气罩充气,妥善固定

图 6-2-9　喉罩使用方法流程图

(张　荣)

第三节　非常规插管的通气方法

一、经皮扩张气管造口术

适用于需长期留置人工气道、机械通气或清除分泌物的危重患者。气道导管是插在环状软骨和第一气管软骨之间或第一和第二气管软骨之间。皮肤横切一 15 mm 左右的小口,用带鞘的穿刺针经气管的前壁插入气管腔内,然后放入导丝,沿导丝用扩张器和专用钳子扩张气管,将标准的气管造口导管沿导丝放入气管内,这一过程如果由熟练的操作者来完成,只需几分钟。

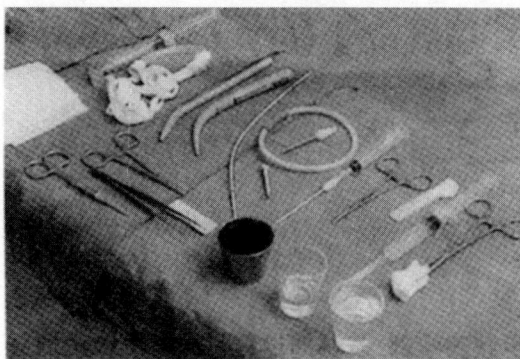

图 6-2-10　物品准备

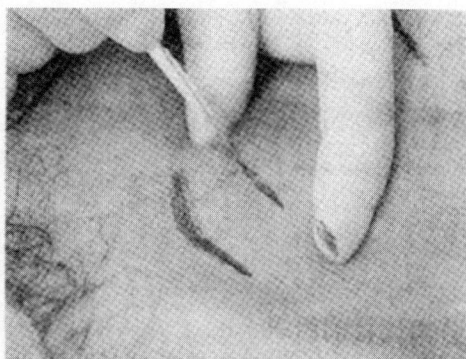

图 6-2-11　在穿刺点切一个 1.5～2.0 cm 的横切口

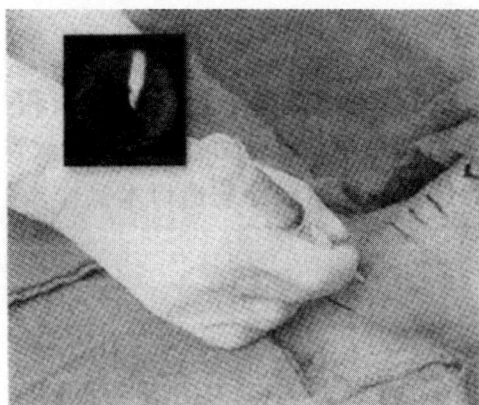

图 6-2-12　空针抽半管生理盐水,接穿刺针气道,回抽有气泡

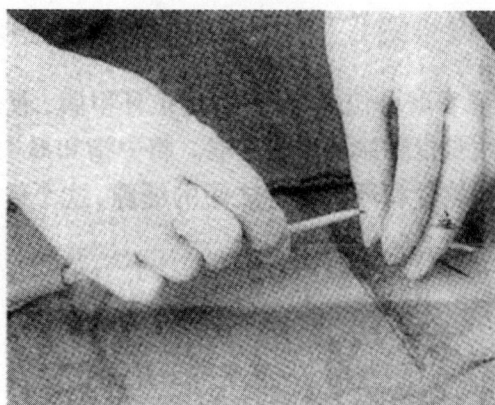

图 6-2-13　送入导丝,沿导丝送入扩张器

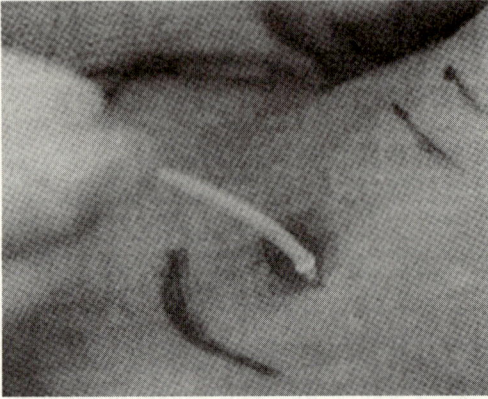

图 6-2-14　测量放置导管深度

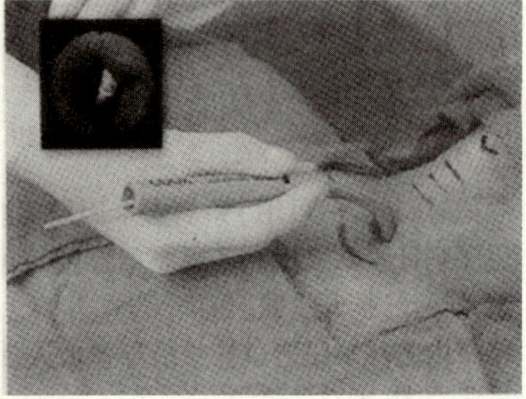

图 6-2-15　沿导丝放入气管，拔出内芯和导丝

二、环甲膜穿刺造口术

是一种用于不能进行紧急气管插管的患者建立人工气道的基本方法。此方法速度快，操作简便，优于紧急的气管切开术。

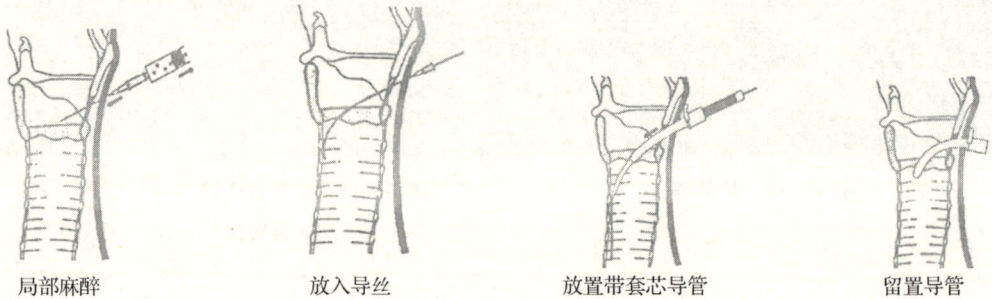

| 局部麻醉 | 放入导丝 | 放置带套芯导管 | 留置导管 |

图 6-2-16　环甲膜穿刺造口术操作步骤

三、小型气道造口术

是提供治疗和预防由痰堵引起肺部并发症的一种有效方法。对于那些分泌物清除困难的患者，可以通过留置在气管插管内的一个直径为 4 mm 的小管抽取分泌物，取代了经口或经鼻进行气管内吸痰。

（张　荣）

第四节　困难气管插管的新方法

一、插管型喉罩

气管插管型喉罩通气道(intubating laryngeal mask airway,ILMA)是一种为引导盲探气管插管而特殊设计的新型喉罩通气道,近年来作为一种新型呼吸道急救用具用于临床。采用 ILMA 进行气管插管无须直接提起会厌和显露声门,不仅具有标准型 LMA 易于维持肺通气的优点,而且更具有引导气管插管性能。

【插管特性】

1. 插管型喉罩是在经典喉罩基础上改进而成的,具有更好的插管特性。硬的不锈钢气道导管插管时起引导、固定作用。

2. 气道内径 15 mm 接口能引导内径 8 mm 带气囊气管导管。

3. 解剖曲线的弧度:在正中位时,气管导管与喉前庭成一直线。

4. 引导手柄:供操纵和方便 ILMA 插入。插管、拔管起固定作用。

5.30°前倾角(不锈钢管近端):利于通过减小的齿间隙。

6.V 形气管导管斜坡:使气管导管居中,可引导气管导管前端。

7. 会厌提升板:相当于会厌斜坡,防止会厌阻塞气道。在插入气管导管时,提升会厌。

8. 特制的气管导管:直软带金属的螺纹导管,顶端近似勺状弧形的斜端,有利于通过声门裂及避免气道损伤。

【操作步骤】

1. 喉罩置入前准备　充气查漏,抽空气囊,喉罩及气管导管外涂润滑剂。

2. 患者体位　头颈正中自然位置,左手托头部稍后仰。

3. 置入喉罩　右手执笔式握住 ILMA 手柄,将喉罩背尖部于前牙齿的后部,抵住硬腭,沿软腭直推至咽后壁至前端受阻为止。向喉罩注气 20～25 mL。

4. 判断喉罩位置　颈部对称性稍隆起,加压通气无阻力,胸廓起伏,胸部听诊呼吸音清晰,无异常气流从口内发出。

5. 插入气管导管　左手握住 ILMA 手柄,右手持特制的气管导管插入 ILMA 的通气导管内,当气管导管出喉罩进入气管时有一轻度的脱空感。将气管导管套囊充气后,加压呼吸,听诊两肺呼吸音清晰。插管成功后,抽空喉罩气囊,左手握 ILMA 手柄,慢慢外退的同时右手持专用顶管棒顶住气管导管,拔出喉罩。再次判断和固定气管导管。

【注意事项】

1. 在特殊体位下行 ILMA 引导插管,置喉罩时,注意调整患者头颈的位置,保持喉罩在口腔正中位置入,能提高喉罩一次到位。

2. 喉罩插入深度不够,置喉罩时未能抵住硬腭,沿软腭推至咽后壁置入,喉罩的前端抵住声门裂前部或两侧,并出现置入受阻的假象,加压通气阻力很大,经调整喉罩位置,插管成功。

3. 喉罩置入过深,在成人使用 3 号喉罩时,由于喉罩过小,当插入气管导管时容易滑入食管。喉罩置入过深,当喉罩通气时见部分气体进入胃内,可适当将喉罩往外拔出及适当增加喉罩的充气量。

【优点】

1. 无需暴露喉部,ILMA 和声门更近似地在一直线上,降低了插管的难度。

2. 引导 TT 时能持续通气,减少低氧血症发生率,气道更安全。

3. 正中位时,无需颈椎移动即可置入,适用于颈椎病变的病人。

4. 引导 TT 时可盲插,不要求有额外的设备(也可用纤支镜引导),放置时不受大量分泌物、血液影响。

5. 不必在病人头部上方操作;粗短的气道可减少呼吸做功,能置入更粗内径的 TT。

6. 引导把手可调整最佳气道,需要时,也可加压于声门周围组织,暂时得到一个高的密闭压。

【缺点】

1. 对于大多数头部、颈部、耳鼻咽喉科、牙科手术来说,ILMA 占用太多空间,不适合单独使用。

2. 当头部、颈部移动时,可能不能密闭喉口;张口小于 20 mm 时,不能使用。

3. 理论上,硬管易损伤牙齿,发生咽痛,用厚纱条衬垫可减少牙齿损伤,固定 ILMA。

二、可视气管插管管芯

可视管芯(stylet optical system,SOS)的设计集合了发光管芯与视频设备的优点,插管过程中可以通过发光点的位置来判断气管导管前端位置,同时又可以通过目镜准确发现声门,所以在减轻刺激的同时又具有较高的成功率。Discopo 可视管芯是一种新的便携式、价格低廉的可视气管插管设备。

【操作步骤】

1. 操作者位于患者头侧,左手拇指抓扣患者下切牙并向上提以扩大咽腔间隙,右手持 Discopo 可视管芯,经舌正中线进入口腔,保持镜体与患者的纵轴平行,顺着口咽曲线向下置入。

2. 于显示器上看见会厌后,继续向下越过会厌,同时稍向上提 Discopo 可视管芯镜体,观察到声门后,镜体继续向前越过声门并看到气管环,在明视下,左手将气管导管推送至气管内。

3. 看到导管进入气管后顺口咽曲线退出镜体。

【注意事项】

1. 在气管插管过程中,沿着镜体将气管导管推送入气管内时,有时会有较大阻力。因此,使用前以石蜡油对镜体和气管导管进行充分润滑是非常必要的。

2. 麻醉前应给予足量的抗胆碱药,插管前应使用普通吸痰管吸净分泌物,必要时在插管时进行吸引。

3. 困难气道患者解剖结构大多有一定异常,部分患者声门较高,因此,在对镜体塑形时,要充分考虑患者的解剖特点。一般需要将镜体头端与镜体本身角度设置为 60°～80° 为宜。

4. 与其他可视插管系统相似,Discopo 可视管芯系统需要清晰的视野,因此,气管插管过程中,需要采取各种方法尽可能地增加咽腔内空间,如托起下颌,将舌体拉出口外等。必要时需要使用喉镜辅助增加咽腔面积,增加气管插管成功率。

5. 和其他可视系统一样,一个从未有过此类操作经验的麻醉医师初次操作时仍显困难,因此,对于首次使用者,需要在模型以及非困难气道患者中进行 30～50 次的培训。但有过类似纤支镜或可视喉镜操作经验的医师掌握 Discopo 系统插管技巧可能更为迅速。

(张　荣)

第五节　经皮扩张气管切开

保持呼吸道通畅是抢救急危重患者的首要任务和重要手段。传统开放性气管切开术多在手术室进行,需较大的皮肤切口,分离颈前组织,切开气管前壁,并发症较多。经皮扩张气管切开术(percutaneous dilational tracheostomy,PDT)为临床提供了一个简单、快速的床边气管切开方法。

【设备要求】

手术器械采用 Smiths Medical 公司所生产的 Portex 经皮气管切开套装,其中包括专利扩张钳、穿刺针及套管、导丝和推送架、有孔导芯的内径 7.0 mm 或 8.0 mm 气切套管、一次性切皮刀、皮肤扩张器、弹力固定带等。

【方法及步骤】

1. 术前准备

常规行血常规、凝血机制、动脉血气分析加离子分析等检查。手术在局麻下进行,术前患者取去枕平卧位,加垫肩使头部后仰,颈部过伸,清醒患者应用丙泊酚 50～100 mg 静脉注射充分镇静。术中全过程对患者心率、血压、氧饱和度进行监控,应用呼吸机。

2. 局部麻醉后在第 1、2 或 2、3 气管软骨间隙之间的正前方皮肤做横行切口,切口长度约为气管导管外口径×π/2。患者取仰卧位,肩下垫枕,头后仰,颈伸直,常规消毒选择部位皮肤后,铺无菌孔巾,横行切开皮肤 2～3 cm,用有外套管的针具抽吸 2 mL 无菌 0.9%氯化钠溶液,与气管呈 90°刺入气管,针尖指向后下方,边穿刺边回抽。当有气体溢出时,固定针具,拔出穿刺针,留下外套管。

3. 由外套管内送入引导钢丝,在送入引导钢丝时病人可能出现咳嗽,引导钢丝插入深度不得少于 10 cm,固定引导丝深度,退出外套管。用配套扩张器沿引导钢丝送入扩开术口软组织,直达气管腔内。进入气管腔内后,扩张器与气管长轴呈 45°,远端指向后下,扩张软组织伤口,固定引导丝深度不变,小心退出扩张器。用专用扩张钳套住引导丝,沿引导丝通过扩开的软组织通路导入扩张钳。在进入气管时要逐步改变角度以适应钳顶端与气管垂直,进入气管后,扩张钳头部保持与气管平行。然后打开扩张钳,继续扩大穿刺口大小至可以导入要求的气管导管为止。

4. 随后逐步退出扩张器至气管及气管外软组织进行扩张,扩张口直径在 2.0～2.5 cm 左右,即可慢慢拔出扩张钳。沿引导钢丝导入专用气管导管至气管内,进入气管后有"落空感"时,迅速拔出气管导管内栓和引导钢丝。随后检查气管导管是否有气流存在,在确定气管导管在气管内以后,牢靠固定气管导管。检查伤口确认无活动性出血、胸部无气胸等并发症发生后,在套管周围覆盖从中线剪开的无菌纱布并固定。按气管切开术后常规护理。

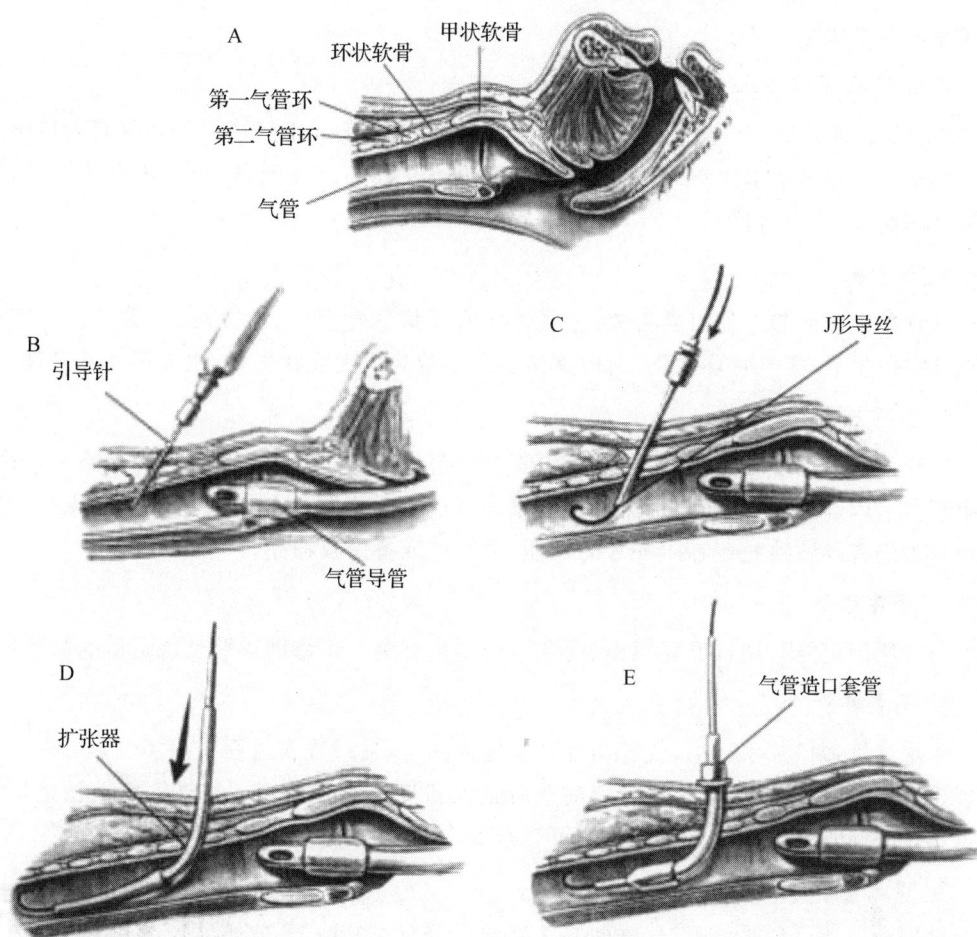

A

甲状软骨

环状软骨

第一气管环

第二气管环

气管

B

引导针

气管导管

C

J形导丝

D

扩张器

E

气管造口套管

A. 颈部解剖侧面图

B. 将气管切开部位定位在第一或第二气管间隙。注射器内出现气泡表明针头已经进入气道内

C. 将气管针插入气管，移去针头，J 型导管丝从针鞘内进入气管，然后拔出针鞘及推进器

D. 用配套扩张器沿引导钢丝送入扩术口软组织，直达气管腔内。进入气管腔内后，扩张器与气管长轴呈 45°，远端指向后下，扩张软组织伤口，固定引导丝深度不变，小心退出扩张器

E. 沿引导钢丝导入专用气管导管至气管内，进入气管后有"落空感"时，迅速拔出气管导管内栓和引导钢丝。随后检查气管导管是否有气流存在，在确定气管导管在气管内以后，牢靠固定气管导管

图 6-2-16

【并发症及处理方法】

1. 甲状腺损伤

此例病人经颈部探查后证实为甲状腺峡部裂伤。可能与下列因素有关：①穿刺点位置较高，为第 1、2 气管环之间，离甲状腺峡部较近；②用扩张器扩张气管前组织时扩张过度，造成甲状腺峡部裂伤。此例病人给予局麻下结扎止血，止血效果彻底。此类并发症重

在预防。首先穿刺点的位置不要过于靠近甲状腺峡部;其次,扩张气管前组织时避免扩张过度而损伤甲状腺峡部。

2. 无明确原因渗血

出血原因不明,可能与病人长期高血压、血管硬化有关。术后切口处及气管内持续渗血。局麻下行颈部手术探查,无明确出血点。给予油纱条填塞创口,应用止血药物,输注新鲜冰冻血浆后,出血控制。

3. 气管狭窄

气管狭窄可能与下列因素有关:①气管环或环状软骨损伤、骨折;②气管环或环状软骨肉芽组织生成;③气管环软化,向内膨出。大多数病人无症状生存,也无需特殊处理。

4. 心律失常

心衰或器质性心脏疾病,术中可发生阵发性室性心动过速、Ⅲ度房室传导阻滞,分别给予利多卡因、阿托品后恢复窦性心律。原因可能与手术欠顺利缺氧有关。经皮扩张气管切开术仍有导致致死性心律失常的可能,术前应准备抢救物品。

5. 延迟愈合

分析原因可能与切口反复感染、肉芽组织增生有关。可修剪皮肤切缘后缝合。

6. 气囊破裂

术中气管造口扩张过小,气管切开套管置入困难,强行置入过程中损坏气囊导致气囊破裂。再次导入导丝,适度扩张气管前壁后置入新气管切开套管。如果气管前壁造口扩张过小,气管切开套管置入困难时,不可强行置入,可再次适当扩张后置入。

7. 误入气管旁间隙

气管前壁造口扩张过小,气管切开套管置入方向偏差较大,致使气管切开套管置入气管旁间隙。更换导丝,再次扩张气管前组织及气管前壁后,气管切开套管顺利置入。

8. 皮下气肿

与气管前壁造口扩张过大,手术过程中有气体从此处漏出进入皮下有关。

9. 气管切开套管脱出

颈部水肿明显的病人,有气管切开套管脱出的可能性,应当引起注意。可再次置入导丝,扩张气管前组织及气管前壁后,置入较长气管切开套管,并用丝带固定牢靠,同时行颈部松解减压。

10. 其他并发症

包括气胸、气管后壁穿孔、永久性气管皮肤瘘、死亡等。

(黄志俭)

第三章　支气管肺泡灌洗术

支气管肺泡灌洗(bronchoalveolar lavage,BAL)是利用纤维支气管镜向支气管肺泡内注入生理盐水并立即抽吸、收集肺泡表层衬液,检查其细胞成分和可溶性物质的一种方法。

近30年来,支气管肺泡灌洗液(BALF)的检测也从常规细胞学扩大到细胞亚群标记、酶学、免疫学、受体功能及分子遗传学方面。

【操作方法】

1. BAL的操作方法与支气管镜检查方法准备工作相同,不同的是将支气管镜头端嵌入要灌洗的段或亚段支气管口。

2. 经支气管镜吸引孔推注生理盐水,每次注入拟灌洗的肺段或亚段后,立即负压吸引。灌洗部位的选择通常在右肺中叶或左肺舌段。灌洗液选用温度25℃左右的生理盐水,减少对气道的刺激。每次10～30 mL,总量100～200 mL,负压吸引压力应<100 mmHg,尽量不要吸管壁黏膜,以免黏膜损伤影响回收液的分析。回收量:中叶或舌叶灌洗回收量应在40%以上。回收瓶可用专用的回收瓶,也可用处理过的100 mL静脉注射药瓶自制回收瓶。收集回收液后,应立即放入-4℃冰水的容器中,在半小时内送实验室,应在2小时内处理。

3. BALF的检验　回收的BALF应做计量,分瓶编号。一般第一瓶做病原学微生物检查,包括培养及离心后涂片革兰氏染色及真菌检查。离心后的上清液可做蛋白、酶类及可溶性物质的检验。细胞计数可用每毫升回收液的细胞数和灌洗液的回收总量表示。在高倍镜下计数除上皮细胞及红细胞以外的所有细胞(巨噬细胞、淋巴细胞、粒细胞等)。

细胞分类涂片可用细胞离心器制作,也可用试管离心后分离的细胞涂片制作或用微孔纤维滤膜制作。用Wright-Giemsa(或Wright,或MGG)染色,在油镜下计数至少200个细胞做分类。

【注意事项】

1. 对成人进行BAL检查应使用外径为5～5.9 mm成人使用的支气管镜,保证回收液吸引畅通。

2. 为防止第一份标本混有支气管内成分,可将第一份标本以后的标本分开进行检查。

3. 合格的 BALF 要求应为：达到规定的回收量，不混有血液，一般红细胞不超过10％，不应混有多量的上皮细胞，一般不超过 3％。

4. 如需要对 BALF 的细胞成分或可溶性物质进一步检查时，需对 BALF 做特殊处理。如做肺泡巨噬细胞研究，可做台盼蓝染色，巨噬细胞存活率不小于 95％。上清液做蛋白、酶类检查时，应于－20℃冰箱内贮藏。贮藏时间大于 3 个月时，应放于－70℃冰箱内。

【适应症】

1. 肺部感染，特别是免疫受损、免疫缺陷的肺部感染的病原学诊断。
2. 肺癌和其他恶性肿瘤，特别是周围型肺癌的肿瘤细胞等诊断。
3. 肺间质性疾病，主要是外源性变应性肺泡炎、结节病、特发性肺间质纤维化的诊断、疗效和预后估计。
4. 作为一种研究手段，研究有关疾病肺泡衬液的免疫与炎症细胞及可溶性成分，揭示其发病机制、诊断指征等。

【禁忌症】

1. 严重的器官功能衰竭，如心力衰竭、呼吸衰竭、心律失常、肾功能不全等。
2. 最近发生的急性心肌梗塞或陈旧性梗塞有高复发风险。
3. 近期大咯血未停止。
4. 活动性肺结核。

【临床应用】

1. 肺部感染的病原学检查

应用 BAL 对于肺感染的病原学检查有污染少、敏感的特点，包括培养、涂片及灌洗液成分分析，主要应用于 ICU 病房气道管理的患者。支气管镜介入方便，对于一些不能确定病原而治疗效果差的患者也可进行。对细菌感染用定量培养方法，确定感染的阈值为 10^5 cfu/mL。对免疫缺陷患者的巨细胞病毒感染，BAL 诊断的敏感性为 96％，特异性为100％。卡氏肺孢子虫肺炎其检出率为 97％，如能证实无肺外隐球菌感染而 BAL 中分离出隐球菌即可作出诊断。对于曲菌或白色念珠菌因有健康人寄生的存在而诊断意义有限。

2. 肺恶性肿瘤

BALF 做肿瘤细胞学检查也称为"液基活检"，是支气管镜活检的一种补充。对于弥漫性或周围型肺癌有很高的阳性率。另外，肿瘤标记物水平 BALF 也明显高于正常人对照组。除了 CEA、CA、NSE、Cyfra21-1、可溶性转铁蛋白、端粒酶活性外，也可作为肺癌诊断的早期指标。

3. 弥漫性肺间质疾病

通过对 BALF 细胞成分、免疫蛋白、可溶性化学物质的检测对鉴别诊断提供依据。

(1)外源性变应性肺泡炎：急性期肥大细胞增多，淋巴细胞增加以 CD_8 占优势，CD_4/CD_8 比值<1，比 X 线、肺功能检查更敏感。

(2)肺结节病：BALF 中 T 淋巴细胞亚群 CD_4 大于 CD_8，比值大于 3.5，可以区别肺结核和淋巴瘤。

(3)特发性肺纤维化：BALF 以巨噬细胞、中性粒细胞增多为主。而中性粒细胞、嗜酸性粒细胞增多单纯用激素效果不好，需加用细胞毒药物。而淋巴细胞增多者对糖皮质激素的反应良好。淋巴细胞亚群 CD_4/CD_8 大于 1，提示预后良好。

(4)肺泡蛋白沉积症：BALF 呈乳白色，离心后淋巴细胞增多，巨噬细胞质内含 PAS 染色阳性物质。

(5)结缔组织病相关间质病：以 BALF 中淋巴细胞、中性粒细胞增多为主，淋巴细胞大于 15%。

4. 支气管哮喘

哮喘 BALF 中，中性粒细胞、肥大细胞、嗜酸性粒细胞、T 淋巴细胞在发作期、静止期均有不同的变化，配合炎症介质 IL-2、IL-8、内皮素、白三烯等因子的检测可对哮喘的发病机制及分期研究有帮助。

【注意事项】

BAL 检查的安全性：与单纯支气管镜检查术相似，临床实践证明，它是一种安全的技术。直接由 BAL 引起的死亡是罕见的。但灌注引起相关的并发症还是值得注意。如肺内分流增加引起低氧血症、短暂的肺部浸润性病变以及肺功能受损，多在灌洗后 24 小时发生。咳嗽多在即刻发生，可通过 25℃ 的温盐水来减轻反应。发热多于 1~2 小时后发生，发生率 10%~30%。为了提高 BAL 检查的安全性，应注意以下几个方面：

1. 了解患者心肺功能状态，术前常规应做 ECG、肺功能、血气分析。

2. 对老年患者或心肺功能较差的患者，应术前控制麻醉药物，不要过量，以免呼吸抑制。

3. 灌洗的生理盐水最好在 25℃，以免气道刺激。灌洗部位以右肺中叶或左肺舌叶单侧灌洗最好，以取得较好的回收率。避免灌洗后发热，感染扩散。用量为单肺 100 mL，两肺不超过 250 mL。

4. 在操作中，如出现支气管痉挛、出血、低氧血症应暂停操作，退出支气管镜，并吸氧、心电监护及对症处理。

5. 重症机械通气的患者进行 BAL 时，不用麻醉，提高吸氧浓度，最好在不中断机械通气中进行，时间要短，术后应拍胸片了解有无气胸。

（黄志俭　陈德森）

第四章 全肺灌洗技术

全肺灌洗术是一种全麻下用生理盐水进行肺泡灌洗的技术。许多肺部疾病是由于支气管和肺泡内有过多的黏液或脓性分泌物潴留所致，还有的是因为长期吸入有害粉尘或异常代谢物质沉积在肺泡内所致，如支气管—肺化脓性感染、黏液黏稠病、尘肺、肺泡蛋白沉积症等。

【麻醉及灌洗方法】

1. 灌洗一般在手术室进行，需要经验丰富的手术团队，包括呼吸科、麻醉科医师及护士。术前需对患者进行详细的检查，全面评估其一般情况及心肺功能。患者均在全身麻醉下采用双腔气管插管。插管到位后，将气管导管套囊充气膨胀至完全封闭气道，左右侧完全隔开，使一侧肺通气，另一侧肺灌洗。灌洗前以 100% 纯氧通气至少 20 min，以充分冲洗肺内氮气，提高氧储备。

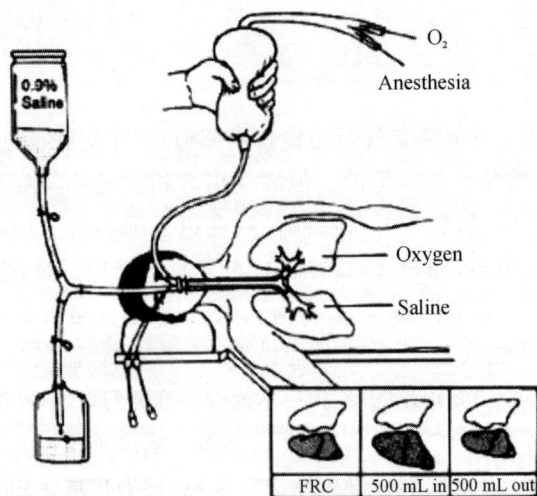

患者在全身麻醉下采用双腔气管插管。插管到位后，将气管导管套囊充气膨胀至完全封闭气道，左右侧完全隔开，使一侧肺通气，另一侧肺灌洗。将一三通管一端连接于双腔气管插管的灌洗侧肺的接口上，一端连于 1000 mL 装的灌洗瓶，另一端与负压引流瓶相连。灌洗瓶高度距离手术床 100 cm 左右。将温热生理盐水缓慢灌入肺中

图 6-4-1 大容量肺灌洗技术示意图

2. 而后将患者置于侧卧位,使通气肺在上,灌洗肺在下。用血管钳阻断灌洗肺的通气,观察单侧肺通气情况,调节呼吸参数,使脉搏容积血氧饱和度(SaO₂)达到90%以上。将一三通管一端连接于双腔气管插管的灌洗侧肺的接口上,一端连于1000 mL装的灌洗瓶,另一端与负压引流瓶相连。灌洗瓶高度距离手术床100 cm左右。将温热生理盐水(36~37℃)缓慢灌入肺中,每次灌洗量约500 mL。采用80~100 mmHg(1 mmHg=0.1133 kPa)负压吸引,观察回收液的颜色,反复灌洗直至回收液颜色完全变清,记录回收量。

3. 灌洗过程中监测患者的心电图、血压、SaO₂及通气侧肺的呼吸音。由于受重力影响,通气侧肺的血流灌注减少,注入灌洗液后,灌洗侧肺内压增加,可使通气侧肺的血流灌注增加,从而改善通气血流比,可使SaO₂略有上升。若术中发现通气侧肺出现湿啰音,或术中一旦SaO₂下降至90%以下,需考虑是否有气管套囊渗漏或出现肺水肿,应立即停止灌洗,改双肺通气,静注速尿,待情况稳定后再予灌洗。两侧肺灌洗间歇7~14 d。

【注意事项】

要达到理想的效果,减少并发症,首先双腔气管插管必须到位,导管套囊注气量应适当,保证左右肺完全隔开,使灌洗液不致流入通气侧肺。在回收灌洗液时,由于肺泡压的降低,SaO₂会出现一过性下降,此时注入灌洗液,可增加肺泡压,以减少肺内分流,增加氧合。在灌洗结束后,继续间断负压吸引,以尽可能减少灌洗液残留在肺内。灌洗后继续机械通气约1 h,若术中给予20 mg速尿静注,可大大减少术后发生肺水肿的可能,使灌洗侧肺在短时间内恢复通气。

(黄志俭)

第五章　胸膜腔穿刺抽液术

【适应症】

1. 诊断性穿刺

一般情况下,胸腔积液患者均可进行胸腔穿刺抽液术。通过穿刺可以明确胸腔积液的性质:是漏出液还是渗出液,是草黄色,还是血性、脓性或乳糜性液体,同时可以将胸腔积液进行生化、细胞学及微生物学等必要检查。

2. 治疗性穿刺

(1)通过抽液,可以缓解大量胸腔积液患者的胸部压迫症状,使其呼吸困难得以改善。

(2)对于恶性、难治性胸腔积液以及脓胸患者而言,通过穿刺可向胸腔内注射抗肿瘤药、抗生素及粘连剂等药物达到局部治疗的目的。

(3)对于渗出性胸膜炎患者穿刺抽液能够缓解中毒症状,减少胸膜粘连发生,改善预后。

【禁忌症】

一般而言,胸膜腔穿刺无绝对禁忌症,但下列情况为相对禁忌:

1. 有精神疾患或不合作者,因无法控制操作过程,故不宜进行胸腔穿刺。

2. 穿刺部位皮肤化脓性感染患者。

3. 凝血功能障碍患者,在未纠正时不宜操作(故术前应详细询问有无血友病史及使用抗凝剂治疗)。

4. 疑为包虫病患者,穿刺可引起过敏性休克、感染扩散。

【操作方法】

1. 术前准备

(1)向患者及其家属解释胸腔穿刺的必要性,以征得其理解和同意。

(2)术前常规检查血小板、出凝血时间、凝血酶原时间,并行胸部 X 线及 B 超检查以确定穿刺部位,必要时亦可行 CT 检查。

(3)备好胸穿包及 50 mL 注射器、消毒试管、标本瓶等穿刺必需物品。

(4)备好应急药品(利多卡因、肾上腺素、糖皮质激素、阿托品等)及氧气等。

(5)对精神过度紧张者可适当给予镇静剂(如安定等),咳嗽者可适当予以止咳药物

（如可待因等）。

2. 穿刺体位

通常取坐位,嘱患者骑跨在靠背椅上,面向椅背,双前臂置于椅背上缘(为了舒适,可在椅背上放置一个枕头),头部伏于前臂上。背部伸直,与椅背保持平行,以保证胸腔积液聚集于后肋膈角而确保穿刺成功。对于因各种原因不能起床的患者,可采用半卧位,嘱患者将患侧前臂举过头部,以增加肋间隙的宽度,便于操作。

3. 穿刺部位

穿刺部位的选择是穿刺成功的关键。

(1)对于中到大量胸腔积液患者,穿刺点应选择叩诊为实音或听诊呼吸音降低最明显的部位,通常选择肩胛下角线或腋后线第 7 至第 8 肋间,亦可选用腋中线第 6 至第 7 肋间或腋前线第 5 肋间为穿刺点,或触诊语颤消失的水平下一肋间进行。

(2)对于包裹性积液或少量胸腔积液患者,在术前应进行 B 超和 X 线检查,选择最佳穿刺部位。根据肋间血管和神经束的位置,穿刺点应选择在下位肋骨的上缘。应避免在第 9 肋间以下穿刺,以免损伤肝、脾、膈及降主动脉等腹腔内脏器。值得注意的是,尽管超声检查定位可提高穿刺的成功率,但由于体位的变化可引起皮肤位置的移动常常导致穿刺失败。因此应强调穿刺时的体位应保持与超声检查时的体位相一致以提高穿刺的成功率。

4. 操作方法

(1)穿刺部位皮肤局部消毒(直径应在 20 cm 以上),戴无菌手套,铺洞巾。用 2% 利多卡因在选定的穿刺点自皮肤至胸膜壁层进行局部分层浸润麻醉,术者用手指轻轻按摩局部麻醉处以增加麻醉效果。

(2)麻醉结束后术者以左手食指和中指按压并绷紧穿刺处周围皮肤。右手持胸腔穿刺针刺入胸腔,深度与局麻注射针头进入深度相近,如有落空感时提示针已进入胸腔内。接上注射器,转动三通活塞进行抽吸液体并计量。无三通活塞时可用硅胶管与穿刺针进行连接,用血管钳夹住硅胶管后进行穿刺,进入胸腔后再连接注射器,松开血管钳即可进行抽液。

(3)穿刺完毕,拔出穿刺针,压迫穿刺点片刻,局部皮肤消毒,覆盖无菌纱布,以胶布固定。

(4)对大量胸腔积液或恶性胸腔积液需多次抽液时,可使用一次性中心静脉穿刺针留置引流胸腔积液。有研究表明,当每日引流液小于 100～200 mL 时拔管是适时的。也有研究表明,用较细小的胸腔引流管,在大多数情况下,似乎比用粗大引流管更有效。但导管放置位置的准确性比起所用胸腔引流管的粗细更重要。

诊断性抽液每次 50～100 mL 即可。治疗性抽液时,首次抽吸量一般不宜超过 600 mL,以后每次一般不超过 1000 mL,两次抽吸时间间隔一般为 5～7 d,积液量大时,可每周抽吸 2～3 次。

5. 危重病人的穿刺

胸腔穿刺是临床上很常用的技术。但在危重病人比如对于重症监护病房中的患者,它的应用则明显受限。因为患者常常不能配合,不能采取常规胸穿所需的坐位,比如正压机械通气的情况下,如果穿刺针触及肺,那么由此引起的气胸可能很快发展为张力性气胸而危及生命。

有研究表明,以 B 超协助穿刺定位,只要胸膜间距离大于 15 mm,胸腔内液体超过 3 个肋间,患者没有胸穿禁忌症(如烦躁不安、严重缺氧或血流动力学不稳定等情况),那么胸腔穿刺是安全的,即使是正在接受机械通气并加用呼气末正压(PEEP)的患者。因此,对于这部分患者,应注意适应症的选择。

【并发症及处理】

相对而言,胸腔穿刺抽液术是一种安全的操作方法,但也必须注意一些并发症出现的可能。

1. 胸膜反应

有一少部分患者在穿刺过程中出现头晕、面色苍白、出汗、心悸、胸闷、胸壁剧痛等不适症状,严重者可发生心率减慢、血压下降甚至晕厥,称为胸膜反应。

若患者出现胸膜反应则需中止操作,并让患者平躺休息、吸氧,多数情况下患者症状可自行缓解。必要时可予 0.1% 肾上腺素 0.3～0.5 mg 皮下注射。对心率缓慢、血压下降者可采用阿托品 0.5～1.0 mg 肌肉注射,或进行其他对症处理。胸膜反应的预防措施包括对精神过度紧张的患者要进行耐心的解释,局部麻醉要充分,术前给予适量的镇静药物(鲁米那)等。

2. 气胸

胸腔穿刺过程中气胸的发生率为 10% 左右。气胸主要分为两种类型:一种是因为针头与抽气管的接头漏气、更换穿刺针及三通活塞时使用不当等造成的,这种情况预后良好,多数不会引起症状,一般情况下不需要特殊处理;另一种是误伤肺脏及胸膜脏层所致,这种情况下需要严密观察,并连续摄片随访患者的病情进展情况。通常刺伤的肺能自行愈合,气体能自行吸收,如有症状,则需行胸腔闭式引流术来进行治疗。

3. 出血

穿刺针针尖刺伤血管可引起肺内、胸腔内及胸壁出血。出血发生多见于胸壁皮下出血,出血量很少,一般不需特殊处理。

损伤肋间动脉可引起较大量出血,形成血胸,需要进行止血和抽出胸腔内积血处理,特殊情况下可能需要外科手术清除积血。

肺刺伤后可引起咯血,少量咯血可自行停止,较严重者可按咯血常规处理措施进行治疗。比较而言,老年人肋间动脉扭曲变形,穿刺时尤其容易损伤,故需多加注意。防范措施主要包括准确的定位,选择肋骨上缘进针以免损伤肋间血管以及仔细询问有无使用抗凝药或凝血功能障碍病史。

4. 复张性肺水肿

复张性肺水肿多见于病史较长的胸腔积液患者经短期内大量抽液后,肺组织快速复张导致单侧肺水肿,患者可出现不同程度的低氧血症和低血压(称为复张性低血压)症状。

复张性肺水肿多发生于抽液后即刻或 1 h 内,一般不超过 24 h。临床上表现为剧烈咳嗽、呼吸困难、胸痛、烦躁不安、心悸等,继之可咳出大量白色或粉红色泡沫痰,可伴有发热、恶心、呕吐,严重者可出现休克及昏迷。体格检查可发现患侧胸部布满湿性啰音、呼吸频率加快、心动过速等急性肺水肿征象。

复张性肺水肿的治疗措施主要包括纠正低氧血症,稳定血流动力学,必要时可给予糖皮质激素、利尿剂、强心剂及茶碱等药物。为了避免或者减少复张性肺水肿的发生,应注意对大量胸腔积液患者,首次抽液一般不宜超过 600 mL,复抽一般不宜超过 1000 mL,且抽吸胸水的速度不宜过快。在抽液过程中如出现持续性咳嗽,提示复张后肺水肿的早期征象,应立即停止抽液,密切观察病情变化并给予必要的处理。

5. 内脏损伤

胸穿部位过低时可能会出现邻近脏器损伤如膈、肝或脾撕裂。为了避免损伤邻近脏器,穿刺术前必须充分了解内脏的解剖并准确定位,必要时可请超声科医师协助操作。

6. 肿瘤种植

肿瘤种植多见于因肿瘤引起的胸腔积液患者,由于肿瘤细胞通过胸穿针所致。在胸膜间皮瘤患者中发生率较高,而在其他肿瘤中较为少见。为了避免或者减少肿瘤种植的发生,在局麻时如抽得胸水后即应把穿刺针退出,而不要把含有胸水的麻醉剂再注入组织内以增加肿瘤种植的概率。

7. 疼痛

当局部麻醉不充分时,在穿刺过程中患者可出现疼痛,操作者在穿刺过程中应注意麻醉程度。如患者在穿刺过程诉有肩痛,则说明穿刺针可能刺入膈胸膜,为穿刺点太低所致,应注意避免。痛觉过敏者,一接触皮肤就感到疼痛,如有这种情况,应预先用镇静或镇痛药并予安慰。

8. 胸腔感染

主要见于反复多次胸腔穿刺患者,与操作者无菌观念不强有关,由操作中引起胸膜感染所致。胸腔感染是一种严重的并发症,一旦发生应使用抗生素及引流术及早进行必要治疗。

【注意事项】

必须注意,治疗性胸腔穿刺对胸腔积液的治疗作用是有限的。一方面,胸腔穿刺属于姑息性的治疗措施,穿刺抽液并不能解除胸腔积液的病因,对患者的肺功能改善并不显著;另一方面,反复地抽液可能导致患者的蛋白质和电解质的大量丢失,引起患者的衰竭和电解质紊乱的发生。

(陈德菻　盛晓琛)

第六章　经皮胸膜活检术

胸腔积液的病因有时很难确定,常规的胸腔积液检查阳性率较低,胸腔镜检查阳性率较高,但操作复杂,创伤性大。胸膜针刺活检术具有操作简单、快速,取材方便,痛苦小和并发症少等优点,并能够有效地完成组织病理学检查,因此临床应用较为广泛。

【适应症】

1. 胸膜腔内局限性肿块或胸膜增厚不能明确诊断者。
2. 胸腔积液患者,常规方法及胸腔积液检查不能明确诊断者。胸膜活检对鉴别恶性胸腔积液和结核性胸腔积液有重要意义。

【禁忌症】

1. 有精神疾患或不合作的患者。
2. 出、凝血机制异常者(包括使用抗凝治疗者)。
3. 严重心肺功能不全或极度衰竭不能耐受穿刺者。
4. 胸腔内已有感染者。
5. 局部皮肤感染者,应避开该部位,否则不宜进行活检。
6. 患者无胸腔积液时行胸膜活检需慎重考虑。

【操作方法】

1. 术前准备

(1)医师应向患者及其家属解释胸膜活检的必要性,以征得他们的理解和同意。

(2)术前常规检查患者血小板、出凝血时间、凝血酶原时间,并进行胸部 X 线及 B 超检查以确定穿刺部位,必要时可行胸部 CT 检查协助穿刺定位。

(3)备好胸穿包及 50 mL 注射器、消毒试管、标本瓶等常规用品。

(4)备好应急药品(利多卡因、肾上腺素、糖皮质激素、阿托品等)及氧气等。

(5)对精神过度紧张患者可适当给予镇静剂(如安定等),咳嗽者可适当予以止咳药物(如可待因等)。

2. 穿刺体位和部位

胸膜穿刺活检术的穿刺体位和部位与胸腔穿刺抽液术类同,但需注意参照 X 线胸片或超声波检查选择穿刺部位或以积液量最多处作为穿刺点。

3. 具体操作方法

穿刺部位皮肤局部消毒(直径应在 20 cm 以上),操作者戴无菌手套,铺洞巾。用 2% 利多卡因在选定的穿刺点自皮肤至胸膜壁层进行局部分层浸润麻醉,术者用手指轻轻按摩局部麻醉处以增加麻醉效果。

(1)Cope 针活检操作法

①将套管连同穿刺针刺入胸膜腔后,拔出穿刺针,用拇指堵住套管针的外孔,接上 50 mL 注射器,抽出胸腔积液,供实验室检查用,此时证明活检针已在胸膜腔内。

②移开注射器,放开拇指,迅速插入钝头钩针。将整套针从垂直位变成与胸壁成 45° 角将套管连同钝头钩针缓慢后退,遇阻力时即表示已达胸膜壁层,此时稍用力,将钩针紧紧钩住胸膜并固定,然后将套管推进 1 cm 左右,使胸膜壁层切入套管内,再将钩针拉出,即获得活检标本。

③同时用拇指堵住外套管口,防止进气。标本用注射针头取出放入甲醛溶液中固定送检。分别在 3、6、9 点处各重复操作 1～2 次,以获得足够的标本送检,一般在 12 点处不取材,以免损伤肋间血管和神经。

(2)改良 Cope 针操作法

①穿刺针插入套管针内,在穿刺部位一起刺入胸腔,退出穿刺针,即有积液流出,立即用 20 mL 注射器连接套针,然后一边抽吸一边缓慢退出套管针至刚抽不出胸水处,左手固定外套管,右手持内管钩针连同针芯插入至胸膜壁层,出现阻力感,继续插入至阻力消失再将内芯针拉出 1～2 cm,使内芯远端退至钩针活检凹槽以外部位。

②钩针缺口与外套管针切割面以 0.5 cm 左右为宜,太多易造成组织挤压,太少不易取得组织。钩针凹槽对准外套管针针尖斜面后,套管针固定不变,钩针缓慢外拉,如钩住胸膜组织后,即有一定阻力,此时快速用力将钩针连同针芯抽出,即可见钩针内有胸膜组织,用针芯推出胸膜组织块,置于 4% 甲醛溶液中固定送检。

③每次操作过程中,外套管针尖斜面朝一个方向切割胸膜壁层组织,先后分别朝左、右、下 3 个方向,共取胸膜 3 次。

(3)自动弹簧活检针穿刺活检法

根据 B 超检查结果提示胸壁厚度以确定穿刺针进入深度,当接近胸膜组织时,退出针芯,然后推动扳机,切割刀自动切下组织,拔出活检针留取标本,用 4% 甲醛溶液固定,送病理检查。重复以上操作 3～4 次。活检后再行胸腔穿刺,抽取胸液,并送胸液常规、生化和细胞学等检查。

(4)超声或 CT 介导的胸膜活检

超声或 CT 介导的胸膜活检能清晰地显示胸膜、肺表面以及纵隔病变的部位,为检查者提供了导向作用,可以避免盲检的失误,提高诊断的敏感性和特异性。B 型超声分辨能力强,对胸膜增厚、粘连、结节等病变的具体部位极易识别,可以进行实时监测,同时无 X 射线暴露,耗时少,可床边操作,患者体位自由,费用相对低廉,不需患者更多的配合,甚至可对虚弱、呼吸困难的患者进行成功的操作。CT 引导下经皮切割针活检对于弥漫性胸膜增厚的诊断意义可能大于 B 超,并且适用于胸液较少或胸膜腔闭塞不适于胸腔镜检查的患者。

【并发症及处理】

胸膜穿刺活检的并发症基本与胸腔穿刺术相同,发生率低。气胸和出血为常见的并发症,另外还有胸液外漏、胸壁感染和肿瘤沿针刺通道种植播散等。

1. 胸膜反应

部分患者在穿刺过程中出现头晕、面色苍白、出汗、心悸、胸闷、胸壁剧痛等不适症状,严重者可发生心率减慢、血压下降甚至晕厥,称为胸膜反应。若出现胸膜反应则需中止操作,并让患者平躺休息、吸氧,多数情况下患者症状可自行缓解。必要时可予0.1%肾上腺素0.3~0.5 mL皮下注射。对心率缓慢、血压下降者可采用阿托品0.5~1.0 mg肌肉注射。预防措施包括对精神过度紧张者要进行耐心的解释,局部麻醉要充分,术前给予适量的镇静药(鲁米那等)。

2. 气胸

气胸发生的主要原因有:穿刺过深,伤及胸膜脏层;更换针芯时导致外界空气进入胸腔。少量气体一般无须特殊处理,多可自行吸收,如气体较多且有症状者需行闭式引流。气胸的预防措施:穿刺方法要正确,进针不要过深,更换针芯时应嘱患者保持呼气状态,并注意封堵针孔;采用闭式胸膜活检针做活检,以尽量减少气胸发生的可能。

3. 出血

出血的发生多为穿刺过程中穿刺针针尖刺伤所致。如刺破肺脏可引起咯血,少量者可自止,咯血量多者应按咯血进行常规处理。如损伤肋间动脉可引起较大量的出血形成血胸,需进行止血处理,抽出胸腔内积血,必要时亦应考虑外科治疗。因此,要预防出血的发生应该注意:定位要准确;选择肋骨上缘进针,并使钩针方向朝下,以免损伤肋间动脉;避免穿刺部位过低,以免刺伤肝、脾及肾脏而导致内脏出血。

4. 内脏损伤

穿刺部位过低时可能会出现邻近脏器损伤如膈、肝或脾撕裂。为了避免损伤邻近脏器,穿刺术前必须充分了解内脏的解剖并准确定位,必要时可请超声科医师协助进行操作。

5. 肿瘤种植

多见于因肿瘤引起的胸腔积液患者,由于肿瘤细胞通过胸穿针转运所致。在胸膜间皮瘤患者中发生率较高,而在其他肿瘤中较为少见。为了避免或者减少肿瘤种植的发生,在局麻时如抽得胸水后即应把穿刺针退出,而不要将含有胸水的麻醉剂再注入组织内以加大肿瘤种植发生概率。

6. 疼痛

当局麻不充分时,在穿刺过程中可出现疼痛,应注意麻醉程度。如果患者在穿刺过程诉有肩痛,则说明穿刺针可能刺入膈胸膜,为穿刺点太低所致,应注意避免。痛觉过敏者,一接触皮肤就感到疼痛,如有这种情况,应预先用镇静或镇痛药并予安慰。

7. 胸腔感染

胸腔感染主要见于反复多次胸腔穿刺患者,与操作者无菌观念不强有关,由操作中引起胸膜感染所致。胸腔感染是一种严重的并发症,一旦发生应及早使用抗生素及行引流术。

【注意事项】

1. 一般来讲,胸膜活检对结核性胸腔积液和恶性肿瘤性胸腔积液的诊断意义较大,而对非特异性胸膜炎诊断阳性率较低。

2. 穿刺针的种类对取材率和诊断阳性率也有一定的影响。

3. 此外,操作的次数、病程的长短、操作者的手法等也能够影响穿刺检查的结果。由于胸膜活检术带有一定的盲目性,获得的标本往往局限于肋胸膜的组织,而且可能出现活检部位与胸膜病变部位不一致,活检所取组织过少或组织被挤压而造成镜检不易辨认,操作技术不熟练而未取得胸膜组织等。因此,胸膜活检有时可产生假阴性的结果。

4. 如病情需要且穿刺阴性,应尽早采用其他方法(如胸腔镜等)检查,以使患者能够及时得到正确的诊断和治疗。

(黄志俭)

第七章　胸膜腔刷检术

胸膜刷检术是结合胸水相关检查和胸膜活检的新技术,将细胞刷经胸膜腔活检针送入胸腔,把细胞刷刷下的标本进行涂片,送细胞学检查的方法。是对恶性胸腔积液阳性率高,操作简单,相对安全,且耐受性良好的技术。

【适应症】

1. 不明原因的胸腔积液和包裹性积液。
2. 胸膜肿块。
3. 弥漫性或周围局限胸膜病变,在其他检查方法不能确定其病因时。
4. 膈肌病变(炎症、结核、肿瘤)。

【禁忌症】

1. 张力性气胸。
2. 大咯血。
3. 血气胸,胸膜腔内仍有出血者。
4. 严重肺、心疾患或肝、肾、脑疾患。

【操作方法】

1. 术前准备

在术前常规行血常规、出凝血机制以及 B 超定位等检查。

2. 操作方法

(1)患者取坐位,选择腋后线第 7～8 肋间或 B 超定位胸液最低处为穿刺部位,常规消毒、铺巾后,用 1％利多卡因局部麻醉至胸膜,麻药起效后将带有针芯的改良 Cope 套管针经皮刺入胸腔内,拔出针芯可见胸腔积液流出,尽量将胸液抽尽(胸液较多时,术前应分次抽出),以保证刷检时能刷到壁层胸膜。

(2)然后将胸膜细胞刷(日本 Olympus BF-1T40 型纤维支气管镜的细胞刷,外径 1.2 mm,与套管针内径相配)经胸膜活检针送入胸腔(无胸腔积液者则直接将胸膜细胞刷送入胸腔)。

(3)细胞刷进入胸腔的长度依 B 超检查的范围(或需检查的范围)而定,一般为 15～

20 cm,刷检时来回抽动细胞刷芯,同时变换活检针的方向,每个方向刷检数次,以保证刷检到不同部位的胸膜,扩大刷检的范围。操作时动作要轻柔、缓慢,移动幅度不宜过大。

(4)刷检完毕,拔出细胞刷芯,将刷下的标本进行涂片,送细胞学检查。术中观察患者的血压、心率及一般症状。

3. 术后观察

注意患者有无发热、胸痛、气促的表现,必要时进行胸透,观察有无气胸发生。

【并发症及处理】

1. 气胸

胸腔刷检术后一般都有一定量的气体滞留于胸膜腔内,数日后一般都可自行吸收,不需特殊处理,但少数患者可出现持续性气胸。

2. 皮下气肿

大多呈局限性,位于穿刺处,一般不需要特殊处理,可自行吸收,对严重者应行局部皮肤切开引流。

3. 感染

胸膜腔刷检术后如出现发热或伤口出现脓性分泌物时应考虑术后感染。对于伤口局部感染,行全身抗生素治疗或行局部清洗及更换敷料等处理。

4. 胸膜腔内出血

严重的出血一旦发生应积极处理,可用电凝或激光止血,必要时应紧急开胸处理,同时给予输血等治疗。

5. 肿瘤种植

穿刺肿瘤种植的发生多见于恶性胸膜间皮瘤,对恶性胸腔积液患者刷检术后应对其胸壁切口进行预防性放射治疗。

【临床应用】

胸腔积液为临床常见的病症,诊断胸腔积液最常见的方法为胸腔穿刺,并做胸液的常规、生化、微生物、细胞学及免疫学检查,但确诊率有限,胸膜刷检术可提高诊断阳性率。

1. 诊断恶性胸腔积液

最重要的客观依据是从胸膜和胸液中检出恶性细胞,胸液细胞学检查诊断率高于胸膜活检。

2. 恶性胸膜间皮瘤

对恶性胸膜间皮瘤,常规胸腔穿刺和胸水细胞学检查的阳性率均甚低,闭式胸膜活检的阳性率亦仅为 $50\%\sim60\%$,两者联合应用的阳性率亦只有 $65\%\sim70\%$,而胸腔刷检诊断阳性率则可大大增加。

3. 胸膜刷检在疑难性胸腔积液病因诊断中的价值

检测结果比较:行刷检术共 16 例,明确诊断者 13 例,确诊率为 81.3%。其中恶性胸膜间皮瘤 3 例,恶性肿瘤胸膜转移 10 例(包括肺腺癌 6 例、肺鳞癌 2 例、骨肉瘤 1 例、未明确类型 1 例)。15 例行活检术,明确诊断者 7 例,确诊率为 46.7%。其中,恶性胸膜间皮瘤 1 例,恶性肿瘤胸膜转移 5 例(包括肺腺 3 例、肺鳞癌 1 例、乳腺癌 1 例),胸膜结核 1 例。

4. 类风湿胸膜炎

临床少见,目前尚无特异性的诊断方法。闭式胸膜活检常常只表现为非特异性炎症,其目的大多是为了排除其他疾病。

【注意事项】

1. 刷检前胸水应尽量少,既防止损伤脏层胸膜,又能保持毛刷在刷检中方向恒定,如有大量胸液者,术前应分次抽取。

2. 有粘连及包裹者不宜采用刷检术。

3. 咳嗽剧烈的病人可先用强烈镇咳药或镇静剂,否则容易引起气胸。

4. 进入胸腔的毛刷长度应根据胸腔积液范围而定。

5. 动作要轻柔、缓慢,移动幅度不宜过大,同时要变换活检针孔方向,以保证刷检到不同部位胸膜,扩大刷检的范围。

6. 刷检完毕时细胞刷芯应回缩到套针内连同套针一起拔出,否则胸水易冲掉刷子上的细胞。

7. 刷检时还可与抽胸水实验室检查、胸膜活检同时进行,提高胸腔积液的诊断率。

(黄志俭)

第八章　胸膜腔穿刺抽气术

胸膜腔穿刺抽气术作为一种治疗气胸的方法,目前仍在各级医疗单位中广泛使用。但是深静脉置管费用较高,故对一些单纯性气胸,仍可采用单纯胸膜腔穿刺抽气法,特别是在张力性气胸紧急情况下,应争分夺秒地行穿刺排气,挽救病人的生命。

【气胸处理原则】

1. 肺萎缩 20% 以下,无症状,单纯性气胸,可绝对卧床,不需特殊处理,观察病情。
2. 肺萎缩 30% 以上,或者有症状,应行胸膜腔穿刺或者闭式引流术排气。
3. 胸壁开放性气胸应先处理胸壁伤口,封闭伤口,使其转换为闭合性气胸,再行穿刺或闭式引流。
4. 张力性气胸应迅速行胸腔穿刺或闭式引流排气。
5. 交通性气胸应行胸腔闭式引流。
6. 慢性气胸或复发性气胸行胸腔闭式引流及持续负压吸引。

【适应症】

1. 中量以上气胸者(肺压缩 30%);
2. 有气急、呼吸困难者;
3. 少量气胸随访发现气胸量增加者,少量气胸但肺功能差者;
4. 双侧气胸;
5. 血气胸;
6. 拔除闭式引流管后气胸复发者;
7. 局限性积气,应在 B 超定位下进行。

以上情况,如果发生单纯性气胸,或只是小针头刺破肺造成的小伤口引起的气胸,预计抽气后气胸再发可能性较小,可以行普通胸膜腔穿刺抽气进行简单排气,X 线随访,如再发气胸需要重复抽气。另外,张力性气胸情况紧急,来不及准备闭式引流术时,可立即行胸膜腔穿刺抽气迅速降低胸腔内压力。

【禁忌症】

1. 严重出血倾向,应用肝素、双香豆素等进行抗凝治疗者,PT>1.5 倍正常值,必要时应输入新鲜冰冻血浆。

2. 血小板明显减少,必要时应输注血小板。

3. 穿刺部位有感染。

4. 严重的呼吸循环不稳定。由气胸引起的呼吸循环不稳定不在此列。紧急情况下无绝对禁忌症,仅为相对禁忌症。

【操作方法】

1. 术前准备

穿刺人员准备:胸腔穿刺前仔细阅读胸部 X 线片、B 超等影像学检查资料,观察心脏、膈肌、脾脏、肝脏的位置,严防穿刺左、右侧错位,穿刺前仔细查体,选择鼓音较强处。不可完全依赖 X 线片和 B 超。

穿刺用品:皮肤消毒用品、无菌手套、局麻药物、胸穿包,确定安静的操作地点。胸穿包包括:含有带橡皮管的胸膜腔穿刺针(16 号或 18 号)、血管钳、纱布、弯盘、孔巾、7 号针头、10 mL 及 50 mL 注射器、三通管。

病人准备:向病人说明穿刺目的,消除顾虑。对于精神紧张者,可于术前半小时给予地西泮 10 mg 或苯巴比妥钠 30 mg 口服以镇静止痛。剧烈咳嗽者可给予可待因0.03～0.06 g口服止咳。既往有胸膜反应者可予吸氧,预先皮下注射阿托品 0.25～0.5 mg。

2. 体位

一般取坐位或半卧位,危重患者亦可取卧位,但不宜为追求体位而将危重患者反复搬动。

穿刺部位:气胸穿刺抽气位置一般选择在第 2 肋间锁骨中线处,亦可取第 3 肋间锁骨中线处,或第 4～5 肋间腋前线处。具体可根据 X 线情况而定,为了尽可能排出气体,位置要尽量高。局限性气胸应结合 X 线上的部位确定穿刺点。

3. 操作者先戴口罩、帽子,穿刺点周围常规皮肤消毒(范围至少 15 cm),戴无菌手套,盖消毒洞巾。用 2% 利多卡因在穿刺点肋间下一肋上缘进针自皮肤至胸膜壁层进行局部浸润麻醉,以免损伤肋间血管和神经。麻醉过程中边进针边回抽,刺入胸腔后如能抽出气体证明确有气胸。同时将麻醉针进针深度作为胸腔穿刺针进针的参考,不能抽出气体者,可考虑使用较长的麻醉针头或者更换穿刺部位,不宜盲目立即更换胸穿针穿刺。

4. 用 16 或 18 号胸穿针,针座接乳胶管,用血管钳将乳胶管夹闭。术者用一手的食指和中指固定穿刺处皮肤,另一手持胸穿针先刺入穿刺点皮下,再沿肋骨上缘按局部浸润麻醉的路径缓慢刺入,当穿透壁层胸膜时可有突然落空感。助手将乳胶管末端接排空的 50 mL 注射器,松开夹闭乳胶管的血管钳,开始抽气。

抽气时可感受胸腔内压力,如为张力性气胸,胸腔内为正压,不需用力抽气,气体可自动充满注射器。注射器吸满后,必须先用血管钳夹紧乳胶管,才能卸下注射器将气体排入大气中,排空后再将注射器接上乳胶管,再松开血管钳。如此循环操作反复抽气,以防止外界空气进入胸腔。抽气时接三通管连接穿刺针,一人即可通过旋转三通管开关完成抽气。但术者必须认清三通管开关控制方向,最好抽气前检查三通管的可靠性,以免空气漏入胸腔。

5. 穿刺抽气完毕,夹闭乳胶管,拔除穿刺针,压迫穿刺点片刻,局部消毒后覆盖无菌纱布,以胶布固定,嘱病人静卧休息。

【并发症及处理】

1. 胸膜反应

同前。

2. 复张性肺水肿

穿刺抽气过程中患者如出现剧烈咳嗽、咳痰,提示可能存在复张性肺水肿,应暂停抽气观察,并及时行床边 X 线胸片检查,如见单肺或双肺以肺门为主的渗出应疑为复张性肺水肿。一旦出现,应立即给予激素和速尿,一般均可控制。多发生于年老体弱、肺压缩时间较长、张力性气胸且抽气过多过快者。严重的复张性肺水肿可在闭式引流的前提下行机械通气。

3. 皮下气肿

穿刺抽气后胸腔内压力高,气体自穿刺点胸膜破损处渗入皮下。主要见于张力性气胸,表明单纯抽气无法将气体排尽,需行闭式引流。

4. 感染

严格无菌操作,术后常规预防性使用抗生素。

5. 出血

通常由于损伤肋间血管和胸膜血管所致,多见于本身有出血倾向者。少量出血可给予止血药物治疗。如果持续出血应考虑有器官损伤需行闭式引流甚至胸外科手术。

6. 咯血

大咯血罕见。为穿刺针刺入肺并损伤肺血管造成。进针时严格依照麻醉针抽气时的穿刺深度,避免穿刺过深。

【注意事项】

多数自发性气胸发生 2 d 内行穿刺抽气复发率高,需要重复穿刺抽气。因此,对于无条件行胸腔闭式引流者,可考虑延迟 2 d 行穿刺抽气以减少复发率。但气胸症状明显者,或者是张力性、交通性气胸应立即行穿刺抽气。

（陈德菻）

第九章　胸膜腔穿刺置管引流术

胸腔穿刺置管引流术是指在病人因胸腔内积血、积液、积气而行胸腔穿刺术后,为了方便诊断及治疗而留置引流管的一种操作方法。

【适应症】

胸腔穿刺置管引流术分为两种,即诊断性穿刺和治疗性穿刺。

1. 诊断性穿刺

胸部外伤后疑有血气胸,需进一步明确诊断者;胸腔积液性质待定,需穿刺抽取积液做实验室检查者。该适应症主要是在紧急情况下或病人不愿意反复进行胸穿时采用。

2. 治疗性穿刺

大量胸腔积液(或积血)影响呼吸、循环功能,且尚不具备条件施行胸腔引流术时,或明确为闭合性气胸,气体量较多影响呼吸功能时采用。

【禁忌症】

1. 病情危重者,如确须穿刺,则要在生命体征稳定后再行穿刺术。

2. 有严重出血倾向者及大咯血病人,均需要在控制出血倾向及病情稳定后再行手术。

3. 穿刺部位有炎症病灶或化脓性感染者,确需穿刺要避开炎症部位及控制感染后进行。

4. 对麻醉药过敏者亦须慎行穿刺,确须进行,则要选择适当的麻醉措施或进行脱敏后再进行。

5. 有"晕针"或"晕血"史,因"晕针"或"晕血"的表现有时与休克不易区分,特别是对于经验不足的医生尤其如此,确需进行则要适当服用镇静剂后再进行。

【操作方法】

1. 病人体位

反向坐在椅子上,健侧手臂搭在椅背,头枕在手臂上,患侧上肢伸举过头顶;或取半侧卧位,患侧向上,患侧手臂上举过头,以使肋间相对张开。咳嗽较频繁者,术前需口服可待因 0.03～0.06 g,以免操作时突然剧烈咳嗽,影响操作或致针尖刺伤肺部。如病情较重确须引流而病人又不能反坐于椅子者,则可取 15°～45°侧卧位。

2. 穿刺部位

抽液宜取叩诊实音最明显处,一般在肩胛下角第 7 至第 8 肋间,或腋中线第 5 至第 6 肋间。包裹性积液穿刺部位应根据 X 线透视或超声检查定位。气胸抽气一般取半卧位,穿刺点取第 2 至第 3 肋间锁骨中线处,或第 4 至第 5 肋间腋前线处。

3. 应严格执行无菌操作,戴口罩、帽子及无菌手套,穿刺部位皮肤用碘酊、酒精常规消毒,铺手术巾。局部麻醉一般采用 2％利多卡因,先在皮内局部注射形成一个皮丘后再分层浸润至胸膜,边注射边注意回抽注射器以防麻醉药物直接入血。

4. 进针方式

进针处皮肤先用尖刀做一长度 0.5 cm 的小切口,直至皮下。用套管针自皮肤切口徐徐刺入,直达胸腔,当穿过壁层胸膜进入胸腔时,可感到针尖抵抗突然消失的落空感。拔除针芯,迅速置入前端多孔的硅胶管,退出套管。硅胶管连接水封瓶,针孔处以中号丝线缝合一针,将引流管固定于胸壁上。若要记录抽气量时,需将引流管连接人工气胸器,可记录抽气量,并观测胸腔压力的改变。

5. 如进行液体引流,则引流管末端接一次性引流袋;如进行气体引流,则接一次性引流瓶。

6. 危重伤病员穿刺时,一般取平卧位,不宜为穿刺而过于移动体位。

【并发症及处理】

1. 无论是胸腔积液还是积气,进行置管时共同的并发症是出血,一般出血量均不大,除非是穿刺针进入较大血管,或者胸膜血管解剖变异,较罕见。若病人引流出的液体为血性,且出现进行性贫血或出现生命体征不稳定时,要注意此并发症的可能性。少量出血时,不需处理。

2. 引流液体时因操作不熟练忘记夹闭引流管致使少量气体漏入胸腔或进针过深而刺破肺组织,导致气体进入胸腔。处理方法:少量气体不需处理,随着液体减少会自行吸收,而大量气体进入或肺组织破口较大且弹性较差时,胸腔内压力明显升高者可能需调整引流管的位置,或者在锁骨中线第 2 肋间处穿刺抽气减压。

3. 胸膜反应。病人有"晕针"或"晕血"史时易发生,也可发生于病人精神较紧张时,其与休克的不同是无血压的进行性下降。处理方法:迅速除去穿刺针或结束操作,让病人平卧,并监测血压及脉搏情况,必要时输液。要注意与过敏的区别,不能区别时在确认无禁忌症后,可小剂量肾上腺素皮下注射。

4. 皮下气肿。发生于气胸病人胸腔置管引流术后,一般多因病人体形较瘦,皮下组织较少,气体漏入皮下或者是引流管脱落到皮下所致。针对不同原因采取不同的处理方法。前者如无特殊病情变化时可待其自行吸收,而后者则需重新将引流管再向胸腔内送入一定长度。

5. 感染。一般不会发生严重感染,但若病人本身有胸内感染则会发生沿引流管部位的感染。置管时间较长，并且处理措施不严格也会发生逆行性感染。此二者均需进行闭式胸腔引流术。

【注意事项】

1. 术前与病人充分沟通，阐明进行穿刺的必要性、操作过程及可能产生的影响，特别是并发症，争取病人的配合，并应签署知情同意书。

2. 术前要再次确认穿刺部位适应症及禁忌症，避免可能出现的医疗错误。

3. 术前检查胸穿所用的套管针及组件是否合适，该装置一般由空芯套管、穿刺针及抽液针构成。许多厂家均有不同产品，但大致结构相似，也可用普通的深静脉套管针来替代完成。

4. 注意穿刺抽液及抽气量：以诊断为目的者，一般为 50~100 mL；以减压为目的时，第一次不宜超过 600 mL，以后每次不要超过 1000 mL。创伤性血胸穿刺时，宜间断放出积血，随时注意血压，并加快输血输液速度，以防抽液过程中突然发生呼吸循环功能紊乱或休克。

5. 穿刺过程中应避免病人咳嗽及体位转动，必要时可先服可待因。术中若出现连续咳嗽或胸闷、眼花、出冷汗等虚脱表现，应立即停止抽液，必要时皮下注射肾上腺素，并及时监测血压、脉搏的变化。在不能明确是虚脱或过敏时，小剂量的肾上腺素可为鉴别二者提供缓冲时间。

6. 液、气胸胸腔穿刺置管后，应继续临床观察，若引流瓶内液面不动或胸腔内液体较多但又不流出，而胸腔内的气体或液体又增多时，可能发生引流管不通畅的情况，此时要查找原因，必要时则进行重复穿刺置管或放置较粗的引流管。

7. 定期复查胸片，了解气体或液体变化情况，以便适时去除引流管或调整治疗措施。

（盛晓琛）

第十章　胸腔闭式引流术

在脓胸及外伤性血气胸时必须使用闭式引流术。英国胸科学会胸膜病组已制定了详细的指南。

【适应症】

1. 创伤性血气胸。

2. 气胸：发生于机械通气状态时的气胸、穿刺减压后的张力性气胸、经过简单抽气后气胸仍持续存在或气胸复发，50岁以上再次出现较大的自发性气胸者。

3. 脓胸及并发包裹性胸腔积液。

4. 恶性胸腔积液，在引流充分后以进行硬化治疗时。

5. 胸心外科术后、胸腔镜检查术后处理。

【禁忌症】

胸腔闭式引流术的禁忌症基本同胸腔穿刺置管引流术，主要为相对禁忌症，也就是说当闭式胸腔引流术作为一种治疗措施时，如果同时病人生命体征不稳定，或存在其他影响手术效果或过程的情况，要在积极处理后再进行手术，这在目前医疗情况下尤其重要。

1. 病情危重者，如确须进行，则要在生命体征稳定后再施行手术。

2. 有严重出血倾向者及大咯血病人，均需要在控制出血倾向及病情稳定后再行手术。

3. 穿刺部位有炎症病灶或化脓性感染而确须穿刺者，要避开炎症部位及控制感染。

4. 对麻醉药过敏者亦须慎行穿刺，确需进行，则要选择适当的麻醉措施或进行脱敏后再进行。

5. 有"晕针"或"晕血"史，因"晕针"或"晕血"的表现有时与休克不易区分，特别是对于经验不足的医生尤其如此，确需进行则要适当服用镇静剂后进行。

【操作方法】

1. 术前准备

病人病情的准备：首先明确有无胸腔闭式引流的适应症；在确定适应症后，要向病人或家属告知插管的必要性、可能结果及可能出现的并发症，签署知情同意书，征得病人合作。然后再进行病情的准备，如对于咳嗽剧烈者给予必要处理等。

手术器材:胸腔闭式引流手术包、消毒蕈状导管或直径 8～10 mm、长度约 30 cm 以上的前端多孔硅胶管(也可自行剪出几个孔)、消毒水封瓶 1 套。

目前也有简化的操作方法问世,即采用直径 5 mm 以上的穿刺套管针,使用方法类似较短的普通套管针。操作者可根据需要选用。

2. 患者取半卧位(生命体征未稳定者如必须进行则取平卧位)。积液(或积血)引流选腋中线第 6 至第 7 肋间进针,气胸引流选锁骨中线第 2 至第 3 肋间。手术野皮肤以碘酊、酒精常规消毒,铺无菌手术巾,术者戴灭菌手套。

3. 术前采用利多卡因分层局麻,直至胸膜。沿肋间走行切开皮肤 2 cm,沿肋骨上缘伸入血管钳,分开肋间肌肉各层直至胸腔,见有液体涌出时或有气体冒出的声音时立即置入引流管。

引流管伸入胸腔深度不宜超过 4～5 cm,以中号丝线缝合胸壁皮肤切口,并结扎固定引流管,敷盖无菌纱布;将导管的尾端与水封瓶的长玻管上端连接,长玻管的下端达水面下 2～3 cm,胸膜腔内气体或液体即通过玻璃管排出。

先用纱布固定引流管,纱布外再以长胶布环绕引流管后粘贴于胸壁。引流管末端连接于消毒长橡皮管至水封瓶,并用胶布将接水封瓶的橡皮管固定于床面上。

引流瓶置于病床下不易被碰倒的地方。所使用的水封瓶可有多种,根据病情需要确定是否需要进行负压吸引。基层医疗单位可采用传统的玻璃瓶自制引流装置,其优点是价廉,但要注意无菌处理。目前已基本采用一次性闭式胸腔引流瓶。

4. 置管结束后观察引流瓶内流出的液体性状、液体量或气泡出现的速度,并及时复查胸片观察引流管的位置。

【并发症及处理】

1. 引流管位置不当

引流管脱出至胸壁软组织中,在胸膜腔中的位置有误,移位的引流管损伤胸腔内结构如肺、膈肌,引流管进入腹腔,伤及腹腔脏器。

2. 出血

皮下出血、肋间动脉出血,伤及上下腔静脉及动脉、心脏等引起出血。少量出血可不予处理,出血量较大时,注意生命体征的监护。如果持续出血应考虑有器官损伤需行闭式引流甚至胸外科手术。

3. 复张性肺水肿

快速引流气体或液体时,如果引流量过大,肺组织所受压力迅速下降,易出现复张性肺水肿。该并发症少见,但若处理不及时,会导致病人死亡。当肺组织受压超过 3 d 以上,如减压太快,可能发生该并发症。预防措施:如液体量或气体量较多,间断夹管是合理的措施。一旦出现,应立即给予激素和速尿,一般均可控制。多发生于年老体弱、肺压缩时间较长、张力性气胸且抽气过多过快者。严重的复张性肺水肿可在闭式引流的前提下行机械通气。

4. 皮下气肿

常规的硅胶管由于在留置时是用止血钳引导的,壁层胸膜创口较大,加之固定时未加注意,或由于病人胸壁较薄,容易出现皮下气肿。

老年病人由于胸壁组织很薄,组织修复能力差,尽管缝合时注意固定,也容易出现皮下气肿。这样的病人往往还需长时间引流,引流管周边组织在水肿期过后,容易形成窦道导致皮下气肿。这种情况的病人在引流时可以固定两针,用组织包绕引流管,减少皮下气肿的发生。

5. 感染

一般少有感染发生,除非胸腔内本身存在感染。严格无菌操作,术后常规预防性使用抗生素。

6. 胸膜反应

同前。

【注意事项】

1. 固定引流管时,进针要深(注意勿伤及肺组织),采用缫式缝合将引流管置于其中,以便在收紧缝线时使管周间隙密闭,防止术后出现皮下气肿、局部漏气或引流管脱出。对较瘦、皮下组织较薄者尤需注意。

2. 如系大量积血、积气(或积液),初放引流时应密切监测血压,以防病人突然休克或虚脱,必要时间断施放,以免突发危险。

3. 注意保持引流管畅通,不使其受压或扭曲。

4. 每日帮助病人适当变动体位,或鼓励病人深呼吸,使之达到充分引流。

5. 记录每天引流量及其性状变化(或气泡出量的变化),并酌情X线透视或摄片复查。

6. 更换消毒水封瓶时,应先临时阻断引流管,待更换完毕后再重新放开引流管,以防止空气被胸腔负压吸入。

7. 如发现引流液性状有改变,为排除继发感染,可作引流液细菌培养及药敏试验。

8. 拔管指征:当引流管内液面不再波动,或24 h内引流量低于100 mL,或不再有气泡漏出时,可间断夹闭引流管,2～24 h后观察病情变化及复查胸片,若液体或气体量不再增多时,考虑去除引流管。应在呼气末期拔管,以避免气体进入引流部位。

9. 拔引流管时,应先消毒切口周围皮肤,拆除固定缝线,以血管钳夹住近胸壁处的引流管,用重12～16层纱布及2层凡士林纱布(含凡士林稍多为佳)覆盖引流口处,术者一手按住纱布,另一手握住引流管,迅速将其拔除,并用面积超过纱布的大块胶布,将引流口处的纱布完全封贴在胸壁上,48～72 h后可更换敷料。

(陈德森)

第十一章　心包穿刺置管引流术

【适应症】

1. 心包腔积液并有明显心脏填塞症状需穿刺放液以缓解症状者。
2. 心包积液，压迫症状虽不严重，但需检查积液以明确积液性质者。
3. 心包积液，需抽脓冲洗，注入治疗药物者。

【禁忌症】

心脏扩大为主而积液少。

【操作方法】

1. 穿刺部位的选择：先叩诊心浊音界，确定心浊音界有困难者或有条件时应用超声引导穿刺。常用穿刺点有三：(1)左胸前穿刺点(心尖部穿刺点)：一般在左侧第 5 肋间心绝对浊音界内侧约 2 cm 处，由肋骨上缘进针，针尖方向向内、向后、稍向上并指向脊柱方向，缓慢刺入心包腔内。(2)剑突下穿刺点：位于剑突下与左肋缘交角区，穿刺针从剑突下、前正中线左侧刺入，针尖与腹壁保持 30°～40°，向上、向后并稍向左沿胸骨后壁推进，避免损伤肝脏。左侧有胸膜增厚、胸腔积液或心包积脓时选择此穿刺点较合适。(3)右胸前穿刺点：位于右胸第 4 肋间心绝对浊音界内侧 1 cm 处，穿刺针向内、向后指向脊柱推进，此点仅适用于心包积液以右胸较多，心脏向右扩大者。

2. 病人取坐位或半坐卧位，在穿刺过程中不能移动身体。术者应再一次检查心浊音界确定穿刺点，常规局部消毒，铺巾。

3. 用 1‰～2‰ 的利多卡因以小针头做局部麻醉，刺入皮肤后，按上述进针方向将针徐徐推进，边进针边注射。穿过心包时有落空感，如抽出液体应记录进针方向与深度，然后拔出局麻针。

穿刺进针方法同上，进入心包腔后可感到心脏搏动而引起的震动，此时应稍退针，避免划伤心肌。助手立即用血管钳夹住针头以固定深度，然后放松橡皮管上的止血钳，缓慢抽吸液体，记录液量，并将抽出液体盛入试管内送检。需做培养时，应用灭菌培养管留取。

术毕拔出针头后，盖以消毒纱布，用胶布固定。

【注意事项】

1. 穿刺点要合适,进针方向要准确,深度要适当。

2. 术前应向病人做好解释以消除顾虑,并嘱病人在穿刺时切勿咳嗽或深呼吸。

3. 若脓液黏稠,不易抽出时,可用消毒温生理盐水冲洗,冲洗动作要轻柔,注意病人反应,如需注入药物,可于抽液后缓慢注入。

4. 如操作过程中病人出现面色苍白、气促、出汗、心慌等情况,立即终止手术,并做相应处理。如抽出血性液体,应暂停抽液,检查进针方向与深度,将抽得的血性液体放入试管中,血液不久凝固,表示很可能来自心脏,立即终止手术;如放置 10 min 以上不凝固,病人又无凝血机制障碍,表示血液来自心包腔,并视病情需要,继续或终止抽液。

（孙斐予）

第十二章　深静脉穿刺置管术

深静脉穿刺置管术是监测中心静脉压(CVP)及建立有效扩容、输液、给药途径的方法,已广泛应用在临床、急救、ICU 等监测治疗中,并成为麻醉科、急诊科、危重医学等学科医生的基本技术之一。

一、穿刺置管的适应症

(1)严重创伤、休克以及急性循环功能衰竭等危重病人。

(2)需要长期输液或静脉抗生素治疗。

(3)全胃肠外营养治疗。

(4)需要接受大量、快速输血、补液的病人,利用中心静脉压测定可随时调节输入量和速度。

(5)心血管代偿功能不全的病人,进行危险性较大的手术或手术本身会引起血流动力学显著变化,如嗜铬细胞瘤、大动脉瘤和心内直视手术等。

(6)经导管安置心脏临时起搏器。

二、穿刺置管的途径

穿刺置管常用的途径:①颈内静脉;②锁骨下静脉;③颈外静脉;④股静脉。

(一)颈内静脉

1. 解剖特点

颈内静脉从颅底静脉孔内穿出,颈内静脉、颈动脉与迷走神经包裹在颈动脉鞘内,与颈内和颈总动脉伴行,上段在胸锁乳突肌胸骨头内侧,中段在胸锁乳突肌两个头的后方,下端位于胸锁乳突肌胸骨头与锁骨头构成的颈动脉三角内。

2. 进路

(1)前路

平卧,头略转向对侧,操作者的左手中示指在中线旁开约 3 cm 于胸锁乳突肌前缘向内推开颈总动脉,确认胸锁乳突肌前缘中点进针。针杆与皮肤冠状面呈 30°～45°角,针尖指向同侧乳头或锁骨中、内 1/3 交界处前进,常在胸锁乳突肌中段后面进入静脉。此外,亦可在颈动脉三角处触及颈总动脉搏动,在搏动的外侧旁开 0.5～1 cm,相当于喉结或甲状软骨上缘水平作为进针点,穿刺针指向胸锁乳突肌下端所形成的三角,与颈内静脉走向一致进针,针杆于皮肤呈 30°～40°。由此路进针基本上可避免发生气胸,但误伤颈总动脉的机会较多。

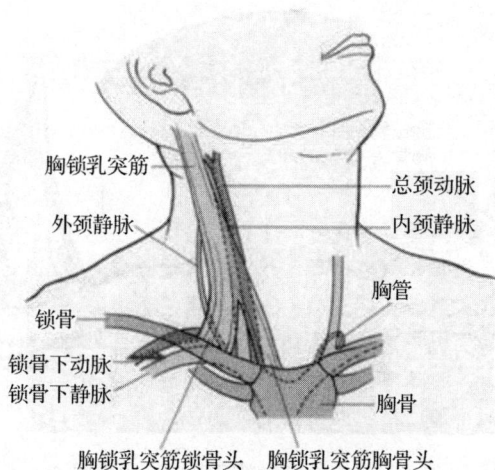

图 6-12-1　颈内静脉、锁骨下静脉解剖图

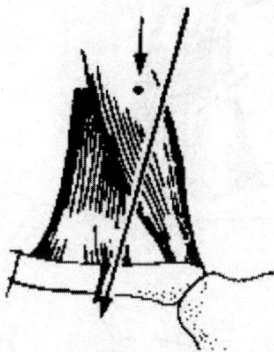

图 6-12-2　颈内静脉穿刺前路示意图

（2）中路

胸锁乳突肌下端胸骨头和锁骨头与锁骨上缘组成一个三角，称胸锁乳突肌三角，颈内静脉刚好位于此三角中心位置，在三角形顶端处约离锁骨上缘 2～3 横指作为进针点，针杆于皮肤呈 30°，与中线平行直接指向尾端。若试探未成功，针尖向外偏斜 5°～10°指向胸锁乳突肌锁骨头内侧的后缘，常能成功。遇有肥胖、小儿以及全麻后病人，胸锁乳突肌标志常不清楚，作为颈内静脉穿刺定点会有一定困难。此时，利用锁骨内侧端上缘的小切迹作为骨性标志，颈内静脉正好经此而下行与锁骨眼下静脉汇合。穿刺时用左大拇指按压，确认此切迹，在其上方约 1～1.5 cm 进针，针杆与中线平行，与皮肤呈 30°～45°，指向尾端前进。一般刺入 2～3 cm 即入静脉。若未成功，针尖略偏向外侧即可进入静脉。

（3）后路

在胸锁乳突肌的外侧缘中、下 1/3 交点或锁骨上 2～3 横指处作为进针点。在此部位颈内静脉位于胸锁乳突肌的下面略偏外侧。穿刺时肩部垫高，头尽量转向对侧，针杆一般保持水平位，在胸锁乳突肌的深部指向胸骨柄上窝方向前进。针尖不宜过分向内侧进入过深,以免损伤颈总动脉。

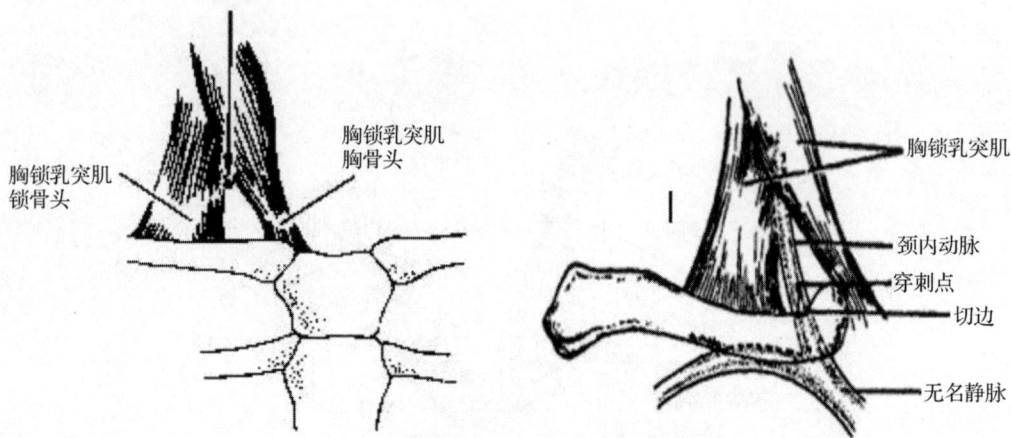

图 6-12-3　颈内静脉穿刺中路示意图

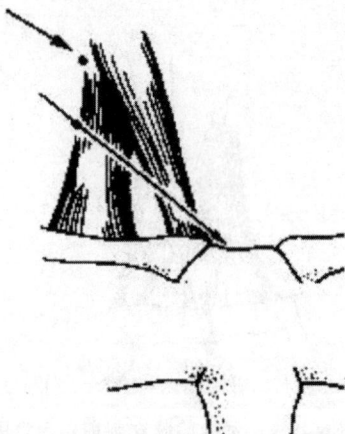

图 6-12-4　颈内静脉穿刺后路示意图

3. 优缺点

(1)优点:①技术熟练穿刺易成功,危重病人静脉穿刺可快速输血、补液和给药,导管位于中心不循环,药物起效快,并可测量中心静脉压。②并发症少,相对安全,出现血肿可以做局部压迫,穿破胸膜机会少。③一侧失败可经对侧再穿刺。④可经导管鞘插入漂浮导管。

(2)缺点:颈内静脉插管后颈部活动受限,固定不方便。

(二)锁骨下静脉

1. 解剖特点(见图 6-12-1)

(1)锁骨下静脉是腋静脉的延续,呈轻度向上的弓形,长 3～4 cm,直径 1～2 cm,起于第 1 肋骨外缘,于前斜角肌的前方,跨过第一肋骨,前斜角肌厚 1.0～1.5 cm,将锁骨下静脉与位于该肌后侧的锁骨下动脉分开。

（2）静脉在锁骨下内 1/3 及第一肋骨上行走，在前斜角肌内缘于胸锁关节后方，与颈内静脉汇合形成头臂静脉。

（3）左侧较粗的胸导管及右侧较细淋巴管在靠近颈内静脉的交界处进入锁骨下静脉上缘，右侧头臂静脉在胸骨柄的右缘下行，与跨越胸骨柄后侧的左头臂静脉汇合。

（4）在靠近胸骨角后侧，两条头臂静脉汇合成上腔静脉，锁骨中 1/3 段矢状切面观，胸膜顶在锁骨下动脉的后下侧及锁骨下静脉的后侧。

2. 进路

锁骨下静脉穿刺可经锁骨下和锁骨上两种进路。

（1）锁骨下进路：病人上肢垂于体侧并略外展，保持锁骨略向前，使锁肋间隙张开以便进针。锁骨中、外 1/3 交界处，锁骨下方约 1 cm 为进针点，针尖向内轻度向头端指向锁骨胸骨端后上缘前进。若未刺得静脉，可退针至皮下，使针尖指向甲状软骨方向进针。在穿刺过程中尽量保持穿刺针与胸壁呈水平位，贴近锁骨后缘。由于壁层胸膜向上延伸可超过第一肋约 2.5 cm，因此当进针过深越过了第一肋或穿透了静脉前后壁后刺破胸膜及肺，可以引起气胸。

（2）锁骨上进路：病人肩部垫高，头尽量转向对侧并挺露锁骨上窝。在胸锁乳突肌锁骨头的外侧缘、锁骨上约 1 cm 处为进针点。针杆与锁骨或矢状面（中线）呈 45°，在冠状面针杆保持水平或略向前偏 15°指向胸锁关节前进，通常进针 1.5～2.0 cm 即可进入静脉。在进针过程中针尖实际上是离开锁骨下动脉与胸膜，在胸锁乳突肌锁骨头的深部肌膜中进行，因此安全性有保证。

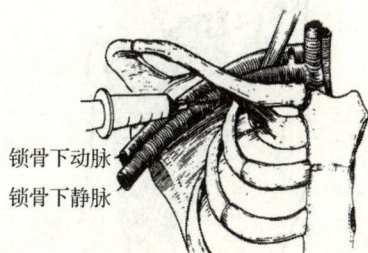

锁骨下动脉
锁骨下静脉

图 6-12-5　锁骨下穿刺示意图　　　　图 6-12-6　锁骨上静脉穿刺示意图

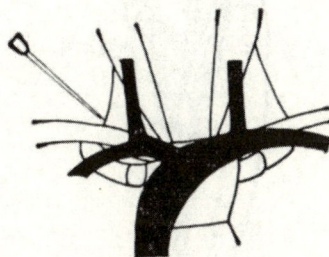

3. 优缺点

（1）优点：长时间留置导管，导管容易固定及护理，颈部活动不受限制，是颈内静脉穿刺置管困难者的另一途径。

（2）缺点：并发症较多，易穿破胸膜，出血和血肿不宜压迫止血。

（三）颈外静脉

1. 解剖特点

颈外静脉为颈部最大的周围静脉，收集面部和周围静脉血流，在颈根部回流到颈内静脉（13.3%）、静脉角（50%）、锁骨下静脉（36.7%），有静脉瓣。

2. 进路

穿刺时病人取头低位,手指压迫颈根部可使颈外静脉明显充盈,成人用 18G 套管针直接穿刺,轻轻牵拉皮肤,针与皮肤呈 30°,在明显看到静脉处进针,轻轻抽到血后,置入套管。也可利用导引钢丝导入导管。

3. 优缺点

(1)优点:容易穿刺,成功率高。特别适用于小儿,对出血性疾病患者也是较好的选择,若皮下出血比较容易控制。

(2)缺点:由于毕竟是周围静脉,有静脉瓣,病人呼吸和头颈位置的改变均影响测得的中心静脉压的值。

(四)股静脉

1. 解剖特点

股静脉是下肢最大静脉,位于腹股沟韧带下股动脉内侧,外围骨神经。

2. 进路

穿刺点在腹股沟韧带下方约 2 cm,股动脉搏动的内侧 1 cm,针与皮肤呈 45°,如臀部垫高,则穿刺针与皮肤呈 30°,并对准对侧耳进针。

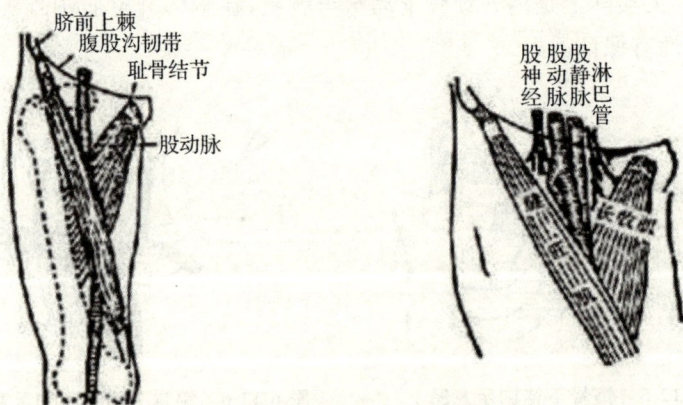

图 6-12-7　股静脉解剖结构示意图

3. 优缺点

(1)优点:即使是股动脉搏动微弱或摸不到的情况下也易穿刺成功,迅速建立输液径路。

(2)缺点:易发生感染,下肢深静脉血栓形成的发生率也高,不宜用于长时间置管或高营养治疗。

三、穿刺时注意事项(主要针对颈内静脉与锁骨下静脉穿刺)

(1)有适应症的患者在操作前必须向家属交代相关的并发症,签字后方可进行操作。

（2）应用一次性深静脉穿刺包并根据病人的情况选用不同的型号。

（3）有适应症的患者必须在有生命体征监测及能面罩给氧及人工呼吸的条件下进行。

（4）穿刺过程中进针和退针必须是直进直退，尤其不可在深部改变方向，避免损伤软组织。

（5）穿刺置管时必须保持患者头低足高位 30°左右，要防止空气栓塞，尤其在血容量不足的患者。

（6）进针深度大多在 1～2 cm，不要盲目深刺。

（7）置入颈深静脉的导引钢丝或插管深度以 10～15 cm 为宜，过深置入易刺激心脏而致心律失常。

（8）缝线固定时，缝针方向与导管方向平行，不可横跨，以免缝穿导管。如仅用于术中、术后即拔管者可不必缝合，但需妥善固定。

四、常见并发症

（1）心包填塞：是最严重的并发症，多由心脏穿孔引起，与导管过硬、位置过深有关，应注意预防。一旦发生心包填塞，应及时做相应急诊处理。

（2）气胸：颈内静脉穿刺、锁骨下静脉穿刺时，损伤胸膜顶及肺组织，应注意避免，如确诊气胸（X 线检查），则按气胸处理。

（3）血胸：穿刺针穿破胸膜，或导引钢丝、导管在胸内段刺破血管可引起血胸。确诊后按血胸处理。

（4）液胸：当导管误入胸腔后，盲目输液致液胸。连接输液前必须先能通畅地回吸静脉血方可开始输液。

（5）空气栓塞：多发生于血容量不足，中心静脉压过低的患者，尤其是穿刺时未取头低位，且又不注意针孔的密闭，容易在心房舒张期吸入空气。

（6）血肿：多半是由于误穿动脉所致。经压迫可不引起明显血肿。但在使用抗凝治疗的病人中，血肿形成的机会就比较多见，穿刺插管应慎重。

（7）感染：导管在体内留置时间过久可引起血栓性静脉炎。局部和全身感染与操作者的经验、无菌操作技术、留置导管期间无菌护理有关。

（张　荣）

第十三章 经皮肺活检术

经皮肺活检术(transthoracic needle aspiration/biopsy,TTNA/B)是一种经皮肤穿刺胸壁、肺实质或纵隔获取病变标本而进行微生物及组织细胞学检查的技术。CT 引导下的肺穿刺活检取代。靠胸壁的大块肺病灶彩超也可引导,更好地避免了射线的暴露,操作简单,费用低,已成为又一个受欢迎的方法。

【设备要求】

1. 穿刺器械 穿刺针主要分为两类:抽吸活检针和切割针,用于胸部的穿刺针一般为 16~22G。

2. 抽吸针 用于细胞学检查,型号为 16~24G,特点是针径细,壁薄,操作安全,前端带有锯齿,抽吸时旋转针杆可增加取材量。常用的抽吸针类型有 Chiba 针、Green 针、Turner 针及千叶针。

3. 切割针 取材量大时可以用于组织检查和特殊病理学检查,外径相对较粗,所取组织较多,优点在于组织标本完整,呈条形,根据需要可选择不同针槽大小的切割针。常用的切割针有 Trucut、Rotex、Unicut 等针。

4. 穿刺包 主要包括弯盘、无菌杯、洞巾、手术刀、试管、止血钳、消毒纱布等材料。

【适应症】

1. 通过经皮肺穿针吸或组织切割诊断肺内结节、肿块、浸润型病灶、胸壁肿块、部分考虑非感染性空腔病变、纵隔肿块。局灶性渗出性或包裹性积液可行针吸活检,明确诊断。

2. 为制定治疗计划提供病变的组织学类型。

3. 通过穿刺为肿瘤的治疗提供通道。

【禁忌症】

1. 重度贫血及无法纠正的出血性疾病。

2. 器官功能严重衰竭。

3. 血流动力学不稳定或低氧血症。

4. 肺动脉高压及严重的肺瘀血症。

5. 重度肺气肿及多个肺大疱。

6. 病灶包裹或贴附大血管,无法避开。

7. 双肺弥漫性病变,$FEV_1 < 1\ L$。

8. 肺切除术或肺不张,基础肺功能太差。

9. 同时进行双肺穿刺。

正确的评估很重要,患者能否从 TTNA/B 中获益,还是承受更大的风险,与家属们沟通后决定进行。充分的准备和良好的操作技术永远是成功的保证。

【术前准备】

1. 穿刺前对患者进行全面的临床检查和化验,如血常规、出凝血时间、凝血酶原时间等。

2. 仔细全面了解患者病史,尤其是胸部增强扫描 CT 资料,确定病变与大血管的关系。

3. 向家属说明穿刺的目的、步骤及可能出现的并发症,并签署手术协议书。

4. 抢救设备要全面,对部分肺功能不全者可在穿刺中给予吸氧。

5. 对于咳嗽的患者,术前 1 h 应给予镇咳药物,以防止穿刺过程中由于胸部剧烈运动导致穿刺针对肺组织的损伤。

6. 对于病灶位置较深,穿刺通道必须经过较长的肺组织者,术前和术后应给予止血药减少出血。

7. 准备各种急救药品及手术切开包、胸腔闭式引流包,发生大量气胸时行闭式引流术。

【方法及步骤】

1. 定位标记　目前有复杂的 Pinpoint 定位系统,也有简单自行制作的条格状定位器。

2. 进针点的选择　穿刺针的进针途径应以病灶与胸壁的最近距离作为穿刺点,按照病变与胸壁的距离可选择不同的体位,避开心脏和大血管等重要结构选择角度和进针点。

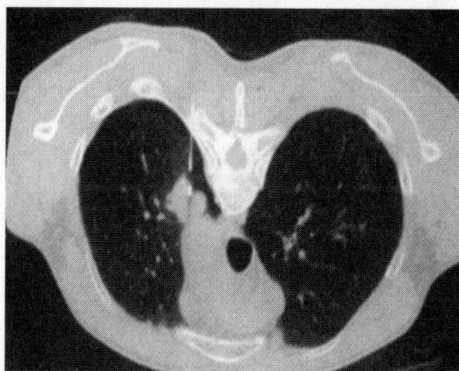

选择病灶距离体表最近的部位,避开肺门及纵隔大血管

图 6-13-1　CT 定位经皮肺穿刺图

【并发症及处理】

手术本身是安全的，但应严格掌握适应症，做好术前准备，如心肺功能检查、出凝血时间、肝肾功能，胸部 CT 增强一定不能省略，对穿刺路径进行合理设计可以避免风险。

1. 最常见的并发症是气胸，可达 40%，但多为<30% 的气胸。但对老年、基础肺功能差者也应重视，可置管引流。

2. 咯血虽少见，但有时较大量的咯血危及患者生命，并影响操作者的心理。在选择穿刺路径时应尽量避开血管，进针的方向一定不能指向心脏及大血管。因为组织切割针为弹簧设计，针尖切割时弹出长度>1.5 cm，在针已进入组织中伴随弹力有时可达到 2 cm，所以操作时应小心。轻者可给予止血药物，卧床休息。

3. 肿瘤细胞针道种植　近年来由于采用切割针活检，标本封闭在标本槽内，不容易发生针道转移。

（罗　琴）

第十四章　内科胸腔镜技术

内科胸腔镜(medical thoracoscopy 或 pleuroscopy)是一种有创性操作,主要用于不能确诊的胸腔积液及胸壁肿块患者,能够在胸腔镜直视下观察胸膜腔的变化并可进行胸膜的活检。20 世纪 90 年代以电视辅助胸腔镜(Video-assisted thoracoscopic surgery, VATS)为主的"外科胸腔镜"技术发展了微创操作,而另一种可弯曲的前端与硬质操作杆部组成新型胸腔镜,称为内科胸腔镜(flexirigid thoracoscopy,或称为 semi-rigid thoracoscopy)。

【内科胸腔镜的特点】

1. 由呼吸内科医生在内科支气管镜室进行。
2. 采用局麻下胸壁单一约 2 cm 的切口来完成操作。
3. 费用低廉,安全性好,患者易接受。
4. 内科胸腔镜操作受限,主要用于诊断及胸膜粘连松解、气胸粘连术。

【设备要求】

1. 胸腔镜专用的胸壁穿刺器套管(trocar)为金属穿刺扩张套管和硅质套管组合。先切开分离后以金属套管扩张穿透胸壁,以硅质套管插入胸壁,优点是损伤肺的几率少,与胸壁的嵌合好,硅质套管不损伤胸腔镜的表层。

2. 胸腔镜可用专用的软硬结合的内镜,也可用硬质镜,也可用支气管镜代胸腔镜,还有用腹腔镜、宫腔镜代用的,只要套管的内径能配置即可。优缺点:①硬质镜的优点是孔道大,活检钳道大,活检及分离组织大,病理阳性率高。缺点是前端不能多角度地观察及活检有盲区。②其他内窥镜、腹腔镜、宫腔镜也是软硬型可完全替代。支气管镜代胸腔镜的优点是可多方向观察及活检。缺点是光源不够,视野小,太软定位困难,活检的标本小。

【适应症】

以诊断为主,治疗为辅。
1. 不明原因的胸腔积液。
2. 胸膜及肺肿瘤的活检及分期。
3. 恶性胸水的胸膜固定术。
4. 自发性气胸的诊断及局部胸膜粘连术。

5. 化脓性胸膜炎的引流及粘连松解。

6. 膈肌、纵隔和心包病变的活检。

【禁忌症】

内科胸腔镜是一项安全的检查。胸膜腔闭塞是本项检查的绝对禁忌症,因此胸膜粘连不宜进行检查。

相对禁忌证:

1. 出血性疾病,以血小板低于 $50×10^9/L$ 为界限。

2. 低氧血症。

3. 严重心血管疾病。

4. 持续的不能控制的咳嗽。

5. 极度虚弱者。

【操作过程】

1. 选择是否合适的病例:要求胸腔不能有严重的粘连及闭锁,最好有中等量的积液或积气使胸腔有足够的空间,所以最好在操作前要进行常规的 B 超或 CT 检查。体位为健侧卧位,探查患侧胸壁腋前至腋后线 4～8 肋间,确认肝界(膈肌线),切口位置确认。切口下胸腔＞6 cm 的空间进行操作,也可人工气胸方法达到上述要求。肋间隙是否太狭窄,能否扩张开,如果达不到要求应放弃检查。

2. 局麻:穿刺点周围及肌注要渐层以 2％利多卡因 10～20 mL 浸润,范围要超过切口宽度。最好少用哌替啶,以利患者的自主呼吸良好并观察在清醒状态中。应进行床边心电图、血压监护。

3. 切口的选择及操作:切口多选在腋中线第 4～6 肋间,以便利镜头向上(肺尖)、向下(膈肌)、向前后膈肋角的观察。经常遇到肋间隙狭窄,在钝性分离中一定要慢慢渐层分离、扩张,以免撕裂肋间动脉,导致出血多。先以金属套管针扩张好后再以硅质套管进行插入,间隙太小会嵌顿镜头而损坏镜皮。镜头插入应先浅后深,边吸引边进入以保持视野清楚。对于粘连带阻挡可以活检钳破入。对气胸可以注入生理盐水观察气泡位置判定破口。

4. 结束时,置入引流管接好水封瓶并观察是否引流通畅。

【临床应用】

1. 不明原因的胸腔积液的诊断

临床上常见胸腔积液患者经过充分大量的诊断性检查,包括胸腔穿刺和胸膜活检仍不能明确病因,对于这类患者行内科胸腔镜检查有助于诊断。

2. 恶性胸腔积液诊治

恶性胸腔积液是内科胸腔镜的主要诊断和治疗适应症。

（1）对于恶性胸腔积液，可在内科胸腔镜下将脱石棉滑石粉均匀地喷洒胸膜的各个部位，进行胸膜固定术。

（2）对于一些非肿瘤性复发性胸腔积液患者，如乳糜胸，也可行胸膜固定术。

（3）较大的胸膜壁层恶性肿瘤也可在镜下采取介入治疗的方法减轻肿瘤负荷，如氩气刀、高频电刀、激光等。

（4）若为良性间皮瘤可直接在内科胸腔镜下完全切除，达到治愈目的。

3. 结核性胸腔积液诊治

（1）胸腔镜的诊断率为 98％，内科胸腔镜可一次性抽尽胸腔积液，并冲洗胸腔，可减轻积液的渗出。

（2）剪断粘连，防止胸膜分隔，利于胸腔积液的引流。胸腔内禁止注入异烟肼等抗结核药，以免加重胸膜粘连及肥厚。

4. 脓胸的治疗

对早期脓胸（发病两周内，无严重胸腔粘连），用活检钳夹取纤维样改变，使胸膜腔由多房变为一个腔隙，有利于引流和冲洗，适合留置胸腔闭式引流的患者应同时进行胸腔镜检查。对于严重胸腔粘连和机化的病变，必须进行外科治疗。

5. 气胸及支气管胸膜漏的治疗

通过内科胸腔镜可进行肺大疱凝固或胸膜固定。对于手术后或外伤引起的较大瘘口可用无细胞组织填充剂填堵。

6. 血胸的治疗

可通过内科胸腔镜找到出血点，行电凝止血。若找不到出血点，且观察无明显的出血，可放置胸腔闭式引流。较大血管出血应采取外科胸腔镜或开胸手术治疗。

7. 其他原因所致胸腔积液的诊治

对于非肿瘤和非结核的胸腔积液，内科胸腔镜可以提供线索寻找病因，如类风湿性、胰腺炎、肝硬化性胸腔积液。对于顽固性的胸腔积液可行胸腔闭锁术。

8. 特发性胸膜炎

即使通过全面的胸腔积液检查和胸腔镜活检，仍有部分胸腔积液患者不能明确病因，病理诊断为非特异性胸膜炎。

【并发症及处理】

总的来说内科胸腔镜是很安全的，死亡率＜1‰。并发症的发生率不低，但比较好处理。常见的并发症：

1. 出血 多为少量出血，无需外科干预。但在操作中还是应看清血管，尤其是活检时，看清心包、纵隔旁的大血管，以免造成血管损伤。

多数可以止血,对于相对微小的持续出血,可以采用电凝来止血。大血管造成的出血需要紧急开胸手术止血治疗。

2. 大量积液或气胸吸引后并发复张性肺水肿不常见。

3. 空气或气体栓塞　人工气胸时造成气体栓塞与操作者有关,一定要回抽确认再胸腔注气,每次注气不应>350 mL,尤其是胸腔粘连空间小应减少注气量。

4. 疼痛　多很轻,少数较剧烈应注意胸膜撕裂及气胸,给予对症处理即可。

5. 此外,皮下气肿、切口局部皮肤感染、滑石粉胸膜固定术后发热、肿瘤胸部的种植转移等均可发生,

近年来内科胸腔镜作为一种安全的、有效的微创技术受到呼吸科医生的欢迎,对于良恶性胸水的鉴别、脓胸和气胸的治疗发挥了很大的作用。

(黄志俭)

第十五章　心肺复苏术(2010 指南)

2010 年版国际心肺复苏(cardiopulmonary resuscitation,CPR)与心血管急救(emergency cardiovascular care,ECC)指南是在总结了 2005 年到 2010 年 5 年间 CPR 研究证据基础上达成的专家共识。

【主要变化】

1. 生存链

由 2005 年的"四早"生存链改为五个链环：

(1)尽早识别与激活 EMSS。

(2)尽早实施 CPR:强调胸外心脏按压,对未经培训的普通目击者,鼓励急救人员电话指导下仅做胸外按压的 CPR。

(3)快速除颤:如有指征应快速除颤。

(4)有效的高级生命支持(ALS)。

(5)综合的心脏骤停后处理。

2. 几个数字的变化

(1)胸外按压频率由 2005 年的 100 次/min 改为"至少 100 次/min"。

(2)按压深度由 2005 年的 4～5 cm 改为"至少 5 cm"。

(3)人工呼吸频率不变,按压与呼吸比不变。

(4)强烈建议普通施救者仅做胸外按压的 CPR,弱化人工呼吸的作用,对普通目击者要求对 A-B-C 改变为"C-A-B",即胸外按压、气道和呼吸。

(5)除颤能量不变,但更强调 CPR。

(6)肾上腺素用法用量不变,不推荐对心脏停搏或 PEA 者常规使用阿托品。

(7)维持自主循环恢复(ROSC)的血氧饱和度在 94%～98%。

(8)血糖超过 10 mmol/L 即应控制,但强调应避免低血糖。

(9)强化按压的重要性,按压间断时间不超过 5 s。

3. 成人 CPR 操作主要变化

(1)突出强调高质量的胸外按压。

(2)保证胸外按压的频率和深度。

(3)最大限度地减少中断。

(4)避免过度通气。

(5)保证胸廓完全回弹。

【成人基本生命支持的要点】

1. 初始人工呼吸 CPR 应从胸部按压开始。最佳的胸部按压技术包括：(1)按压胸部至少 100 次/min，深度至少为 5 cm，但按压深度不应超过 6 cm。(2)在每一次按压后要让胸廓充分回弹。(3)按压与放松的时间应大致相等。

2. 只行胸部按压的 CPR 对接受过培训的救援者及相关专业人员来说，胸部按压联合人工呼吸是实施 CPR 的首选方法。

如果旁观者不能或者不愿意进行人工呼吸，则应鼓励他们只进行胸部按压，或者在急救电话中指导他们进行胸部按压。

3. 抢救者的危险 抢救人员应每 2 min 进行轮换，以免因抢救者疲劳而引起按压质量下降。变换抢救人员不应中断胸部按压。

4. 自动体外电除颤 未接受过培训的普通人和专业人员使用自动体外电除颤器均安全有效。在专业人员到达前的很长一段时间内，普通人可以使用自动体外电除颤进行电除颤。

5. 公共场所行电除颤程序 自动体外除颤器应在公共场所广泛应用。研究表明，警务人员作为第一反应人行 CPR，可使存活率达 49%～74%。

6. 自动体外电除颤器使用 尽管证据有限，但为了早期电除颤(目标为在发病后 3 min 之内)，应在医院内使用自动体外电除颤器。应使足够的医疗保健人员接受培训，从而保证在医院内任何地点发生心搏骤停的患者能够在 3 min 内接受第一次电击。

7. 手动与半自动模式电击 许多自动体外电除颤器能够以手动模式与半自动模式进行操作，但在已经证实的研究中，两者在 ROSC、存活率、出院率等方面没有总体差异。

8. 尽量减少电击前间隔 停止胸部按压与实施电除颤之间的延迟必须保持在一个绝对的最小值范围内。即便是 5～10 s 的延迟也可降低电击的成功率。通过以下两点可将电击前间隔缩短到 5 s 以内：一是在除颤器充电时持续进行胸部按压。二是由指挥者进行协调，组成一个高效的团队，在电击后立即开始胸部按压，将电击后间隔最小化。整个除颤过程不应使胸部按压中断大于 5 s。

9. 除颤前的 CPR 回顾性研究分析发现，如果患者发病已超过 5 min，则急诊医疗人员在除颤前应先进行约 2 min 的 CPR。在除颤器恢复与充电时进行胸部按压，已被证实可以改善存活率。对于没有目击的心搏骤停的患者，在除颤器恢复、应用和充电时，急诊医疗人员应进行高质量的 CPR，但是不再建议在除颤前进行常规的 CPR(如 2～3 min)。

10. 在需要电击除颤时，进行数次电击除颤，并且在除颤后立即行胸外按压。不要延误时间进行节律分析或脉搏检测。如果室颤/室速发生在心脏导管介入或早期的心脏外科手术后(这时胸部按压可能引起血管缝合的破裂)，在开始胸部按压前可给予最多 3 次临床电击除颤。

11. 目前，双向波除颤已代替了单向波除颤器。与单向波除颤相比，双向波除颤首次除颤效果更好。在房颤的电转复方面,双向波电除颤也优于单向波。双向直方波首次电击能量不应低于120J,双向截顶指数波首次电击能量不应低于150J。理想情况下,运用各种波形的双向波进行电击除颤,其首次电击能量不应低于150J。

12. 如果考虑患者有威胁生命、需要电击的心律失常危险或曾经发生过此类情况,则应植入心脏复律除颤器。植入性心脏复律除颤器(ICD)释放电量水平较低,对救援者无任何伤害。

13. **危重症的处理**　通常由急救医疗团队、快速反应团队以及重症监护外展队对重症或可能成为重症的患者进行救治。重症监护外展队的主要基础是单个的护士或一组护理人员。荟萃分析表明,快速反应团队(急救医疗团队)可使院外心肺呼吸骤停的发生率下降,但对院内死亡率没有影响。

14. **院内复苏的设备要求**　所有的临床区域应能立即获得复苏设备及药物,以利于对心跳呼吸骤停的患者进行快速复苏。理想情况下,在全院范围内,CPR所用的设备以及药品应标准化摆放。

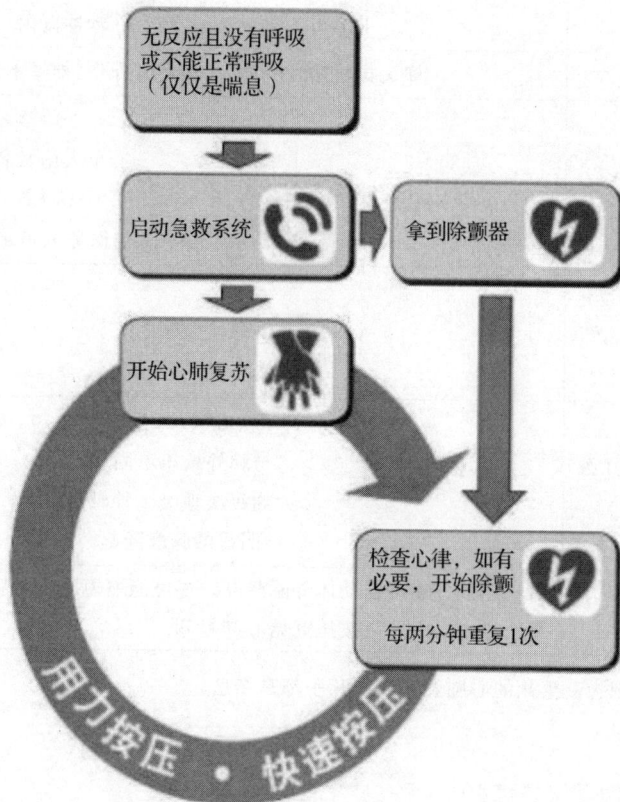

图 6-15-1　成人基础生命支持简化流程图

表 6-15-1　成人、儿童和婴儿的基础生命支持步骤总结表

内容	建议		
	成人	儿童	婴儿
识别	无反应(所有年龄)		
	没有呼吸或不能正常呼吸(即仅仅是喘息)	不呼吸或仅仅是喘息	
	对于所有年龄,在 10 秒钟内未扪及脉搏(仅限医务人员)		
心肺复苏程序	C-A-B		
按压速率	每分钟至少 100 次		
按压幅度	至少 5 厘米	至少 1/3 前后径 大约 5 厘米	至少 1/3 前后径 大约 4 厘米
胸廓回弹	保证每次按压后胸廓回弹 医务人员每 2 分钟交换一次按压职责		
按压中断	尽可能减少胸外按压的中断 尽可能将中断控制在 10 秒钟以内		
气道	仰头提额法(医务人员怀疑有外伤:推举下颌法)		
按压—通气比率 (置入高级气道之前)	30:2 1 或 2 名施救者	30:2 单人施救者 15:2 2 名医务人员施救者	
通气:在施救者未经培训或经过培训但不熟练的情况下	单纯胸外按压		
使用高级气道通气(医务人员)	每 6 至 8 秒钟 1 次呼吸(每分钟 8 至 10 次呼吸) 与胸外按压不同步 大约每次呼吸 1 秒时间 明显的胸廓隆起		
除颤	尽快连接并使用自动体外除颤器。尽可能缩短电击前后的胸外按压中断; 每次电击后立即从按压开始心肺复苏		

不包括新生儿,因为新生儿的心肺骤停病因几乎都是窒息。

【高级生命支持治疗程序要点】

1. 新指南对可电击节律及不可电击的节律进行了区分。每一个循环大致相近,在评估节律、感触脉搏前应先给予 2 min 的 CPR。每 3~5 min 给予肾上腺素 1 mg,直到获得 ROSC。

2. 心前区捶击　只有医师在现场目击了监护仪监测到的心搏骤停,且手边无除颤器

可用时,心前区捶击方为一种合适的治疗。在临床实践中,这仅在重症监护的环境中可行。

3. **静脉通路**　如仍无静脉通道,则应建立静脉通道。外周给药后必须至少给予 20 mL 液体冲洗。如静脉通道难以建立或不可能建立,应考虑骨髓腔通道。

4. **阿托品**　心室静止通常是由原发性的心肌病变所致,与过高的迷走神经张力无关。不再常规推荐在心室静止或无脉性心电活动时使用阿托品。

5. **高级生命支持超声应用**　如果有接受过超声训练的临床医师,应用超声检查有助于发现心搏骤停潜在的可逆性病因,有助于对这些病因进行治疗。超声进入高级生命支持治疗需要大量的培训,应尽量减少胸部按压的中断。

指南已推荐使用剑突的探头位置,应在胸部按压暂停(计划进行心脏节律评估)之前放置探头,一个受过良好培训的操作者在 10 s 之内可获得检查结果。

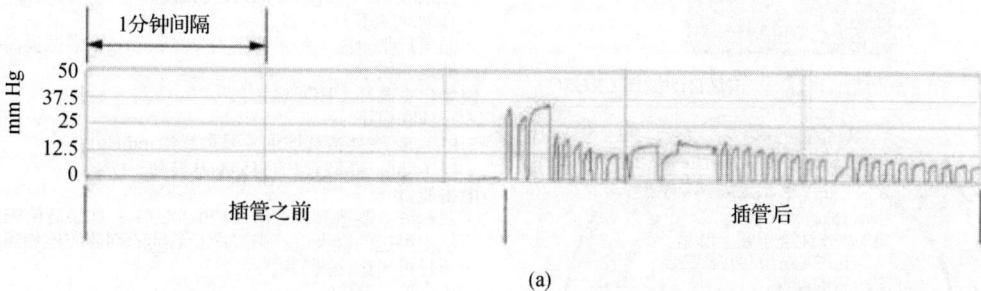

(a)

二氧化碳图用于确认气管插管位置。该二氧化碳描记功能在插管期间,在竖轴上显示不同时间的呼出二氧化碳($PETCO_2$)分压,单位是 mmHg。患者插管后,就会检测呼出二氧化碳,用于确认气管插管的位置,呼吸期间 $PETCO_2$ 会不断变化,并在呼气未达到最高值

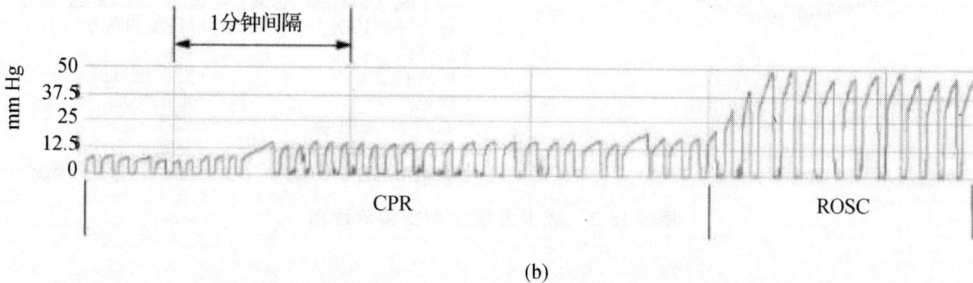

(b)

二氧化碳图用于监测复苏操作的有效性。第二条二氧化碳图迹线在竖轴上显示不同时间 $PETCO_2$,单位是 mmHg。该患者已插管,正在对其进行心肺复苏操作。请注意,通气速率约为每分钟 8 至 10 次人工呼吸。以略高于每分钟 100 次的速率持续进行胸外按压,但不会连同该迹线一起显示。第一分钟内的初始 $PETCO_2$ 低于 12.5 mmHg,指示血流非常小。在第二分钟和第三分钟,$PETCO_2$ 上升到 12.5~25 mmHg 之间。这与后续复苏过程中的血流增加情况一致。第四分钟会恢复自主循环(ROSC)。ROSC 可通过 $PETCO_2$(仅在第四条经线后可见)突然上升到 40 mmHg 以上确定,这与血流的显著增加一致

图 6-15-2　CO_2 波形图在气管插管和心肺复苏过程的示意图

6. **气道管理与通气** 数据表明,ROSC后高动脉血氧饱和度对预后不利。准确测定动脉氧饱和度后就应吸入氧气,使动脉血氧饱和度在$94\%\sim98\%$。

7. **确认气管插管的位置** CO_2波形图是证实气管插管位置并对之进行连续性监测的最敏感、最特异的方法,可以补充临床评估(听诊与气管插管通过声带时的视诊)的不足。现有的手提CO_2波形监测仪可以在各种环境条件下证实气管插管是否到位。如无CO_2波形监测仪,建议高级气道管理措施最好应用声门上气道装置。

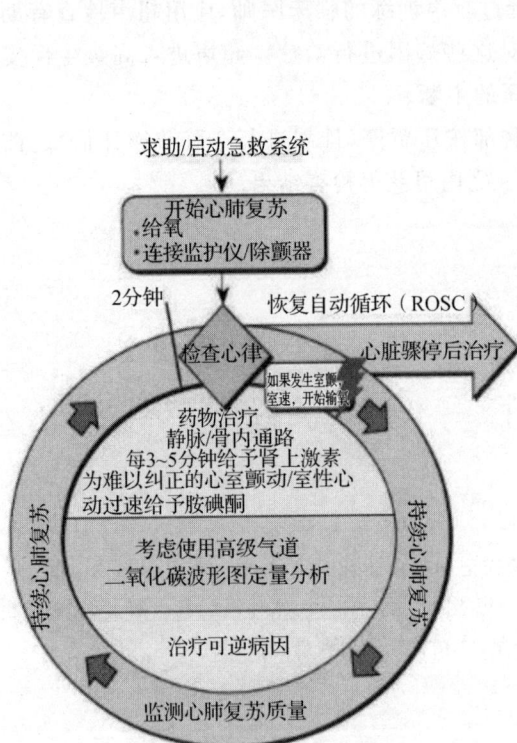

心肺复苏质量
- 用力(≥5厘米)快速(≥100次/min)按压并等待胸壁回弹
- 尽可能减少按压的中断
- 避免过度通气
- 每2分钟交换一次按压职责
- 如果没有高级气道,应采用30:2的按压—通气比率
- 二氧化碳波形图定量分析
  如果PETOO$_2$<10 mmHg,尝试提高心肺复苏质量
- 有创动脉压力
  如果舒张阶段(舒张)压力<20 mmHg,尝试提高心肺复苏质量

恢复自主循环(ROSC)
- 脉搏和血压
- PETOO$_2$突然持续增加(通常≥40 mmHg)
- 自主动脉压随监测的有创动脉波动

电击能量
- 双相波:制造高建议值(120-200 J);如果波值未知,使用可选的最大值。第二次及后续的剂量应该相当,而且可考虑提高剂量
- 单向波:360 J

药物治疗
- 肾上腺素静脉/骨内注射剂量:每3~5分钟1 mg
- 血管升压素静脉/骨内注射剂量:40个单位即可替代首剂量或第二次剂量的肾上腺素
- 胺碘酮静脉/骨内注射剂量:首剂量300 mg推注,第二次剂量150 mg

高级气道
- 声门高级气道或气管插管
- 用于确认和监测气管插管位置的二氧化碳波形图
- 每分钟8~10次人工呼吸,伴以持续的胸外按压

可逆病因
- 低血容量
- 缺氧
- 氢离子(酸中毒)
- 低钾血症/高钾血症
- 低温治疗
- 张力性气胸
- 心脏填塞
- 毒素
- 肺动脉血栓形成
- 冠状动脉血栓形成

（流程图）求助/启动急救系统 → 开始心肺复苏 给氧 连接监护仪/除颤器 → 2分钟 检查心律 恢复自动循环(ROSC) 心脏骤停后治疗 如果发生室颤/室速,开始输氧 药物治疗 静脉/骨内通路 每3~5分钟给予肾上腺素 为难以纠正的心室颤动/室性心动过速给予胺碘酮 考虑使用高级气道 二氧化碳波形图定量分析 治疗可逆病因 监测心肺复苏质量 持续心肺复苏

图 6-15-3 成人高级生命支持流程图

【复苏后治疗要点】

1. 自主循环恢复成功仅仅是心搏骤停后完全复苏的第一步。心搏骤停后综合征常并发于复苏后期,包括心搏骤停后脑损伤、心搏骤停后心肌功能损伤、全身性缺血/再灌注反应、持续进行性损伤。

心搏骤停后常可发生严重的心肌功能障碍,但一般在$2\sim3$ d后即可恢复正常。心搏骤停后全身性缺血再灌注反应可激活免疫系统及凝血系统,这两个系统的激活可导致多器官功能衰竭,并增加感染的机会。因此,心搏骤停后综合征与脓毒症常有许多相同之处。

2. 循环 对于所有怀疑存在冠心病的心搏骤停患者,都应考虑行冠脉介入术。研究表明,对于急性心肌梗死所致的心搏骤停,联合应用治疗性低体温及 PCI 安全可行。

3. 血糖控制 基于目前的证据,自主循环恢复后血糖值应被控制在 10 mmol/L,并应避免低血糖。对心搏骤停后自主循环恢复的患者,严格控制血糖可增加低血糖症的风险,因此不推荐应用严格的血糖控制策略。

4. 治疗性低体温 动物及人体研究表明,轻微的低温有神经保护作用,可以改善全脑缺血、缺氧的预后。低温可以抑制许多可以引起细胞死亡的途径,降低脑组织氧代谢率,减少心搏骤停后综合征相关的炎症反应。动物数据表明,在自主循环恢复后,越早进行降温,预后越好。在体温维持期,可首选有效体温监测的降温方法,避免体温波动。复温必须缓慢地进行,目前的共识推荐每小时复温 0.25~0.5℃。

5. 胸痛观察规程 使用脉氧计监测动脉血氧饱和度有助于判定是否需要给氧。如果患者不存在低氧血症,就不需要额外的氧气。有限的数据表明,高流量吸氧对于不复杂的心肌梗死患者有害。动脉血氧饱和度的目标值为 94%~98%,如患者存在高碳酸性呼吸衰竭危险,则动脉血氧饱和度的目标值为 88%~92%。

【ACS 初始化管理要点】

1. "非 ST 段抬高型心肌梗死—急性冠脉综合征"已被引申为非 ST 段抬高型心肌梗死和不稳定型心绞痛。

2. 病史、临床查体、生物标记、心电图标准和风险评分对于患者的早期安全识别并不可靠。

3. 胸痛观察门诊是为了鉴别那些需要住院接受侵入性治疗的患者,可用的方法包括反复临床查体、心电图及生物标记检测。对部分患者也可使用激发试验及成像措施(如心脏 CT 扫描、核磁共振等)。

4. 硝酸盐不应作为诊断性目的。

5. 氧补充疗法仅适用于有低氧血症、气促或肺瘀血的患者。高氧血症对于一些不复杂的心梗患者可能有害。

6. 阿司匹林治疗急性冠脉综合征(ACS)变得更宽泛。不管有无急诊医疗服务人员的帮助,阿司匹林都可以通过旁观者给予。

7. 指南对应用抗血小板和抗凝疗法治疗 ST 段抬高型心肌梗死和非 ST 抬高型急性冠脉综合征进行了修订。

8. 不建议在血管造影或者是经皮冠脉介入术前应用血小板 Ⅱb/Ⅲa 受体拮抗剂。

9. ST 段抬高型心肌梗死的再灌注策略更新如下:

(1)如果直接 PCI(PPCI)由一个经验丰富的团队完成,其可作为首选的再灌注策略。

(2)如果直接 PCI 无需太长延迟时间即可获得,则医务人员可以绕过一个附近的医院。

(3)在开始溶栓与第一次球囊扩张之间可接受的延迟变动非常大,这个时间通常在 45~180 min,取决于梗死的位置、患者的年龄和症状持续的时间。

(4)如果溶栓治疗失败则应该进行抢救性 PCI,溶栓后不建议常规行 PCI(易化 PCI)。

(5)如果医院不能进行 PCI 治疗,则在溶栓成功后再转运到其他医院进行血管造影术和最终 PCI。最佳的时间为溶栓后 6~24 h(药物侵入性方法)。

(6)对于心搏骤停后 ROSC 的患者,血管造影术和 PCI(如果必需)是合理的,它们是心搏骤停后标准化治疗计划的一部分。

(7)为了达到这些目标,创立医疗网络是有益的。

(8)建议更为严格地应用 β-受体阻断剂。目前没有证据证实静脉应用 β-受体阻断剂的益处,除非一些特定的情况下(如过速性心律失常)。只有在患者病情稳定后,β-受体阻断剂才能以低剂量起步。

(9)指南对于应用预防性抗心律失常药物、ACEI/ARBs 及他汀类药物的建议没有改变。

【ACS 治疗策略要点】

1. 乙酰水杨酸

除非患者对阿司匹林有明确过敏,否则应对所有疑诊急性冠脉综合征的患者尽可能早地给予阿司匹林。

2. 抗凝治疗

依诺肝素可安全、有效地替代普通肝素。除依诺肝素外,没有足够证据证实其他低分子肝素可用作 ST 段抬高型心肌梗死患者的冠脉介入治疗。

3. 直接 PCI

几个研究与荟萃分析已证实,直接 PCI 在多个终点方面(死亡、卒中、再发梗死)均优于溶栓治疗,所以冠脉造影术(植入支架或不植入支架)已成为 ST 段抬高型心肌梗死患者的一线治疗方法。

4. 溶栓治疗与 PCI 联合进行易化

(1)PCI 是指溶栓后立即进行 PCI 术。(2)药物侵入性策略是指在溶栓后 3~24 h 内常规进行 PCI 治疗。(3)补救性 PCI 定义为再灌注失败后(以溶栓治疗 60~90 min 后抬高的 ST 段下降不到 50% 为依据)进行 PCI 治疗。

溶栓治疗后立即常规进行 PCI 或尽可能早地进行 PCI 可使预后更差,不推荐常规进行易化 PCI 治疗。临床溶栓成功的病例(以临床症状及 ST 段下降超过 50% 为依据)证实,在溶栓后几个小时延迟进行的血管造影术可改善预后(药物侵入性方法)。

5. CPR 成功后再灌注治疗

院外心搏骤停的患者恢复自主循环后,如心电图表现为 ST 段抬高型心肌梗死或新出现的左束支传导阻滞,应考虑立即行溶栓治疗或血管造影术及 PCI。再灌注治疗策略不应排除其他的治疗策略(如治疗性低体温)。

(黄志俭)

参考文献

1. 张杰.经支气管镜进行气管支气管腔内治疗技术的评价[J].中华结核和呼吸杂志,2005,28(12)：853～854.

2. 殷小伟,韦国桢,宋湘云.经支气管镜介入带膜支架治疗食管气道瘘的临床应用[J].实用临床医药杂志,2009,13(1):52～55.

3. Van Boxem AJ,Westerga J,Venmans BJ,et al. Photodynamic therapy,Nd-YAG laser and electro-cautery for treating early-stage intraluminal cancer. Which to choose[J]. Lung Cancer,2001(31)：31～36.

4. 李强,刘忠令,白冲,等.支气管结核腔内支架置入疗法适应证的掌握及其疗效评价[J].第二军医大学学报,2004,25(7):705～707.

5. Remacle M,Law son G,Jamart J,et al. Progressive experience in tracheal stenting with self-expandable stents [J]. Eur Archotorhinolaryngol,2003,260(7)：369～73.

6. 陈正贤.介入性肺病学[M].北京：人民卫生出版社,2004.182～193.

7. 张耀亭,吴妙芬.经纤维支气管高频电刀治疗气道阻塞性病变[J].中国内镜杂志,2005,11(10)：1068～1070.

8. 雷撼,沈寒放,沈瑜菊,等.微波组织凝固联合透热疗法治疗中心型支气管肺癌[J].第三军医大学学报,1998,20(6):532～534.

9. 王方剑,曹洁,任晓君,等.经纤支镜微波治疗中心型支气管肺癌[J].第四军医大学吉林军医学院学报,2002,24 (2):75～76.

10. Bergler W,Honig M,Gotte K,et al. Treatment of recurrent respiratory papillomatosis with argon plasma coagulation [J]. J Laryngol O tol,1997,111 (4)：381～384.

11. Morice RC,Ece T,Ece F,et al. Endobronchial argon plasma coagulation for treatment of hemoptysis and neoplastic airway obstruction[J]. Chest,2001,119 (3)：781～787.

12. 李强.呼吸内镜学[M].上海：上海科学技术出版社,2003：178～192.

13. 王迎难,杜松涛,余萍,等.成人支气管异物的诊治[J].中国内镜杂志,2007,13 (1)：54～55.

14. Freitag L,Felolf E,Stamatie G,et al. Three years experience with a new balloon catheter for the management of haemoptysis [J]. Eur Respir J,1994,7(11)：2033～2037.

15. 王首红,陈正贤,高兴林.气道内球囊导管置入术治疗支气管扩张大咯血 5 例[J].中国实用内科杂志,2000,20(7)：409～500.

16. 刘一,王东,刘颖,等.床旁纤维支气管镜检查在重症免疫抑制相关性肺病中的应用[J].中国呼吸与危重监护杂志,2005,4(4):725～727.

17. Jain P,S andur S,Meli Y,et al. Role of flexible bronchoscopy in immunocompromised patients with lung infiltrates[J]. Chest,2004,125(2)：712～722.

18. Brutinel WM,Cortese DA,McDougull JC,et al. A two-year experience with the neodymium-YAG laser in endobronchial obstruction. Chest,1987,9:159～165.

19. Sergio C,Piero F,Piero LF,et al. Nd：YAG laser bronchoscopy：a five-year experience with 1396 applications in 1000 patients[J]. Chest,1988(1)：15～23.

20. Steiger Z,Wilson RF,Leichman L,et al. Management of malignant bronchoesophageal fistulas [J]. Surg Gynecol Obstet,1983,157(3):201～204.

21. 俞森洋,呼吸危重病学[M].1 版.北京:中国协和医科大学出版社,2009;296～311.

22. 贾文清,高之宪,赵继宗.经皮扩张气管切开术在神经外科的应用[J].北京医学,2002,24(3):181～183.

23. Frova G,Quintd M. A new simple method for pereutaneous-tmcheostomy: controlled rotating diladon. A preliminary report[J]. Intensive Care Med,2002(28):299～303.

24. Vigliaroli L,DeVivo P,Mione C,et al. Clinical experience with Ciagha's percutaneous traeheostomy[J]. Eur Archotorhinolaryngol,2005,256:426～428.

25. Frova G,Quintd M. A new simple method for pereutaneous-tmcheostomy: controlled rotating dilation. A preliminary report[J]. Intensive Care Med,2002,28:299～303.

26. Murray and Nadel's Textbook of Respiratory medicine. 4th ed. [edited by] Robert J. Mason,V. Courteney Broaddus,John F. Murray,Jay A. Nadel p. cm. Volume one,624～629.

27. 庄心良,曾因明,陈伯銮.现代麻醉学[M].第三版(下册).北京:人民卫生出版社,2004:1927～1936.

28. 孙大金,徐守春,盛卓仁,等.心血管麻醉和术后处理[M].第一版.上海:上海科学技术文献出版社,1999:303～312.

29. 陈友燕,叶斌,于光生,等.颈外静脉穿刺应用解剖及临床意义[J].中华护理杂志,2000,35(03):160～162.

30. 蔡柏蔷,李龙芸主编.协和呼吸病学[M].北京:中国协和医科大学出版社,2011,317～321,383～387,450～451.

31. Murray and Nadel's Textbook of Respiratory medicine. -4th ed. [edited by] Robert J. Mason,V. Courteney Broaddus,John F. Murray,Jay A. Nadel p. cm. Volume one,560～565.

32. Sanjay S,Henderson KL,White RI. Embolotherapy in the bronchial and Ralmonary circulation[J]. Radiol Clin North Am,2000,38(6):425～448.

33. 王超,吕永兴,邹英华.选择性支气管动脉栓塞治疗大咯血的临床评价[J].介入放射学杂志,2008,17(10):737～739.

34. Brain IJ,Verghese C,Addy EV,et al. The intubating laryngeal mask,I: Development of a new device for intubation of the trachea[J]. Br J Anaesth,1997(79): 699～703.

35. Hurford WE. The video revolution: a new view of laryngoscopy[J]. Respir Care,2010(55):1036～1045.

36. Westcott JL,Rao N,Colley DP. Transthoracic needle biopsy of small pulmonary nodules[J]. Radiol,1997(202): 97～103.

37. Moulton JS,Moore PT. Coaxially percutaneous biopsy technique with automated biopsy devices: value in improving accuracy and negative predictive value[J]. Radiology,1993(186): 515～522.

38. Li H,Bioselle PM,Shepard JO,et al. Diagnostic accuracy and safety of CT-guided percutaneous needle aspiration biopsy of the lung: comparison of small and large pulmonary nodules[J]. AJR,1996(167):105～109.

39. Boutin C,Astoul P,Seitz B. The role of thoracoscopy in the evaluation and management of pleural effusions Lung. 1990(168): 1113～1121.

40. Menzis R,Charbonnean M. Thoracoscopy for the diagnosis of pleural disease[J]. Ann intern med,1992(114): 271～276.

41. Hazinski MF,Nolan JP,Billi JE,et al. 2010 international consensus on cardiopulmonary resuscitation and emergency cardiovascular care science with treatment recommendations[J]. Circulation,2010,122(165): S250～S638.

致　谢

　　有了阳光雨露,才会有万物生灵的繁衍生息,繁荣昌茂;有了父母无私的爱,我们才会茁壮成长,长大成人;有了恩师的谆谆教诲,授业解惑,我们才能学有所成,安身立命;有了朋友的肝胆相照,执手相助,我们才会渡过重重险阻,重新振作;有了人世间无私的爱心和博大的胸怀,社会才会安定,生活才会更加美好和谐;有了挫折和失败,才会让我们真正长大成熟,更加坚韧自信。怀着一颗感恩的心,经历了一千多个日日夜夜,完成了这本书。如果它的出版问世能够起到抛砖引玉,能为广大医务工作者带来一些工作和学习上的方便、启示,在挽救患者的生命中发挥应用作用的话,我将深感欣慰,万分欢喜。虽不是什么惊世之作、大家之笔,但其中凝结了自己许多的汗水和心血,也算是一点小小的成就吧。能取得这点小小的成绩,与父母对我无微不至的关爱、朋友的真诚相助、院领导的大力支持息息相关,在这里衷心祝愿他们身体康健,吉祥如意,家庭幸福,工作顺利!

黄志俭

2014 年 8 月

图书在版编目(CIP)数据

呼吸与各系统疾病相关急危重症诊治通要/黄志俭,陈轶强主编. —厦门:厦门大学出版
社,2014.9
ISBN 978-7-5615-5153-0

Ⅰ.①呼…　Ⅱ.①黄…②陈…　　Ⅲ.①呼吸系统疾病-诊疗②急性病-诊疗③险症-诊
Ⅳ.①R56②R459.7

中国版本图书馆 CIP 数据核字(2014)第 194060 号

厦门大学出版社出版发行

(地址:厦门市软件园二期望海路 39 号　邮编:361008)

http://www.xmupress.com

xmup @ xmupress.com

厦门集大印刷厂印刷

2014 年 9 月第 1 版　2014 年 9 月第 1 次印刷

开本:787×1092　1/16　印张:43.5　插页:2

字数:1000 千字　印数:1~2 000 册

定价:150.00 元

如有印装质量问题请寄本社营销中心调换